R. Kirkamm, M. Martin und P. Zickgraf

Spezielle Labordiagnostik

Ralf Kirkamm, Michael Martin und Patrik Zickgraf

Spezielle Labordiagnostik

für präventive und komplementäre Medizin

2. Auflage

Mit Beiträgen folgender Mitarbeiter der Fa. GANZIMMUN Diagnostics GmbH:
Daniel Petrak, Dipl. biol. Adelheit Schaffner, PD Dr. rer. nat. Stephan Sudowe,
Dr. rer. nat. Andreas Dörrschuck, Dr. med. Gabriele Radermacher-Reuter,
Dr. rer. nat. Lisa König, Dr. med. Edith Lang, Dr. med. Irina Neumann,
Dr. rer. nat. Philipp Mandel, Dr. rer. nat. Valeska Heib,
Dr. med. Hippokrates Messaritakis, Janina Messing M. Sc.,
Tanja Biegel M. Sc. sowie Dr. rer. nat. Jakob von Frieling (Osteolabs, Kiel)

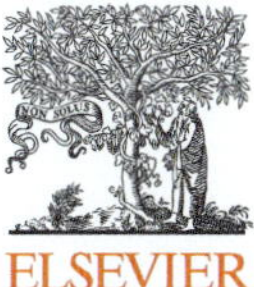

ELSEVIER

Elsevier GmbH, Bernhard-Wicki-Str. 5, 80636 München, Deutschland
Wir freuen uns über Ihr Feedback und Ihre Anregungen an kundendienst@elsevier.com

ISBN 978-3-437-56324-9
eISBN 978-3-437-05152-4

2. Auflage 2023

Wichtiger Hinweis für den Benutzer
Die medizinischen Wissenschaften unterliegen einem sehr schnellen Wissenszuwachs. Der stetige Wandel von Methoden, Wirkstoffen und Erkenntnissen ist allen an diesem Werk Beteiligten bewusst. Sowohl der Verlag als auch die Autorinnen und Autoren und alle, die an der Entstehung dieses Werkes beteiligt waren, haben große Sorgfalt darauf verwandt, dass die Angaben zu Methoden, Anweisungen, Produkten, Anwendungen oder Konzepten dem aktuellen Wissensstand zum Zeitpunkt der Fertigstellung des Werkes entsprechen.
Der Verlag kann jedoch keine Gewähr für Angaben zu Dosierung und Applikationsformen übernehmen. Es sollte stets eine unabhängige und sorgfältige Überprüfung von Diagnosen und Arzneimitteldosierungen sowie möglicher Kontraindikationen erfolgen. Jede Dosierung oder Applikation liegt in der Verantwortung der Anwenderin oder des Anwenders. Die Elsevier GmbH, die Autorinnen und Autoren und alle, die an der Entstehung des Werkes mitgewirkt haben, können keinerlei Haftung in Bezug auf jegliche Verletzung und/oder Schäden an Personen oder Eigentum, im Rahmen von Produkthaftung, Fahrlässigkeit oder anderweitig übernehmen.

Für die Vollständigkeit und Auswahl der aufgeführten Medikamente übernimmt der Verlag keine Gewähr.
Geschützte Warennamen (Warenzeichen) werden in der Regel besonders kenntlich gemacht (®). Aus dem Fehlen eines solchen Hinweises kann jedoch nicht automatisch geschlossen werden, dass es sich um einen freien Warennamen handelt.

Bibliografische Information der Deutschen Nationalbibliothek
Die Deutsche Nationalbibliothek verzeichnet diese Publikation in der Deutschen Nationalbibliografie; detaillierte bibliografische Daten sind im Internet über https://www.dnb.de abrufbar.

23 24 25 26 27 5 4 3 2 1

In ihren Veröffentlichungen verfolgt die Elsevier GmbH das Ziel, genderneutrale Formulierungen für Personengruppen zu verwenden. Um jedoch den Textfluss nicht zu stören sowie die gestalterische Freiheit nicht einzuschränken, wurden bisweilen Kompromisse eingegangen. Selbstverständlich sind **immer alle Geschlechter** gemeint.

Planung: Ingrid Puchner, Stefanie Schröder, München
Projektmanagement: Marion Kraus, München
Redaktion: Karin Beifuss, Ohmden
Bildredaktion: Lisa Neulinger, München
Herstellung: Dietmar Radünz, Leipzig
Satz: Thomson Digital, Noida/Indien
Druck und Bindung: Drukarnia Dimograf Sp. z o. o., Bielsko-Biała/Polen
Umschlaggestaltung: SpieszDesign, Neu-Ulm
Titelfotografie: Labor © Colourbox.com; Gingko © unpict-Fotolia.com

Aktuelle Informationen finden Sie im Internet unter **www.elsevier.de**

Vorwort

Dem ungebrochen großen Interesse an Themen der komplementären Labormedizin ist es zu verdanken, dass eine zweite Auflage unseres Fachbuchs entstehen konnte. Viele Kapitel wurden umfassend überarbeitet und entsprechend den aktuellen Erkenntnissen ergänzt. Hervorzuheben wären an dieser Stelle die großartigen Entwicklungen in der Mikrobiomforschung, die inzwischen zunehmend für den Praxisalltag nutzbar werden. Es ist immer wieder beeindruckend zu erleben, wie die seriöse Empirie eine umfangreiche und tiefgehende Bestätigung durch Erkenntnisse der modernen Wissenschaft erfährt. Die Mikrobiomforschung ist ein besonderes Beispiel dafür. Die exakten Beobachtungen, die berühmte Ärzte des Altertums beschrieben und weitergegeben haben, werden heute durch die Erkenntnisse aus der Forschung in vielerlei Hinsicht bestätigt. Als Hippokrates von Kos (460 – 370 v. Chr.) erkannte, dass *der Darm der Vater aller Trübsal ist,* wusste er nicht, dass man über 2000 Jahre später in diesem Kontext von der Darm-Gehirn-Achse sprechen würde und dass Mikroben existieren, die eine Erklärung für seine Beobachtungen liefern würden, aber er beobachtete akribisch und korrekt. So entsteht aus empirischen Überlieferungen des Altertums und den Ergebnissen der hochmodernen Next-Generation-Sequenzierung ein stimmiger Erklärungsansatz, der über viele Jahrzehnte als völlig ausgeschlossen galt.

Auch für das überarbeitete Werk haben wir uns erneut dafür entschieden, die verschiedenen Kapitel durch bewährte naturheilkundliche Therapieoptionen zu ergänzen. Die vielen positiven Rückmeldungen zu diesem Konzept haben uns davon überzeugt, diese – insbesondere für Einsteiger gedachte – Orientierungshilfe beizubehalten.

An dieser Stelle möchten die Herausgeber nicht versäumen, sich bei Frau Tanja Biegel und Frau Dr. Lisa König zu bedanken, ohne deren starken Einsatz die zweite Auflage nicht im Jahr 2022 hätte realisiert werden können. Besonderer Dank gebührt aber auch der Redakteurin Frau Karin Beifuss, die uns zu unserer großen Freude auch jetzt wieder begleitet hat. Hier hat sich gegenüber der Zusammenarbeit für die 1. Auflage nichts geändert: Alle bereits 2014 aufgezählten Attribute haben ihre volle Gültigkeit.

Mainz, im Oktober 2022
Die Autoren

Adressen

Autoren:
Dr. med. Ralf Kirkamm
GANZIMMUN Diagnostics GmbH
MVZ Labor Dr. Kirkamm GmbH
Hans-Böckler-Straße 111 C
55128 Mainz

Michael Martin
GANZIMMUN Diagnostics GmbH
Hans-Böckler-Straße 109
55128 Mainz

Dr. med. Patrik Zickgraf
GANZIMMUN Diagnostics GmbH
Hans-Böckler-Straße 109
55128 Mainz

Manuskriptbearbeitung:
Dr. rer. nat. Lisa König
Science and Medical Writing
GANZIMMUN Diagnostics GmbH
Hans-Böckler-Straße 109
55128 Mainz

Tanja Biegel
Science and Medical Writing
GANZIMMUN Diagnostics GmbH
Hans-Böckler-Straße 109
55128 Mainz

Abkürzungen

ACE	Angiotensin Converting Enzyme
ACTH	adrenokortikotropes Hormon
ADMA	asymmetrisches Dimethylarginin
ADP	Adenosindiphosphat
ADS/ADHS	Aufmerksamkeitsdefizit(-/Hyperaktivitäts)-störung
AFP	alpha-Fetoprotein
Ag	Antigen
AIDS	autoimmune deficiency syndrome
Ak	Antikörper
ALA	Alpha-Liponsäure
ALAT	Alanin-Aminotransferase
ANA	antinukleäre Antikörper
AP	alkalische Phosphatase
ASAT	Aspartat-Aminotransferase
ASS	Acetylsalicylsäure
ATI	Amylase-Trypsin-Inhibitoren
ATP	Adenosintriphosphat
BAT	Basophilen-Aktivierungstest
BB	Blutbild
BCAA	verzweigtkettige Aminosäuren (engl. branched chain amino acids)
BMI	Body-Mass-Index
BSG	Blutsenkungsgeschwindigkeit
C.	Candida
CA	Cancer Antigen
CAST	Cellular Antigen Stimulation Test
CBG	kortikosteroidbindendes Globulin
CCP	zyklisches citrulliniertes Peptid
CD	Cluster of Differentiation
CEA	carcinoembryonales Antigen
CED	chronisch entzündliche Darmerkrankungen
CFS	Chronic-Fatigue-Syndrom
CK	Kreatinkinase
CMV	Zytomegalievirus
COMT	Katechol-O-Methyltransferase
ConA	Concanavalin A
COPD	chronisch-obstruktive Lungenerkrankung
COX	Cyclooxygenase
cPSA	komplexiertes prostataspezifisches Antigen
CRH	Corticotropin-Releasing-Hormon
CRP	C-reaktives Protein
CSBS	Contaminated Small Bowel Syndrome
CYP	Cytochtom P
d. F.	der Fälle
d. h.	das heißt
DAO	Diaminoxidase
DGE	Deutsche Gesellschaft für Ernährung
dGP	deamidierte Gliadinpeptide
DHA	Docosahexaensäure
DHEA	Dehydroepiandrosteron
Dil.	Dilution
DMPS	Dimercaptopropansulfonsäure
DMSA	Dimercaptobernsteinsäure
DNA	Desoxyribonukleinsäure
DXA	Dual-X-Ray-Absorptiometrie
E.	*Escherichia*
EBV	Epstein-Barr-Virus
ECP	eosinophiles kationisches Protein
EDTA	Ethylendiamintetraacetat
EGCG	Epigallokatechingallat
ELISA	Enyzme-Linked Immunoabsorption
EPA	Eicosapentaensäure
EPX	eosinophiles Protein X
ER	Estrogenrezeptor
FABP	Fatty Acid Binding Protein
FDEIA	Food-Dependent Exercise-Induced Anaphylaxis
FODMAPs	fermentierbare Oligo-, Di-, Monosaccharide und Polyole
fPSA	freies prostataspezifisches Antigen
FSME	Frühsommer-Meningoenzephalitis
GABA	Gamma-Aminobuttersäure
GAF	Gliadin-analoges Fusionspeptid
GC	Glukokortikoide
GFR	glomeruläre Filtrationsrate
GGT	Gamma-Glutamyl-Transferase
GIT	Gastrointestinaltrakt
GLA	Gamma-Linolensäure
GLUT	Glukosetransporter
GOT	Glutamat-Oxalacetat-Transaminase
GPT	Glutamat-Pyruvat-Transaminase
h	Stunde (lat. hora)
H.	*Helicobacter*
HAV	Hepatitis-A-Virus
Hb	Hämoglobin
HBV	Hepatitis-B-Virus
HCB	Hexachlorbenzol
hCG	humanes Choriongonadotropin
HCV	Hepatitis-C-Virus
HDL	High-Density-Lipoprotein
HFI	hereditäre Fruktoseintoleranz
HGA	humane granulozytäre Anaplasmose
hGH	Wachstumshormon (engl. human growth hormone)
HHN	Hypothalamus-Hypophysen-Nebennierenrinden(-Achse)
HIT	Histaminintoleranz

HIV	humanes Immundefizienzvirus
Hkt	Hämatokrit
HLA	humanes Leukozytenantigen
HNMT	Histamin-N-Methyltransferase
HOMA	Homeostatic Model Assessment – insulin resistance
Hp	Haptoglobin *Helicobacter pylori*
HPLC	Hochleistungsflüssigkeitschromatografie (engl. high performance liquid chromatography)
hs-CRP	hochsensitives C-reaktives Protein
HSD	Hydroxy-Steroiddehydrogenase
i. c.	intrakutan
i. d. R.	in der Regel
i. m.	intramuskulär
i. v.	intravenös
IDL	Intermediate Density Lipoprotein
IDO	Indolamin-2,3-Dioxygenase
IE	Internationale Einheiten
IEL	intraepitheliale Lymphozyten
IFA	Antikörper gegen Intrinsic Factor
IFN	Interferon
IfSG	Infektionsschutzgesetz
IFT	Immunfluoreszenz-Test
Ig	Immunglobulin
IgG-NMU	IgG-assoziierte Nahrungsmittel-unverträglichkeit
IL	Interleukin
J.	Jahr(e)
KBE	koloniebildende Einheit(en)
KG	Körpergewicht
KHK	koronare Herzkrankheit
Kps.	Kapsel
LC-MS/MS	Flüssigchromatografie (engl. liquid chromatography) mit Massenspektrometrie-Kopplung
LDH	Laktatdehydrogenase
LDL	Low-Density-Lipoprotein
Lj.	Lebensjahr
Lp-PLA2	lipoproteinassoziierte Phospholipase A_2
LPS	Lipopolysaccharid
LTT	Lymphozytentransformationstest
LWS	Lendenwirbelsäule
MALT	mukosaassoziiertes Darmwandlymphatikum
MAO	Monoaminoxidase
MBL	mannosebindendes Lektin
min	Minute
Mio.	Million
MRSA	multiresistenter *Staphylococcus aureus*
MT	Melatonin
NAC	N-Acetyl-L-Cystein
NAD(H)	Nicotinamid-Adenin-Dinukleotid(-Hydrid)
NADP	Nicotinsäureamid-Adenin-Dinukleotid-Phosphat
NAFLD	nichtalkoholische Fettlebererkrankung
NASH	nichtalkoholische Steatohepatitis
NF-κB	nukleärer Faktor kappa B
NK	natürliche Killer(-Zellen)
NMA	Nahrungsmittelallergie
NMDA	N-Methyl-D-Aspartat
NNR	Nebennierenrinde
NO(S)	Stickstoffmonoxid(-Synthase)
NSAR	nichtsteroidale Antirheumatika
NTx	cross linked N-telopeptide
NZWS	Nicht-Zöliakie-Weizensensitivität
OAS	orales Allergiesyndrom
OP	Operation
OPC	oligomere Proanthocyanidine
oxLDL	oxidiertes Low-Density-Lipoprotein
PAC	Proanthocyanidine
PAI	Plasminogenaktivator-Inhibitor
pAVK	periphere arterielle Verschlusskrankheit
PCA	Antikörper gegen Parietalzellen
PCR	Polymerasekettenreaktion (engl. polymerase chain reaction)
PG	Pepsinogen
Ph.Eur.	Pharmacopoea Europaea
PHA	Phytohämagglutinin
PMS	prämenstruelles Syndrom
PPAR	Peroxisom-Proliferator-aktivierter Rezeptor
PPI	Protonenpumpeninhibitor
PRP	prolinreiche Polypeptide
PSA	prostataspezifisches Antigen
PWM	Pokeweed-Mitogen
QUIN	Chinolinsäure
RA	rheumatoide Arthritis
RAI	relativer Aviditätsindex
RAST	Radio-Allergo-Sorbens-Test
RDS	Reizdarmsyndrom
RKI	Robert Koch-Institut
RNA	Ribonukleinsäure
ROS	reaktive Sauerstoffspezies (engl. reactive oxygen species)
RR	Blutdruck nach Riva-Rocci
RSV	Respiratory Syncytial Virus
RT	Raumtemperatur
RTE	Recent Thymic Emigrants
s. o./u.	siehe oben/unten
SAC	*Staphylococcus-aureus*-Stamm Cowan
SAM	S-Adenosylmethionin
SCC	Squamous Cell Carcinoma Antigen
SDS-PAGE	Natriumdodecylsulfat-Polyacrylamid-Gel-elektrophorese (engl. sodium dodecylsulfate polyacrylamide gel electrophoresis)
SHBG	sexualhormonbindendes Globulin

SI Stimulationsindex
SIBOS Small Intestine Bacterial Overgrowth Syndrome
sIgA sekretorisches Immunglobulin A
SIT Spezifische Immuntherapie
SLE systemischer Lupus erythematodes
SNP Single Nucleotide Polymorphism
SOD Superoxiddismutase
sog. sogenannt(e)
spp. Spezies
SSW Schwangerschaftswoche
sTfR löslicher („soluble“) Transferrinrezeptor
Syn. Synonym
Tbl. Tablette
TfR Transferrinrezeptor
tgl. täglich
TH T-Helferzellen
TL Teelöffel
TLR Toll-Like-Rezeptor
TMA(O) Trimethylamin(oxid)
TNF Tumornekrosefaktor
tPSA totales prostataspezifisches Antigen (Gesamt-PSA)
Tr. Tropfen
Trit. Trituration
TSH thyreoideastimulierendes Hormon
tTG tissue transglutaminase (Gewebetransglutaminase)
TZR T-Zell-Rezeptor
u. a. unter anderem
UAW unerwünschte Arzneimittewirkungen
UV Ultraviolett
VDBP Vitamin-D-bindendes Protein
VLDL Very Low Density Lipoprotein
WGA Weizenkeimagglutinin (engl. wheat germ agglutinin)
WHO World Health Organization
wrCRP wide-range C-reaktives Protein
ZNS zentrales Nervensystem

Abbildungsnachweis

Der Verweis auf die jeweilige Abbildungsquelle befindet sich bei allen Abbildungen im Werk am Ende des Legendentextes in eckigen Klammern. Alle nicht besonders gekennzeichneten Grafiken und Abbildungen © Elsevier GmbH, München.

L138	Martha Kosthorst, Borken
L258	MediDesign Frank Geisler, Berlin
V573	GANZIMMUN Diagnostics GmbH, Mainz
V574	Habemus Dito Design Agentur GmbH, München

Fehler gefunden?

An unsere Inhalte haben wir sehr hohe Ansprüche. Trotz aller Sorgfalt kann es jedoch passieren, dass sich ein Fehler einschleicht oder fachlich-inhaltliche Aktualisierungen notwendig geworden sind.
Sobald ein relevanter Fehler entdeckt wird, stellen wir eine Korrektur zur Verfügung. Mit diesem QR-Code gelingt der schnelle Zugriff.

https://else4.de/978-3-437-56324-9

Wir sind dankbar für jeden Hinweis, der uns hilft, dieses Werk zu verbessern. Bitte richten Sie Ihre Anregungen, Lob und Kritik an folgende E-Mail-Adresse: kundendienst@elsevier.com

Inhaltsverzeichnis

KAPITEL

1 Magen-Darm-Beschwerden

1.1 Funktionsstörungen der Magenschleimhaut

1.1.1 Definition

Magenbeschwerden stellen eine weitverbreitete Gesundheitsstörung dar. In der ambulanten Versorgung ist die Gastritis (Magenschleimhautentzündung) eine der am häufigsten dokumentierten Diagnosen. In Deutschland erkranken schätzungsweise 23 von 100 Frauen und 18 von 100 Männern an einer Entzündung der Magenschleimhaut; vor allem im höheren Lebensalter steigt die Inzidenz. Schätzungsweise weist jede zweite über 50-jährige Person eine chronische Gastritis auf. Magengeschwüre können mit zum Teil lebensbedrohlichen Komplikationen verbunden sein und stellen einen bedeutenden Risikofaktor für die Entstehung von Magenkrebs dar.

Die entzündliche Veränderung der Magenschleimhaut (atrophische Gastritis) ist eine häufige Ursache von akuten Magen-Darm-Beschwerden und Schmerzen im Oberbauch. Eine chronische Magenschleimhautentzündung kann auch mit unspezifischen Anzeichen wie Blähungen, Appetitlosigkeit, Völlegefühl und Sodbrennen einhergehen oder völlig symptomlos verlaufen. Die atrophische Gastritis kann unbehandelt zu teils schwerwiegenden Folgeerkrankungen führen. So kann sich aus den kleinen Entzündungsherden ein Magen- oder ein Zwölffingerdarmgeschwür entwickeln. In den atrophischen Bereichen des Magens können sich zudem metaplastische Veränderungen manifestieren, die sich zu einem Magenkarzinom entwickeln können. Für eine sichere Diagnose der atrophischen Gastritis ist die Magenspiegelung (Gastroskopie) die Methode der Wahl.

Physiologie und Anatomie des Magens

Der Magen lässt sich in verschiedene Bereiche unterteilen: Die Speiseröhre mündet in den oberen Teil des Magens (Fundus). Den Hauptanteil des Organs macht der Magenkörper (das Korpus) aus. Im Bereich des Magenausgangs (Antrum) bildet der Pylorus (Magenpförtner) den Abschluss zum Zwölffingerdarm (Duodenum).

Im Hinblick auf den effizienten Aufschluss von Nährstoffen im Darm erfüllt der Magen eine Reihe wichtiger Aufgaben. Nach der Zerkleinerung und Einspeichelung der Nahrung im Mund werden dem Nahrungsbrei im Magen weitere Verdauungsenzyme – häufig in Form von noch inaktiven Vorstufen – zugesetzt (z. B. Pepsinogene); die peristaltischen Bewegungen des Magens sorgen für eine gute Durchmischung und Homogenisierung. Da die zugeführten proteolytischen Verdauungsenzyme ein Wirkungsoptimum im sauren Milieu aufweisen, erfolgt eine Ansäuerung des Mageninhalts durch Salzsäure (HCl). Viele Nahrungsbestandteile (Proteine und Ballaststoffe) sind komplexe Moleküle und dementsprechend schwer verdaulich. Aufgrund der säurebedingten Denaturierung (Zerstörung der Tertiärstruktur) dieser Moleküle werden bessere Angriffsmöglichkeiten für einen enzymatischen Verdau geschaffen. Die Sekretion von Magensäure hat zudem eine desinfizierende Wirkung. Die allermeisten Krankheitserreger wie Bakterien, Viren und andere Mikroorganismen werden durch den niedrigen pH-Wert abgetötet. Zudem wird dem Nahrungsbrei im Magen für die effiziente intestinale Aufnahme von Vitamin B_{12} aus der Nahrung ein spezifisches Transportglykoprotein (Intrinsic Factor) zugegeben.

Die Magenwand besteht aus mehreren Schichten. In der innersten Schicht, der Schleimhaut (Mukosa), liegen die sich aus verschiedenen Zelltypen zusammensetzenden Magendrüsen, die in das Lumen des Magens münden. Die Sekretion von Magensaft durch Hauptzellen (Verdauungsenzyme) und Belegzellen (Salzsäure, Intrinsic Factor) sowie die Produktion von Magenschleim durch Nebenzellen erfolgt in erster Linie in der Mukosa des Korpus- und Fundusbereichs. Der Schleim, der die Mukosa mit einem dünnen Film

1

überzieht, dient vor allem dem Schutz des Magens vor einer Selbstverdauung durch den aggressiven Magensaft und, zusammen mit der Magensäure, zur Abwehr von pathogenen Mikroorganismen. Wie viel Magensaft bzw. Magensäure abgesondert wird, hängt u. a. von der Art und Menge der aufgenommenen Speisen ab. Manche Nahrungs- oder Genussmittel (z. B. Kaffee, Nikotin, Gewürze) regen die Säurebildung besonders an.

INFO

Die **Dyspepsie** ist eine Verdauungsstörung, die sich in Beschwerden wie Völlegefühl nach dem Essen, frühes Sättigungsgefühl, Oberbauchschmerzen, Unwohlsein und Magenbrennen äußert. Bei der sog. *funktionellen* Dyspepsie, dem Reizmagen, sind keine organischen Ursachen erkennbar. Der *organischen* Dyspepsie liegt häufig ein Magen- oder Darmgeschwür oder eine Refluxkrankheit zugrunde.

Klassifikation der Gastritis

Die derzeit wohl gebräuchlichste Einteilung, auf deren Grundlage sich die verschiedene Gastritisformen voneinander unterscheiden bzw. charakterisieren lassen, ist die sog. Sydney-Klassifikation. Diese Systematik berücksichtigt u. a. die Lokalisation (Korpus-, Antrum- oder Pangastritis) sowie den unter Zuhilfenahme des endoskopischen Befunds erhobenen histologischen Schweregrad der Entzündung.

INFO

Sydney-Klassifikation

Diese Klassifikation der chronischen Gastritis berücksichtigt Lokalisation, endoskopisches Bild, Ätiologie und Grading der Magenschleimhautentzündung.

- **Lokalisation:**
  - Pangastritis
  - Korpusgastritis
  - Antrumgastritis
- **Endoskopie:**
  - Erythematöse/exsudative Gastritis
  - Gastritis mit flachen Erosionen
  - Gastritis mit polypoiden Erosionen
  - Atrophische Gastritis
  - Hämorrhagische Gastritis
  - Refluxgastritis
  - Riesenfaltengastritis
- **Ätiologie:**
  - Autoimmungastritis (Typ A)
  - Erregerinduzierte Gastritis (Typ B)
  - Chemisch-toxisch induzierte Gastritis (Typ C)
  - Sonderformen
- **Grading:**
  - Histologische Entzündungsaktivität: akut, chronisch oder chronisch aktiv
  - Schweregrad: normal, gering-, mittel- oder hochgradig
  - Angaben zu Atrophie und intestinaler Metaplasie, falls vorhanden

Die Differenzierung verschiedener Gastritisformen ist sinnvoll, um unterschiedliche Schädigungsmechanismen zu erkennen, zielgerichtete (spezifische) Behandlungsansätze zu verfolgen und auch die unterschiedlichen Risiken für Folgeerkrankungen wie Magengeschwüre oder Magenkrebs einzuschätzen. Nach den Ursachen der Entzündung werden hauptsächlich drei Subtypen der Gastritis unterschieden (ABC-Einteilung; ➤ Tab. 1.1). Neben diesen drei Haupttypen chronischer Gastritiden gibt es noch einige seltene Formen der Erkrankung wie etwa die Crohn-Gastritis oder die Riesenfaltengastritis.

Typ-A-Gastritis: Autoimmungastritis

Die chronische Gastritis Typ A ist mit einem Anteil von rund 5 % aller Fälle von chronischer Magenschleimhautentzündung eher selten. Die Ursache ist eine Autoimmunreaktion, bei der Antikörper (Ak) gegen körpereigenes Gewebe gebildet werden. Die Autoantikörper sind hierbei gegen die magensäurebildenden Belegzellen im Korpusbereich des Magens und/oder gegen ihre molekularen Komponenten wie dem Intrinsic Factor oder der Protonenpumpe H^+/K^+-ATPase gerichtet. Die Belegzellen werden bei diesem Autoimmunprozess zerstört, und die Magenschleimhaut im Korpusbereich bildet sich zurück (atrophische Gastritis). Aufgrund des Verlusts der Belegzellen wird keine Magensäure mehr produziert (Achlorhydrie, Anazidität), was zu einem unzureichenden Aufschluss der Nahrung führt. Die Achlorhydrie prädisponiert für eine bakterielle Überbesiedelung des Dünndarms, die häufig mit abdominalen Schmerzen, Meteorismus und Diarrhö einhergeht. Langfristig kommt es aufgrund der Verdauungsstörung zum Gewichtsverlust.

Tab. 1.1 Übersicht über verschiedene Formen der Gastritis

Typ	Pathomechanismus	Lokalisation im Magen	Risiken	Häufigkeit	Therapie
Typ A (Autoimmungastritis)	Autoantikörper gegen Belegzellen oder Intrinsic Factor	Korpus	Anazidität, perniziöse Anämie (inkl. Polyneuropathie) aufgrund eines Vitamin-B_{12}-Mangels, Ausbildung eines Magenkarzinoms	5 %	Parenterale Vitamin-B_{12}-Substitution
Typ B (bakterielle Gastritis)	Infektion mit *Helicobacter pylori (H. pylori)*	Antrum, im fortgeschrittenen Stadium auch Korpus	Atrophische Gastritis, Ausbildung eines Magengeschwürs (Ulcus ventriculi) oder Zwölffingerdarmgeschwürs (Ulcus duodeni), Ausbildung eines B-Zell-Lymphoms (MALT-Lymphom)	85 %	Eradikation
Typ C (chemisch-toxische Gastritis)	Nichtsteroidale Antirheumatika, Kaffee, Tabakrauch, Alkohol, Gallenreflux	Antrum	Blutungen, Ausbildung eines Magen- oder Zwölffingerdarmgeschwürs	10 %	Elimination des Auslösers, Magenschutz durch Einnahme von PPI
Sonderformen	• Crohn-Gastritis (Manifestation eines Morbus Crohn im Magen) • Ménétrier-Gastritis (Riesenfaltengastritis, Vergrößerung der Schleimhautfalten im Magen) • Eosinophile Gastritis (oft assoziiert mit Allergien gegen Kuhmilch oder Soja oder Immunreaktionen gegen Nematoden) • Lymphozytäre Gastritis (fehlgeleitete Immunreaktion gegen *H. pylori*			selten (< 1 %)	

Cave

Ein **achlorhydrischer Magen** ist der bedeutendste Risikofaktor für Magenkrebs. Demzufolge scheint auch die fortgesetzte Einnahme von säureblockierenden Medikamenten (H_2-Rezeptor-Antagonisten, Protonenpumpeninhibitoren) mit einem erhöhten Risiko für Magenkrebs assoziiert zu sein. Die gemeinsame Ursache ist wahrscheinlich der karzinogene Acetaldehyd, der im achlorhydrischen Magen gebildet wird. Es wird daher empfohlen, allen Personen mit achlorhydrischem Magen sowie Personen, die regelmäßig Säureblocker einnehmen, Kapseln mit L-Cystein zu verabreichen, um Acetaldehyd im Magen in eine ungefährliche Verbindung umzuwandeln und somit das Risiko für Magen- oder Speiseröhrenkrebs zu verringern.

Da die Belegzellen auch für die Bildung von Intrinsic Factor verantwortlich sind, kommt es im Verlauf der Typ-A-Gastritis weiterhin zu einer deutlich reduzierten Freisetzung dieses Transportproteins, das für die Resorption von Vitamin B_{12} im Dünndarm benötigt wird. Zudem ist das Risiko für das Auftreten von Karzinoiden, einer speziellen Form bösartiger Tumoren im Magen-Darm-Trakt, um das 3- bis 6-Fache erhöht.

INFO

Als Folge der verminderten Aufnahme von Vitamin B_{12}, das für die Bildung roter Blutkörperchen wichtig ist, entsteht eine besondere Form der Blutarmut, die sog. perniziöse Anämie. Diese Erkrankung macht sich u. a. durch Blässe, Müdigkeit und verminderte Leistungsfähigkeit bemerkbar. Weiterhin wird ein Zusammenhang zwischen einem Vitamin-B_{12}-Mangel und der Entwicklung von Demenz, Depression und peripheren Neuropathien vermutet. Eine Vitamin-B_{12}-Defizienz bewirkt zudem ein Ansteigen der Homocysteinspiegel, einem unabhängigen Risikofaktor für Atherosklerose, Herzinfarkt und Schlaganfall (➤ Kap. 5). Beim Verdacht auf eine Typ-A-Gastritis sollten daher vorsorglich die Vitamin-B_{12}-Spiegel im Serum bestimmt werden (s. auch ➤ Kap. 1.1.4, „Ergänzende Labordiagnostik"). Falls ein Vitamin-B_{12}-Mangel vorliegt, können die Symptome der Blutarmut durch parenterale Substitution mit Vitamin B_{12} therapiert werden.

Die Autoimmungastritis kann anhand des Nachweises von Antikörpern gegen Belegzellen (PCA) oder den Intrinsic Factor (IFA) im Serum diagnostiziert werden. Oftmals tritt die Typ-A-Gastritis auch in Verbindung mit anderen Autoimmunerkrankungen wie Typ-1-Diabetes, Hashimoto-Thyreoiditis oder Morbus Addison auf, bei denen sich ebenfalls entsprechende Autoantikörper nachweisen lassen.

INFO

Bei nachgewiesener Typ-A-Gastritis wird aufgrund des erhöhten Karzinomrisikos eine jährliche gastroskopische Kontrolle empfohlen.

Typ-B-Gastritis: bakterielle Gastritis

Die am weitesten verbreitete Form der chronischen Gastritis ist die Typ-B-Gastritis. 85 % der an einer chronischen Magenschleimhautentzündung erkrankten Menschen leiden an diesem Gastritistyp, der i. d. R. durch das Bakterium *Helicobacter (H.) pylori* verursacht wird, das im sauren Milieu des Magens überleben kann. Durch die Herstellung toxischer Substanzen schädigt der Keim die Magenschleimhaut und induziert bei direktem Kontakt mit den Magenzellen eine inflammatorische Immunreaktion. Diese wird durch den Umstand unterstützt, dass aufgrund der Schleimhautschädigung die Magensäure auf die ungeschützten Magenzellen trifft. Die Entzündung der Mukosa ist vor allem im Antrum lokalisiert, kann sich aber auch in Richtung Fundus- bzw. Korpusbereich ausbreiten (Pangastritis), was zu einer Abnahme der Anzahl von Belegzellen führt. Dadurch kann es nachfolgend zu einer Abnahme der Magensäuresekretion und einer Hypochlorhydrie kommen, die jedoch nicht das Ausmaß einer Typ-A-Gastritis erreicht.

Aktuelle Erhebungen besagen, dass mehr als 50 % der über 60-Jährigen in Deutschland mit *H. pylori* infiziert sind, wobei die Infektion vielfach bereits in der Kindheit erworben wird. Obwohl die Besiedelung des Magens mit *H. pylori* langfristig häufig ohne Symptome verläuft, entwickelt etwa die Hälfte der Infizierten nach Jahren eine chronische atrophische Gastritis. Der Grad und die Aktivität der Gastritis werden durch die Dichte der *H.-pylori*-Besiedelung bestimmt; in vielen Fällen entwickelt sich aus der Magenschleimhautentzündung ein Magengeschwür (Ulcus ventriculi), auf das Blutungen ein ernst zu nehmendes Hinweissignal sind (Blut im Stuhl, Erbrechen von Blut). Eine schwerwiegende Komplikation einer Typ-B-Gastritis ist die signifikante Erhöhung des Risikos für den betroffenen Patienten, ein Magenkarzinom oder -lymphom zu entwickeln.

INFO

Protonenpumpeninhibitoren (PPI) wie z. B. Pantoprazol, Omeprazol, Lansoprazol u. a. reduzieren die Magensäureproduktion, indem sie die H^+/K^+-ATPase in den Belegzellen der Magenschleimhaut irreversibel hemmen. Nach Absetzen des Medikaments normalisiert sich die Säuresekretion erst mit der Bildung neuer H^+/K^+-ATPasen nach 2–3 Tagen.

GUT ZU WISSEN

Aufgrund der nicht unbeträchtlichen Nebenwirkungen der Antibiotikagabe ist der Wert der Eradikationstherapie bei fehlender oder nur geringgradig ausgeprägter *H.-pylori*-induzierter Magenschleimhautentzündung umstritten, weshalb Therapeut und Patient Nutzen und Risiken der Eradikation gemeinsam abwägen sollten.

Typ-C-Gastritis: chemisch-toxische Gastritis

Die Typ-C-Gastritis, die rund 10 % der chronischen Magenschleimhautentzündungen ausmacht, wird durch Substanzen ausgelöst, die den Magen reizen oder die Schleimhaut direkt schädigen. Sie wird daher als chemisch-toxische Gastritis bezeichnet. Insbesondere Schmerzmittel wie nichtsteroidale Antirheumatika (NSAR, z. B. Acetylsalicylsäure, Ibuprofen, Diclofenac), aber auch Antibiotika, können eine solche Gastritis verursachen. Weitere mögliche Stoffe, welche eine Entzündung der Magenschleimhaut auslösen können, sind Gift- und Reizstoffe, die in Kaffee, alkoholischen Getränken oder Zigarettenrauch enthalten sind. Auch körpereigene Flüssigkeiten wie Gallensaft können bei Rückfluss aus dem Zwölffingerdarm in den Magen (Reflux) Schäden, vor allem im Bereich des Magenpförtners, verursachen.

1.1.2 Ursachen

Die Magenschleimhaut, ihre Durchblutung und ihre Immunabwehr bilden eine als Schleimhautbarriere bezeichnete Funktionseinheit. Die Schleimhaut befindet sich in ständigem Umbau (Auf- und Abbau von Zellen) und regeneriert sich nach Beschädigungen meist schnell. Wenn aber die Funktion gestört bzw. die Schwächung oder Beschädigung zu stark ist, dann kann sich eine Schleimhautentzündung entwickeln.

Auslöser für eine akute Gastritis sind Infektionen mit pathogenen Mikroorganismen (Salmonellen, Staphylokokken, Norovirus etc.), chemische Noxen (Alkohol, Nikotin, Säuren etc.), hoch dosierte Medikamente (z. B. NSAR wie Acetylsalicylsäure oder Diclofenac), körperlicher oder seelischer Stress sowie mechanische Reizungen. Die akute Gastritis heilt i. d. R. rasch wieder ab, kann aber auch chronifizieren. Da die Beschwerden bei einer chronischen Gastritis meist gering sind und die eher unspezifischen Anzeichen wie Blähungen, Appetitlosigkeit, Völlegefühl oder Sodbrennen oftmals anders gedeutet werden, wird die Krankheit häufig erst spät erkannt. Dabei zählt die chronische Gastritis bei Menschen höheren Alters zu den häufigsten Erkrankungen überhaupt: Es wird angenommen, dass in den westlichen Industrienationen etwa die Hälfte aller über 50-Jährigen von einer chronischen Magenschleimhautentzündung betroffen ist.

Eine Infektion mit *H. pylori* ist die häufigste Ursache einer chronischen Gastritis, da die Schleimhaut unter und um die Bereiche der Besiedelung mit den Bakterien stets entzündet ist. Dieser Zustand wird als chronische oberflächliche Gastritis oder nichtatrophische Gastritis bezeichnet, die unbehandelt ein Leben lang andauert. Ohne erfolgreiche Eradikation der Bakterien kann dieser chronische Entzündungsprozess zu einer atrophischen Gastritis führen.

1.1.3 Symptomatik

Die entzündliche Veränderung der Magenschleimhaut kann anhand mehrerer Aspekte differenziert werden. Je nach zeitlichem Krankheitsverlauf wird zwischen akuter und chronischer Gastritis unterschieden. Bei der akuten Form der Magenschleimhautentzündung handelt es sich um eine kurzzeitige Erkrankung, die durch ausgeprägte dyspepsieartige Symptome wie plötzlich auftretende Magenschmerzen, einen unangenehmen Geschmack im Mund sowie Schmerzen im Oberbauch, Übelkeit oder Aufstoßen gekennzeichnet ist.

Wer immer wieder oder anhaltend unter Beschwerden wie Magenschmerzen, Übelkeit oder Verdauungsbeschwerden leidet, sollte sich frühzeitig ärztlich untersuchen lassen. Insbesondere beim Auftreten von Blut im Stuhl oder bei Bluterbrechen sollte unverzüglich ein Arzt aufgesucht werden. Durch eine sorgfältige Anamnese und eine gründliche körperliche Untersuchung (z. B. Ultraschalluntersuchung) ergeben sich manchmal bereits ausreichende Hinweise auf eine Gastritis. Eine sichere Diagnose ist allerdings nur durch eine Magenspiegelung (Gastroskopie) möglich.

1.1.4 Diagnostik

Für Patienten, welche die Unannehmlichkeiten einer Magenspiegelung scheuen oder für die ein solcher Eingriff alters- oder konstitutionsbedingt eine Belastung darstellen könnte, stellt eine nichtinvasive Diagnostik eine wünschenswerte Alternative dar, um die Indikation für eine Gastroskopie zu überprüfen. Dies gilt ebenso für Patienten, bei denen eine Gastroskopie aufgrund anatomischer Gegebenheiten nicht durchführbar ist. Mit dem GastroPanel® steht ein Bluttest zur Verfügung, mit dem die Verdachtsdiagnose einer atrophischen Gastritis überprüft und mögliche Magenschleimhautentzündungen lokalisiert werden können. Der Vorteil der Blutanalyse ist, dass sie nicht belastend ist und somit auch zur Vorsorgeuntersuchung bei älteren Menschen eingesetzt werden kann. GastroPanel® wurde in mehreren großen Studien auf der Basis von Gastroskopien, die durch Biopsie bestätigt wurden, validiert. Alle Studien sind in eine einschlägige Metaanalyse eingeflossen.

Im Rahmen der GastroPanel®-Blutuntersuchung werden zur Beurteilung von Struktur und Funktion der Magenschleimhaut die Blutplasmakonzentrationen von vier verschiedenen Parametern mit einem quantitativen enzymgekoppelten Immunadsorptionstest (ELISA) bestimmt:

- *H.-pylori*-IgG (Anti-Hp-Ak): → An- bzw. Abwesenheit von *H. pylori*
- Pepsinogen I und Pepsinogen II: → Zustand und atrophische Gastritis der Korpusschleimhaut
- Amidiertes Gastrin-17: → Zustand und atrophische Gastritis der Antrumschleimhaut

In der Gesamtschau der Einzelergebnisse lassen sich Aussagen darüber treffen, ob eine abgelaufene oder floride *H.-pylori*-Infektion vorliegt, die eine Voraussetzung für den Großteil der Gastritisfälle darstellt (➤ Abb. 1.1). Darüber hinaus können die Resultate des GastroPanel® die Existenz einer atrophischen Gastritis bestätigen sowie die Lokalisation der entzündlichen Schleimhautschädigung (Korpus, Antrum) eingrenzen.

Durch Einsatz des GastroPanel®-Tests als Screeninguntersuchung kann der Kreis derjenigen Patienten eingegrenzt werden, die einer Gastroskopie zugeführt werden sollten. Wenn der GastroPanel®-Test bei symptomatischen Patienten bei allen Parametern ein negatives Ergebnis zeigt, werden die Magensymptome durch eine funktionelle Dyspepsie (Reizmagen) oder eine andere Krankheit unabhängig von der Magenschleimhaut verursacht, sodass eine Magenspiegelung nicht zwingend indiziert ist. Andererseits können in Anbetracht des oftmals asymptomatischen Wesens der chronisch atrophischen Gastritis auch solche Personen identifiziert werden, die beschwerdelos sind, bei denen das Ergebnis dennoch auf eine atrophische Veränderung der Magenschleimhaut hinweist und die demnach von einer Gastroskopie profitieren können.

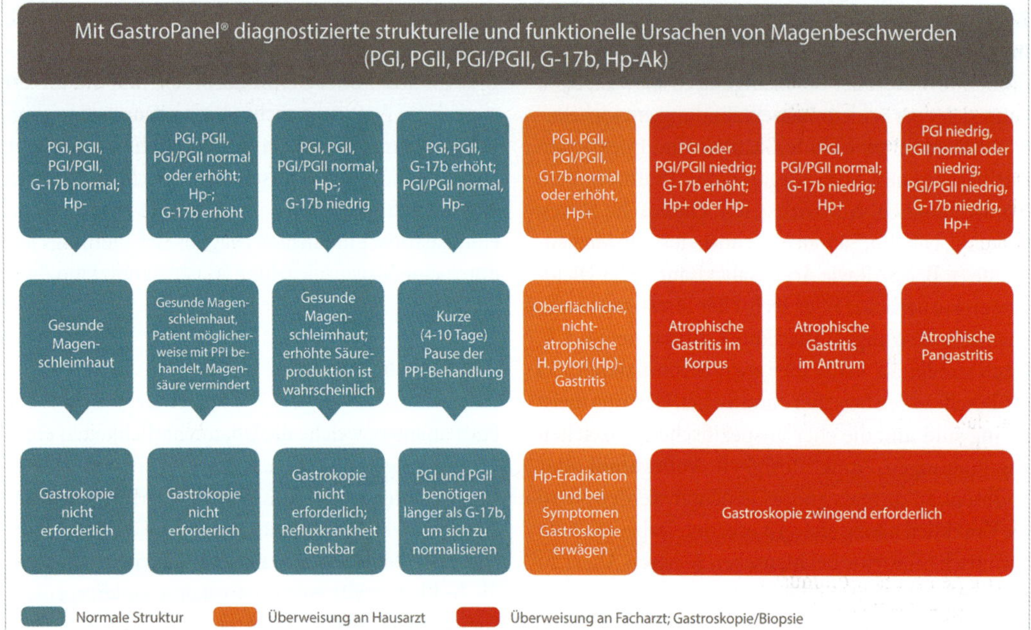

Abb. 1.1 Gastro Panel®: Interpretationsübersicht (PGI = Pepsinogen I, PGII = Pepsinogen II, PGI/PGII = PGI:PGII-Ratio, G-17b = basales Gastrin-17, Hp-Ak = Anti-Hp-Antikörper) [V573]

IgG-Antikörper gegen *H. pylori* (Anti-Hp-Antikörper)

H. pylori ist ein spiralförmiges gramnegatives Bakterium, das bei Menschen den Magen besiedelt. Der Keim siedelt sich in der Schleimhaut auf dem Magenepithel und in den Drüsen an, scheint aber nicht in die Epithelzellen einzudringen. Die meisten Menschen, die sich mit *H. pylori* infizieren, entwickeln IgG-Ak gegen den Erreger (Anti-Hp-Ak). Die altersspezifische Häufigkeit von Anti-Hp-Ak ist bei Männern und Frauen ähnlich. Viele Patienten mit hohen Anti-Hp-Ak-Titern haben keine Symptome, obwohl sie mit *H. pylori* infiziert sind. Daher korreliert der Antikörperspiegel nicht unbedingt mit der Schwere der klinischen Symptome. Ist der Anti-Hp-Ak-Titer als einziger der im GastroPanel® bestimmten Biomarker erhöht, impliziert dies eine *H.-pylori*-assoziierte oberflächliche, aber nicht atrophische Gastritis, während erhöhte Anti-Hp-Ak-Spiegel, die mit Anomalien bei den anderen drei Biomarkern einhergehen, die Diagnose einer *H.-pylori*-assoziierten atrophischen Gastritis bestätigen.

Die Durchführung der quantitativen Bestimmung humaner Anti-Hp-Ak der IgG-Klasse mittels ELISA zum Nachweis einer floriden Besiedlung der Magenschleimhaut hat gegenüber anderen gängigen Analysemethoden (z. B. ^{13}C-Harnstoff-Atemtest, Antigen-Stuhltest) den Vorteil, dass auch bei Vorliegen einer atrophischen Gastritis, eines MALT-Lymphoms oder eines blutenden Magen- oder Zwölffingerdarmgeschwürs sowie bei Personen, die PPI oder Antibiotika einnehmen, *H.-pylori*-positive Patienten zuverlässig erkannt werden können.

Cave

Die Produktion von IgG-Ak kann auch mehrere Wochen über die eigentliche Infektion hinaus andauern. Aufgrund der Antikörperpersistenz und der daraus folgenden verzögerten Abnahme der IgG-Titer im Serum kann der Test trotz erfolgreicher *H.-pylori*-Eradikation kurzzeitig noch (falsch) positive Ergebnisse liefern. Eine erfolgte Eradikation muss daher bei der Interpretation der Ergebnisse des GastroPanel® berücksichtigt werden.

Pepsinogen I und II

Pepsinogen I (PGI) und Pepsinogen II (PGII) sind inaktive Vorstufen (Zymogene) des Verdauungsenzyms Pepsin. Die Umwandlung zum katalytisch aktiven Enzym erfolgt im sauren Milieu des Magens durch Abspaltung einer längeren Aminosäuresequenz (Autoproteolyse). Während PGI nur von den Haupt- und Nebenzellen des Korpus in das Magenlumen abgegeben wird, wird PGII auch von den Pylorusdrüsen des Antrums sowie im Zwölffingerdarm produziert.

Ein Teil des synthetisierten PGI wird auch in das Blut sezerniert. Die im Kreislauf befindliche PGI-Konzentration korreliert dabei mit der Menge der Hauptzellen in der Korpusschleimhaut. Die durch Schleimhautatrophie bedingte Abnahme dieser Zellen führt folglich auch zu einer linearen Abnahme der PGI-Plasmaspiegel. Eine unterhalb des Normbereichs liegende niedrige PGI-Konzentration im Plasma deutet somit auf eine fortgeschrittene (moderate bis schwere) atrophische Gastritis des Korpus hin. Weil darüber hinaus die atrophische Gastritis im Magenkorpus ein signifikanter Risikofaktor für ein Magenkarzinom ist, können in einem Screeningverfahren durch die PGI-Bestimmung auch solche Personen identifiziert werden, die ein erhöhtes Risiko für Neoplasien haben und einer genaueren Untersuchung mittels Gastroskopie zugeführt werden sollten.

Ein erhöhter PGII-Spiegel im Plasma deutet auf eine nichtatrophische Schleimhautentzündung hin, die i. d. R. entweder durch eine Infektion mit *H. pylori* oder durch die länger andauernde Einnahme von PPI-Medikamenten verursacht wird. Die PGII-Messung wird zudem zur gleichzeitigen Anwendung mit dem PGI-Test zur Bestimmung des Verhältnisses der Pepsinogen-I- und Pepsinogen-II-Konzentrationen im Plasma (PGI/PGII-Ratio) durchgeführt. Die **PGI/PGII-Ratio** hat sich als weiterer wichtiger prädiktiver Parameter für die Beurteilung der Struktur und der Funktion der Magenschleimhaut erwiesen. Fällt die Ratio, die im Normalfall zwischen 3 und 20 liegt, unter den Normwert, so ist eine moderate bis schwere atrophische Gastritis wahrscheinlich und das Risiko für die Entstehung von Magenkrebs deutlich erhöht.

1

Gastrin-17

Gastrine sind lineare Peptidhormone, die von den sog. G-Zellen im Antrum des Magens sowie im Zwölffingerdarm und in der Bauchspeicheldrüse produziert und von dort über die Blutgefäße zu ihren Wirkorten transportiert werden. Die G-Zellen geben eine Mischung aus Gastrinen unterschiedlichen Molekulargewichts und divergierender Peptidlänge in den Kreislauf ab, die sämtlich infolge posttranslationaler Modifikationen aus Präprogastrin synthetisiert werden. Bei gesunden Menschen ist die vorherrschende Form von Gastrin im Plasma/Serum amidiertes Gastrin-17 (mit 17 Aminosäuren).

Die Gastrinsekretion wird durch postganglionäre parasympathische Nervenfasern des Nervus (N.) vagus und Neurone des enteralen Nervensystems gesteuert, die eine Ausschüttung des die G-Zellen stimulierenden Hormons Gastrin-Releasing-Peptide (GRP) durch neuroendokrine Zellen im Magen induzieren. Die mechanische Dehnung der Antrumschleimhaut durch den im Magen befindlichen Speisebrei führt ebenfalls zur Gastrinproduktion, insbesondere wenn der Speisebrei sehr eiweißhaltig ist. Weiterhin wirken der Konsum von Alkohol, Koffein oder Nikotin anregend auf die G-Zellen.

Die Hauptfunktion der Gastrine besteht darin, die Sekretion von Magensäure durch die Belegzellen im Magenkorpus zu stimulieren und über die glatte Muskulatur die Motilität des Antrums zu erhöhen. Darüber hinaus stimulieren die Gastrine die Hauptzellen des Magens zur Sekretion von PGI und PGII.

Normwertige Gastrin-17-Plasmaspiegel deuten auf eine normale Struktur und Funktion des Antrums hin. Gastrin-17 kann zudem als indirekter Biomarker für die Situation im Magenkorpus gewertet werden, da aufgrund der durch das Peptidhormon ausgelösten negativen Reaktionsschleife niedrige oder hohe Gastrin-17-Werte eine anormale Funktion des Korpus zur Folge haben können.

INFO

Erhöhte Gastrin-17-Basalspiegel im Serum/Plasma können auch bei einer seltenen Form einer speziellen Neoplasie, dem Gastrinom, gemessen werden (Inzidenz: 0,5–3 Fälle pro 1 Million Einwohner pro Jahr). Dieser Tumor, der aus gastrinproduzierenden Zellen differenziert, ist meist in der Bauchspeicheldrüse, seltener im Duodenum oder Magen lokalisiert. Durch die andauernde Sekretion von Gastrin kommt es typischerweise zu Diarrhöen sowie zur stark vermehrten Säureproduktion des Magens und damit zur Ausbildung rezidivierender Ulzerationen im Magen und im Duodenum (Zollinger-Ellison-Syndrom).

Maximale Aussagekraft haben die Ergebnisse des GastroPanel®, wenn die Bestimmung von Gastrin-17 separat im nüchternen Zustand und zusätzlich nach Stimulation der Gastrinsekretion durch Einnahme eines hochkalorischen Proteingetränks durchgeführt wird. So kann beispielsweise bei mit *H. pylori* infizierten Patienten, die einen erniedrigten Basalwert für Gastrin-17 aufweisen, die zusätzliche Bestimmung des Gastrin-17-Spiegels nach Stimulation Aufschluss darüber geben, ob die antrale Schleimhaut atrophisch ist und die G-Zellen erschöpft sind (Gastrin-17-Spiegel nach Stimulation unverändert niedrig) oder aber ob die Mukosa im Antrum intakt ist und aufgrund einer funktionalen Störung des Antrums lediglich zu viel Magensäure im Korpus produziert wird (Gastrin-17-Spiegel nach Stimulation erheblich angestiegen).

Der GastroPanel®-Test ist dazu bestimmt, bei der Befundung symptomatischer (dyspeptischer) erwachsener Patienten zu unterstützen. Wenn die GastroPanel®-Untersuchung bei symptomatischen Patienten ein negatives Ergebnis zeigt, werden mit hoher Wahrscheinlichkeit die Magensymptome durch eine funktionelle Dyspepsie oder eine Krankheit unabhängig von der Magenschleimhaut verursacht. Darüber hinaus ist ein Screening asymptomatischer Personen möglich, um im Sinne einer Vorsorgeuntersuchung Risikogruppen für Magenkrebs, in erster Linie Patienten mit *H.-pylori*-Infektion und atrophischer Gastritis, zu bestimmen. Patienten, bei denen mit dem GastroPanel® eine Magenschleimhautatrophie festgestellt wurde, bedürfen allerdings im Anschluss nach wie vor einer Magenspiegelung und sollten einer Gastroskopie zugeführt werden, damit das Ausmaß der Schleimhautschädigung weiter untersucht und das Vorliegen möglicher präneoplastischer Veränderungen aufgedeckt werden kann.

INFO

Referenzbereiche GastroPanel®

H.-pylori-IgG (Anti-Hp-Ak)	< 30 EIU
Pepsinogen I	30–160 µg/l
Pepsinogen II	3–15 µg/l
PGI/PGII-Ratio	3–20
Gastrin-17, basal	1–7 pmol/l
Gastrin-17, stimuliert	3–30 pmol/l

Der GastroPanel®-Test ist für die Verwendung mit dem aktualisierten Sydney-System der Gastritis-Klassifikation optimiert und kategorisiert in diesem Sinne anhand der Beurteilung der Plasmaspiegel aller vier Biomarker fünf Diagnoseklassen:

1. Normale Schleimhaut
2. Oberflächliche (nichtatrophische) *H.-pylori*-assoziierte Gastritis
3. Atrophische Gastritis im Antrum
4. Atrophische Gastritis im Korpus
5. Atrophische Gastritis sowohl im Antrum als auch im Korpus (Pangastritis)

Neben diesen fünf Kategorien, die sich auf mögliche Schädigungen der Magenschleimhaut beziehen, können aufgrund der Resultate des GastroPanel® drei weitere spezifische Diagnosekategorien für bestimmte funktionelle Störungen bei normaler Magenmorphologie abgeleitet werden (➤ Abb. 1.2).

Ergänzende Labordiagnostik

Bei entsprechender Befundkonstellation im GastroPanel® bietet sich als ergänzende Diagnostik die Serumanalytik der Autoantikörper gegen Parietalzellen sowie der Antikörper gegen Intrinsic Factor zum Nachweis einer Autoimmungastritis an.

Ausschluss/Nachweis einer Autoimmungastritis

In Fällen, in denen aufgrund der Befundkonstellation des GastroPanel® eine **Autoimmungastritis** (Typ-A-Gastritis) als mögliche Ursache für die Beschwerden des Patienten in Betracht gezogen werden muss (z. B. PGI erniedrigt und kein Nachweis von Anti-Hp-Ak), kann zum Nachweis/Ausschluss dieser Form der chronisch atrophischen Gastritis die Anwesenheit von (Auto-)Antikörpern gegen Parietalzellen (PCA) und/oder den Intrinsic Factor (IFA) im Serum überprüft werden (siehe auch ➤ Kap. 1.1.1).

Zielantigen der PCA auf den Parietalzellen ist vorrangig die H^+/K^+-ATPase, die als Protonenpumpe maßgeblich an der Bildung der Salzsäure im Korpus beteiligt ist. Die diagnostische Sensitivität der PCA für die Autoimmungastritis liegt bei 80–90 %; mit zunehmender Progression der Erkrankung nimmt die Prävalenz der PCA infolge des Verlusts der Parietalzellen ab. Auch bei mehr als 90 % der Patienten mit perniziöser Anämie lassen sich zirkulierende Autoantikörper gegen Parietalzellen im Serum nachweisen. PCA werden allerdings auch bei Patienten mit autoimmun bedingten Endokrinopathien (z. B. Hashimoto-Thyreoiditis, Morbus Addison, Typ-1-Diabetes etc.) wie auch bei gesund erscheinenden Probanden gefunden.

IFA lassen sich bei ca. 50–70 % der Patienten mit autoimmuner Gastritis nachweisen und gelten als hochspezifisch für die chronisch atrophische Gastritis und die damit assoziierten Vitamin-B_{12}-Mangelsyndrome. Bei einigen Betroffenen können bereits IFA ohne klinische Hinweise auf eine **perniziöse Anämie** vorliegen. Diese Patienten entwickeln jedoch mit hoher Wahrscheinlichkeit dieses Krankheitsbild in späteren Jahren.

Die diagnostische Aussagekraft hinsichtlich des Vorliegens einer Autoimmungastritis wird durch den kombinierten Nachweis von PCA und IFA erhöht, da bei ca. 90 % der Betroffenen mindestens ein Autoantikörper detektiert wird. Klinische Studien haben eine gute Korrelation zwischen Antikörpernachweis und endoskopischem Befund bestätigt.

Magen-Darm-Diagnostik

GastroPanel :

Gastrin 17	3,0	pmol/l		1,0 - 7,0
Gastrin 17 nach Stimulation	4,0	pmol/l		3,0 - 30,0
Pepsinogen 1	140,0	µg/l		30,0 - 160,0
Pepsinogen 2	5,0	µg/l		3,0 - 15,0
Pepsinogen 1/2 Ratio	18,0			3,0 - 20,0
Helicobacter pylori-AK (IgG)	25,0	EIU		< 30,0

Abb. 1.2 Befund: Gastro Panel® [V573]

Präanalytik und Probenentnahme
GastroPanel®
Probenmaterial: Testset
Antikörper gegen Parietalzellen (PCA)
Probenmaterial: Serum
Antikörper gegen Intrinsic Factor (IFA)
Probenmaterial: Serum

Diagnose einer perniziösen Anämie

Im Verlauf einer Autoimmungastritis kommt es aufgrund der Zerstörung der Parietalzellen häufig zu einer deutlich reduzierten Freisetzung von Intrinsic Factor, dem Transportprotein, das für die Resorption von Vitamin B_{12} im Dünndarm benötigt wird. Bei Verdacht auf Vorliegen einer Typ-A-Gastritis sollten daher vorsorglich die Vitamin-B_{12}-Spiegel im Serum bestimmt werden, um einer perniziösen Anämie vorzubeugen. Falls ein Vitamin-B_{12}-Mangel vorliegt, können die Symptome dieser Form der Blutarmut durch parenterale Substitution mit Vitamin B_{12} therapiert werden.
Vitamin B_{12} im Serum
Probenmaterial: Serum

1.1.5 Medikation/Therapie

Das wichtigste Behandlungsverfahren bei einer **Typ-B-Gastritis** ist die sog. Eradikationstherapie. Dabei nehmen die Patienten über einen definierten Zeitraum eine Kombination aus einem PPI (z. B. Omeprazol, Pantoprazol) und verschiedenen Antibiotika ein (Tripeltherapie). Durch diese Behandlung lässt sich die Infektion mit *H. pylori* in bis zu 90 % d. F. beseitigen. Eine erfolgreiche Eradikation mindert zudem signifikant das Risiko, in der Folge an Magenkrebs zu erkranken.

Naturheilkundlich kann mit speziellen Bakterienpräparaten begleitet werden, um die Eradikationstherapie zu unterstützen bzw. Nebenwirkungen abzumildern.

THERAPIEEMPFEHLUNGEN

- Pylosan® (Laves)
- Amara-Pascoe® (Pascoe)

Bei der Behandlung der **Typ-C-Gastritis** ist die Beseitigung und Meidung der Ursache der schädlichen Noxe essenziell, also z. B. Rauch- und Alkoholkarenz oder der Verzicht auf die Einnahme von bestimmten Arzneimitteln. Lässt sich eine medikamentöse Therapie nicht vermeiden, die mit langzeitlicher Einnahme von NSAR verbunden ist, ist ein gesonderter Magenschutz, z. B. mit einem Protonenpumpenhemmer, dringend angezeigt.

1.2 Reizdarmsyndrom

1.2.1 Definition

Der Reizdarm (Syn. Reizdarmsyndrom [RDS], Colon irritabile) gehört in die Gruppe der funktionellen Magen-Darm-Erkrankungen und wird den somatoformen Erkrankungen – früher auch als psychosomatische Erkrankungen, vegetative Dystonie, Konversionssyndrom u. a. bezeichnet – zugeordnet.

In der Gastroenterologie zählt das RDS zu den am häufigsten gestellten Diagnosen: Die Diagnosestellung erfolgt anhand von anamnestischen Daten und den Befunden apparativer Untersuchungsverfahren, die den Ausschluss organischer Erkrankungen ermöglichen. Hierbei beschränkt sich die konventionelle Diagnostik üblicherweise auf Untersuchungen, die schwerwiegende Erkrankungen wie die chronisch entzündlichen Darmerkrankungen (CED, z. B. Colitis ulcerosa und Morbus Crohn), Divertikulitiden, Zöliakie oder Karzinome des Darms berücksichtigen. Seit Anfang der 1990er-Jahre finden auch die als Rom-Kriterien bezeichneten anamnestischen Diagnosehilfen Anwendung (➤ Tab. 1.2). Die Erfüllung dieser Kriterien gilt so lange als Indikator für ein RDS, solange keine nicht zum RDS gehörenden Warnsymptome auftreten.

Im Wesentlichen werden zwei Haupttypen des RDS unterschieden, die entweder obstipationsbetont/spastisch oder, bei überwiegend dünnen Stühlen, als durchfallbetonter Typ imponieren. Üblicherweise treten die Beschwerden nach dem Aufstehen bzw. in den Morgenstunden auf, aber auch während oder direkt nach einer Mahlzeit. In der Nacht sind die Patienten meist beschwerdefrei.

Tab. 1.2 Rom-III-Kriterien für das Reizdarmsyndrom

Diagnosekriterien obligat	Diagnosekriterien fakultativ
Schmerzen oder Unbehagen im Abdominalbereich • Mindestens 12 Wochen • In den letzten 6 Monaten • Mit mindestens zwei oder drei der folgenden Kriterien: – Erleichterung nach dem Stuhlgang – Beschwerdebeginn mit Änderung der Stuhlfrequenz – Beschwerdebeginn mit Änderung der Stuhlkonsistenz und Stuhlaussehen	1. < 3 Stühle pro Woche 2. > 3 Stühle pro Tag 3. Harte Stühle 4. Weiche Stühle 5. Mühsamer Stuhlgang 6. Stuhldrang 7. Gefühl der unvollständigen Entleerung 8. Schleimabgang 9. Abdominales Völlegefühl 10. Spasmen 11. Meteorismus
Warnsymptome, die eine unmittelbare gastroenterologische Abklärung erfordern	**Differenzierung**
• Blut im Stuhl • Fieber • Ikterus • Aufwachen durch die Beschwerden • Beginn im hohen Lebensalter • Ungewollter Gewichtsverlust	• Obstipationsbetonter Typ (1 + 3 + 5) • Diarrhöbetonter Typ (2 + 4 + 6)

*Die ersten Rom-Kriterien wurden 1992 im Rahmen einer Konsensuskonferenz in Rom festgelegt. 1988 wurden die zweiten und 2006 aufgrund aktueller Studienergebnisse die dritten ROM-Kriterien in leicht abgewandelter Form definiert.

1.2.2 Ursachen

Die genauen Ursachen des RDS sind bis heute nicht vollständig geklärt, was Diagnose und Therapie nicht gerade einfach macht. Es gibt zahlreiche Theorien, wie ein RDS entstehen könnte.

Durch mehrere Studien belegt ist vor allem die Überempfindlichkeit des Magen-Darm-Kanals. In vielen Fällen ist die Wahrnehmung ganz normaler Verdauungsvorgänge schmerzhaft gesteigert. Wichtig ist hierbei das sog. enterische Nervensystem („Bauchhirn"), das mit seinen mehr als 100 Millionen Nervenzellen die Transportfunktion des Darms regelt. Dieses „zweite" Nervensystem weist große Ähnlichkeiten mit dem zentralen Nervensystem (ZNS) auf. Es wird davon ausgegangen, dass ein großer Teil der Reizdarmbeschwerden durch eine gestörte Reizübertragung zur Darmmuskulatur bedingt ist. Wahrscheinlich spielt hier der Botenstoff Serotonin eine Schlüsselrolle.

INFO

Der Begriff Colon irritabile, der häufig als Synonym für den Reizdarm benutzt wird, erweckt den Anschein, als handele es sich um ein auf das Kolon beschränktes Geschehen. Tatsächlich hat man es aber mit einer umfassenden, sowohl vom Dickdarm als auch vom Dünndarm ausgehenden Funktionsstörung zu tun. Wesentliches pathophysiologisches Merkmal des Reizdarms ist die gestörte Darmmotilität.

1.2.3 Symptomatik

Rund 20–30 % der Bevölkerung dürften im Laufe ihres Lebens an einer der Varianten des RDS erkranken, wobei das weibliche Geschlecht mit etwa zwei Dritteln überwiegt. Die Erstmanifestation liegt im frühen Erwachsenenalter.

Charakteristisch für den Reizdarm ist neben den genannten Auffälligkeiten die Symptomtrias Bauchschmerz, Stuhlunregelmäßigkeiten und Blähungen. Gelegentlich zeigen sich zusätzlich Übelkeit und Erbrechen. Diese Beschwerden treten chronisch oder chronisch rezidivierend auf. Die Schmerzen, die als bohrend, stechend oder krampfartig beschrieben werden, können sich im gesamten Abdominalbereich bemerkbar machen und sind in vielen Fällen so heftig, dass sie die Lebensqualität erheblich beeinträchtigen. Viele Patienten beklagen Schmerzen im Bereich des

1

Unterbauchs entsprechend dem Verlauf des Sigmas, was sich bei der Palpation in diesem Bereich als Druckschmerzhaftigkeit oder zumindest erhöhte Empfindlichkeit zeigt. Häufig geben die Patienten an, dass nach dem Stuhlgang das Gefühl einer unvollständigen Darmentleerung zurückbleibt. Der Enddarm sowie der Analbereich können lokalisiert schmerzhaft sein. Bezüglich der Stuhlunregelmäßigkeiten wird über Obstipation, Diarrhö oder einen Wechsel zwischen beiden geklagt. In Stresssituationen treten die Symptome verstärkt auf, sodass nicht selten von einer ausgeprägten psychischen Komponente ausgegangen wird.

Ein RDS tritt typischerweise zwischen dem 20. und 40. Lj. erstmals in Erscheinung. Für Deutschland wird von rund 5 Millionen Betroffenen ausgegangen. Ein Reizdarm wird bei Frauen etwa doppelt so häufig diagnostiziert wie bei Männern.

Gesichert ist, dass das RDS keine „organische" Erkrankung ist, dass die Ursachen der Schmerzen also nicht im Darm selbst liegen. Es handelt sich vielmehr um eine rein „funktionelle" Erkrankung, d. h., die Funktion des Darms ist gestört.

1.2.4 Diagnostik

Eine sichernde labor- oder apparatetechnische Untersuchung für die Diagnose Reizdarm existiert nicht. Die Diagnose kann lediglich indirekt mithilfe einer umfangreichen Ausschlussdiagnostik gestellt werden.

In der Regel haben die Patienten, bevor sie sich der naturheilkundlich orientierten Praxis zuwenden, umfangreiche gastroenterologische Untersuchungen hinter sich gebracht. Eine gründliche fachärztliche Diagnostik trägt entscheidend dazu bei, dass keine schwerwiegenden Erkrankungen übersehen werden. Bevor der Diagnose Reizdarm gestellt wird, sollten organische Störungen sowie Nahrungsmittelunverträglichkeiten oder -allergien anhand von anamnestischen Daten, Laborparametern und bildgebenden Verfahren als Ursache für das Beschwerdebild ausgeschlossen werden.

Standarddiagnostik Reizdarm

Allgemeine Parameter zum Ausschluss akuter Prozesse und schwerwiegender Darmerkrankungen:

- Basislabor:
  - Kleines BB
  - BSG
  - GOT, GPT, GGT
  - Kreatinin
  - Harnsediment
  - Parasiten und Blut im Stuhl
- Bildgebende bzw. makroskopische Diagnostik:
  - Endoskopie Mastdarm und/oder Dickdarm
  - Evtl. Röntgenuntersuchung Dünndarm
  - Abdomensonografie
  - Bariumkontrastaufnahmen des oberen GIT

Erweiterte Diagnostik in der komplementärmedizinischen Praxis

Die im Kasten aufgeführten differenzialdiagnostischen Kriterien ermöglichen dem Behandler über die Standards hinaus ein gezieltes diagnostisches und therapeutisches Vorgehen im Sinne eines ganzheitlichen Ansatzes. In diesem Zusammenhang darf die Auseinandersetzung mit psychodynamischen Gesichtspunkten nicht vernachlässigt werden, sodass sich jeder Behandler auch mit diesem oftmals als schwierig und anstrengend empfundenen Aspekt auseinandersetzen muss. Neben dem Gespräch sowie der nicht selten notwendigen psychotherapeutischen Betreuung kann im Rahmen der erweiterten Labordiagnostik bei Patienten mit RDS-Symptomatik die Darstellung der Stressindikatoren hilfreich sein. Auch für diesen Bereich bietet die moderne Labormedizin aussagekräftige Untersuchungsparameter (➤ Kap. 15.1.4). Durch die Bestimmung stressrelevanter bzw. -adaptierender Hormone und Mikronährstoffe lässt sich die psychovegetative Instabilität bei RDS-Patienten identifizieren, um mithilfe eines individuellen Therapieregimes gegenzusteuern.

INFO

Triggerfaktoren, die eine RDS-ähnliche Symptomatik hervorrufen und als Ursache der Beschwerden ausgeschlossen werden sollten:

- Kohlenhydratunverträglichkeiten (➤ Kap. 2.2)
- Störungen der Mikrobiota (➤ Kap. 1.5)
- Verdauungsstörungen (➤ Kap. 1.2, ➤ Kap. 1.3)
- Mukosale Störungen (➤ Kap. 1.4)
- Nahrungsmittelallergien (➤ Kap. 2.1, ➤ Kap. 2.2) und Histaminosen (➤ Kap. 2.3)
- Psychovegetative Störungen

1.2.5 Medikation/Therapie

Die Zusammenstellung der nachstehend aufgeführten Präparate zur naturheilkundlichen Behandlung der RDS-Symptomatik ist als Anregung zu verstehen und stellt kein aufeinander abgestimmtes Therapiekonzept dar. Bei der individuellen Auswahl der Präparate für den Patienten sind ggf. vorhandene Kontraindikationen zu berücksichtigen (s. Beipackzettel des jeweiligen Herstellers).

Indikationen, Zusammensetzung, Dosierungs- und Anwendungsempfehlungen: ➢ Anhang (Tab. A–Z).

THERAPIEEMPFEHLUNGEN

Allgemein bei Reizdarmsymptomatik

- Mutaflor® (Ardeypharm)
- Mutaflor® mite (Ardeypharm)
- Ardeycholan® (Ardeypharm)
- Colibiogen® oral (Laves)
- Synerga® (Laves)
- MucosaPlex® (NICApur)
- MyBIOTIK®BALANCE RDS (nutrimmun)
- MUCOZINK® (nutrimmun)
- L-Glutamin 3000 (nur über Biogena beziehbar)
- Mucosa Formula® (nur über Biogena beziehbar)
- fit@work Stressbiotic (nur über Biogena beziehbar)
- ColonBalance® (nur über Biogena beziehbar)
- Pascoflair® (Pascoe)

Bei überwiegender Obstipationssymptomatik

- PRAELASAN® (nutrimmun)

Bei überwiegender Durchfallsymptomatik zusätzlich

- MUKOZINK® (nutrimmun)
- Darmsanierung nach Dr. Herget
  - Ozovit® MP (Pascoe)
  - Markofruct® (Pascoe), Instant-Teegetränk mit Oligofruktose und Kamille plus+
  - Quassia Similiaplex® (Pascoe)
  - Dasym-Pascoe® (Pascoe) oder Pascoflorin® (Pascoe) Pascorbin® 7,5 g (Pascoe)

Bei Resorptionsstörungen

- Folsäure-Injektopas® 5 mg (Pascoe)
- Vitamin B1-Injektopas® 100 mg (Pascoe)
- Vitamin B6-Injektopas® 25 mg (Pascoe)
- Vitamin B12-Depot-Injektopas® (Pascoe)

Komplementäre Mikronährstofftherapie

Entzündung hemmen

- **Zink** und **Vitamin C** sind eng mit Immun- und Heilungsprozessen assoziiert und fördern die Wiederherstellung einer gesunden Darmmukosa.
- **Weihrauch-Extrakt** *(Boswellia serrata)* enthält Boswelliasäuren, die durch Hemmung der Leukotrien-B-Aktivität direkten entzündungshemmenden Einfluss auf die betroffenen Zellen haben.
- **Grüntee-Extrakt** kann durch seine adstringierende Wirkung die Permeabilität der Darmmukosa für Antigene verringern und das Eindringen pathogener Keime verhindern. Das enthaltene Epigallokatechin-3-gallat ist ein Elektronendonor und agiert damit als wirkungsvolles Antioxidans im Entzündungsprozess. Diese Effekte konnten sowohl im Dünndarm als auch im Dickdarm nachgewiesen werden.
- **Kamillen-Extrakt** stärkt durch seine antiphlogistischen und granulationsfördernden Eigenschaften den Heilungsprozess.

Darmschleimhaut aufbauen **L-Glutamin** spielt eine zentrale Rolle beim Aufbau und bei der Erhaltung von Zellsystemen. Zellen mit hohen Teilungsraten (wie die Zellen des Immunsystems und die Mukosazellen des Dünndarms) sind auf eine ausreichende Versorgung mit der Aminosäure Glutamin angewiesen. Außerdem ist L-Glutamin als Präkursor der Glutathionbiosynthese eine zentrale Komponente zur Erhaltung des antioxidativen Status.

Mikronährstoffverluste ausgleichen Aufgrund der entzündlichen Veränderungen der Darmmukosa entstehen häufig Resorptionsstörungen, die zu hohen gastroenteralen Verlusten an Elektrolyten, Vitaminen und Spurenelementen führen und einen suboptimalen Vitaminstatus entstehen lassen. Zusätzlich können Wechselwirkungen mit eingesetzten Medikamenten ein Ungleichgewicht in der Nährstoffbilanz herbeiführen. Eine gezielte Substitution der betroffenen Mikronährstoffe wie **Zink, Vitamin C, Eisen und Vitamin D** ist deshalb sinnvoll.

Stresssymptomatik vermindern Ein RDS tritt häufig in Kombination mit erhöhten körperlichen oder seelischen Belastungssituationen auf. Langfristig hohe Stresshormonspiegel steigern den Metabolismus und fördern Entzündungsprozesse, die zu einer Beeinträchtigung der Magen-Darm-Funktionen und zu malabsorptionsbedingten Mikronährstoffverlusten führen können. Eine erhöhte Zufuhr aller **Vitamine des B-Komplexes** kann bei stressbedingter Symptomatik therapeutisch wirken.

Darmtätigkeit regulieren **Flohsamen** *(Psyllium)* enthalten Schleimstoffe (Galakturonsäure, Xylose, Rhamnose und Arabinose) mit einem hohen Wasserbindevermögen. Ihre Quellfähigkeit macht den Stuhl weicher und voluminöser. Die Volumenzunahme (in Wasser um das 10- bis 20-Fache) stimuliert durch den entstehenden Druck auf die Darmwand die Peristaltik und reguliert dadurch die Darmentleerung. Bei Durchfall verlängert sich die Transitzeit durch die Bindung von Wasser: Die Durchfälle werden gelindert. In Studien wurde gezeigt, dass Flohsamen bei Colon irritabile eine signifikant bessere Wirkung erzielen als Weizenkleie. Als Ballaststoffquelle ist *Psyllium* im therapeutischen Einsatz Kleiepräparaten daher überlegen.

1.3 Maldigestion

1.3.1 Definition

Bei Maldigestion liegt eine unzureichende Spaltung der Nahrung vor. Dadurch verbleiben im Darmlumen hochmolekulare Fette und Eiweiße, die im Dünndarm nicht resorbiert werden können und somit in unphysiologischen Mengen in die tieferen Darmabschnitte gelangen. Hier bekommt nun die fett- und eiweißverstoffwechselnde Mikrobiota Zugriff auf die unzureichend ausgenutzte Ingesta, wodurch sie Überlebensvorteile erhält und aufwuchert.

1.3.2 Ursachen

Die Digestion von Nährstoffen beruht auf einem sensiblen Zusammenspiel verschiedener intestinaler Hormone und Verdauungssäfte. Sowohl gastrische als auch intestinale und insbesondere pankreatische Enzyme benötigen für ihre digestive Aktivität einerseits ein pH-Optimum in der Ingesta, andererseits eine ausreichende Sekretion von Salzsäure zur Eiweißdenaturierung sowie eine genügende Ausschüttung von Gallensäuren aus der Leber als Voraussetzung für eine adäquate Fettemulgierung bzw. -verdauung.

Die häufigste Ursache von Verdauungsstörungen im Sinne einer Maldigestion ist in einer exokrinen Pankreasinsuffizienz zu suchen, in deren Rahmen es nicht nur zu einem Mangel an fett- und eiweißspaltenden Enzymen (Lipase, Trypsin, Chymotrypsin) kommt, sondern auch zu einer unzureichenden Abgabe von Natriumhydrogenkarbonat in das Darmlumen. Dies ist deshalb von zentraler Bedeutung, weil die Enzyme des exkretorischen Pankreas nur in Anwesenheit einer ausreichenden Menge an Natriumhydrogenkarbonat (alkalisches Milieu) aktiviert werden. Insgesamt resultiert daraus eine unzureichende Aufspaltung verschiedener Nahrungsbestandteile.

1.3.3 Symptomatik

Bedeutsam ist die Erkenntnis, dass diesbezüglich keinesfalls augenfällige Symptome wie z. B. Fettstühle im Vordergrund stehen müssen. Vielmehr klagen die Betroffenen über sog. unspezifische Oberbauchbeschwerden, die sich in Form von permanenten Blähungen, einem stark aufgetriebenen Abdomen, Völlegefühl, teilweise explosionsartigen Stuhlentleerungen, schaumigen Stühlen (bei Toiletten mit sog. Tiefbettspülern schwimmt der Stuhl im Wasser) und/oder starken Bauchgeräuschen äußern können. Häufig werden Unverträglichkeiten gegenüber Nahrungsfetten, Kaffee oder alkoholhaltigen Getränken angegeben. Oftmals manifestieren sich die Bauchschmerzen auch im Nabelbereich. Aufgrund der weitreichenden Veränderungen des Darmmilieus im Rahmen einer Pankreasfunktionsstörung entwickeln sich zunehmend Beschwerden, die im gesamten abdominalen Bereich spürbar werden können. Deshalb wird die Symptomatik häufig auch als RDS fehlinterpretiert.

1.3.4 Diagnostik

Pankreaselastase zum Nachweis einer exokrinen Pankreasinsuffizienz

Zur Beurteilung der exokrinen Pankreasleistung kann die Pankreaelastase-1 im Stuhl herangezogen werden (➤ Abb. 1.3). Die Pankreaselastase ist ein proteolytisches Referenzenzym des Bauchspeicheldrüsensekrets, das sich durch seine hohe Sensitivität und die einfache, nichtinvasive Probengewinnung als Goldstandard zur Beurteilung der Pankreasleistung etabliert hat.

Das Enzym, das in den Azinuszellen der exokrinen Bauchspeicheldrüse gebildet wird, gelangt zusammen mit anderen Pankreasenzymen (Amylase, Lipase, Trypsin) in den Zwölffingerdarm. Die Elastase übersteht die Darmpassage unbeschadet. Die Konzentration der Elastase im Stuhl spiegelt die Sekretionsleistung der exokrinen Bauchspeicheldrüse wider. Im Gegensatz zur Chymotrypsinbestimmung (alternativ einsetzbarer Parameter in der Pankreasdiagnostik) ist hierfür nur eine einzige Stuhlprobe nötig.

Da der Nachweis der Elastase nicht durch eine Substitutionstherapie beeinträchtigt wird, eignet er sich gut zur Verlaufskontrolle bei chronischer Pankreasinsuffizienz. Die Bestimmung der Pankreaselastase deckt sehr gut schwere und mittelgradige Pankreasinsuffizienzen auf. Bei leichteren Fällen ist es schwieriger.

Präanalytik

Probenmaterial:	5 g Stuhl
Besonderheiten:	Keine
Lagerung & Transport:	Lagerung bei RT Versand des Stuhlröhrchens im mitgelieferten Umröhrchen auf dem Postweg möglich

Befundinterpretation

Normwerte der Pankreaselastase-1 [µg/g Stuhl]	
> 200	Normwert für Erwachsene und Kinder ab dem 1. Lebensmonat
100–200	Hinweis auf leichte bis mäßige Pankreasinsuffizienz
< 100	Hinweis auf schwere exokrine Pankreasinsuffizienz

Da es Patienten gibt, die auch bei einer leichten exkretorischen Insuffizienz eine Malnutrition entwickeln, kann anhand der klinischen Symptome und mittels einer Mikronährstoffanalyse entschieden werden, ob eine Enzymsubstitution sinnvoll sein könnte.

Folgen einer Maldigestion:

- Führt langfristig zu Mangelsyndromen und kann Ursache für therapieresistente Mikronährstoffdefizite sein
- Begünstigung der lipo- und proteolytischen Mikrobiota mit der Folge eines vermehrten Fäulnisstoffwechsels (Aufwuchern von Clostridien, *Escherichia (E.) coli,* Enterobacteriaceae)
- Vermehrte mikrobielle Produktion von toxischen Stoffwechselmetaboliten und biogenen Aminen wie Histamin (➤ Kap. 2.3)
- Schädigungen im Bereich der Mukosa, die zu Diarrhöen, Bauchschmerzen, Blähungen und anderen Beschwerden führen, die einer Reizdarmsymptomatik sehr nahekommen
- Erhöhtes Risiko für die Entwicklung einer Nahrungsmittelallergie aufgrund einer mangelnden Denaturierung immunogen wirksamer Epitope von Nahrungsbestandteilen

Gallensäuren und Fette im Stuhl zum Nachweis eines Gallensäureverlust-/Gallensäuremangelsyndroms

Diagnostik

Eine quantitative Bestimmung der Gallensäuren im Stuhl gibt Aufschluss über die Qualität der Gal-

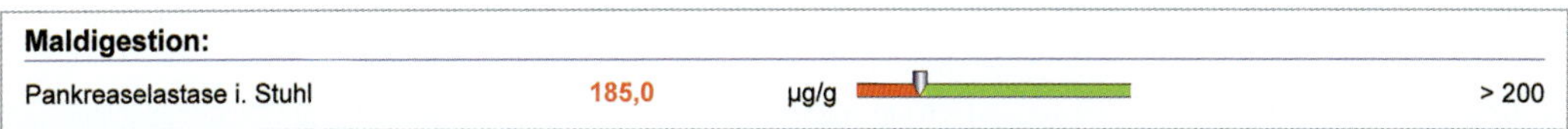
Maldigestion:

Pankreaselastase i. Stuhl	185,0	µg/g	> 200

Abb. 1.3 Befund: Pankreaselastase im Stuhl [V573]

lensäuresynthese, -sekretion bzw. -resorption und erleichtert die Entwicklung eines individuellen Behandlungsplans. Eine zusätzliche Quantifizierung des Fettgehalts im Stuhl kann die Diagnostik sinnvoll ergänzen: Hierbei kann ermittelt werden, inwieweit die Fettverdauung aufgrund mangelnder Gallensäuren im Duodenum beeinträchtigt ist. Zusätzlich können Rückschlüsse auf den Kompensationsgrad des Gallensäureverlusts getroffen werden. Wird eine erhöhte Fettkonzentration bei normaler Ernährungsweise (60–80 g Fett/Tag) nachgewiesen, besteht der Verdacht auf eine unzureichende Sezernierung von Gallensäuren in den Dünndarm (Gallensäuremangelsyndrom) oder eine beeinträchtigte Resorption im Ileum (Gallensäureverlustsyndrom). Eine Unterschreitung der kritischen mizellaren Gallensäurekonzentration im Dünndarm begünstigt die Entstehung von Steatorrhöen, eine erhöhte Gallensäurekonzentration im Stuhl kann sich durch eine chologene Diarrhö manifestieren.

Präanalytik

Probenmaterial:	5 g Stuhl
Besonderheiten:	Keine
Lagerung & Transport:	Lagerung bei RT Versand des Stuhlröhrchens im mitgelieferten Umröhrchen auf dem Postweg möglich

Befundinterpretation

Normwerte ➢ Tab. 1.3.

Gallensäuremangelsyndrom

Folgen:
- Pruritus
- Kolikartige Schmerzen im Oberbauch
- Gelbfärbung von Haut und Augen, Dunkelfärbung des Urins
- Vernarbungen der Leber bis hin zu Leberzirrhose

Weiterführende Diagnostik:
- Gallensäuren, Bilirubin im Serum (Übertritt der Gallensaftbestandteile in Serum bei cholestatischem Ikterus)
- Leberenzyme im Serum: Abklärung der Leberfunktion – Bestimmung von AP, GPT, GOT und GGT (spezifische Parameter für Gallenstau)
- Nährstoffprofil bei Fettmaldigestion: Vitamine A, D, E, K und B_{12}
- Bestimmung der Aminosäuren Taurin und Glycin im Serum: Eine Unterversorgung kann zu einer Beeinträchtigung der Gallensäurekonjugation führen.

Gallensäureverlustsyndrom

Folgen:
- Führt langfristig zu Mangelsyndromen und kann Ursache für Mikronährstoffdefizite (Vitamine B_{12}, A, D, E und K) sein
- Beeinträchtigung der Nährstoffresorption durch schnelle Darmpassage und eingeschränkte Fettemulgierung mit der Folge eines generellen Nährstoffmangels mit Gewichtsverlust
- Chologene Reizung der Kolonschleimhaut und damit einhergehendes gesteigertes Risiko für ein Kolorektalkarzinom

Tab. 1.3 Normwerte der Gallensäuren und Fette

Gallensäuren [µg/g Stuhl]	Fette [µmol/g Stuhl]	Interpretation
0,46–9,96	< 0,46	Normwert für Erwachsene
< 0,46	< 0,46	Hinweis auf ein Gallensäuremangelsyndrom, keine/intermittierend auftretende Steatorrhö
< 0,46	> 0,46	Hinweis auf ein Gallensäuremangelsyndrom mit Steatorrhö
> 9,96	< 0,46	Hinweis auf ein kompensiertes Gallensäureverlustsyndrom; die Emulgierung von Fetten ist noch gewährleistet; Auftreten einer chologenen Diarrhö, keine/intermittierend auftretende Steatorrhö
> 9,96	> 0,46	Hinweis auf ein dekompensiertes Gallensäureverlustsyndrom; die Emulgierung von Fetten ist nicht mehr gewährleistet; Auftreten einer chologenen Diarrhö und Steatorrhö

- Ausbildung einer Cholelithiasis durch Auskristallisierung von Cholesterin, Bilirubin oder Kalziumoxalat mit cholestatischem Ikterus
- Entstehung von Harnsteinen durch beeinträchtigte Oxalsäureausscheidung und erhöhter Flüssigkeitsverlust durch chologene Diarrhö

Weiterführende Diagnostik:

- Mikrobiom-Analyse
- Nährstoffprofil bei Fettmaldigestion: Vitamine A, D, E, K und B_{12}
- Kolonkarzinomfrüherkennung
- Diagnostik von Gliadin-IgG und -IgA, Transglutaminase-IgG und -IgA, Zonulin und FABP-2 im Serum, um eine Histaminintoleranz auszuschließen

1.3.5 Medikation/Therapie

Die Zusammenstellung der nachstehend aufgeführten Präparate zur naturheilkundlichen Behandlung einer Maldigestion ist als Anregung zu verstehen und stellt kein aufeinander abgestimmtes Therapiekonzept dar. Bei der individuellen Auswahl der Präparate für den Patienten sind ggf. vorhandene Kontraindikationen zu berücksichtigen (s. Beipackzettel des jeweiligen Herstellers).

Indikationen, Zusammensetzung, Dosierungs- und Anwendungsempfehlungen: ➤ Anhang (Tab. A–Z).

THERAPIEEMPFEHLUNGEN

Pankreasinsuffizienz

- Pankreatin Laves® 10.000 Ph.Eur.-Einheiten (Laves)
- Pankreatin 20.000 Laves® Mikro (Laves)
- Confizym® (nur über Biogena beziehbar)
- DigestioCym® 200 vegan (nur über Biogena beziehbar)
- Mucosa Formula® (nur über Biogena beziehbar)
- MucosaPlex® (NICApur)
- Hepaverde® (NICApur)
- Leber Galle Formula (nur über Biogena beziehbar)
- MUKOZINK® (nutrimmun)
- MyBIOTIK®PROTECT (nutrimmun)
- Amara-Pascoe® (Pascoe)
- Pancratinum Similiaplex® (Pascoe)

Komplementäre Mikronährstofftherapie einer Pankreasinsuffizienz

Verdauung unterstützen – Enzyme zuführen Eine der häufigsten Ursachen von Verdauungsproblemen im Sinne einer Maldigestion ist eine exokrine Pankreasinsuffizienz. Die Beschwerden sprechen gut auf eine Enzymsubstitution an, da sie die Eiweiß-, Kohlenhydrat- und Fettverdauung unterstützt und das Verdauungsgeschehen verbessert. Geeignet sind u. a. Pankreasenzyme (**Pankreatin**) sowie pflanzliche Enzyme aus Ananas (**Bromelain**), Papaya (**Papain**) und milchzuckerabbauende **Laktase.**

Leber unterstützen – Verdauung anregen

- **Löwenzahn** *(Taraxacum officinalis)* zählt zu den Phytodrogen, für die starke choleretische (gallebildende) und cholagoge (gallenentleerende) Wirkungen nachgewiesen sind. Die enthaltenen Bitterstoffe stimulieren die Gastrin-, Galle- und Pankreassekretion, wodurch die Verdauungsprozesse generell angeregt und gefördert werden.
- **Ingwer** *(Zingiber officinalis)* kommt häufig bei dyspeptischen Beschwerden und als Antiemetikum zum Einsatz. Die pharmakologischen Leitsubstanzen Gingerol, Zingiberen und Zingiberol wirken spasmolytisch, cholagogen und karminativ.

Arzneimittelbedingte Mikronährstoffdefizite ausgleichen Häufig kommen bei dyspeptischen Beschwerden Arzneimittel zur Reduktion der Magensäureproduktion (PPI) zum Einsatz, welche die Resorption oder Exkretion von Mikronährstoffen wie **Magnesium, Kalzium, Eisen, Zink, Vitamin B_{12}, Folsäure** und **Vitamin D** stören. Bei vorausgegangener PPI-Therapie sollte daher auf die Zufuhr dieser Mikronährstoffe geachtet werden.

THERAPIEEMPFEHLUNGEN

Bei Störungen des Gallensäuremetabolismus

- ColonBalance® (nur über Biogena beziehbar)
- Lactobiogen® (Laves)
- Luvos®-Heilerde mikrofein (Heilerde-Gesellschaft Luvos Just GmbH & Co. KG)
- Mucosa Formula® (nur über Biogena beziehbar)
- MUKOZINK® (nutrimmun)
- MyBIOTIK®PROTECT (nutrimmun)

1

Bei Gallensäuremangel

- aminoplus® Glycin (Kyberg Vital GmbH)
- aminoplus® Taurin (Kyberg Vital GmbH)
- Colestyramin-ratiopharm® (ratiopharm GmbH, rezeptpflichtig)
- Curcumin Extrakt 45 (Dr. Wolz Zell GmbH)
- Ester-C® (nur über Biogena beziehbar)
- Ursofalk® 500 mg Filmtabletten (Dr. Falk Pharma GmbH; rezeptpflichtig)
- Vitamin DEKA Öl Tropfen (Dr. Jacob's Medical GmbH)
- ColonBalance® (nur über Biogena beziehbar)
- Lactobiogen® (Laves)
- Luvos®-Heilerde mikrofein (Heilerde-Gesellschaft Luvos Just GmbH & Co. KG)
- Mucosa Formula® (nur über Biogena beziehbar)
- MUKOZINK® (nutrimmun)
- MyBIOTIK®PROTECT (nutrimmun)

Bei kompensiertem Gallensäureverlust

- Colestyramin-ratiopharm® (ratiopharm GmbH; rezeptpflichtig)
- Vitamin B_{12}-Depot-Injektopas® (Pascoe)

Bei dekompensiertem Gallensäureverlust

- aminoplus® Glycin (Kyberg Vital GmbH)
- aminoplus® Taurin (Kyberg Vital GmbH)
- Curcumin Extrakt 45 (Dr. Wolz Zell GmbH)
- Ester-C® (nur über Biogena beziehbar)
- Vitamin B_{12}-Depot-Injektopas® (Pascoe)
- Vitamin DEKA Öl Tropfen (Dr. Jacob's Medical GmbH)

Komplementäre und ernährungsmedizinische Therapie bei Störungen des Gallenmetabolismus

Fettzufuhr reduzieren Es empfiehlt sich, den Fettanteil der Nahrung zu reduzieren und mehrere kleinere Mahlzeiten am Tag zu sich zu nehmen. Der Einsatz von **MCT** (mittelkettige Fettsäuren) kann als wichtiges Element einer langfristigen Ernährungsumstellung dienen, da für deren Resorption keine Gallensäuren benötigt werden. So sollen herkömmliche Fette im Ernährungsplan schrittweise durch MCT ersetzt werden. Ein hoher Gehalt dieser Fette findet sich in **Kokosöl.**

Mikronährstoffdefizit ausgleichen Es sollte auf den Versorgungsstatus mit den Vitaminen A, D, E, K und Vitamin B_{12} geachtet und mit geeigneten Lebensmitteln/Präparaten einer Unterversorgung entgegengewirkt werden.

Zufuhr von Oxalsäure vermeiden Der Bildung von Oxalatsteinen sollte durch eine **oxalsäurearme Ernährung** entgegengewirkt werden. Zu oxalsäurehaltigen Lebensmitteln zählen bspw. Spinat, Sauerampfer, Mangold, Rhabarber, rote Beete, Kaffee, Kakao, Nüsse (Cashew). Das Abkochen der Lebensmittel senkt außerdem den Oxalsäuregehalt.

Gallensäuresynthese unterstützen

- **Kurkuma** kann eine Erhöhung der Syntheseleistung bewirken.
- Durch Supplementation der Aminosäuren **Taurin** und **Glycin** lässt sich in einigen Fällen eine Verbesserung der Gallensäurekonjugation erreichen.

Absorption der Gallensäuren Substanzen mit bindenden Eigenschaften wie **Heilerde** und wasserlöslichen Ballaststoffen wie **Pektine und Flohsamenschalen** eignen sich für die Absorption von Gallensäuren und vermindern Reizungen der Kolonschleimhaut. Wasserlösliche Ballaststoffe besitzen außerdem stark quellende Eigenschaften; dadurch kann die Verweildauer im Dickdarm verkürzt und infolgedessen die Symptomatik einer chologenen Diarrhö abgemildert werden.

Prä- und Probiotika – Modulation des Mikrobioms Häufig wird bei einer Störung des Gallensäuremetabolismus auch eine reduzierte bakterielle Diversität nachgewiesen. **Präbiotika** wie Pektine und Flohsamenschalen bzw. **Probiotika** zur Modulation des Mikrobioms sind eine sinnvolle Ergänzung der Therapie.

1.4 Malabsorption und mukosale Störungen

1.4.1 Definition

Als Malabsorption wird die ungenügende Resorption von Nahrungsbestandteilen aus dem Verdauungstrakt bezeichnet.

1.4.2 Ursache

Unabhängig von einer forcierten Darmpassage, die aufgrund mangelnder Kontaktzeit zu einer unzureichenden Resorption von Nährstoffen führt, stellen die mukosalen Störungen eine wichtige Ursache für eine Malabsorption dar.

Mukosale Störungen treten nicht nur im Rahmen von CED wie Morbus Crohn oder Colitis ulcerosa auf, sondern auch aufgrund latenter Entzündungen. Die Abklärung der Ursachen von latenten Darmschleimhautentzündungen und Permeabilitätsstörungen erfordert i. d. R. eine weiterführende Diagnostik.

Das Darmschleimhautsystem oder, genauer, das mukosaassoziierte Darmwandlymphatikum (MALT) ist das größte körpereigene immunkompetente System und leistet entscheidende lokale und systemische Abwehr- und Kontrollfunktionen. Nirgendwo sonst im oder am Körper findet ein intensiverer Kontakt zwischen Organismus und exogenen Stoffen statt. Da nicht nur wünschenswerte Nahrungsbestandteile das Darmrohr passieren, sondern auch massenhaft verschiedene Toxine, Parasiten, Pilze, Viren und Bakterien sowie deren teils toxische Stoffwechselmetaboliten mit der Darmschleimhaut in Berührung kommen, muss einem solchem „Dauerangriff" eine leistungsstarke Schutzbarriere entgegengestellt werden (➤ Abb. 1.4). Kommt es zu einer Schädigung oder Schwächung der zusammenhängenden Systeme von Verdauung, Mikrobiota, Mukosa und Immunsystem, können sich durch den damit verbundenen Antigenstress zunächst subklinische mukosale Entzündungen entwickeln. Da aber nicht selten die Veränderungen im Bereich der Mukosa im Anschluss an Magen-Darm-Infektionen, nach einer antibiotischen Therapie oder durch ein Überangebot an mikrobiellen Toxinen und Antigenen sowie auch durch Disstress auftreten können, gelingt die Aufdeckung der kausalen Zusammenhänge nicht immer.

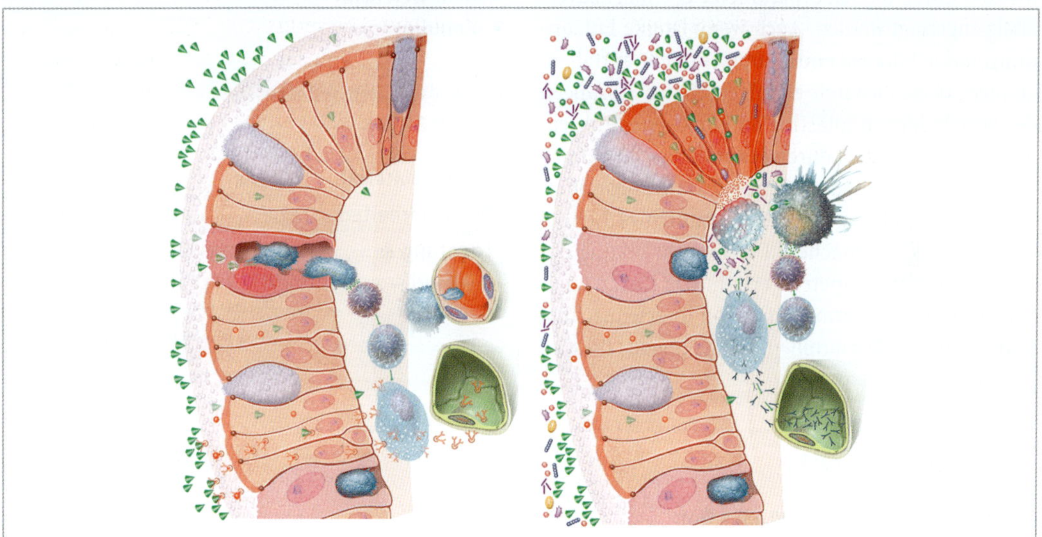

Abb. 1.4 Die intestinale Barrierefunktion
Links: Antigenes Material (grüne Kegel) aus dem Darmlumen wird permanent über die spezialisierten M-Zellen aufgenommen. Die wesentlichen Informationen des Antigens werden durch die M-Zellen aufbereitet und den T-Zellen präsentiert. Über spezielle Zytokinmuster kommunizieren die T-Zellen mit B-Zellen und übergeben die zuvor erhaltenen Informationen. Die so trainierten B-Zellen wandern über Blut- und Lymphwege in die Peripherie, werden sessil und verwandeln sich in Ak-produzierende Plasmazellen. Der Begriff *Homing* bezeichnet die Rückkehr der B-Zellen in das Darmwandlymphatikum. Dort produzieren sie nun als Plasmazellen sIgA.
Rechts: Ein Verlust der intestinalen Barrierefunktion, wie sie im Rahmen dauerhafter Irritationen der Schleimhaut vorkommt (rot dargestellte Enterozyten), führt zu einem erhöhten Sensibilisierungsrisiko. Die daraus resultierende Permeabilitätsstörung zieht einen unkontrollierten Antigeneinstrom in den Bereich der Lamina propria nach sich. Immunkaskaden werden in Gang gesetzt, die einerseits Sensibilisierungen (z. B. auch gegen Nahrungsbestandteile) mit erhöhter Ak-Bildung nach sich ziehen, andererseits durch Freisetzung von Entzündungsmediatoren zu einer Schädigung der epithelialen Zellstrukturen führen [L258]

Je nach Antigeneigenschaften und Intensität des Antigenstresses kommt es entweder zu einer Dysbalance des TH1-/TH2-Systems im Sinne eines TH2-Shifts, was eine verstärkte IgE-/IgG_4-Ak-Bildung nach sich zieht, oder zu einer verstärkten Bildung von IgG-Ak der Subklassen 1–3. Persistiert die Entzündung, entsteht ein Circulus vitiosus.

Mithilfe der fäkalen Parameter Alpha-1-Antitrypsin, Beta-Defensin, Calprotectin und sIgA werden Funktion und Zustand der intestinalen Mukosa beurteilt, sodass diese Parameter Hinweise auf die hier dargestellten Prozesse geben können.

1.4.3 Symptomatik

Patienten mit pathologisch erhöhten Entzündungsmarkern im Stuhl müssen nicht zwangsläufig makroskopisch auffallende Entzündungszeichen aufweisen, wenngleich solche massiveren Veränderungen der Mukosa durch die Laborparameter ebenfalls zuverlässig angezeigt werden. Auch wenn latente Entzündungen der Mukosa endoskopisch nicht auffallen, können solche Zustände zu folgenreichen Störungen der verschiedenen intestinalen Funktionen führen. Sie können aber auch durch Sekundärerscheinungen wie Sensibilisierungen gegenüber Nahrungsmittelbestandteilen oder auch lokale Immunschwächen auf sich aufmerksam machen. Die Einschränkung der lokalen Immunkompetenz erhöht das Risiko einer unkontrollierten Vermehrung von unerwünschten Keimspezies im Darmmilieu, sodass hieraus die dargestellten Risiken einer überstarken Fremdkeimbesiedelung des Darms mit den jeweiligen Folgestörungen erwachsen.

1.4.4 Diagnostik

Fäkale Entzündungsparameter und Darmimmunität

Zur Beurteilung der Funktion und des Zustands der Darmmukosa haben sich eine Reihe fäkaler Parameter etabliert. In der Praxis hat sich zur Diagnostik bei Patienten mit unklaren Abdominalbeschwerden die gezielte Auswahl von fünf Parametern bewährt (➤ Abb. 1.5):

- Alpha-1-Antitrypsin
- Calprotectin
- Eosinophiles Protein X (EPX)
- Sekretorisches Immunglobulin A (sIgA)
- Beta-Defensin
- Zonulin

Präanalytik

Probenmaterial:	5 g Stuhl
Besonderheiten:	Keine
Lagerung & Transport:	Lagerung bei RT Versand des Stuhlröhrchens im mitgelieferten Umröhrchen auf dem Postweg möglich

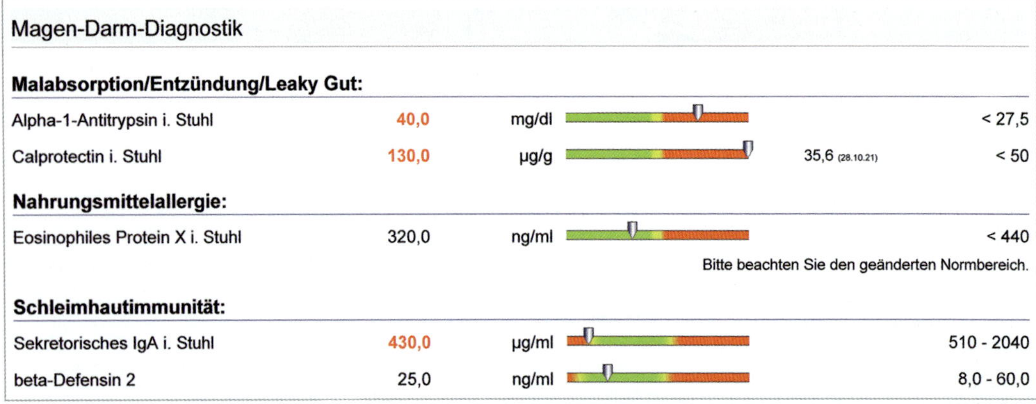

Magen-Darm-Diagnostik

Malabsorption/Entzündung/Leaky Gut:				
Alpha-1-Antitrypsin i. Stuhl	40,0	mg/dl		< 27,5
Calprotectin i. Stuhl	130,0	µg/g	35,6 (28.10.21)	< 50
Nahrungsmittelallergie:				
Eosinophiles Protein X i. Stuhl	320,0	ng/ml		< 440
				Bitte beachten Sie den geänderten Normbereich.
Schleimhautimmunität:				
Sekretorisches IgA i. Stuhl	430,0	µg/ml		510 - 2040
beta-Defensin 2	25,0	ng/ml		8,0 - 60,0

Abb. 1.5 Befund: Fäkale Mukosaparameter [V573]

Befundinterpretation

Alpha-1-Antitrypsin

INFO

Alpha-1-Antitrypsin, ein Proteaseinhibitor, wird in der Leber und (in geringem Umfang) in der Darmschleimhaut gebildet und gilt als Marker für eine erhöhte Permeabilität der Mukosa (Leaky-Gut-Syndrom).

Erhöhte Werte im Stuhl finden sich im Rahmen eines enteralen Eiweißverlusts und bei entzündlichen Darmschleimhautveränderungen, wobei bereits latente Entzündungsreaktionen angezeigt werden. Auch anderweitige Noxen wie z. B. Immunreaktionen gegen Nahrungsmittelbestandteile oder ein erhöhtes Vorkommen schleimhauttoxischer Metaboliten aus dem Stoffwechsel unerwünschter Keimspezies können eine erhöhte Permeabilität und damit einen Anstieg von Alpha-1-Antitrypsin im Stuhl nach sich ziehen. Gleichsam ist dieser Zustand mit einem erhöhten Risiko für Sensibilisierungen gegenüber Antigenen aus dem Darmlumen, insbesondere auch Nahrungsantigenen, verbunden.

Erhöhte Alpha-1-Antitrypsin-Werte im Stuhl

- Erhöhte Permeabilität der Mukosa (im Sinne eines Leaky-Gut-Syndroms)

Mögliche Ursachen:

- Hinweise auf Nahrungsmittelallergien und -unverträglichkeiten (IgE- und IgG-vermittelt)
- Histaminosen
- Glutenenteropathien
- Störungen des mikroökologischen Milieus mit zunehmender Aufwucherung von aggressiven Keimspezies
- Bakteriell und viral bedingte Enterokolitiden
- CED im Sinne eines Morbus Crohn oder einer Colitis ulcerosa

Calprotectin

INFO

Calprotectin ist ein Protein, das von neutrophilen Granulozyten bei Entzündungsreaktionen und tumorösen Veränderungen im Bereich der Darmmukosa vermehrt gebildet wird. Es dient zum Ausschluss inflammatorischer Prozesse, die mit morphologischen Veränderungen an der Darmschleimhaut einhergehen.
Dieser Marker, der beim Gesunden im Stuhl nur in Spuren nachweisbar ist, steigt nicht nur bei entzündlichen, sondern auch bei neoplastischen Geschehen im Darm an.

Erhöhte Calprotectinwerte finden sich insbesondere bei entzündlichen Darmerkrankungen, die nicht prinzipiell in Form eines Morbus Crohn oder einer Colitis ulcerosa in Erscheinung treten müssen. Massiv erhöhte Calprotectinwerte sprechen hingegen für eine aktive organische Darmerkrankung (z. B. Morbus Crohn oder Colitis ulcerosa). Insbesondere bei Patienten mit instabilem mikroökologischem Milieu enthält der Darm viele Bakterien und Mikroorganismen, die toxische oder chemotaktisch wirkende Substanzen freisetzen. Diese Substanzen stimulieren den Eintritt von Granulozyten in das Darmlumen, wo sie antimikrobielle Substanzen wie Calprotectin freisetzen.

Die Höhe des Calprotectinwerts korreliert mit der Anzahl der in das Darmlumen eingewanderten Granulozyten und spiegelt somit den Grad der Entzündungsaktivität wider. Erhöhte Calprotectinwerte **bei Säuglingen und Kleinkindern** sind ebenfalls als Ausdruck entzündlicher Reizungen der Darmmukosa zu interpretieren. Da sich auch im Säuglings- und Kleinkindalter CED in Form eines Morbus Crohn oder einer Colitis ulcerosa manifestieren können, sind bei Nachweis erhöhter Calprotectinwerte Verlaufskontrollen sowie die Beobachtung des Kindes bedeutsam. Verdächtig sind:

- Wachstumsstörungen
- Bauchschmerzen (insbesondere appendizitisähnliche Beschwerden)
- Gewichtsabnahme
- Gelenkbeschwerden (nicht mit „Wachstumsschmerzen" verwechseln)
- Schleimige und/oder blutige Stühle

Erhöhte Calprotectin-Werte Je nach Konzentration Hinweis auf latente oder massive Schleimhautentzündungen unterschiedlicher Genese:

- Bei Werten > 60 mg/l sollten mittels weiterer fäkaler Parameter (Hb, Hb-Hp, M2-PK) Neoplasien ausgeschlossen werden.
- Bei Werten > 70 mg/l empfiehlt sich die direkte Überweisung zur Endoskopie.

1

GUT ZU WISSEN

Hinsichtlich der Symptomatik von Kindern mit CED ist beachtenswert, dass viele Kinder sich instinktiv mit dem Beschwerdebild arrangieren und nur wenig klagen. Viele Eltern suchen erst dann den Arzt auf, wenn bereits Komplikationen eingetreten sind.

Eosinophiles Protein (EPX)

INFO

EPX ist ein glykosyliertes Protein, das als Indikator für eine Aktivierung und Degranulierung der eosinophilen Granulozyten angesehen werden kann. Es korreliert mit deren Aktivierungsrad und lässt Rückschlüsse auf Art und Umfang intestinaler Abwehrprozesse zu.

Aufgrund der hohen toxischen Potenz dieser Proteine führt eine vermehrte Freisetzung allerdings auch am körpereigenen Gewebe einschließlich der Mukosa zu Entzündungsreaktionen. Wahrscheinlich führt dies zu einer gesteigerten intestinalen Permeabilität. Somit ist auch EPX ein geeigneter Marker zur Erkennung und Einschätzung intestinaler Entzündungsreaktionen, wobei hier insbesondere Parasitosen sowie IgE-vermittelte Nahrungsmittelallergien als Ursache für erhöhte Werte gelten. Aber auch als Indikator für unspezifische Schleimhautreizungen spielt dieser Parameter eine besondere Rolle in der Differenzialdiagnostik des RDS. Auch bei CED wie Morbus Crohn und Colitis ulcerosa finden sich erhöhte EPX-Werte. Peterson et al. (2002) fanden eine klare Korrelation zwischen der Entzündungsaktivität bei Morbus Crohn und den EPX-Werten im Stuhl.

EPX kann auch als Marker der Krankheitsaktivität und als Verlaufsparameter, z. B. zur Dokumentation einer erfolgreichen Eliminationsdiät oder antientzündlichen Therapie, herangezogen werden. So sanken bei Kindern mit nahrungsmittelallergiebedingter atopischer Dermatitis unter erfolgreicher Eliminationsdiät die zuvor erhöhten EPX-Werte im Stuhl.

Erhöhte EPX-Werte im Stuhl:

- **Geringe Erhöhungen:** latente Darmschleimhautreizungen durch mikrobielle oder nahrungsmittelabhängige Antigene
- **Starke Erhöhungen:**
  - Hinweis auf intensivere Immunreaktionen, z. B. aufgrund von Parasitenbefall
  - Hinweis auf Nahrungsmittelallergien und -unverträglichkeiten (IgE- und IgG4-vermittelt)

Besonderheiten bei Säuglingen und Kleinkindern

Bei Säuglingen kann es im Rahmen einer allergischen Entzündung der Kolon- und Rektumschleimhaut zu Darmblutungen im Kolon kommen. Den besorgten Eltern fallen beim Wechseln der Windeln regelmäßig oder gelegentlich geringe Blutbeimengungen (in Form von Blutfäserchen) auf. Da in der Mehrzahl der Fälle voll gestillte, symptomfreie und gut gedeihende Säuglinge betroffen sind, hat sich auch der Begriff muttermilchassoziierte Kolitis. Allerdings können auch mit Fläschchen ernährte Kinder von einer allergischen Kolitis betroffen sein.

Histologische Untersuchungen zeigen eine eosinophile Kolitis, wobei die Eosinophilen im peripheren Blut jedoch nur selten erhöht sind. Auch Allergietests bleiben ohne Befund. Aktive Eosinophile setzen ein Glykoprotein, das eosinophile Protein X (EPX), frei, das zu Gewebedestruktionen und Entzündungen führt.

Das fetale Lymphozytensystem muss sich ca. ab der 20. Schwangerschaftswoche (SSW) mit diaplazentar transportierten Antigenen auseinandersetzen. Damit ist gewährleistet, dass der Fetus auf Umweltantigene und Nahrungsmittelbestandteile in der Muttermilch vorbereitet ist, die unmittelbar nach der Geburt aufgenommen werden. Die Mutter überträgt diaplazentar Nahrungsmittelbestandteile in den fetalen Kreislauf, sodass über diese intrauterine Bahnung die Toleranz gegenüber diesen Nahrungsmitteln aktiv trainiert wird. Dieser Toleranzprozess ist physiologisch und findet unabhängig vom Allergierisiko statt. Dabei kommt es im Verlauf sogar zur Ausbildung ganz geringer Mengen an IgE-Ak, die dann aber in der postnatalen Periode wieder abgeschaltet werden. Der intrauterine Allergenkontakt mit Nahrungsmitteln ist daher von großer Bedeutung, damit der Säugling unmittelbar nach der Geburt mit einer Toleranzreaktion auf die Muttermilch ausgestattet ist. Allerdings kann bei Kindern, die mit einer atopischen Diathese geboren werden, die Toleranzentwicklung so nachhaltig gestört sein, dass Unverträglichkeitsreaktionen auch gegenüber Proteinen aus der Muttermilch auftreten können. Untersuchungen belegen, dass gestillte Kinder atopischer Mütter Sensibilisierungen aufweisen, die mit denen ihrer Mütter assoziiert sind. Aus der Muttermilch konnten entsprechende immunologisch aktive Substanzen isoliert werden. So lässt sich die häufig geschilderte Beobachtung, dass Muttermilch ein Krankheitsbild wie z. B. Neurodermitis negativ zu beeinflussen scheint, wissenschaftlich untermauern.

GUT ZU WISSEN

Bei Säuglingen mit schwerer Neurodermitis kann schlimmstenfalls das Abstillen nötig werden. Zunächst aber sollte die Mutter ca. 10 Tage lang auf Kuhmilch, Hühnerei, Fisch, Weizen, Roggen, Gerste, Soja und Kiwi verzichten. Bessert sich das Krankheitsbild des Kindes, soll die Diät – unter orthomolekularer Nahrungsergänzung – fortgesetzt werden. Andernfalls kann nur der Verzicht auf Muttermilch und die Gabe hypoallergener Hydrolysatnahrung helfen. Auch probiotische Bakterien, welche die Darmbarriere stabilisieren (z. B. Mutaflor®), können die antiallergische Wirkung unterstützen. Dieses Vorgehen kann allerdings nicht pauschal auf das Problem der allergischen Säuglingskolitis übertragen werden. In einer Studie von Arvola et al. (2006) wurden 40 Säuglinge mit rektalen Blutungen nach initialer Diagnostik in eine kuhmilchfreie Gruppe sowie eine Gruppe mit Fortsetzung der gewohnten Ernährung unterteilt. Bei der Mehrzahl der Kinder aus beiden Gruppen sistierten die Blutungen spontan nach durchschnittlich 6 Tagen. Nur 18 % der Kinder zeigten eine manifeste Kuhmilcheiweißallergie.

Erhöhte EPX-Werte im Stuhl

- Erhöhte Aktivierung von Eosinophilen an der Darmschleimhaut mit der Folge einer latenten oder manifesten intestinalen Entzündung.
- Geringfügige Erhöhungen können als Irritationen der Mukosa im Rahmen der immunologischen Entwicklung des Darmimmunsystems oder der Ausbildung der oralen Toleranz gewertet werden.
- Stark erhöhte Werte können ihre Ursache in IgE-vermittelten Nahrungsmittelallergien, Parasitosen oder unspezifischen entzündlichen Reaktionen haben.
- Bei chronischen Erhöhungen besteht das Risiko einer Gewebedestruktion, weshalb eine Therapiekontrolle nach 4 Wochen empfohlen wird.

Eigene Untersuchungen zeigen, dass bei ca. 30 % der untersuchten Säuglingsstühle deutlich erhöhte EPX-Werte im Stuhl nachweisbar sind, ohne dass es zu Blutungen kommt. Möglicherweise kommt es in den ersten 6 Lebensmonaten wesentlich häufiger zu Immunreaktionen im Bereich der Darmschleimhaut als bisher angenommen.

Sekretorisches Immunglobulin A (sIgA)

INFO

sIgA gibt einen ersten Überblick über die Funktion des darmassoziierten Immunsystems (MALT). Es wird in den Plasmazellen gebildet, die im Bereich der Lamina propria mucosae der Darmwand angesiedelt sind. Es dient der Abwehr und Neutralisation von Antigenen, Toxinen und Erregern.

IgA-Ak weisen im Gegensatz zu IgE- oder IgG-Ak einen bedeutsamen funktionellen Unterschied auf: Sie sind keine potenten Aktivatoren gewebedestruierender Entzündungserscheinungen, sodass über die Sekretion von IgA statt IgG/IgE pathogene Faktoren erfolgreich neutralisiert bzw. eliminiert werden, aber gleichzeitig die empfindliche Schleimhautstruktur des Darms geschützt wird.

Die Besonderheit von sIgA besteht darin, dass zwei IgA-Moleküle miteinander verbunden sind (dimeres IgA). Neuere Untersuchungen deuten darauf hin, dass bereits durch die Darmwand penetrierte Antigene von sIgA im Bereich der Lamina propria gebunden, zurück in das Darmlumen transportiert und hier unschädlich gemacht werden. Letztlich ist das sIgA aufgrund seiner spezifischen Struktur stabiler als IgA und wird dadurch intraluminal nicht durch Enzyme usw. zerstört. Dieser Umstand macht sIgA im Gegensatz zu fäkalem IgA auch für die Diagnostik nutzbar, da weitgehend stabile Konzentrationen mit dem Stuhl ausgeschieden werden. Erniedrigte Werte zeigen eine unzureichende Stimulation des Darmimmunsystems an, während erhöhte Werte Hinweise auf verstärkte Abwehrleistungen geben.

Erniedrigte sIgA-Werte im Stuhl

- Hinweis auf unzureichende Darmimmunschule
- Hinweis auf unzureichende Antigenneutralisation mit der Folge eines erhöhten Antigenstresses
- Erhöhte Risiken für Darminfektionen
- Erhöhte Risiken für Sensibilisierungen gegenüber Nahrungsantigenen

Weiterführende Diagnostik: Die Bildung von sIgA wird u. a. durch die Aktivität der sog. TH3-Zellen gesteuert. TH3-Zellen spielen eine bedeutende Rolle in der Induktion und Aufrechterhaltung der oralen Toleranz gegenüber Nahrungsbestandteilen. Das Risiko für Nahrungsmittelallergien bzw. IgG-vermittelten

Immunreaktionen gegen Fremdproteine steht in unmittelbarer Abhängigkeit einer ausreichenden TH3-Aktivität. Um Rückschlüsse auf eine reduzierte TH3-Aktivität zu erhalten, empfiehlt sich bei persistierend niedrigen fäkalen sIgA-Spiegeln die Differenzierung der regulatorischen T-Zellen.

Erhöhte sIgA-Werte im Stuhl

- Hinweis auf verstärkte Abwehrreaktionen (Mikroben, Antigene, Toxine)

Weiterführende Diagnostik je nach Beschwerdebild:

- Pathogene Bakterien, Viren oder Parasiten aus Stuhl
- Mukosale Entzündungsparameter (z. B. Calprotectin, EPX)
- Allergiediagnostik (➤ Kap. 3)

Beta-Defensin

INFO

Defensine wie **Beta-Defensin**-2 werden u. a. von neutrophilen Granulozyten und von Epithelzellen der Darmschleimhaut produziert. Sie sind im Sinne eines „körpereigenen Antibiotikums" ein wichtiger Bestandteil des unspezifischen Immunsystems, indem sie der Abwehr eines breiten Spektrums von mikrobiellen Erregern und Toxinen dienen, die sich auf der Darmschleimhaut befinden.

Von besonderem Interesse ist hier, dass Defensine insbesondere auch histaminproduzierende Keimspezies in ihrer Aktivität hemmen. Während einer Entzündungsreaktion steigt die Produktion der Defensine in den Granulozyten an. Eine Defensindefizienz führt zu einer erhöhten Empfindlichkeit gegenüber bakteriellen Infektionen im Bereich der Darmschleimhaut. Da den Defensinen allerdings auch die Aufgabe zukommt, die physiologischerweise im Darmlumen existierenden Bakterien in Schach zu halten, kann es im Rahmen eines Defensinmangels zu Entzündungsreaktionen gegen an sich harmlose Darmkeime kommen.

In diesem Zusammenhang wird bei Patienten mit schwerwiegenden Darmschleimhautentzündungen wie Morbus Crohn eine Defensindefizienz als mögliche Ursache der Erkrankung diskutiert. Besonders interessant ist die Erkenntnis, dass den Defensinen auch ein modulierender Effekt auf die Histaminfreisetzung von Schleimhautmastzellen zukommt. Bei niedrigen Histaminkonzentrationen bewirken sie eine Freisetzung, während sie bei hohen Konzentrationen einen hemmenden Effekt ausüben.

Erniedrigte Werte im Stuhl

- Hinweis auf einen eingeschränkten mukosalen Barriereschutz und eine unzureichende Antigenneutralisation mit der Folge eines erhöhten Antigenstresses
- Damit verbundene erhöhte Risiken für Darminfektionen, toxische Belastungen und/oder Sensibilisierungen gegenüber Nahrungsantigenen
- Hinweis auf unphysiologische Histaminkonzentrationen im Darmlumen

Erhöhte Werte im Stuhl

- Hinweis auf verstärkte Abwehrreaktionen (Mikroben, Antigene, Toxine)

Zonulin

INFO

Das Protein **Zonulin** bindet an spezifische Rezeptoren der Darmepithelzellen und aktiviert somit eine Kaskade molekularer Ereignisse, welche die Öffnung der Tight Junctions induzieren. Die dadurch resultierende Lockerung der Zellverbindungen erhöht die Permeabilität der Darmschleimhaut und erleichtert den Übertritt von Makromolekülen vom gastrointestinalen Lumen ins Blut (Leaky-Gut-Syndrom). Die Zonulinbestimmung stellt in der Labordiagnostik ein sensitives und spezifisches Testverfahren zur Beurteilung der Funktion der intestinalen Mukosabarriere dar und kann als möglicher Biomarker für das Risiko einer vorliegenden Zöliakie herangezogen werden.

Der Magen-Darm-Trakt stellt die größte Grenzfläche des Menschen zur Außenwelt dar. Pro Jahr wird ca. 1 Tonne Nährstoffe (Erwachsene) durch diesen „Grenzwall" transportiert. Gleichzeitig stellt die Darmschleimhaut eine effiziente Barriere gegenüber der Aufnahme von unzureichend gespaltenen Nahrungsbestandteilen, bakteriellen Endotoxinen, anorganischen Schadstoffen und Schwermetallen dar. Vielfältige Noxen können zu einem Verlust dieser Barrierefunktion führen, woraus das Risiko eines unkontrollierten Antigeneinstroms in die Lamina propria und letztlich in die Zirkulation erwächst. Ein unkontrollierter Antigeneinstrom triggert nicht nur lokale, sondern auch systemische Immunreaktionen, die bei persistierendem Prozess für die Entstehung ernsthafter Erkrankungen verantwortlich sind.

Durch Störfaktoren wie z. B. Stress, Medikamente, Alkohol, Nikotin, Mikroorganismen (z. B. enteropathogene *E. coli*), bakterielle Toxine (insbesondere *Clostridium-perfringens*-Toxin) und proinflammatorische Zytokine kann die Integrität von Epithelzellen und Tight Junctions jedoch erheblich beeinträchtigt werden: Das Darmepithel wird durchlässig für Allergene, Schadstoffe und Krankheitserreger. Der unkontrollierte Übertritt von Noxen aus dem Darmlumen gipfelt in einer erheblichen Störung der intestinalen Barriere, dem Leaky-Gut-Syndrom.

Ein Verlust der intestinalen Barrierefunktion, wie sie im Rahmen entzündlicher Irritationen der Schleimhaut vorliegt, führt zu einem erhöhten Sensibilisierungsrisiko. Eine erhöhte Permeabilität zieht einen unkontrollierten Antigeneinstrom in den Bereich der Lamina propria nach sich. Immunkaskaden werden in Gang gesetzt, die einerseits Sensibilisierungen (z. B. auch gegen Nahrungsbestandteile) mit erhöhter Antikörperbildung nach sich ziehen, andererseits durch Freisetzung von Entzündungsmediatoren zu einer Schädigung der epithelialen Zellstrukturen führen. Persistiert die Entzündung, entsteht ein Circulus vitiosus.

Auch durch Intoleranzreaktionen wie die Histaminose kann die intestinale Permeabilität gesteigert werden, da biogene Amine wie Histamin die Durchlässigkeit der Tight Junctions erhöhen.

Darüber hinaus korrelieren erhöhte Zonulinspiegel mit dem Risiko, eine rheumatoide Arthritis zu entwickeln. Die erhöhte zonulinvermittelte intestinale Permeabilität und die beeinträchtigte Barrierefunktion fördern die Migration von Immunzellen aus dem Darm zu den Gelenken und induzieren dort lokale Entzündungen (Darm-Gelenk-Achse).

Die Bestimmung von Zonulin ist indiziert bei:

- Autoimmunerkrankungen, insbesondere Zöliakie
- (Insulinabhängiger) Diabetes mellitus
- Multiple Sklerose
- Rheumatoide Arthritis

Mögliche Folgen eines Leaky-Gut-Syndroms:

- Intestinale Entzündung
- Inadäquate Nährstoffresorption
- Absorption höher molekularer Antigene mit der Folge einer Ak-Bildung
- Bildung zirkulierender Immunkomplexe
- Triggerung von Autoimmunreaktionen durch Kreuzreaktionen gegenüber körpereigenen Strukturen
- Bildung autoreaktiver T-Zellen

Nahrungsmittelunverträglichkeiten, die sich durch IgG-Teste nachweisen lassen, haben ihren Ursprung in einer gestörten intestinalen Permeabilität. Art und Menge der aufgenommenen Antigene entscheiden über die immunologische Differenzierung des mukosalen Immunsystems. Während die physiologische Antigenaufnahme regulatorische TH3-Zellen induziert und damit eine Sensibilisierung verhindert, zieht ein unphysiologischer hochtitriger Antigeneinstrom eine Anergie der TH3-Aktivität mit Induktion der Ak-Synthese und ggf. Immunkomplexbildung nach sich. Das Auftreten von IgG-Ak gegen Nahrungsmittel erscheint entgegen der aktuellen Datenlage kein physiologischer Prozess zu sein.

Von besonderem Interesse ist auch der Zusammenhang zwischen einer erhöhten intestinalen Permeabilität und Nitrostress. Die vermehrte Translokation von Endotoxinen gramnegativer Bakterien führt über die Stimulation von NF-κB, COX-2 und der induzierbaren NO-Synthase zu Nitrostress.

Auch durch Intoleranzreaktionen wie der Histaminose (➤ Kap. 2.3) kann die intestinale Permeabilität gesteigert werden, da biogene Amine wie Histamin die Durchlässigkeit der Tight Junctions erhöhen.

Erhöhte Werte Eine erhöhte Zonulinkonzentration weist auf eine gestörte Funktion der Tight Junctions hin, was eine erhöhte mukosale Permeabilität im Sinne eines **„leaky gut"** nach sich ziehen kann. In der Folge kann es zu entzündlichen Reaktionen im Bereich der Darmschleimhaut kommen (erhöhtes Calprotectin, Alpha-1-Antitrypsin). Auch durch eine gestörte Funktion der Tight Junctions kann es zu einem erhöhten Einstrom von Antigenen aus dem Darmlumen in die Zirkulation kommen, was das Risiko einer systemischen Inflammation birgt.

Anschlussdiagnostik:

- Organix®-Dysbiose
- LPS
- Stuhl-Florastatus

1.4.5 Medikation/Therapie

Die Zusammenstellung der nachstehend aufgeführten Präparate zur naturheilkundlichen Behandlung einer Malabsorption ist als Anregung zu verstehen und stellt kein aufeinander abgestimmtes Therapiekonzept dar. Bei der individuellen Auswahl der Präparate für den Patienten sind ggf. vorhandene Kontraindikationen zu berücksichtigen (s. Beipackzettel des jeweiligen Herstellers).

Indikationen, Zusammensetzung, Dosierungs- und Anwendungsempfehlungen: ➤ Anhang (Tab. A–Z).

THERAPIEEMPFEHLUNGEN

- Mutaflor® (Ardeypharm)
- Colibiogen® oral (Laves) *oder*
- Synerga® (Laves) + *ggf.* Lactobiogen® (Laves) bei Laktoseintoleranz/Fruktosemalabsorption
- MucosaPlex® (NICApur)
- L-3000 (nur über Biogena beziehbar)
- Mucosa Formula® (nur über Biogena beziehbar)
- Omega 3 vegan DHA & EPA 450 (nur über Biogena beziehbar)
- Zeolith ultrafein (nur über Biogena beziehbar)
- Colostrum 300 (nur über Biogena beziehbar)
- ColonBalance® (nur über Biogena beziehbar)
- L-Tryptophan 250 (nur über Biogena beziehbar)
- Omega 3 pur (NICApur)
- AP Komplex (nur über Biogena beziehbar)
- MyBIOTIK® PUR (nutrimmun)
- MUKOZINK® (nutrimmun)
- **Zur Vermeidung von Mangelzuständen:**
  - Pascorbin® 7,5 g (Pascoe)
  - Folsäure-Injektopas® 5 mg (Pascoe)
  - Vitamin B1-Injektopas® 100 mg (Pascoe)
  - Vitamin B6-Injektopas® 25 mg (Pascoe)
  - Vitamin B12-Depot-Injektopas® 1500 µg (Pascoe)

Komplementäre Mikronährstofftherapie

Entzündung hemmen

- **Zink, Vitamin C, Weihrauch-, Grüntee-** und **Kamillen-Extrakt** (Eigenschaften ➤ Kap. 1.2.5)
- **Omega-3-Fettsäuren** bewirken eine Reduzierung von entzündungsfördernden und eine Steigerung entzündungshemmender Mediatoren durch Förderung antiinflammatorischer Eicosanoide.

Darmschleimhaut aufbauen **L-Glutamin** (Eigenschaften ➤ Kap. 1.2.5).

Immunabwehr steigern

- **Bovines Kolostrum** enthält Immunglobuline (IgG, IgA, IgM), Glykoproteine wie Laktoferrin und prolinreiche Polypeptide (PRP), deren Wirkungsspektrum vor allem in der Breitband-Immunmodulation liegt. Auch eine Schädigung der Darmschleimhaut, die als Nebenwirkung bei bestimmten Medikamentengruppen (z. B. NSAR) auftritt, wird durch den begleitenden Einsatz von Kolostrum abgemildert.
- Auch Pflanzenextrakte wie **Ingwer, Enzian Süßholz, Quassia** und **Knoblauch** unterstützen die Verdauungsprozesse, erhöhen die Widerstandskraft gegenüber ungünstigen Mikroorganismen und stärken das Immunsystem.

Malabsorptionsbedingte Störungen im Serotoninstoffwechsel ausgleichen Bei depressiven Verstimmungen und Stimmungsschwankungen im Zusammenhang mit einer Darmfunktionsstörung sollte zum Ausgleich malabsorptionsbedingter Mängel an eine ausreichende Zufuhr von **L-Tryptophan** gedacht werden.

Die Zusammensetzung des Mikrobioms regulieren Durch eine **ballaststoffreiche Ernährung** wird das Wachstum von buttersäure- und propionsäurebildenden Bakterien gefördert (➤ Kap. 1.5.1). Buttersäure hemmt die Produktion von Zonulin und fördert außerdem die Expression von Tight-Junction-Proteinen. Durch die Wiederherstellung der Darmbarriere kann diese Ernährungsform die Ausprägung von Symptomen reduzieren, die mit Autoimmunerkrankungen des Darms oder einer rheumatoiden Arthritis assoziiert sind. Zusätzlich sind beide Fettsäuren Bestandteile der Gelenkflüssigkeit, tragen somit zu deren Funktionsfähigkeit bei und beugen außerdem Entzündungen vor.

1.5 Störungen des intestinalen Mikrobioms

1.5.1 Definition

Der menschliche Körper besteht aus ca. 10 Billionen (10^{13}) Zellen. Die auf der Haut, auf den Schleimhäuten und im Darm in der Symbiose lebenden Mikroorganismen erreichen eine Zahl, die 10-mal (10^{14}) höher ist als die der menschlichen Zellen.

Die Anzahl der Gene des Mikrobioms enthält etwa das 30-Fache des menschlichen Genoms. So verwundert es nicht, dass aufgrund der enormen Stoffwechselleistung der bakteriellen Masse des Darms, die ein Gewicht von bis zu 1,5 kg aufbringt, die Stellung eines eigenständigen Organs zukommt.

Das intestinale Mikrobiom, die Gesamtheit aller den Darm besiedelnden Mikroorganismen, ist für den Gesundheitszustand des Menschen von essenzieller Bedeutung. Eine Dysbiose des Darmmikrobioms ist, wie zahlreiche Studien belegen, mit verschiedenen Erkrankungen assoziiert: metabolisches Syndrom, Diabetes, CED wie Morbus Crohn und Colitis ulcerosa, RDS, Darmkrebs, Kalziumoxalat-Harnsteine, kardiovaskuläre Erkrankungen, rheumatoide Arthritis sowie neurologische Störungen.

Mittels Next-Generation-Sequencing können die Auswirkungen der individuellen hochkomplexen Mikrobiota auf Kolonisationsresistenz, Verdauungsprozesse, Absorption von Nährstoffen und Vitaminen wie auch auf die Immunität präziser beurteilt werden. In diesem molekularbiologischen Testverfahren werden auch anaerobe Bakterien auf höchstem technischem Niveau erfasst, die sich nicht kulturell anzüchten lassen.

INFO

Als Mikrobiom bezeichnet man die Gesamtheit aller Mikroorganismen, die ein Biotop besiedeln. Zum intestinalen Mikrobiom gehören Bakterien, Pilze, Viren sowie Parasiten. In der Mikrobiom-Analyse werden im Speziellen die Bakterien untersucht.

Funktionen des Mikrobioms

Bakterien haben im Sprachgebrauch einen nicht unbedingt positiven Ruf, da es sich in der allgemeinen Wahrnehmung um Krankheitserreger handelt. Sie sind für den Menschen jedoch unverzichtbar. Nach dem heutigen Stand der Forschung besiedeln mehr als 1000 unterschiedliche Bakterienspezies den Menschen, und jeder Mensch beherbergt dabei mindestens 160 Spezies, die direkt oder indirekt an den physiologischen Prozessen wie Metabolismus, Immunität und Schutz vor anderen Pathogenen beteiligt sind.

Kolonisationsresistenz

Bakterien schützen die Haut vor Infektionen und äußeren Umweltfaktoren. Zu den Bakterien des Hautmikrobioms gehören neben *Staphylococcus epidermidis* die Propionibakterien aus dem Stamm Actinobacteria. Diese umfassen 16 Spezies, die zu der natürlichen mikrobiellen Flora einer gesunden Haut gehören.

Beim Blick auf den Verdauungstrakt eines erwachsenen Menschen zeigt sich demgegenüber eine Besiedelung mit 10–100 Billionen Bakterien, die mindestens 500–1000 unterschiedlichen Arten zuzuordnen sind. Der Großteil mit über 90 % der Bakterien gehört zu den Stämmen Bacteroidetes, Proteobacteria, Actinobacteria und Firmicutes. Diese besetzen Nischen und Rezeptoren für bakterielle Adhäsine an Epithelzellen. So bilden sie eine Barriere für die mit der Nahrung zugeführten pathologischen Bakterien wie Salmonellen, Shigellen, *Campylobacter* oder andere, indem sie Toxine für exogene Bakterien (Bakteriozine) produzieren.

Bifidobakterien und Laktobazillen besiedeln bereits in den ersten Wochen den Darm gestillter Kinder. Durch Ansäuern des Darmmilieus schützen sie vor Ansiedelung von pathogenen Bakterien oder Pilzen.

Nährstoffe und Vitamine

Eine gesunde Mikrobiota hat für die Menschen eine immense Bedeutung. Sie zersetzt die nicht verdauten Nahrungsbestandteile und erzeugt daraus kurzkettige Fettsäuren wie Milch-, Essig-, Propion- und Buttersäure. In Abhängigkeit von der Zusammensetzung der Bakterien wie bei Firmicutes und Bacteroidetes können die Unterschiede in der Energiegewinnung aus fermentierbaren Kohlenhydraten mehr als 10 % betragen. Diese Fettsäuren tragen nicht nur zur deutlich besseren Energiegewinnung bei, sondern sind die Hauptenergiequelle für Enterozyten und spielen eine große Rolle bei der Prävention vor chronisch entzündlichen Erkrankungen sowie vor Darmkrebs.

Andere Bakterien wie ein Subtyp von *Escherichia coli* können große Mengen des Hormons N-Acylphosphatidylethanolamin (NAPE) produzieren, dessen Metaboliten appetitzügelnd wirken.

Die Darmflora ist ferner in der Lage, unterschiedliche Vitamine zu produzieren. Die Gattung *Bacteroides* unterstützt die Biotinsynthese, bei *Prevotella* profitiert die Thiaminsynthese, und *Ruminococcus* stärkt die

Hämsynthese und damit die Blutbildung. Andere können das für die Synthese der Blutgerinnungsfaktoren II, VII, IX und X notwendige Vitamin K herstellen und die Gerinnung positiv beeinflussen.

Peristaltik und Konsistenz

Die Konsistenz des Stuhls wird ebenfalls zum großen Teil von Bakterien bestimmt. Durch methanproduzierende Bakterien wie *Methanobrevibacter smithii* wird der Stuhl eher fest, da Methan eine hemmende Wirkung auf die Motilität des Kolons hat. Bei Überwiegen von *Bacteroides* haben die Stühle dagegen eine weiche Konsistenz, da diese die Darmmotilität stimulieren.

Immunsystem

Die Bakterien stimulieren zudem das Immunsystem. Mit einer Gesamtoberfläche von über 200 m^2 besitzt der Darm die größte Kontaktfläche mit der Außenwelt. Durch die ständige Präsenz von Bakterien, Pilzen, Viren, Parasiten, ihren Stoffwechselprodukten, Toxinen, Allergenen sowie Nahrungsantigenen bildet der Darm einen Großteil der erworbenen Immunität. Durch diesen Kontakt werden immunregulatorische Effekte auf das lymphatische Gewebe ausgeübt, die zur Differenzierung der regulatorischen T-Lymphozyten und zur Bildung des antiinflammatorischen IL-10 führen.

Bakterielle Diversität

Wie bereits erwähnt, besteht das Mikrobiom aus unzähligen Arten von Bakterien, die zum größten Teil Anaerobier sind. Diese Vielfalt (Diversität) garantiert die Stabilität des bakteriellen Zusammenlebens. Je höher sie ist, d. h., je mehr unterschiedliche Spezies der Bakterien vorhanden sind, desto stabiler ist das Ökosystem.

Wie stark die aktuelle Zivilisation das Mikrobiom durch Diäten und Behandlung mit Antibiotika beeinflusst, hat die Untersuchung der Yanomami-Indianer gezeigt. Das Mikrobiom dieses Stammes, der erst vor wenigen Jahren im südamerikanischen Urwald entdeckt wurde, zeichnet sich durch die höchste Diversität aus, die jemals ermittelt wurde. Sie ist im Schnitt etwa doppelt so hoch wie die von US-Amerikanern. Darüber hinaus ist die interindividuelle Variabilität des Mikrobioms so groß, dass bis heute in den Tausenden von untersuchten Proben keine zwei gleichen Mikrobiome gefunden wurden.

Wird die Vielfalt durch Fehlernährung gestört, zeigt sich das durch Auftreten von Krankheiten, die mit der Darmflora assoziiert sind. Eine verminderte Diversität, vor allem bei Säuglingen und älteren Menschen, macht sie anfällig für Infektionen mit toxinbildenden Clostridien. *Clostridium* spp. ist zu einem gewissen Prozentsatz ein Teil der physiologischen Mikrobiota der Menschen und verursacht keine Beschwerden. Bei Einsatz von Antibiotika kann es zur Überwucherung einzelner Spezies wie *Clostridium difficile* kommen. Ein Teil dieser Bakterien ist in der Lage, ein Toxin zu bilden, das zu starken Durchfällen führt. Darüber hinaus kann sich *Clostridium difficile* über Endosporen sehr schnell ausbreiten und stellt im Krankenhaus, wo viele schwerkranke Patienten mit Antibiotika behandelt werden, ein gefürchtetes Bakterium dar. Bei einer schweren *Clostridium-difficile*-assoziierten Diarrhö, die als Modellerkrankung eines gestörten Mikrobioms verstanden wird, werden zurzeit unterschiedliche Therapieoptionen erprobt. Eine davon ist die Transplantation eines gesunden Spendermikrobioms, die in einigen Ländern zur Reetablierung einer Diversität der Mikrobiota bereits praktiziert wird.

Enterotypen

Dank neuer Technologien können die Daten der Gensequenzierung statistisch ausgewertet werden. Ein Großteil der bakteriellen Gene kommt in jedem menschlichen Darm vor und bildet ein sog. **Kernmikrobiom,** das je nach dominierender Bakteriengattung in drei Enterotypen eingeteilt werden kann:

- Typ 1 ist durch einen Überschuss an Keimen der Gattung *Bacteroides* gekennzeichnet, welche die Buttersäure in fermentativen Prozessen herstellt. Dieser Typ ist assoziiert mit einem hohen Anteil an tierischen Proteinen und Fetten in der Ernährung und kommt am häufigsten in der westlichen Bevölkerung vor.
- Beim Typ 2 dominiert die Gattung *Prevotella,* die eine große Rolle hinsichtlich der Degradation der Glykoproteine auf der Darmschleimhaut spielt. Dieser Typ wird bei Bevölkerungsgruppen angetrof-

fen, die in ihrer Ernährung einen hohen Anteil an Kohlenhydraten und einfachen Zuckern aufweisen.
- Typ 3 zeichnet sich durch einen relativ hohen Anteil an *Ruminococcus* aus. Diese Bakteriengattung bindet die Mucine und kann die beinhalteten Zuckerreste spalten. Darüber hinaus lässt sich beim Typ 3 ein relativ hoher Anteil an methanproduzierenden Bakterien feststellen.

Die bakterielle Flora, die den Enterotyp charakterisiert, besitzt eine langfristige Stabilität. Laut Studien konnten bei Probanden nach einer mehrtägigen Diätumstellung keine wesentlichen Veränderungen der Enterotypen festgestellt werden. Diese Einteilung erlaubt daher kaum Aussagen über kurzfristige Essgewohnheiten von Patienten. Die Enterotypen korrelieren nicht mit dem BMI oder dem Alter der Patienten. Diese individuelle Mikrobiomkonstellation könnte jedoch diagnostische und sogar prognostische Bedeutung für eine Reihe von Erkrankungen wie das kolorektale Karzinom, das metabolische Syndrom, Diabetes und kardiovaskuläre Erkrankungen haben.

Mukosaprotektive Flora

Die Artenvielfalt der Bakterien sowie die absoluten Keimzahlen nehmen aboral zu. Neben den Unterschieden in der Zusammensetzung des Mikrobioms zwischen proximalen und distalen Abschnitten des Gastrointestinaltrakts (GIT) existiert eine unterschiedliche mikrobielle Zusammensetzung zwischen dem Lumen und der Darmschleimhaut. Bakterienarten, welche die Mukusschicht besiedeln, sind durch die Produktion von mucinbindenden extrazellulären Proteinen und von mucinabbauenden Enzymen charakterisiert. Mehrere mucinabbauende Bakterien sind Teil des mukosaassoziierten Mikrobioms bei gesunden Menschen. Zu diesen kommensalen Bakterien gehört *Akkermansia muciniphila,* die mit diversen Schutzwirkungen verbunden sind.

Das intestinale Mikrobiom setzt ebenfalls energiereiche Verbindungen durch den Abbau von unverdaulichen Stoffen im Dickdarm in Form kurzkettiger Fettsäuren wie Essig-, Butter- und Propionsäure frei. Insbesondere Butyrat spielt als eine Hauptenergiequelle für Kolonozyten eine bedeutende Rolle.

In diesem Zusammenhang wurden Veränderungen bei *Faecalibacteria prausnitzii* in der Darmflora von Patienten mit entzündlichen Darmerkrankungen, RDS und Zöliakie nachgewiesen. Das *Faecalibacterium prausnitzii* gehört zu den wichtigsten buttersäurebildenden Bakterien im Dickdarm.

Positive Einflüsse der mukosaprotektiven Flora:
- Niedriger BMI-Index
- Reduzierte Adipogenese
- Reduzierte adipöse Gewebsinflammation
- Reduzierte metabolische Endotoxinämie
- Reduzierte Insulinresistenz
- Erhaltung der physiologischen Darmbarriere
- Antiinflammatorische Wirkung

Firmicutes/Bacteroidetes-Ratio

In vielen Studien der letzten Jahre wurde eine Korrelation zwischen der Firmicutes/Bacteroidetes-Ratio und dem Körpergewicht des Menschen festgestellt: je geringer der Anteil an Firmicutes bzw. je höher der Anteil an Bacteroidetes, desto geringer das Körpergewicht.

Der Bacteroidetes-Anteil erhöht sich mit zunehmendem Gewichtsverlust, und zwar sowohl bei fettreduzierter als auch bei kohlenhydratreduzierter Ernährung.

Einen Ansatz zur Erklärung des höheren Firmicutes-Anteils bei übergewichtigen Menschen stellt die Menge an kurzkettigen Fettsäuren im Darm dar. In einer Untersuchung am Tiermodell konnte bei adipösen Mäusen eine deutlich höhere Konzentration an kurzkettigen Fettsäuren (KKFS) im Stuhl gefunden werden. Die Energie aus KKFS kann 8–10 % der Gesamtmenge betragen und damit die höhere Energiegewinnung aus nichtresorbierbaren Kohlenhydraten reflektieren, die durch Firmicutes-Bakterien erzeugt werden. Außerdem werden einige Bakterienarten der Firmicutes mit einer hohen Freisetzung von Trimethylamin (TMA) aus Verbindungen wie Cholin, Betain, Phosphatidylcholin und Carnitin assoziiert. In der Leber wird diese Verbindung zu Trimethylaminoxid (TMAO) oxidiert, das u. a. als kardiovaskulärer Risikofaktor gilt. (➤ Kap. 5.3.7).

Störende Einflüsse auf die Entwicklung eines „gesunden" Mikrobioms

Ungünstige Ernährungsgewohnheiten, die sich negativ auf die Entwicklung des Mikrobioms auswirken, können sich bereits im Säuglingsalter manifestieren, und zwar durch die Anwendung von Formulanahrung in den ersten Lebensmonaten. Im Jugend- und Erwachsenenalter stören vor allem Stress, industriell erzeugte Lebensmittel und Zutaten wie Süßstoffe, Alkohol oder Umweltgifte in den Nahrungsmitteln die Entwicklung des Mikrobioms. Darüber hinaus ist oft eine (unnötige) Antibiotikatherapie, die nicht zwischen pathogenen und physiologischen Keimen unterscheidet, der Hauptgrund für die Entwicklung von Dysbiosen. Während und nach einer Antibiotikagabe kann mit einer pro- oder synbiotischen Therapie einer Dysbiose vorgebeugt bzw. die Wiederherstellung eines „gesunden" Mikrobioms angestrebt werden.

Kurzkettige Fettsäuren

Kurzkettige Fettsäuren sind flüchtige organische Monokarbonsäuren, die unter physiologischen Bedingungen dissoziiert als Anionen vorliegen und aus einer Kette von 1–6 C-Atomen bestehen. Sie werden vorwiegend durch bakterielle Fermentation von nichthydrolysierbaren komplexen Kohlenhydraten, Oligosacchariden, Polysacchariden, Peptiden und Proteinen beim Abbau von pflanzlichen Speicherstoffen im Kolon produziert. Kohlenhydrate stellen die wichtigste Substratquelle für die Produktion von kurzkettigen Fettsäuren dar und werden größtenteils im proximalen Kolon von saccharolytischen Bakterien zu kurzkettigen Fettsäuren, H_2 und CO_2 metabolisiert.

Beispielsweise wird Inulin, für dessen Spaltung keine körpereigenen hydrolytischen Enzyme vorliegen, durch bakterielle Enzyme zu Mehrfach- und Einfachzuckern bis zu Pyruvat umgewandelt. Dieses wird dann zu Laktat, Acetat, Propionat und Butyrat umgesetzt. Eine andere Möglichkeit ist der Butyryl-Coenzym(CoA):Acetyl-CoA-Transferase-Weg, bei dem Butyrat aus zwei Molekülen Acetyl-Coenzym A gebildet wird.

Zur Synthese der kurzkettigen Fettsäuren sind anaerobe Bakterien der Mikrobiota unerlässlich. Zu den häufig vorkommenden Fäzes-Bakterien gehören u. a. Repräsentanten der Gattungen *Clostridium, Bacteroides, Bifidobacterium, Eubacterium, Escherichia, Lactobacillus, Propionibacterium* und *Streptococcus.*

Kurzkettige Fettsäuren werden rasch von der Dickdarmschleimhaut absorbiert und im Organismus der Energiegewinnung zugeführt. Die vom Mikrobiom gebildeten KKFS sind somit am Gesamtenergiehaushalt des menschlichen Stoffwechsels maßgeblich beteiligt. Essigsäure wird ins periphere Blut aufgenommen und in verschiedenen Geweben metabolisiert. Propionsäure wird hauptsächlich in der Leber verstoffwechselt. Buttersäure spielt die wichtigste Rolle beim Energiestoffwechsel der Kolonozyten in der Dickdarmschleimhaut. Der nicht absorbierte Teil der KKFS wird mit dem Stuhl ausgeschieden. Bei hohen Konzentrationen an KKFS in den Fäzes, z. B. infolge einer Malabsorption von Kohlenhydraten, kommt es zu klebrigen Stühlen und einer gesteigerten Darmmotilität, die sich in Form von Diarrhö und Spasmen ausdrücken kann.

Buttersäure (Butyrat)

Buttersäure als Energieversorger des Körpers

Die gesundheitsfördernde Wirkung von Buttersäure ist bisher am besten untersucht worden. Diese kurzkettige Fettsäure stellt die Hauptenergiequelle des Darmepithels dar und liefert 80 % der energetischen Versorgung der Kolonozyten.

Butyratproduzierende Bakterien im Dickdarm gehören überwiegend zur Gruppe der grampositiven Firmicuten, die zu den Clostridien gezählt werden (z. B. *Faecalibacterium prausnitzii).* Diese Mikroorganismen stellen etwa 5–10 % der in Stuhlproben detektierten Bakterien eines Erwachsenen. Ballaststoffreiche Nahrungsmittel fördern das intestinale Bakterienwachstum und führen somit zur verstärkten Bildung von KKFS, insbesondere von Buttersäure.

Die Synthese von Buttersäure erfolgt hauptsächlich aus jenem Stärkeanteil, der die enzymatische Hydrolyse durch die Amylase im Dünndarm übersteht und daher als resistente Stärke (RS) bezeichnet wird. Natürliche RS kommt nur in wenigen Samen einiger Früchte und Gemüsearten wie z. B. in grünen Bohnen vor (➤ Tab. 1.4). Der Hauptanteil der RS wird durch Erhitzungsprozesse stärkehaltiger Lebensmittel in verdauliche Stärke umgewandelt, weshalb die mitteleuropäische Kost nur wenig RS bereitstellt. Einige Nahrungsmittel enthalten im Rohzustand kaum verfügbare RS (z. B. Kartoffeln, Getreidekörner). Erst durch Erhitzen und anschließendes Abkühlen wird RS verfügbar gemacht und als sog. retrogradierte Stärke bezeichnet.

Wie eine Studie gezeigt hat, führt mit RS angereicherte Kost zu einer signifikanten Abnahme des pH-Werts im proximalen Dickdarmbereich. Des Weiteren konnte eine Zunahme der Stuhlmasse und der Anzahl anaerober Bakterien *(Bifidobacterium* und *Lactobacil-*

Tab. 1.4 Gehalte der unterschiedlichen Stärkearten in verschiedenen Lebensmitteln

Lebensmittel	Gesamte Stärke [g/100 g]	Schnell verdauliche Stärke [g/100 g]	Langsam verdauliche Stärke [g/100 g]	Resistente Stärke [g/100 g]
Vollkornweizenbrot	35	32	7	2
Vollkornhaferbrot	33	23	7	3
Cornflakes	75	70	2	3
Spaghetti	24	14	9	1
Grüne Bohnen	18	4	6	8
Gefrorene Erbsen	7	4	1	2
Kartoffeln	16	15	1	0
Bratkartoffeln	51	43	3	5

lus) nachgewiesen werden, wohingegen die Anzahl der Aerobier sank. Somit kann RS das Darmmilieu in eine physiologische Richtung ändern.

Energiehaushalt, Stofftransport und Dickdarmschleimhautstabilität

Wie bereits erwähnt, liefert Buttersäure als Hauptenergiequelle des Darmepithels den Hauptteil der energetischen Versorgung der Kolonozyten. Sie ist außerdem zu 30 % am Energiehaushalt des gesamten Körpers beteiligt.

Buttersäure wird mithilfe des Monocarboxylsäure-Transportproteins (MCT) durch die Kolonozytenmembran geschleust, wobei es mit Essigsäure und Propionsäure konkurriert. Ein niedriger pH-Wert begünstigt den Transport. Um die energieabhängige Abdichtung der Cadherinbrücken im intrazellulären Raum des Lumens zu gewährleisten, ist eine ausreichende Energieversorgung unabdingbar. Energiemangel führt dagegen zu einer Auflösung der Cadherinbrücken und erhöhter Schleimhautpermeabilität, was die Entstehung des Leaky-Gut-Syndroms begünstigt.

Buttersäure stimuliert außerdem die Mukusbildung der Kolonozyten. Durch die verbesserte Sekretion wird die intrinsische Darmbarriere stabilisiert und dem Körper ein verbesserter Schutz gegenüber Infektionen geboten. Das Bindegewebe des Darms wirkt als Molekularsieb für die Filterung und Ausscheidung schädlicher Substanzen und verhindert die Invasion durch entartete Zellen. Buttersäure reguliert antiproteolytische Faktoren wie TIM („tissue inhibitor matrix metalloproteinase"), wodurch Inhibitoren von Gewebsmetalloproteasen vermehrt produziert werden. Gleichzeitig wird die Bildung von Urokinase-Plasminogen-Aktivator (uPA) vermindert. Ferner kann eine festere Zell-Zell-Bindung durch Synthese von Tight-Junction-Proteinen der Invasion von Tumorzellen entgegenwirken und das Eindringen von pathogenen Bakterien in das Epithel verhindern.

Buttersäure ist weiterhin an der Steuerung der Resorption von Wasser und Mineralstoffen beteiligt. Dabei reguliert es die Na^+/H^+-Exchange-(NHE-) Transportsysteme, die durch Na^+- und H^+-Austausch die Wasserresorption aus dem Darminhalt steuern. Hierbei erhöht Butyrat die Austauschrate und sorgt für die Hochregulation der Synthese von NHE-Proteinen.

Zellproliferation, Differenzierung und Apoptose

Buttersäure wirkt anregend auf die Zellproliferation in den Krypten der Dickdarmmukosa. Dies führt zur Reduktion defekter Kryptenkeimzentren. Sinkt die Butyratkonzentration, nimmt die Zellproliferation ab. Durch vermehrte Ablesung des Tumorsuppressorgens p21 wird vermehrt der Inhibitor der cyclinabhängigen Kinase (CDK) produziert. Die CDK induziert das Voranschreiten aus der G1-Phase des Zellzyklus. So werden die Zellen in der G1-G2/M-Phase arretiert. Ein anderer Weg zur Arretierung des Zellzyklus ist die Hochregulierung der Produktion des IGF-bindenden Proteins. Dadurch wird vermehrt Insulin-like Growth Factor (IGF) gebunden, sodass er seine Wirkung bzgl. Zellwachstum, Zelldifferenzierung und Apoptose nicht entfalten kann. Buttersäure reguliert weitere Gene verstärkend wie das proapoptotische *Bcl-2*-Gen, das antiapoptotische *Bax*-Gen oder das Cyclin-D1-Gen. In differenzierten Kolonozyten wird die Bereitstellung von Cathelicidin stimuliert, das antimikrobiell wirkt und zum Schutz der Mukosa beiträgt.

INFO

Das Butyrat-Paradoxon

Die physiologische Wirkung der Buttersäure ist zweiseitig und wurde in der Literatur als Butyrat-Paradoxon beschrieben. Zum einen ist sie Hauptenergieträger und Wachstumsstimulator der Kolonschleimhaut. Zum anderen gilt sie als Proliferationshemmer, der sogar die Apoptose, also den programmierten Zelltod, kolorektaler Karzinomzellen auslösen kann.

Eine ausreichende Synthese ist daher eng mit der Gesunderhaltung des Darms und dem Schutz vor der Entstehung eines Kolonkarzinoms verbunden.

Antiinflammatorische Wirkung

Buttersäure führt zu einer Induktion einer TH2-Reaktionslage. Es werden z. B. durch verminderte Inaktivierung des NF-κB-Inhibitors Transkriptionsfaktoren wie T-beta, Rel und NF-κB gehemmt. Dadurch wird die Translokation von NF-κB in den Kern verhindert und die Bildung sowie Sekretion der Zytokine Tumornekrosefaktor alpha (TNF-α), Transforming Growth Factor beta (TGF-β), Interferon gamma (IFN-γ), IL-1, IL-2 und IL-6 gedrosselt. Antiinflammatorische TH2-Zytokine wie IL-10 werden vermehrt gebildet.

Die Synthese von Enzymen zur Bildung von Prostaglandinen wie 5-Lipoxygenase und Cyclooxygenase-2 wird durch Hemmung von NF-κB ebenfalls herunterreguliert. Durch diese Regulierung der inflammatorischen Antwort werden entzündliche Reaktionen wie z. B. bei Colitis ulcerosa gehemmt.

Stoffwechselwirkungen

Buttersäure wirkt auf den Zucker- und Fettsäurestoffwechsel durch Regulation der Lipidsynthese, Apolipoproteinbiogenese und Lipoproteinsekretion. Es werden Cholesterin und Neutralfette im Blut reduziert und die Cholesterin- und Lipoproteinhomöostase verbessert. Untersuchungen konnten eine direkte Beeinflussung der Insulin-, Glukagon- und Somatotropinkonzentration und deren Rezeptordichte durch Buttersäure nachweisen.

Genexpression

Buttersäure zeigt weitreichende Auswirkungen auf die Genexpression. Es hemmt die Histondeacetylase. Dadurch können die Histone H3 und H4 nicht aktiviert werden, da sie hyperacetyliert werden. Die DNA bleibt zugänglich für Transkriptionsfaktoren wie NF-κB, da keine Nukleosomen gebildet werden können. Außerdem kann die Histondeacetylase nicht mehr an die Histonacetyltransferase binden und diese dadurch deaktivieren.

Therapeutische Möglichkeiten

Als Therapieansatz zur Steigerung der Buttersäureproduktion im Darm hat sich neben der Verbesserung des Ballaststoffangebots in der Nahrung die Verabreichung von Milchsäurebakterienkulturen als erfolgreich erwiesen. Dies basiert darauf, dass das von den Milchsäurebakterien bereitgestellte Substrat Milchsäure von einigen *Clostridia*-Spezies zur Synthese von Buttersäure verwendet wird.

Propionsäure (Propionat)

Aufrechterhaltung der oralen Toleranz

Die orale Aufnahme von antigenen Nahrungsmittelbestandteilen löst unter physiologischen Umständen eine Toleranzinduktion aus, sodass eine inadäquate Immunreaktion zuverlässig vermieden wird. Eine herausragende Bedeutung kommt in diesem Zusammenhang den regulatorischen Lymphozyten (TH3-Zellen) zu. In besonderem Maße werden TH3-Zellen vom mukosaassoziierten Darmwandlymphatikum (MALT) durch die gezielte Aufnahme kleinster Antigenmengen aktiviert, die üblicherweise aus der Nahrung stammen. Der Nachweis multipler hochtitriger IgG-(IgG4-)Ak-Spiegel gegen Nahrungsmittel kann als Ausdruck eines Verlusts der oralen Toleranz interpretiert werden.

Anergie der TH3-Zellen

Die Konfrontation mit hohen Antigenkonzentrationen, wie sie z. B. im Rahmen einer gestörten Barrierefunktion der Darmmukosa („leaky gut") vorliegen kann, führt pathophysiologisch zu einer Suppression der TH3-Zellen. Daraus resultiert letztlich ein Verlust der Immunbalance, der nun zunehmend entzündliche/hypersensitive Reaktionen mit verstärkter Antikörperbildung nach sich zieht. IgG-getriggerte Immunreaktionen gegen Nahrungsmittel können auf eine solche „Antigenüberdosierung" zurückzuführen sein.

Ursachen für Funktionsstörungen der intestinalen Grenzflächen

Eine gestörte Barrierefunktion der Darmmukosa ist i. d. R. mit einer Instabilität des intestinalen Mikrobioms und dem damit verbundenen Mangel an KKFS, insbesondere Butyrat und Propionat, assoziiert.

Aktuelle Untersuchungen haben nun gezeigt, dass insbesondere die Propionsäure und ihre Salze (Propionate) in bedeutendem Umfang an der Entstehung und Vermehrung von Treg-Zellen beteiligt sind. Die Propionatsynthese im Darm stellt eine mikrobielle Leistung dar, die eng an eine regelmäßige Aufnahme von wasserlöslichen Ballaststoffen geknüpft ist. Ein gestörtes Mikrobiom einerseits und eine unzureichende Ballaststoffaufnahme andererseits stellen somit die Ursachen für einen Mangel an Propionat dar.

Schutz vor Gewichtszunahme

Studien legen nahe, dass Propionsäure unmittelbar mit der Gewichtszunahme in Zusammenhang steht. Es konnte gezeigt werden, dass erhöhte Konzentrationen im Kolon und Stuhl übergewichtige Erwachsene vor weiterer Gewichtszunahme schützen. Propionsäure stimuliert die Kolonzellen zur Bildung der Peptidhormone PYY (Peptid Tyrosyl-Tyrosin) und GLP-1 (Glucagon-like Peptide 1), die auch als Sättigungshormone bezeichnet werden. Es tritt ein Sättigungsgefühl ein, wodurch weniger Kalorien aufgenommen werden und die Gewichtszunahme verlangsamt wird. Der Effekt tritt sowohl bei Supplementierung als auch bei natürlicher bakterieller Bildung beim Abbau von Ballaststoffen auf.

Propionsäure und Autismus

INFO

Hypothese zu Propionsäure

Umwelt- und Ernährungsfaktoren sowie gastrointestinale Eigenschaften wie die Fehlbesiedelung des Darms können die Entstehung von Propionsäure begünstigen. Die ZNS-gängige Propionsäure könnte bei unphysiologisch hohen Konzentrationen ein möglicher Faktor bei der Entstehung von Autismus sein.

Studien an Ratten haben auch gezeigt, dass Propionsäure Entzündungen des Nervensystems und abnormales Verhalten auslösen kann. Die beobachteten Verhaltensmuster werden als autistisch gedeutet. Charakteristisch war bei mit Propionsäure supplementierten Ratten das mangelnde Interesse an den Artgenossen und der Umwelt. Gewebsanalysen des Gehirns zeigten eine Zunahme der Astrozyten (Astrogliose), die auf die Zerstörung umliegender Neurone zurückzuführen ist. Dies birgt eine gewisse Brisanz, da Propionsäure als Lebensmittelzusatzstoff (E280) zugelassen ist. Bei hohem intestinalem Anfall von Propionsäure durch eine forcierte mikrobiologische Aktivität und gleichzeitig hohem Konsum von mit Propionsäure konservierten Nahrungsmitteln könnte es zu kritischen Konzentrationen im Darmlumen kommen.

Essigsäure (Acetat)

Essigsäure fördert durch die Weitstellung der Blutgefäße des Darms eine optimale Blutversorgung der Dickdarmschleimhaut. Wie die anderen KKFS ist auch die Essigsäure ein energiereiches Abbauprodukt pflanzlicher Speicherstoffe durch die probiotische Darmflora. Ein beträchtlicher Anteil unserer Energieversorgung basiert auf diesen vom Mikrobiom bereitgestellten Stoffen. Die charakteristische Zusammensetzung der KKFS von etwa 60 % Essigsäure, 20–25 % Propionsäure und 15–20 % Buttersäure im Verhältnis von ungefähr 3 : 1 : 1 wurde bereits erwähnt.

Eine Verschiebung dieses Verhältnisses lässt Rückschlüsse auf pathogene Veränderungen zu. Patienten mit Morbus Crohn weisen z. B. eine völlig abweichende Zusammensetzung der kurzkettigen Fettsäuren auf. Es kommt zu einer verstärkten Ausscheidung von Essigsäure (ca. 70 %) und signifikant verminderten Anteilen von Buttersäure (ca. 8 %) und Propionsäure (ca. 15 %) im Stuhl, was auf den Rückgang der Buttersäureproduzenten im Dickdarm zurückzuführen ist. Je schwerer das Stadium der Erkrankung, desto geringer ist die Konzentration an Buttersäure und Propionsäure im Stuhl.

1.5.2 Ursachen

Die Entwicklung, die Diversität und die Stabilität des intestinalen Mikrobioms sind empfindlich mit den Lebens- und Ernährungsgewohnheiten des Menschen verknüpft. Daher ist das intestinale Mikrobiom immer als Produkt des Lebensstils zu betrachten. Im Umkehrschluss lässt sich daraus ableiten, dass eine dauerhafte Stabilisierung des intestinalen Mikrobioms nur durch Beseitigung von Ernährungsfehlern und anderen ungünstigen Lebensumständen möglich ist.

1

1.5.3 Symptomatik

Störungen des Mikrobioms (Dysbiose), eine verminderte Diversität oder Fehlbesiedlungen können als Risikofaktoren für zahlreiche Krankheiten infrage kommen, u. a. eine gestörte Peristaltik (Diarrhö bzw. Obstipation), das RDS, metabolische Erkrankungen wie Diabetes mellitus, Adipositas oder Fettstoffwechselstörungen, Autoimmunkrankheiten wie Allergien oder Psoriasis, CED (Colitis ulcerosa bzw. Morbus Crohn), maligne oder sogar neurologisch-psychiatrische Erkrankungen.

1.5.4 Diagnostik

Intestinales Mikrobiom

Die metagenomische Stuhlanalyse zur Erkennung von Dysbiosen umfasst die molekulargenetische Analyse des gesamten bakteriellen intestinalen Mikrobioms – im Gegensatz zur konventionellen Stuhldiagnostik, mit der nur ein eingeschränkter Bereich der vorhandenen Darmkeime identifiziert werden kann. Die Mikrobiomdaten und ihre Expertise werden in regelmäßigen Abständen aktualisiert und erweitert, sodass in dem Befund neue Erkenntnisse wiedergegeben werden.

Der Standard der mikrobiologischen Stuhldiagnostik im 20. Jahrhundert basierte vor allem auf einer kulturellen Anlage auf Nährmedien und anschließender enzymatischer Differenzierung. Bei den kulturellen Methoden wachsen jedoch die wenigsten der anaeroben Bakterien (ca. 99 % der Darmbakterien). In den letzten Jahren haben sich die Untersuchungsmethoden rapide weiterentwickelt. In modernen Laboratorien erfolgt die Identifizierung der Bakterien aus der Anlage auf Nährmedien heutzutage größtenteils mittels MALDI-TOF-Massenspektrometrie („matrix-assisted laser desorption ionization time-of-flight") oder direkt aus dem eingesandten Material mittels molekularbiologischer Methoden („polymerase chain reaction", PCR). Nachteilig ist jedoch, dass die PCR eine sehr selektive und kostenintensive Technologie ist.

Die molekulargenetische Untersuchung umfasst (➢ Abb. 1.6):

- Analyse der Artenvielfalt des intestinalen Mikrobioms (Diversität)
- Aussage über die bakterielle Dysbiose
- Erfassung des Enterotyps
- Häufigkeitsverteilung der bedeutendsten Bakterienstämme
- Ermittlung der Firmicutes/Bacteroidetes-Ratio
- Beurteilung der mukosaprotektiven Flora
- Analyse von Risikofaktoren für mikrobiomassoziierte Erkrankungen
- Befundinterpretation
- Therapieempfehlungen inkl. ernährungstherapeutischer Maßnahmen

Kurzkettige Fettsäuren

Die kurzkettigen Fettsäuren aus dem Stuhl können mittels Head-Space-GC-MS gemessen werden. Bei der Gaschromatografie (GC) handelt es sich um eine Analysenmethode zum Auftrennen von Gemischen in einzelne chemische Verbindungen, die gasförmig oder unzersetzt verdampfbar sind. Durch Erhitzen der wässrigen Probe entsteht ein Gleichgewicht der Analyten zwischen Gasraum und Flüssigkeit. Nach erfolgter Ionisierung in der Ionenquelle des Massenspektrometers werden die von der Säule austretenden Analyten getrennt und am Detektor ausgelesen. Die gemessenen Konzentrationen der Fettsäuren werden in µmol/g Stuhl dargestellt. Darüber hinaus wird das prozentuale Verhältnis von Butyrat, Propionat und Acetat ausgewiesen.

Präanalytik

Probenmaterial:	5 g Stuhl
Besonderheiten:	Keine
Lagerung & Transport:	Lagerung bei RT Versand des Stuhlröhrchens im mitgelieferten Umröhrchen auf dem Postweg möglich

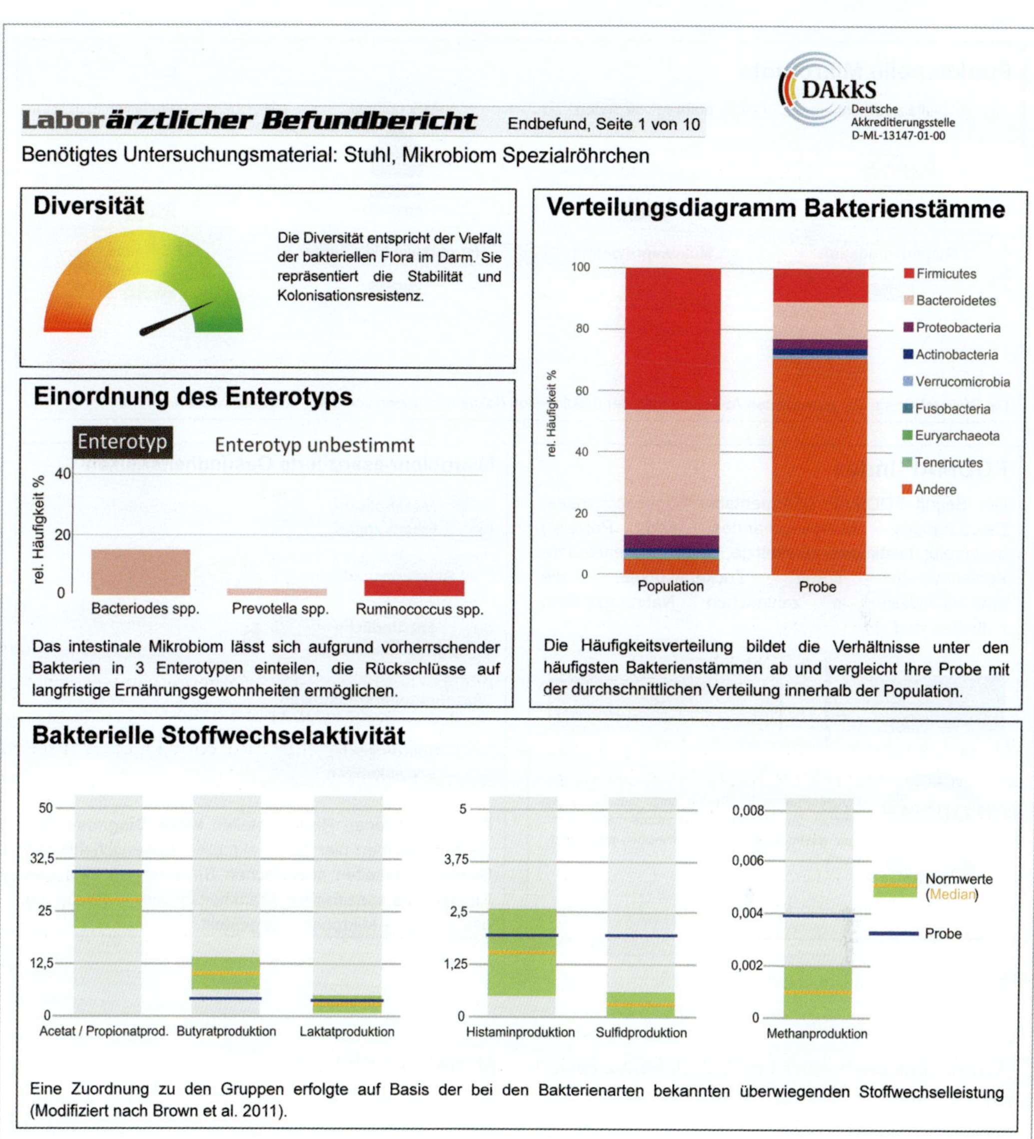

Abb. 1.6a Befund: Mikrobiom-Analyse [V573]

Fehlbesiedelung des Dünndarms: Overgrowth-Syndrom

Als Overgrowth-Syndrom wird die unphysiologische Kontamination des Dünndarms – zum Teil auch des Magens – mit Keimen aus tieferen Darmabschnitten bzw. des Kolons („small bowel bacterial overgrowth"; Syndrom des kontaminierten Dünndarms = „contaminated small bowel syndrome", CSBS) bezeichnet. Die Besiedelung oberer Darmabschnitte mit aggressiven Keimspezies aus dem Dickdarm (*Bacteroides*, Bifidobakterien, Clostridien) führt letztlich zu mannigfachen Störungen und Beschwerden.

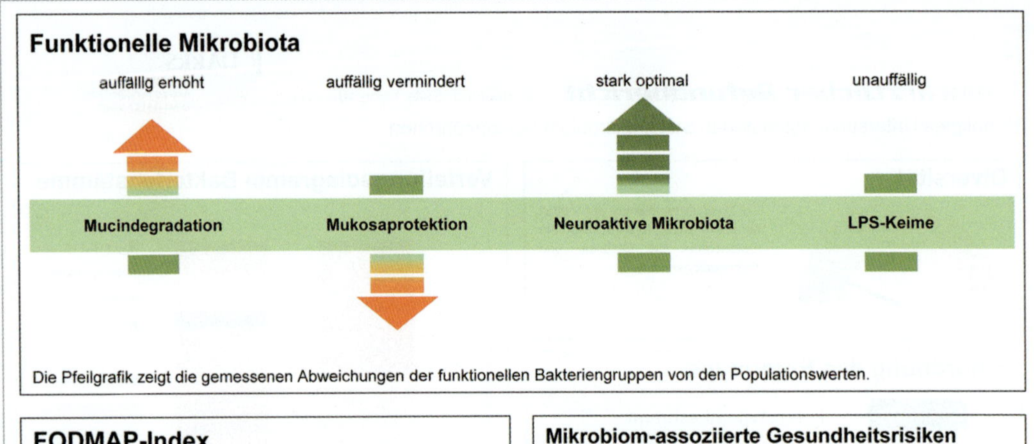

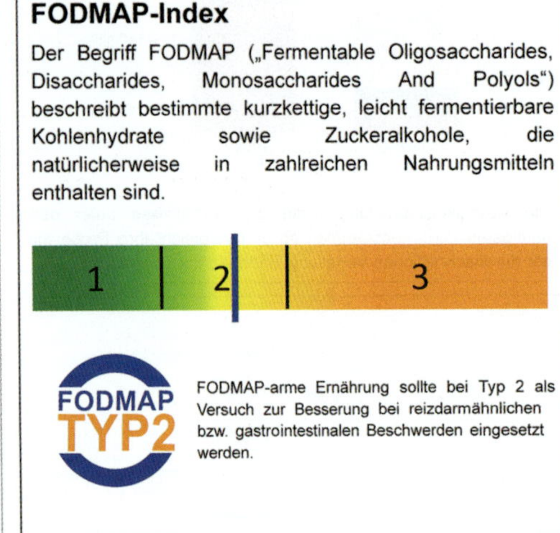

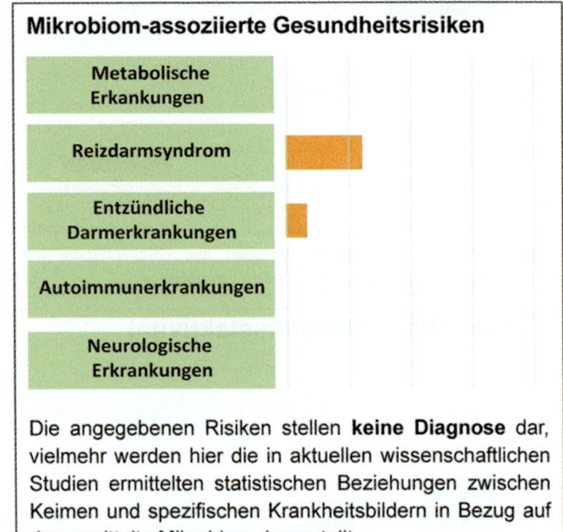

Abb. 1.6b Befund: Mikrobiom-Analyse [V573]

Wie der Nachweis einer Laktoseintoleranz basiert auch der **Atemtest Glukose** auf einem Provokationsexperiment mit anschließender Atemgasanalyse. Als Testzucker wird hier jedoch nicht Laktose, sondern Glukose eingesetzt. Nach oraler Aufnahme gelangt die Glukose in den Darm, wo sie normalerweise erst nach Eintritt in das Kolon durch die Dickdarmflora abgebaut wird. Es entsteht Wasserstoff, der über das Blut in die Lunge gelangt, abgeatmet wird und so nach 60–90 min in der Atemluft nachgewiesen werden kann. Liegt ein Overgrowth-Syndrom vor, wird die Glukose durch die Fehlflora bereits im Dünndarm fermentiert. Der Anstieg der H_2-Konzentration in der Atemluft erfolgt früher, nicht selten bereits nach 10–20 min.

Mithilfe des Glukosetests ist nur der Nachweis einer Fehlbesiedelung in Duodenum und Jejunum möglich. Pathologische Mikrobiotaverhältnisse im Ileum werden nicht erkannt.

Präanalytik

Probenmaterial:	5 Atemgasproben: • Probe 1 = Basalwert • Probe 2–5 = Atemproben in definierten Zeitabständen nach Einnahme einer Glukoselösung
Besonderheiten:	Testset mit Anleitung • Glukosetestsubstanz in warmem Wasser auflösen. (Dosierungsempfehlungen für Erwachsene und Kinder beachten).

Besonderheiten:	• Vor Einnahme der Glukoselösung Basalwert (Probe 1) messen: – Hierfür das Probenröhrchen mit rotem Verschlussstopfen in die Entnahmevorrichtung/Hülse einführen. Der rote Gummiverschluss sollte auf der Nadel liegen, die Nadel darf den Gummistopfen jedoch noch nicht durchstechen. Mundstück an den Mund setzen und tief durch die Nase einatmen lassen. Anschließend durch den Mund ausatmen und die Ausatemluft in den Beutel pusten lassen. – Nach ca. 2 Sekunden das Mundstück mit dem Entnahmebesteck absetzen und das Probenröhrchen von der Entnahmevorrichtung abziehen. – Probenröhrchen mit Patientenname, Probendatum und Probennummer beschriften. • Anschließend die vorbereitete Glukoselösung trinken lassen und die Uhrzeit auf einem Testprotokoll festhalten.

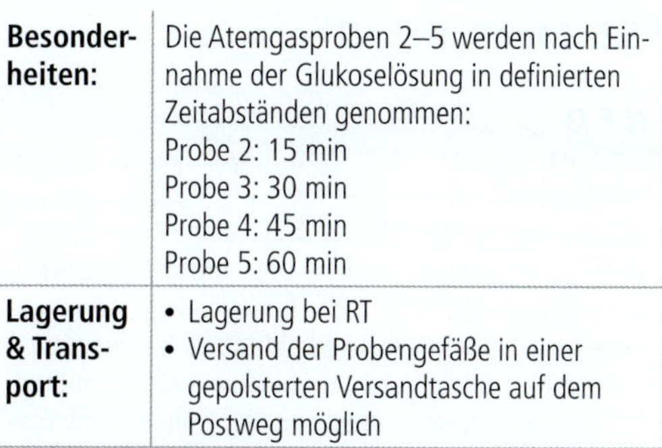

Besonderheiten:	Die Atemgasproben 2–5 werden nach Einnahme der Glukoselösung in definierten Zeitabständen genommen: Probe 2: 15 min Probe 3: 30 min Probe 4: 45 min Probe 5: 60 min
Lagerung & Transport:	• Lagerung bei RT • Versand der Probengefäße in einer gepolsterten Versandtasche auf dem Postweg möglich

Befundinterpretation

Ein positives Testergebnis liegt vor, wenn die Differenz zwischen Basalwert und einer nachfolgenden Probe mehr als 15 ppm beträgt. Ein deutlicher und früher Anstieg der H_2-Konzentration (➤ Abb. 1.7) spricht für eine bakterielle Fehlbesiedelung der oberen Dünndarmabschnitte (Overgrowth-Syndrom).

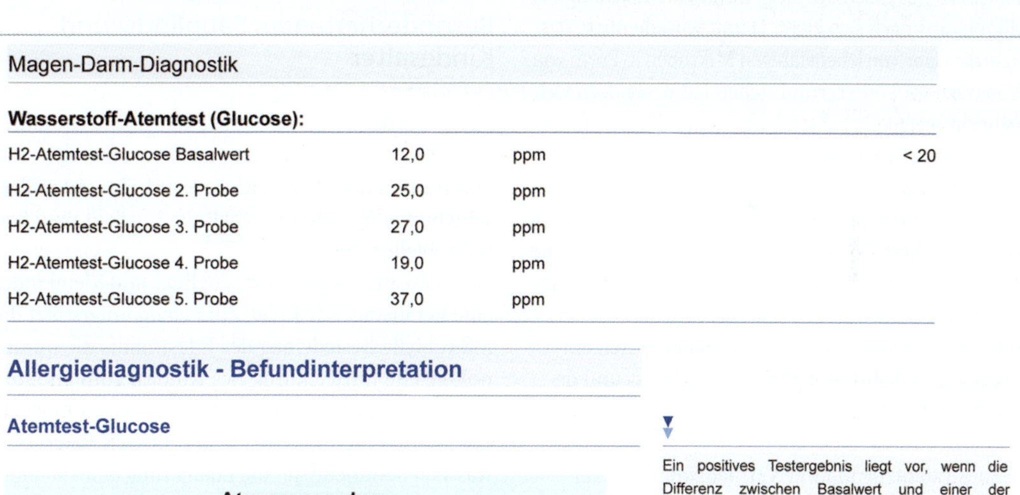

Magen-Darm-Diagnostik

Wasserstoff-Atemtest (Glucose):

H2-Atemtest-Glucose Basalwert	12,0	ppm	< 20
H2-Atemtest-Glucose 2. Probe	25,0	ppm	
H2-Atemtest-Glucose 3. Probe	27,0	ppm	
H2-Atemtest-Glucose 4. Probe	19,0	ppm	
H2-Atemtest-Glucose 5. Probe	37,0	ppm	

Allergiediagnostik - Befundinterpretation

Atemtest-Glucose

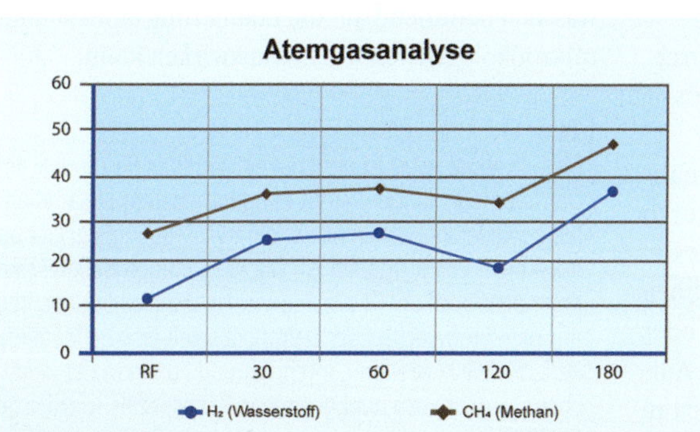

Ein positives Testergebnis liegt vor, wenn die Differenz zwischen Basalwert und einer der nachfolgenden Proben >15 ppm beträgt.

Empfohlene Abklärung bei rezidivierenden Beschwerden

- organische Ursachen (z.B. Resektionen, Medikation, ...), die zu einer gestörten Darmmotilität führen
- verminderte Magensäuresekretion (z.B. Hypo- oder Achlorhydrie)
- Erkrankungen von Leber und Pankreas
- Störungen des Immunsystems

Abb. 1.7 Befund: Atemgastest Glukose [V573]

1.5.5 Medikation/Therapie

INFO

Stress, ein gestörter Schlaf-Wach-Rhythmus, der zu hohe Konsum industriell erzeugter Lebensmittel, die regelmäßige Zufuhr von Zusatzstoffen (z. B. künstliche Aromen, Farbstoffe, Zuckeraustauschstoffe und Nahrungsemulgatoren), Alkohol sowie diverse toxische Rückstände in Nahrungsmitteln verhindern die Entwicklung eines gesunden, stabilen Mikrobioms. Darüber hinaus sind oft unnötige Antibiotikatherapien ein bedeutender Grund für die Entwicklung von Dysbiosen. Daher sollte während sowie im Anschluss an eine Antibiotikagabe eine präventive, pro- oder synbiotische Therapie durchgeführt werden.

Grundsätze der Mikrobiomtherapie

Die Mikrobiomtherapie basiert einerseits auf einer langfristigen Umstellung der Ernährung und andererseits auf der Verabreichung präbiotischer Präparate. So werden die intestinalen Milieuverhältnisse auf biologische Weise stabilisiert, was gleichsam die gewünschte Anpassung des Mikrobioms nach sich zieht. Damit wird deutlich, dass nicht die Gabe von lebensfähigen Mikroben in Form von Probiotika im Vordergrund stehen kann, sondern vielmehr ein geeignetes Substratangebot für die gewünschte Modulation des Mikrobioms zu priorisieren ist.

Anderseits kann mithilfe von sinnvollen Ernährungskonzepten auch ein Substratentzug hinsichtlich unerwünschter Keimspezies umgesetzt werden. Die Prinzipien sind unkompliziert und den Patienten einfach zu vermitteln:

- Wünschenswerte Mikroben erhalten durch ein passendes Substratangebot Überlebens- und damit Selektionsvorteile.
- Unerwünschte Mikroben werden einerseits durch Substratentzug in ihrer Vermehrung und Stoffwechselleistung gehemmt sowie anderseits durch die damit verbundene Förderung der antagonistischen Flora verdrängt.

In diesem Kontext sind auch längerfristige Ernährungsumstellungen zu überdenken, die sich durch eine hohe Protein- und Fettzufuhr bei maximaler Reduktion fermentierbarer Kohlenhydrate auszeichnen – wie z. B. im Rahmen von Reduktionsdiäten oder bei onkologischen Erkrankungen. Bei fehlender Aufnahme einer ausreichenden Ballaststoffmenge ist in diesen Fällen mit einer substanziellen Umgestaltung der gastrointestinalen Mikrobiota im negativen Sinne zu rechnen. Diese Tatsache gilt es bei der Beurteilung des Nutzens einer Diät viel stärker zu berücksichtigen.

Voraussetzung für ein physiologisches Darmmikrobiom bei hoher Diversität ist somit eine dauerhaft abwechslungsreiche, fettarme, ballaststoffreiche und sekundäre Pflanzeninhaltsstoffe enthaltende Ernährungsform, wie sie beispielsweise der vegetarischen Vollwertkost entspricht! Demgegenüber stehen die westlichen hyperkalorischen Ernährungsformen, die durch die Aufnahme von reichlich Fett, Eiweiß und einfachen Kohlenhydraten sowie eine geringe Ballaststoffzufuhr gezeichnet sind. Die ungünstigen westlichen Ernährungsgewohnheiten, die ihren Anfang oftmals schon im Säuglingsalter durch die Gabe von Formulanahrung nehmen, stehen somit der Entwicklung eines gesunden Mikrobioms diametral entgegen.

Eine kurzfristige Ernährungsumstellung bzw. Substitution von probiotischen Präparaten wird das intestinale Mikrobiom nicht nachhaltig verändern.

Besonderheiten im Säuglings- und Kindesalter

Die Darmflora weist altersabhängig eine charakteristische Zusammensetzung aerober, anaerober und fakultativ anaerober Leitkeime auf. Bei einer Verschiebung dieser Keimverhältnisse spricht man von mikrobieller Dysbiose.

Die Darmflora spielt für Säuglinge und Kleinkinder eine herausragende Rolle. Zum einen unterstützt die mikrobielle Besiedelung des Intestinums die immunologische Entwicklung des Kindes, zum anderen ist gerade innerhalb der ersten 12 Lebensmonate die Darmflora empfindlichen Störeinflüssen ausgesetzt, was sich hemmend auf die Etablierung eines stabilen mikroökologischen Milieus auswirken kann.

INFO

Die Darmflora selbst ist nicht nur ein wichtiger Bestandteil der Darmbarriere, sondern steht in unmittelbarem Zusammenhang mit der Intestinalmukosa, die zum Zeitpunkt der Geburt noch nicht voll ausgereift ist. Die Adhäsion physiologischer Keimspezies auf der Mukosa sowie den diversen Metaboliten aus dem Stoffwechsel der Darmflora spielt eine bedeutende Rolle für die Ausreifung, Integrität und Funktion der kindlichen Darmmukosa, wobei einigen Keimspezies spezifische Funktionen zukommen, mit deren Hilfe z. B. die Tight Junctions gestärkt werden oder die Schleimproduktion gefördert wird.

THERAPIEEMPFEHLUNGEN

- Curabiom® Baby (Dr. Wolz)
- Mutaflor® Suspension (Ardeypharm)
- Lactobiogen® Kinder (Laves)
- Colibiogen® Kinder (Laves)

Therapie des Overgrowth-Syndroms

Die Möglichkeiten einer erfolgreichen Therapie des Overgrowth-Syndroms sind – in Abhängigkeit der Schwere des Befunds – begrenzt. Von besonderer Bedeutung sind die Ernährungsrichtlinien. Dazu muss vorausgeschickt werden, dass der Patient selbst in erheblichem Maße an der Zusammenstellung seiner Diät mitwirken muss. Daher gilt die Grundregel: Alle Nahrungsmittel, nach deren Verzehr Beschwerden wie Völlegefühl, Blähungen, „Gurgeln" oder Durchfälle auftreten, sollen vermieden werden.

Grundsätzlich sollte die Ernährung leicht verdaulich und **ballaststoffarm** sein, um einerseits eine mögliche Schonung der meist vorgeschädigten Dünndarmschleimhaut zu erreichen und andererseits der Fehlflora des Dünndarms möglichst wenig Nährstoffe zu bieten. Aus dem gleichen Grund sollten täglich regelmäßig eher fünf kleinere Mahlzeiten eingenommen werden. Größere Hauptmahlzeiten sind zu vermeiden, da eine entsprechend voluminöse Ingestasäule eine zeitlich verlängerte Verbindung zwischen terminalem Ileum und Kolon offenhält. Je größer die aufgenommene Nahrungsmenge pro Mahlzeit ist, desto länger wird diese Verbindung bestehen, wodurch ein (weiteres) Aufwuchern von Kolonkeimen in den Dünndarm gefördert wird. Zurückhaltung ist geboten bei alkoholischen Getränken aller Art, Nüssen, Kohlsorten (außer Blumenkohl), Hülsenfrüchten, Körnerkost und Rohkost, Sahne, Frischkäse, Hefeprodukten, gebratenen und panierten Fleischgerichten, Süßigkeiten, Margarine und tierischen Fette.

Somit steht ein Großteil der Ernährungsratschläge in deutlichem Widerspruch zu den üblichen Ernährungsrichtlinien einer gesunden Ernährung! Doch gerade Patienten mit einem Overgrowth-Syndrom (aber auch Patienten mit einer allgemein gestörten intestinalen Ökologie) reagieren meist negativ auf eine ballaststoffreiche Vollwertkost. Gerade der häufig propagierte Frischkornbrei, Vollkornbrot oder Müsli können den Betroffenen erhebliche Beschwerden bereiten. Dies hat nichts damit zu tun, dass der Darm sich erst „umstellen" muss! Eine „Umstellung" bei einem Overgrowth-Syndrom ist durch eine ballaststoffeiche Ernährung nicht möglich. Die Betroffenen leiden i. d. R. über die gesamte Zeit der Umstellungsversuche. Eventuell kann ein latentes Overgrowth-Syndrom durch eine entsprechende Ernährungsumstellung erst akut werden. Ebenso kommt es zu heftigen Reaktionen, wenn die Patienten zur Verdauungsregulation bifidogene Faktoren wie Lactulose oder Inulin (löslicher Ballaststoff aus Chicoree) zu sich nehmen. Diese für den menschlichen Organismus nicht verwertbaren Zuckerverbindungen können nur von der bifidogenen Kolonflora verstoffwechselt werden, sodass diese Keimgruppe bei einem Overgrowth-Syndrom schon im Dünndarmbereich Zugriff auf die Substanzen erhält und damit in ihrem Stoffwechsel gefördert wird bzw. Überlebensvorteile erhält und in der Folge Beschwerden auslöst.

Eine Schonkost kann je nach Schwere der Erkrankung 1 Jahr und länger notwendig sein. Die Bekämpfung des Overgrowth-Syndroms ist nur durch die Schonung des Dünndarms mithilfe der oben kurz skizzierten Schonkost möglich. Für den Fall, dass die fäkalen Entzündungsmarker sehr hohe Werte zeigen, könnte sich eine sekundäre Laktoseintoleranz entwickelt haben, sodass die Patienten auch keine Milchprodukte vertragen. Um diesen Sachverhalt abschätzen zu können, sollte der Patient über ca. 7 Tage Milchprodukte konsequent meiden (oder auf laktosefreie Milchprodukte wechseln). Danach bringt eine Provokation durch 1 Glas Trinkmilch rasch Hinweise, da bei einer Laktoseintoleranz deutliche Symptome auftreten würden.

THERAPIEEMPFEHLUNGEN

- Sibosan® (Laves)
- Darmsanierung nach Dr. Herget:
  - Ozovit® MP (Pascoe)
  - Markofruct® (Pascoe), Instant-Teegetränk mit Oligofruktose und Kamille plus+
  - Quassia Similiaplex® (Pascoe)
  - Dasym-Pascoe® (Pascoe) oder Pascoflorin® (Pascoe)

1.6 Intestinale Parasitosen

1.6.1 Definition

In den Tropen und Subtropen sind eine Vielzahl parasitärer Erreger endemisch. Da die Durchseuchungsrate in diesen Gebieten vergleichsweise hoch ist, stellen symptomatische Tropenrückkehrer zweifelsohne die wichtigste Risikogruppe für parasitäre Infektionen dar.

In Deutschland kommen Parasitosen aufgrund des gemäßigten Klimas und des hohen Hygienestandards mit einer geringeren Inzidenz vor. Allerdings ist aufgrund der weltweiten Verbreitung vieler Erreger und der weltweit gestiegenen Reisetätigkeit eine Infektion in europäischen Nachbarländern sowie im deutschen Inland ebenfalls möglich.

Zu den am weitesten verbreiteten humanen Darmparasiten gehören der zumeist harmlose Kindermadenwurm *(Oxyuris/Enterobius vermicularis)* und der Spulwurm (*Ascaris lumbricoides).*

Steckbriefe der wichtigsten intestinalen Parasiten

Relevante Parasiten des Darms und der Darmanhangsorgane können in zwei große Gruppen unterteilt werden: Helminthen (Würmer) und Protozoen (Einzeller).

Helminthen

Humanpathogene Würmer gehören im Wesentlichen der Klasse der *Nematoda, Trematoda* oder *Cestoda* an.

Es gibt etwa 1 Million verschiedene **Nematoden**arten, von denen 15 % tier- und 10 % pflanzenpathogen sind. Morphologisch ist diese Klasse von Würmern durch ihre flüssigkeitsgefüllte Leibeshöhle gekennzeichnet, die ihnen die namensgebende runde Form verleiht. Während der Entwicklung vom Ei bis zur Geschlechtsreife durchlaufen sie vier Larvenstadien. Anschließend erfolgt das Wachstum schubweise durch Häutung der Kutikula. Das Mundwerkzeug der verschiedenen Arten ist morphologisch sehr ähnlich. Nematoden sind getrenntgeschlechtlich, wobei die Weibchen immer etwas größer sind als die Männchen. Die abgelegten Eier sind im Freien sehr widerstandsfähig.

Charakteristisch für Trematoden und Cestoden ist ihre im Vergleich zu Nematoden eher abgeflachte, längliche Körperform. **Trematoden** sind ausschließlich parasitär lebende, kleine Plattwürmer mit zungen- oder blattförmiger Körpersilhouette. Der Entwicklungszyklus der endoparasitischen Arten ist durch einen Generationswechsel mit Metamorphose und Wirtswechsel (Zwischenwirte sind häufig Schnecken) gekennzeichnet. Adulte Trematoden sind fast immer Hermaphroditen, die sich mit ihren Mundsaugnäpfen an den Zellen ihrer Wirte festheften und sich von deren Blut ernähren.

Die zwittrigen **Cestoden** sind i. d. R. Dünndarmparasiten von Fleischfressern. Der Körper besteht aus einem Kopf (Scolex), der Saugnäpfe zur Verankerung, aber keinen Mund hat, und einer variablen Anzahl von aneinandergereihten Körpersegmenten, den Proglottiden. Sie dienen der Nahrungsaufnahme über Pinozytose sowie der Eireifung. Die Entwicklung vom Ei zum adulten Tier erfolgt ebenfalls fast immer mit Wirtswechseln.

Der Nachweis einer Wurminfektion des Darms und einiger Darmanhangsorgane ist über eine lichtmikroskopische Stuhluntersuchung möglich. Die Einsendung von Wurmteilen (Proglottiden) oder ganzen Würmern in Kochsalzlösung ist ebenfalls möglich.

Protozoen

Die wichtigsten humanpathogenen Protozoen gehören der Ordnung der Flagellaten (z. B. *Giardia lamblia),* Amöben (z. B. *Entamoeba histolytica, Blastocystis hominis)* und Sporozoen/Kokzidien (z. B. *Cryptosporidium parvum)* an (➤ Tab. 1.5). Ihr Nachweis ist sowohl lichtmikroskopisch als auch immunologisch (EIA) oder mittels PCR aus Stuhlproben möglich.

INFO

Kleines Glossar der Parasitosen

Amoeba (Amöben)	Wechseltierchen, Einzeller mit Scheinfüßchen (Pseudopodien) zur Fortbewegung
Cestoda (Cestoden)	Bandwürmer
Flagellata (Flagellaten)	Geißeltierchen, Einzeller mit Geißeln zur Fortbewegung
Helminthen	Würmer
Hermaphrodit	Zwitter
Inkubationszeit	Zeitspanne von der Infektion bis zum Auftreten erster Krankheitssymptome
Nematoda (Nematoden)	Rund-/Fadenwürmer
Protozoa (Protozoen)	Einzellige Eukaryoten
Sporozoa (Sporozoen)	Sporentierchen mit uneinheitlicher Fortbewegung, Einzeller, für die eine Sporulation charakteristisch ist
Trematoda (Trematoden)	Saugwürmer
Patenz	Ausscheidungsdauer der Reproduktionsstadien/Dauer der Nachweisbarkeit entspricht häufig der Lebenserwartung eines erwachsenen Tieres, kann bei Autoinfektionen aber auch weit darüber hinausgehen
Pinozytose	Aufnahme von Flüssigkeit und darin gelösten Substanzen über Vesikel
Präpatenz	Zeitraum bis zur erstmaligen Nachweisbarkeit von Eiern oder anderen Reproduktionsstadien im Stuhl, z. B. Zeitspanne von der Infektion mit Eiern oder Larven bis zur Entwicklung zum geschlechtsreifen Wurm und erstmaliger Eiausscheidung

Tab. 1.5 Parasiten: wichtigste Merkmale

Parasit	Einteilung	Übertragung	Klinik	Prophylaxe	Labordiagnostik	Meldepflicht
Ancylostoma/ Necator	Helminthen (Nematoden)	Perkutane Infektion (z. B. über den Fuß), kontaminierte Lebensmittel	Abdominalbeschwerden, Durchfälle, pneumonische Symptome (Löffler-Syndrom), Anämie, Mangelernährung	Festes Schuhwerk in Endemiegebieten	Mikroskopie, Multiplex RT-PCR	–
Ascaris lumbricoides	Helminthen (Nematoden)	Kontaminiertes Gemüse	Lungenpassage, Fieber, Dyspnoe, Husten mit blutigem Sputum, Darminfektion: Übelkeit, Abdominalbeschwerden, selten Ileus, Verschlussikterus	Sorgfältiges Waschen der Nahrungsmittel, gekochte Nahrungsmittel	Mikroskopie, Multiplex RT-PCR	–
Blastocystis hominis	Stramenopilen	Kontaminierte Lebensmittel/ Wasser	Meist inapparent, Durchfälle, Blähungen	Hände-, Toiletten- und Küchenhygiene	Mikroskopie, Antigennachweis (EIA), Multiplex RT-PCR	–

Tab. 1.5 Parasiten: wichtigste Merkmale *(Forts.)*

Parasit	Einteilung	Übertragung	Klinik	Prophylaxe	Labordiagnostik	Meldepflicht
Clonorchis/ Opisthorchis	Helminthen (Trematoden)	Unzureichend erhitzter infizierter Fisch	Häufig asymptomatisch, Appetitverlust, Durchfälle, Hepatomegalie, Ikterus, Leberzirrhose, Cholangiokarzinom	Verzicht auf ungenügend gegarten oder kalt geräucherten Fisch	Mikroskopie	–
Cryptosporidium	Protozoen (Apicomplexa)	Fäkal-oral durch Kontakt mit erkrankten Tieren oder infizierten Menschen	Wässrige Durchfälle, Fieber, Übelkeit, Erbrechen	Hände-, Toiletten- und Küchenhygiene (insbesondere immunsupprimierte Patienten)	Mikroskopie, Antigennachweis (EIA), Multiplex RT-PCR	Nach § 7 IfSG
Cyclospora	Protozoen (Apicomplexa)	Kontaminierte Lebensmittel/ Wasser	Intermittierende wässrige Durchfälle, Oberbauchbeschwerden	Hände-, Toiletten- und Küchenhygiene	Mikroskopie, Multiplex RT-PCR	–
Dientamoeba fragilis	Protozoen (Trichomonaden)	Wahrscheinlich fäkal-oral von Mensch zu Mensch oder über kontaminierte Lebensmittel/Wasser	Asymptomatisch oder intermittierende Durchfälle, Bauchschmerzen, Fatigue	Hände-, Toiletten- und Küchenhygiene	Multiplex RT-PCR	–
Diphyllobothrium	Helminthen (Cestoden)	Rohe oder ungenügend erhitzte infizierte Süßwasserfische	Meist asymptomatisch, Durchfälle, megaloblastäre Anämie (Vitamin-B_{12}-Mangel)	Verzicht auf ungenügend gegarten oder kalt geräucherten Süßwasserfisch	Mikroskopie	–
Entamoeba histolytica	Protozoen (Amöben)	Kontaminierte Lebensmittel/ Wasser, Insekten (Fliegen, Schaben)	Blutig-schleimige Durchfälle, Bauchschmerzen, Übelkeit, Exsikkose, Elektrolytverschiebungen, selten Leberabszess	Hände-, Toiletten- und Küchenhygiene	Mikroskopie, Antikörper (Serum), Antigennachweis (EIA), Multiplex RT-PCR	**Cave:** Labormeldepflicht für Proben aus Sachsen, Mecklenburg-Vorpommern und Thüringen

Tab. 1.5 Parasiten: wichtigste Merkmale *(Forts.)*

Parasit	Einteilung	Übertragung	Klinik	Prophylaxe	Labordiagnostik	Meldepflicht
Enterobius vermicularis (Oxyuren)	Helminthen (Nematoden)	Orale oder inhalative Aufnahme der Eier (Mensch-zu-Mensch-Übertragung, kontaminierte Gegenstände)	Analpruritus, Infektionen der weiblichen Geschlechtsorgane, selten Darmentzündung, Appendizitis	Sorgfältiges Waschen und Kochen von Nahrungsmitteln	Mikroskopie (Analabklatsch), Multiplex RT-PCR	–
Enterocytozoon bieneusi Encephalitozoon intestinalis	Pilze (Mikrosporidien)	Sporen aus Fäkalien und Sekreten über Inhalation, kontaminierte Lebensmittel oder direkten Kontakt	Bei Immunsupprimierten: chronische Durchfälle, Keratokonjunktivitis, vereinzelt Nephritis, Bronchitis, Hepatitis oder Meningoenzephalitis	Hände-, Toiletten- und Küchenhygiene	Multiplex RT-PCR	–
Fasciola	Helminthen (Trematoden)	Kontaminierte Wasserpflanzen (Reis, Salate)	Meist subklinisch, Durchfälle, Koliken, Übelkeit, Erbrechen	Pflanzen aus Feuchtgebieten sorgfältig waschen oder überbrühen	Mikroskopie, Antikörper (Serum)	–
Giardia lamblia	Protozoen (Flagellaten)	Kontaminierte Lebensmittel/Wasser, Schmierinfektion	Durchfälle, Übelkeit, Oberbauchschmerzen	Hände-, Toiletten- und Küchenhygiene	Mikroskopie, Antikörper (Serum), Antigennachweis (EIA), Multiplex RT-PCR	nach § 7 IfSG
Hymenolepis nana	Helminthen (Cestoden)	Fäkal-oral von Mensch zu Mensch oder über kontaminierte Lebensmittel/Wasser	Oft asymptomatisch, Abdominalbeschwerden, Appetitlosigkeit, blutige Durchfälle	Hände-, Toiletten- und Küchenhygiene	Mikroskopie, Multiplex RT-PCR	–
Isospora belli	Protozoen (Apicomplexa)	Kontaminierte Lebensmittel/ Wasser	Rezidivierende Durchfälle, Übelkeit, Erbrechen	Hände-, Toiletten- und Küchenhygiene	Mikroskopie	–

1

Tab. 1.5 Parasiten: wichtigste Merkmale *(Forts.)*

Parasit	Einteilung	Übertragung	Klinik	Prophylaxe	Labordiagnostik	Meldepflicht
Schistosoma	Helminthen (Trematoden)	Direkter Kontakt mit zerkarienhaltigem Süßwasser	Fieber, Schüttelfrost, Myalgien, Husten (Katayama-Fieber), schleimig-blutige Durchfälle, Abdominalbeschwerden, Anämie, Blasenbilharziose (Hämaturie, Proteinurie), Hepatosplenomegalie	Vermeidung von verseuchten Gewässern	Mikroskopie, Antikörper (Serum)	–
Strongyloides	Helminthen (Nematoden)	Perkutane Infektion (z. B. über den Fuß)	Pneumonitis mit Husten (Löffler-Syndrom), Abdominalschmerzen, Durchfälle, Übelkeit, Erbrechen, Gewichtsverlust, Hyperinfektionssyndrom (Schock, Ileus, Meningitis, Sepsis)	Festes Schuhwerk in Endemiegebieten	Mikroskopie, Antikörper (Serum), Multiplex RT-PCR	–
Taenia	Helminthen (Cestoden)	Verzehr von rohem zystizerkenhaltigem Fleisch	Meist asymptomatisch, Abdominalbeschwerden, Übelkeit bei *T. solium* Enzephalitis, Meningitis (Neurozystizerkose), Befall der Augen (Erblindung)	Verzicht auf rohes oder unvollständig gegartes Schweine- oder Rinderfleisch in Endemiegebieten	Mikroskopie	–
Trichostrongylus	Helminthen (Nematoden)	Kontaminiertes Obst und Gemüse	Meist inapparent, Bauchschmerzen, Durchfälle, Übelkeit	Verzicht auf rohes Obst und Gemüse in Endemiegebieten	Mikroskopie	–

Tab. 1.5 Parasiten: wichtigste Merkmale *(Forts.)*

Parasit	Einteilung	Übertragung	Klinik	Prophylaxe	Labordiagnostik	Meldepflicht
Trichuris trichiura	Helminthen (Nematoden)	Kontaminierte Lebensmittel/Wasser	Meist asymptomatisch, gastrointestinale Symptome, Eisenmangelanämie, Wachstumsverlangsamung	Verzicht auf rohes Obst und Gemüse in Endemiegebieten	Mikroskopie, Multiplex RT-PCR	–

RT-PCR: Real-Time PCR

1.6.2 Ursachen

Wie bereits erwähnt, stellen Reiserückkehrer eine wichtige Risikogruppe für Parasitosen dar. Da die Symptomatik jedoch vollkommen ausbleibt oder erst viele Monate nach erfolgter Infektion auftreten kann und häufig unspezifisch ist, wird bei dieser Patientengruppe eine Parasitose leicht übersehen. Neben einer möglichen Weiterverbreitung nichtendemischer Erreger durch asymptomatische Reiserückkehrer (fäkal-oral) oder durch importierte Lebensmittel sind viele Parasiten natürlicherweise weltweit, also auch in Deutschland, verbreitet. So werden z. B. zwei Drittel aller in Deutschland diagnostizierten Giardiosen (früher Lambliose) i. d. R. nicht im Ausland, sondern bei uns im Inland erworben.

Weitere Risikogruppen stellen Menschen mit engem Kontakt zu Haus- oder Nutztieren oder immundefiziente Patienten (AIDS-Patienten, Tumorpatienten nach Chemotherapie) dar. Kinder sind mit ihrem noch nicht vollständig ausgereiften Immunsystem und noch fehlendem Hygienebewusstsein häufiger von Parasitosen betroffen als Erwachsene.

1.6.3 Symptomatik

Zum breitgefächerten klinischen Spektrum einer Parasitose können je nach Erreger und Entwicklungsstadium folgende fakultative Symptome gehören: Hautexantheme, unproduktiver Husten, Fieber, Übelkeit, Erbrechen, Abdominalschmerzen, Gewichtsverlust und Abgeschlagenheit aufgrund eines Malabsorptionssyndroms, Obstipation, wechselnde Stühle sowie akute oder chronische wässrige, blutige oder schleimige Durchfälle.

1.6.4 Diagnostik

Einen ersten Hinweis auf Parasitosen liefern eine ausgeprägte Bluteosinophilie oder erhöhte EPX-Werte im Stuhl, bei denen Allergien als Ursache ausgeschlossen sind. Kommen zudem noch unklare intestinale oder allgemeine Beschwerden hinzu, so sollte auch immer die Möglichkeit einer Parasitose in Betracht gezogen werden und eine laboranalytische Untersuchung veranlasst werden.

Für den Nachweis von Parasiten des Darms und der Darmanhangsorgane stehen vier Nachweismethoden zur Verfügung:

1. Immunologischer Erregernachweis mittels Enzym-Immunoassay (EIA) aus Stuhl
2. Lichtmikroskopischer Erregernachweis aus Stuhl oder Analabklatschpräparaten
3. Serologischer Nachweis von Antikörpern aus Serum
4. Molekulargenetischer Erregernachweis mittels PCR aus Stuhl

Immunologischer Erregernachweis aus Stuhl

Im EIA können Oberflächenproteine eines Erregers (Antigene) mithilfe von enzymgekoppelten Antikörpern kolorimetrisch nachgewiesen werden. Dank dieser Methode, für die das Vorliegen von Zellfragmenten ausreichend ist, ist ein zuverlässiger Parasitennach-

1

weis verhältnismäßig lange (ca. 3 Tage) und mit einer höheren Sensitivität als in der Mikroskopie möglich. Allerdings ist aufgrund der Spezifität von Antikörpern nur der gezielte Nachweis einer Erregerart je Ansatz möglich. Erhältlich sind verschiedene Testsysteme für den Nachweis parasitärer Protozoen (Einzeller), die zu einer Screeninguntersuchung zusammengefasst wurden. Im Rahmen der immunologisch-parasitologischen Stuhluntersuchung werden *Entamoeba histolytica, Giardia lamblia, Cryptosporidium* spp. und *Blastocystis* spp. nachgewiesen.

Mikroskopischer Erregernachweis aus Stuhl

Die mikroskopisch-parasitäre Stuhluntersuchung umfasst das breiteste Erregerspektrum und wird deshalb als kostengünstige Screeningmethode empfohlen. Durch den Einsatz verschiedener Anreicherungsverfahren lassen sich hier sowohl zahlreiche Protozoen (Einzeller) als auch Helminthen (Würmer) bzw. deren Eier lichtmikroskopisch nachweisen. Da es sich hierbei jedoch um ein manuelles Verfahren handelt, kann für den Protozoennachweis trotz Anreicherung und gut geschulten Personals bei Weitem nicht die gleiche Sensitivität erreicht werden wie beim vollautomatisierten immunologischen Verfahren oder bei der PCR.

GUT ZU WISSEN

Voraussetzung für einen erfolgreichen Parasitennachweis aus Stuhl ist, dass ausreichend Reproduktionsstadien, z. B. Eier oder Proglottiden, mit dem Stuhl ausgeschieden werden. Abhängig von Art und Anzahl der Erreger kann die Anzahl der abgesetzten Eier stark variieren.

Zu beachten ist außerdem, dass bei einigen Erregern die Eiablage nicht im Darm und deshalb keine Ausscheidung über den Stuhl erfolgt, wie z. B. bei Oxyuren (Analabklatschpräparat, s. u.). Zum anderen gibt es Erreger, deren Larven zwar im Darm schlüpfen, die als adulte Würmer jedoch andere Organe parasitieren, wie es beim Hunde- und Fuchsbandwurm (Gattung *Echinococcus)* der Fall ist. Letztere parasitieren in ihren Endwirten Hund bzw. Fuchs zwar den Darm, weshalb infektiöse Eier und Proglottiden in tierischen Fäkalien enthalten sind; der Mensch stellt jedoch einen Fehlzwischenwirt dar, in dem sich Echinokokken als Gewebsparasiten vor allem in Leber, Lunge, Gehirn und anderen Geweben verbreiten. Es erfolgt keine Eiausscheidung über humane Fäzes, weshalb hier die Serologie die Nachweismethode der Wahl ist.

INFO

Für den Nachweis und die Therapiekontrolle von Parasitosen des Darms und der Darmanhangsorgane ist der direkte Erregernachweis mittels Multiplex Real-Time PCR aus Stuhlproben zu empfehlen.
Sollte eine Mikroskopie angefordert werden, empfehlen wir aufgrund der intermittierenden Ausscheidung der Parasiten oder deren Eier die Einsendung von mindestens drei, jeweils frischen Stuhlproben von unterschiedlichen Tagen. Bei trotz negativer Resultate anhaltendem klinischem Verdacht sollte unabhängig von der gewählten Methode eine noch nicht verstrichene Präpatenzzeit in Betracht gezogen und die Analytik zu einem späteren Zeitpunkt wiederholt werden.

Mikroskopischer Erregernachweis aus Analabklatschpräparaten

Das Analabklatschpräparat wird für den Nachweis von Oxyuren empfohlen. Bei diesen Würmern findet die Eiablage extraintestinal an der Perianalhaut statt, weshalb sich die Wurmeier nur selten im Stuhl nachweisen lassen. Durch ein Abklatschpräparat mittels transparenter Klebestreifen (keine getrübten!) können die klebrigen Eier gesammelt und anschließend lichtmikroskopisch untersucht werden. Diese Analyse wird bei analem Juckreiz und/oder bestehendem Verdacht auf Parasitosen mit mehrfach negativem Stuhlergebnis empfohlen.

Serologie

Die Serologie ist eine indirekte Nachweismethode, bei der nicht der Erreger selbst, sondern körpereigene Antikörper im Patientenblut nachgewiesen werden. Aufgrund der Spezifität von Antikörpern ist hier je Ansatz nur ein gezielter erregerspezifischer Nachweis, keine Screeninguntersuchung möglich. Da jedoch häufig nicht allein aufgrund der Symptomatik klar auf einen Erreger geschlossen werden kann und auch nicht für alle Erreger ein Nachweissystem auf dem

Markt erhältlich ist, ist diese Methode für die Erstdiagnostik meist ungeeignet. Auch für Therapiekontrollen ist die Serologie aufgrund der langen Persistenz von Antikörpern nur bedingt empfehlenswert, u. a. für den Nachweis von Parasiten, bei denen ein direkter Nachweis aus Stuhl nicht möglich ist, z. B. Gewebsparasiten.

Multiplex Real-Time PCR (Polymerasekettenreaktion)

Die Polymerasekettenreaktion (PCR) ist ein sehr sensitives Verfahren, bei dem durch die Vervielfältigung von DNA-Fragmenten der spezifische Nachweis eines Erregers anhand kleinster Mengen seines genetischen Materials in einer Probe möglich ist.

Dieses Verfahren bietet im Vergleich zu bisherigen immunologischen oder mikroskopischen Parasitennachweisen zahlreiche Vorteile:

1. Es kompensiert die hohe Falschnegativrate des mikroskopischen Nachweises, da schon kleinste Mengen an erregerspezifischer DNA nachweisbar sind.
2. Es ist gut geeignet für den Nachweis von empfindlichen Parasiten, deren morphologische Strukturen bisher nur aus wenige Stunden alten oder unmittelbar fixierten Stuhlproben identifiziert werden konnten (z. B. *Dientamoeba fragilis*).
3. Es ermöglicht die therapieentscheidende Differenzierung zwischen pathogenen und nahe verwandten apathogenen Arten wie *Entamoeba histolytica* vs. *Entamoeba dispar.*

Die Multiplex Real-Time PCR ermöglicht durch den Einsatz unterschiedlicher farbmarkierter Sonden den gleichzeitigen Nachweis verschiedener Erreger aus einer Probe in einem Analysendurchlauf. Diese innovative Screeningmethode bietet neben der im Vergleich zu Mikroskopie und Immunologie höheren Sensitivität und Spezifität einen deutlichen Preisvorteil gegenüber Standard-PCR-Analysen.

1.6.5 Medikation/Therapie

Ob und in welcher Form eine Therapie eingeleitet werden sollte, hängt von dem Erreger selbst und von der Symptomatik des Patienten ab. In jedem Fall sollte eine schulmedizinische Abklärung erfolgen. Unterstützend kann mit alternativmedizinischen Präparaten behandelt werden.

THERAPIEEMPFEHLUNGEN

- AC7 Komplex (nur über Biogena beziehbar)

LITERATUR

Agréus L, et al. Rationale in diagnosis and screening of atrophic gastritis with stomach-specific plasma biomarkers. Scand J Gastroenterol 2012; 47(2): 136–147.

Alang N, Kelly C. Weight gain after fecal microbiota transplantation. Open Forum Infect Dis 2015; 2(1).

Anonye BO. Commentary: Dietary polyphenols promote growth of the gut bacterium *Akkermansia muciniphila* and attenuate high-fat diet-induced metabolic syndrome. Front Immunol 2017; 8: 850.

Anselmi G, et al. Gut microbiota and cardiovascular diseases: a critical review. Cardiol Rev 2021; 29(4): 195–204.

Arvola T, et al. Rectal bleeding in infancy: clinical, allergological, and microbiological examination. Pediatrics 2006; 117(4): e760–e768.

Bornemann R, Gaber E. Gastritis, Magen- und Zwölffingerdarmgeschwüre. Gesundheitsberichterstattung des Bundes (Hrsg. Robert Koch-Institut, Berlin). 2013; Heft 55: 26.

Boursi B, et al. The effect of past antibiotic exposure on diabetes risk. Eur J Endocrinol 2015; 172(6): 639–648.

Brusselaers N, et al. Maintenance therapy with proton pump inhibitors and risk of gastric cancer: a nationwide population-based cohort study in Sweden. BMJ Open 2017; 7: e017739.

Burns M, et al. Virulence genes are a signature of the microbiome in the colorectal tumor microenvironment. Genome Med 2015; 7(1): 55.

Cani P. Gut microbiota and obesity: lessons from the microbiome. Brief Funct Genomics 2013; 12(4): 381–387.

Cao Q, et al. Screening of atrophic gastritis and gastric cancer by serum pepsinogen, gastrin-17 and *Helicobacter pylori* immunoglobulin G antibodies. J Dig Dis 2007; 8(1): 15–22.

Cao Y, et al. Association between *Faecalibacterium prausnitzii* reduction and inflammatory bowel disease: a meta-analysis and systematic review of the literature. Gastroenterol Res Pract 2014; 2014: 872725.

Caparrós E, et al. Dysbiotic microbiota interactions in Crohn's disease. Gut Microbes 2021; 13(1): 1949096.

Cardona F, et al. Benefits of polyphenols on gut microbiota and implications in human health. J Nutr Biochem 2013; 24(8): 1415–1422.

Chambers ES, et al. Effects of targeted delivery of propionate to the human colon on appetite regulation, body weight maintenance and adiposity in overweight adults. Gut 2015; 64(11): 1744–1754.

Chen HN, et al. *Helicobacter pylori* eradication cannot reduce the risk of gastric cancer in patients with intestinal metaplasia and dysplasia: evidence from a meta-analysis. Gastric Cancer 2016; 19(1): 166–175.

Chen Z, et al. Incorporation of therapeutically modified bacteria into gut microbiota inhibits obesity. J Clin Invest 2014; 124(8): 3391.

Cheung KS, Leung WK. Long-term use of proton-pump inhibitors and risk of gastric cancer: a review of the current evidence. Therap Adv Gastroenterol 2019; 12: 1756284819834511.

Choi J, et al. Pathophysiological and neurobehavioral characteristics of a propionic acid-mediated autism-like rat model. PloS One 2018; 13(2): e0192925.

Christensen L, et al. Microbial enterotypes in personalized nutrition and obesity management. Am J Clin Nutr 2018; 108(4): 645–651.

Clemente H, et al. The microbiome of uncontacted Amerindians. Sci Adv 2015; 1(3): e1500183.

Coati I, et al. Autoimmune gastritis: pathologist's view. World J Gastroenterol 2015; 21(42): 12179–12189.

Cui M, et al. Human fecal metabolome reflects differences in body mass index, physical fitness, and blood lipoproteins in healthy older adults. Metabolites 2021; 11(11): 717.

De Filippis A, et al. Gastrointestinal disorders and metabolic syndrome: dysbiosis as a key link and common bioactive dietary components useful for their treatment. Int J Mol Sci 2020; 21(14): 4929.

Drewes AM, et al. Gastrointestinal pain. Nat Rev Dis Primers 2020; 6(1): 1–16.

Ettinger G, et al. The influence of the human microbiome and probiotics on cardiovascular health. Gut Microbes 2014; Nov/Dec 5/6: 719–728.

Fischbach W, et al. S2k-Leitlinie *Helicobacter pylori* und gastroduodenale Ulkuskrankheit. Z Gastroenterol 2016; 54(4): 327–363.

Fischer S. Genom, Proteom und Mikrobiom – Ein mikrobiologischer Blick in den menschlichen Organismus. Naturheilkunde 2015; 5.

Flanagan L, et al. *Fusobacterium nucleatum* associates with stages of colorectal neoplasia development, colorectal cancer and disease outcome. Eur J Clin Microbiol Infect Dis 2014; 33(8): 1381–1390.

Galecka M, et al. *Faecalibacterium prausnitzii* and Crohn's disease – is there any connection? Pol J Microbiol 2013; 62(1): 91–95.

Garcia LS. *Dientamoeba fragilis*, one of the neglected intestinal protozoa. J Clin Microbiol 2016; 54: 2243–2250.

Goeser F. Wie körpereigene Keime als „Superorgan" agieren. Dtsch Arztebl 2012; 109/25.

Häger J, et al. The role of dietary fiber in rheumatoid arthritis patients: a feasibility study. Nutrients 2019; 11(10).

Haghikia A, Linker R, et al. Dietary fatty acids directly impact central nervous system autoimmunity via the small intestine. Immunity 2015; 43(4): 817–829.

Hahne D. Intestinale Mikrobiota: Ein „Ökosystem" mit Potenzial. Dtsch Arztebl 2013; 110(8): A-320/B-295/C-295.

Han B, Weiss LM. Therapeutic targets for the treatment of microsporidiosis in humans. Expert Opin Ther Targets 2018; 22(11): 903–914.

Hellström PM, et al. Slow-release L-cysteine capsule prevents gastric mucosa exposure to carcinogenic acetaldehyde: results of a randomised single-blinded, crossover study of *Helicobacter*-associated atrophic gastritis. Scand J Gastroenterol 2017; 52(2): 230–237.

Houtman TA, et al. Gut microbiota and BMI throughout childhood: the role of Firmicutes, Bacteroidetes, and short-chain fatty acid producers. Sci Rep 2022; 12(1): 1–13.

Huang YK, et al. Significance of serum pepsinogens as a biomarker for gastric cancer and atrophic gastritis screening: a systematic review and meta-analysis. PLoS One 2015; 10(11): e0142080.

Iijima K, et al. Serum biomarker tests are useful in delineating between patients with gastric atrophy and normal, healthy stomach. World J Gastroenterol 2009; 15(7): 853–859.

Ito T, et al. Zollinger-Ellison syndrome: recent advances and controversies. Curr Opin Gastroenterol 2013; 29(6): 650–661.

Kymberleigh R, et al. Intestinal microbiota composition modulates choline bioavailability from diet and accumulation of the proatherogenic metabolite trimethylamine-N-oxide. mBio 2015; 6(2): e02481.

Lahner E, et al. Treatment of *Helicobacter pylori* infection in atrophic gastritis. World J Gastroenterol 2018; 24(22): 2373–2380.

Lamprecht M, et al. Probiotic supplementation affects markers of intestinal barrier, oxidation, and inflammation in trained men; a randomized, double-blinded, placebo-controlled trial. J Int Soc Sports Nutrition 2012; 9(1): 45.

Lassenius MI, et al. Bacterial endotoxin activity in human serum is associated with dyslipidemia, insulin resistance, obesity, and chronic inflammation. Diabetes Care 2011; 34(8): 1809–1815.

Leustean AM, et al. Implications of the intestinal microbiota in diagnosing the progression of diabetes and the presence of cardiovascular complications. J Diabetes Res 2018; 2018: 5205126.

Li M, Wang F. Role of intestinal microbiota on gut homeostasis and rheumatoid arthritis. J Immunol Res 2021; 2021: 8167283.

Li Y, et al. Chronic atrophic gastritis: a review. J Environ Pathol Toxicol Oncol 2018; 37(3): 241–259.

Loor A, Dumitrascu DL. *Helicobacter pylori* infection, gastric cancer and gastropanel. Rom J Intern Med 2016; 54(3): 151–156.

Maejima R, et al. Effects of ALDH2 genotype, PPI treatment and L-cysteine on carcinogenic acetaldehyde in gastric juice and saliva after intragastric alcohol administration. PLoS One 2015; 10(4): e120397.

Magne F, et al. The firmicutes/bacteroidetes ratio: a relevant marker of gut dysbiosis in obese patients? Nutrients 2020; 12(5): 1474.

Maguire M, Maguire G. Gut dysbiosis, leaky gut, and intestinal epithelial proliferation in neurological disorders: towards the development of a new therapeutic using amino acids, prebiotics, probiotics, and postbiotics. Rev Neurosci 2019; 30(2): 179–201.

Maier E, et al. Understanding how commensal obligate anaerobic bacteria regulate immune functions in the large intestine. Nutrients 2015; 7: 45–73.

Mangiola F, et al. Gut microbiota in autism and mood disorders. World Gastroenterol 2016; 22(1): 361–368.

McRorie Jr JW, et al. Laxative effects of wheat bran and psyllium: resolving enduring misconceptions about fiber in treatment guidelines for chronic idiopathic constipation. J Am Assoc Nurse Pract 2020; 32(1): 15–23.

Mégraud F, et al. *Helicobacter pylori* infection and gastric carcinoma. Clin Microbiol Infect 2015; 21(11): 984–990.

Million M, et al. Obesity-associated gut microbiota is enriched in *Lactobacillus reuteri* and depleted in *Bifidobacterium animalis* and *Methanobrevibacter smithii.* Int J Obesity 2012; 36: 817–825.

Morgan X, et al. Dysfunction of the intestinal microbiome in inflammatory bowel disease and treatment. Genome Biol 2012; 13(9): R79.

Muhsen K, et al. Seroprevalence of *Helicobacter pylori* CagA immunoglobulin G antibody, serum pepsinogens and haemoglobin levels in adults. Sci Rep 2018; 8(1): 17616.

Neumann WL, et al. Autoimmune atrophic gastritis – pathogenesis, pathology and management. Nat Rev Gastroenterol Hepatol 2013; 10(9): 529–541.

Neumeister B, et al. Mikrobiologische Diagnostik. 2. A. Stuttgart: Thieme 2009.

Noah D, et al. Assessing GastroPanel serum markers as a non-invasive method for the diagnosis of atrophic gastritis and *Helicobacter pylori* infection. Open J Gastroenterol 2012; 2: 113–118.

Otani T, Furuse M. Tight junction structure and function revisited. Trends Cell Biol 2020; 30(10): 805–817.

Pavlicek V. Die Wirkung von Propionat auf den Appetit und das Körpergewicht. Diabetologe 2015; 11(1): 60–61.

Peterson CG, et al. A new method for the quantification of neutrophil and eosinophil cationic proteins in feces: establishment of normal levels and clinical application in patients with inflammatory bowel disease. Am J Gastroenterol 2002; 97(7): 1755–1762.

Plöger S, et al. Microbial butyrate and its role for barrier function in the gastrointestinal tract. Ann N Y Acad Sci 2012; 1258: 52–59.

Roman LD, et al. Prevalence of *H. pylori* infection and atrophic gastritis in a population-based screening with serum biomarker panel (GastroPanel®) in St. Petersburg. Anticancer Res 2016; 36(8): 4129–4138.

Rote Liste® Online, Arzneimittelverzeichnis für Deutschland, Rote Liste® Service GmbH, Frankfurt am Main (www.rote-liste.de).

Ruas-Madiedo P, et al. Intestinal short chain fatty acids and their link with diet and human health. Front Microbiol 2016; 7: 185.

Saffo Z, Mirza N. Successful treatment of *Enterocytozoon bieneusi* gastrointestinal infection with nitazoxanide in a immunocompetent patient. ID-Cases 2019; 18: e00586.

Scher J, et al. Expansion of intestinal *Prevotella copri* correlates with enhanced susceptibility to arthritis. eLife 2013; 2: e01202.

Schumacher B. Störungen im Darm machen krank. Ärzte-Zeitung 2014; 03: 05.

Shreiner A, et al. The gut microbiome in health and in disease. Curr Opin Gastroenterol 2015; 1: 69–75.

Stard D, et al. *Dientamoeba fragilis*, the neglected trichomonad of the human bowel. Clin Microbiol Rev 2016; 29: 553–580.

Syrjänen K. A panel of serum biomarkers (GastroPanel®) in non-invasive diagnosis of atrophic gastritis. Systematic review and meta-analysis. Anticancer Res 2016; 36(10): 5133–5144.

Syrjänen K, et al. GastroPanel® biomarker assay: the most comprehensive test for *Helicobacter pylori* infection and its clinical sequelae: a critical review. Anticancer Res 2019; 39(3): 1091–1104.

Tajik N, et al. Targeting zonulin and intestinal epithelial barrier function to prevent onset of arthritis. Nat Commun 2020; 11(1): 1–14.

Take S, et al. Seventeen-year effect of eradicating *Helicobacter pylori* on the prevention of gastric cancer in patients with peptic ulcer; a prospective cohort study. J Gastroenterol 2015; 50(6): 638–644.

Vandepute D, et al. Stool consistency is strongly associated with gut microbiota richness and composition, enterotypes and bacterial growth rates. Gut 2016; 65: 57–62.

Wang, J. et al. Dysbiosis of maternal and neonatal microbiota associated with gestational diabetes mellitus. Gut 2018; 67(9): 1614–1625.

Wang X, et al. The diagnostic value of gastrin-17 detection in atrophic gastritis. A meta-analysis. Medicine 2016; 95(18): e3599.

Wang YK, et al. Diagnosis of *Helicobacter pylori* infection: current options and developments. World J Gastroenterol 2015; 21(40): 11221–11235.

Wehkamp J, et al. Chronisch entzündliche Darmerkrankungen. Dtsch Arztebl 2016; 113: 72–82.

Yukawa T, et al. Nested culture method improves detection of *Fusobacterium* from stool in patients with ulcerative colitis. Jpn J Infect Dis 2013; 66: 109–114.

Zeibig E. Clinical Parasitology. 2nd ed. Philadelphia: Saunders 2012.

Zhang Y, et al. Gastric parietal cell antibodies, Helicobacter pylori infection, and chronic atrophic gastritis: evidence from a large population-based study in Germany. Cancer Epidemiol Biomarkers Prev 2013; 22(5): 821–826.

KAPITEL

2 Nahrungsmittel-unverträglichkeiten

2.1 Glutensensitive Enteropathie (Zöliakie, Sprue)

2.1.1 Definition

Die **glutensensitive Enteropathie** (Syn. einheimische Sprue, Zöliakie) gehört in die Gruppe der immunvermittelten Systemerkrankungen, die sich primär im Bereich des Dünndarms manifestieren. Es handelt sich dabei um eine **chronisch-entzündliche Autoimmunerkrankung des Darms.** Die Exposition von glutenhaltiger Nahrung führt bei genetisch prädisponierten Personen zu inflammatorischen Reaktionen des intestinalen Immunsystems, die charakteristische Läsionen der Dünndarmmukosa (bis hin zu einer vollständigen Zottenatrophie) verursachen. Gemäß der **Marsh-Klassifikation** für die histologische Beurteilung eines Darmbiopsats ist für die Diagnose des Vorliegens einer Zöliakie zumindest eine Veränderung der Schleimhaut zum Typ II notwendig.

INFO

Gluten – der Oberbegriff für die alkohollöslichen Prolamin-Fraktionen der Getreideeiweiße aus Weizen (Dinkel, Grünkern u. a. Derivate), Gerste, Roggen, Hafer und auch Wildreis – ist ein Komplex aus Gliadin und Glutelin. Ernährungsphysiologisch ist Gluten kein hochwertiges Eiweiß und kann somit unbedenklich aus der Nahrung eliminiert werden. Das als Antigen wirkende Gliadin verbindet sich mit Antikörpern (Ak), die in der Darmmukosa einen Immunkomplex bilden, woraus eine Aggregation von Lymphozyten resultiert. Es entwickeln sich Entzündungsprozesse, die letztlich für die Mukosaschädigung mit Verlust der Villi und Proliferation der Kryptenzellen verantwortlich sind. Histologisch ist die Erkrankungen daher durch eine mit einer Zottenatrophie einhergehende Schädigung der Dünndarmschleimhaut gekennzeichnet, die zu einer mehr oder weniger ausgeprägten Beeinträchtigung der Nährstoffresorption mit entsprechenden Folgen führt (Magen-Darm-Symptome, sekundärer Laktasemangel).

Die **Zöliakie** ist eine hereditäre, kongenitale immunologische Erkrankung, bei der die Gliadinfraktionen des Glutens eine zytotoxische T-Lymphozyten-Reaktion auslösen, durch die eine fortschreitende, aber reversible Zottenatrophie mit der Folge einer Malabsorption eintritt. Sie stellt eine der häufigsten lebensmittelassoziierten Erkrankungen in der westlichen Welt dar. In den meisten Ländern Europas, Nord- und Südamerikas sowie in Australien sind 0,5–1 % der Bevölkerung von einer Zöliakie betroffen; in einzelnen Ländern (z. B. Finnland) liegt die Inzidenz auch höher. Epidemiologische Studien zeigen ab der zweiten Hälfte des 20. Jahrhunderts einen Trend zu einer steigenden Prävalenz. Die Manifestation einer Zöliakie ist grundsätzlich in jedem Lebensalter möglich; allerdings liegt die Inzidenzrate bei Kindern deutlich höher als bei Erwachsenen. Ebenso tritt die Erkrankung bei Frauen mehr als doppelt so häufig auf als bei Männern. Durchschnittlich vergehen ca. 10 Jahre, bis bei einem Patienten mit Zöliakie die korrekte Diagnose gestellt wird, und ein Fünftel der Patienten ist bei Diagnosestellung bereits über 50 Jahre alt!

Nur 40 % der Patienten weisen klassische Magen-Darm-Beschwerden auf, 60 % haben vorwiegend atypische Symptome.

Zöliakiebedingte Mikronährstoffdefizite: Ursachen für Folgeerkrankungen und Komplikationen

Die Schädigung der Dünndarmmukosa geht mit einer **gestörten Resorption und Aufnahme von Mikronährstoffen** einher. Daraus resultierende Mangelerscheinungen, die häufig bei Zöliakiepatienten beobachtet werden, betreffen Zink, Eisen, Vitamin A, Vitamin B_{12}, Folsäure, Kalzium, Vitamin D und Vitamin B_3. Die symptomatische Zöliakie manifestiert sich in diesen Fällen mit den typischen Anzeichen einer Malabsorption wie Gewichtsverlust, Anämie,

Eiweißmangelödeme und Fettstühlen (Steatorrhöen). Die Bandbreite der klinischen Symptome sowie der Schweregrad des Krankheitsbildes können dabei sehr stark variieren.

Bei Kleinkindern umfasst die volle Ausprägung des Krankheitsbildes ein aufgetriebenes Abdomen, Diarrhöen, Muskelhypotrophie, Anorexie, Wesensveränderungen (z. B. Weinerlichkeit), Eisenmangel und Wachstumsretardierung. In der Pädiatrie sollte daher bei allen Fällen mit unklaren Gedeihstörungen oder verzögerter Entwicklung an das mögliche Vorliegen einer Zöliakie gedacht werden. Nicht alle Patienten, die an einer Zöliakie leiden, klagen über klassische Abdominalbeschwerden wie chronischen Durchfall, Obstipation, Flatulenz oder Dyspepsie. Oftmals stehen Allgemeinsymptome wie Schlaflosigkeit, Müdigkeit oder Erschöpfung im Vordergrund des Beschwerdebildes. Nicht selten wird in diesem Zusammenhang der malabsorptionsbedingte Eisenmangel als Ursache angesehen. Typischerweise lassen sich dann erniedrigte Ferritinspiegel nicht befriedigend korrigieren, sodass in solchen Fällen stets auch eine Zöliakie ausgeschlossen werden sollte. Bedingt durch die klinische Heterogenität ist die Erstellung der Verdachtsdiagnose einer Zöliakie in vielen Fällen erschwert. Sie bedarf daher der Unterstützung und Bestätigung durch Anwendung geeigneter Labordiagnostik.

Die zöliakiebedingte defizitäre Mikronährstoffversorgung kann weitere Folgeerkrankungen und Komplikationen nach sich ziehen, in deren Verlauf auch extraintestinale Symptome auftreten können. Die daraus resultierenden **Komorbiditäten** reichen von Eisenmangelanämie über Fertilitätsstörungen bis hin zu Osteoporose (➤ Tab. 2.1).

INFO

Die Prävalenz der Zöliakie ist bei Frauen mit **Fertilitätsstörungen** signifikant höher als in der Allgemeinbevölkerung. Einer umfassenden Metaanalyse zufolge haben schwangere Frauen mit Zöliakie ein signifikant erhöhtes Risiko hinsichtlich **Schwangerschaftskomplikationen** wie Frühgeburt, intrauterine Wachstumsretardierung, Totgeburt und geringes Geburtsgewicht. Die Ursachen für diese Assoziationen sind vielfältig. Eine zöliakiebedingte Malabsorption kann eine defizitäre Versorgung mit essenziellen Spurenelementen wie Zink, Eisen, Folsäure sowie Vitamin B_{12} zur Folge haben, die nachweislich zu Fertilitätsstörungen und Komplikationen in der Schwangerschaft führen kann. Des Weiteren korreliert auch das Krankheitsbild der **Endometriose** als eine der häufigsten Ursachen für Infertilität mit dem Vorliegen einer Zöliakie.

Da eine glutenfreie Diät bei Frauen mit einer Zöliakie protektiv im Sinne der Vorbeugung von Schwangerschaftskomplikationen wirkt, erscheint es angeraten, dass Frauen mit Zöliakie vor der Empfängnis und während der Schwangerschaft eine strikte Glutenkarenz einhalten.

Zöliakie und Autoimmunerkrankungen

Auffällig ist, dass viele Patienten mit einer Zöliakie von weiteren Autoimmunerkrankungen betroffen sind (➤ Tab. 2.1). Eine der häufigsten Begleiterkrankungen ist der Diabetes mellitus Typ 1, an dem immerhin 5–10 % aller Personen mit Zöliakie erkranken. Im Umkehrschluss ist damit zu rechnen, dass bei vielen Typ-1-Diabetikern eine nicht diagnostizierte Zöliakie vorliegt. Darüber hinaus zeigt auch die **Hashimoto-Thyreoiditis** ein wechselseitig gehäuftes Auftreten mit einer Zöliakie.

Tab. 2.1 Extraintestinale Symptome und Komorbiditäten einer Zöliakie

Organ	Komorbidität
Stoffwechsel	Anämie Hämatome Gedeihstörung Ödeme Fatigue-Syndrom
Nervensystem	Periphere Neuropathie Migräne Depression Epilepsie
Haut	Dermatitis herpetiformis* Psoriasis Kollagenosen (Sjögren-Syndrom*)
Schilddrüse	Hashimoto-Thyreoiditis*
Leber	Autoimmunhepatitis*
Bauchspeicheldrüse	Diabetes mellitus Typ 1*
Gelenke, Knochen	Osteoporose Zahnschmelzdefekte
Muskel	Muskelschwäche
Sexualfunktion (Frau)	Infertilität Früh- oder Fehlgeburt Endometriose

* Autoimmunerkrankung

Weiterhin ist die Assoziation zwischen einer Zöliakie und der **Dermatitis herpetiformis,** einer kutanen Manifestation einer Enteropathie, gut charakterisiert. Sie zeichnet sich durch eine gemeinsame pathogenetische Prädisposition (Expression von HLA-DQ2 bzw. HLA-DQ8) sowie die Bildung von Autoantikörpern gegen Gewebetransglutaminasen aus.

Erhöhtes Malignomrisiko bei Zöliakie

Eine über Jahre unentdeckte und somit unbehandelte Zöliakie erhöht das Risiko für lymphoproliferative Erkrankungen. Patienten mit Zöliakie weisen initial nach Diagnose ein deutlich erhöhtes Malignomrisiko für diverse Karzinome, z. B. das **enteropathieassoziierte T-Zell-Lymphom,** auf.

Mit der Einhaltung einer strikten glutenfreien Diät und der damit verbundenen Verbesserung der Schleimhautmorphologie scheint allerdings auch das Lymphomrisiko nach Diagnosestellung über die Zeit abzunehmen.

2.1.2 Pathomechanismen der Zöliakie

Die Autoimmunreaktion, welche die Grundlage für die entzündlichen Prozesse der Zöliakie darstellt, wird durch die Aufnahme glutenhaltiger Nahrung ausgelöst. Das im Gluten enthaltene Gliadin wird durch gastrointestinale Enzyme nur unzureichend in 10–40 Aminosäuren lange Peptide abgebaut. Während bei Gesunden diese Gliadinfragmente toleriert und vom Körper verwertet oder ausgeschieden werden, induzieren sie bei Zöliakiepatienten eine pathophysiologische Kettenreaktion. Dabei werden zunächst in verstärktem Maße **Gliadinpeptide** aus dem Dünndarmlumen durch die Epithelschicht der Darmmukosa in das subepitheliale Darmgewebe transportiert. Dies kann entweder aktiv direkt durch die Epithelzellen (transzellulärer Transport) oder passiv durch die Zwischenräume zwischen den Zellen der Schleimhaut (parazellulärer Transport) geschehen.

Die besondere Bedeutung der Tight Junctions

Das Ausmaß der parazellulären Passage wird durch **Tight Junctions** kontrolliert. Tight Junctions sind Komplexe aus spezialisierten Transmembranproteinen, die eine enge Zellverbindung zwischen benachbarten Epithelzellen bilden. Ihre Funktion gewährleistet die Aufrechterhaltung einer zusammenhängenden Diffusionsbarriere durch den Epithelzellverband. Gliadin stört die intestinale Homöostase, da es die Freisetzung von **Zonulin** induziert, einem Protein, das die Öffnung der Tight Junctions bewirkt. Als Folge der resultierenden Permeabilitätserhöhung der Darmwand gelangen auch verstärkt Gliadinpeptide in die Lamina propria. Die Konzentrierung von Gliadin in der Lamina propria stimuliert die **Enterozyten in der Mukosa,** die in der Folge das Zytokin Interleukin-(IL-)15 sezernieren. Der Botenstoff wiederum aktiviert **intraepitheliale Lymphozyten (IEL),** die ihrerseits die Enterozyten attackieren. Die resultierenden Schädigungen führen zu einer Freisetzung des physiologischerweise intrazellulär lokalisierten Enzyms **Gewebetransglutaminase (tTG, TG2)** aus den Darmzellen.

INFO

Das Protein **Zonulin** bindet an spezifische Rezeptoren der Darmepithelzellen und aktiviert somit eine Kaskade molekularer Ereignisse, welche die Öffnung der Tight Junctions induzieren. Die dadurch resultierende Lockerung der Zellverbindungen erhöht die Permeabilität der Darmschleimhaut und erleichtert den Übertritt von Makromolekülen vom gastrointestinalen Lumen ins Blut (Leaky-Gut-Syndrom). Die Zonulin-Bestimmung stellt in der Labordiagnostik ein sensitives und spezifisches Testverfahren zur Beurteilung der Funktion der intestinalen Mukosabarriere dar und kann als möglicher Biomarker für das Risiko einer vorliegenden Zöliakie herangezogen werden.

Deamidierte Gliadinpeptide: Auslöser der zöliakiespezifischen Immunkaskade

Ein Großteil der freien Gliadinpeptide wird in der Folge von der tTG enzymatisch deamidiert. Die derart modifizierten Peptide besitzen eine hohe Bindungsaffinität zu spezifischen MHC-Molekülen (HLA-DQ2,

-DQ8) auf der Oberfläche antigenpräsentierender Immunzellen in der Darmwand (dendritische Zellen, Makrophagen etc.). Die Präsentation der **deamidierten Gliadinfragmente** über HLADQ2 oder HLA-DQ8 führt zur Aktivierung spezifischer $CD4^+$ T-Helfer-Lymphozyten, die sich mehrfach teilen (klonale Expansion) und zu **TH1-Effektor-Zellen** differenzieren. Diese T-Zellen koordinieren die nachfolgende Immunantwort, indem sie Entzündungsmediatoren und Chemokine sezernieren, die weitere Immunzellen anlocken und stimulieren. Unter den infiltrierenden Zellen befinden sich sowohl **$CD8^+$ zytotoxische T-Zellen,** welche die Darmepithelzellen attackieren, als auch **B-Lymphozyten,** welche die Gliadinfragmente und die tTG als Antigene erkennen. Die aktivierten B-Zellen vermehren sich durch Zellteilung (Proliferation) und entwickeln sich zu Plasmazellen, die große Mengen an **Antikörpern mit Spezifität für Gliadin oder tTG** freisetzen. Die im intestinalen Mikromilieu präsenten T-Zellen steuern die Antikörperdifferenzierung in Richtung der Immunglobulinklassen A (IgA) und G (IgG).

Der Angriff durch zytotoxische T-Zellen und intraepitheliale Lymphozyten induziert in den Enterozyten die Apoptose – den programmierten Zelltod – und führt zur **Atrophie der Mukosa.** Der Prozess der Zottenatrophie wird zudem durch die Freisetzung von gewebeumbauenden Enzymen durch Fibroblasten und Immunzellen unterstützt, die durch die chronische Entzündung ausgelöst wird

2.1.3 Ursachen

Bei der Zöliakie spielen neben dem Immunsystem und Umweltfaktoren erbliche Faktoren eine wichtige Rolle (95 % der Patienten haben die Gene HLA-DQ2 und HLA-DQ8; bis zu 5 % weisen das Gen HLA-DR4 auf).

2.1.4 Symptomatik

80–90 % der Patienten mit Zöliakie haben untypische bis keine Symptome und leben in Unkenntnis ihrer Erkrankung. Auch bei einer glutensensitiven Enteropathie dominieren weniger abdominale als vielmehr unspezifische Symptome das Beschwerdebild.

Nur 30–40 % der Patienten zeigen einen abdominal symptomatischen Verlauf (s. u.). Wechselnd häufig klagen Patienten über Zungenbrennen und allgemeine Abgeschlagenheit. Die häufig atypische Präsentation der Glutenunverträglichkeit erstreckt sich von unklarer Müdigkeit mit Anämie bis hin zu den Folgen von Autoimmunerkrankungen

Verdächtige Beschwerden:

- Gastrointestinale Beschwerden (aufgetriebenes Abdomen, Völlegefühl, Appetitlosigkeit, irritables Darmsyndrom, Abdominalschmerzen, Diarrhö, Obstipation, Meteorismus)
- Unspezifische Allgemeinsymptome (Müdigkeit, Anämie, Erschöpfung)
- Neurologisch-psychiatrische Symptome (Taubheitsgefühl, Missempfindungen, Sehstörungen, Depression)
- Beschwerden des Bewegungsapparats (Knochen- oder Gelenkschmerzen, Muskelkrämpfe)
- Gestörte Sexualfunktion (Menstruationsstörungen, Unfruchtbarkeit, Impotenz)
- Mundschleimhautentzündungen, Zungenbrennen
- Sekundäre Intoleranzen
- Assoziierte Erkrankungen (z. B. sIgA-Mangel, Autoimmunthyreoiditis, Typ-1-Diabetes, Dermatitis herpetiformis Duhring, rheumatoide Arthritis, Down-Syndrom)

GUT ZU WISSEN

Die Zöliakie tritt sehr häufig in Verbindung mit einem Diabetes mellitus und autonomen Schilddrüsenerkrankungen auf, sodass ergänzende Untersuchungen (Bestimmung von TSH, Schilddrüsen-Ak, Blutzucker sowie HbA_{1c}) veranlasst werden sollten. Andererseits sollte bei Patienten mit Diabetes mellitus bzw. Morbus Basedow oder Hashimoto-Thyreoiditis auf Zeichen einer Glutenenteropathie geachtet bzw. eine solche ausgeschlossen werden. Ebenso ist bei Patienten mit Osteoporose an eine noch nicht diagnostizierte Zöliakie als Ursache für den Verlust der Knochendichte zu denken (Kalziumdefizite durch Malabsorption).

2.1.5 Diagnostik

Für die Diagnose einer Zöliakie gibt es keinen einzelnen beweisenden Test. Das analytische Spektrum für den Nachweis einer Zöliakie umfasst sowohl labordiagnostische (Serologie, Molekulargenetik) als auch klinische (Histologie) Untersuchungen (➤ Abb. 2.1).

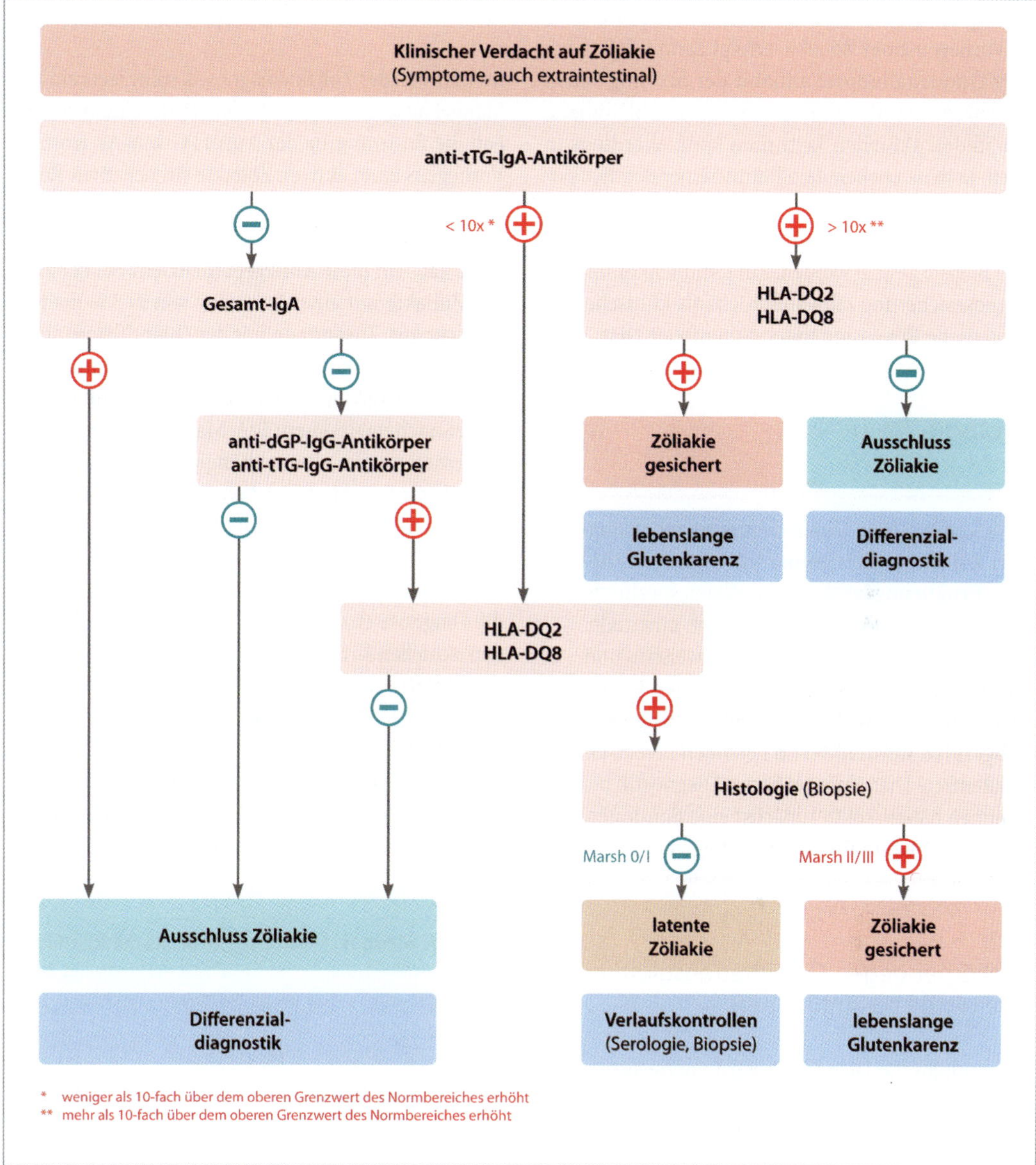

Abb. 2.1 Diagnostischer Algorithmus bei klinischem Verdacht auf Zöliakie gemäß Sk2-Leitlinie (Felber et al. 2014) und den aktuellen ESPGHAN-Kriterien (Husby et al. 2020) [V573]

Die Diagnose stützt sich dabei im Wesentlichen auf folgende Befunde:

- Klinische Untersuchung und Anamnese (auch Familienanamnese)
- Serologischer Nachweis zöliakiespezifischer Antikörper
- Molekulargenetischer Nachweis von Risiko-HLA-Allelen (HLA-DQ2/-DQ8)
- Histologischer Nachweis einer spezifischen Enteropathie (Dünndarmbiopsie)

Wird aufgrund der Anamnese die Verdachtsdiagnose einer Zöliakie ausgesprochen, so werden zunächst mithilfe der Serologie und/oder der molekulargenetischen HLA-Typisierung diejenigen Patienten bestimmt, die sinnvollerweise einer Darmspiegelung (Koloskopie) zugeführt werden sollten, um eine mögliche Darmzottenatrophie zu überprüfen. Die endgültige Evidenz für das Vorliegen einer Zöliakie erfolgt dann i. d. R. nach einer Duodenalbiopsie anhand der histologischen Beurteilung der Morphologie der Darmschleimhaut. Gemäß den aktuellen Leitlinien kann allerdings in Fällen, in denen neben dem Befund einer deutlich positiven Serologie der Nachweis eines der Risiko-HLA-Allele geführt werden kann, die Zöliakiediagnose auch ohne Biopsie gestellt werden. Zur leitlinienkonformen Diagnosesicherung zählt außerdem die klinische und serologische Remission unter glutenfreier Diät.

Serologie

Cave

Die serologischen Untersuchungen zur Diagnose der Zöliakie sollten **immer unter glutenhaltiger Ernährung** erfolgen, da zöliakiespezifische Antikörper unter Glutenkarenz ggf. innerhalb weniger Wochen nicht mehr nachweisbar sind. **Von einer versuchsweise glutenfreien Kost vor einer Diagnostik muss daher dringend abgeraten werden!** Wenn Personen bereits eine glutenfreie Diät ohne vorherige Diagnostik begonnen haben, sollte zunächst eine mindestens 4-wöchige **Glutenbelastung** erfolgen.

Antikörper gegen Gewebetransglutaminase (Anti-tTG-Antikörper)

Die serologische Diagnostik wird vorzugsweise mit immunologischen Methoden durchgeführt, die die gegen das Autoantigen Gewebetransglutaminase gerichteten Antikörper der IgA-Subklasse (**Anti-tTG-IgA-Antikörper**) quantifizieren, da deren Anwesenheit höchste Spezifität und Sensitivität für die Zöliakiediagnose bietet. Bei den in der Routine eingesetzten Testverfahren handelt es sich i. d. R. um enzymgekoppelte Immunadsorptionstests (ELISA). Bei Zöliakiepatienten können Anti-tTG-IgA-Ak im Serum um mehr als das 10-Fache des oberen Normwerts erhöht sein, während bei anderen getreideassoziierten Erkrankungen, wie z. B. die Nicht-Zöliakie-Weizensensitivität (NZWS; ➤ Kap. 2.2), keine Erhöhung der spezifischen Antikörpertiter zu beobachten ist.

IgA-Mangel bei Zöliakiepatienten

Im Rahmen der Zöliakiediagnostik sollte stets ein IgA-Mangel ausgeschlossen werden, da in einem solchen Fall die Bestimmung der Anti-tTG-IgA-Ak trotz des Vorliegens einer aktiven Zöliakie ein negatives Resultat zur Folge hätte. Während der selektive IgA-Mangel in der Gesamtbevölkerung eine Häufigkeit von ca. 0,2 % hat, tritt diese Antikörperdefizienz bei Personen mit Zöliakie mit einer Frequenz von 2–3 % deutlich häufiger auf. Zusammen mit der Quantifizierung der Anti-tTG-IgA-Ak sollte daher vorsorglich immer auch der **Gesamt-IgA-Spiegel im Serum** überprüft werden.

Bei nachgewiesenem IgA-Mangel im Sinne eines gemessen an den altersabhängigen Referenzwerten erniedrigten Gesamt-IgA-Spiegels empfiehlt sich die Untersuchung auf **zöliakiespezifische IgG-Antikörper,** für die unter den gegebenen Bedingungen ebenfalls ein akzeptabler positiv prädiktiver Wert für die Diagnose einer Zöliakie ermittelt wurde. Gemäß den aktuellen Kriterien der Europäischen Gesellschaft für pädiatrische Gastroenterologie, Hepatologie und Ernährung (ESPGHAN) sollte dabei neben dem Nachweis von Anti-tTG-IgG-Ak insbesondere der Nachweis von IgG-Ak gegen deamidierte Gliadinpeptide (Anti-dGP-IgG-Ak) zur Diagnosesicherung bei Patienten mit IgA-Mangel berücksichtigt werden.

INFO

Der **IgA-Mangel** ist das häufigste Immundefektsyndrom in Deutschland und in der Gesamtbevölkerung mit einer Prävalenz von 1 : 400 bis 1 : 800 nachzuweisen.

Antikörper gegen deamidiertes Gliadin (Anti-dGP-Antikörper)

Während sich Antikörper gegen natives Gliadin nur unzureichend für die Diagnostik der Zöliakie eignen, da sie häufig auch bei Gesunden oder bei Patienten mit anderen Getreideunverträglichkeiten in erhöhten Konzentrationen auftreten, lassen sich Zöliakiepatienten anhand des Nachweises spezifischer IgG- oder IgA-Ak gegen modifizierte Gliadinfragmente mit ausreichender Sensitivität und Spezifität identifizieren. Mit einem innovativen hochspezifischen ELISA-Test können sowohl Anti-dGP-IgG-Ak als auch anti-dGP-IgA-Ak quantifiziert werden. Auf der Grundlage der

Identifikation relevanter Gliadinpeptidsequenzen werden in diesem Testsystem gliadinanaloge Fusionspeptide, bestehend aus drei sich wiederholenden Sequenzen (**GAF-3X**), als Antigen verwendet. Antikörper gegen diese Peptide weisen eine hohe Spezifität für Zöliakie auf und lassen sich nur vereinzelt in gesunden Personen feststellen. Der Nachweis von Anti-dGP-IgG-Ak mit dem (GAF-3X-)ELISA besitzt eine vergleichbare Spezifität wie die Detektion von Anti-tTG-IgA-Ak und liefert bessere Leistungsdaten hinsichtlich Sensitivität und Spezifität als der Nachweis von Anti-tTG-IgG-Ak. Zur optimalen Diagnostik der Zöliakie sollten daher parallel Antikörper gegen tTG und gegen dGP untersucht werden.

Cave

Die Bestimmung von Gliadin-/Transglutaminase-Ak im Stuhl ist für die Diagnostik der Zöliakie ungeeignet, da diese Tests für den Nachweis der Erkrankung nicht ausreichend sensitiv sind.

Verlaufskontrolle und Risikodiagnostik

Neben der Überprüfung der aufgrund der Anamnese/Symptomatik ausgesprochenen Verdachtsdiagnose Zöliakie sollte die Bestimmung von Anti-tTG- und Anti-dGP-Ak bei bestätigten Zöliakiepatienten auch zur Verlaufskontrolle der Krankheitsaktivität und zur Überwachung einer glutenfreien Diät oder eines Glutenbelastungstests eingesetzt werden. Darüber hinaus sollten auch Risikopersonen ohne typische Beschwerden eine serologische Untersuchung in Betracht ziehen. Ein erhöhtes Risiko für eine Zöliakie haben insbesondere:

- Verwandte 1. Grades (Eltern, Kinder, Geschwister) eines von Zöliakie Betroffenen,
- Personen mit Diabetes mellitus Typ 1
- Personen mit Autoimmunthyreoiditis
- Personen mit Trisomie 21 (Down-Syndrom)

Gemäß der aktuellen S2k-Leitlinie sollten Risikopersonen mit deutlich erhöhten Antikörpertitern (mehr als das 3-Fache des oberen Grenzwerts) auch bei Beschwerdefreiheit einer histologischen Diagnostik zugeführt werden, um eine stumme Zöliakie nicht zu übersehen. Bei Risikopersonen, insbesondere bei Kindern und Jugendlichen mit nur mäßig erhöhten Antikörpertitern und Symptomfreiheit, sollte nach jeweils 3–6 Monaten eine serologische Kontrolluntersuchung erfolgen, von deren Verlauf die Indikation einer Biopsie abhängig gemacht wird.

Gendiagnostik der Zöliakie (HLA-Typisierung)

Eine weitere wichtige Säule der Zöliakiediagnostik stellt die molekulargenetische Charakterisierung des HLA-Typus eines Individuums dar. Die **Expression von HLA-DQ2 oder -DQ8** befähigt antigenpräsentierende Zellen zu einer besonders effektiven Stimulation pathogener gliadinspezifischer T-Zellen, da deamidierte Gliadinpeptide eine sehr hohe Affinität zu diesen MHC-Molekülen besitzen. Der weit überwiegende Teil der Zöliakiepatienten ist aus diesem Grund Träger eines der beiden genannten HLA-Merkmale. Da im Umkehrschluss das Auftreten einer Zöliakie bei Patienten, die weder HLA-DQ2 noch -DQ8 exprimieren, nahezu unmöglich ist, kann der Nachweis dieser Prädispositionsallele dem zuverlässigen Ausschluss einer Zöliakie dienen. Zudem können mithilfe dieser Analyse Risikopersonen identifiziert werden. So empfiehlt es sich für Verwandte 1. Grades von Zöliakiepatienten, sich in Bezug auf den HLA-DQ2/-DQ8-Genotyp untersuchen zu lassen: Bei Positivität sollten alle 2–3 Jahre die zöliakiespezifischen Antikörper bestimmt werden.

Als Faustformel gilt demnach für die HLA-Typisierung: Bei einem positiven HLA-DQ2/-DQ8-Befund ist eine Zöliakie möglich, bei einem negativen Resultat kann eine Zöliakie weitestgehend ausgeschlossen werden.

INFO

HLA-Typisierung

Unter HLA-Typisierung (HLA = humanes Leukozytenantigen) versteht man diagnostische Verfahren, mit denen sich die verschiedenen Klassen des Haupthistokompatibilitätskomplexes („major histocompatibility complex", MHC) bestimmen lassen. Während man MHC-Klasse-I-Moleküle (z. B. HLA-A, -B, -C) auf allen kernhaltigen Zellen findet, werden MHC-Klasse-II-Moleküle (z. B. HLA-DR, -DQ, -DP) fast ausschließlich von antigenpräsentierenden Zellen

2

(z. B. dendritische Zellen, Makrophagen, B-Lymphozyten) exprimiert. Die Interaktion des MHC-Molekül-/Peptid-Komplexes mit dem T-Zell-Rezeptor auf der Oberfläche der T-Lymphozyten löst eine antigenspezifische Aktivierung und Reaktion der T-Zellen aus. Die molekularbiologische Bestimmung des HLA-Typus basiert auf der direkten Sequenzierung der zugrunde liegenden HLA-Gene mittels Polymerasekettenreaktion (PCR).
Die HLA-Typisierung dient u. a. der Bestimmung der Histokompatibilität von Spendergewebe, die für den Erfolg allogener Transplantationen relevant ist. Darüber hinaus spielt sie eine Rolle in der Diagnostik verschiedener Erkrankungen, die mit bestimmten Allelen des HLA-Systems assoziiert sind (z. B. HLA-DQ2/-DQ8 bei Zöliakie).

Histologie (Dünndarmbiopsie)

Zur Sicherung der Diagnose einer Zöliakie sollte im Anschluss an die positiven Testergebnisse aus der serologischen Untersuchung und der HLA-Typisierung eine Dünndarmbiopsie erfolgen. Dazu werden im Rahmen einer oberen gastrointestinalen Endoskopie mindestens fünf bis sechs Proben aus verschiedenen Regionen des absteigenden Duodenums entnommen. Bei der histologischen Untersuchung wird auf spezifische Merkmale der Darmschleimhaut geachtet. Eine manifeste Zöliakie zeigt zumindest eine Veränderung der Mukosa entsprechend einer Marsh-II-Läsion (Kryptenhyperplasie, erhöhte Anzahl von IEL). Bei der Mehrzahl der unbehandelten Zöliakiepatienten finden sich allerdings charakteristische Marsh-III-Läsionen mit den Stadien IIIa–c (zusätzlich partielle bis totale Zottenatrophie). Die alleinige Vermehrung von IEL (Marsh-I-Läsion) kann auf eine beginnende Zöliakie hindeuten, ist aber nicht spezifisch für die Diagnose der Erkrankung, da diese Form der Schleimhautveränderung bei etwa 5 % der Bevölkerung festgestellt werden kann und mit einer Vielzahl von Ursachen assoziiert ist.

Gemäß den aktuellen Leitlinien kann bei Patienten mit den Symptomen einer klassischen Zöliakie auf eine Biopsie verzichtet und die Diagnose Zöliakie ohne eine histologische Sicherung gestellt werden, wenn die Anti-tTG-IgA-Ak-Titer im Serum um mehr als 10-Fache des oberen Normwertes erhöht ist und eines der HLA-Risikoallele HLA-DQ2 oder HLA-DQ8 nachgewiesen wurde. Bei Kindern sollte die Entscheidung zum Verzicht auf eine Biopsie durch einen Kindergastroenterologen in Absprache mit den Sorgeberechtigten getroffen werden.

Cave

Grundsätzlich ist darauf zu achten, dass die histologische Untersuchung bei Vorliegen einer entsprechenden Symptomatik zeitnah zur Zöliakieserologie erfolgt und dass wie vor der serologischen Untersuchung **keine glutenfreie Ernährung bereits vor Entnahme der Biopsien** begonnen wird. Bei Patienten in Remission unter glutenfreier Ernährung sollte eine Reexposition mit mehr als 3 g Gluten pro Tag in 14–28 Tagen zur Entwicklung zöliakietypischer histologischer Veränderungen führen.

2.1.6 Medikation/Therapie

Ernährungsempfehlungen: Vorlage für Patienten

Von Zöliakie Betroffene müssen lebenslang eine strikt glutenfreie Diät einhalten (➤ Tab. 2.2).

GUT ZU WISSEN

Gluten kann u. a. **in folgenden Lebensmitteln** enthalten sein:
- Senf, Ketchup
- Salatdressing
- Schokolade
- Eiscreme
- Wurst und Wurstwaren
- Soßen, Suppen
- Puddingpulver
- Verarbeitete Kartoffelprodukte (Kroketten, Chips)

Tab. 2.2 Übersicht glutenhaltiger und glutenfreier Getreidesorten

Glutenfrei	Glutenhaltig
Reis, Wildreis, Mais, Hirse, Quinoa, Buchweizen, Amaranth, Kastanie	Weizen, Roggen, Gerste, Grünkern, Dinkel, Emmer, Kamut, Einkorn, Hafer (Glutengehalt umstritten, aber produktionsstättenbedingt häufig mit Gluten kontaminiert)

Auch alle daraus hergestellten Lebensmittel eignen sich nicht für eine glutenfreie Ernährung. Garantiert glutenfreie Nahrungsmittel sind mit einer durchkreuzten Ähre auf der Verpackung kenntlich gemacht. Auch in der Zutatenliste müssen glutenhaltige Getreide vom Lebensmittelhersteller angegeben werden.

Zudem kann Gluten in vielen Lebensmitteln enthalten sein, bei denen man dies zunächst nicht vermutet. Das Klebereiweiß hat viele lebensmitteltechnologische Eigenschaften und wird deshalb u. a. als Bindemittel, Emulgator, Trägerstoff für Aromen und Geliermittel eingesetzt. Auch in vielen Fertigprodukten sind glutenhaltige Zutaten wie Mehl oder Kleie enthalten. Deshalb sollte immer auf das Zutatenverzeichnis geachtet werden.

Bei der Umstellung auf glutenfreie Ernährung sind im Hinblick auf die Nährstoffversorgung keine Mangelerscheinungen zu befürchten. Glutenhaltige Getreide lassen sich gut durch die in ➤ Tab. 2.2 aufgeführten Alternativen ersetzen. Allerdings sind bei der Verarbeitung glutenfreier Mehle aufgrund der fehlenden Klebereiweiße Besonderheiten und veränderte Backeigenschaften zu beachten.

Medikation

Die Zusammenstellung der nachstehend aufgeführten Präparate zur naturheilkundlichen Behandlung einer glutensensitiven Enteropathie ist als Anregung zu verstehen und stellt kein aufeinander abgestimmtes Therapiekonzept dar. Bei der individuellen Auswahl der Präparate für den Patienten sind ggf. vorhandene Kontraindikationen zu berücksichtigen (s. Beipackzettel des jeweiligen Herstellers).

Indikationen, Zusammensetzung, Dosierungs- und Anwendungsempfehlungen: ➤ Anhang (Tab. A–Z).

THERAPIEEMPFEHLUNGEN

- Colibiogen® oral/Kinder (Laves) *oder*
- Synerga® (Laves)
- MucosaPlex® (NICApur)
- Mucosa Formula® (nur über Biogena beziehbar)
- Omega 3 vegan DHA & EPA 450 (nur über Biogena beziehbar)
- Omega 3 forte 700 (nur über Biogena beziehbar)
- MyBIOTIK®PUR (nutrimmun)
- MUCOZINK® (nutrimmun)
- Darmsanierung nach Dr. Herget
  - Ozovit® MP (Pascoe)
  - Markofruct® (Pascoe), Instant-Teegetränk mit Oligofruktose und Kamille plus+
  - Quassia Similiaplex® (Pascoe)
  - Dasym-Pascoe® (Pascoe) oder Pascoflorin® (Pascoe)

Komplementäre Mikronährstofftherapie

Darmschleimhaut aufbauen **L-Glutamin** (Eigenschaften ➤ Kap. 1.2.5).

Immunabwehr steigern **Bovines Kolostrum** (Eigenschaften ➤ Kap. 1.4.5).

2.2 Nicht-Zöliakie-Weizensensitivität (NZWS)

2.2.1 Definition

Die Nicht-Zöliakie-Weizensensitivität (NZWS) beschreibt ein Beschwerdebild, das sich durch eine Unverträglichkeit gegenüber Bestandteilen von Weizen auszeichnet und sich in Form von unspezifischen intestinalen sowie extraintestinalen Symptomen äußert. Die Erkrankung wurde erstmals in den 1980er-Jahren beschrieben, geriet dann aber in Vergessenheit und fand lange Zeit keine Beachtung mehr. Seit einigen Jahren wird der NZWS aber wieder verstärkt Aufmerksamkeit entgegengebracht, da zunehmend Berichte über die positiven Effekte einer Glutenkarenz bei Patienten mit entsprechenden Beschwerden veröffentlicht wurden.

Eine NZWS liegt i. d. R. vor, wenn Symptome ähnlich einer Zöliakie oder einer Weizenallergie auftreten, diese aber **nachweislich nicht auf eine Autoimmunreaktion oder allergische Reaktion zurückgeführt** werden können.

Mit einer Prävalenz von 6–10 % leiden in den westlichen Ländern mehr Patienten an einer NZWS als an einer Zöliakie (Prävalenz ca. 1 %). Häufiger sind Frauen mittleren und jüngeren Alters sowie Patienten mit Reizdarmsyndrom (RDS) betroffen. Schätzungen gehen von weiteren 6–12 % der Bevölkerung aus, die Gluten meiden, ohne dafür eine ärztliche Indikationsstellung erhalten zu haben.

2.2.2 Ursachen

Als Verursacher für die NZWS kommen verschiedene vom Gluten zu unterscheidende Komponenten des Weizens wie α-Amylase-Trypsin-Inhibitoren (ATI), fermentierbare Oligo-, Di-, Monosaccharide und Polyole (FODMAPs) oder Weizenkeimagglutinine in Betracht. Aufgrund der Heterogenität der klinischen Beschwerden und der Vielfalt der möglichen Auslöser einer Weizenunverträglichkeit basiert die Diagnose einer NZWS zu Beginn auf einer Ausschlussdiagnostik: Bevor eine Abklärung der verschiedenen Formen einer NZWS erfolgen kann, muss zunächst das Vorliegen einer Zöliakie oder Weizenallergie sicher ausgeschlossen werden. Die Diagnose einer NZWS lässt sich dann durch eine jeweils kontrollierte Elimination und Reexposition von Gluten/Weizenprodukten absichern. Die labordiagnostischen Möglichkeiten, um eine NZWS direkt nachzuweisen, sind derzeit noch limitiert; spezifische Biomarker sind bislang nicht bekannt. Im Folgenden sollen einige Laboranalysen vorgestellt werden, die den Therapeuten bei der Diagnosestellung einer NZWS und der Ursachenforschung der Weizenunverträglichkeit unterstützen können.

Amylase-Trypsin-Inhibitoren

Als erste Auslöser für eine NZWS wurden die besonders in glutenhaltigen Getreidesorten (vor allem Weizen, Roggen und Gerste) enthaltenen α-Amylase-Trypsin-Inhibitoren (ATI) identifiziert. ATI machen 2–4 % des Gesamt-Weizenproteins aus. Sie gehören einer separaten Proteinklasse an, welche die Getreidepflanze bildet, um sich gegen Fressfeinde und Schädlinge zu schützen. Die Funktion der ATI besteht in der Hemmung von Enzymen wie Amylasen (spalten Stärke) und Trypsinen (spalten Proteine); sie sind dadurch auch weitestgehend resistent gegen die Wirkung von Verdauungsenzymen im Magen-Darm-Trakt.

INFO

In den letzten Jahrzehnten wurden zum Zwecke der Ertragssteigerung bei gleichzeitig hoher Schädlingsresistenz (Einsparung von Pflanzenschutzmitteln) vermehrt Getreidesorten gezüchtet, die größere Mengen an ATI produzieren (z. B. in Form des sog. **Hochleistungsweizens**). Dies hat zur Folge:

- Verminderung des Nährwerts (bezogen auf essenzielle Aminosäuren, Mineralien, Vitamine)
- Erhöhung der Menge an Resistenzproteinen (z. B. ATI) mit potenziell humanpathogener Wirkung

Allerdings gibt es auch alte Getreidesorten, die anbauspezifisch hohe Konzentrationen an ATI aufweisen, und andere, die praktisch frei von ATI sind. Es ist anzunehmen, dass die künstlich erzeugte Zunahme an ATI in vielen Getreidesorten und der gestiegene Konsum von Nahrungsmitteln, die dieses Getreide enthalten, maßgeblich zum Anstieg der Anzahl von Patienten mit NZWS in den letzten Jahren beiträgt.

Die Gruppe der ATI setzt sich aus mehreren strukturhomologen Proteinen zusammen, deren konservierte Sekundärstruktur ausschlaggebend für die Aktivierung des Immunsystems ist. Da die ATI-Moleküle hochresistent gegenüber der gastrointestinalen Proteolyse sind, bleibt ihr immunstimulierendes Potenzial während der Darmpassage weitgehend erhalten. ATI stimulieren in der Darmschleimhaut lokalisierte myeloide Immunzellen (z. B. dendritische Zellen, Makrophagen) durch Bindung an den Toll-Like-Rezeptor 4 (TLR-4) auf der Zelloberfläche und induzieren auf diese Weise die Produktion und Freisetzung proinflammatorischer Zytokine.

INFO

Unterschiedliche Getreide – unterschiedliche ATI

Die ATI der verschiedenen Getreidesorten unterscheiden sich in ihrer immunologischen Bioaktivität hinsichtlich des Ausmaßes der Stimulation. Die Aktivierung des Immunsystems verläuft bei der Mehrheit der gesunden Menschen moderat, sodass keine Symptome dadurch ausgelöst werden. Bei einer Hyperaktivierung der Immunzellen kann die resultierende Entzündung in der Schleimhaut zu einer Beeinträchtigung der mukosalen Barrierefunktion führen, die letztlich eine gesteigerte Darmpermeabilität im Sinne eines Leaky-Gut-Syndroms zur Folge hat. Die nachfolgende Zunahme der Translokation von Bakterien oder von bakteriellen Produkten (z. B. Endotoxin) aus dem Darmlumen in die Zirkulation (Endotoxinämie) hat weitreichende immunaktivierende und entzündungsfördernde Konsequenzen für den Gesamtorganismus.

FODMAPs

In der aktuellen S2k-Leitlinie zur Zöliakie wird als Auslöser für eine NZWS auch auf die sog. FODMAPs eingegangen. Die Bezeichnung **FODMAPs** stellt eine Abkürzung für **fermentierbare Oligosaccharide, Disaccharide, Monosaccharide und Polyole** (engl. „fermentable oligosaccharides, disaccharides, monosaccharides and polyols") dar. FODMAPs, die natürlicherweise in zahlreichen Nahrungsmitteln vorkommen, können bei Personen mit einer Zöliakiesymptomatik oder reizdarmähnlichen Beschwerden ebenfalls als Ursache für eine Unverträglichkeit in Betracht kommen. Im Gegensatz zur Situation bei der Zöliakie reagieren die betroffenen Patienten nicht auf Gluten, sondern auf andere Nahrungsmittelbestandteile wie Fruktane, die ebenfalls in glutenhaltigem Getreide enthalten sind.

Weizenkeimagglutinine

Eine NZWS kann auch durch Pflanzenlektine ausgelöst werden. Lektine wie das im Keimling von Getreidekörnern vorkommende **Weizenkeimagglutinin** (engl. „wheat germ agglutinin", WGA) sind in der Lage, spezifische Zuckerstrukturen wie N-Acetyl-Glucosamin und N-Acetyl-Neuraminsäure zu binden. Diese Zuckerreste sind weitverbreitet als Bestandteil der Zellwand von Bakterien und Pilzen. Polysaccharide, die aus N-Acetyl-Glucosamin-Einheiten aufgebaut sind, sind zudem als Grundsubstanz an der Bildung des Exoskeletts von Insekten (Chitinpanzer) beteiligt. Lektine wie WGA haben daher für Pflanzen eine bedeutende Funktion als Schutz vor Schädlingsbefall sowie der Abwehr von Insekten und Parasiten, die als Fraßfeinde fungieren. WGA ist bereits in niedrigen Konzentrationen biologisch und immunologisch wirksam und zeichnet sich ferner durch eine hohe Resistenz gegenüber Temperaturerhöhungen, Säuren, Koch- und Vergärungsprozessen sowie der Wirkung von Verdauungsenzymen aus.

Im menschlichen Körper kommt N-Acetyl-Glucosamin als Vorstufe der Hyaluronsäure fast ubiquitär vor. So ist diese Zuckerstruktur als Bestandteil des Knorpels und der Synovialflüssigkeit in Gelenken zu finden. Glykoproteine auf der Oberfläche von Epithelzellen der Haut und der Schleimhäute, den Endothelzellen der Blutgefäße sowie von Immunzellen und Erythrozyten beinhalten als Teil der Glykokalyx zudem N-Acetyl-Glucosamin- und N-Acetyl-Neuraminsäure-Reste.

2.2.3 Symptomatik

Das Krankheitsbild der NZWS ist nicht genau abgegrenzt. Betroffene Patienten klagen nach dem Verzehr von Nahrungsmitteln, die Gluten oder andere Weizenproteine enthalten, über Darmbeschwerden (z. B. Durchfall, Bauchschmerzen, Blähungen) oder leiden an einer extraintestinalen Symptomatik (z. B. Kopfschmerzen, Erschöpfung, Benommenheit, Gelenk- und Muskelschmerzen, Hautveränderungen, Anämie, Depression). Bei Kindern stehen eher die gastrointestinalen Beschwerden und Müdigkeit im Vordergrund. Je nach Ursache der NZWS kann sich diese durch unterschiedliche Symptome manifestieren.

Silent Inflammation als Folge der ATI-vermittelten NZWS

Bei regelmäßigem Verzehr von Hochleistungsgetreide und der daraus resultierenden erhöhten Aufnahme von ATI können chronische Entzündungsreaktionen ausgelöst werden, die häufig auch subklinisch im Sinne einer „silent inflammation" verlaufen. Sie manifestieren sich häufig lokal im Bereich der intestinalen Mukosa, können aber auch systemisch auftreten und extraintestinale Entzündungsprozesse im Organismus unterhalten und fördern. So wurde in verschiedenen präklinischen Studien im Tiermodell gezeigt, dass mit der Nahrung aufgenommene ATI den Schweregrad von Darmentzündungen, Allergien sowie metabolischen und neuroinflammatorischen Erkrankungen verstärken können.

Neben den organschädigenden Entzündungsprozessen entsteht durch die ATI-induzierte Produktion von reaktiven Sauerstoff- und Stickstoffradikalen eine weitere Problematik. Der daraus resultierende oxidative und/oder nitrosative Stress kann in eine mitochondriale Dysfunktion mit nachfolgender Störung des Energiestoffwechsels münden (➤ Kap. 15). Diese kann sich symptomatisch in Form von Erschöpfung, Leistungsabfall, Depressionen, Konzentrations- und Gedächtnisstörungen, Kopfschmerzen, Infektanfälligkeit und Kreislaufstörungen äußern.

Durch FODMAPS ausgelöste Symptome

FODMAPs sind schwer verdauliche, im Dünndarm **schlecht resorbierbare kurzkettige Kohlenhydrate,** die den Magen und Dünndarm größtenteils unverändert passieren und rasch in den Dickdarm gelangen. Dort werden sie von intestinalen Bakterien fermentiert und zu kurzkettigen Fettsäuren (Acetat, Propionat, Butyrat) verstoffwechselt. Die dabei entstehenden Gase wie Wasserstoff, Kohlendioxid und Methan führen zu Beschwerden (z. B. massive Flatulenzen). Der durch die Gasbildung (Meteorismus) entstehende Dehnungsreiz aktiviert Nozizeptoren („Schmerzsensoren") und verursacht somit Schmerzen. Bei manchen Personen kann der Meteorismus zu einem verzögerten Transport des Darminhalts führen, wodurch eine Obstipation begünstigt wird. Darüber hinaus bewirken FODMAPs einen vermehrten osmotischen Einstrom von Flüssigkeit in den Darm, was breiige Stühle und Diarrhöen verursachen kann. Durch die Dehnung der Darmwand wird die Darmschleimhautpermeabilität erhöht, und infolgedessen werden Entzündungen der Darmmukosa begünstigt. Des Weiteren bewirkt die Dehnung der Darmwand eine Mastzelldegranulation, was in einer Freisetzung von Entzündungsmediatoren (z. B. Histamin) und Mastzellproteasen resultiert. Diese reizen zusätzlich die Nozizeptoren und fördern die Schmerzwahrnehmung.

Symptome einer durch Weizenkeimagglutinine induzierten NZWS

Aufgrund seiner hohen Präsenz in Nahrungsmitteln wird neueren Studien zufolge WGA auch bei gastrointestinalen Störungen eine mögliche pathogenetische Rolle zugeschrieben, indem es das Darmepithel schädigt und somit die Permeabilität der Darmbarriere erhöht. Bei Vorliegen einer bereits verletzten Darmschleimhaut (z. B. Leaky-Gut-Syndrom) kann sich dieser Effekt verstärken. Die biologische Aktivität von WGA, das kontinuierlich in die Zirkulation gelangt, kann zur Schädigung von weiteren Zellen und zu einer Läsion betroffener Gewebe und Organe führen (z. B. Kardio-, Neurotoxizität). Zudem stimuliert WGA die Synthese und Freisetzung proinflammatorischer Zytokine durch Zellen des Immunsystems und fördert auf diese Weise chronische Entzündungsprozesse im Sinne einer Silent Inflammation.

Neben den primär organbezogenen Folgen der Aktivität der WGA sind möglicherweise auch essentielle Stoffwechselvorgänge von Störungen betroffen. So könnten WGA den Glukose-Stoffwechsel beeinträchtigen, indem die Insulinresistenz durch Hemmung des Sättigungshormons Leptin und Aktivierung von Insulinrezeptoren erhöht wird. Durch die Dysfunktion des Leptin-Rezeptors wird das vom Hypothalamus gesteuerte Sättigungsgefühl abgeschwächt und die Entstehung von Adipositas begünstigt.

Therapeutisch ist bei positivem Befund für eine WGA-abhängige NZWS der Verzicht auf Weizenprodukte sinnvoll. Auch wenn der Name darauf schließen lässt, weist nicht nur Weizen hohe Konzentrationen an Lektinen auf, sondern ebenso weitere Getreidesorten (auch Vollkorngetreide oder rohes gekeimtes Getreide) sowie Erdnüsse, Hülsenfrüchte und Nachtschattengewächse, deren Konsum ebenfalls eingeschränkt werden sollte. Die Einnahme von Glucosamin könnte als WGA-neutralisierende Nahrungsergänzung einen zusätzlichen therapeutischen Effekt erzielen. Glucosamin bindet WGA-Moleküle noch im Verdauungstrakt, sodass diese entsorgt werden, bevor sie in den Körper eindringen und Schaden anrichten können.

2.2.4 Diagnostik

ATI-induzierte NZWS

Da bisher noch kein Biomarker zur eindeutigen Klassifizierung einer ATI-induzierten NZWS zur Verfügung steht, kann das entsprechende Beschwerdebild nur unter Berücksichtigung der anamnestischen Daten und nach Ausschluss einer Zöliakie oder Weizenallergie einer NZWS zugeschrieben werden.

Allerdings wird in einer aktuellen klinischen Studie berichtet, dass die Diagnose einer NZWS durch die Bestimmung der beiden Serumproteine **FABP2** und **sCD14** konkretisiert werden kann. Die Autoren der Studie postulieren, dass die Analyse dieser beiden Parameter eine Unterscheidung von Patienten mit Zöliakie von solchen mit NZWS ermöglicht.

INFO

FABP2

Das 15 kDa große **Fettsäure-Bindeprotein 2** (engl. „fatty acid binding protein-2", FABP2), das synonym auch als intestinales FABP (I-FABP) bezeichnet wird, gehört zu einer Multigenfamilie von Transportproteinen. FABP2 wird ausschließlich in den Enterozyten des Dünndarms exprimiert und liegt dort präformiert im Zytosol vor. Es vermittelt die Aufnahme von langkettigen Fettsäuren (16–29 C-Atome) in die Zelle und deren Transport innerhalb der Zelle. Da FABP2 keine sekretorische Signalsequenz besitzt, kann es nur in den Blutkreislauf gelangen, wenn eine Schädigung der Enterozyten und damit des Darmepithels vorliegt. Die Bestimmung erhöhter Mengen an FABP2 im Serum dient somit als **Indikator für akute intestinale Epithelschäden** (z. B. Zottenatrophie) und kann als valider **Biomarker für eine Erhöhung der Darmpermeabilität** herangezogen werden.

Bei dem Molekül CD14 handelt es sich um ein Glykoprotein, das in der Zellmembran vor allem von Monozyten und Makrophagen verankert ist. Die Hauptaufgabe dieses Oberflächenproteins besteht darin, Endotoxine, welche aufgrund einer Schädigung des Darmepithels in die Zirkulation gelangen, aus dem Serum zu binden und zum eigentlichen Endotoxin-Rezeptor TLR-4 zu transportieren, damit von diesem ein Signal zur Aktivierung der Immunzelle ausgehen kann.

sCD14

Im Blut existiert eine weitere Variante des CD14-Moleküls, das als lösliches oder **solubles CD14 (sCD14)** bezeichnet wird. Es wird nach Aktivierung der Monozyten/Makrophagen von diesen als sekretorisches Produkt gebildet und in die Zirkulation abgegeben oder infolge einer Abspaltung des membranständigen CD14 freigesetzt.

Studien haben gezeigt, dass sCD14 im Verlauf einer aufgrund einer defekten mukosalen Darmbarriere erfolgten Endotoxinämie verstärkt durch aktivierte Monozyten/Makrophagen sezerniert wird, um die immunstimulierende und entzündungsfördernde Wirkung zirkulierender Endotoxine zu neutralisieren. Die Bestimmung des sCD14 im Serum kann demnach zur **Beurteilung des Status einer „silent inflammation"** herangezogen werden.

In der betreffenden Studie wurden Patienten mit dem typischen Beschwerdebild einer Zöliakie, jedoch ohne serologisch und histologisch auffälligen Befund und damit mögliche NZWS-Kandidaten sowie diagnostizierte Zöliakiepatienten mit charakteristischer Erhöhung der Anti-tTG-Ak-Titer hinsichtlich potenzieller Biomarker untersucht. Im Vergleich zu einer Kontrollgruppe mit gesunden Studienteilnehmern wurden sowohl bei Zöliakiepatienten als auch bei Patienten mit mutmaßlicher NZWS signifikant erhöhte FABP2-Konzentrationen im Serum gefunden, was in beiden Gruppen mit Weizenunverträglichkeit auf eine Störung der Darmpermeabilität hindeutet. Allerdings wies nur die Kohorte mit den vermuteten NZWS-Patienten im Vergleich zu den Kontrollpersonen und den Zöliakiepatienten deutlich erhöhte sCD14-Konzentrationen im Serum auf. Mithilfe des kombinierten Nachweises der beiden Serumproteine und unter Ausschluss einer Zöliakie-Erkrankung lassen sich somit NZWS-Patienten gut charakterisieren.

Nach einer strikten 6-monatigen Karenz von Weizen, Roggen und Gerste gaben die Studienteilnehmer mit NZWS eine deutliche Verbesserung ihrer Symptome an, die sich auch labordiagnostisch in einer signifikanten Reduktion des FABP2- und sCD14-Gehalts im Serum widerspiegelte. Daraus abgeleitet empfiehlt sich für Patienten mit ATI-bedingter NZWS nach Umstellung auf eine glutenfreie Diät die Durchführung einer **Verlaufskontrolle** für die Parameter sCD14 und FABP2 nach 14–28 Tagen. Es ist zu erwarten, dass eine deutliche Abnahme der Konzentrationen im Vergleich zu den Vorwerten die Folge ist. Da die individuelle Toleranzschwelle sehr variiert, kann nach 1–2 Jahren glutenfreier Ernährung die aktuelle Weizenverträglichkeit ermittelt werden, indem wieder getreidehaltige Lebensmittel verzehrt werden und der Konsum erst bei Wiederauftreten von Symptomen eingeschränkt oder ganz eingestellt wird. Auch im Fall der Wiedereinführung von Getreideprodukten in die Nahrung sollte nach ca. 8 Tagen eine Verlaufskontrolle mittels sCD14- und FABP2-Bestimmung stattfinden.

Cave

Eine oftmals übersehene Konsequenz glutenfreier Ernährung ist der Wegfall von Ballaststofflieferanten in der täglichen Ernährung. Untersuchungen haben gezeigt, dass sich unter glutenfreier Ernährung Veränderungen des intestinalen Mikrobioms einstellen. Nützliche Bakterien wie *Bifidobacterium* spp., *Lactobacillus* spp. und *Faecalibacterium prausnitzii* nehmen in der Keimzahl ab, während sich potenziell schädliche Bakterien aus der Gruppe der Enterobacteriaceae vermehren. Diese Dysbiose führt zu einer unzureichenden mikrobiellen Synthese von kurzkettigen Fettsäuren wie z. B. Butyrat im Darm, sodass daraus ein erhöhtes Risiko für intestinale Schleimhautentzündungen und nachfolgend ein Leaky-Gut-Syndrom resultiert.

Unter glutenfreier Ernährung ist daher auf eine ausreichende Zufuhr anderweitiger ballaststoffreicher Nahrungsmittel oder entsprechender Präparate zu achten. Die tägliche Aufnahme von mindestens 30 g Ballaststoffen fördert ein ausgewogenes intestinales Mikrobiom und eine gesunde Darmschleimhaut.

FODMAP-induzierte NZWS

H_2-Atemgastest

Eine exakte Diagnose einer FODMAP-Intoleranz ist schwierig, da sie nicht zu den klassischen immunologisch, enzymatisch oder durch Transportproteine verursachten Nahrungsmittelunverträglichkeiten zählt. Mit einem **H_2-Atemgastest** kann zwar ein erhöhter H_2-Gehalt in der Exspirationsluft ermittelt werden, jedoch muss zuvor eine anderweitige Kohlenhydratmalabsorption durch entsprechende H_2-Atemgastests mit Laktose, Fruktose und Sorbit ausgeschlossen werden. Ist ein solcher Ausschluss erfolgt, können nach dem Verzehr von FODMAP-reichen Lebensmitteln weitere H_2-Atemgastests durchgeführt werden. Ist hier der H_2-Anteil in der Ausatemluft erhöht, kann auf eine allgemeine FODMAP-Intoleranz geschlossen werden.

Analytik des intestinalen Mikrobioms

Klinische Studien haben gezeigt, dass Patienten mit reizdarmähnlichen oder gastrointestinalen Beschwerden von einer Reduzierung von FODMAPs in der Ernährung profitieren und eine Symptomverbesserung verspüren. Der positive Effekt einer FODMAP-armen Diät ist u. a. von der Zusammensetzung des intestinalen Mikrobioms abhängig. Patienten, die mit einer Verbesserung der Symptomatik auf eine FODMAP-arme Ernährung reagierten, wiesen molekulargenetischen Analysen der Darmbakterien zufolge erhöhte Keimzahlen der relevanten Bakterien *Faecalibacterium prausnitzii, Roseburia* spp., *Ruminococcus* spp., *Eubacterium* spp., *Butyrivibrio crossotus, Bacteroides* spp., *Alistipes* spp. oder *Dorea* spp. auf. Bei Patienten, die nicht auf die FODMAP-arme Diät ansprachen, ließen sich hingegen die genannten Bakterien nur in niedriger Keimzahl nachweisen.

Im Rahmen der molekularbiologischen Analyse des intestinalen Mikrobioms kann die bakterielle Diversität u. a. anhand des **FODMAP-Index** beurteilt werden. Der FODMAP-Index gibt unter Berücksichtigung der nachgewiesenen Bakterienspezies an, ob zur Verbesserung reizdarmähnlicher oder gastrointestinaler Beschwerden eine Ernährungsumstellung auf eine FODMAP-arme Diät empfohlen werden kann.

Ergibt sich aus einem H_2-Atemgastest oder der molekularbiologischen Analyse des intestinalen Mikrobioms (Zuordnung zum FODMAP-Typ 2 oder 3) der Hinweis einer FODMAP-Intoleranz, sollte eine FODMAP-arme Ernährung umgesetzt werden. Die ernährungstherapeutischen Maßnahmen beruhen im Wesentlichen auf zwei Phasen:

- In der **Restriktionsphase** (auch **Eliminationsphase**) werden FODMAP-reiche Nahrungsmittel aus der Ernährung eliminiert.
- In der sich anschließenden **Reexpositionsphase** wird die Verträglichkeit FODMAP-reicher Nahrungsmittel schrittweise individuell getestet.

Aufgrund der präbiotischen Wirkung und der Sicherstellung einer ausgewogenen Ernährung sollten FODMAP-reiche Nahrungsmittel nur so weit wie nötig eingeschränkt werden. Das Ziel besteht darin, eine akzeptable klinische Symptomatik mit möglichst geringer Einschränkung zu erreichen.

Durch Weizenkeimagglutinine induzierte NZWS

Nach Ausschluss des Vorliegens einer Zöliakie oder einer Weizenallergie kann die Verdachtsdiagnose einer WGA-bedingten NZWS labormedizinisch anhand der Analyse **WGA-spezifischer Antikörper (Anti-WGA-IgA und -IgG) im Serum** überprüft werden. Bei Patienten mit gastrointestinalen Symptomen weist der serologische Nachweis von Anti-WGA-Ak auf eine pathologische Beteiligung von WGA hin; das Beschwerdebild kann demnach als Ausdruck einer NZWS gewertet werden. Darüber hinaus ergänzt diese Analyse das diagnostische Spektrum für diejenigen Patienten, bei denen zwar keine zöliakiespezifischen Autoantikörper nachgewiesen wurden, aufgrund des unklaren

Beschwerdebildes aber dennoch der Verdacht auf eine Weizenunverträglichkeit besteht. Während die Bestimmung spezifischer IgG-Ak für eine länger andauernde immunologische Auseinandersetzung mit WGA spricht, deutet der Nachweis spezifischer IgA-Ak auf eine mögliche Relevanz bei immunologischen Prozessen an den Schleimhäuten hin. In solchen Fällen empfiehlt sich die weiterführende Diagnostik auf eine Störung der gastrointestinalen Barrierefunktion (Leaky-Gut-Syndrom).

2.2.5 Therapie

Ernährungsempfehlungen

Bei nachgewiesener Sensitivität sollten Nahrungsmittel, die die entsprechenden Bestandteile enthalten, weitgehend gemieden werden, wodurch die Symptome meist wieder abklingen. Eine strikt glutenfreie und damit i. d. R. auch weizenproteinfreie Diät schützt bei diesen Patienten vor dem Auftreten der Beschwerden.

GUT ZU WISSEN

Achtung! ATIs und FODMAPs sind nicht nur in Weizen, sondern auch in anderen unverarbeiteten Pflanzenarten nachweisbar.

ATI-haltige Pflanzenarten sind u. a. Gerste, Kamut® (Khorasan-Weizen), Dinkel, Emmer, Soja, Buchweizen, Hirse, Tef, Einkorn, Linsen, Quinoa und Hafer.

Zu den **FODMAPs** zählen Zucker wie Oligosaccharide (z. B. Fruktooligosaccharide, Fruktane oder Galaktane), Disaccharide (z. B. Laktose) oder Monosaccharide (z. B. Fruktose) sowie die Gruppe der Zuckeralkohole (Polyole) wie Sorbitol, Xylitol und Mannitol. Polyole sind in natürlichen Nahrungsmitteln wie Kirschen, Birnen und Äpfeln enthalten und werden darüber hinaus als Zuckeraustauschstoffe in diversen kalorienreduzierten Nahrungsmitteln (z. B. Kaugummis) eingesetzt. Zu FODMAP-reichen Nahrungsmitteln zählen vor allem:

- Glutenhaltige Getreide wie Weizen, Gerste, Roggen, Dinkel
- Obstsorten wie Apfel, Aprikose, Kirsche, Mango, Pfirsich
- Gemüse und Hülsenfrüchte wie Blumenkohl, Bohne, Chicorée, Knoblauch, Zwiebel
- Laktosehaltige Milchprodukte und Milchersatzprodukte wie Sojamilch
- Getränke wie lange gezogener Tee, Fruchtsäfte, Limonade, Wein
- Industriell hergestellte Nahrungsmittel mit Zusätzen wie Glukose-Fruktose-Sirup

INFO

Hersteller von Lebensmitteln sind durch die EU-Richtlinie 94/35/EG verpflichtet, folgende FODMAPs (Polyole), die als **Süßungsmittel** eingesetzt werden, zu kennzeichnen:

- Sorbit (E420)
- Mannit (E421)
- Isomalt (E953)
- Maltit (E965)
- Maltitol-Sirup (E965)
- Lactit (E966)
- Xylit (E967)
- Erythrit (E968)

Medikation

Ist eine strikt glutenfreie und damit i. d. R. auch weizenproteinfreie Diät nicht möglich, kann die vollständige Verdauung der Proteine mit Enzymen unterstützt werden. Ein Einfluss auf die anderweitigen Getreideinhaltsstoffe lässt sich dadurch allerdings nicht erreichen. Diesbezüglich sollte man möglichst alte Getreidesorten wählen und auf eine traditionelle Teigführung bei der Herstellung von Backwaren achten (Biobäcker bevorzugen).

THERAPIEEMPFEHLUNGEN

- Sanaglu® (Laves)

2.3 Kohlenhydratintoleranzen

2.3.1 Definition

Bei einer Kohlenhydratintoleranz führt die Maldigestion oder Malabsorption von Einfach- oder Mehrfachzuckern zu chronischen Abdominalbeschwerden in individuell unterschiedlichem Ausmaß. Auslöser sind i. d. R. Laktose, Fruktose, Sorbit oder Xylit. Damit gehören die Kohlenhydratintoleranzen in die Gruppe der nichtimmunologischen Intoleranzen, die sich hier in resorptionsbedingte und enzymatische Intoleranzen unterscheiden lassen.

2

2

Laktoseintoleranz

Die Laktoseintoleranz kommt bei ca. 15 % der Bevölkerung in Deutschland vor, weltweit ist sie noch wesentlich häufiger. Ursache der gestörten Laktoseaufnahme ist das Fehlen bzw. die verminderte Synthese des in der Dünndarmmukosa entstehenden Enzyms Laktase. Dieses spaltet normalerweise das Disaccharid Laktose in die Monosaccharide Glukose und Galaktose, die vom Dünndarm resorbiert werden können. Laktose hingegen ist nicht resorbierbar.

Fruktosemalabsorption

Die Fruktosemalabsorption ist in Mitteleuropa häufiger anzutreffen als eine Laktoseintoleranz. Etwa 30–40 % der Bevölkerung sind von einer Fruktoseintoleranz betroffen, die entweder genetisch bedingt oder auf einen verzögerten Fruktosetransport durch die Darmwand zurückzuführen ist. Letzteres manifestiert sich aufgrund einer gestörten Funktion des Glukosetransportproteins GLUT-5 (Glukosetransporter 5) in der Dünndarmschleimhaut.

Sorbitintoleranz

Sorbit (Sorbitol), der Zuckeralkohol der Fruktose, entsteht durch sog. katalytische Hydrierung aus Glukose und wird nach der Aufnahme im Körper in Fruktose umgewandelt. Sorbit ist natürlicherweise in vielen Früchten enthalten, wird aber von der Lebensmittelindustrie auch als Süßungsmittel, Trägerstoff oder Feuchthaltemittel eingesetzt (E-Nummer 420).

Auch bei einer Sorbitunverträglichkeit ist die Resorption im Dünndarm eingeschränkt, sodass eine mikrobielle Verstoffwechselung im Dickdarm stattfindet. Daher entstehen auch die gleichen Symptome wie bei Laktose- oder Fruktoseintoleranz.

Meist ist die Sorbitintoleranz mit der Fruktoseintoleranz vergesellschaftet, kann aber auch isoliert vorkommen. Physiologisch erfolgt die Aufnahme von Sorbit sehr langsam, sodass bei übermäßigem Verzehr auch bei Gesunden ein laxierender Effekt zum Tragen kommt.

2.3.2 Ursachen

Die Beschwerden einer Kohlenhydratintoleranz treten durch eine Malabsorption von Zuckern in den oberen Darmabschnitten auf. Dadurch gelangen sie in die unteren Darmabschnitte, wo sie von der ortsständigen Mikrobiota metabolisiert werden. Hierbei entstehen u. a. kurzkettige Fettsäuren, CO_2 und H_2.

Laktoseintoleranz

Ursache der **gestörten Laktoseaufnahme** ist das Fehlen bzw. die verminderte Synthese der in der Dünndarmmukosa gebildeten Laktase. Bei verminderter Aktivität dieses milchzuckerspaltenden Enzyms wird die mit der Nahrung aufgenommene Laktose nicht oder nur eingeschränkt gespalten.

Es werden eine primäre und eine sekundäre Form der Laktoseintoleranz unterschieden:

- Die **primäre Laktoseintoleranz** ist genetisch determiniert. Sie kann sich in Form einer eingeschränkten Fähigkeit zur Laktasebildung oder in seltenen Fällen durch ihr vollständiges Fehlen manifestieren. Diese Alaktasie wird i. d. R. bereits im Säuglingsalter klinisch manifest. Häufiger jedoch ist die Laktaseaktivität im Kindesalter noch normal und nimmt erst im Jugend- oder Erwachsenenalter ab (**erworbener Mangel**), wodurch es nach dem Verzehr von Milchprodukten durch die mangelnde enzymatische Aufspaltung von Laktose zu abdominalen Beschwerden kommt. Die Abnahme der Laktaseaktivität im Erwachsenenalter hat per se keinen pathophysiologischen Wert, sondern stellt eine physiologische Anpassung an eine laktosearme Ernährung dar.
- Bei einer **sekundären Laktoseintoleranz** ist die verminderte Laktaseaktivität durch eine Grunderkrankung bedingt. Bei überdurchschnittlich vielen Patienten lässt sich als Ursache eine Fehlbesiedelung des Dünndarms nachweisen (SIBOS). Darüber hinaus kann es z. B. bei Zöliakie, CED (Colitis ulcerosa oder M. Crohn), infektiöser Diarrhö oder nach Zytostatikatherapie zu einer sekundären Laktoseintoleranz kommen. Nach Behandlung der Grunderkrankung kann sich die Laktoseunverträglichkeit wieder normalisieren.

Intestinale Fruktoseintoleranz (Fruktosemalabsorption)

Ursache der **intestinalen Fruktoseintoleranz** ist eine verzögerte Transportleistung des Transportproteins GLUT-5 in der Dünndarmschleimhaut, sodass mit der Nahrung zugeführte Fruktose nicht ausreichend resorbiert wird. GLUT-5 wird beim Menschen hauptsächlich im Dünndarm und in den Spermien gebildet. Eine genetische Disposition ist nicht bekannt. Die Häufigkeit der intestinalen Fruktosemalabsorption wird für Europäer mit 36 % angegeben, davon zeigen 50 % klinische Symptome. Stress und erhöhte Glukokortikoidspiegel hemmen die Aufnahmekapazität für Fruktose. Die ständig wachsende Zahl von Patienten, die Fruktose nicht vertragen, ist u. a. durch die seit Jahren ständig zunehmende Fruchtzuckerexposition begründet. Einerseits werden immer mehr Fertigprodukte mit der vermeintlich gesunden „Süße der Früchte" gesüßt, andererseits wurde durch entsprechende Zuchtverfahren der Fruchtzuckergehalt in verschiedenen Obstsorten stark erhöht. Infolge dieser industriell getriggerten Einflüsse wird die physiologische Fruktoseaufnahmekapazität rasch überschritten, die bei 50 % aller Erwachsenen bei maximal 25 g liegt. Diesbezüglich entwickeln oftmals Kinder fruktosegetriggerte Beschwerden, ohne dass eine Fruktoseresorptionsstörung vorliegt. Größere Mengen an Fruchtsäften in Verbindung mit vermeintlich „gesunden" – mit Fruchtzucker hergestellten – Süßigkeiten und anderen Fertigprodukten führen zu einer Fruktoseexposition, an der auch ein gesunder Darm scheitert. In Verbindung mit sorbitgesüßten Produkten, die als zuckerfreie Süßigkeiten und aufgrund elterlicher Unkenntnis den mit Glukose hergestellten Naschereien vorgezogen werden, kann sich die Situation erheblich verschärfen. Da Sorbit den Transport von Fruchtzucker durch die Darmwand hemmt, ist eine entsprechende Kombination ggf. fatal und nicht selten für chronische Abdominalbeschwerden des Kindes ursächlich.

GUT ZU WISSEN

Der Begriff Fruktoseintoleranz beschreibt eine erbliche (hereditäre) Fruktoseunverträglichkeit (HFI), die mit der intestinalen Form, der Fruktosemalabsorption, nichts gemein hat. Die HFI ist durch den Defekt der Fruktose-1-Phosphat-Aldolase (Aldolase B) im Fruktosestoffwechsel bedingt und wird autosomal-rezessiv vererbt. In Deutschland kommt sie mit einer Häufigkeit von 1 : 10.000–20.000 vor und äußert sich i. d. R. im frühen Kindesalter (beim Übergang auf fruktosehaltige Beikost). Durch Anhäufung toxischer Stoffwechselprodukte kommt es zu Leber- und Nierenschädigungen sowie schweren Hypoglykämien. Die Patienten müssen eine fruktosefreie Diät einhalten. Im allgemeinen Sprachgebrauch muss stets auf eine korrekte Bezeichnung geachtet werden. Entsprechend ist die alleinige Verwendung des Begriffs Fruktoseintoleranz irreführend. Aus diesem Grund hat sich für die intestinale Form auch eher der Begriff der Fruktosemalabsorption etabliert.

Sorbitintoleranz

Die physiologische Aufnahme von **Sorbit** erfolgt nur sehr langsam. Durch die lange Verweildauer im Darm und seine hygroskopischen Eigenschaften hat der übermäßige Verzehr auch bei Gesunden eine laxierende Wirkung.

Ein übermäßiger Genuss von **Xylit** kann auch bei Gesunden abführend wirken und Blähungen sowie Durchfälle verursachen. Bei Resorptionsstörungen des Dünndarms und entsprechenden Unverträglichkeiten zeigen sich klinische Symptome schon nach Genuss geringer Mengen.

2.3.3 Symptomatik

Die häufig reizdarmähnliche Symptomatik einer Kohlenhydratintoleranz wird durch die Stoffwechselleistungen der Darmmikrobiota hervorgerufen, die im Falle einer verminderten intestinalen Aufnahme von Kohlenhydraten diese unter Bildung kurzkettiger Fettsäuren, Kohlendioxid und Wasserstoff fermentiert. In der Folge kommt es zu Meteorismus, Darmspasmen und durch osmotisch bedingten Wassereinstrom in das Darmlumen zu Diarrhöen.

Symptomintensität in Abhängigkeit individueller Faktoren

Das durch eine Kohlenhydratmalabsorption hervorgerufene Beschwerdebild und dessen Intensität werden von verschiedenen intraindividuellen Faktoren beeinflusst. Die Beschwerden können episodisch und von Tag zu Tag wechseln und von mild bis massiv variieren. Dies ist u. a. von der Konzentration der verzehrten Kohlenhydrate abhängig. Dabei spielen nicht nur wechselnde Zuckerkonzentrationen eine Rolle, sondern auch deren Darreichungsform sowie der Zeitpunkt der Aufnahme. So werden in Flüssigkeiten gelöste Kohlenhydrate, die im nüchternen Zustand getrunken werden, besonders rasch zu hohen Zuckerkonzentrationen im Darmlumen führen und stärkere Symptome provozieren als die in festen Nahrungsmitteln gebundenen Kohlenhydrate.

Eine Kohlenhydratmalabsorption äußert sich zunächst überwiegend durch die an die starke Gasbildung gebundenen Symptome. So klagen die Patienten ca. 0,5–3 h nach Aufnahme symptomauslösender Lebensmittel über starke Blähungen, Tenesmen und Diarrhöen.

Die Betroffenen zeigen individuell sehr unterschiedliche Toleranzschwellen für die jeweiligen Kohlenhydrate. Während z. B. einige Patienten mit Laktoseintoleranz bereits auf 2 oder 3 g Laktose reagieren, tolerieren andere 12 g und mehr (12 g entsprechen ca. 240 ml Milch). Meist entstehen Beschwerden erst durch den Verzehr größerer Mengen stark laktosehaltiger Lebensmittel wie Milch, Sahne und Frischmilchprodukte.

Dagegen ist besonders bei Kindern mit reizdarmähnlichen Beschwerden stets an einen überhöhten Verzehr zuckerfreier Süßigkeiten (Sorbit) sowie fruchtzuckerhaltiger Produkte und Säfte denken. Auch gesunde Erwachsene reagieren nach 50 g Fruktose mit Abdominalbeschwerden. Rund 50 % aller Erwachsenen können nicht mehr als 25 g Fruktose absorbieren. Dabei kann ein Apfel bereits 12 g Fruktose enthalten.

Die Verweildauer der entsprechenden Kohlenhydrate im Magen sowie die Geschwindigkeit der Magenentleerung spielen daher für den Grad des Beschwerdebildes eine bedeutende Rolle. Darüber hinaus nehmen Erkrankungen wie eine Schilddrüsenüberfunktion oder psychische Komponenten wie Angststörungen oder Begleitfaktoren wie das Rauchen ebenfalls Einfluss auf die Magentransitzeit. Auch der ggf. gleichzeitige Verzehr von amylaseresistenter Stärke (z. B. Hülsenfrüchte) oder ein hoher Ballaststoffanteil in der Nahrung nehmen empfindlich Einfluss auf das Beschwerdebild und dessen Intensität.

Zahlreiche ernsthafte Folgestörungen

Patienten, die über längere Zeit unter einem verstärkten Meteorismus leiden, können eine **überdehnungsbedingte Störung der Ileozökalklappenfunktion** entwickeln. Die Dichtheit der Ileozökalklappe garantiert eine strikte mikrobiologische Trennung zwischen dem aeroben bzw. mikroaerophilen Milieu des terminalen Ileums und dem anaeroben Milieu des Kolons. Durch eine permanente Gasbildung kann die Ileozökalklappe unphysiologisch lange bzw. intensiv geöffnet bzw. „undicht" werden, sodass sich hochkontaminierter Dickdarminhalt in das terminale Ileum ergießen kann. Da das Zökum auch antiperistaltische Bewegungen aufweist, ist eine undichte Barriere zwischen Ileum und Kolon mit einem hohen Risiko für ein **Overgrowth-Syndrom** verbunden. Aufgrund der großen Bakterienmassen und der intensiven Stoffwechselaktivität der Anaerobier können sich größere Mengen schleimhauttoxischer Metaboliten bilden, die zu einer Entzündung der Darmmukosa führen können (**Backwash-Ileitis**). Daraus resultieren die Risiken eines Leaky-Gut-Syndroms, in dessen Folge sich wiederum eine Endotoxinämie entwickeln kann. Mannigfache Folgestörungen und ernsthafte Erkrankungen wie reaktive Arthritiden, metabolisches Syndrom, kardiovaskuläre Erkrankungen, Diabetes mellitus u. a. werden wiederum in Zusammenhang mit einer Endotoxinämie gebracht. Es wird vermutet, dass sich infolge einer lange bestehenden Kohlenhydratunverträglichkeit eine Histaminose entwickeln kann.

GUT ZU WISSEN

Depressionen durch Fruktosemalabsorption

Beachtenswert ist im Rahmen einer Fruktosemalabsorption die Komplexbildung von Fruktose mit Tryptophan im Darmlumen. Dadurch kommt es zu einer mangelnden Aufnahme dieser essenziellen Aminosäure, die als Vorläufer für die Biosynthese von Serotonin fungiert, das u. a. einen bedeutenden Einfluss auf die Stimmungslage hat („Glückshormon"). Patienten mit Fruktosemalabsorption neigen daher deutlich mehr zu Depressionen als Gesunde (➤ Abb. 2.2). Auch Kopfschmerzen, erhöhte Reizbarkeit, innere Unruhe und andere unspezifische Symptome treten häufiger auf. Weiterhin werden erniedrigte Folsäure- und Zink-Serumspiegel beobachtet, die zu Vitaminmangelsymptomen mit unterschiedlichen Folgen (z. B. erhöhte Infektanfälligkeit) führen können.

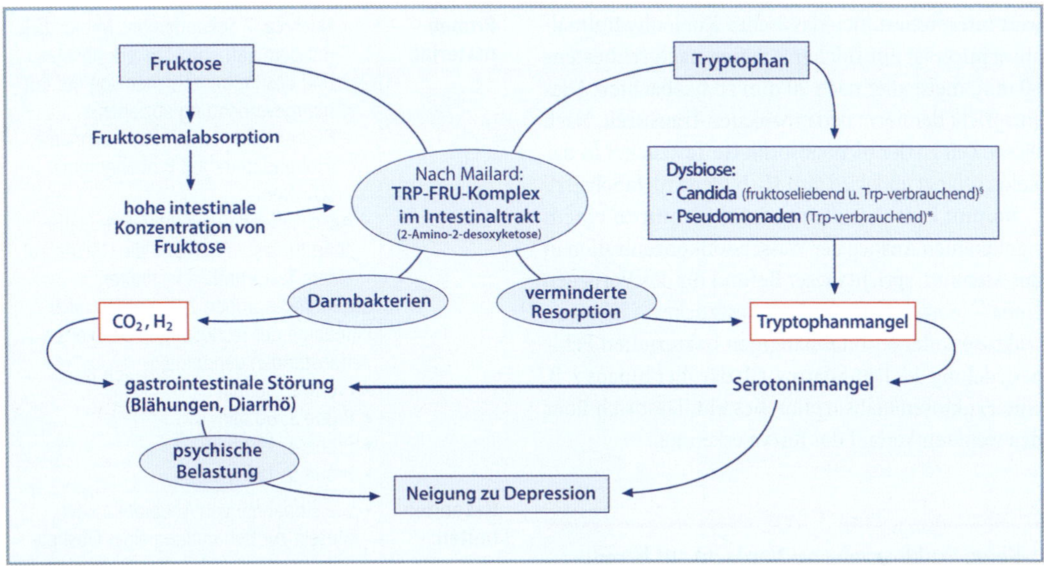

Abb. 2.2 Fruktosemalabsorption als Ursache depressiver Zustände [V573]
§ Zelante et al. 2013 (Anm.: Die Vorgänge in Vagina und Darmschleimhaut sind vermutlich ähnlich!); * Genestet et al. 2014

2.3.4 Diagnostik

Indikationen zum Ausschluss einer Kohlenhydratintoleranz:

- Abklärung chronischer abdominaler Beschwerden (vor allem nach Nahrungsaufnahme)
- Diarrhö, Meteorismus, Flatulenz
- Aufstoßen, Erbrechen
- CED: Colitis ulcerosa oder Morbus Crohn
- Zöliakie bzw. Glutenunverträglichkeit
- Depressive Verstimmungen
- Unspezifische Beschwerden wie chronische Müdigkeit, innere Unruhe, Hyperaktivität, Konzentrations- und Schlafstörungen

H_2-Atemtest Laktose, Fruktose und Sorbit

Beim Verdacht auf eine Kohlenhydratintoleranz steht als einfache, nichtinvasive und zuverlässige Nachweismethode für Laktose, Fruktose und Sorbit eine Atemgasanalyse zur Verfügung.

Dafür werden nach Einnahme einer entsprechenden Zuckerlösung (z. B. laktosehaltige Lösung) in definierten Abständen Atemgasproben des Patienten genommen. Bei einer verminderten intestinalen Aufnahme von Kohlenhydraten werden diese von der Darmmikrobiota unter verstärkter Bildung von kurzkettigen Fettsäuren, CO_2 und H_2 fermentiert. Der bei diesem Prozess entstehende Wasserstoff diffundiert durch die Darmwand und gelangt über die Blutbahn in die Lungen, wo er mit der Exspirationsluft abgeatmet wird. Der H_2-Gehalt der Ausatemluft wird gaschromatografisch gemessen und korreliert mit der Menge an mikrobiell abgebauten Kohlenhydraten im Intestinum. Es gibt jedoch auch Patienten, die trotz Kohlenhydratmalabsorption nicht mit einem H_2-Anstieg reagieren (ca. 3–5 % Non-Responder).

GUT ZU WISSEN

Unter physiologischen Umständen kommt es nach dem Verzehr des jeweiligen Kohlenhydrats zu keinem Anstieg der Wasserstoffkonzentration in der Ausatemluft und zu keinen Abdominalbeschwerden. Nur wenn beide Kriterien erfüllt sind, gilt der Befund als normal.

Die einzelnen Messpunkte schwanken unter physiologischen Bedingungen um nicht mehr als 5 ppm über oder unter dem Ausgangswert. Patienten mit intestinalen Kohlenhydratintoleranzen zeigen demgegenüber einen signifikanten Anstieg der Wasserstoffatemgaskonzentration, was in Abhängigkeit des eingesetzten Testzuckers für das Vorliegen einer entsprechenden Intoleranz bzw. Malabsorption spricht. Als pathologisch wird ein Anstieg der H_2-Konzentration von mehr als 10 ppm über dem Ausgangs-

2

wert interpretiert. Bei klassischer Kohlenhydratmalabsorption ist ein solcher Anstieg nach frühestens 60 min, meist aber nach 90 min zu beobachten. Dies entspricht der normalen orozökalen Transitzeit. Nach dieser Zeit ist der nicht absorbierte Testzucker in das Kolon gelangt und wird dort H_2-bildend metabolisiert.

Kommt es früher als maximal 60 min zu einem signifikanten Anstieg der Wasserstoffkonzentration in der Atemluft, spricht dieser Befund für das Vorliegen einer – je nach eingesetztem Testzucker – laktose-, fruktose- oder sorbitabhängigen bakteriellen Fehlbesiedelung des Dünndarms. Ob darüber hinaus z. B. eine Fruktosemalabsorption besteht, lässt sich über den weiteren Verlauf der Kurve erkennen.

Cave

Keine Fruktosegabe bei Verdacht auf hereditäre Fruktoseintoleranz!
Diese sollte zuvor durch molekulargenetische Untersuchung des Aldolase-B-Gens ausgeschlossen werden. Auch anamnestische Hinweise wie eine ausgeprägte Abneigung gegen Süßes oder erhöhte Leberwerte können auch noch im Erwachsenenalter ein Indikator für ein bisher übersehenes hereditäres Geschehen sein.

Präanalytik

Proben-material:	Testset mit Anleitung (5 Atemgasproben): • Probe 1 = Basalwert • Probe 2–5 = Atemproben in definierten Zeitabständen nach Einnahme einer Zuckertestlösung • Testsubstanz (z. B. Laktose) in warmem Wasser auflösen (Dosierungsempfehlungen für Erwachsene und Kinder beachten). • Vor Einnahme der Testlösung Basalwert (Probe 1) messen: – Hierfür das Probenröhrchen mit rotem Verschlussstopfen in die Entnahmevorrichtung/Hülse einführen. Der rote Gummiverschluss sollte auf der Nadel liegen, die Nadel darf den Gummistopfen noch nicht durchstechen. Mundstück an den Mund setzen und tief durch die Nase einatmen lassen. Anschließend durch den Mund ausatmen und die Ausatemluft in den Beutel pusten lassen. – Nach ca. 2 Sekunden das Mundstück mit dem Entnahmebesteck absetzen und das Probenröhrchen von der Entnahmevorrichtung abziehen. – Probenröhrchen mit Patientenname, Probendatum und Probennummer beschriften. • Anschließend die vorbereitete Testlösung trinken lassen und die Uhrzeit auf einem Testprotokoll festhalten. Die Atemgasproben 2–5 werden nach Einnahme der Testlösung in definierten Zeitabständen genommen: • Probe 2: 30 min • Probe 3: 60 min • Probe 4: 120 min • Probe 5: 180 min
Besonder-heiten:	• Die Einnahme von Antibiotika oder Mitteln zur Behandlung einer Obstipation (Verstopfung) sollte mindestens 1 Woche zurückliegen. • Am Tag der Probengewinnung sollten stark blähende Speisen (Bohnen, Linsen, Erbsen, Kohl usw.) gemieden werden. • Zwischen der Durchführung verschiedener Tests (z. B. Laktose und Fruktose) sollten mindestens 2 Tage liegen.
Lagerung & Transport:	• Lagerung bei RT • Versand der Probengefäße in einer gepolsterten Versandtasche auf dem Postweg möglich

Befundinterpretation

Ein positives Testergebnis liegt vor, wenn die Differenz zwischen dem Basalwert und einer nachfolgenden Probe mehr als 15 ppm beträgt.

Der in ➤ Abb. 2.3 erkennbare deutliche Anstieg der H_2-Konzentration spricht für das Vorliegen einer Kohlenhydratintoleranz (hier am Beispiel der Laktoseintoleranz).

Bewertungskriterium ist auch das Auftreten abdominaler Beschwerden während des Tests; d. h., auch wenn die H_2-Konzentration im Normbereich liegt, werden Beschwerden nach der Provokation mit der Testsubstanz als pathologisch gewertet.

Beispiele verschiedener Fruktose-Atemgas-Befundkonstellationen:

1. Kam es während des Tests zu frühen Beschwerden im Sinne von Spasmen, Unwohlsein und darüber hinaus zu einem späteren Zeitpunkt zusätz-

Magen-Darm-Diagnostik

Wasserstoff-Atemtest (Laktose):

H2-Atemtest-Laktose Basalwert	0.0	ppm	< 20
H2-Atemtest-Laktose 2. Probe	5,8	ppm	
H2-Atemtest-Laktose 3. Probe	7,9	ppm	
H2-Atemtest-Laktose 4. Probe	4,6	ppm	
H2-Atemtest-Laktose 5. Probe	37,3	ppm	

- klassische Laktosemalabsorption

Übersicht Allergie:

- klassische Laktosemalabsorption

H_2-Atemtest-Laktose

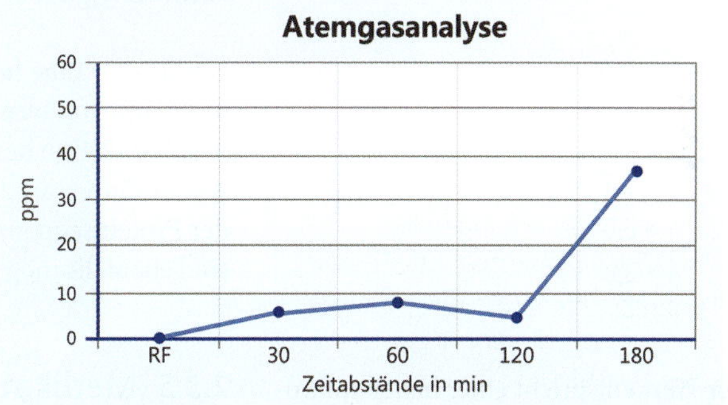

Abb. 2.3 Befund: Atemtest Laktose [V573]

lich zu Gasbildung, insbesondere mit Flatulenz und möglicherweise Stuhldrang, ist das Ergebnis zu interpretieren als **intestinale Fruktoseintoleranz mit gleichzeitiger fruktoseabhängiger Fehlbesiedelung des Dünndarms (SIBOS).**

2. Kam es während des Tests zu keinerlei Beschwerden, ist das Ergebnis als **klinisch nicht relevante Fruktosemalabsorption mit fruktoseabhängiger Fehlbesiedelung des Dünndarms** zu interpretieren.
3. Kam es nur innerhalb der ersten 60 min zu Beschwerden, ist das Ergebnis zu interpretieren als **fruktoseabhängige Fehlbesiedelung des Dünndarms mit klinisch nicht relevanter Fruktosemalabsorption.**

INFO

Sonderfall: Anstieg der H_2-Konzentration in den ersten 30 min

Sollte bereits innerhalb von 30 min nach Zufuhr von Fruktose ein Anstieg der H_2-Konzentration in der Atemluft vorliegen, weist das auf eine fruktoseabhängige bakterielle Fehlbesiedelung des Dünndarms („small intestine bacterial overgrowth syndrome", SIBOS; ➤ Kap. 1.5.4) hin.
Ein späterer Anstieg der Kurve ist als Hinweis auf eine Fruktosemalabsorption zu interpretieren. Sollte der Anstieg der H_2-Konzentration nur innerhalb der ersten 30 min bestehen und dann wieder abfallen, kann eine Fruktosemalabsorption nicht mit Sicherheit ausgeschlossen bzw. bestätigt werden. Klarheit schafft hier i. d. R. die Berücksichtigung des klinischen Bildes.

Bakterielle Spaltungsaktivität

Weitere Hinweise auf eine Kohlenhydratunverträglichkeit kann die Untersuchung der bakteriellen Spaltungsaktivität in einer Stuhlprobe geben. Treten abdominale Beschwerden besonders nach dem Verzehr von Zuckeraustauschstoffen (z. B. Fruktose, Sorbit [E420] oder Xylit [E967]) auf, die in Diabetikerprodukten oder „zuckerfreien" Süßwaren verwendet werden, ist eine Abklärung durch diesen Test sinnvoll. Hierzu wird eine Stuhlsuspension mit einer definierten

Menge der Testsubstanz (Fruktose, Sorbit oder Xylit) vermengt. Die Proben werden in den Brutschrank gegeben, und am folgenden Tag wird die verbleibende Zuckermenge photometrisch bestimmt.

Präanalytik

Probenmaterial:	5 g Stuhl
Besonderheiten:	Auf eine normale, für den Patienten übliche Kost achten
Lagerung & Transport:	Lagerung bei RT Versand des Stuhlröhrchens im mitgelieferten Umröhrchen auf dem Postweg möglich

Befundinterpretation

Normwerte	g/l
Fruktosespaltung	> 5,1
Sorbitspaltung	> 6,0
Xylitspaltung	> 3,6

Ein erniedrigter Wert entspricht einer hohen mikrobiellen Spaltungsaktivität der Darmmikrobiota und zeigt damit ein vermehrtes Vorkommen dieser Zucker im Kolon an. Indirekt wird so auf eine mangelnde Resorption der entsprechenden Zucker im Dünndarm geschlossen. Die Untersuchung der bakteriellen Spaltungsaktivität in einer Stuhlprobe ist als Suchtest geeignet und sollte durch den H_2-Atemtest bestätigt werden.

Genetische Untersuchung: hereditäre Intoleranzen

Die molekulargenetischen Untersuchungen des *ALDOB*- bzw. *LCT*-Gens dienen dem Nachweis der genetisch bedingten Fruktose- bzw. Laktoseintoleranz (Arztvorbehalt) (➤ Tab. 2.3).

Tab. 2.3 Mutationen bei hereditären Intoleranzen

Gen	Position der Mutation	Intoleranz gegen
ALDOB	A149P, A174D, N334 K, Δ4E4 Deletion	Fruktose
LCT	13910	Laktose

Präanalytik

Probenmaterial:	EDTA-Blut
Besonderheiten:	Keine
Lagerung & Transport:	Lagerung bei RT Versand des Stuhlröhrchens im mitgelieferten Umröhrchen auf dem Postweg möglich

Befundinterpretation

Laktose Eine hereditäre Laktoseintoleranz liegt vor, wenn Cytosin an Position 13910 in homozygoter Form vorliegt.

Fruktose Eine hereditäre Fruktoseintoleranz liegt u. a. dann vor, wenn eine homozygote Mutation im Aldolase-B-Gen besteht, die zu einem Austausch von Aminosäuren an den Positionen 149, 174 oder 334 der Proteinsequenz führt. Weitere Genaberrationen sind ebenfalls möglich.

2.3.5 Medikation/Therapie

Bei nachgewiesener Unverträglichkeit sollten Nahrungsmittel, die den entsprechenden Zucker enthalten, weitgehend gemieden werden, um den Darm zu schonen.

Ernährungsempfehlungen

Bei Laktoseintoleranz

GUT ZU WISSEN

Achtung! Milchzucker steckt in folgenden Nahrungsmitteln:

- Milch und alle Milchprodukte
- Schokolade, Nougaterzeugnisse, Milchspeiseeis
- Viele Fertiggerichte, Fertigmischungen (z. B. Flockenpüree, Backmischungen)
- Viele Wurst- und Fleischwaren (z. B. Brühwurst, Leberwurst)
- Gebäck, z.T. in Brot und Brötchen (meist helle Sorten)
- Manche Gewürzmischungen
- Margarine (Zutatenliste beachten)
- Viele Medikamente, Süßstofftabletten, Zahnpasten

Prinzip der Ernährungsmaßnahme Da die Verträglichkeitsgrenze von Mensch zu Mensch unterschiedlich ist und die meisten geringe Mengen an Milchzucker vertragen, ist nur sehr selten eine laktosefreie Kost (max. 1 g Laktose/Tag) erforderlich. Oft genügt die Umstellung auf eine laktosearme Kost (max. 8–10 g Laktose/Tag). Der gesunde Erwachsene kann dagegen 20–30 g Laktose/Tag aufnehmen. Unmittelbar nach Diagnosestellung sollte für den Zeitraum von etwa 2 Wochen ganz auf milchzuckerhaltige Nahrungsmittel verzichtet werden. Normalerweise lassen die Beschwerden dann sehr schnell nach.

Richtige Lebensmittelauswahl Viele Lebensmittel, auch wenn es auf den ersten Blick keine Milchprodukte sind, enthalten Laktose. Dies gilt insbesondere für Instanterzeugnisse wie Kartoffelpüree-Pulver, Fertigsuppen, Cremes und Soßen. Daher beim Einkauf von Fertigprodukten unbedingt auf die Zutatenliste achten! Enthält ein Produkt Molken- oder Süßmolkenpulver, ist auch mit einem gewissen Milchzuckergehalt zu rechnen, denn Molke ist reich an Milchzucker. Sinnvoll ist es daher, vorübergehend ganz auf Fertigprodukte zu verzichten. Auch Brühwürste und Leberwurst enthalten unter Umständen 1–4 g Laktose/100 g, da zur Zubereitung häufig industriell gefertigte Würzmischungen verwendet werden. Milchzucker ist auch in Schokolade, Sahnebonbons, Pralinen und Eiscreme enthalten. Brot und Backwaren können z. T. unter Verwendung von Milch, Milchpulver oder Sahne hergestellt worden sein. Besonders bei einigen Knäckebrotsorten, Milchbrötchen und Kuchen ist Vorsicht geboten.

Es gibt jedoch genügend Lebensmittel, die garantiert laktosefrei sind. Den besten Überblick behält man, wenn man auf naturbelassene Lebensmittel zurückgreift. Reifer Käse enthält i. d. R. weniger Milchzucker (< 1 %) als junger Käse (3–4 %), da die Milchsäurebakterien einen großen Teil der Laktose verwertet haben. Joghurt mit lebenden Milchsäurebakterien (also keine hocherhitzten Sorten) ist meist gut bekömmlich, denn diese Keime unterstützen die Laktoseverdauung. Allgemein werden gesäuerte Milchprodukte besser vertragen als ungesäuerte. Die Verträglichkeit von Milch und Milchprodukten wird auch durch Ballaststoffe gesteigert. Die Verweildauer der Nahrung wird erhöht, sodass die Verdauungsenzyme mehr Zeit zum Nährstoffabbau haben. Ballaststoffreich sind Hülsenfrüchte, Getreide- und Vollkornprodukte sowie viele Gemüse- und Obstsorten. Wird der **Kalziumbedarf** bei einer starken Einschränkung des Milchverzehrs gedeckt? Solange geringe Mengen Milchzucker vertragen werden und somit laktosearme Milchprodukte verzehrt werden können, ist die Kalziumversorgung gewährleistet. Ansonsten gilt es, häufiger auf andere kalziumreiche Lebensmittel zurückzugreifen.

2

GUT ZU WISSEN

Auf der sicheren Seite mit folgenden Nahrungsmitteln:
- Frisches/gefrorenes Obst und Gemüse (ohne Zusätze)
- Kartoffeln, Hülsenfrüchte, Getreide, Reis, Nudeln
- Fleisch, Fisch, Geflügel (ohne Panade)
- Eier, Öl, pflanzliche Kaffeeweißer
- Zucker, Honig, Sirup, Obstkraute, Konfitüren
- Nüsse, Salz, reine Gewürze, frische Kräuter
- Kokos-, Mandel-, Reis- und Sojadrinks, Kokosmilch
- Wasser, Tee, Kaffee, Obst- und Gemüsesäfte

Sobald die Beschwerden erheblich nachgelassen haben, kann der Speisezettel mit laktosearmen Lebensmitteln erweitert werden. So kann sich langsam der persönlichen Verträglichkeitsgrenze genähert werden. Am besten wird mit kleinen Mengen milchzuckerarmer Käsesorten oder Joghurt mit lebenden Kulturen begonnen.

GUT ZU WISSEN

Wenig Milchzucker ist z. B. in folgenden Produkten enthalten:
- Weinkäse, Weißlacker, Limburger, Romadur, Münster
- Chester, Sandwich-Käsepastete
- Schafskäse, Mozzarella
- Havarti, Butterkäse, Esrom, mittelalter Gouda
- Jerome, Raclette
- Sauermilchkäse (Harzer, Mainzer Handkäse)
- Speisequark, Hüttenkäse, Butter, Sahne

Generell gilt: Reifer Käse oder alte Käsesorten wie Hartkäse enthalten praktisch keinen Milchzucker und tragen zur Kalziumversorgung bei!

Viel Kalzium ist in folgenden Produkten enthalten:
- Einige Mineralwässer (z. B. St. Margarethen- und Elisabethquelle, Rietenauer Mineralwasser, Förstina Sprudel, Fortuna Quelle, Wildbergquelle, Luisenbrunnen)
- Sesam, Amaranth, Leinsaat, Haselnüsse, Feigen
- Sojaprodukte
- Kichererbsen, weiße Bohnen, Garten- und Brunnenkresse, Grünkohl, Fenchel, Brokkoli, Mangold, Spinat, Porree, Bleichsellerie

Restaurantbesuche – für immer tabu? In Restaurants und Kantinen wird häufig mit vorgefertigten Produkten zubereitet, die auch Laktose als Zusatz enthalten können. Speisen, die offensichtlich Laktose enthalten, sollte der Patient vorsichtshalber meiden bzw. zur Mahlzeit vorbeugend ein Laktasepräparat (Enzympräparat) einnehmen, das die Laktoseverdauung unterstützt.

Säuglinge und Kleinkinder mit Milchzuckerunverträglichkeit In seltenen Fällen sind auch Säuglinge und Kleinkinder von einer Laktoseintoleranz betroffen. Sehr selten besteht diese Unverträglichkeit von Geburt an. In diesen Fällen wird auch keine Muttermilch vertragen. Da herkömmliche Säuglingsnahrungen und Beikost üblicherweise milchzuckerhaltig sind, muss auf diätetische Produkte zurückgegriffen werden. Sicherheitshalber sollte fachliche Beratung (Ernährungswissenschaftler) in Anspruch genommen werden.

Bei Fruktosemalabsorption

In den ersten beiden Wochen sollten fruchtzuckerhaltige Lebensmittel möglichst gemieden werden. Da sich Fruchtzucker auch in Haushaltszucker „versteckt", in dem er an Traubenzucker (Glukose) gebunden vorliegt, sollte auch dieser möglichst nicht verwendet werden, ebenso Rohrzucker, Rübensaft und alle mit Zucker hergestellten Lebensmittel. Zunächst greift man daher auf fruchtzuckerfreie und -arme Lebensmittel zurück.

Kartoffeln sollten etwa 24 h vor dem Kochen geschält, gewürfelt und gewässert werden, danach sollte das Einweich- und Kochwasser abgegossen werden. So lässt sich die in der Knolle enthaltene Fruktose weitestgehend entfernen. Zusätzlich werden für diese Kostphase fruktosearme Gemüsesorten ausgewählt (➢ Tab. 2.4), damit die Fruktosezufuhr in diesen ersten 2 Wochen möglichst 1 g am Tag nicht übersteigt.

Nach 2 Wochen streng fruktosearmer Kost sollte sich die Darmschleimhaut weitestgehend erholt haben, sodass die tägliche Fruchtzuckerzufuhr nun schrittweise gesteigert werden kann, um die persönliche Verträglichkeitsgrenze zu ermitteln. Da den meisten Patienten Obst nach diesen 2 Wochen Abstinenz am meisten fehlen wird, wird nun begonnen, täglich zusätzlich kleine Mengen fruktosearmes Obst zu verzehren. Bei Verzehr von etwa 100–150 g der in ➢ Tab. 2.4 aufgeführten Sorten und Beibehaltung einer ansonsten fruktosearmen Kost kommen so täglich etwa 5 g Fruktose zusammen.

Die Saison für Erdbeeren und Beerenfrüchte ist nur sehr kurz, daher wird man wahrscheinlich auf Tiefkühlware zurückgreifen müssen. Das ist jedoch nicht von Nachteil, denn Tiefkühlprodukte unterliegen sehr hohen Qualitätsanforderungen. Ein Vitaminverlust ist kaum gegeben. Wird diese Kostform über mehrere Tage problemlos vertragen, können weitere Obstsorten hinzukommen, die schon etwas mehr Fruchtzucker enthalten. Kartoffeln können nun wieder wie üblich zubereitet werden, am besten als Pell- oder Ofenkartoffeln.

Alle Zahlenangaben sind als Durchschnittswerte zu verstehen und unterliegen sortenabhängigen Schwankungen. Eine süße Apfelsorte enthält z. B. mehr Fruchtzucker als eine säuerliche. Einige Obstsorten enthalten neben Fruktose auch viel Glukose (Traubenzucker). Durch Glukose wird die Fruktoseaufnahme vom Darminnern in die Blutbahn beschleunigt, sodass diese Obstsorten (z. B. Banane, Weintrauben) häufig vertragen werden. Pflaumen und Birnen enthalten gleichzeitig viel Sorbit und wirken daher oft abführend. Obst wird i. d. R. besser vertragen als industriell hergestellte fruktose- und sorbithaltige Lebensmittel.

Sofern sich keine Beschwerden einstellen, können die Auszugsmehlprodukte nun schrittweise durch Vollkornlebensmittel ersetzt und anstelle von poliertem Reis kann Vollkornreis (Naturreis) probiert werden. Vollkornbrot enthält pro 100 g etwa 1 g Fruktose, Auszugsmehlbrote ca. 0,5 g Fruktose. Achtung: Weizenkeime enthalten sehr viel Fruchtzucker (7,5 g/100 g)! Der Speiseplan kann nun auch um andere Gemüsesorten erweitert werden.

Die meisten Gemüsesorten enthalten pro 100 g zwischen 1 und 3 g Fruktose. Bei Lebensmitteln mit „versteckter" Fruktose empfiehlt sich weiterhin Zurückhaltung, insbesondere bei solchen, die ohnehin nicht sehr wertvoll sind (z. B. Tomatenketchup). Beim Kauf von Fertiglebensmitteln sollte immer auf die Zutatenliste geachtet werden. Ist ein Lebensmittel mit „Kristallzucker" angereichert, verbirgt sich dahinter Saccharose, die zur Hälfte aus Fruchtzucker besteht. Große Schwankungen bestehen hinsichtlich des Fruchtzuckergehalts bei den Süßwaren.

Tab. 2.4 Fruktosegehalt in Nahrungsmitteln

Fruktosefrei bzw. fruktosearm	Fruktosearmes Gemüse: max. 0,8 g Fruktose/100 g [g/100 g]
• Milch, Sauermilch, Quark, Käse (naturbelassen) • Eier, Fleisch, Fisch, Geflügel (naturbelassen) • Butter, Margarine, Pflanzenöle • Stärkemehle, polierter Reis, Feinmehlteigwaren • Weißbrot, Brötchen, Feinmehlbackwaren (ohne Zusatz von Trauben-, Malz-, Stärkezucker, Maltodextrin bzw. Früchten) • Kartoffeln (zunächst max. 150 g = 3 kleine Kartoffeln/Tag) • Küchenkräuter, Gewürze • Bohnenkaffee, Tee (außer Früchtetee mit Beeren und Fruchtstückchen), Wasser • Traubenzucker, kalorienfreie Süßstoffe (Saccharin, Cyclamat, Aspartam)	• Spinat, Feldsalat, Endivie: 0,2 g • Kartoffeln, Champignons: 0,3 g • Rhabarber: 0,5 g • Kopfsalat, grüne Erbsen: 0,6 g • Rettich: 0,7 g • Radieschen: 0,8 g
Relativ fruktosearm: max. 3,5 g Fruktose/100 g [g/100 g]	**Obstsorten mit mittlerem bis hohem Fruktosegehalt [g/100 g]**
• Avocado: 0,25 g • Zitrone: 1,6 g • Himbeere, rote Johannisbeere: 2,5–2,6 g • Erdbeere: 2,8 g • Preiselbeere: 3 g • Brombeere: 3,2 g • Holunderbeere, weiße Johannisbeere: 3,3 g • Schwarze Johannisbeere: 3,4 g • Heidelbeere: 3,5 g	• Grapefruit, Quitte, Stachelbeere: 3,6–3,7 g • Orange, Aprikose: 4,3 g • Sauerkirsche: 4,5 g • Kiwi: 4,7 g • Pfirsich, Mandarine: 4,9 g • Pflaume: 5,1 g • Reineclaude: 5,5 g • Zuckermelone, Süßkirsche: 6,1–6,2 g • Ananas, Mirabelle: 6,4–6,6 g • Mango: 7,1 g • Apfel: 7,5 g • Weintraube: 7,9 g • Hagebutte: 8,1 g • Banane: 8,6 g • Birne: 9,8 g • Getrocknete Feige, Pflaume, Aprikose: 24–26 g • Rosinen: 32 g • Getrockneter Apfel: 38 g
Vorsicht: Versteckter Fruchtzucker! [g/100 g]	
• Süßwaren: 30–95 g • Haushaltszucker: ca. 50 g • Schokolade: 20–30 g • Diabetikerkonfitüre, Nussnougatcreme: 25–50 g • Speiseeis, viele Sorten: ca. 7,5 g • Tomatenketchup: ca. 12 g • Tomatenmark: ca. 6,5 g • Dressings, Grillsoßen wie z. B. Paprika-, Barbecue- und Cocktailsoße, Italian Dressing: ca. 2–4 g • Rindfleischsülze: ca. 2,6 g • Gepökeltes und Feinkostwaren, Senf, Obstessig: ca. 0,3–0,4 g	

Bitterschokolade enthält mehr Fruchtzucker als Milchschokolade. Ein Fertigdressing mit einem relativ geringen Fruktosegehalt ist das French Dressing. Noch besser ist es aber, Dressings selbst herzustellen.

Bei Sorbitintoleranz

Da bei Sorbitunverträglichkeit schon nach dem Verzehr geringer Mengen klinische Symptome auftreten, sollten sorbithaltige Nahrungsmittel gemieden werden.

- **Von Natur aus sorbitreiche Obstsorten:** Äpfel, Birnen, Kirschen, Pflaumen, Pfirsiche, Datteln, Steinobst wie Mirabellen, Aprikosen Nektarinen, sämtliche aus diesen Obstsorten hergestellten Fruchtsäfte
- **Von Natur aus sorbitarme Obstsorten:** Beerenobst wie Erdbeeren, Himbeeren, Brombeeren, Heidelbeeren, Johannisbeeren, Stachelbeeren, Zitrusfrüchte, Bananen, Ananas, Kiwi
- **Sorbitreich und somit ungeeignet:**
  - Sorbit als Süßungsmittel: z. B. Sionon, Flarom, Diabetiker-Süßungsmittel
  - Mit Sorbit gesüßte diätetische Nahrungsmittel: z. B. für Diabetiker geeignete Marmeladen, Süßigkeiten und Gebäck
  - Sorbit als Umhüllung von: Sultaninen, Rosinen und Trockenobst bzw. Dörrobst
  - Sorbit in Süßigkeiten: Kaugummi, Gummibären, Geleefrüchte, Bonbons, Schokoriegel, gefüllte Waffeln, Schokolade usw.

Bei Xylitmalabsorption

Zuckerfreie gesüßte Lebensmittel, denen Xylit zugesetzt ist (z. B. Zahnpflegekaugummis), sollten gemieden werden.

Medikation

Die Zusammenstellung der nachstehend aufgeführten Präparate zur naturheilkundlichen Behandlung von Kohlenhydratintoleranzen ist als Anregung zu verstehen und stellt kein aufeinander abgestimmtes Therapiekonzept dar. Bei der individuellen Auswahl der Präparate für den Patienten sind ggf. vorhandene Kontraindikationen zu berücksichtigen (s. Beipackzettel des jeweiligen Herstellers).

Indikationen, Zusammensetzung, Dosierungs- und Anwendungsempfehlungen: ➤ Anhang (Tab. A–Z).

THERAPIEEMPFEHLUNGEN

- Synerga® (Laves) bei schleimhautbedingten Kohlenhydratintoleranzen plus Lactobiogen® (Laves)
- Sibosan® (Laves) bei Dünndarmfehlbesiedelung
- Sanalact® pro (Laves)
- LactroZym® (nur über Biogena beziehbar)
- Mucosa Formula® (nur über Biogena beziehbar)
- L-Glutamin 3000 (nur über Biogena beziehbar)
- L-Tryptophan 250 (nur über Biogena beziehbar)
- MucosaPlex® (NICApur)
- MyBIOTIK®PUR (nutrimmun)
- MUCOZINK® (nutrimmun)
- Pascorbin® 7,5 g (Pascoe)

Komplementäre Mikronährstofftherapie

Kohlenhydratverdauung erleichtern – Enzyme zuführen Zur Förderung der Verdauungsleistung bei Laktoseintoleranz empfiehlt sich eine gezielte zeitnahe Enzymersatztherapie mit einem **laktase**haltigen Präparat, das die Kapazität zur enzymatischen Spaltung der Milchsäure erhöht und die unerwünschte Symptomatik reduziert. Die **Xylose-Isomerase** (XI) kann Fruktose aus Lebensmitteln in leicht verwertbare Glukose umwandeln. Die diätetische Zufuhr von XI fördert den Abbau von Fruktose, reduziert die Fruktosemenge im Dünndarm und lindert so die Symptome der Fruktosemalabsorption.

Entzündung hemmen **Zink und Vitamin C** (Eigenschaften ➤ Kap. 1.1.5)
Grüntee-Extrakt (Eigenschaften ➤ Kap. 1.1.5)
Kamillen-Extrakt (Eigenschaften ➤ Kap. 1.1.5)

Darmschleimhaut aufbauen **L-Glutamin** (Eigenschaften ➤ Kap. 1.2.5)

Mikronährstoffdefizite ausgleichen Durch Resorptionsstörungen kommt es bei Kohlenhydratunverträglichkeiten häufig zu **Zink-, Vitamin-B_6-, Pantothen- und Folsäuredefiziten.** Beeinträchtigungen des Serotoninstoffwechsels durch eingeschränkte Aufnahme von **L-Tryptophan** können zu depressiven Verstimmungen und Stimmungsschwankungen führen.

2.4 Histaminintoleranz

2.4.1 Definition

Die Histaminintoleranz (HIT) gehört in die Gruppe der enzymatischen Intoleranzen. Sie ist nicht IgE-vermittelt (weshalb der Prick-Test typischerweise negativ ausfällt), sondern zählt zu den pseudoallergischen Reaktionen. Hierbei werden die Mastzelldegranulation und Histaminausschüttung u. a. durch die Komplementfaktoren C3a und C5a initiiert. Im Gegensatz zur Atopie gibt es bei HIT keine Sensibilisierungsphase. Die Symptomatik tritt somit dosisabhängig bereits bei Erstkontakt auf, wobei schon kleinste Mengen an Histamin ausreichen, um ein individuelles Beschwerdebild zu verursachen.

Histamin ist eine einfache chemische Substanz, die durch Decarboxylierung aus der Aminosäure L-Histidin entsteht. Dieser Prozess findet durch mikrobielle und biochemische Veränderungen vor allem bei der Lagerung und Reifung von Lebensmitteln statt. Physiologisch kommt Histamin in Mastzellen, basophilen Granulozyten und enterochromaffinen Zellen des Gastrointestinaltrakts vor. Es wird zusammen mit Heparin in Vesikeln gespeichert, aus denen es bei Bedarf freigesetzt werden und an Histaminrezeptoren im Gewebe binden kann.

INFO

Histamin ist Gewebshormon, Neurotransmitter und Entzündungsmediator für allergische und pseudoallergische Reaktionen und hat nach Bindung an H_1- oder H_2-Rezeptoren folgende biologische Wirkungen:

- Kontraktion der glatten Muskulatur (Uterus, Darm, Bronchien)
- Vasodilatation
- Hypotonie
- Tachykardie
- Gesteigerte Permeabilität der kleinen Gefäße mit Ödembildung
- Stimulation der HCl-Produktion des Magensafts

Histamin wird durch die Diaminoxidase (DAO) und endogenes Histamin hauptsächlich durch die N-Methyltransferase abgebaut. DAO, ein homodimeres Glykoprotein, ist ein kupferhaltiges Enzym, das als Cofaktoren außer Kupfer vor allem Vitamin B_6 (aber auch Vitamin C und Zink) benötigt und Histamin über eine oxidative Desaminierung zu Imidazol-5-Essigsäure abbaut. Sie wird beim Menschen hauptsächlich in den Enterozyten, aber auch in Plazenta, Leber und Nieren produziert. Die Produktion und Sezernierung der DAO ins Darmlumen erfolgt kontinuierlich. Bei Gesunden wird histaminhaltige Nahrung bereits im Darm abgebaut, wobei die Abbaugeschwindigkeit durch die Aktivität der DAO bestimmt wird. Bei Patienten mit Symptomen einer HIT kann die DAO-Aktivität auf die Hälfte bis zu einem Drittel, in besonders starken Fällen auf ein Zehntel der Normalaktivität reduziert sein.

2.4.2 Ursachen

Eine HIT entsteht durch ein Ungleichgewicht zwischen anfallendem Histamin und Histamin-Abbau. Nach der Aufnahme von histaminreichen Nahrungsmitteln oder verstärkter Histaminsynthese können bei unzureichendem Histaminabbau in den verschiedensten Organsystemen Beschwerden auftreten, die zwischen „mild“ und „massiv“ verlaufen können.

Die wichtigsten Enzyme im Histaminmetabolismus sind DAO und HNMT. Ursache einer HIT ist häufig eine Störung des enzymatischen Abbaus. Ein Mangel an der histaminabbauenden DAO oder HNMT aufgrund eines Enzymdefekts oder eines Defizits an Mikronährstoffen, die für die Funktion der DAO bedeutsam sind (z. B. Vitamin B_6 und Kupfer), führt häufig zu einer HIT. Zudem kann ein Missverhältnis zwischen der im Organismus anfallenden Menge an Histamin und der DAO-Aktivität vorliegen, das z. B. durch den Verzehr histaminbelasteter Nahrungsmittel oder durch die Einnahme von Medikamenten entstehen kann, die zu einer verstärkten Freisetzung von körpereigenem Histamin führen (Histaminliberatoren). Auch Nahrungsmittel (z. B. Zitrusfrüchte, Ananas, Erdbeeren, Schalentiere, Lebensmittelfarben etc.) und Alkohol können als Histaminliberatoren fungieren. Außerdem können verschiedene Medikamente den Histaminstoffwechsel hemmen.

Die DAO wird als exkretorisches Enzym vornehmlich von den Darmschleimhautzellen ausgeschieden und baut das mit der Nahrung aufgenommene Histamin bereits in der Ingesta ab. Somit wird eine übermäßige Aufnahme von Histamin in die Zirkulation unterbunden. Im Gegensatz dazu arbeitet die HNMT als zytosolisches Enzym, das besonders in den Leberzellen am Histaminabbau beteiligt ist. Da DAO und HNMT parallel am Histaminabbau beteiligt sind, kann dies zu HIT-Mischformen führen. Von beiden gibt es jeweils mehrere Genvarianten (Polymorphismen), aus denen Enzyme unterschiedlicher Funktionsstärke resultieren können.

2

GUT ZU WISSEN

Eine HIT kann verschiedene Ursachen haben:
- Histaminreiche Nahrung
- Verzehr hoher Mengen anderer biogener Amine
- Histaminliberatoren
- Erhöhte intestinale Bildung durch Keime der Fäulnisflora
- Verminderte DAO-Bildung aufgrund akuter oder chronischer Darmerkrankungen
- Hemmung der DAO oder angeborener Enzymdefekt der DAO
- Verminderte Aktivität der DAO aufgrund eines Mangels an Coenzymen

Bei der klassischen Konstellation einer HIT ist der Histaminspiegel erhöht, während die DAO-Aktivität bei reduziertem Vitamin B_6 erniedrigt ist. Liegt ein stark erhöhter Histaminspiegel vor, so ist trotz normaler oder leicht erhöhter DAO-Aktivität eine HIT zu diagnostizieren (Beispiel: Anaphylaxie – stark erhöhte Histaminkonzentration, DAO-Aktivität nicht ausreichend).

2.4.3 Symptomatik

Aufgrund der unterschiedlichen Funktion von DAO und HNMT lassen sich zwei Typen einer HIT mit jeweils eigener Symptomatik unterscheiden:
- Beim **akuten Verlauf** einer HIT vom **DAO-Typ** steigt die Histaminmenge stark an und nimmt auch schnell wieder ab.
- Bei der **chronischen Form vom HNMT-Typ** steigt sie nach histaminreichen Mahlzeiten nur moderat an, nimmt aber auch nur sehr langsam wieder ab, wobei sie oft noch bei der nächsten Mahlzeit leicht erhöht sein kann: Dadurch steigt sie kontinuierlich an.

In Abhängigkeit von der anflutenden Histaminkonzentration kommt es zu lokalen Schädigungen im Bereich der Mukosa oder – nach Resorption – zu systemischen Reaktionen. Hierbei treten Beschwerden in Form von Übelkeit, Durchfall und Darmspasmen auf. Durch Stimulation der HCl-Produktion im Magen kann es zu Hyperazidität und Sodbrennen kommen. Somit lassen sich alle relevanten klinischen Symptome beobachten, die unter dem Oberbegriff „funktionelle Magen-Darm-Störungen" subsumiert sind. Weitere Symptome, die im Rahmen einer Histaminose auftreten können, sind Flush, Zephalgien, Hypotonie, Tachykardie, gesteigerte Permeabilität der kleinen Gefäße mit Ödembildung, Adrenalinausschüttung, Unterleibs- oder Bronchialspasmen.

Ein **Überschuss an Histamin** kann zu folgenden **Beschwerden** führen:
- Histaminkopfschmerz (Migräne)
- Flush (Erröten nach Alkoholgenuss, vor allem Rotwein, Sekt, Likör)
- Hypotonie
- Tachykardien
- Generalisierter Juckreiz
- Quincke-Ödem (Anschwellen von Lippen, Lidern und Gesicht, Atemnot)
- Allergische Reaktionen wie Rhinitis, gerötete Augen, Asthma bronchiale
- Schlafstörungen
- Arrhythmie
- Urtikaria
- Diarrhöen
- Anaphylaxie
- Vomitus
- Dysmenorrhö

2.4.4 Diagnostik

Die DAO im Serum und der Histaminspiegel im Stuhl und Urin (➤ Abb. 2.4) eignen sich als Marker für die Diagnostik der Histaminintoleranz und assoziierter Krankheitsbilder.

Histamin im Urin

Präanalytik

Probenmaterial:	1. Morgenurin
Besonderheiten:	Keine
Lagerung & Transport:	Lagerung bei RT Versand im mitgelieferten Umröhrchen auf dem Postweg möglich

Befundinterpretation

Histamin wird mithilfe der L-Histidin-Decarboxylase aus Histidin synthetisiert (1) oder mit der Nahrung

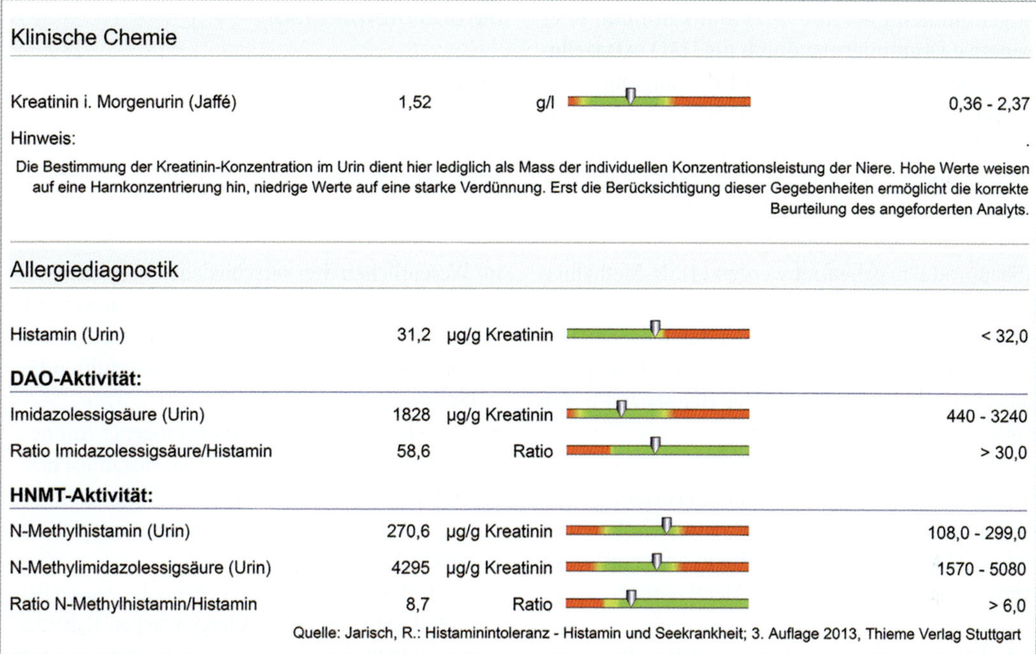

Klinische Chemie

Kreatinin i. Morgenurin (Jaffé)	1,52	g/l	0,36 - 2,37

Hinweis:

Die Bestimmung der Kreatinin-Konzentration im Urin dient hier lediglich als Mass der individuellen Konzentrationsleistung der Niere. Hohe Werte weisen auf eine Harnkonzentrierung hin, niedrige Werte auf eine starke Verdünnung. Erst die Berücksichtigung dieser Gegebenheiten ermöglicht die korrekte Beurteilung des angeforderten Analyts.

Allergiediagnostik

Histamin (Urin)	31,2	µg/g Kreatinin	< 32,0
DAO-Aktivität:			
Imidazolessigsäure (Urin)	1828	µg/g Kreatinin	440 - 3240
Ratio Imidazolessigsäure/Histamin	58,6	Ratio	> 30,0
HNMT-Aktivität:			
N-Methylhistamin (Urin)	270,6	µg/g Kreatinin	108,0 - 299,0
N-Methylimidazolessigsäure (Urin)	4295	µg/g Kreatinin	1570 - 5080
Ratio N-Methylhistamin/Histamin	8,7	Ratio	> 6,0

Quelle: Jarisch, R.: Histaminintoleranz - Histamin und Seekrankheit; 3. Auflage 2013, Thieme Verlag Stuttgart

Abb. 2.4 Befund: Histamin-Profil im Urin [V573]

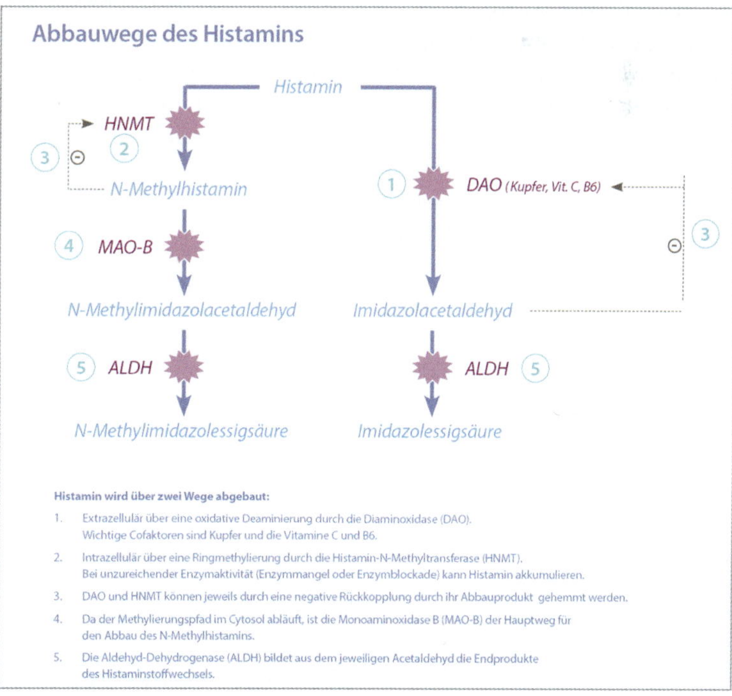

Abb. 2.5 Abbauwege des Histamins [V573]

2

aufgenommen (➤ Abb. 2.5) und kann nun über oxidative Deaminierung durch die DAO extrazellulär (2) oder über eine Ringmethylierung durch die HNMT intrazellulär (3) abgebaut werden. Bei unzureichender Enzymaktivität (z. B. aufgrund eines Enzymmangels oder einer Enzymblockade) kann Histamin akkumulieren. DAO und HNMT können jeweils über negative Rückkopplung durch ihre jeweiligen Abbauprodukte gehemmt werden (4). N-Methylhistamin kann durch ein weiteres Enzym, die Monoaminoxidase B (MAO-B) (5), oder durch die DAO (6) oxidiert werden. Da der Methylierungspfad im Zytosol abläuft, ist die MAO-B wohl der Hauptweg für den Abbau des N-Methylhistamins.

Normwerte Im Normalverlauf des Histaminmetabolismus herrscht ein Gleichgewicht zwischen dem anfallenden Histamin und seinem enzymatischen Abbau über die verschiedenen Metaboliten.

Erhöhte Werte Häufig führen erhöhte Histaminwerte zu einer HIT, die neben dem erhöhten Anfall von Histamin zusätzlich aus einer Enzymblockade der am Histaminabbau beteiligten Enzyme (vor allem DAO und HNMT) resultieren kann. Die typischen Metaboliten sind dann trotz hoher Histaminwerte nur eingeschränkt nachweisbar.

Nach Dr. Pfeiffer (Pfeiffer 1986) kann bei erhöhtem Histamin eine Histadelie vorliegen, bei der Patienten schizophrene Symptome zeigen können.

Erniedrigte Werte Bei einer Histapenie liegen deutlich verringerte Histaminpegel vor, wobei dann auch die Metaboliten vermindert sein können. Dies tritt häufig im Zusammenhang mit einem Kupferüberschuss auf, wodurch die beteiligten Enzyme weiter aktiviert werden können.

Histamin im Stuhl

Präanalytik

Probenmaterial:	Testset (Stick mit Stabilisator)
Besonderheiten:	Keine
Lagerung & Transport:	Lagerung bei RT Versand im mitgelieferten Umröhrchen auf dem Postweg möglich

Befundinterpretation

Normwerte im Stuhl < 455 ng/l.

Erhöhte Werte Erhöhte Histaminwerte im Stuhl können bei entsprechender Symptomatik mit einer HIT in Zusammenhang stehen.

Erhöhte Histaminkonzentrationen im Stuhl haben im Wesentlichen drei verschiedene **Ursachen:**

- Unzureichende DAO-Aktivität: DAO inaktiviert das aus der Nahrung oder dem bakteriellen Stoffwechsel stammende Histamin. Weiterführende Diagnostik (Serum): DAO
- Vermehrte intestinale Bildung biogener Amine (z. B. Cadaverin, Putrescin sowie Histamin) bei Fäulnisdysbiose. Weiterführende Diagnostik (Stuhl): Pankreaselastase-1, Verdauungsrückstände, Florastatus
- Verstärkte Degranulation intestinaler Mastzellen im Rahmen von Typ-I-Allergien gegen Nahrungsmittel. Weiterführende Diagnostik: EPX im Stuhl und Allergoscreen®-IgE im Serum

GUT ZU WISSEN

Typ-I-Allergien gegen Nahrungsmittel zeigen i. d. R. eine eindeutige Klinik. Die Beschwerden treten innerhalb kurzer Zeit nach Nahrungsaufnahme deutlich in den Vordergrund.

Diaminoxidase (DAO): Aktivitätsmessung des histaminabbauenden Enzyms

Präanalytik

Probenmaterial:	Serum
Besonderheiten:	Keine
Lagerung & Transport:	Lagerung bei RT Bei Lagerung über Nacht wird die Kühlung der Probe empfohlen (2–8 °C) Versand im mitgelieferten Umröhrchen auf dem Postweg möglich

Befundinterpretation

Normwerte im Serum > 10 U/ml.

Werte < 3 U/ml Es ist von einer HIT auszugehen.

Werte zwischen 3 und 10 U/ml Eine HIT ist wahrscheinlich. Infolge einer erniedrigten DAO-Aktivität ist mit einer unzureichenden Inaktivierung des mit der Nahrung aufgenommenen oder im Rahmen verstärkter Fäulnisprozesse intestinal gebildeten Histamins zu rechnen. Histamin wird resorbiert und kann im Sinne der Histaminose zu (allergieähnlichen) Symptomen führen. In Abhängigkeit weiterer DAO-hemmender Faktoren wie z. B. Alkoholgenuss sowie der aufgenommenen Histaminkonzentration kann die Symptomatik intermittierend und/oder in wechselhafter Intensität in Erscheinung treten.

Die Ursache für eine reduzierte Gesamtaktivität der DAO kann in einer herabgesetzten Bildung aufgrund entzündlicher Veränderungen der Darmschleimhaut gefunden oder auf einen Mangel an Cofaktoren zurückgeführt werden, die den Aktivitätsgrad der Enzyme maßgeblich beeinflussen. Auch Medikamente können eine Hemmung der DAO hervorrufen (➤ Tab. 2.5).

Weiterführende Diagnostik:

- Stuhl: Calprotectin, Alpha-1-Antitrypsin
- EDTA, Heparin: Cofaktoren der DAO (B_6, Kupfer, Zink)

Werte > 10 U/ml Eine Histaminose ist wenig wahrscheinlich. Allerdings können pseudoallergische Reaktionen durch eine unspezifische Aktivierung der Mastzellen durch sog. Histaminliberatoren („Histaminlocker") ausgelöst werden, sodass vermehrt körpereigenes Histamin freigesetzt wird.

Erdbeeren, Orangen, Grapefruit und Ananas enthalten sog. Histaminliberatoren, die bei prädisponierten Patienten zu einer unphysiologischen Freisetzung von körpereigenem Histamin führen. Es besteht hier kein Zusammenhang zu einer erniedrigten DAO-Aktivität. Die klinische Symptomatik lässt sich kaum von der oben beschriebenen Form der HIT unterscheiden. Allenfalls können über eine ausführliche Ernährungsanamnese wichtige Hinweise gewonnen werden.

Ob aufgrund der hier genannten Ursachen trotz normaler DAO-Aktivität erhöhte endogene Histaminspiegel vorliegen, kann durch die Histaminbestimmung im Urin untersucht werden.

Weiterführende Diagnostik (erster Morgenurin): Histamin-Profil.

Tab. 2.5 DAO-blockierende Medikamente (DAO-Hemmer)

Medikamentenwirkstoff	Anwendungsgebiet
Acetylcystein	Schleimlöser
Ambroxol	Schleimlöser
Aminophyllin	Antidepressivum
Clavulansäure	Antibiotikum
Chloroquin	Antirheumatikum
Metamizol	Schmerzmittel
Metoclopramid	Magen-Darm-Mittel
Propafenon	Antiarrhythmikum
Promethazin	Neuroleptikum
Verapamil	Herz-Kreislauf-Mittel

Cofaktoren der Diaminoxidase

Präanalytik

Probenmaterial:	EDTA und Heparin
Besonderheiten:	Keine
Lagerung & Transport:	Lagerung bei RT Versand im mitgelieferten Umröhrchen auf dem Postweg möglich

Befundinterpretation

Cofaktoren sind essenziell für eine effiziente Enzymaktivität, da sie als prosthetische Gruppe oder Coenzym an der katalytischen Reaktion beteiligt sind (➤ Abb. 2.6).

Erniedrigte Werte von Vitamin B_6, Kupfer und Zink (ggf. auch Vitamin C und Zink) Der nachgewiesene Mangel eines oder mehrerer Cofaktoren kann mit einer verminderten DAO-Aktivität einhergehen. Durch die Substitution dieser Nährstoffe kann ihre Aktivität gesteigert und der Histaminabbau verbessert werden.

2.4.5 Medikation/Therapie

Zu den **wichtigsten therapeutischen Maßnahmen** zählen:

- Einhalten einer histaminarmen Diät
- Vermeiden von Lebensmitteln, die Histamin freisetzen können (Histaminliberatoren)

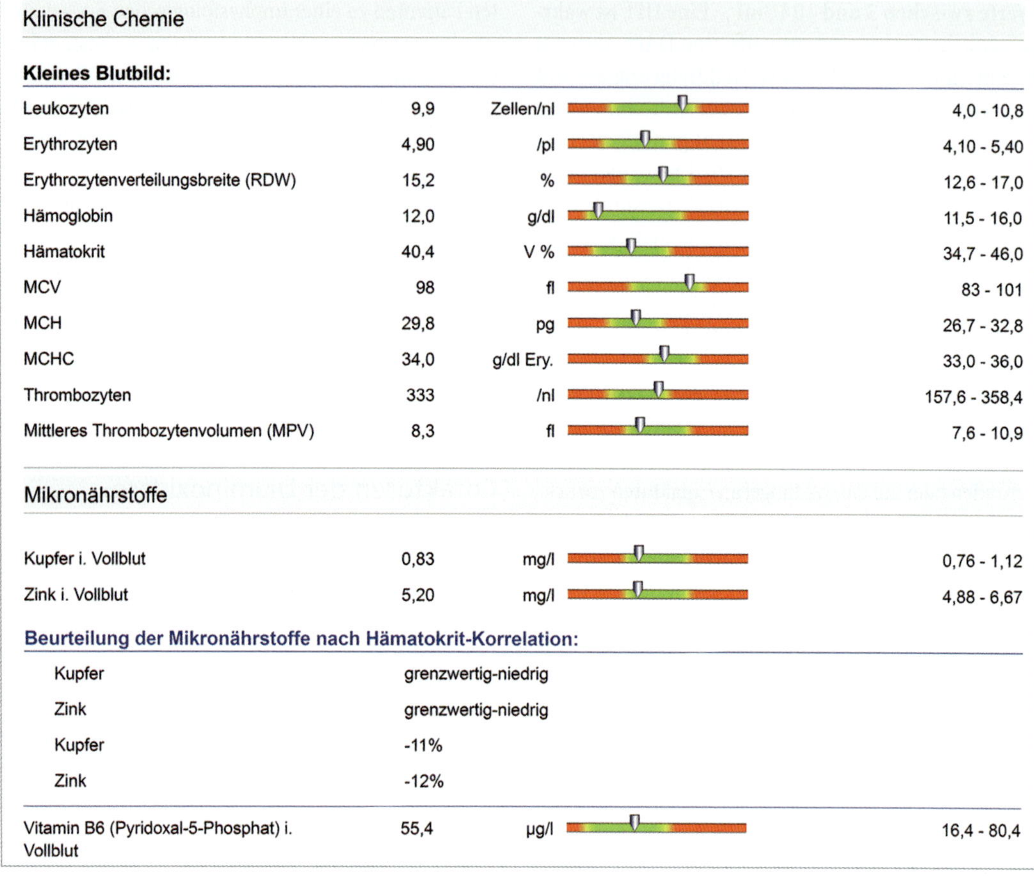

Klinische Chemie

Kleines Blutbild:

Leukozyten	9,9	Zellen/nl	4,0 - 10,8
Erythrozyten	4,90	/pl	4,10 - 5,40
Erythrozytenverteilungsbreite (RDW)	15,2	%	12,6 - 17,0
Hämoglobin	12,0	g/dl	11,5 - 16,0
Hämatokrit	40,4	V %	34,7 - 46,0
MCV	98	fl	83 - 101
MCH	29,8	pg	26,7 - 32,8
MCHC	34,0	g/dl Ery.	33,0 - 36,0
Thrombozyten	333	/nl	157,6 - 358,4
Mittleres Thrombozytenvolumen (MPV)	8,3	fl	7,6 - 10,9

Mikronährstoffe

Kupfer i. Vollblut	0,83	mg/l	0,76 - 1,12
Zink i. Vollblut	5,20	mg/l	4,88 - 6,67

Beurteilung der Mikronährstoffe nach Hämatokrit-Korrelation:

Kupfer	grenzwertig-niedrig
Zink	grenzwertig-niedrig
Kupfer	-11%
Zink	-12%

Vitamin B6 (Pyridoxal-5-Phosphat) i. Vollblut	55,4	µg/l	16,4 - 80,4

Abb. 2.6 Befund: Cofaktoren der DAO [V573]

- Vermeiden von alkoholischen Getränken
- Ggf. Einnahme von Antihistaminika (vor dem Essen)
- Einnahme von DAO als Nahrungsergänzungspräparat (z. B. DaoZym®)
- Therapeutische Gaben von hoch dosiertem Vitamin B_6, Kupfer, Vitamin C und Zink
- Vermeiden von Medikamenten, die Histamin freisetzen und/oder die DAO hemmen (➤ Tab. 2.5)

Ernährungsempfehlungen

INFO

Zu den **wichtigsten biogenen Aminen und Liberatoren** gehören:
- Schokolade, Kakao
- Zitrusfrüchte (Orangen, Grapefruit)
- Nüsse (insbesondere Walnüsse)
- Erdbeeren, Bananen, Ananas, Kiwi, Papaya, Himbeeren, Birnen
- Hülsenfrüchte
- Weizenkeime
- Schwarzer und grüner Tee
- Tomaten (insbesondere Tomatenmark)

Histaminhaltige Lebensmittel Vor allem Lebensmittel, die lange reifen oder lange gelagert werden, weisen einen hohen Histamingehalt auf, z. B. lange gereifter Käse, Rotwein, Fischkonserven, Sauerkraut, Rohwurst oder Alkohol. Während des Reifeprozesses werden die in der Nahrung vorhandenen Aminosäuren durch Mikroorganismen verstoffwechselt und teilweise abgebaut. Bei diesem natürlichen Vorgang entsteht aus der Aminosäure Histidin als Abbauprodukt das Histamin. Viele Betroffene berichten insbesondere nach dem Verzehr von Rotwein in Kombination mit lange gereiftem Käse über ausgeprägte Beschwerden: kein Wunder, denn beide enthalten einen beträchtlichen Anteil an Histamin. Hinzu kommt noch, dass Alkohol die Eigenschaft besitzt, die histaminabbauende DAO zu hemmen.

Biogene Amine Viele Lebensmittel enthalten histaminähnliche Stoffe, sog. biogene Amine, z. B. Tyramin, Phenylethylamin oder Serotonin. Diese Stoffe werden ebenfalls durch die DAO abgebaut. Bei einem hohen Verzehr von biogenen Aminen wird das Enzym verbraucht und steht somit zum Abbau von Histamin nicht mehr in ausreichender Menge zur Verfügung. Schokolade z. B. enthält kein Histamin, aber die biogenen Amine Tyramin und Phenylethylamin des Kakaos.

Histaminliberatoren Andere Lebensmittel können körpereigenes Histamin freisetzen, ohne selbst Histamin zu enthalten (beispielsweise Erdbeeren und Zitrusfrüchte). Sie werden als Histaminliberatoren bezeichnet. Liberatoren und biogene Amine können den Histaminspiegel auf unterschiedliche Art negativ beeinflussen.

INFO

Zu den **wichtigsten biogenen Aminen und Liberatoren** gehören:

- Schokolade, Kakao
- Zitrusfrüchte (Orangen, Grapefruit)
- Nüsse (insbesondere Walnüsse)
- Erdbeeren, Bananen, Ananas, Kiwi, Papaya, Himbeeren, Birnen
- Hülsenfrüchte
- Weizenkeime
- Schwarzer und grüner Tee
- Tomaten (insbesondere Tomatenmark)

DAO-blockierende Medikamente (DAO-Hemmer) Auch Medikamente können die DAO hemmen oder ihre Produktion blockieren (➢ Tab. 2.5). Bei HIT sollte die Einnahme der betreffenden Medikamente reduziert bzw. der Arzt oder Apotheker nach Ersatzpräparaten gefragt werden.

Vitaminversorgung Bei wissenschaftlichen Studien wurde festgestellt, dass eine HIT gleichzeitig mit einer Verminderung von Vitaminen und Mineralstoffen einhergeht. Die Gabe von Vitaminen und Mineralstoffen kann die DAO-Aktivität verbessern. Hierzu zählen insbesondere Vitamin B_6, Kupfer, Vitamin C und Zink. Der behandelnde Arzt kann Auskunft darüber geben, welche ergänzenden Vitaminpräparate evtl. förderlich sind. Werdende Mütter sind übrigens meist völlig beschwerdefrei. Das liegt daran, dass die Plazenta während der Schwangerschaft DAO produziert, um den Feten vor Histamin zu schützen. Nach der Entbindung treten die Beschwerden dann allerdings wieder auf.

Ernährung bei HIT Die Histamindiät zielt darauf ab, den Konsum von histaminreichen und -freisetzenden Lebensmitteln auf ein verträgliches Maß zu beschränken. Da viele Lebensmittel einen gewissen Anteil an Histamin oder biogenen Aminen enthalten, ist ein völliger Verzicht praktisch nicht möglich. Es kommt vor allem auf die Menge des verzehrten Histamins an. Beschwerden treten oft erst dann auf, wenn mehrere Faktoren zusammenkommen, z. B. ein histaminhaltiges Essen bei gleichzeitigem Alkoholkonsum. Umgekehrt enthalten einige Nahrungsmittel (z. B. Bäckerhefe) zwar viel Histamin, werden aber nur in sehr geringen Mengen verarbeitet. So enthalten Brot- und Backwaren meist nur wenige Gramm Hefe und werden deshalb gut vertragen. Das Gleiche gilt für Zitronen. Ein bis zwei Tropfen Zitronensaft für die Salatsoße oder für den Fisch führen meist noch nicht zu Beschwerden. Mit dem Verzehr von frischen und möglichst unbearbeiteten Lebensmitteln (fangfrischer Fisch, frisches Fleisch/Gemüse, die meisten Obstsorten außer Zitrusfrüchten, Trinkmilch, Frischkäse sowie fast alle alkoholfreien Getränke) ist man weitestgehend auf der sicheren Seite.

GUT ZU WISSEN

Histaminarme Lebensmittel

- Frischkäse, wenig gereifter Käse, junger Gouda, pasteurisierte Vollmilch, Quark, Joghurt
- Fangfrischer Fisch
- Frisches Obst: Melone, Heidelbeeren, Preiselbeeren, Litschi, Mango, Khaki, Rhabarber, Kirschen, Blaubeeren, Johannisbeeren, Aprikosen, Äpfel
- Frisches Gemüse: grüner Salat, Kohlsorten, Rote Bete, Kürbis, Zwiebel, Radieschen, Rettich, Rapunzel, Paprika, Karotten, Brokkoli, Kartoffeln, Gurke, Lauch, Zucchini, Mais, Spargel, Knoblauch, Blumenkohl

- Getreide, Teigwaren: Dinkel-, Mais-, Reisnudeln, hefefreies Roggenbrot, Mais-Reis-Knäckebrot, Reis, Haferflocken, Reiswaffeln, Mais-, Reis-, Hirsemehl
- Milchersatz: Reis-, Hafer-, Kokosmilch
- Alle nicht zitrushaltigen Obstsäfte, alle Gemüsesäfte (außer Sauerkraut)
- Kräutertee
- Eigelb

Nahrungsmittel mit hohem Histamingehalt

Gerade Alkohol wird bei HIT schlecht vertragen, da dieser nicht nur das körpereigene Histamin freisetzt und die DAO hemmt, sondern zusätzlich die Durchlässigkeit der Darmwand erhöht und somit die Resorption des im Getränk vorhandenen Histamins fördert. Weitere Lebensmittel, die reichlich Histamin oder andere biogene Amine enthalten:

- Eingelegte/konservierte Lebensmittel
- Käse: vor allem Hartkäse (älterer hat mehr Histamin)
- Geräuchertes Fleisch, Schinken, Salami
- Die meisten Fischprodukte (alle Meeresfrüchte), vor allem Fischkonserven
- Bohnen und Hülsenfrüchte (insbesondere Kichererbsen und Sojabohnen, auch Erdnüsse)
- Sojaprodukte (Sojamilch, -sahne, -sauce, Tofu)
- Sauerkraut
- Einige Obstsorten (Bananen, Birnen, Orangen, Kiwi, Erdbeeren)
- Alkohol, insbesondere Bier und Wein
- Hefe
- Schwarztee
- Schokolade, Kakao, Knabbergebäck, Süßigkeiten mit Konservierungs- und/oder Farbstoffen
- Weinessig
- Nüsse, Walnüsse, Cashewkerne

Zur Orientierung ist in ➤ Tab. 2.6 für einige Lebensmittel der ungefähre Histamingehalt aufgeführt. Die Mengenangaben sind allerdings nur als Richtwert anzusehen, da der tatsächliche Histamingehalt stark vom Reifegrad und von der Lagerdauer abhängt.

Medikation

Die Zusammenstellung der nachstehend aufgeführten Präparate zur naturheilkundlichen Behandlung einer HIT ist als Anregung zu verstehen und stellt kein aufeinander abgestimmtes Therapiekonzept dar. Bei der individuellen Auswahl der Präparate für den Patienten sind ggf. vorhandene Kontraindikationen zu berücksichtigen (s. Beipackzettel des jeweiligen Herstellers).

Indikationen, Zusammensetzung, Dosierungs- und Anwendungsempfehlungen: ➤ Anhang (Tab. A–Z).

THERAPIEEMPFEHLUNGEN

- Synerga® (Laves)
- Lactobiogen® (Laves)
- AH & Glutamin Formula (nur über Biogena beziehbar)
- DAOZym® (nur über Biogena beziehbar)
- Bio-Schwarzkümmelöl 1000 (nur über Biogena beziehbar)
- MyBIOTIK®PROTECT (nutrimmun)
- Pascorbin® 7,5 g (Pascoe)
- Pascoflorin® sensitiv (Pascoe)

Komplementäre Mikronährstofftherapie

Enzymaktivität stärken Bei nachgewiesener HIT ist die konsequente Vermeidung histaminhaltiger Nahrungsmittel ein wichtiger therapeutischer Faktor. Begleitend und flankierend kann die Aktivität der his-

Tab. 2.6 Histamingehalt einer Auswahl an gebräuchlichen Nahrungsmitteln*

Lebensmittel	Von bis (max.)
Käse	mg/kg
Emmentaler	< 10–500 (2500)
Gouda, Edamer Stangenkäse	< 10–200 (900)
Alkoholische Getränke	µg/kg
Rotwein	Bis 3800
Bier	20–50
Rohwürste/Rohschinken	mg/kg
Salami	10–280
Frischfleisch	< 10–280
Fisch/Fischprodukte	mg/kg
Fisch, fangfrisch	< 1
Fisch, verdorben	Bis 13.000
Gemüse	mg/kg
Tomaten (Ketchup)	22
Sauerkraut	10–200
Essig	µg/kg
Rotweinessig	4000

* Quelle: Jarisch R. Histamin-Intoleranz. Stuttgart: Thieme 1999, S. 34

taminabbauenden DAO durch Zufuhr der benötigten Mikronährstoffe, insbesondere **Vitamin B_6**, aber auch **Kupfer**, **Zink** und **Vitamin C**, gestärkt werden.

Darmschleimhaut regenerieren Da eine HIT vielfach auch durch mangelnde Bildung der DAO aufgrund einer subklinisch entzündeten Darmmukosa bedingt sein kann, ist eine begleitende Behandlung der Darmschleimhaut sinnvoll. Die Aminosäure **L-Glutamin** dient den Zellen der Darmschleimhaut und des Immunsystems als Energiequelle und regeneriert und stärkt damit die durch die HIT angegriffenen Darmschleimhautzellen.

Entzündungsreaktionen vermindern – Immunsystem stärken Schwarzkümmelöl *(Nigella sativa)* wird aufgrund seiner immunmodulierenden, entzündungshemmenden, antioxidativen und zytoprotektiven Eigenschaften bei allergischen Reaktionen seit Langem zur Prävention und Linderung der Symptomatik eingesetzt. Klinische Studien bei Patienten mit allergischer Rhinitis, Asthma oder atopischem Ekzem untermauern die Effizienz der Anwendung in diesem Indikationsrahmen. Durch die Unterdrückung von Entzündungsmediatoren wie Prostaglandinen und Leukotrienen sowie die Erhöhung der T-Zell- und Killerzellaktivität scheint Schwarzkümmelöl auch bei Autoimmunerkrankungen als Therapeutikum geeignet zu sein.

2.5 IgG-assoziierte Reaktionen gegen Nahrungsantigene

2.5.1 Definition

Die **IgG-assoziierte Nahrungsmittelunverträglichkeit (IgG-NMU)** stellt weniger eine immunologische Abwehrreaktion gegen einzelne bedenkliche oder schädliche Nahrungsmittel dar, sondern sollte in der Gesamtschau vielmehr als Syndrom betrachtet werden, bei dem sich eine bestimmte Konstellation von Symptomen, Anomalien und Störungen in einem manifesten Krankheitsverlauf äußert. Das mögliche Beschwerdebild einer IgG-NMU ist dabei breit gefächert und reicht von Magen-Darm-Beschwerden (z. B. Diarrhö, Flatulenz, Reizdarmsyndrom) und Dermatosen (Psoriasis, Ekzem) über Kopfschmerz/Migräne, Aufmerksamkeitsdefizit/Müdigkeit und Depression/Erschöpfungssyndrom bis hin zu Adipositas/Typ-2-Diabetes und Herz-Kreislauf-Erkrankungen. In der Mehrzahl der Fälle handelt es sich bei der IgG-NMU um verzögert (bis zu 72 h) nach einer Mahlzeit auftretende oder chronisch persistierende Symptome. Aufgrund der zeitverzögerten Reaktionen ist die Zuordnung zum jeweiligen Nahrungsmittel im Rahmen einer Ernährungsanamnese i. d. R. nur schwer möglich. Der selektive Nachweis erhöhter IgG-Ak-Titer stellt daher in diesem Zusammenhang ein wertvolles Hilfsmittel für die Identifizierung möglicher, im Sinne einer IgG-NMU relevanter Nahrungsmittel sowie für die sich anschließende gezielte Therapie in Form einer konsequenten Karenz der identifizierten Nahrungsmittel dar.

GUT ZU WISSEN

Die Zunahme der nahrungsmittelspezifischen IgG-Produktion ist nicht von einer atopischen Prädisposition der Betroffenen abhängig und korreliert auch nicht notwendigerweise mit erhöhten allergenspezifischen IgE-Titern und damit mit einer Sensibilisierung im Sinne einer Typ-I-Allergie (➤ Kap. 3.2.1). **Die IgG-Analytik ist demnach nicht für die Diagnose einer klassischen IgE-vermittelten Nahrungsmittelallergie geeignet.**

2.5.2 Klinische Relevanz nahrungsmittelspezifischer IgG-Antikörper: physiologisch oder pathologisch?

Nahrungsmittelproteine werden nach ihrer Aufnahme im Laufe ihres Transports durch den Magen-Darm-Trakt durch proteolytische Enzyme weitestgehend zu Peptidfragmenten und Aminosäuren abgebaut, die im Anschluss im Darm von den Enterozyten absorbiert werden. Schätzungsweise 15 % der konsumierten Nahrungsmittelproteine werden allerdings nur unvollständig verdaut, sodass die intestinale Mukosa auch mit nativen Nahrungsbestandteilen konfrontiert wird.

Eiweißbestandteile der Nahrung werden unter physiologischen Bedingungen vom intestinalen Immunsystem aktiv toleriert. Die Unterdrückung einer möglicherweise fehlgeleiteten Aktivierung des

Immunsystems gegen harmlose Nahrungsmittelproteine wird in der Darmschleimhaut von IL-10 und/oder TGF-β produzierenden Treg-Zellen gesteuert. Im Zuge dieser Toleranzvermittlung wird eine vorrangig von IgA-Antikörpern dominierte humorale Immunantwort ausgelöst. Selbst wenn keine Infektion oder Entzündung vorliegt, existieren dennoch in der Lamina propria neben den toleranzinduzierenden Treg-Zellen weitere $CD4^+$ Effektor-TH-Zellen, die Zytokine wie Interleukin-17 (IL-17) oder Interferon-γ (IFN-γ) produzieren, deren proinflammatorische Wirkung aber normalerweise von den Treg-Zellen ausbalanciert wird. Da diese Zytokine den Antikörperklassenwechsel zum IgG-Subtyp fördern, werden auch beim gesunden Menschen nahrungsmittelspezifische IgG-Antikörper gebildet. Diese bestenfalls nur in geringen Mengen im Blut nachweisbaren IgG-Antikörper sind Ausdruck der **ständigen immunologischen Auseinandersetzung des Organismus mit Fremdantigenen,** wie sie auch Nahrungsmittelproteine darstellen; ihnen wird daher keine pathologische Bedeutung zugeschrieben.

2.5.3 Ursachen

Erhöhte IgG-Konzentrationen im Blut sind dagegen i. d. R. die Konsequenz einer Zunahme der Konfrontation des Organismus mit Nahrungsmittelproteinen, die verstärkt im Darm resorbiert werden und von dort in die Zirkulation gelangen. Insbesondere der einem Leaky-Gut-Syndrom zugrunde liegende Verlust der mukosalen Integrität fördert die Zunahme der Produktion von nahrungsmittelspezifischen IgG-Antikörpern. Exogene Faktoren wie intestinale Infektionen, mikrobielle Dysbiosen, die konstante Übersäuerung des Darmmilieus, Medikamentenkonsum, der Verzehr von bestimmten Nahrungsmitteln (z. B. Gluten, Alkohol, scharfe Gewürze) oder eine Belastung mit Umweltschadstoffen (z. B. Schwermetalle, Xenoestrogene wie Bisphenol A oder PCB, Pestizide), aber auch vom Körper selbst freigesetzte endogene Mediatoren wie z. B. proinflammatorische Zytokine (aus Immunzellen) oder Tryptase (aus Mastzellen) können Permeabilitätsstörungen der Darmbarriere bewirken und damit zu einem **erhöhten Übertritt von unvollständig verdauten Nahrungsmittelantigenen ins Blut** führen. Auf diese Weise wird die Toleranzinduktion im Darm umgangen und die spezifische IgG-Synthese in den extraintestinalen immunologischen Organen gefördert.

Insbesondere Entzündungsvorgänge im Darm, die häufig ebenfalls mit einem Leaky-Gut-Syndrom assoziiert sind, begünstigen eine unphysiologisch hohe IgG-Freisetzung gegen Nahrungsmittelproteine. **Die mukosale Entzündung hemmt die Aktivität der Treg-Zellen und durchbricht somit den Prozess der Toleranzinduktion,** sodass sich die immunologische Balance zugunsten eines proinflammatorischen Milieus verändert und die Produktion von IgG-Antikörpern auch im Rahmen der intestinalen Immunantwort stimuliert wird. Patienten mit chronisch-entzündlichen Darmerkrankungen wie Morbus Crohn oder Colitis ulcerosa weisen daher häufig als Folge der Dysregulation des Immunsystems deutlich erhöhte nahrungsmittelspezifische IgG-Titer auf. Auch ein subklinisches Entzündungsgeschehen („silent inflammation") wie z. B. beim Reizdarmsyndrom, beim metabolischen Syndrom (Adipositas) oder bei einer Depression kann zu einer signifikant erhöhten IgG-Produktion gegen Nahrungsmittel führen.

Eine **einseitige Ernährung** sowie der **übermäßige Verzehr bevorzugter Lebensmittel** haben zudem eine kontinuierliche und/oder exzessive Konfrontation der Darmmukosa mit unverdauten Nahrungsmittelantigenen zur Folge. In den zuvor geschilderten Situationen unterstützt ein solches Ernährungsverhalten aufgrund des ständigen Anflutens der Antigene eine weitere Zunahme der IgG-Produktion gegen die konsumierten Nahrungsmittel und trägt zum Vorkommen unphysiologisch hoher IgG-Konzentrationen im Blut bei.

IgG-Produktion: Ursache einer Nahrungsmittelunverträglichkeit oder Epiphänomen einer Komorbidität?

Die vielfach dokumentierte Korrelation zwischen erhöhten nahrungsmittelspezifischen IgG-Konzentrationen im Blut und der Entstehung akuter oder schleichender Entzündungsprozesse legt eine Beteiligung der IgG-Antikörper in diesem Geschehen nahe. Die Frage, ob die IgG-Antikörper aufgrund ihrer immunologischen Eigenschaften direkt an den pathologischen Vorgängen einer IgG-NMU beteiligt sind oder ob die erhöhten IgG-Titer nicht vielmehr ein Epiphänomen darstellen, das lediglich als Indikator für eine immunologische oder physiologische Dysfunktion wie das Leaky-Gut-Syndrom gewertet werden sollte, wird allerdings kontrovers diskutiert.

Ein pathogener Effekt der nahrungsmittelspezifischen IgG-Antikörper wird damit begründet, dass diese Moleküle analog zum Geschehen bei der **IgG-vermittelten Typ-III-Allergie (Allergie vom verzögerten Typ)** mit den in das Blut gelangenden Nahrungsmittelproteinen Antigen-Antikörper-Komplexe bilden können. Diese Immunkomplexe zirkulieren im Blut und werden unter physiologischen Bedingungen mittels Komplementaktivierung an Erythrozyten gebunden mit dem Blutstrom zu den phagozytierenden Zellen des retikuloendothelialen Systems in Leber und Milz befördert, wo sie eliminiert werden. Im Überschuss vorhandene Antigen-Antikörper-Komplexe können mit aktivierten Endothelzellen der Blutgefäße interagieren und auf diese Weise die Blutbahn verlassen und sich in Geweben und Organen wie z. B. der Haut, der Mukosa, den Nieren oder der Synovia der Gelenke ablagern. Im Fall der IgG-NMU sollen dort aus Nahrungsmittelproteinen und IgG-Antikörpern bestehende Immunkomplexe komplementabhängig Entzündungsprozesse in Gang setzen, welche die lokale Infiltration mit weiteren proinflammatorischen Immunzellen zur Folge haben.

2.5.4 Symptomatik

Bei fortgesetzter Konfrontation des Organismus mit Nahrungsmittelantigenen und in der Folge permanenter Bildung der Immunkomplexe könnte die Entzündung chronifizieren und somit für die typischen Symptome einer IgG-NMU verantwortlich sein.

Der immunologische Mechanismus der Typ-III-Allergie mit der Bildung von entzündungsfördernden Immunkomplexen und einer verzögerten Symptomatik ist für einige wenige allergische, zumeist pulmonale Manifestationen wie den exogen allergischen Alveolitiden (z. B. Farmerlunge, Vogelhalterlunge) in der medizinischen Fachwelt akzeptiert. Die Bedeutung der Immunkomplexe für die Auslösung und den Verlauf einer IgG-NMU ist jedoch umstritten: Der wissenschaftliche Nachweis, dass Nahrungsmittel nach ihrer Aufnahme bei Anwesenheit hoher spezifischer IgG-Titer ebenfalls eine solche allergische Reaktion vom Typ III auslösen können, steht noch aus.

Eine alternative Erklärung für eine direkte pathologische Rolle der nahrungsmittelspezifischen IgG-Antikörper liefert die Hypothese, dass **Mastzellen über spezifische Rezeptoren die IgG-Moleküle binden** können. Bei Quervernetzung der Antikörper auf der Zelloberfläche durch aufgenommene Nahrungsmittelantigene werden die Mastzellen insbesondere in der Darmmukosa aktiviert und somit intestinale Entzündungen ausgelöst. Diese Form der IgG-NMU könnte bei der Entstehung des Reizdarmsyndroms eine wichtige Rolle spielen.

Denkbar wäre aber auch, dass gar **kein unmittelbarer Kausalzusammenhang zwischen unphysiologisch hohen nahrungsmittelspezifischen IgG-Konzentration im Blut und den einer IgG-NMU zugeordneten Beschwerden** besteht, sondern dass die IgG-Hyperproduktion lediglich als Begleiterscheinung einer Komorbidität auf eine generelle immunologische Dysregulation hinweist. So gelangen bei einem bestehenden, ggf. auch subklinisch verlaufenden Entzündungsprozess im Organismus und einem daraus resultierenden Leaky-Gut-Syndrom nicht nur vermehrt unverdaute Nahrungsbestandteile in die Blutzirkulation, die die IgG-Produktion fördern. Auch Bakterien aus dem Darmlumen oder das Immunsystem aktivierende Produkte der kommensalen Mikrobiota (z. B. Endotoxine) sowie aus der Nahrung (z. B. ATI, WGA; ➤ Kap. 2.2.2) können aufgrund der erhöhten Permeabilität die Darmbarriere in größerem Ausmaß durchdringen und dadurch inflammatorische Geschehen im Körper auslösen oder verstärken.

Erhöhte nahrungsmittelspezifische IgG-Titer lassen demnach keine eindeutige Schlussfolgerung auf eine direkte Beteiligung dieser Nahrungsmittel als unmittelbare Verursacher bestimmter Beschwerden zu. Daher sollte in jedem Fall die Relevanz des Verzehrs der durch einen positiven Laborbefund identifizierten Nahrungsmittel für die Auslösung der beobachteten Symptome durch eine vorübergehende Ernährungsumstellung verifiziert werden.

2.5.5 Diagnostik

Allergo-Screen®-IgG-Diagnostik als Stufenkonzept

Zur Abklärung einer IgG-NMU ist die Analyse nahrungsmittelspezifischer IgG-Antikörper im Serum idealerweise als kostensparende, aber effiziente **Stufendiagnostik** konzipiert. Dazu wird zum Einstieg in einem **Vortest (PräScreen IgG, PräScreen Allergie**) anhand der Bestimmung der IgG-Konzentrationen für eine limitierte, aber aussagefähige Auswahl von Nahrungsmitteln und unter Berechnung des sog. PräScreen-Index überprüft, ob eine weiterführende **Anschlussdiagnostik** in größerem Umfang indiziert ist. Für diese Anschlussuntersuchungen werden verschiedene Profile – **Allergo-Screen® Basic, Allergo-Screen® Veggie, Allergo-Screen® Premium** – angeboten, die sich in Anzahl und Klassifizierung der untersuchten Nahrungsmittel unterscheiden.

Vortest PräScreen IgG

Im **PräScreen IgG** werden die spezifischen IgG-Antikörper für **sieben ausgewählte Nahrungsmittel (Ananas, Ei, Haselnuss, Kuhmilch, Senfkorn, Tomate, Weizen)** im Serum quantifiziert. Mithilfe des standardisierten und kalibrierten ELISA-Messverfahrens (s. Info-Kasten) wird die IgG-Menge im Befund als Konzentration (in µg/ml) angegeben. Die Messergebnisse werden zudem anhand der gemessenen Konzentration in Reaktionsklassen eingestuft und ebenfalls auf dem Befund aufgeführt (➤ Abb. 2.7).

INFO

Im Rahmen der Messung der nahrungsmittelspezifischen IgG-Antikörper wird zudem das **Ausmaß der unspezifischen Bindungskapazität eines individuellen Patientenserums** bestimmt. Die Ergebnisse der spezifischen IgG-Konzentrationen werden unter Berücksichtigung dieser **Spezifitätskontrolle** (Bildung des Differenzbetrags) angegeben.
Ein erhöhter Wert für die Spezifitätskontrolle deutet auf die Anwesenheit von Störfaktoren hin, die i. d. R. auf einer gesteigerten Gesamt-Antikörperproduktion beruhen und u. a. folgende Ursachen haben könnten:

- Hohe systemische Entzündungsaktivität
- Darmerkrankungen
- Rheumatische Erkrankungen
- Floride Infektionen (vor allem bakteriell)
- Kürzlich erfolgte Impfungen
- Einnahme bestimmter Medikamente (Biologika)

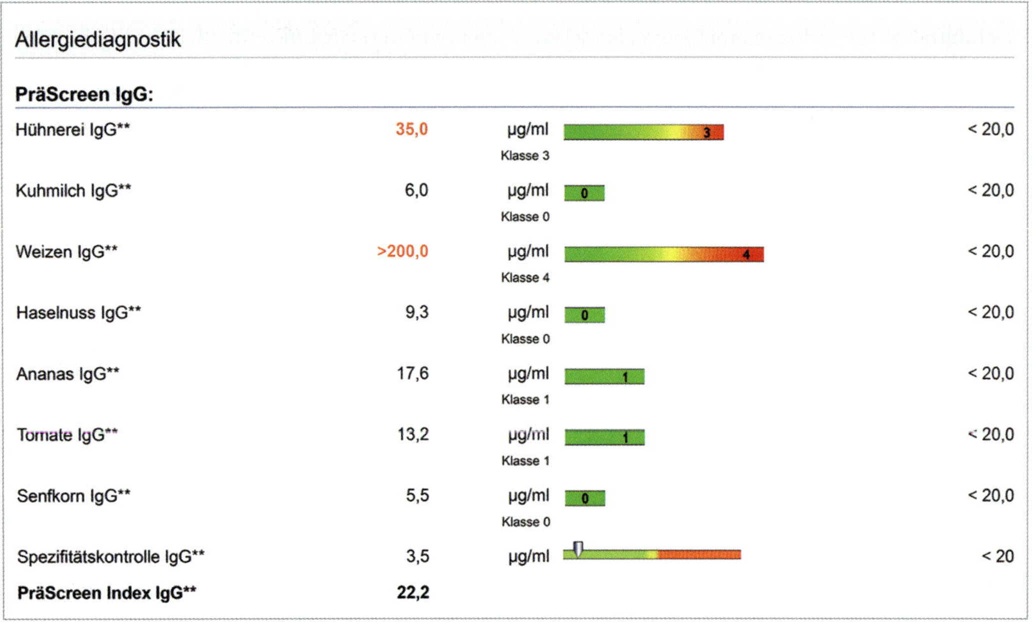

Allergiediagnostik

PräScreen IgG:

Hühnerei IgG**	35,0	µg/ml Klasse 3	3	< 20,0
Kuhmilch IgG**	6,0	µg/ml Klasse 0	0	< 20,0
Weizen IgG**	>200,0	µg/ml Klasse 4	4	< 20,0
Haselnuss IgG**	9,3	µg/ml Klasse 0	0	< 20,0
Ananas IgG**	17,6	µg/ml Klasse 1	1	< 20,0
Tomate IgG**	13,2	µg/ml Klasse 1	1	< 20,0
Senfkorn IgG**	5,5	µg/ml Klasse 0	0	< 20,0
Spezifitätskontrolle IgG**	3,5	µg/ml		< 20
PräScreen Index IgG**	**22,2**			

Abb. 2.7 Befund: Vortest PräScreen IgG [V573]

Vortest PräScreen Allergie

Im **PräScreen Allergie** werden zusätzlich zu den auch im PräScreen IgG gemessenen nahrungsmittelspezifischen IgG-Antikörpern die **Konzentration an Gesamt-IgE** im Serum sowie **spezifische IgE-Titer gegen verschiedene Inhalationsallergene** gemessen. Der PräScreen Allergie bietet somit ein breiteres diagnostisches Spektrum bei Verdacht auf eine akute Nahrungsmittelunverträglichkeit als der PräScreen IgG, da er neben der Untersuchung auf Vorliegen einer IgG-NMU auch die Möglichkeit der Abklärung einer IgE-vermittelten Nahrungsmittelallergie eröffnet.

Anschlusstest Allergo-Screen®

Für die Anschlussuntersuchungen werden verschiedene Profile angeboten, die sich in Anzahl und Klassifizierung der untersuchten Nahrungsmittel unterscheiden. Die Zusammenstellung der Nahrungsmittel deckt die meistverzehrten Nahrungsmittel im europäischen Kulturkreis ab. Ergänzende Profile umfassen auch Nahrungsmittel, die nicht auf dem üblichen Speiseplan stehen, aber eine sinnvolle Ergänzung der Ernährung sein könnten.

Präanalytik und Probennahme

Probenmaterial:	Serum
Probenversand:	keine Besonderheiten

Empfohlene Anschlussdiagnostik

Die aus dem positiven Befund einer Allergo-Screen®-IgG-Analyse abzuleitende Ernährungsumstellung sollte weniger eine reine Vermeidungsdiät der identifizierten Nahrungsmittel darstellen, sondern idealerweise auch als Darmsanierungsprogramm konzipiert sein. Zur gezielten Therapieplanung wird daher als Anschlussdiagnostik die Überprüfung der Darmbarrierefunktion und der intestinalen Entzündungsaktivität sowie die Analyse des intestinalen Mikrobioms empfohlen.

2.5.6 Medikation/Therapie

Eliminationsdiät und Ernährungsberatung

Der aufgrund einer Analyse der IgG-Konzentrationen im Blut erhobene Verdacht einer IgG-NMU sollte mithilfe einer **IgG-basierten Eliminations- oder Auslassdiät** überprüft und bestätigt werden.

- In der **Eliminationsphase** sollten alle Nahrungsmittel, gegen die IgG-Titer mit den Reaktionsklassen 3 oder 4 bestimmt wurden, für ca. 6 Monate strikt gemieden werden. Diese Karenzphase dient der Regeneration und Entlastung der beanspruchten Darmschleimhaut. Idealerweise reduzieren sich in dieser Zeitspanne sowohl die Symptome als auch die IgG-Ak-Konzentrationen im Blut deutlich. Einen **Sonderfall** stellen Nahrungsmittel dar, gegen die IgG-Titer mit der Reaktionsklasse 2 ermittelt wurden. Diese dürfen in der Eliminationsphase alle 4 Tage konsumiert werden (**Rotation**).
- In der **Provokationsphase** werden die in der Eliminationsphase gemiedenen Nahrungsmittel schrittweise und in kleinen Mengen wieder in die Ernährung eingeführt. Sofern die Beschwerden in dieser Austestungsphase nicht wieder auftreten, können Aufnahmefrequenz und Portionsgröße langsam gesteigert werden.
- Lebensmittel, die nach Wiedereinführung keine Symptome mehr auslösen, können in der anschließenden **Stabilisationsphase** uneingeschränkt wieder verzehrt werden und sollten unter dem Gesichtspunkt einer ausgewogenen Ernährung wieder regelmäßig auf dem Speiseplan stehen.

Auf Nahrungsmittel, die als Reaktion auf die Provokation hingegen wieder Symptome verursachen, sollte langfristig verzichtet werden. Die Resultate empirischer Studien belegen, dass bei einer konsequenten Ernährungsumstellung, die auf der Grundlage positiver IgG-Befunde geplant wird, mit Blick auf intestinale, aber auch auf extraintestinale oder systemische Beschwerden sowie für die Lebensqualität der Patienten deutliche Verbesserungen erzielt werden konnten:

- Morbus Crohn
- Colitis ulcerosa
- Reizdarmsyndrom
- Migräne
- Adipositas

2

Therapeutische Eliminationsdiäten sind immer unter Berücksichtigung des Lebensalters und des Profils der zu meidenden Nahrungsmittel auf die individuellen Erfordernisse und den Nährstoffbedarf der Betroffenen abzustimmen. **Um dem Risiko einer Mangelernährung während der Zeit der Nahrungsmittelkarenz vorzubeugen, sollten Betroffene für die Dauer der Eliminationsphase idealerweise eine begleitende Ernährungsberatung durch eine ausgewiesene Ernährungsfachkraft erhalten.** Bei gesundheitlichen Problemen sollte unverzüglich der Therapeut aufgesucht werden.

Es gilt der Leitsatz: Der Verzicht auf einzelne Nahrungsmittel darf das Wohlbefinden und die Lebensqualität nicht stärker beeinträchtigen als die durch die Unverträglichkeit hervorgerufenen Beschwerden.

INFO

Langjährig dokumentierte Erfahrungsberichte, Observationsstudien und Fallbeispiele aus der ganzheitlichen Praxis stützen die Resultate der wissenschaftlichen Untersuchungen und implizieren darüber hinaus auch bei Atherosklerose, rheumatoider Arthritis, Depressionen und Aufmerksamkeitsdefizit-Hyperaktivitätsstörung (ADHS) einen positiven Effekt einer IgG-basierten Elimination von Nahrungsmitteln auf den Krankheitsverlauf.

Medikation

Die Zusammenstellung der nachstehend aufgeführten Präparate zur naturheilkundlichen Prävention und Therapie der IgG-assoziierten Nahrungsmittelunverträglichkeit ist als Anregung zu verstehen und stellt kein aufeinander abgestimmtes Therapiekonzept dar. Bei der individuellen Auswahl der Präparate für den Patienten sind ggf. vorhandene Kontraindikationen zu berücksichtigen (s. Beipackzettel des jeweiligen Herstellers).

Indikationen, Zusammensetzung, Dosierungs- und Anwendungsempfehlungen: ➤ Anhang (Tab. A–Z).

THERAPIEEMPFEHLUNGEN

- Zur Vermeidung von Mangelzuständen:
  - Pascorbin® 7,5 g (Pascoe)
- Darmsanierung nach Dr. Herget:
  - Ozovit® MP (Pascoe)
  - Markofruct® (Pascoe), Instant-Teegetränk mit Oligofruktose und Kamille plus+
  - Quassia Similiaplex® R (Pascoe)
  - Dasym-Pascoe® (Pascoe) oder Pascoflorin® (Pascoe)

LITERATUR

Altobelli E, et al. Low-FODMAP diet improves irritable bowel syndrome symptoms: a meta-analysis. Nutrients 2017; 9(9): 940.

Ashfaq-Khan M, et al. Dietary wheat amylase trypsin inhibitors promote features of murine non-alcoholic fatty liver disease. Sci Rep 2019; 9(1): 17463.

Aydinlar EI, et al. IgG-based elimination diet in migraine plus irritable bowel syndrome. Headache 2013; 53(3): 514–525.

Aziz I, et al. From coeliac disease to noncoeliac gluten sensitivity: should everyone be gluten free? Curr Opin Gastroenterol 2016; 32(2): 120–127.

Barrett JS. How to institute the low-FODMAP diet. J Gastroenterol Hepatol 2017; 32(Suppl 1): 8–10.

Bellinghausen I, et al. Wheat amylase-trypsin inhibitors exacerbate intestinal and airway allergic immune responses in humanized mice. J Allergy Clin Immunol 2019; 143(1): 201–12.e4.

Biesiekierski JR, et al. No effects of gluten in patients with self-reported non-celiac gluten sensitivity after dietary reduction of fermentable, poorly absorbed, short-chain carbohydrates. Gastroenterology 2013; 145(2): 320–8. e1–3.

Biesiekierski JR, et al. Can gut microbiota composition predict response to dietary treatments? Nutrients 2019; 11(5): 1134.

Cai C, et al. Serological investigation of food specific immunoglobulin G antibodies in patients with inflammatory bowel diseases. PLoS One 2014; 9(11): e112154.

Cappelletti M, et al. Food-specific serum IgG and symptom reduction with a personalized, unrestricted-calorie diet of six weeks in irritable bowel syndrome (IBS). Nutr Metab (Lond) 2020; 17: 101.

Catassi C. Gluten sensitivity. Ann Nutr Metab 2015; 67(Suppl 2): 16–26.

Collin P, et al. Dermatitis herpetiformis: a cutaneous manifestation of coeliac disease. Ann Med 2017; 49(1): 23–31.

De Angelis M, et al. The food-gut human axis: the effects of diet on gut microbiota and metabolome. Curr Med Chem 2019; 26(19): 3567–3583.

De Lorgeril M, Salen P. Gluten and wheat intolerance today: are modern wheat strains involved? Int J Food Sci Nutr 2014; 65(5): 577–581.

De Punder K, Pruimboom L. The dietary intake of wheat and other cereal grains and their role in inflammation. Nutrients 2013; 5(3): 771–787.

Dos Santos Guilherme M, et al. Dietary wheat amylase trypsin inhibitors impact Alzheimer's disease pathology in 5xFAD model mice. Int J Mol Sci 2020; 21(17): 6288.

Du Y, et al. Prevalence of celiac disease in patients with Down syndrome: a meta-analysis. Oncotarget 2018; 9(4): 5387–5396.

Elieh Ali Komi D, Bjermer L. Mast cell-mediated orchestration of the immune responses in human allergic asthma: current insights. Clin Rev Allergy Immunol 2019; 56(2): 234–247.

Elli L, et al. Diagnosis of gluten related disorders: celiac disease, wheat allergy and non-celiac gluten sensitivity. World J Gastroenterol 2015; 21(23): 7110–7119.

Felber J, et al. Ergebnisse einer S2k-Konsensuskonferenz der Deutschen Gesellschaft für Gastroenterologie, Verdauungs- und Stoffwechselerkrankungen (DGVS) gemeinsam mit der Deutschen Zöliakie-Gesellschaft (DZG) zur Zöliakie, Weizenallergie und Weizensensitivität. Z Gastroenterol 2014; 52(7): 711–743.

Geisslitz S, et al. Comparative quantitative LC-MS/MS analysis of 13 amylase/trypsin inhibitors in ancient and modern Triticum species. Sci Rep 2020; 10(1): 14570.

Genestet C, et al. Scavenging of reactive oxygen species by tryptophan metabolites helps *Pseudomonas aeruginosa* escape neutrophil killing. Free Radic Biol Med 2014; 73: 400–410.

Giersiepen K, et al. Accuracy of diagnostic antibody tests for coeliac disease in children: summary of an evidence report. J Pediatr Gastroenterol Nutr 2012; 54(2): 229–241.

Guo H, et al. The value of eliminating foods according to food-specific immunoglobulin G antibodies in irritable bowel syndrome with diarrhoea. J Int Med Res 2012; 40(1): 204–210.

Halmos EP, et al. A diet low in FODMAPs reduces symptoms of irritable bowel syndrome. Gastroenterology 2014; 146(1): 67–75.e5.

Hart GR. Food-specific IgG guided elimination diet; role in irritable bowel syndrome? Int J Nutr Sci Food Technol 2017; 3(4): 47–49.

Hofmann SC, et al. IgE detection to $\alpha/\beta/\gamma$-gliadin and its clinical relevance in wheat-dependent exercise-induced anaphylaxis. Allergy 2012; 67(11): 1457–1460.

Hollon J, et al. Effect of gliadin on permeability of intestinal biopsy explants from celiac disease patients and patients with non-celiac gluten sensitivity. Nutrients 2015; 7(3): 1565–1576.

Husby S, et al. European Society Paediatric Gastroenterology, Hepatology and Nutrition guidelines for diagnosing coeliac disease 2020. J Pediatr Gastroenterol Nutr 2020; 70(1): 141–156.

Jabri B, Sollid LM. T cells in celiac disease. J Immunol 2017; 198(8): 3005–3014.

Jian L, et al. Food exclusion based on IgG antibodies alleviates symptoms in ulcerative colitis: a prospective study. Inflamm Bowel Dis 2018; 24(9): 1918–1925.

Junker Y, et al. Wheat amylase trypsin inhibitors drive intestinal inflammation via activation of toll-like receptor 4. J Exp Med 2012; 209(13): 2395–2408.

Kahaly GJ, et al. Celiac disease and glandular autoimmunity. Nutrients 2018; 10(7): 814.

Karakula-Juchnowicz H, et al. The food-specific serum IgG reactivity in major depressive disorder patients, irritable bowel syndrome patients and healthy controls. Nutrients 2018; 10(5): 548.

Kawaguchi T, et al. Food antigen-induced immune responses in Crohn's disease patients and experimental colitis mice. J Gastroenterol 2015; 50(4): 394–405.

Kelesidis T, et al. Biomarkers of microbial translocation and macrophage activation: association with progression of subclinical atherosclerosis in HIV-1 infection. J Infect Dis 2012; 206(10): 1558–1567.

Kim-Lee C, et al. Gastrointestinal disease in Sjogren's syndrome: related to food hypersensitivities. Springer plus 2015; 4: 766.

King JA, et al. Incidence of celiac disease is increasing over time: a systematic review and meta-analysis. Am J Gastroenterol 2020; 115(4): 507–525.

Lauwers GY, et al. Duodenal lymphocytosis with no or minimal enteropathy: much ado about nothing? Mod Pathol 2015; 28 (Suppl 1): S22–29.

Leffler D, et al. Kinetics of the histological, serological and symptomatic responses to gluten challenge in adults with coeliac disease. Gut 2013; 62(7): 996–1004.

Lewis JE, et al. Eliminating immunologically-reactive foods from the diet and its effect on body composition and quality of life in overweight persons. J Obes Weight Loss Ther 2012; 2: 112.

Lewis JE, et al. A pilot study eliminating immunologically-reactive foods from the diet and its effect on symptomatology and quality of life in persons with chronic migraines and headaches. Open J Intern Med 2013; 3(1): 8–14.

Lundin KE, Wijmenga C. Coeliac disease and autoimmune disease – genetic overlap and screening. Nat Rev Gastroenterol Hepatol 2015; 12(9): 507–515.

Lutz C, et al. Nachweis von Antikörpern gegen Weizenkeim-Agglutinin (WGA) bei Patienten mit nahrungsmittelabhängiger gastroenterologischer Symptomatik unterschiedlicher Ätiologie. Z Gastroenterol 2019; 57(9): e210.

Marsh MN. Gluten, major histocompatibility complex, and the small intestine. Gastroenterology 1992; 102(1): 330–354.

McIntosh K, et al. FODMAPs alter symptoms and the metabolome of patients with IBS: a randomised controlled trial. Gut 2017; 66(7): 1241–1251.

Neuendorf R, et al. Impact of food immunoglobulin G-based elimination diet on subsequent food immunoglobulin G and quality of life in overweight/obese adults. J Altern Complement Med 2019; 25(2): 241–248.

Oberhuber G, et al. Arbeitsgemeinschaft für gastroenterologische Pathologie der Deutschen Gesellschaft für Pathologie. Empfehlungen zur Zöliakie-/Spruediagnostik. Z Gastroenterol 2001; 39(2): 157–166.

Ostrowska L, et al. IgG food antibody guided eliminationrotations diet was more effective than FODMAP diet and control diet in the treatment of women with mixed IBS – results from an open label study. Preprint from Research Square 2021.

Pascal M, et al. Lipid transfer protein syndrome: clinical pattern, cofactor effect and profile of molecular sensitization to plant-foods and pollens. Clin Exp Allergy 2012; 42(10): 1529–1539.

Pastorello EA, et al. Wheat-dependent exercise-induced anaphylaxis caused by a lipid transfer protein and not by ω-5 gliadin. Ann Allergy Asthma Immunol 2014; 112(4): 386–7.e1.
Pickert G, et al. Wheat consumption aggravates colitis in mice via amylase trypsin inhibitor-mediated dysbiosis. Gastroenterology 2020; 159(1): 257–72.e17.
Pomés A, et al. WHO/IUIS Allergen Nomenclature: Providing a common language. Mol Immunol 2018; 100: 3–13.
Quirce S, et al. Occupational hypersensitivity pneumonitis: an EAACI position paper. Allergy 2016; 71(6): 765–779.
Reilly NR, Green PH. Epidemiology and clinical presentations of celiac disease. Semin Immunopathol 2012; 34(4): 473–478.
Saccone G, et al. Celiac disease and obstetric complications: a systematic review and metaanalysis. Am J Obstet Gynecol 2016; 214(2): 225–234.
Schellekens DH, et al. Plasma intestinal fatty acid-binding protein levels correlate with morphologic epithelial intestinal damage in a human translational ischemia-reperfusion model. J Clin Gastroenterol 2014; 48(3): 253–260.
Scherf KA, et al. Wheat-dependent exercise-induced anaphylaxis. Clin Exp Allergy 2016; 46(1): 10–20.
Severance EG, et al. Complement C1q formation of immune complexes with milk caseins and wheat glutens in schizophrenia. Neurobiol Dis 2012; 48(3): 447–453.
Singh P, et al. Celiac disease in women with infertility: a meta-analysis. J Clin Gastroenterol 2016; 50(1): 33–39.
Singh P, et al. Risk of celiac disease in the first- and second-degree relatives of patients with celiac disease: a systematic review and meta-analysis. Am J Gastroenterol 2015; 110(11): 1539–1548.
Sollid LM, et al. Nomenclature and listing of celiac disease relevant gluten T-cell epitopes restricted by HLA-DQ molecules. Immunogenetics 2012; 64(6): 455–460.
Somme A. Die LOW-FODMAP Diät. Ärztlicher Ratgeber. Cara Care – Praxis für medizinische Ernährungsberatung, Berlin (Hrsg.) 2018.
Spiller R. How do FODMAPs work? J Gastroenterol Hepatol 2017; 32 (Suppl 1): 36–39.
Staudacher H, et al. OC-103 The impact of low fodmap dietary advice and probiotics on symptoms in irritable bowel syndrome: a randomised, placebo-controlled, 2 × 2 factorial trial. Gut 2015; 64 (Suppl 1): A51.
Sturgeon C, Fasano A. Zonulin, a regulator of epithelial and endothelial barrier functions, and its involvement in chronic inflammatory diseases. Tissue Barriers 2016; 4(4): e1251384.
Ueno A, et al. Th17 plasticity and its relevance to inflammatory bowel disease. J Autoimmun 2018; 87: 38–49.
Uzunismail H. May the activation of mast cells by IgG-food antigen complexes be the missing piece of irritable bowel syndrome puzzle? Gastroenterol Hepatol Open Access 2020; 11(1): 47–50.
Uzunismail H, et al. The effects of provocation by foods with raised IgG antibodies and additives on the course of Crohn's disease: a pilot study. Turk J Gastroenterol 2012; 23(1): 19–27.
van Buul VJ, Brouns FJ. Health effects of wheat lectins: a review. J Cereal Sci 2014; 59(2): 112–117.
Vasconcelos MJ, et al. Food-dependent exercise-induced anaphylaxis. Curr Treat Options Allergy 2018; 5(2): 166–180.
Virdee K, et al. Food-specific IgG antibody-guided elimination diets followed by resolution of asthma symptoms and reduction in pharmacological interventions in two patients: a case report. Glob Adv Health Med 2015; 4(1): 62–66.
Voth M, et al. I-FABP is a novel marker for the detection of intestinal injury in severely injured trauma patients. World J Surg 2017; 41(12): 3120–3127.
Wang G, et al. The utility of food antigen test in the diagnosis of Crohn's disease and remission maintenance after exclusive enteral nutrition. Clin Res Hepatol Gastroenterol 2018; 42(2): 145–152.
Wang HY, et al. Serological investigation of IgG and IgE antibodies against food antigens in patients with inflammatory bowel disease. World J Clin Cases 2019; 7(16): 2189–2203.
Wilson B, Whelan K. Prebiotic inulin-type fructans and galacto-oligosaccharides: definition, specificity, function, and application in gastrointestinal disorders. J Gastroenterol Hepatol 2017; 32 (Suppl 1): 64–68.
Wolf J, et al. Antibodies in the diagnosis of coeliac disease: a biopsy-controlled, international, multicentre study of 376 children with coeliac disease and 695 controls. PLoS One 2014; 9(5): e97853.
Worm M, et al. Update Leitlinie zum Management IgE-vermittelter Nahrungsmittelallergien. S2k-Leitline der DGAKI. Allergologie 2021; 44(7): 488–541.
Xiao N, et al. Food-specific IgGs are highly increased in the sera of patients with inflammatory bowel disease and are clinically relevant to the pathogenesis. Intern Med 2018; 57(19): 2787–2798.
Xie Y, et al. Effects of diet based on IgG elimination combined with probiotics on migraine plus irritable bowel syndrome. Pain Res Manag 2019; 2019: 7890461.
Zelante T, et al. Tryptophan catabolites from microbiota engage aryl-hydrocarbon receptor and balance mucosal reactivity via interleukin 22. Immunity 2013; 39(2): 372–385.
Zevallos VF, et al. Nutritional wheat amylase-trypsin inhibitors promote intestinal inflammation via activation of myeloid cells. Gastroenterology 2017; 152(5): 1100–3.e12.
Zevallos VF, et al. Dietary wheat amylase trypsin inhibitors exacerbate murine allergic airway inflammation. Eur J Nutr 2019; 58(4): 1507–1514.
Zhuo MJ, et al. Investigation of 14 food allergen-specific IgG antibodies in 1299 children. Int J Food Prop 2016; 19(1): 25–30.

KAPITEL

3 Allergien

3.1 Definition

Allergien sind immunologisch vermittelte Überempfindlichkeitsreaktionen gegen eigentlich harmlose Fremdsubstanzen aus der Umwelt (Allergene). Chronische allergische Erkrankungen führen zu erheblichen Einschränkungen der Lebensqualität und zu hohen direkten und indirekten sozioökonomischen Kosten. Mit ca. 30 Millionen betroffenen Menschen in Deutschland kann die Allergie mit Recht als „Volkskrankheit" bezeichnet werden. Die pathologischen Symptome einer Allergie manifestieren sich vor allem an Organen oder Geweben an den Grenzflächen des Organismus mit seiner Umgebung wie z. B. an der Haut, den Atemwegen oder dem Gastrointestinaltrakt.

Die häufigste Allergieform ist die Soforttyp- oder Typ-I-Allergie mit den klinischen Manifestationen allergische Rhinokonjunktivitis (Heuschnupfen), allergisches Asthma bronchiale, atopische Dermatitis und Nahrungsmittelallergie. Ein zentrales Ereignis der Immunpathogenese aller Formen der Typ-I-Allergie ist die exzessive Produktion allergenspezifischer IgE-Antikörper (Sensibilisierung). Der labordiagnostische Nachweis dieser IgE-Antikörper dient der Identifikation des allergieauslösenden Allergens mit dem Ziel, durch Allergenkarenz oder Durchführung einer (allergen-)spezifischen Immuntherapie (SIT) die allergische Reaktionsbereitschaft des Organismus zu minimieren.

3.2 Klassifizierung von allergischen Reaktionen

Nach heutigem wissenschaftlichem Verständnis werden zum allergischen Formenkreis pathologisch überschießende Reaktionen des adaptiven (erworbenen) Immunsystems gezählt, die spezifisch gegen aus der Umwelt stammende Substanzen gerichtet sind. Diese allergieauslösenden Fremdstoffe, die im Allgemeinen für den Organismus ungefährlich sind, werden als **Allergene** bezeichnet. Klassischerweise werden einer Einteilung der britischen Mediziner Robert Coombs und Philip Gell zufolge im Wesentlichen vier Typen von Allergien unterschieden (➤ Tab. 3.1); sie basieren auf diversen immunologischen Mechanismen, die zu einer Schädigung des Organismus führen.

Die am weitesten verbreitete Form der Allergie ist die **Typ-I- oder atopische Allergie,** die wegen des raschen Auftretens der Symptome (innerhalb von Minuten bzw. der ersten Stunde nach Allergenkontakt) auch als „Überempfindlichkeit vom Soforttyp" bezeichnet wird. Das zentrale Ereignis in der Pathogenese allergischer Erkrankungen vom Soforttyp ist die Produktion exzessiver Mengen spezifischer Antikörper der Immunglobulinklasse E (IgE) nach einer Konfrontation des Organismus mit dem Allergen. Viele Typ-I-Allergiker können nicht nur unter einer Allergie leiden, sondern auch gleichzeitig oder im Laufe ihres Lebens an mehreren atopischen Erkrankungen. Dies wird in der Literatur als „Etagenwechsel" oder „atopischer Marsch" beschrieben.

INFO

Atopie ist ein Oberbegriff für die genetisch vererbbare Veranlagung zu Erkrankungen, die mit der Produktion spezifischer IgE-Antikörper nach Exposition mit niedrigen Allergenmengen einhergehen. Hat ein Elternteil oder haben beide bereits eine atopische Erkrankung, so steigt auch das Risiko des Kindes, eine dieser Krankheiten zu entwickeln. Ein erhöhter **Gesamt-IgE-Spiegel** ist häufig als Hinweis auf einen atopischen Status der betreffenden Person zu werten und bedeutet demzufolge ein erhöhtes Risiko für die Entwicklung von Typ-I-Allergien.

Tab. 3.1 Einteilung der allergischen Reaktionen nach Coombs und Gell

	Typ I	Typ II	Typ III	Typ IV
Immunpathologie	IgE-Antikörper	Immunkomplexe (IgG-/IgM-Antikörper)	Immunkomplexe (IgG-/IgM-Antikörper)	T-Lymphozyten
Dauer bis zum Auftreten der Symptome	wenige Minuten	mehrere Stunden	mehrere Stunden	1–3 Tage
Krankheitsbilder (Beispiele)	Konjunktivitis, Rhinitis, allergisches Asthma, atopische Dermatitis, Urtikaria, Anaphylaxie, Nahrungsmittelallergie	Transfusionsreaktion, hämolytische Anämie, Immunneutropenien	Exogen allergische Alveolitis (z. B. Vogelhalterlunge) oder Vaskulitis, Arthus-Reaktion, Serumkrankheit	Kontaktallergie, Tuberkulin-Reaktion, Arzneimittelexanthem
Allergene	Aeroallergene (Pollen, Tierhaare, Kot der Hausstaubmilbe, Schimmelpilze), Nahrungsmittel, Insektengifte	Endogene Proteine (zell- oder matrixassoziiert), Medikamente (z. B. Penicillin)	Aeroallergene (Schimmelpilze, Vogelfedern), Fremdprotein (Antiserum), endogene Proteine (löslich)	Haptene (Metalle, Kunststoffe, Chemikalien, Duftstoffe, Arzneimittel)

3.3 Auslöser

3.3.1 Inhalationsallergene

Inhalationsallergene oder **Aeroallergene** sind natürlich vorkommende Stoffe, die über die Luft verbreitet werden. Bedeutsame Allergenträger sind z. B. Pollen, Hausstaubmilben, Tierepithelien oder Schimmelpilzsporen. Inhalationsallergene können ganzjährig (z. B. Staubmilben, Tierepithelien) oder saisonal (Baum- oder Gräserpollen) übertragen werden. Weiterhin lassen sich Inhalationsallergene nach Innenraum- (z. B. Staubmilben, Tierepithelien, Schimmelpilzsporen) und Außenluftallergenen (Pollen und Schimmelpilzsporen) unterteilen.

Für allergische Soforttyperkrankungen mit Symptomen an Haut oder Schleimhaut gelten Inhalationsallergene – und hier an der Spitze die Gräserpollen – in Europa als Hauptverursacher. Als bedeutsamster allergener Baum wird in Europa die Birke angesehen. IgE-Antikörper gegen Inhalationsallergene sind bei knapp 34 % der Erwachsenen in Deutschland nachweisbar. Im zeitlichen Verlauf von 1998 bis 2011 ergab sich ein Anstieg der Sensibilisierungsprävalenzen um knapp 4 %. Bei durch Inhalationsallergene verursachten atopischen Erkrankungen ist eine ausgeprägte Zunahme mit dem Lebensalter, wobei Männer häufiger von spezifischen Sensibilisierungen betroffen sind als Frauen. Da bei inhalativen Allergien vor allem die Mastzellen der Schleimhäute sensibilisiert sind, manifestieren sich die Symptome vorrangig im Bereich der Augenbindehaut, der Nasen- und der Bronchialschleimhaut. Typische Beschwerden als Reaktion auf den Kontakt mit den Inhalationsallergenen sind Husten, Kurzatmigkeit, Pfeifgeräusche beim Atmen (bronchiale Hyperreaktivität), anfallsartige Atemnot durch **Asthma bronchiale** (Einengung der Bronchien) und Beschwerden wie laufende Nase und Niesreiz oder tränende und brennende Augen, die gemeinhin als **Heuschnupfen (Rhinokonjunktivitis)** bezeichnet werden. Zudem können sich bei perkutaner Sensibilisierung Urtikaria, Magen-Darm-Beschwerden und grippeartige Gelenk- und Muskelschmerzen manifestieren.

3.3.2 Insektengifte

Bis zu 25 % der Bundesbürger sind von einer Allergie gegen Insektengift betroffen. Die Symptomatik der Soforttyp-Reaktion reicht von lokalen Rötungen und Schwellungen an der Einstichstelle über schwere Atemnot und Erstickungsgefahr bei Stichen im Mund- oder Rachenbereich bis hin zu systemischen, mitunter lebensbedrohlichen anaphylaktischen Reaktionen, wenn das Insektengiftallergen nach der Injektion in die Blutbahn gelangt. Insektenstiche sind im deutschsprachigen Raum bei Erwachsenen die am häufigsten gemeldeten Auslöser für Anaphylaxien. In Deutschland werden vom Statistischen Bundesamt jährlich rund 20 Todesfälle durch Kontakt mit Hymenopterengift (Biene, Wespe oder Hornisse) erfasst.

3.3.3 Nahrungsmittel

Soforttyp-Reaktionen nach dem Verzehr von Nahrungsmitteln können unterschiedliche Ursachen haben, die differenzialdiagnostisch abgeklärt werden müssen. In diesem Zusammenhang müssen echte IgE-vermittelte Nahrungsmittelallergien von nichtimmunologisch vermittelten Nahrungsmittelunverträglichkeiten (z. B. Histaminintoleranz) und Pseudoallergien (z. B. gegen Lebensmittelzusatzstoffe) abgegrenzt werden. Das Spektrum des Beschwerdebilds nach der Aufnahme von Nahrungsmittelallergenen reicht von lokalen Symptomen im Mund- und Rachenraum (**orales Allergiesyndrom, OAS**) über Symptome im Magen-Darm-Bereich (z. B. Übelkeit, Erbrechen, Durchfall) bis hin zu schwerwiegenden anaphylaktischen Reaktionen (z. B. Benommenheit, Blutdruckabfall, Schock). Auch die Haut (z. B. Juckreiz, Ausschlag, Urtikaria) und die Atemwege (z. B. Naselaufen, Husten, pfeifendes Atemgeräusch, Atemnot) können infolge einer allergischen Typ-I-Reaktion gegen Nahrungsmittel betroffen sein.

INFO

Pollenassoziierte Nahrungsmittelreaktionen (Kreuzallergie)

Patienten, die an typischen Soforttyp-Reaktionen nach Nahrungsmittelverzehr leiden, entwickeln vielfach sekundär eine Unverträglichkeit gegen Nahrungsmittel, die ursächlich aber auf eine primär inhalative Sensibilisierung gegen Aeroallergene zurückgeführt werden kann. Da bestimmte Nahrungsmittelallergene beispielweise mit Pollenallergenen verwandt sind, kann ein Pollenallergiker mit Heuschnupfen aufgrund der strukturellen Ähnlichkeit der Allergene auch nach dem Verzehr der betreffenden Nahrungsmittel reagieren. Häufig spielt für dieses als **Kreuzallergie** bezeichnete Phänomen neben der botanischen Verwandtschaft zwischen Pflanze und Nahrungsmittel auch die Tatsache eine Rolle, dass bestimmte Allergene in verschiedenen pflanzlichen Bestandteilen wie Pollen und Früchten vorkommen (vgl. hierzu ➤ Tab. 3.4 in ➤ Kap. 3.6.1). Allerdings sind auch Kreuzreaktionen zwischen Nahrungsmitteln und Allergenen möglich, die nicht pflanzlichen Ursprungs sind. Die **Kreuzreaktivität** beruht im Allgemeinen auf der Zugehörigkeit von einzelnen Allergenen zu Proteinfamilien mit gemeinsamer physiologischer Funktion. Diese Funktion gibt i. d. R. eine strukturelle Ähnlichkeit der Proteine (**Homologie**) vor, die dann unabhängig von ihrer Herkunft von den allergenspezifischen IgE-Molekülen gleichermaßen als Zielstruktur erkannt werden.

3.4 Ursachen

3.4.1 Immunologische Grundlage der Typ-I-Allergie

Obwohl die Krankheitsbilder einer Typ-I-Allergie in Abhängigkeit vom betroffenen Organ sehr vielfältig sind, sind die der allergischen Reaktion zugrunde liegenden immunologischen Mechanismen prinzipiell immer die gleichen.

Der eigentlichen allergischen Entzündung nach Kontakt mit dem Allergen geht immer eine **Sensibilisierung** voraus, bei der die Betroffenen noch keinerlei Symptome aufweisen. Im Verlauf dieser Sensibilisierungsphase weicht das Immunsystem von seiner physiologischen Reaktionsweise gegenüber eigentlich harmlosen Substanzen aus der Umwelt ab. Diese besteht normalerweise darin, dass sich eine **immunologische Toleranz** – ein Zustand der aktiven Akzeptanz dieser Substanzen – etabliert. Bei Allergikern allerdings kommt es nach dem Erstkontakt mit dem Allergen zu einer Fehlregulation des Immunsystems. Statt regulatorischer T-Zellen, welche die Ausbildung und Aufrechterhaltung der Toleranz vermitteln, entwickeln sich nach der Interaktion mit dendritischen Zellen, die das Allergen in den Epithelien (Haut, Schleimhaut) aufnehmen und zu den drainierenden Lymphknoten transportieren, allergenspezifische **T-Helfer-Zellen vom Typ 2 (TH2-Zellen).** Die Differenzierung der TH2-Zellen wird durch die Wirkung von spezifischen Botenstoffen des Immunsystems (Zytokine) gesteuert, die durch aktivierte Epithelzellen bzw. Immunzellen in der Haut oder in der Mukosa sezerniert werden.

TH2-Zellen dirigieren als Effektor-T-Zellen die Immunantwort in Richtung der allergischen Entzündung, weil sie u. a. die Antikörpersynthese durch allergenspezifische B-Zellen kontrollieren. Unter dem Einfluss von Zytokinen wie Interleukin-(IL-)4 oder IL-13, die selektiv von den TH2-Zellen freigesetzt werden, werden vorrangig IgE-Antikörper von den B-Zellen produziert und in großen Mengen in das Blut abgegeben. Die Freisetzung exzessiver Mengen an **allergenspezifischem IgE (sIgE)** stellt ein zentrales Ereignis in der Pathogenese der Typ-I-Allergie dar, da die IgE-Moleküle im Anschluss selektiv an hochaffine Rezeptoren auf der Oberfläche von **Mastzellen** im Bindegewebe und in der Mukosa sowie auf **basophilen Granulozyten** im Blut binden und diese Zellen auf diese Weise für eine Aktivierung durch das Allergen vorbereiten.

Kommt es zu einer erneuten Konfrontation des Organismus mit dem Allergen, so binden einzelne Moleküle an mehrere der auf der Zellmembran gebundenen sIgE-Antikörper. Infolgedessen werden die Rezeptoren kreuzvernetzt, was in einer Aktivierung der Mastzellen und Basophilen resultiert. Die dadurch ausgelöste Degranulation der Zellen führt zur Freisetzung von Entzündungsmediatoren wie z. B. Histamin, Prostaglandinen, Leukotrienen, Zytokinen sowie anderen biologisch aktiven Substanzen und leitet die **Effektor- oder Auslösephase** der allergischen Soforttypreaktion ein. Dabei wird zwischen einer **Akut- oder Frühreaktion** unterschieden, welche die typischen unmittelbaren Symptome der Typ-I-Allergie wie z. B. Kontraktion glatter Muskelzellen, Schleimsekretion, Schwellung, Juckreiz, Rötung, Schmerz bis hin zur lebensbedrohenden anaphylaktischen Reaktion umfasst, sowie eine **Spätreaktion,** die einige Stunden nach dem Allergenkontakt beginnt. Diese Spätreaktion kann mehr oder minder stark ausgeprägt sein und ist durch ein zelluläres Infiltrat des entzündeten Gewebes gekennzeichnet, das von eosinophilen Granulozyten dominiert wird. Von TH2-Zellen aktivierte Eosinophile sezernieren eine Reihe von Zytokinen, welche die Inflammation unterhalten; außerdem setzen sie toxische Proteine und reaktive Sauerstoffradikale frei, die das Gewebe schädigen können. Bei andauernder Allergenexposition kommt es oft zu einer chronischen allergischen Entzündung mit einem dann allergenunabhängigen Gewebeumbau mit irreversiblen Folgeschäden (Epithelschäden, Verdickung der Basalmembran, Fibrosierung).

INFO

Der wichtigste Entzündungsmediator im Verlauf der Typ-I-Allergie ist das **Histamin.** Es induziert die Erweiterung der Blutgefäße (Vasodilatation) sowie die Kontraktion der glatten Muskulatur der Atemwege (Bronchokonstriktion) und des Gastrointestinaltrakts. Weiterhin führt es zu einer Aktivierung der Endothelzellen der Blutgefäße und somit zu einer verstärkten Einwanderung weiterer Immunzellen.

In Abhängigkeit vom Organ, das vom Kontakt mit der die Unverträglichkeit auslösenden Substanz betroffen ist, ergibt sich ein breitgefächertes Bild klinischer Manifestationen einer Soforttyp-Hypersensitivität mit unterschiedlichen Schweregraden (➤ Tab. 3.2).

Die kausale Beteiligung von **eosinophilen Granulozyten** an der Pathogenese der allergischen Rhinitis bzw. des Asthma bronchiale und der atopischen Dermatitis wurde in vielen klinischen Studien nachgewiesen und gilt als gesichert. Auch bei Allergieformen mit gastrointestinaler Beteilung häufen sich die Hinweise auf eine zentrale Rolle der Eosinophilen bei der Auslösung der allergischen Beschwerden: So ist die Zahl der

Tab. 3.2 Klinische Manifestationen von Soforttyp-Unverträglichkeiten

Betroffenes Organ	Klinische Manifestation
Haut	(Atopische) Dermatitis (z. B. Juckreiz, Ausschlag, Urtikaria)
Augen	Konjunktivitis (z. B. Augenbrennen, -rötung
Obere Atemwege (Nase)	Rhinitis (z. B. Schleimhautschwellungen, Naselaufen)
Untere Atemwege (Lunge)	Asthma (z. B. Husten, Atemnot)
Oberer Verdauungstrakt (Mund, Rachen)	Orales Allergiesyndrom (z. B. Schwellungen, Brennen)
Unterer Verdauungstrakt (Magen, Darm)	Intestinale Beschwerden (z. B. Bauchschmerzen, Übelkeit, Durchfall)
Allgemeinreaktion (systemische Reaktion)	Anaphylaxie (z. B. Blutdruckabfall, Bewusstlosigkeit, Schock)

diagnostizierten Fälle von eosinophiler Ösophagitis, Gastroenteritis und Kolitis in den letzten Jahren stark angestiegen. Symptomatisch dominieren bei diesen Erkrankungen Reflux, Abdominalschmerzen, Blähungen, Erbrechen und Diarrhö. Durch die auftretenden Schluckbeschwerden kann es vor allem bei Kindern zu einer verminderten Nahrungsaufnahme und damit einhergehend zu Gedeihstörungen kommen. Die erhöhte Anzahl an Eosinophilen kann im Labor durch ein entsprechendes Blutbild nachgewiesen werden, eine gesteigerte Eosinophilenaktivität lässt sich anhand einer erhöhten Konzentration an eosinophilem kationischem Protein im Serum bestimmen.

INFO

Beim **eosinophilen kationischen Protein (ECP)** handelt es sich um einen zyto- und neurotoxischen Eiweißstoff, der spezifisch von eosinophilen Granulozyten produziert und nach deren Stimulation freigesetzt wird. Eine erhöhte ECP-Konzentration im Blut (> 15 µg/l) geht mit einer Vielzahl von Typ-I-allergischen Erkrankungen einher. Da der ECP-Gehalt im Serum mit dem Schweregrad der allergischen Entzündung und der Krankheitsaktivität korreliert, kann diese Laboranalyse zur **Verlaufsbeurteilung** herangezogen werden, um das Erkrankungsgeschehen und das Ansprechen auf spezifische Behandlungsmaßnahmen zu beurteilen. Differenzialdiagnostisch ist zu beachten, dass auch Parasitosen zu erhöhten ECP-Konzentrationen im Serum führen können.

Die Ursachen der die Toleranz durchbrechenden Fehlregulation des Immunsystems, welche die Entstehung einer Typ-I-Allergie begünstigt, sind vielfältig. Neben einer genetischen Prädisposition, die direkt (z. B. Zytokin-Genotypen) oder indirekt (z. B. Filaggrin-Genotyp) die Qualität und das Ausmaß der Immunreaktion nach Kontakt mit Allergenen beeinflusst, sind es vor allem Änderungen der allgemeinen Umweltbedingungen sowie der individuellen Lebensgewohnheiten, die in den letzten Jahrzehnten sowohl bei Kindern als auch bei Erwachsenen zu einer starken Zunahme der Zahl der Allergiker geführt haben.

Zu den allgemeinen Zivilisationsfaktoren gehören u. a. der fortschreitende Klimawandel, der zu verlängerten Blühperioden von Pflanzen und Bäumen und damit auch zu ausgedehnteren Phasen des Pollenflugs führt, sowie erhöhte Konzentrationen an Luftschadstoffen (z. B. Feinstaub, Dieselabgaspartikel, Tabakrauch). Diese wirken als Adjuvanzien für die allergenspezifische Immunantwort und steigern die Allergenität der Pollen. Zudem verbreiten sich aufgrund der Globalisierung auch hierzulande neue Pflanzen, die aggressive Allergene freisetzen (z. B. *Ambrosia artemisiifolia).*

Der moderne westliche Lebensstil hat zudem individuelle Veränderungen mit sich gebracht (Ernährung, Mobilität etc.), die einen erhöhten Aktivierungsgrad des Immunsystems („silent inflammation") zur Folge haben. Darüber hinaus scheint eine mangelnde Stimulation durch Mikroben und Parasiten in der frühkindlichen Lebensphase, bedingt durch umfangreich verbesserte Hygienebedingungen, die beträchtliche Verwendung von Antibiotika bei Erkrankungen von Kindern, verkürzte oder fehlende Stillzeiten mit Muttermilch sowie die Geburt per Kaiserschnitt, die Reifung des Immunsystems zu beeinträchtigen und die Entstehung von Allergien zu fördern. Insbesondere die Ausbildung einer ausgewogenen Darmmikrobiota, also die mikrobielle Besiedelung des Verdauungstrakts mit kommensalen Bakterienspezies wie *Lactobacillus* und *Bifidobacterium,* scheint eine hervorragende Rolle für die Toleranzinduktion bei Neugeborenen und Kleinkindern zu spielen.

INFO

Evolutionär betrachtet besteht die **physiologische Aufgabe des TH2-Immunsystems** in der effektiven Immunabwehr von Darmparasiten wie z. B. Helminthen (Würmer). Die im Verlauf der TH2-induzierten und IgE-vermittelten Aktivierung von Mastzellen und die durch eosinophile Granulozyten hervorgerufene Mediatorfreisetzung sind prädestiniert für die Bekämpfung einer gastrointestinalen parasitären Infektion. Wurminfektionen führen daher i. d. R. auch zu stark erhöhten Gesamt-IgE-Spiegeln im Blut.

3.4.2 Immunologische Grundlagen der Typ-IV-Allergie

Bei einer allergischen Reaktion vom verzögerten Typ (Typ-IV-Allergie nach Coombs und Gell) tritt die typische Symptomatik erst 24–72 h nach dem Kontakt mit dem auslösenden Agens auf. Dabei handelt es sich i. d. R. um niedermolekulare Substanzen, sog. Haptene, die selbst zu klein sind, um direkt vom Immunsystem erkannt zu werden, aber nach Bindung

3

und Modifikation von körpereigenen Proteinen als Kontaktallergen fungieren. Die Haupteffektorzellen der Typ-IV-Allergie sind T-Lymphozyten. Bei der ersten Konfrontation des Organismus mit dem Allergen werden spezifische T-Zellen stimuliert, und es bilden sich potenziell reaktive, langlebige Gedächtnis-T-Zellen, die im Körper persistieren. Dieser als Sensibilisierung bezeichnete Vorgang verläuft ohne erkennbare Symptome. Dringt das Allergen erneut in den Körper ein, so werden die Gedächtnis-T-Zellen wieder aktiviert und differenzieren zu Effektor-T-Zellen, die dann am Ort des Allergenkontakts eine Entzündungsreaktion initiieren.

Bei der **Kontaktallergie** handelt es sich um die häufigste allergische Erkrankung vom verzögerten Typ: Zwischen 15 und 28 % der Allgemeinbevölkerung sind gegen mindestens ein Kontaktallergen sensibilisiert, und 7 % erkranken mindestens einmal pro Jahr an der häufigsten klinischen Manifestation einer allergischen Reaktion vom verzögerten Typ, der allergischen Kontaktdermatitis, die sich meist als lokal begrenzte Entzündung mit juckenden oder aufgrund von Bläschenbildung auch nässenden Hautrötungen oder -schwellungen äußert. Die kontaktallergische Reaktion nimmt nach wenigen Tagen ab, und die betroffenen Hautstellen heilen i. d. R. vollständig. Jedoch kann sich bei ständigem Kontakt mit dem Allergen ein chronisches Ekzem mit entzündlicher Verdickung und Verschuppung der Haut entwickeln (allergisches Kontaktekzem). Als Folge der fortgesetzten Schädigung der Haut ist ihre Barrierefunktion beeinträchtigt, was dazu führt, dass andere Allergene und Bakterien leichter eindringen und sich daher weitere, auch ausgedehnte Hautreaktionen ausbilden können.

3.4.3 Pseudoallergische Reaktionen

Anaphylaktoide Reaktionen gegen Nahrungsmittelzusatzstoffe oder Arzneimittel können sich auch ohne eine vorhergehende Sensibilisierung und Beteiligung von spezifischen IgE-Antikörpern unter den gleichen Krankheitsbildern wie der Soforttyp-Allergie manifestieren. Bei solchen **pseudoallergischen Reaktionen** erfolgt die Freisetzung von Entzündungsmediatoren aus Mastzellen und Basophilen durch toxische oder pharmakologische Wirkung. Bei der pseudoallergischen Reaktion gegen Acetylsalicylsäure und andere nichtsteroidale Antiphlogistika (NSAR) beispielsweise ist auffallend, dass sich diese Reaktionen nicht durch eine ähnliche chemische Struktur der Medikamente, sondern durch ein gleiches pharmakologisches Wirkprinzip erklären lassen. Weitere Charakteristika der pseudoallergischen Intoleranzreaktion sind ihre Dosisabhängigkeit sowie die Tatsache, dass die Symptome schon beim ersten Kontakt mit der auslösenden Substanz auftreten können.

3.5 Symptomatik

3.5.1 Krankheitsbilder der Typ-I-Allergie

Typ-I-Allergien können in jedem Alter auftreten. Einige davon wie das atopische Ekzem und das Asthma bronchiale beginnen bevorzugt im Kindesalter. Typ-I-Allergien können zudem unterschiedlich schwer verlaufen. Die Bandbreite der Symptome reicht von einem milden Schnupfen oder dem oralen Allergiesyndrom bis hin zu schweren und lebensbedrohlichen Reaktionen wie dem Asthma bronchiale. Auch eine Anaphylaxie durch Insektengifte, Latex oder Nahrungsmittel ist möglich. In Abhängigkeit vom Organ, das vom Kontakt mit dem Allergen betroffen ist, ergibt sich ein breitgefächertes Bild klinischer Manifestationen einer Soforttyp-Allergie.

Generalisierte Typ-I-Allergie: Anaphylaxie

Die **Anaphylaxie** ist die gravierendste Form der allergischen Soforttyp-Reaktionen. Als systemische Reaktion nach der Konfrontation mit dem relevanten Allergen kann sie mehrere Organe mit unterschiedlichem Schweregrad betreffen. Die Reaktion kann sich zu einem anaphylaktischen Schock entwickeln, der sogar zum Tod führen kann. Das Risiko ist bei Nahrungsmittelallergien (bei Kindern) und bei Allergien gegen Insekten und Medikamente (bei Erwachsenen) besonders hoch.

Wie jede Soforttyp-Allergie wird auch die Anaphylaxie durch eine umfangreiche allergenvermittelte Aktivierung von Mastzellen in Haut und Schleimhäuten, aber auch von basophilen Granulozyten im Blut und die sich anschließende systemische Freisetzung von Entzündungsmediatoren wie Histamin ausgelöst. Die Leitsymptome der Anaphylaxie sind dabei:

- **Haut und/oder hautnahe Schleimhäute:** Juckreiz, Quaddeln, flächenhafte Rötung (Flush), Schwellungen vor allem im Gesichtsbereich (Angio- bzw. Quincke-Ödem)
- **Magen-Darm-Trakt:** Übelkeit, Bauchschmerzen, Erbrechen und Durchfall
- **Atemwege:** Schnupfen, Heiserkeit, Husten, Atemnot, Obstruktion, Atemstillstand
- **Herz-Kreislauf-System:** Pulsbeschleunigung (Tachykardie), Blutdruckabfall, Herzrhythmusstörungen, Kreislaufschock, Kreislaufstillstand

Bestimmte Grunderkrankungen wie z. B. die Mastozytose, die zu einer Anhäufung von Mastzellen führt, können die Entstehung eine Anaphylaxie befördern. Zusätzlich gibt es sog. Augmentations- oder Summationsfaktoren, die das Auftreten einer Anaphylaxie begünstigen oder ihren Schweregrad beeinflussen. So kann der Verzehr von Nahrungsmittelallergenen, die separat nur milde Symptome hervorrufen, im Zusammenspiel mit weiteren Faktoren wie körperlicher Anstrengung, Alkohol oder psychischer Belastung eine Anaphylaxie auslösen. Eine sachgerechte Allergiediagnostik und sichere Identifizierung des Auslösers (Anamnese, Haut- und In-vitro-Test und ggf. Provokationstest) sind für solche Patienten zwingend erforderlich.

Typ-I-Allergie der oberen Atemwege: allergische Rhinokonjunktivitis

Die **allergische Rhinitis** wird durch eine IgE-vermittelte entzündliche Immunantwort nach Allergenkontakt in der Nasenschleimhaut hervorgerufen. Ausgelöst wird sie vor allem durch **inhalative Allergene** (Aeroallergene) wie Pollen, Tierepithelien, Schimmelpilze und Hausstaub. Oft kommt es gleichzeitig zu einer Bindehautentzündung als begleitender allergischer Reaktion der Augen (**Rhinokonjunktivitis**) oder zu Entzündungen der Nasennebenhöhlen (Sinusitis). Im Sinne des atopischen Marsches kann sich im zeitlichen Fortschritt aus der Rhinitis ein Asthma bronchiale entwickeln. Bei der pollenbedingten Rhinokonjunktivitis stehen Beschwerden wie Juckreiz in der Nase, Anschwellen und Rötung der nasalen Mukosa, Nasensekretbildung oder ein mit starkem Tränenfluss assoziiertes Fremdkörpergefühl in den Augen im Vordergrund des Symptombilds. Im Hinblick auf das Allgemeinbefinden gehen häufig Symptome wie Müdigkeit, Schlafstörungen und Abgeschlagenheit mit der Rhinitis einher.

Eine allergische Rhinitis kann saisonal oder das ganze Jahr hindurch (perennial) auftreten:

- Die **saisonale allergische Rhinitis** (Heuschnupfen) wird hauptsächlich während der Frühlings- und Sommermonate und vereinzelt im Herbst i. d. R. nach dem Kontakt mit Pollen der in dieser Jahreszeit blühenden Pflanzen (Bäume, Gräser, Kräuter) ausgelöst.
- Die **perenniale allergische Rhinitis** hingegen wird durch eine ganzjährige Exposition gegenüber Innenraumallergenen („Indoor"-Allergene) im Wohnbereich oder am Arbeitsplatz (Milbenkot, Tierschuppen, Schimmelpilzsporen etc.) oder durch eine starke Reaktivität gegenüber verschiedenen Blütenpollen in aufeinanderfolgenden Jahreszeiten verursacht.

Rein saisonale Symptomatiken sind bei der allergischen Rhinitis allerdings eher selten geworden; oft zeigen Patienten einen ganzjährigen Verlauf oder Mischformen.

Typ-I-Allergie der unteren Atemwege: allergisches Asthma bronchiale

Das Asthma bronchiale ist eine chronisch-entzündliche Erkrankung der Atemwege, die durch eine anfallsartige reversible Verengung der Bronchien (Bronchialobstruktion) charakterisiert ist. Grundsätzlich werden zwei Arten von Asthma bronchiale unterschieden:

- das **allergische (extrinsische) Asthma,** bei dem die Betroffenen auf die Inhalation von Allergenen reagieren, und
- das **nichtallergische (intrinsische) Asthma,** das durch nichtallergische Reize wie z. B. respiratorische Infekte oder die Einnahme bestimmter Medikamente ausgelöst wird.

Häufig treten auch Mischformen auf, die meist aus einem ursprünglich allergischen Asthma im Kindesalter entstehen und sich im Erkrankungsverlauf symptomatisch eher in Richtung des nichtallergischen Asthmas entwickeln. Allen Asthmaformen gemeinsam ist ein überempfindliches Bronchialsystem (Hyperreagibilität), das auf unspezifische Auslöser wie z. B. Schadstoffe, kalte Luft oder Zigarettenrauch reagiert. Körperliche Belastung kann als zusätzlicher Provokationsfaktor bei Konfrontation mit Aeroallergenen, aber auch mit Nahrungsmittelallergenen wie Weizen oder Soja ein anstrengungsinduziertes Asthma auslösen.

Die nach dem Allergenkontakt erfolgte Freisetzung der allergischen Entzündungsmediatoren in der Lunge bewirkt eine akute Reaktion – die klassische Trias der Pathophysiologie des Asthma bronchiale:

- Spasmus der Bronchialmuskulatur
- Schleimhautödem
- Hypersekretion eines zähen Schleims (Dyskrinie)

Der typische Verlauf des allergischen Asthmas beginnt mit den Symptomen einer einfachen Bronchitis wie trockener Reizhusten und zäher Auswurf. Der von den geschwollenen Schleimhäuten produzierte klebrige Schleim verengt die Bronchien, stört die Atmung (Atemnot) und ruft das für das Asthma bronchiale typische Atemgeräusch (Giemen) hervor. Neben der Schleimhautschwellung klagen viele Asthmatiker zudem über Probleme beim Abhusten des Schleims.

INFO

Eine schwere Form des allergischen Asthmas ist das eosinophile Asthma, bei dem sich eine stark erhöhte Anzahl von eosinophilen Granulozyten im Sputum (Eosinophilie > 3 %) und/oder im Blut (Eosinophile > 300 Zellen/µl) nachweisen lässt.

Das allergische Asthma tritt vor allem im Kindesalter auf. Epidemiologische Studien zeigen, dass nur 3–5 % der Kleinkinder, die Giemen oder frühe Asthmasymptome zeigen, die Erkrankung bis ins Erwachsenenalter behalten. Insbesondere milde und minderschwere Formen des allergischen Asthmas bei Kindern haben eine günstige Prognose für eine Rekonvaleszenz. Allerdings verschwinden in einer weiteren Gruppe, vor allem bei Jungen, die Asthmasymptome vorübergehend im Schul- und Jugendalter, um dann im Erwachsenenalter wieder aufzutreten. Die biologische Ursache hierfür ist unklar. Darüber hinaus gibt es Patienten, die erst als Erwachsene ihren ersten Asthmaanfall haben. Meist leiden diese Patienten mit „adultem Asthma" unter besonders schweren Symptomen.

Typ-I-Allergie der Haut: atopische Dermatitis

Die **atopische Dermatitis** (Syn. **atopisches Ekzem, Neurodermitis**) ist die wichtigste entzündliche Erkrankung der Haut. Die Erkrankung manifestiert sich bei etwa der Hälfte der Patienten in den ersten 6 Lebensmonaten, in 60 % d. F. im 1. und in über 70–85 % d. F. vor dem 5. Lebensjahr. Bis zum frühen Erwachsenenalter ist ein Großteil der erkrankten Kinder wieder symptomfrei; zunehmend sind aber auch geriatrische Patienten von dieser chronischen Entzündung der Haut betroffen.

Das klinische Bild der atopischen Dermatitis ist je nach Schweregrad und Alter verschieden und reicht von leichten **Ekzemen** mit Hautrötungen bis hin zu schweren, teils nässenden Hautveränderungen mit Bläschen- und Krustenbildung oder Verhornungen. Bei Säuglingen wird eher ein generalisierter Befall vorgefunden, bei Kleinkindern sind eher Ekzeme im Wangenbereich und an den Streckseiten der Extremitäten zu beobachten. Bei älteren Kindern und Erwachsenen treten die Entzündungen eher in Ellenbogen- und Kniebeugen auf. Allen gemeinsam ist der oft quälende **Juckreiz,** der den Leidensdruck der Krankheit ausmacht. Oft kommt es im Verlauf der Entzündung auch zu Infektionen der Haut mit *Staphylococcus aureus* und/oder Herpes simplex, die zusätzliche Komplikationen darstellen.

Bei Patienten mit Neurodermitis ist die Barrierefunktion der Haut gestört, sodass über die Epidermis vermehrt Feuchtigkeit verdunstet und die Haut austrocknet. Aus diesem Grund können reizende Substanzen und Allergene aus der Umwelt leichter in tiefere Hautschichten vordringen und dort Entzündungen als Abwehrreaktion des Immunsystems hervorrufen. Ein Großteil der Patienten mit atopischer Dermatitis (je nach Studie 50–80 %) weist eine auf der Produktion von IgE-Antikörpern beruhende Sensibilisierung gegen Umwelt- und/oder Nahrungsmittelallergene auf, die wahrscheinlich auch bei der Auslösung der Erkrankung eine Rolle spielt (extrinsische Form der Neurodermitis).

INFO

Neueste Erkenntnisse deuten darauf hin, dass ein genetisch bedingter Mangel an **Filaggrin,** ein für die strukturelle und funktionelle Integrität der Hautbarriere essenzielles Strukturprotein, eine entscheidende Rolle bei der Entstehung der atopischen Dermatitis spielt. Träger von Genvarianten, die kein funktionsfähiges Filaggrin hervorbringen und dadurch eine schwere Hautbarrierestörung mit erhöhter Permeabilität für Allergene, eine verminderte lokale mikrobielle Abwehr und eine Erhöhung des pH-Werts der Haut aufweisen, besitzen ein vielfach erhöhtes Erkrankungsrisiko für Neurodermitis. Darüber hinaus prädisponieren diese Genpolymorphismen für Nahrungsmittelallergien und Heuschnupfen und lassen die Wahrscheinlichkeit, dass Patienten mit Neurodermitis zusätzlich an allergischem Asthma bronchiale erkranken, deutlich ansteigen.

Typ-I-Allergie des Verdauungstrakts: Nahrungsmittelallergie

Bei den Nahrungsmittelunverträglichkeiten wird zwischen den klassischen IgE-vermittelten und den gegen Nahrungsmittelproteine gerichteten **Nahrungsmittelallergien (NMA)** und den meist durch Enzymdefekte hervorgerufenen Intoleranzen und pseudoallergischen Reaktionen unterschieden, bei denen Zellen des Immunsystems direkt durch stimulierende Substanzen aktiviert werden.

NMA sind i. d. R. typische allergische Frühreaktionen, die allerdings sehr variabel verlaufen können (➤ Tab. 3.3). Das Spektrum der von Nahrungsmittelallergenen ausgelösten Reaktionen reicht von lokalen akuten Symptomen im Magen-Darm-Trakt wie Erbrechen, Übelkeit, Diarrhö, Magen-Darm-Schmerzen, Verstopfungen und Blähungen und erstreckt sich über Hautreaktionen (z. B. Urtikaria, Ekzemverschlechterung bei atopischer Dermatitis) bis hin zu schweren Allgemeinreaktionen wie dem anaphylaktischen Schock mit fatalem Ausgang. Seltener wird eine Beteiligung der Atemwege mit bronchialer Obstruktion bei Patienten mit NMA beobachtet.

Im Kindesalter dominieren Allergien gegen Kuhmilch, Hühnerei, Erdnuss, Weizen und Soja. Bei Erwachsenen sind dagegen Allergien gegen Nüsse, Fisch, Soja, Weizen, Sellerie und Meeresfrüchte am häufigsten zu beobachten. Nach einer Sensibilisierung mit typischen Inhalationsallergenen (z. B. Pollenallergene) kann eine sekundäre NMA ausgelöst werden, bei der die eigentlich gegen das Aeroallergen gerichteten IgE-Moleküle auch gegen strukturverwandte Proteine der konsumierten Nahrungsmittel reagieren. Die Reaktion verläuft als orales Allergiesyndrom (OAS) i. d. R. eher mild und äußert sich gewöhnlich durch ein leichtes Kribbeln im Mund, kann aber auch durch Schwellungen in Rachen und Kehlkopf zu Atembeschwerden führen. Seltener sind systemische Reaktionen und ein anaphylaktischer Schock.

3.6 Diagnostik

3.6.1 Typ-I-Allergie

Den Grundpfeiler der Diagnostik einer allergischen Erkrankung bildet eine ausführliche und umfassende **Anamnese.** Diese beinhaltet einerseits die Eigenanamnese des Patienten mit einer möglichst detaillierten Beschreibung der Symptome (Wann und wo treten die Beschwerden auf? Welche Organe sind betroffen? Wie schwer sind die Beschwerden?). Kommt aufgrund des Krankheitsbildes und des zeitlichen Ablaufs der Unverträglichkeitsreaktion das Vorliegen einer Soforttyp-Allergie in Betracht, so bedarf es zur Eingrenzung der infrage kommenden Auslöser der Reaktion einer genauen Betrachtung der räumlichen und zeitlichen Exposition des Patienten mit den möglichen Allergenen (z. B. Pollenflugsaison, Nahrungsaufnahme) und der Assoziation mit dem

Tab. 3.3 Symptome der Nahrungsmittelallergie

Haut	Gastrointestinaltrakt	Respirationstrakt	Allgemeinsymptome
• Urtikaria, Exanthem • Angioödem (Schwellung) • Ekzemverschlechterung • Pruritus (Juckreiz) • Flush (Rötung)	• Übelkeit, Erbrechen • Durchfall • Obstipation, Meteorismus • Leibschmerzen • Gewichtsverlust, Dystrophie	• Bronchiale Obstruktion • Rhinokonjunktivitis • Larynxödem • Husten • Stridor (Atemgeräusch)	• Kopfschmerzen (Migräne) • Müdigkeit, Fatigue • Fieber • Unruhe, Irritabilität • Anaphylaxie

auftretenden Beschwerdebild. Des Weiteren kommt auch der Familienanamnese eine große Bedeutung zu, um genetische Prädispositionen (beispielsweise Atopie) abzuklären und Risikoabschätzungen vorzunehmen. Besteht aufgrund der Anamnese der Verdacht auf eine IgE-vermittelte Soforttyp-Allergie, so ist der Nachweis einer Sensibilisierung anhand der Bestimmung der sIgE-Antikörper im Serum des Patienten indiziert.

Klassische IgE-Diagnostik

In der klassischen IgE-Diagnostik (➤ Abb. 3.1) in vitro wird die Reaktivität der sIgE-Antikörper gegenüber **Gesamtallergenextrakten** gemessen. Alle Allergenträger (z. B. Pollen) enthalten meist mehrere allergierelevante Proteine, die aber im Einzelfall unterschiedliche Bedeutung für die Sensibilisierung einer betroffenen Person haben können. Hier wird zwischen **Major- bzw. Hauptallergenen,** für die sich bei mehr als 50 % der betreffenden Allergiker spezifisches IgE nachweisen lässt, und **Minor- bzw. Nebenallergenen** unterschieden, bei denen der Anteil unter 50 % liegt. Für eine umfassende Diagnostik sollten Extrakte daher die wichtigsten, im Idealfall alle für die gesamte Patientenkohorte relevanten Allergene einer Allergenquelle enthalten.

Zur Herstellung der Allergenextrakte, die außer im Rahmen der In-vitro-Diagnostik auch bei der Allergiediagnostik an der Haut (Prick-Test) und der (allergen-)spezifischen Immuntherapie (SIT) zur Anwendung kommen, werden aus natürlichen Ausgangsrohstoffen als wässrige Auszüge oder mithilfe von Lösungsmitteln (z. B. Alkohol) die Proteinbestandteile isoliert. Die von kommerziellen Herstellern erhältlichen Allergenextrakte werden anhand von Referenzextrakten biologisch standardisiert mit dem Ziel, die Variabilität in der immunologischen Potenz von Allergenpräparationen zu reduzieren und die Reproduzierbarkeit folgender Produktionschargen hinsichtlich des Anteils der verschiedenen Allergene zu erhöhen. Trotzdem können, bedingt durch die Wahl des Rohmaterials (geografische Herkunft, Erntesaison oder -jahr, Anbaumethode), verschiedene Allergenpräparate signifikante Unterschiede in der Zusammensetzung aus Allergenen und nichtallergenen Proteinen aufweisen. Zudem können im Verlauf des Herstellungsprozesses nicht extrahierbare Allergenkomponenten verloren gehen, oder die Proteine werden im fertigen Produkt aufgrund der Lagerungsbedingungen und des Alterungsprozesses abgebaut. Die sich daraus ergebenden Variationen der für die sIgE-Bestimmung verwendeten kommerziellen Allergenextrakte können die korrekte Diagnose hinsichtlich einer vorliegenden Sensibilisierung beeinträchtigen.

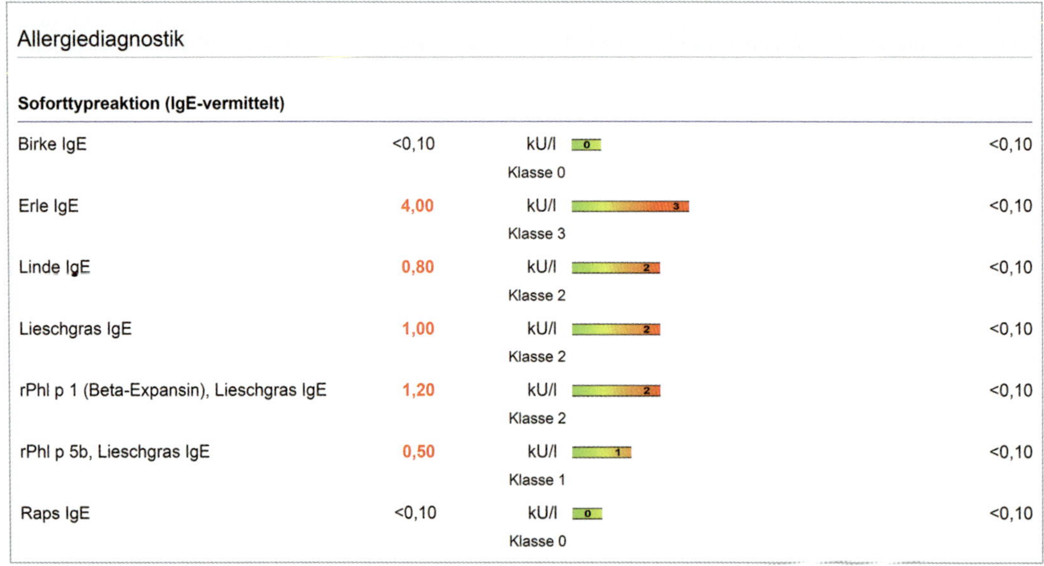

Allergiediagnostik

Soforttypreaktion (IgE-vermittelt)

Birke IgE	<0,10	kU/l Klasse 0	0	<0,10
Erle IgE	4,00	kU/l Klasse 3	3	<0,10
Linde IgE	0,80	kU/l Klasse 2	2	<0,10
Lieschgras IgE	1,00	kU/l Klasse 2	2	<0,10
rPhl p 1 (Beta-Expansin), Lieschgras IgE	1,20	kU/l Klasse 2	2	<0,10
rPhl p 5b, Lieschgras IgE	0,50	kU/l Klasse 1	1	<0,10
Raps IgE	<0,10	kU/l Klasse 0	0	<0,10

Abb. 3.1 Diagnostik der Typ-I-Allergie [V573]

INFO

Parallel zur sIgE-Bestimmung sollte immer auch die Quantifizierung des **Gesamt-IgE im Serum** erfolgen, um eine bessere Abgrenzung zu anderen möglichen Erkrankungen vornehmen zu können. Eine Erhöhung der Gesamt-IgE-Konzentration sagt direkt zwar nichts über eine spezifische Sensibilisierung aus, sie dient im Zusammenhang mit der Bestimmung des sIgE allerdings als Hinweis auf das Vorliegen einer atopischen Prädisposition und somit als Interpretationshilfe für das Vorliegen Typ-I-allergischer Erkrankungen.

Differenzialdiagnostisch kann eine Erhöhung des Gesamt-IgE-Werts, insbesondere in Verbindung mit einer Zunahme der Eosinophilenzahl im Blut, auch auf eine Parasitose hinweisen. Primäre Immundefekte (Hyper-IgE-Syndrom), Infektionskrankheiten und in seltenen Fällen maligne Erkrankungen können ebenfalls Ursache für gesteigerte Gesamt-IgE-Werte sein.

Die Auswahl der im IgE-Nachweis zu testenden Allergene wird anhand der erfolgten Anamnese getroffen. Grundsätzlich gibt es drei Möglichkeiten, um die für eine mögliche Sensibilisierung infrage kommenden Allergenquellen zu überprüfen:

- **Einzelallergene:** Sämtliche zu testenden Allergene müssen einzeln und individuell angefordert werden; die Bestimmung des spezifischen IgE erfolgt separat für jedes Allergen in einem Einzeltestansatz.
- **Allergenmischungen:** Die Allergenauswahl einer Mischung ist vorgegeben; die Bestimmung des spezifischen IgE gegen mehrere Allergene erfolgt in einem einzigen Testansatz. Bei einem positiven Testergebnis wird das relevante Allergen im Anschluss durch eine Aufschlüsselung der Mischung in Einzelallergentests identifiziert.
- **Allergie-Profile:** Die Allergenauswahl eines Profils ist gemäß einer klinischen (Asthma, Rhinitis, Ekzem) oder allergologischen (Inhalationsallergene, Innenraumallergene, Saisonalität etc.) Fragestellung vorgegeben; die Bestimmung des spezifischen IgE erfolgt separat für jedes Allergen in einem Einzeltestansatz.

Für die Bestimmung der sIgE-Antikörper im Serum wird die in dieser Hinsicht als Goldstandard bezeichnete **ImmunoCAP-Technologie** (Fa. Thermo Fisher Scientific) verwendet. Das Ergebnis der Konzentrationsbestimmung des sIgE im Serum wird anhand der Einteilung in **CAP-Klassen** beurteilt:

- Ein negatives Testergebnis (CAP-Klasse 0) bedeutet, dass das sIgE im Serum nur in sehr geringen Mengen vorliegt. Obwohl in diesen Fällen die Wahrscheinlichkeit einer Sensibilisierung, die zu einer allergischen Reaktion führt, gering ist, kann vor allem bei Insektengiften, Medikamenten und einigen Nahrungsmitteln (beispielsweise Nüsse, Hülsenfrüchte) eine Allergie auch bei einem negativen Ergebnis nie ganz ausgeschlossen werden.
- Die CAP-Klasse 1 mit einem grenzwertig positiven Testergebnis wird als schwache Sensibilisierung gewertet, bei der eine Allergie möglich ist.
- Bei einem Testergebnis mit der CAP-Klasse 2 und höher liegen signifikante Mengen an sIgE vor; je höher die CAP-Klasse, desto stärker ist eine Sensibilisierung und damit auch die Wahrscheinlichkeit einer allergischen Reaktion nach Allergenkontakt.

Ein positives Testergebnis in der sIgE-Bestimmung stellt zunächst lediglich eine Sensibilisierung des Patienten gegen das getestete Allergen fest; es bedeutet allerdings nicht selbstverständlich den Nachweis einer Allergie. Die **klinische Relevanz der Sensibilisierung** muss im Anschluss mithilfe weiterer Tests verifiziert werden, die am Patienten direkt (in vivo) oder mittels labordiagnostischem Testverfahren (in vitro) vorgenommen werden:

In vivo	Hautprovokationstest (Prick-Test, Intrakutantest) Stichprovokation (bei Insektengiften) Orale Provokation (bei Nahrungsmitteln) Eliminationsdiät (bei Nahrungsmitteln)
In vitro	Basophilen-Aktivierungstest (BAT)

Cave

Eine Provokationstestung sollte insbesondere bei hochgradig sensibilisierten Patienten nur unter Anleitung und Aufsicht von allergologisch ausgebildetem Fachpersonal erfolgen, um bei Auftreten schwerer anaphylaktischer Reaktionen eine adäquate Notfallbehandlung gewährleisten zu können.

3

Die Überprüfung der klinischen Relevanz einer Sensibilisierung erfolgt leitliniengemäß in erster Linie mithilfe des **Prick-Hauttests** am Patienten selbst.

INFO

Beim Prick-Test wird das vermutete Allergen als Extrakt auf die Haut getropft und mit einer Lanzette in die Dermis eingebracht. Der Kontakt mit dem Allergen führt bei sensibilisierten Personen über gebundene sIgE-Antikörper auf der Oberfläche der lokalen Mastzellen zu deren Aktivierung. Durch die Freisetzung der Mastzellmediatoren (Histamin, Zytokine) kommt es unmittelbar an der Applikationsstelle zur Bildung einer Quaddel, deren Größe (Durchmesser) als Zeichen für eine klinisch relevante Sensibilisierung und als Hinweis auf eine Allergie gewertet werden kann.

Für die Anwendbarkeit des Prick-Tests besteht allerdings eine Reihe von Einschränkungen. Der Hauttest sollte nicht durchgeführt werden, wenn der Testperson dadurch Schaden zugefügt werden könnte. Dies könnte der Fall sein bei hochgradigen Sensibilisierungen, beispielsweise wenn anamnestisch eine anaphylaktische Reaktion festgestellt wurde, eine Neigung zu schweren allergischen Reaktionen (z. B. Mastozytose) besteht oder Komorbiditäten vorliegen, die durch allergische Reaktionen verschlimmert werden könnten (z. B. schwere kardiovaskuläre Erkrankung, erheblich eingeschränkte Lungenfunktion). Hauterkrankungen im Testareal, das Vorliegen einer Urticaria factitia mit erhöhter Hautreaktivität oder die Einnahme von Medikamenten, die das Hauttestergebnis beeinflussen könnten (z. B. Antihistaminika, Mastzellstabilisatoren) bedeuten weitere Kontraindikationen, die zumindest die Interpretation der Testergebnisse einschränken könnten.

Um beim Auftreten von schweren allergischen Reaktionen und Anaphylaxien direkt nach dem Prick-Test eine geeignete Notfallbehandlung zu gewährleisten, sollte die Testperson noch mindestens 30 min nach dem Prick-Test in der Praxis überwacht werden. Der Prick-Test erfordert also eine gewisse Kooperationsbereitschaft und Akzeptanz seitens des Patienten, weshalb Säuglinge, Kleinkinder (bis zum 6. Lebensjahr) und andere Personen mit mangelnder Kooperativität i. d. R. nicht auf diese Weise getestet werden können.

Cave

Die Diagnose einer Allergie sollte in der Gesamtschau einer sorgfältigen Anamnese, der Beurteilung klinischer Symptome und der Ergebnisse von spezifischen IgE-Serumtests mit ggf. anschließendem klinischen Nachweis mittels Provokation in vivo oder dem Basophilen-Aktivierungstest in vitro gestellt werden.

Zelluläre Spezialdiagnostik

Alternativ zu den am Patienten selbst vorgenommenen Haut- oder Provokationstestungen zur Diagnose klinisch relevanter (pseudo-)allergischer Reaktionen stellt die zelluläre Funktionsdiagnostik eine Option dar, die keine Belastung für die Testperson bedeutet, da sie auf der Analyse von Blutzellen in vitro beruht. Auf Unverträglichkeiten von Umweltallergenen basierende lokale oder systemische Soforttyp-Reaktionen können **valide mit dem zellulären Antigenstimulationstest** (engl. „cellular antigen stimulation test", **CAST)** untersucht und diagnostiziert werden. Mit dieser Zellkulturtechnik wird individuell das Ausmaß der Stimulation der Basophilen/Mastzellen eines Patienten nach Konfrontation mit verdächtigen Substanzen bestimmt. Das Ergebnis lässt dann im Rückschluss Aussagen über eine mögliche Hypersensitivität gegen die getestete Substanz zu.

Aufgrund der Methodik, die im CAST zur Erfassung der Basophilenreaktivität angewandt wird, unterscheidet man zwischen **Basophilen-Degranulationstest (BDT)** und **Basophilen-Aktivierungstest (BAT):** Während im BDT die allergeninduzierte Freisetzung von in der Zelle präformiert vorliegenden Mediatoren (z. B. Histamin, Leukotriene etc.) ermittelt wird, wird die Stimulation der Basophilen im BAT über die verstärkte Expression von Aktivierungsmarkern (z. B. CD63) auf der Membranoberfläche der Zellen bestimmt. Da der Nachweis der Aktivierung i. d. R. durchflusszytometrisch geführt wird, handelt es sich bei dieser Technik um den Flow-CAST®. Der Vorteil des BAT gegenüber dem BDT liegt in der schnelleren und anwenderfreundlicheren Durchführung der zellulären Analyse, die meist noch am Tag des Probeneingangs ein zuverlässiges Ergebnis liefert.

Cave

Patienten unter systemischer antiallergischer Therapie reagieren möglicherweise im BAT in beiden Positivkontrollen nicht auf die Stimulation. Es ist daher darauf zu achten, dass diese Patienten mindestens **24 h vor Blutentnahme keine immunsuppressiven Medikamente** (z. B. Kortikosteroide) *oder* **Mastzellstabilisatoren** einnehmen.

Für den Flow-CAST®werden zu testende Proteinallergene oder niedermolekulare chemische Allergene (z. B. Medikamente) zu EDTA-Vollblut von Patienten mit vermuteter Hypersensitivität gegeben und zusammen für eine definierte Zeitspanne inkubiert, die ausreichend ist, um potenziell eine Aktivierung der Zellen herbeizuführen. Gleichzeitig zur zellulären Stimulation wird das Färbereagenz hinzugegeben, das durch Einsatz geeigneter monoklonaler Antikörper sowohl die durchflusszytometrische Identifikation der Basophilen in der Blutprobe (Anti-CCR3-Ak) als auch die Beurteilung des Aktivierungsstatus der Zellen erlaubt (Anti-CD63-Ak).

INFO

- Der Chemokinrezeptor **CCR3** wird konstitutiv auf basophilen und eosinophilen Granulozyten und in geringerem Ausmaß auf einer Subpopulation von $CD3^+$ T-Lymphozyten exprimiert. Durch die Markierung der Leukozyten mit einem geeigneten Anti-CCR3-Ak können Basophile in Kombination mit der Beurteilung des Phänotyps der Zellen (Größe, Granularität) durchflusszytometrisch eindeutig identifiziert werden.
- **CD63** ist als Tetraspanin-Protein ein Bestandteil der Membran der Granula der Mastzellen und Basophilen. CD63 wird in der Allergologie als klassischer Basophilenaktivierungsmarker verwendet, da dieses Protein erst nach aktivierungsbedingter Fusion der Granula mit der Plasmamembran in hoher Dichte auf der Zelloberfläche exprimiert wird.

Nicht stimulierte Basophile besitzen kein CD63 auf der Zellmembranoberfläche; der Prozentsatz der $CD63^+$ Zellen sollte demnach < 3 % betragen. Für jede Blutprobe werden individuell Vitalität und generelle Reaktivität der Basophilen durch zwei methodisch unabhängige **Stimulationskontrollen** überprüft und verifiziert. Die Kreuzvernetzung des hochaffinen IgE-Rezeptors auf der Zellmembran durch Inkubation der Zellen mit einem monoklonalen Antikörper gegen den Rezeptor (anti-FcεRI) imitiert die IgE-vermittelte Aktivierung. Die Patientenprobe wird als auswertbar betrachtet, wenn diese Positivkontrolle eine Basophilenaktivierung von > 10 % anzeigt. Allerdings kann bei sog. Non-Respondern (bis zu 10 % der Patienten) keine Stimulation der Basophilen nach Inkubation mit dem Anti-FcεRI-Ak erzielt werden. Durch den Einsatz des Tripeptids N-Formyl-Methionyl-Leucyl-Phenylalanin (fMLP), das eine unspezifische pseudoallergische Aktivierung der Basophilen auslöst, wird allerdings der Anteil der Non-Responder signifikant gesenkt und die Aussagekraft des Tests deutlich gesteigert.

Cave

Bei einer deutlich erhöhten Prozentzahl nicht stimulierter, aber aktivierter Basophilen könnte eine kürzlich durchlaufene (pseudo-)allergische Reaktion die Ursache für diesen Befund sein. Es sollte daher darauf geachtet werden, dass der Patient vor Durchführung des Flow-CAST® für einen Zeitraum von mindestens 4 Wochen keine Soforttyp-Reaktion erlitten hat.

Zum Nachweis einer klinisch relevanten allergenspezifischen Sensibilisierung bzw. zur Erkennung einer möglichen pseudoallergischen Reaktion sollte es gegenüber der nicht stimulierten Kontrolle nach der Inkubation mit dem vermuteten Allergen zu einer signifikanten Erhöhung des Anteils der $CD63^+$ Basophilen im Stimulationsansatz kommen. Um eine optimale Sensitivität und Spezifität für den Flow-CAST® zu erzielen, werden für unterschiedliche Allergengruppen basierend auf verschiedenen Studien und internen Untersuchungen angepasste Grenzwerte für die Beurteilung einer positiven Reaktion verwendet:

Inhalationsallergene	≥ 15 %
Lebensmittelallergene	≥ 15 %
Insektengiftallergene	≥ 10 %
Medikamente (Analgetika und Antibiotika)	≥ 5 %
Lebensmittelzusatzstoffe	≥ 5 %

3

Mit dem CAST können sowohl IgE-vermittelte als auch nicht-IgE-vermittelte Soforttyp-Hypersensitivitäten abgeklärt werden. Daher ergibt sich ein weites Anwendungsfeld für die Durchführung eines BAT. Es ergeben sich u. a. folgende Indikationen:

- Klarheit bei schwieriger Befundlage aufgrund der Bestimmung des allergenspezifischen IgE (z. B. negatives sIgE, aber fortgesetzter klinischer Verdacht)
- Beurteilung der klinischen Relevanz einer Sensibilisierung bei niedrigen sIgE-Titern
- Abklärung einer Soforttyp-Unverträglichkeit bei Patienten, die einen Hauttest nicht tolerieren (z. B. Säuglinge, Kleinkinder)
- Abklärung einer Soforttyp-Unverträglichkeit bei Patienten, deren Hauttest nicht verwertbare Ergebnisse liefert (z. B. wegen chronischer Hauterkrankungen)
- Diagnostik von Allergien, wenn ein Hauttest zu gefährlich ist (z. B. bei vorausgegangener Anaphylaxie)
- Unterscheidung zwischen Bienen- und Wespengiftallergikern
- Nachweis einer Sensibilisierung gegen Insektengift auch bei negativem sIgE
- Erfolgskontrolle einer spezifischen Immuntherapie (SIT)

Molekulare Allergiediagnostik: Mehrwert und Nutzen

Die in der klassischen IgE-Diagnostik verwendeten Allergenextrakte werden i. d. R. aufwendig aus nativem Ausgangsmaterial (Pflanzen, Tierprodukte oder Nahrungsmittel) hergestellt. Die Extrakte stellen nach ihrer Aufreinigung eine Mischung vieler verschiedener Proteinkomponenten mit jeweils unterschiedlicher Potenz zur Sensibilisierung bzw. Auslösung einer allergischen Reaktion dar. Die Identifikation, Isolierung und molekularbiologische Charakterisierung einzelner IgE-reaktiver Proteine aus solchen Allergenpräparationen hat die nächste Stufe der modernen Allergiediagnostik ermöglicht: die **molekulare oder komponentenbasierte IgE-Diagnostik.** Hierbei werden zum Nachweis der IgE-Reaktivität gentechnisch hergestellte (rekombinante) Einzelallergene verwendet, die jedes für sich präzise hinsichtlich ihrer physikalischen, chemischen und immunologischen Eigenschaften definiert sind. Da die Produktion mittels rekombinanter Technologie standardisiert und reproduzierbar erfolgt, kann eine hohe Reinheit der relevanten Allergenpräparationen ohne störende Kontaminationen mit anderen Allergenen erzielt werden.

INFO

Nomenklatur

Die Nomenklatur der verschiedenen Allergenkomponenten beruht auf internationalen Vereinbarungen. Die Bezeichnungen leiten sich i. d. R. von den ersten drei Buchstaben des lateinischen oder altgriechischen Gattungsnamens der Allergenquelle ab, gefolgt vom ersten Buchstaben des Artnamens und einer Zahl, welche die Reihenfolge der Entdeckung berücksichtigt. So wird z. B. das zuerst identifizierte Majorallergen des Birkenpollens (lat.: **Bet**ula **v**errucosa) als *Bet v 1* bezeichnet. Einige der Allergene haben auch allgemeingebräuchliche Namen, z. B. das Protein Kasein als Bestandteil der Kuhmilch, das als Allergen *Bos d 8* bezeichnet wird. Wird das Protein rekombinant hergestellt, so wird dem Allergennamen ein „r" vorangestellt (z. B. *rBet v 1),* im Fall einer Aufreinigung des Proteins aus nativem Material wird dem Namen häufig ein „n" vorangestellt (z. B. *nBos d 8).*

Die molekulare IgE-Diagnostik kann deutlich mehr leisten als das herkömmliche Testverfahren zum Nachweis von sIgE mit Allergenextrakten: Sie erlaubt eine Differenzierung der IgE-Reaktionen, die sich entweder gegen für diese Allergenquelle spezifische Komponenten richten (**Majorallergene**), oder gegen Proteine, die strukturelle Ähnlichkeiten zu Proteinen anderer Allergenherkunft aufweisen (**Minorallergene**). Bei der letzten Gruppe kommt es häufig aufgrund der strukturellen Verwandtschaft zu einer **Kreuzreaktivität** der sIgE-Antikörper. Die Abgrenzung einer primären Sensibilisierung gegen spezifische Majorallergene, die als Auslöser allergischer Reaktionen klinisch zumeist bedeutsamer ist, von einer sekundären Sensibilisierung gegen Minorallergene, die im Allgemeinen mildere allergische Krankheitsverläufe zur Folge hat, ist vor allem bei Nahrungsmittelallergien von Bedeutung. Darüber hinaus ermöglicht die komponentenbasierte IgE-Diagnostik die **Differenzierung von Mono- und Polysensibilisierungen,** die für die Auswahl der individuell erfolgversprechendsten Anwendung der SIT wichtig ist (➤ Kap. 3.7.1).

3

Nachweis einer pollenassoziierten Nahrungsmittelallergie

Die verschiedenen Proteinkomponenten einer Allergenquelle weisen i. d. R. unterschiedliche biochemische, strukturelle und funktionelle Eigenschaften auf, sodass sich die Reaktivität eines sIgE-Moleküls auf das spezifische Allergen beschränkt und keine Kreuzreaktivität mit anderen Proteinen der gleichen Allergenquelle besteht. Eine Kreuzreaktivität kann für eine allergische Reaktion allerdings bedeutsam sein, wenn Allergenkomponenten unterschiedlicher Herkunftsquellen, die nicht in verwandtschaftlicher Beziehung stehen müssen, unabhängig von ihrer Aminosäuresequenz ähnliche dreidimensionale Proteinstrukturen ausbilden und damit verwechselbare Bindungsstellen (Epitope) für ein sIgE-Molekül aufweisen. Kommen diese Kreuzreaktionen verursachenden Proteine in vielen verschiedenen Allergenquellen vor, so werden sie auch als **Panallergene** bezeichnet.

Tatsächlich basiert die häufigste Form der NMA hierzulande auf einer Kreuzreaktivität von sIgE-Antikörpern gegen Proteine von Nahrungsmitteln und Proteine von Aeroallergenen. Insbesondere Allergene, die aus Pflanzenpollen stammen, sind hier von großer Bedeutung. Zur Abklärung, ob es sich bei einer durch Nahrungsmittelverzehr ausgelösten Symptomatik um eine **echte (genuine) NMA** handelt, die auf einer primären Sensibilisierung gegen das Nahrungsmittel beruht, oder ob im Rahmen einer **pollenassoziierten NMA** eine auf eine Sensibilisierung mit Pollenallergenen basierende Kreuzreaktion die Ursache für die Beschwerden ist, wird die molekulare Allergiediagnostik mit dem getrennten Nachweis von sIgE-Antikörpern gegen speziesrelevante Allergenkomponenten bzw. kreuzreagierende Allergene angewandt.

Als Beispiel für eine häufige Kreuzallergie sei die birkenpollenassoziierte NMA genannt, die bei vielen Birkenpollenallergikern mit Rhinokonjunktivitis oder allergischem Asthma auftritt. Ein Großteil von ihnen weist sIgE-Antikörper gegen das Majorallergen *Bet v 1* der Birke auf. Da dieses Protein eine ähnliche Struktur hat wie andere Proteine, die auch bei weiteren Nahrungsmitteln wie Apfel *(Mal d 1)*, Soja *(Gly m 4)* oder Erdnuss *(Ara h 8)* vorkommen, können die ursprünglich gegen *Bet v 1* gerichteten sIgE-Antikörper auch gegen diese Nahrungsmittelproteine kreuzreagieren. Mit der komponentenbasierten IgE-Diagnostik kann nunmehr für jeden Birkenpollenallergiker individuell ermittelt werden, ob die Beschwerden der NMA auf eine Kreuzreaktivität zurückzuführen sind und welche Allergenkomponenten ggf. diese Reaktionsbereitschaft hervorrufen. Neben dem dargestellten **Birkenpollen-Nüsse-Obst-Syndrom** existieren mit dem **Beifuß-Sellerie-Gewürz-Syndrom** sowie dem **Latex-Früchte-Syndrom** noch weitere relevante Kreuzreaktionen zwischen Pflanzen- und Nahrungsmittelallergenen (➤ Tab. 3.4).

Tab. 3.4 Kreuzreaktionen zwischen Pflanzen- und Nahrungsmittelallergenen

Allergiesyndrom	Sensibilisierung gegen	Kreuzreaktivität
Birkenpollen-Nüsse-Obst-Syndrom	Birke	• **Nüsse** (Haselnuss, Walnuss, Mandel, Paranuss, Pistazie, Cashewnuss) • **Kern- und Steinobst** (Apfel, Birne, Pfirsich, Aprikose, Pflaume, Kirsche) • **Exotische Früchte** (Kiwi, Banane, Litschi, Avocado, Mango) • **Gemüse** (Karotte, Sellerie, Tomate)
Beifußpollen-Sellerie-Gewürz-Syndrom	Beifuß	• **Gemüse und Obst** (Karotte, Kürbis, Melone, Paprika, Sellerie, Sonnenblumenkerne, Tomate) • **Gewürze** (Anis, Basilikum, Dill, Estragon, Kamille, Koriander, Kümmel, Majoran, Oregano, Paprika, Petersilie, Pfeffer, Thymian, Senf)
Latex-Früchte-Syndrom	Latex	• **Früchte** (Avocado, Banane, Birne, Feige, Kiwi, Mango, Melone, Papaya, Passionsfrucht, Pfirsich) • **Nüsse** (Marone, Haselnuss) • **Gemüse** (Buchweizen, Kartoffel, Tomate)

3

Da es sich bei den pollenassoziierten NMA i. d. R. um eher harmlose, meist lokal begrenzte Reaktionen im Mund-Rachen-Raum (Kribbeln im Mund, leichte Schwellung) handelt, die in ihrer Gesamtheit als **orales Allergiesyndrom (OAS)** bezeichnet werden, lässt sich die Symptomatik einer allergischen Reaktion mit der molekularen IgE-Diagnostik präziser vorhersagen als unter Verwendung der klassischen IgE-Diagnostik mit Allergenextrakten.

INFO

Mit dem **Milben-Krustazeen-Mollusken-Syndrom** existiert eine wenn auch seltene Form der sekundären NMA, die nicht auf einer Kreuzreaktion zwischen Nahrungsmitteln und Allergenen, die pflanzlichen Ursprungs sind, beruht. Bei diesem Syndrom erfolgt die Sensibilisierung durch Hausstaubmilben, sodass bereits der Erstverzehr von wirbellosen Tieren wie Schnecken, Garnelen, Muscheln oder Austern zur Anaphylaxie führen kann.

Aufgrund der über Speziesgrenzen hinaus konservierten biochemischen Struktur, die häufig auch eine gemeinsame biologische Funktion der Moleküle determiniert, werden die homologen Panallergene in Familien zusammengefasst. Für die Auslösung von Nahrungsmittelallergien infolge einer immunologischen Kreuzreaktivität mit Inhalationsallergenen sind die folgenden Proteinfamilien besonders relevant.

Risikoeinschätzung für Anaphylaxie

Von großer Bedeutung ist die molekulare Allergiediagnostik für eine fundierte **Risikoeinschätzung der klinischen Relevanz** einer allergischen Reaktion gegen Nahrungsmittel. So erlaubt diese Methode beispielsweise bei einer **Erdnussallergie** eine Vorhersage bzgl. der Schwere einer möglichen Reaktion.

Studien in den USA belegen, dass sich bei ca. 10 % aller Schulkinder mithilfe der klassischen IgE-Diagnostik eine Sensibilisierung gegen Erdnussextrakt nachweisen lässt. Die Prävalenz in dieser Altersgruppe für „echte" Erdnussallergiker mit klinischen Symptomen beträgt allerdings nur 1–2 %. Diese Diskrepanz ist darin begründet, dass die herkömmliche Diagnostik bei positivem Befund der sIgE-Bestimmung mit Gesamtextrakt nicht unterscheiden kann zwischen einer Kreuzreaktion gegen das hitzelabile *Bet v 1*-homologe Protein der Erdnuss ***(Ara h 8)***, die sich symptomatisch i. d. R. lediglich als OAS darstellt oder gar beschwerdelos verläuft, und einer primären Sensibilisierung gegen die hitzeresistenten Speicherproteine *(Ara h 1, 2, 3* und *6)* oder das LTP *(Ara h 9)* der Erdnuss, die in der Folge sehr häufig mit systemischen Reaktionen (Anaphylaxie) assoziiert sind.

INFO

Bei den früh im Kindesalter einsetzenden Erdnussallergien, die aber langfristig über Jahrzehnte persistieren können, handelt es sich i. d. R. um primäre Sensibilisierungen gegen die Speicherproteine *Ara h 1* und *2*.

Bei erhöhter sIgE-Serumkonzentration gegen Erdnussextrakt bietet allein die komponentenbasierte IgE-Diagnostik die Möglichkeit, solche Patienten zu selektieren, die potenziell ein erhöhtes Risiko für fatale Konsequenzen nach Erdnussverzehr besitzen. Fällt lediglich der IgE-Nachweis auf *Ara h 8* positiv aus, spricht dies für das Vorliegen einer pollenassoziierten NMA mit zwar unangenehmen, jedoch nicht lebensbedrohlichen Symptomen eines OAS. Ein positiver Befund nach Stimulation mit den rekombinanten Hauptallergenen *Ara h 1, Ara h 2* und/oder *Ara h 6* deutet hingegen auf eine erhöhte Gefahr einer schweren anaphylaktischen Reaktion hin. Eine strikte Allergenvermeidung sowie die Versorgung des Patienten mit einem Notfallset inkl. Adrenalin-Autoinjektor sind in diesen Fällen empfehlenswert. Bei Patienten mit anamnestisch verlässlich dokumentierter systemischer Reaktion auf Erdnuss und nachgewiesener Sensibilisierung für die Risikoallergene kann i. d. R. auf eine orale Nahrungsmittelprovokation zur Bestätigung der Allergie verzichtet werden.

Nachweis einer nahrungsmittelabhängigen anstrengungsinduzierten Anaphylaxie (FDEIA)

Eine Sonderform der NMA ist die **nahrungsmittelabhängige anstrengungsassoziierte Anaphylaxie** (engl. „food-dependent exercise-induced anaphylaxis", **FDEIA**), bei der Symptome wie Urtikaria, Flush, Dyspnoe, Angioödeme und Anaphylaxie nach Verzehr von Nahrungsmitteln nur in Verbindung mit körperlicher Belastung oder anderen Augmentationsfaktoren auftreten. Die Intensität der Verstärkungsfaktoren kann individuell extrem variabel sein: Bei manchen Patienten ist ein ruhiger Spaziergang nach dem Essen ausreichend, um eine FDEIA auszulösen; bei anderen führt erst intensive körperliche Aktivität wie Wettkampfsport zur allergischen Reaktion. Es wird vermutet, dass die Anstrengung selbst zu einer Aktivierung von Mastzellen führt bzw. durch die Belastung die Darmbarriere gestört wird und somit vermehrt Allergene mit den Immunzellen der Darmmukosa in Kontakt treten, sodass dadurch die Induktion der allergischen Reaktion erleichtert wird.

Eine Vielzahl von Nahrungsmitteln wurde als Auslöser einer FDEIA beschrieben. Bis vor wenigen Jahren gestaltete sich aufgrund der zahlreichen möglichen Allergene, der klinischen Variabilität und der Komplexität der möglichen Augmentationsfaktoren die Diagnose einer FDEIA mit der klassischen serologischen IgE-Diagnostik als äußerst schwierig. Erst mit Einführung der komponentenbasierten IgE-Diagnostik gelang eine klare Diagnose der FDEIA mit eindeutiger Bestimmung des auslösenden Allergens (➤ Tab. 3.5).

INFO

Augmentationsfaktoren bei FDEIA:
- Körperliche Aktivität, Sport
- Medikamenteneinnahme (vor allem Aspirin und andere NSAR)
- Alkoholverzehr
- Infekte
- Müdigkeit, Stress
- Hormonelle Faktoren (z. B. Menstruation)

Tab. 3.5 Liste der für die Diagnostik einer FDEIA zur Verfügung stehenden molekularen Allergene

Allergenquelle	Molekulare Allergenkomponente bei Vorliegen einer FDEIA
Weizen	*Tri a 19*
Shrimps/Meeresfrüchte	*Pen m 1*
Sojabohne	*Gly m 5*
Pfirsich	*Pru p 3*
Apfel	*Mal d 3*
Haselnuss	*Cor a 8*
Erdnuss	*Ara h 9*
Rotes Fleisch, Innereien	*α-Gal*

Anstrengungsinduzierte Weizenallergie (WDEIA)

Die am besten charakterisierte Form der FDEIA ist die **anstrengungsinduzierte Weizenallergie** (WDEIA). Während die WDEIA hauptsächlich bei Jugendlichen und Erwachsenen auftritt, entwickeln Kinder meist eine Weizenallergie vom Soforttyp (Prävalenz 9 %), die sich aber i. d. R. bis zum Schulalter auswächst und nur bei wenigen Patienten bis ins Erwachsenenalter persistiert (Prävalenz 0,4 %). Im Gegensatz zur herkömmlichen Weizenallergie vom Soforttyp ist die Mehrheit der an einer WDEIA leidenden Patienten gegen das Majorallergen **Omega-(ω-) 5-Gliadin** *(Tri a 19)* oder andere Gliadine (α-, β-, γ-Gliadin) sensibilisiert. Da das ω-5-Gliadin des Weizens ein wasserunlösliches Protein ist, ist es häufig in Weizenextrakten unterrepräsentiert. Dies führt dazu, dass auf ω-5-Gliadin sensibilisierte Patienten aufgrund der sIgE-Bestimmung mit Gesamtextrakten ein falsch negatives Ergebnis erhalten. Bei entsprechendem anamnestischem Verdacht auf WDEIA sollte daher eine Bestimmung des sIgE gegen *Tri a 19* und/oder Gliadine erfolgen.

INFO

Gliadine und Glutenine sind thermo- und verdauungsstabile Speicherproteine des Weizens und anderer Getreidesorten. Als **Glutene** zusammengefasst entsprechen sie 80 % des Weizengesamtproteins. Aufgrund ihrer Struktur werden Gliadine durch die Verdauungsenzyme des Magens und des Pankreas nur unvollständig gespalten und im Darm in geringem Umfang resorbiert. Daher sind große Proteinmengen oder Cofaktoren wie körperliche Anstrengung nötig, damit es zu einer erhöhten intestinalen Absorption der allergenen Komponenten und daraus resultierend zur Auslösung einer allergischen Reaktion kommt.

α-Gal-Syndrom

Eine weitere neuartige Form der FDEIA ist das **α-Gal-Syndrom.** Der Begriff bezeichnet eine IgE-vermittelte Soforttyp-Allergie, die gegen das Disaccharid Galaktose-α-1,3-Galaktose (α-Gal) gerichtet ist. Diese Zuckerstruktur findet sich ubiquitär auf Glykoproteinen von Säugetieren – mit Ausnahme der Primaten und des Menschen, die evolutionär das zur Bildung von α-Gal erforderliche Enzym verloren haben. Das Disaccharid ist daher für Menschen immunogen; der Kontakt des Immunsystems mit α-Gal kann zur Produktion von spezifischen IgE-Antikörpern führen und eine Sensibilisierung im Sinne einer Soforttyp-Allergie zur Folge haben.

Das α-Gal-Syndrom als NMA äußert sich klinisch in einer **Unverträglichkeit von rotem Fleisch und Innereien** (z. B. Leber, Nieren) von Schwein, Lamm oder Wild. Ungewöhnlicherweise manifestieren sich die typischen Symptome wie Urtikaria, Angioödeme, gastrointestinale Beschwerden oder Anaphylaxie nicht unmittelbar nach dem Verzehr, sondern erst nach einer Latenzphase von 4–6 h, sodass die Beschwerden häufig erst nachts oder früh morgens einsetzen. Die scheinbar paradoxe Verzögerung der allergischen Reaktion ist wahrscheinlich dadurch begründet, dass die für die Freisetzung und Resorption des α-Gal notwendigen Verdauungsprozesse des Fleisches im Darm einige Zeit in Anspruch nehmen. Allerdings muss nicht jeder Fleischkonsum bei betroffenen Patienten zu einer allergischen Reaktion führen. Bei Vorliegen einer FDEIA begünstigt jedoch die Herabsetzung der Toleranzschwelle des fakultativen Allergens durch die genannten Augmentationsfaktoren die Aufnahme einer die anaphylaktische Reaktion auslösenden, kritischen α-Gal-Menge. Da α-Gal in Geflügelfleisch (z. B. Huhn, Pute) sowie in Fisch und Meeresfrüchten nicht enthalten ist, können diese Nahrungsmittel ohne Probleme verzehrt werden.

Cave

α-Gal repräsentiert als Bestandteil von **Gelatine**, das aus Schweine- und Rinderbindegewebe hergestellt wird, ein vielfach unentdecktes Allergen im Haushalt. So können bei hochgradig sensibilisierten Patienten nach dem Verzehr einer großen Menge gelatinehaltiger Süßigkeiten (z. B. Gummibärchen) von α-Gal abhängige Soforttyp-Reaktionen beobachtet werden. Darüber hinaus wird α-Gal in gelatinehaltigen Medizinprodukten wie **kolloidalen Infusionslösungen** gefunden, sodass deren systemische Applikation bei sensibilisierten Personen ein Risikofaktor für möglicherweise fatale anaphylaktische Reaktionen darstellt.

Außerdem wurden IgE-vermittelte anaphylaktische Sofortreaktionen gegen α-Gal nach Applikation von Biologika wie dem Medikament **Cetuximab** beschrieben. Bei diesem monoklonalen Antikörper, der in der Onkologie zur Therapie von Kolon- sowie Plattenepithelkarzinomen von Kopf und Hals parenteral verabreicht wird, findet sich eine Zuckerseitenkette, die α-Gal enthält und somit ein immunogenes Epitop darstellt. Um lebensbedrohlichen Nebenwirkungen durch eine Infusion mit Cetuximab aufgrund einer systemischen anaphylaktischen Reaktion vorzubeugen, werden heute alle Patienten vor einer Cetuximab-Gabe auf Sensibilisierung gegen α-Gal getestet.

Nach aktuellem Wissensstand wird **Zecken eine zentrale Rolle bei der primären Sensibilisierung gegen α-Gal** zugeschrieben. Es wird angenommen, dass die Zecken das α-Gal entweder selbst produzieren können oder es bei einer Blutmahlzeit an einem Kleinsäuger aufnehmen und bei einer der nächsten Mahlzeiten zusammen mit dem Speichel auf den Menschen übertragen. So wurde bei einem großen Teil von Waldarbeitern und Jägern im Südwesten Deutschlands, die regelmäßig von Zecken gestochen wurden, α-Gal-spezifisches IgE in signifikanten Konzentrationen im Serum nachgewiesen. Gegenüber einer entsprechenden Vergleichspopulation wiesen diese Probanden ein erhöhtes Risiko für eine Sensibilisierung auf und berichteten gehäuft über allergische Reaktionen nach dem Verzehr von Fleisch von Säugetieren oder der Applikation von α-Gal-haltigen Medikamenten.

Die Diagnostik des α-Gal-Syndroms umfasst neben einer detaillierten Anamnese den serologischen **Nachweis von sIgE gegen α-Gal** sowie die anschließende Überprüfung der klinischen Relevanz einer Sensibilisierung gegen α-Gal mittels Hauttest (Pricktest, Intradermaltest), Basophilen-Aktivierungstest oder im Fall der Unverträglichkeitsprüfung von Nahrungsmitteln die Anwendung von oralen Expositionstestungen. Der serologische Nachweis des α-Gal-Syndroms ist nur unter Zuhilfenahme der molekularen IgE-Diagnostik möglich. Die Verwendung von Schweine- oder Rindfleischextrakten ist nicht zielführend, da das α-Gal nicht in den Gesamtextrakten enthalten ist. Die rekombinante Allergiediagnostik hingegen ermöglicht die Kopplung des α-Gal-Zuckerrestes an ein immunologisch inertes Trägerprotein, sodass dieses Epitop für den sIgE-Nachweis verwendet werden kann.

Zusammenfassung

Einen zusammenfassenden Überblick über die für Typ-I-Allergien verfügbaren labordiagnostischen Verfahren gibt ➤ Tab. 3.6.

Im Folgenden wird eine Übersicht über die verschiedenen Substanzklassen gegeben, die eine Typ-I-Allergie oder eine Pseudoallergie hervorrufen können und daher für eine Testung im BAT geeignet sind.

Präanalytik und Probenentnahme

Probenmaterial:	EDTA-Blut
Probenversand:	–
Besonderheiten:	Blutproben nicht zentrifugieren oder einfrieren!

Inhalationsallergene

- **Pflanzenpollen (Gräser, Kräuter, Bäume):**
  - 6-Gräser-Mix
  - Lieschgras *(Phleum pratense)*
  - Birke
  - Gemeine Hasel
  - Aufrechtes Glaskraut
- **Schimmelpilze/Hefen:**
  - *Penicillium chrysogenum (notatum)*
  - *Cladosporium herbarium*
  - *Aspergillus fumigatus*
  - *Candida albicans*
  - *Alternaria tenius*
- **Tierallergene:**
  - Vorratsmilbenmix
  - Hausstaubmilbe *(Dermatophagoides pteronyssinus)*

Tab. 3.6 Labordiagnostik der Typ-I-Allergie „auf einen Blick"

Parameter	Probenmaterial
Basisdiagnostik	
Gesamt-IgE	Serum
ECP	Serum
Tryptase	Serum
Filaggrin-Genotyp*	EDTA oder Wangenschleimhautabstrich
Allergieprofile	
Standardprofile	
PräScreen Kinder IgE	Serum
PräScreen Erwachsene IgE	Serum
Diagnosebezogene Profile	
Aeroallergene	Serum
Ekzem, atopisch	Serum
Nahrungsmittel	Serum
Allergenmischungen	
Aeroallergene	Serum
Nahrungsmittel	Serum
Berufsallergene	Serum
Einzelallergene	
Baumpollen	Serum
Gräser-/Getreide-/Kräuterpollen	Serum
Insektengifte	Serum
Milben	Serum
Nahrungsmittel	Serum

  - Amerikanische Hausstaubmilbe *(Dermatophagoides farinae)*
  - Katze (*rFel d 1*)
  - Katzenepithel
  - Hundeepithel
- **Inhalationsmix:** 6-Gräser-Mix, Roggen, Hasel, Beifuß, Spitzwegerich, *Alternaria alternata, D. farinae, D. pteronyssinus,* Katzenepithel, Hundeepithel

Nahrungsmittelallergene

- **Ei:**
  - Eiklar
  - Eigelb
- **Milch, Milchprodukte:**
  - Kuhmilch
  - α-Laktalbumin
  - β-Laktoglobulin
  - Kasein
- **Fisch, Fleisch:**
  - Dorsch
  - Garnele
  - Rindfleisch
  - Galaktose-α-1,3-Galaktose (α-Gal) (verzögerte Fleischallergie)
- **Obst, Gemüse:**
  - Tomate
  - Apfel *(rMal d 1)*
- **Samen, Bohnen, Nüsse:**
  - Sesamsamen
  - Erdnuss
  - Erdnuss *(nAra h 1)*
  - Erdnuss *(nAra h 2)*
  - Erdnuss *(nAra h 6)*
  - Sojabohne
  - Haselnuss
  - Mandel
  - Cashewnuss
  - Pistazie
  - Walnuss
- **Getreide, Mehl:**
  - Weizenmehl
  - Gluten (Weizen)
  - Gliadin (Weizen)
  - Roggenmehl
  - Gerstenmehl
  - Hafermehl
  - Bäckerhefe
- **Lebensmitteladditiva:**
  - Lebensmittelfarben Mix I
  - Lebensmittelfarben Mix II
  - Zusatzstoffe Mix
  - Tartrazin (E102)
  - Chinolingelb (E104)
  - Gelborange-S (E110)
  - Na-Salicylat (E114)
  - Azorubin (E122)
  - Amaranth (E123)
  - Cochenillerot (E124)
  - Erythrosin (E127)
  - Patentblau V (E131)
  - Indigokarmin (E132)
  - Brilliantschwarz (E151)
  - Sorbinsäure (E202)
  - Na-Benzoat (E211)
  - K-Metabisulfit (E224)
  - Na-Nitrit (E250)
  - Carboxymethylcellulose (E466)
  - Na-Glutamat (E621)

Medikamente und Wirkstoffe

- **Antibiotika:**
  - Penicillin G
  - Penicillin V
  - Cephalosporin
  - Levofloxacin
  - Sulfamethoxazol
  - Tetracycline
  - Doxycyclin
  - Ciprofloxacin
  - Ampicillin
  - Amoxicillin
  - Clarithromycin
  - Clindamycin
  - Erythromycin
  - Rifampicin
- **Analgetika:**
  - Lys-Aspirin
  - Diclofenac
  - Ibuprofen
  - Indomethacin
  - Paracetamol

- Naproxen
- Tramadol
- Salicylsäure
- **Antiseptikum:** Chlorhexidin
- **Muskelrelaxans:** Propofol
- **Lokalanästhetika:**
  - Articain
  - Bupivacain
  - Mepivacain
  - Lidocain
- **Protonenpumpeninhibitoren:**
  - Omeprazol
  - Pantoprazol
- **Betablocker:**
  - Bisoprolol
  - Metoprolol
- **ACE-Hemmer:** Ramipril

3.6.2 Typ-IV-Allergie

Epikutantest oder 3HT-Memory-Spot®?

Eine Typ-IV-Allergie wird bislang üblicherweise mit standardisierten Präparationen von Kontaktallergenen im Epikutantest (Patch-Test) diagnostiziert. Dazu werden dem Patienten allergengetränkte Pflaster auf die Haut (epikutan) geklebt. Bei Personen mit bestehender Sensibilisierung, die also reaktionsbereite allergenspezifische T-Zellen besitzen, wird am Ort der Applikation eine Ekzemreaktion ausgelöst, die nach 48–72 h beurteilt und interpretiert wird. Nichtsensibilisierte Personen sollten keine Hautinfiltration im Epikutantest zeigen.

Der standardisierte 3HT-Memory-Spot zur Diagnose einer Sensibilisierung gegenüber Kontaktallergenen stellt in puncto Spezifität und Sensibilität eine valide Alternative zum Epikutantest dar und umgeht einige der in der Leitlinie zur Durchführung des Epikutantests mit Kontaktallergenen formulierten Probleme.

Sowohl der 3HT-Memory-Spot® als auch der Epikutantest können lediglich eine Sensibilisierung anzeigen, ein positives Testergebnis ist aber nicht mit einer klinisch manifesten Allergie gleichzusetzen. Beide Tests können eine Allergiediagnose, die anhand des klinischen Befunds und der Anamnese getroffen werden sollte, nur unterstützen! Umgekehrt schließen negative Testergebnisse ein Kontaktallergen als Verursacher allergischer Symptome keineswegs aus.

Nachteile Epikutantest:

- Keine Durchführung bei
  - Schwangerschaft
  - nachgewiesener Sensibilisierung gegen Kontaktallergene
- Nicht als präventive Untersuchung geeignet, da Sensibilisierungsgefahr durch die Applikation eines Kontaktallergens auf die Haut
- Bei Wiederholung: Karenzzeit von mindestens 2 Monaten
- Unterscheidung zwischen allergischen und toxisch-irritativen Reaktionen der Haut durch geschultes Personal erforderlich
- Berücksichtigung verschiedener Hauttypen bei der Auswertung

Mit dem 3HT-Memory-Spot® können auch Symptome abgeklärt werden, die sich nicht an der Haut, sondern an anderen Organen oder als unspezifische Befindlichkeitsstörung manifestieren. Ebenso können auch systemische Sensibilisierungen, bei denen der Kontakt mit dem Allergen nicht über die Haut stattfindet (Dentalwerkstoffe, Medikamente, Nahrungsmittel), mit dem 3HT-Memory-Spot® untersucht werden (➤ Abb. 3.2).

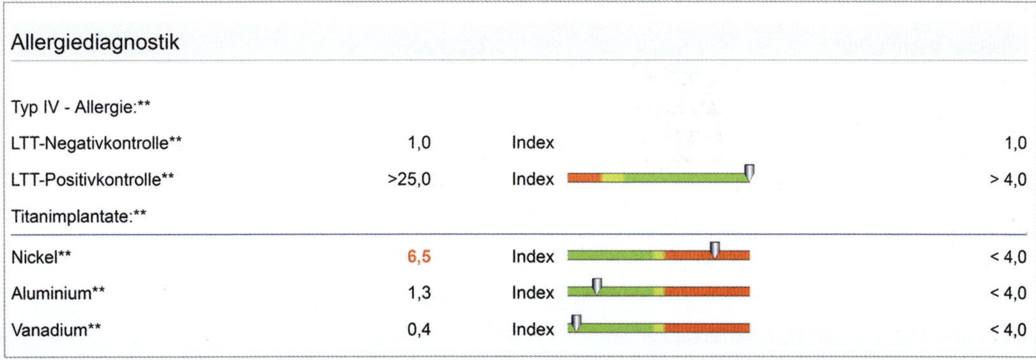

Allergiediagnostik

Typ IV - Allergie:**			
LTT-Negativkontrolle**	1,0	Index	1,0
LTT-Positivkontrolle**	>25,0	Index	> 4,0
Titanimplantate:**			
Nickel**	6,5	Index	< 4,0
Aluminium**	1,3	Index	< 4,0
Vanadium**	0,4	Index	< 4,0

Abb. 3.2 Diagnostik der Typ-IV-Allergie [V573]

INFO

In einer Stellungnahme des Deutschen Berufsverbandes der Umweltmediziner wird der Einsatz des Lymphozytentransformationstests (LTT), dessen Testprinzip dem 3HT-Memory-Spot® zugrunde liegt, für folgende Fragestellungen empfohlen:

- Negatives Ergebnis im Epikutantest bei klinischem Verdacht auf eine Kontaktallergie
- Fraglich positive Ergebnisse im Epikutantest (toxische oder irritative Reaktion?)
- Präventive Testung potenzieller Kontaktallergene

3HT-Memory-Spot® Metalle: Nachweis einer Sensibilisierung gegen Schwermetalle und sonstige Metalle

Metalle als Auslöser einer Typ-IV-Allergie

Metalle sind potenzielle Allergene, da die Bindung von löslichen Metallionen an körpereigene Proteine zu einer immunologischen Sensibilisierung führen kann. Der wiederholte Kontakt der Haut oder der Schleimhäute mit Metallsalzen oder -legierungen, die sich in zahlreichen Gebrauchsartikeln des täglichen Lebens oder in Medizinprodukten (Dentallegierungen, Implantate) befinden, kann zur Entwicklung von Typ-IV-Allergien führen. Das mit Abstand wichtigste Metall-Kontaktallergen ist **Nickel,** dessen wesentliche Expositionen Schmuck, Piercings, Kleidung (Reißverschlüsse, Knöpfe etc.) sowie Schlüssel und Münzen sind. Frauen sind dabei sehr viel häufiger von einer nickelinduzierten Kontaktallergie betroffen als Männer.

Typ-IV-Allergien gegen **Titan, Cadmium, Gold, Quecksilber** und andere Metalle äußern sich dagegen seltener als lokale Reaktion; in diesen Fällen bestimmen häufig systemische Symptome wie Kopfschmerz/Migräne, Neuralgien, Muskelschmerzen oder Schlafstörungen das Beschwerdebild. Darüber hinaus werden Metallsensibilisierungen mit dem Auslösen des Chronic-Fatigue-Syndroms (CFS) und der Entstehung von Autoimmunerkrankungen in Verbindung gebracht (Berufe mit erhöhtem Risiko für eine Metallsensibilisierung: ➤ Tab. 3.7).

Nickel als Nahrungsmittelallergen

Die tägliche orale Aufnahme von Nickel, das in Lebensmitteln angereichert ist, kann ebenfalls zur Auslösung von Hautekzemen führen. Vor allem in pflanzlichen Nahrungsmitteln wie Leguminosen (Bohnen, Erbsen), blattreichen Gemüsearten (Kohl, Brokkoli), Kakao, Haferflocken und Nüssen kann Nickel akkumulieren, sodass sich erhöhte Nickelmengen in diesen Produkten nachweisen lassen. Tierische Produkte dagegen sind mit wenigen Ausnahmen wie Innereien (z. B. Nieren) nicht oder nur gering belastet. Weitere Quellen für eine enterale Nickelexposition stellen das Trinkwasser, insbesondere in Leitungen

Tab. 3.7 Berufe mit erhöhtem Risiko für eine Metallsensibilisierung

Bauberufe (Maurer, Fliesenleger, Betonarbeiter)	Chrom, Kobalt
Bergleute	Chrom, Kobalt
Elektriker, Fotografen	Chrom
Flugzeugbauer	Beryllium
Friseure, Kosmetiker	Nickel, Titan
Galvaniseure	Chrom, Kobalt, Nickel, Quecksilber
Gummiindustrie	Chrom, Kobalt
Hausangestellte	Nickel
Holz- und Papierindustrie	Chrom
Kürschner, Schuhmacher	Chrom
Maler	Chrom, Kobalt
Metallbauer	Chrom, Kobalt, Nickel
Textilindustrie, Zahnärzte, Zahntechniker	Nickel, Quecksilber

oder Armaturen stehen gebliebenes Wasser, sowie Nickelablösungen aus Metallkochtöpfen dar.

Die systemische Nickelexposition von bereits sensibilisierten Personen über Speisen kann lokal auch ohne direkten Hautkontakt mit Nickel zum Aufflammen einer Kontaktdermatitis führen, typischerweise tritt sie dann an den Händen, Ellenbeugen, Hals, Nacken oder den Innenseiten der Oberschenkel auf. Für einzelne Patienten mit einer unklaren Ätiologie einer Kontaktallergie könnte demnach eine nickelarme Diät hilfreich sein, die i. d. R. aber erst bei nachgewiesener Sensibilisierung empfohlen wird.

Bei Verdacht auf eine Metallallergie stehen für die Basisdiagnostik die folgenden 3HT-Memory-Spots zur Verfügung:

- **Schwermetalle:** Blei, Chrom, Kobalt, Molybdän, Nickel, Vanadium, Zink, Zinn
- **Sonstige Metalle:** Aluminium, Gold, Nickel, Palladium, Platin, Silber, Titan

Folgende Metalle/Halbmetalle können zudem im 3HT-Memory-Spot® als Einzelkomponenten oder kombiniert mit den in den oben aufgeführten Basisprofilen verwendeten Metallen getestet werden:

Aluminium	Antimon	Blei	Bor
Cadmium	Chrom	Gallium	Gold
Indium	Iridium	Kobalt	Kupfer
Mangan	Molybdän	Nickel	Palladium
Platin	Quecksilber	Silber	Tantal
Titan	Vanadium	Zink	Zinn

INFO

Indikation für den 3HT-Memory-Spot® Schwermetalle oder den 3HT-Memory-Spot® Sonstige Metalle

Verdacht auf eine bestehende Sensibilisierung (Typ-IV-Allergie) gegenüber Metallen:

- Bei negativem Ergebnis im Epikutantest
- Bei lokaler und/oder uncharakteristischer Symptomatik
- Bei fraglich positivem Ergebnis im Epikutantest (Verdacht auf irritative Reaktion)
- Als präventive Testung vor dem Einbringen von Zahnersatz, Implantaten etc.

3HT-Memory-Spot® Arzneimittel: Nachweis einer Sensibilisierung gegen Medikamente

Arzneimittelallergien manifestieren sich i. d. R. als Typ-IV-Allergie. Abgesehen vom direkten Hautkontakt wie z. B. bei Anwendung von Salben findet die Konfrontation des Organismus mit Medikamenten meist über die Schleimhäute oder, weil oft erst die Abbauprodukte von Arzneimitteln das Allergen darstellen, systemisch über die Blutbahn statt. Die klinische Symptomatik einer arzneimittelinduzierten Typ-IV-Allergie ist daher weniger typisch und sehr variabel. Die Haut ist häufig mit Exanthemen oder einer Urtikaria betroffen. Unspezifische und systemische Symptome, die isoliert oder kombiniert auftreten können, sind Erhöhungen der Leberwerte, Schwellungen der Schleimhäute im Mund- und Rachenraum, Reaktionen des Verdauungstrakts (in Form von Durchfall, Blähungen oder Koliken) sowie Fieber und Störungen des Allgemeinbefindens. Die Diagnose einer Arzneimittelallergie ist daher selbst für den versierten Therapeuten komplex und erfordert oftmals die Kombination verschiedener Testsysteme. Die dem 3HT-Memory-Spot zugrunde liegende Methodik des LTT stellt für die Befundung der Typ-IV-Allergie ein wichtiges Hilfsmittel dar, da unter seiner Zuhilfenahme die Existenz einer Sensibilisierung gegen spezifische Wirkstoffe oder deren Metaboliten nachgewiesen werden kann.

Klassische Auslöser einer Arzneimittelallergie sind:

- Antibiotika
- Analgetika (Acetylsalicylsäure, Pyrazolone)
- Nichtsteroidale Antirheumatika
- Antihypertensiva
- Antidiabetika
- Röntgenkontrastmittel
- Arzneimittelhilfsstoffe
- Konservierungsstoffe

Arzneimittel oder deren Wirkstoffe werden im 3HT-Memory-Spot® individuell getestet. Dazu muss zunächst das Labor kontaktiert und die Einsendung des Medikaments abgesprochen werden. Da die Stimulation der Lymphozyten im flüssigen Zellkulturmilieu stattfindet, muss das Medikament dem Labor mindestens 2 Tage vor Eintreffen des Blutes zur Verfügung gestellt werden, um es im Vorfeld der Testungen aufzuarbeiten und gebrauchsfertige Stimulationslösungen herstellen zu können. Nach Freigabe durch das Labor kann die Blutprobe eingesendet werden.

INFO

Indikation für einen 3HT-Memory-Spot® Arzneimittel

Verdacht auf eine bestehende Sensibilisierung (Typ-IV-Allergie) gegenüber Arzneimitteln oder Wirkstoffen
- bei bereits bestehender Medikation
- zum Ausschluss bei bevorstehender Medikation

3HT-Memory-Spot® Nahrungsmittel: Nachweis einer Sensibilisierung gegen Nahrungsmittel

Ein weiteres Anwendungsfeld des 3HT-Memory-Spot® ist der Nachweis einer Nahrungsmittelallergie vom Typ IV. Nahrungsmittelunverträglichkeiten äußern sich im Abdominalbereich in Form von Schmerzen, Missempfindungen, Völlegefühl, Flatulenz oder rezidivierenden Diarrhöen. Darüber hinaus können sie aber auch Beschwerdebilder hervorrufen, die zunächst völlig andere Erkrankungen vermuten lassen. Neben den Befindlichkeitsstörungen wie chronischer Müdigkeit, Erschöpfungszuständen oder Antriebsschwäche sind es Symptome wie Muskel- und Gelenkschmerzen, Kopfschmerzen oder Migräne und die insbesondere bei Kindern zu beobachtenden Verhaltensauffälligkeiten, die durch individuell unverträgliche Nahrungsmittel hervorgerufen werden können.

Da nach der Aufnahme des allergieauslösenden Nahrungsmittels Stunden oder Tage vergehen können, gestaltet sich die Suche nach dem verursachenden Allergen oft schwierig.

INFO

Anders als bei Kindern gehen die Symptome bei Erwachsenen nur selten auf eine direkte Sensibilisierung durch Nahrungsmittelallergene zurück. Vielmehr lassen sich die Symptome zumeist im Sinne eines sekundären OAS als Kreuzreaktion auf eine primäre Sensibilisierung durch Inhalationsallergene zurückführen.

In der Diagnostik von Nahrungsmittelunverträglichkeiten haben sich daher basierend auf einer gründlichen Anamnese in Kombination mit serologischen Verfahren auch zelluläre Nachweismethoden bewährt. Da die Zahl der möglichen Allergene unüberschaubar groß ist und der Patient nur selten imstande ist, die verantwortlichen Nahrungsmittel sicher zu benennen, wurde das Allergo-Screen®-Konzept entwickelt, das dem Therapeuten ein strukturiertes und zielgerichtetes Diagnoseregime zur individuellen Beurteilung fraglicher Nahrungsmittelunverträglichkeiten an die Hand gibt.

Mithilfe sinnvoll aufeinander abgestimmter Untersuchungsprofile lässt sich kostengünstig und gleichsam konsequent die differenzialdiagnostische Vielgestaltigkeit dieser komplexen Fragestellung abklären. Im Rahmen des Allergo-Screen®-Konzepts stellt der 3HT-Memory-Spot® Nahrungsmittel als Allergo-Screen® Typ-IV-Allergie ein nützliches Hilfsmittel dar, um Nahrungsmittelallergien einfach und schnell nachzuweisen: Wenn die eintretenden Beschwerden eine Nahrungsmittelallergie vom verzögerten Typ vermuten lassen, kann im 3HT-Memory-Spot® Nahrungsmittel kontrolliert werden, ob sich in vitro spezifische T-Lymphozyten aktivieren lassen, die auf eine Sensibilisierung gegen ein Nahrungsmittelallergen schließen lassen.

INFO

Indikation für einen 3HT-Memory-Spot® Nahrungsmittel

Verdacht auf eine bestehende Sensibilisierung (Typ-IV-Allergie) gegenüber Nahrungsmitteln

Nahrungsmittel-Pools

Die aus allergologischer Sicht wichtigsten Nahrungsmittel, die eine Typ-IV-Allergie auslösen können, sind zur Austestung im 3HT-Memory-Spot® Nahrungsmittel in verschiedenen Gruppen (Pools) zusammengefasst. Im Falle eines positiv getesteten Pools kann als Anschlussdiagnostik eine Aufschlüsselung des jeweiligen Pools in die einzelnen Nahrungsmittel durchgeführt werden.

Nahrungsmittel-Pool 1	Bäckerhefe, Eigelb, Eiweiß, Milch, Roggen, Weizen
Nahrungsmittel-Pool 2	Apfel, Erdnuss, Haselnuss, Orange, Pfirsich, Schwarzer Tee
Nahrungsmittel-Pool 3	Karotte, Kartoffel, Sellerie, Soja, Tomate
Nahrungsmittel-Pool 4	Dorsch, Huhn, Krabbe, Rind, Schwein, Thunfisch

GUT ZU WISSEN

Die auf einer gründlichen Anamnese basierende Diagnose einer Überempfindlichkeitsreaktion sowie die Eingrenzung und Identifizierung von möglichen Nahrungsmittelallergenen kann durch ein Ernährungsprotokoll unterstützt werden, in dem die Nahrungsmitteleinnahme und die resultierenden beobachteten Symptome dokumentiert werden.

3HT-Memory-Spot® Dentalwerkstoffe: Nachweis einer Sensibilisierung gegen Dentalwerkstoffe

In der Zahnmedizin wurde eine deutliche Zunahme von Sensibilisierungen gegenüber in Kronen, Brücken oder Zahnspangen verwendeten Dentalwerkstoffen registriert. Oft sind es als Füllmaterial eingesetzte Legierungen aus verschiedenen Metallen, die Typ-IV-Allergien auslösen. Des Weiteren kann die Ursache für die Überempfindlichkeiten auch in der Verwendung entsprechender Kompositzemente oder Prothesenkunststoffe begründet sein. Hier sind es vor allem Acrylate, die eine Reaktion hervorrufen können. Die mögliche klinische Symptomatik reicht von lokalen Reaktionen wie Zahn- oder Kieferschmerzen, Parodontitis oder Stomatitiden bis hin zu unspezifischen systemischen Beschwerden wie Kopf- oder Muskelschmerzen, Müdigkeit oder Depressionen.

Für die Basislabordiagnostik auf diesem Gebiet wird der 3HT-Memory-Spot® Kombitest angeboten, mit dem sich die wichtigsten in der Zahnmedizin verwendeten Werkstoffe als Einzelsubstanzen oder in Gruppierungen auf eine mögliche Typ-IV-Allergie untersuchen lassen. Darüber hinaus stehen weitere 3HT-Memory-Spots zum Test auf verschiedene Metalle, die häufig als Legierungen verwendet werden, zur Verfügung. Außerdem kann eine Sensibilisierung gegen die wichtigsten Kunststoffe, Füllmaterialien und Zemente überprüft werden.

Austestung individueller Werkstoffe

Im 3HT-Memory-Spot® kann bei Verdacht auf eine entsprechende Sensibilisierung auch individuelles Dental- oder Prothesenmaterial getestet werden. Dazu muss zunächst das Labor kontaktiert und die Einsendung des Probenmaterials abgesprochen werden. Da die Stimulation der Lymphozyten im flüssigen Zellkulturmilieu stattfindet, ist es erforderlich, dass der individuelle Werkstoff dem Labor mindestens 2 Tage vor Eintreffen des Blutes zur Verfügung gestellt wird, um das Material im Vorfeld der Testungen aufzuarbeiten und gebrauchsfertige Stimulationslösungen herstellen zu können. Nach Freigabe durch das Labor kann die Blutprobe eingesendet werden. Die Materialprobe wird i. d. R. bei der Aufarbeitung nicht zerstört und kann auf Wunsch nach der Testung wieder an den Einsender zurückgegeben werden.

Folgende 3HT-Memory-Spots für die Testung von Dentalwerkstoffen stehen zur Verfügung:

- **Dentalwerkstoffe Kombitest:** Gold, Nickel, Palladium, Chrom, Kobalt, Platin, Kupfer, Quecksilber, Silber, Zinn, Triethylenglykoldimethacrylat (TEGDMA), Bisphenol A-Glycidyl-Methacrylat (bis-GMA), 2-Hydroxyethylmethacrylat (HEMA)
- **Dentalmetalle „Basis“:** Kupfer, Quecksilber, Silber, Nickel, Zinn, Ethylquecksilber, Methylquecksilber
- **Dentalmetalle „Advanced“:** Gallium, Gold, Indium, Iridium, Nickel, Palladium, Chrom, Kobalt, Molybdän, Aluminium, Cadmium, Platin
- **Goldlegierungen:** Gold, Zinn (Amalgam), Palladium, Silber, Gallium, Indium, Iridium, Platin, Kupfer, Rubidium, Rhodium, Tantal
- **Titanimplantate:** Aluminium, Vanadium, Nickel
- **Implantatmaterial:** Titan, Vanadium, Aluminium, Chrom, Kobalt, Molybdän, Gold, Nickel, Palladium, Silber, Gallium, Indium, Iridium, Platin
- **Kunststoffe:** Triethylenglykoldimethacrylat (TEGDMA), 2-Hydroxyethylmethacrylat (HEMA), Bisphenol A-Glycidyl-Methacrylat (bis-GMA), Ethylenglykoldimethacrylat, Butandiol-1,4-Methacrylat (BDMA), Hydrochinon,

N,N-Dimethyl-*p*-toluidin, Benzoylperoxid, Formaldehyd, Phthalat, Campherchinon
- **Zemente:** Phosphatzement, Glasionomerzement (GIZ), Durelon
- **Wurzelfüllmaterial:** Bismutoxid, Dijodthymol, Epoxidharz, Eugenol, Hydrocortisonacetat, Kolophonium, Polydimethylsiloxan (PDMS), Paraformaldehyd, Perubalsam, Silikonöl, Triethanolamin

INFO

Indikation für einen 3HT-Memory-Spot® Dentalwerkstoffe

Verdacht auf eine bestehende Sensibilisierung (Typ-IV-Allergie) gegenüber Dentalwerkstoffen
- bei bereits vorhandenem Dentalersatz (therapeutisch)
- zum Ausschluss von einzubringendem Zahnersatzmaterial (präventiv)

Präanalytik und Probenversand

Präanalytik 3HT-Memory-Spot®

Probenmaterial	Heparin-Blut
Probenversand	Expressversand, bitte nicht vor dem Wochenende oder Feiertagen Probenabholung durch das Labor kann ggf. angefordert werden

GUT ZU WISSEN

Im 3HT-Memory-Spot® Dentalwerkstoffe Kombitest werden die wichtigsten in Dentallegierungen enthaltenen Metalle sowie die in Prothesenmaterialien, Füllwerkstoffen und Klebstoffen hauptsächlich verwendeten Methacrylate auf individuelle allergische Verträglichkeit getestet.

3.6.3 Diagnostik pseudoallergischer Reaktionen

Da anders als bei IgE-vermittelten Reaktionen auf Nahrungsmittel für die Diagnose einer **pseudoallergischen Reaktion** keine weiteren zuverlässigen In-vitro-Testverfahren zur Verfügung stehen, ist der BAT die einzige Alternative, um eine klinische Reaktion der Mastzellen/Basophilen nach dem Kontakt mit einem solchen Pseudoallergen zu überprüfen und darzustellen (➤ Abb. 3.3). Auf Grundlage positiver Ergebnisse im BAT kann im Anschluss ambulant durch Einhaltung einer geeigneten Eliminationsdiät (pseudoallergenarme Diät) – ggf. mit nachfolgender oraler Provokation – die Diagnose einer Pseudoallergie bestätigt werden.

In wissenschaftlichen Studien wurde die Eignung des BAT ebenso zur Erkennung von Unverträglichkeiten gegen verschiedene Wirkstoffe dokumentiert. So erhöht sich in Kombination mit Hauttests und der Messung von sIgE die Sensitivität der Diagnose einer Allergie gegen β-Laktam-Antibiotika durch den Einsatz des BAT von 76 auf 91 %. Bis zu 65 % der im Hauttest und in der sIgE-Bestimmung negativen β-Laktam-Allergiker können mithilfe des BAT erkannt werden. Dadurch können in vielen Fällen Provokationstests am Patienten vermieden werden. Weitere Arzneimittel oder Medizinprodukte, für die die diagnostische Bedeutung des BAT im Hinblick auf die Feststellung von Unverträglichkeiten gezeigt werden konnte, sind Chinolon-Antibiotika, nichtsteroidale Antiphlogistika wie z. B. Aspirin, Ibuprofen oder Diclofenac oder jodhaltige Röntgenkontrastmittel.

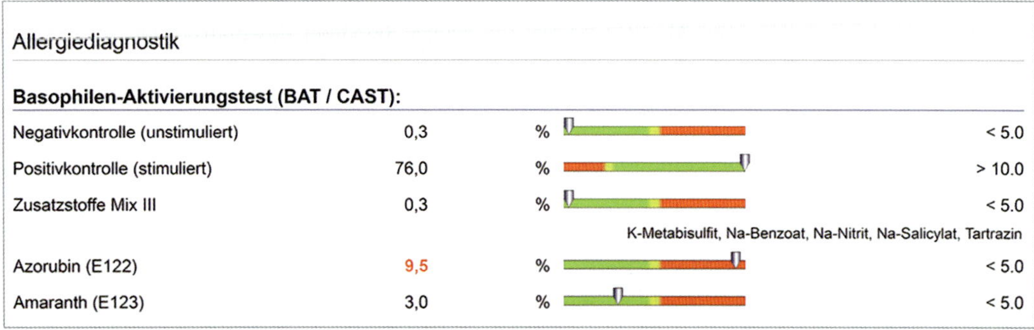

Allergiediagnostik

Basophilen-Aktivierungstest (BAT / CAST):

Negativkontrolle (unstimuliert)	0,3	%	< 5.0
Positivkontrolle (stimuliert)	76,0	%	> 10.0
Zusatzstoffe Mix III	0,3	%	< 5.0
			K-Metabisulfit, Na-Benzoat, Na-Nitrit, Na-Salicylat, Tartrazin
Azorubin (E122)	9,5	%	< 5.0
Amaranth (E123)	3,0	%	< 5.0

Abb. 3.3 Diagnostik pseudoallergischer Reaktionen [V573]

3.7 Therapie/Medikation

Die Zusammenstellung der nachstehend aufgeführten Präparate zur naturheilkundlichen Behandlung von allergischen Reaktionen ist als Anregung zu verstehen und stellt kein aufeinander abgestimmtes Therapiekonzept dar. Bei der individuellen Auswahl der Präparate für den Patienten sind ggf. vorhandene Kontraindikationen zu berücksichtigen (s. Beipackzettel des jeweiligen Herstellers).

Indikationen, Zusammensetzung, Dosierungs- und Anwendungsempfehlungen: ➤ Anhang (Tab. A–Z).

THERAPIEEMPFEHLUNGEN

Allgemein
- Pascorbin® 7,5 g (Pascoe)
- Darmsanierung nach Dr. Herget:
  - Ozovit® MP (Pascoe)
  - Markofruct® (Pascoe), Instant-Teegetränk mit Oligofruktose und Kamille plus+
  - Quassia Similiaplex® R (Pascoe)
  - Dasym-Pascoe® (Pascoe) oder Pascoflorin® (Pascoe)
- Allergie-Injektopas® (Pascoe)
- Pascallerg® (Pascoe)

Atopisches Ekzem
- Cistus Similiaplex® (Pascoe)

Anstrengungsinduziertes Asthma
- Asthma-Injektopas® SL (Pascoe)
- Yerba Santa Similiaplex® (Pascoe)
- Hyoscyamus Similiaplex® (Pascoe)

Exogene allergische Alveolitiden
- Broncho Injektopas® (Pascoe) evtl. in Kombination mit Allergie-Injektopas® (Pascoe)

3.7.1 Immuntherapie der Typ-I-Allergie

Die einzige klinisch erprobte Behandlungsform von allergischen Reaktionen des Soforttyps, die wie die Gabe entzündungshemmender kortisonhaltiger Präparate nicht lediglich antisymptomatisch ausgerichtet ist, sondern grundlegende allergenspezifische Änderungen im immunologischen Geschehen induziert, ist die als **(allergen-)spezifische Immuntherapie (SIT)** (Syn. Hyposensibilisierung) bezeichnete kontrollierte Verabreichung eines Allergens. Die SIT stellt seit mehr als 100 Jahren das Standardverfahren in der Behandlung von Inhalations- und Insektengiftallergien dar. Bei der klassischen Form der SIT, der **subkutanen Immuntherapie (SCIT)**, wird das Allergen dem Patienten in einer Einleitungsphase in kurzen Abständen in ansteigenden Mengen bis zum Erreichen einer individuell unterschiedlichen hohen Dosis unter die Haut injiziert. In der sich anschließenden Erhaltungsphase wird das Allergen dann in der höchsten Konzentration über einen längeren Zeitraum (bis zu 3 Jahre) appliziert. Eine alternative Variante der SIT ist die **sublinguale Immuntherapie (SLIT)**, bei der die Allergenpräparate peroral in Tablettenform verabreicht werden.

Das zentrale Ereignis in immunologischer Hinsicht bei einer effektiven SIT ist die durch regulatorische T-Zellen vermittelte Restaurierung der allergenspezifischen peripheren Toleranz, die von einer Umorientierung der TH-Antwort begleitet wird. Auf humoraler Ebene bewirkt die SIT bereits unmittelbar nach Therapiebeginn eine Zunahme der Produktion blockierender Antikörper der Subklasse IgG4, langfristig nimmt die Produktion spezifischer IgE-Antikörper hingegen ab.

Neben ihrer Effektivität und Sicherheit in der Therapie aktueller Krankheitssymptome wurden für die SIT auch Präventionseigenschaften nachgewiesen. So kann bei Vorliegen einer allergischen Rhinitis eine erfolgreiche SIT den „Etagenwechsel", also die Ausweitung der allergischen Entzündung auf die Lunge und damit die Etablierung eines Asthma bronchiale, verhindern. Zudem wurde gezeigt, dass die Rate der Neusensibilisierungen unter SIT im Vergleich zu einer konventionellen Therapie verringert war.

Die Wirksamkeit der SIT ist einerseits von der Art des Allergens, andererseits aber auch von der Zahl der existenten Sensibilisierungen abhängig. Gute Erfolgsaussichten auf eine Reduktion der entzündungshemmenden Medikation sowie auf die langfristige Verbesserung der Symptomatik wurden sowohl für Pollen- und Milbenallergiker als auch bei Allergien gegen Schimmelpilze und Tierepithelien beschrieben. Je weniger Sensibilisierungen ein Patient aufweist, desto größer ist die Wahrscheinlichkeit, dass die SIT erfolgreich ist.

GUT ZU WISSEN

Da es sich bei der SIT um eine allergenspezifische Therapieform handelt, ist eine möglichst umfassende und präzise Diagnostik zur Identität der relevanten Allergene im Vorfeld einer SIT entscheidend, um für den Betroffenen eine höchstmögliche Effektivität der Therapie gewährleisten zu können.

3

LITERATUR

Acharya KR, Ackerman SJ. Eosinophil granule proteins: form and function. J Biol Chem 2014; 289(25): 17406–17415.

Agache I, Akdis CA. Endotypes of allergic diseases and asthma: an important step in building blocks for the future of precision medicine. Allergol Int 2016; 65(3): 243–252.

Akdis M, Akdis CA. Mechanisms of allergen-specific immunotherapy: multiple suppressor factors at work in immune tolerance to allergens. J Allergy Clin Immunol 2014; 133(3): 621–631.

Altmann F. Coping with cross-reactive carbohydrate determinants in allergy diagnosis. Allergo J Int 2016; 25(4): 98–105.

Alvarado MI, et al. Profilin as a severe food allergen in allergic patients overexposed to grass pollen. Allergy 2014; 69(12): 1610–1616.

Amin K. The role of mast cells in allergic inflammation. Resp Med 2012; 106(1): 9–14.

Asero R, et al. Prevalence and clinical relevance of IgE sensitization to profilin in childhood: a multicenter study. Int Arch Allergy Immunol 2015; 168(1): 25–31.

Ashbaugh AG, Kwatra SG. Atopic dermatitis disease complications. Adv Exp Med Biol 2017; 1027: 47–55.

Ballmer-Weber BK, et al. IgE recognition patterns in peanut allergy are age dependent: perspectives of the EuroPrevall study. Allergy 2015; 70(4): 391–407.

Bircher AJ, et al. Food allergy to the carbohydrate galactose-alpha-1,3-galactose (alpha-gal): four case reports and a review. Eur J Dermatol 2017; 27(1): 3–9.

Blank S, et al. Component-resolved evaluation of the content of major allergens in therapeutic extracts for specific immunotherapy of honeybee venom allergy. Hum Vaccin Immunother 2017; 13(10): 2482–2489.

Brehler R, et al. Cross-reacting carbohydrate determinants and hymenoptera venom allergy. Curr Opin Allergy Clin Immunol 2013; 13(4): 360–364.

Buters J, et al. Ambrosia artemisiifolia (Traubenkraut) in Deutschland – aktuelles Vorkommen, allergologische Bedeutung und Maßnahmen zur Eingrenzung. Allergo J 2015; 24(4): 18–30.

Caponetto P, et al. Gelatin-containing sweets can elicit anaphylaxis in a patient with sensitization to galactose-α-1,3-galactose. J Allergy Clin Immunol Pract 2013; 1(3): 302–303.

Casset A, et al. Varying allergen composition and content affects the in vivo allergenic activity of commercial Dermatophagoides pteronyssinus extracts. Int Arch Allergy Immunol 2012; 159(3): 253–262.

Celesnik Smodis N, et al. Down-regulation of FceRI-mediated CD63 basophil response during short-term VIT determined venom-nonspecific desensitization. PLoS One 2014; 9(4): e94762.

Chitnavis M, et al. First-dose anaphylaxis to infliximab: a case of mammalian meat allergy. J Allergy Clin Immunol Pract 2017; 5(5): 1425–1426.

Commins SP, et al. Delayed clinical and ex vivo response to mammalian meat in patients with IgE to galactose-alpha-1,3-galactose. J Allergy Clin Immunol 2014; 134(1): 108–115.

Coombs RRA, Gell PGH. The classification of allergic reactions underlying disease. In: Gell PGH, Coombs RRA (eds). Clinical Aspects of Immunology. Philadelphia: Davis 1963, p. 317.

Crameri R. The crux with a reliable in vitro and in vivo diagnosis of allergy. Allergy 2013; 68(6): 693–694.

Dupont B, et al. Utility of serum anti-cetuximab immunoglobulin E levels to identify patients at a high risk of severe hypersensitivity reaction to cetuximab. Br J Clin Pharmacol 2017; 83(3): 623–631.

Eberlein B, et al. Double positivity to bee and wasp venom: improved diagnostic procedure by recombinant allergen-based IgE testing and basophil activation test including data about cross-reactive carbohydrate determinants. J Allergy Clin Immunol 2012; 130(1): 155–161.

Eguiluz-Gracia I, et al. The need for clean air: the way air pollution and climate change affect allergic rhinitis and asthma. Allergy 2020; 75(9): 2170–2184.

Elieh Ali Komi D, Bjermer L. Mast cell-mediated orchestration of the immune responses in human allergic asthma: current insights. Clin Rev Allergy Immunol 2019; 56(2): 234–247.

Erzen R, et al. Basophil response and the induction of a tolerance in venom immunotherapy: a long-term sting challenge study. Allergy 2012; 67(6): 822–830.

Farnam K, et al. Nonallergic drug hypersensitivity reactions. Int Arch Allergy Immunol 2012; 159(4): 327–345.

Fischer J, Biedermann T. Delayed immediate-type hypersensitivity to red meat and innards: current insights into a novel disease entity. J Dtsch Dermatol Ges 2016; 14(1): 38–44.

Fischer J, et al. Galactose-alpha-1,3-galactose sensitization is a prerequisite for pork-kidney allergy and cofactor-related mammalian meat anaphylaxis. J Allergy Clin Immunol 2014; 134(3): 755–759.

Fischer J, et al. Prevalence of type I sensitization to alpha-gal in forest service employees and hunters. Allergy 2017; 72(10): 1540–1547.

Ford LS, et al. Basophil reactivity, wheal size, and immunoglobulin levels distinguish degrees of cow's milk tolerance. J Allergy Clin Immunol 2013; 131(1): 180–186.

Fuchs O, et al. Asthma transition from childhood into adulthood. Lancet Respir Med 2017; 5(3): 224–234.

Galili U. Anti-Gal: an abundant human natural antibody of multiple pathogeneses and clinical benefits. Immunology 2013; 140(1): 1–11.

Głobińska A, et al. Mechanisms of allergen-specific immunotherapy: diverse mechanisms of immune tolerance to allergens. Ann Allergy Asthma Immunol 2018; 121(3): 306–312.

Haftenberger M, et al. Prävalenz von Sensibilisierungen gegen Inhalations- und Nahrungsmittelallergene. Ergebnisse der Studie zur Gesundheit Erwachsener in Deutschland (DEGS1). Bundesgesundheitsbl – Gesundheitsforsch – Gesundheitsschutz 2013; 56(5/6): 687–697.

Hamid F, et al. Helminth-induced IgE and protection against allergic disorders. Curr Top Microbiol Immunol 2015; 388: 91–108.

Hamsten C, et al. Identification of galactose-α-1,3-galactose in the gastrointestinal tract of the tick Ixodes ricinus; possible relationship with red meat allergy. Allergy 2013; 68(4): 549–552.

Hauser M, et al. Das Konzept der Pollen-Panallergene: Profiline und Polcalcine. Allergo J 2012; 21(5): 291–293.

Hemmer W. Hausstaubmilben, Tiere und Co. J Pneumologie 2016; 4(1): 9–13.

Hill DA, Spergel JM. The atopic march: critical evidence and clinical relevance. Ann Allergy Asthma Immunol 2018; 120(2): 131–137.

Hoffmann HJ, et al. The clinical utility of basophil activation testing in diagnosis and monitoring of allergic disease. Allergy 2015; 70(11): 1393–1405.

Hofmann SC, et al. IgE detection to α/β/γ-gliadin and its clinical relevance in wheat-dependent exercise-induced anaphylaxis. Allergy 2012; 67(11): 1457–1460.

Holgate ST, et al. Asthma. Nat Rev Dis Primers 2015; 1: 15025.

Incorvaia C, et al. Venom immunotherapy in patients with allergic reactions to insect stings. Expert Rev Clin Immunol 2018; 14(1): 53–59.

Iwamoto T, et al. A novel approach to predict cetuximab-induced hypersensitivity reaction: detection of drug-specific IgE on basophils. Cancer Med 2016; 5(6): 1004–1012.

Jakob T, et al. Component resolved diagnostics for hymenoptera venom allergy. Curr Opin Allergy Clin Immunol 2017; 17(5): 363–372.

Jakob T, et al. Diagnostics in hymenoptera venom allergy: current concepts and developments with special focus on molecular allergy diagnostics. Allergo J Int 2017; 26(3): 93–105.

Kim JP, et al. Persistence of atopic dermatitis (AD): a systematic review and meta-analysis. J Am Acad Dermatol 2016; 75(4): 681–687.e11.

Kim MS, Cho YJ. Flow cytometry-assisted basophil activation test as a safe diagnostic tool for aspirin/NSAID hypersensitivity. Allergy Asthma Immunol Res 2012; 4(3): 137–142.

Kinoshita Y, et al. Eosinophilic gastrointestinal diseases – Pathogenesis, diagnosis, and treatment. Allergol Int 2019; 68(4): 420–429.

Köhler J, et al. Component resolution reveals additional major allergens in patients with honeybee venom allergy. J Allergy Clin Immunol 2014; 133(5): 1383–1389, 1389.e1–6.

Lange L, et al. Benefits and limitations of molecular diagnostics in peanut allergy: Part 14 of the series Molecular Allergology. Allergo J Int 2014; 23(5): 158–163.

Lynch SV, Boushey HA. The microbiome and development of allergic disease. Curr Opin Allergy Clin Immunol 2016; 16(2): 165–171.

McBride JK, et al. Purification and characterization of pathogenesis related class 10 panallergens. Foods 2019; 8(12):

Michel S, et al. Skin prick test and basophil reactivity to cetuximab in patients with IgE to alpha-gal and allergy to red meat. Allergy 2014; 69(3): 403–405.

Mullins RJ, et al. Relationship between red meat allergy and sensitization to gelatin and galactose-α-1,3-galactose. J Allergy Clin Immunol 2012; 129(5): 1334–1342.e1.

Pointreau Y, et al. Fatal infusion reactions to cetuximab: role of immunoglobulin e-mediated anaphylaxis. J Clin Oncol 2012; 30(3): 334; author reply 335.

Pomés A, et al. WHO/IUIS Allergen Nomenclature: providing a common language. Mol Immunol 2018; 100: 3–13.

Price A, et al. Oral allergy syndrome (pollen-food allergy syndrome). Dermatitis 2015; 26(2): 78–88.

Ridolo E, et al. Eosinophilic disorders of the gastro-intestinal tract: an update. Clin Mol Allergy 2016; 14: 17.

Romano A, et al. Lipid transfer proteins: the most frequent sensitizer in Italian subjects with food-dependent exercise-induced anaphylaxis. Clin Exp Allergy 2012; 42(11): 1643–1653.

Röseler STM, et al. „New" inhalant plant allergens. Allergol Select 2020; 4: 1–10.

Rouzaire P, et al. Negativity of the basophil activation test in quinolone hypersensitivity: a breakthrough for provocation test decision-making. Int Arch Allergy Immunol 2012; 157(3): 299–302.

Saglani S, Lloyd CM. Novel concepts in airway inflammation and remodelling in asthma. Eur Respir J 2015; 46(6): 1796–1804.

Salas M, et al. Diagnosis of immediate hypersensitivity reactions to radiocontrast media. Allergy 2013; 68(9): 1203–1236.

Salminen TA, et al. Lipid transfer proteins: classification, nomenclature, structure, and function. Planta 2016; 244(5): 971–997.

Sato S, et al. How to diagnose food allergy. Curr Opin Allergy Clin Immunol 2018; 18(3): 214–221.

Scherf KA, et al. Wheat-dependent exercise-induced anaphylaxis. Clin Exp Allergy 2016; 46(1): 10–20.

Schnuch A, et al. Durchführung des Epikutantests mit Kontaktallergenen. Leitlinien der Deutschen Dermatologischen Gesellschaft (DDG) und der Deutschen Gesellschaft für Allergie und klinische Immunologie (DGAKI). JDDG 2008; 6(9): 770–775.

3

Schuler Iv CF, Montejo JM. Allergic rhinitis in children and adolescents. Pediatr Clin North Am 2019; 66(5): 981–993.

Shaker MS, et al. Anaphylaxis – a 2020 practice parameter update, systematic review, and Grading of Recommendations, Assessment, Development and Evaluation (GRADE) analysis. J Allergy Clin Immunol 2020; 145(4): 1082–1123.

Siracusa MC, et al. Basophils and allergic inflammation. J Allergy Clin Immunol 2013; 132(4): 789–801.

Skypala JS, et al. Sensitivity to food additives, vaso-active amines and salicylates: a review of the evidence. Clin Transl Allergy 2015; 5: 34.

Soyer OU, et al. Mechanisms of peripheral tolerance to allergens. Allergy 2013; 68(2): 161–170.

Steiner M, et al. Basophil reactivity as biomarker in immediate drug hypersensitivity reactions – potential and limitations. Front Pharmacol 2016; 7: 171.

Sudowe S. Klassifizierung von allergischen Reaktionen. Allergo J 2015; 24(2): 16–18.

Tjernberg I, et al. IgE reactivity to α-gal in relation to Lyme borreliosis. PLoS One 2017; 12(9): e0185723.

Uyttebroek A, et al. Anaphylaxis to succinylated gelatin in a patient with a meat allergy: galactose-α(1, 3)-galactose (α-gal) as antigenic determinant. J Clin Anesth 2014; 26(7): 574–576.

Valenta R, et al. Food allergies: the basics. Gastroenterology 2015; 148(6): 1120–31.e4.

Valovirta E, et al. Results from the 5-year SQ grass sublingual immunotherapy tablet asthma prevention (GAP) trial in children with grass pollen allergy. J Allergy Clin Immunol 2018; 141(2): 529–538.e13.

van Erp FC, et al. The IgE and basophil responses to Ara H 2 and Ara h 6 are good predictors of peanut allergy in children. J Allergy Clin Immunol 2017; 139(1): 358–360.

van Hage M, et al. ImmunoCAP assays: pros and cons in allergology. J Allergy Clin Immunol 2017; 140(4): 974–977.

Vasconcelos MJ, et al. Food-dependent exercise-induced anaphylaxis. Curr Treat Options Allergy 2018; 5(2): 166–180.

Verhoeckx KCM, et al. Food processing and allergenicity. Food Chem Toxicol 2015; 80: 223–240.

Wauters RH, et al. Food-dependent exercise-induced anaphylaxis. BMJ Case Rep 2018; Apr 11; 2018: bcr2017222370.

Weidinger S, et al. Atopic dermatitis. Nat Rev Dis Primers 2018; 4(1): 1.

Weins AB, et al. Particular features in the diagnosis and management of α-gal syndrome. Allergo J Int 2016; 25(8): 251–255.

Worm M, et al. Causes and risk factors for anaphylaxis. J Dtsch Dermatol Ges 2013; 11(1): 44–50.

Worm M, et al. Nahrungsmittelallergie infolge immunologischer Kreuzreaktivitäten mit Inhalationsallergenen. Allergo J 2014; 23(1): 1–16.

Worm M, et al. Triggers and treatment of anaphylaxis: an analysis of 4,000 cases from Germany, Austria and Switzerland. Dtsch Arztebl Int 2014; 111(21): 367–375.

Worm M, et al. Leitlinie zum Management IgE-vermittelter Nahrungsmittelallergien. Allergo J Int 2015; 24(7): 256–293.

Zitnik SE, et al. Monitoring honeybee venom immunotherapy in children with the basophil activation test. Pediatr Allergy Immunol 2012; 23(2): 166–172.

KAPITEL

4 Mikronährstoffe

„Der Mensch ist, was er isst."

Ludwig Feuerbach (1864)

4.1 Einführung

Schon im 19. Jahrhundert hatte Feuerbach erkannt, dass unsere Ernährung u. a. soziale, kulturelle oder politische Dimensionen haben kann, wie auch die unterschiedlichen Ernährungsformen zeigen, die sich in den letzten Jahrzehnten entwickelt haben, beispielsweise der Veganismus mit seiner ökologischen Dimension der Nachhaltigkeit. Die Ernährung des Menschen dient in erster Linie jedoch dazu, den Körper mit Nährstoffen zu versorgen, und zwar mit Makro- und Mikronährstoffen.

4.1.1 Definition

Neben den als Makronährstoffe bezeichneten Kohlenhydraten, Proteinen und Fetten enthalten Nahrungsmittel noch weitere Nährstoffe in deutlich geringeren Konzentrationen, die keine Energie liefern, jedoch für Stoffwechselprozesse essenziell sind. Zu diesen Mikronährstoffen zählen Vitamine, Mineralstoffe, (proteinogene) Aminosäuren, (essenzielle) Fettsäuren sowie Vitaminoide (z. B. Coenzym Q10). Im Rahmen der komplementärmedizinischen Therapie kommen z. B. auch sekundäre Pflanzenstoffe sowie Prä- und Probiotika als Mikronährstoffe zur Anwendung.

4.1.2 Vitamine: essenzielle, organische Nährstoffe

Vitamine sind organische und essenzielle Nährstoffe – der menschliche Organismus kann Vitamine nicht oder nur unzureichend selbst synthetisieren. Ihre Hauptaufgabe besteht darin, als Coenzyme bestimmte Stoffwechselprozesse zu regulieren und zu katalysieren. So zählen beispielweise B-Vitamine wie Thiamin oder Pyridoxin zu den neurotropen Vitaminen, die vor allem für den Nerven-, Gehirn- und Energiestoffwechsel benötigt werden.

Als **bedingt essenziell** gelten Vitamine, die endogen, wenn auch nicht in ausreichender Menge, gebildet werden können. Dazu zählen Vitamin D, das unter Sonnenexposition mithilfe der UV-B-Strahlung in der Haut gebildet werden kann, Vitamin K_2, das von Darmbakterien z. B. im Grimmdarm produziert wird, sowie Niacin, das in der Leber aus der Aminosäure Tryptophan hergestellt werden kann. Vitamine kommen sowohl in pflanzlichen als auch in tierischen Nahrungsmitteln vor. Davon ausgenommen sind Vitamin B_{12} und Vitamin D, die nur in Spuren in pflanzlichen Nahrungsmitteln enthalten sind und somit zur Bedarfsdeckung über tierische Produkte oder Nahrungsergänzungsmittel zugeführt werden müssen.

Vitamine werden aufgrund ihrer chemischen Eigenschaften bzw. ihres Löslichkeitsverhaltens in wasserlösliche und fettlösliche Vitamine unterteilt:

- **Wasserlösliche Vitamine:**
  - B-Vitamine: Vitamin B_1 (Thiamin), Vitamin B_2 (Riboflavin), Vitamin B_3 (Niacin), Vitamin B_5 (Pantothensäure), Vitamin B_6 (Pyridoxin), Vitamin B_9 (Folsäure), Vitamin B_{12} (Cobalamine), Vitamin B_7 bzw. Vitamin H (Biotin)
  - Vitamin C
- **Fettlösliche Vitamine:**
  - Vitamin A (Retinol)
  - Vitamin D (Calciferole)
  - Vitamin E (α-, β-, γ-, δ-Tocopherol und Tocotrienole)
  - Vitamin K (Phyllo-, Menachinon)

Wasserlösliche Vitamine müssen dem Körper kontinuierlich zugeführt werden, da sie im Körper kaum gespeichert werden. Dagegen können fettlösliche Vitamine im Körper, meist in der Leber, gespeichert werden, wodurch eine kontinuierliche Zufuhr nicht zwingend notwendig ist. Für fettlösliche Vitamine ist jedoch aufgrund der möglichen Speicherung das Toxizitätspotenzial im Vergleich zu den wasserlöslichen Vitaminen größer.

4.1.3 Mineralstoffe: Mengen- und Spurenelemente

4

Mineralstoffe sind lebensnotwendige anorganische Nährstoffe, deren wesentliche Funktionen u. a. in der Regulation der Nerven- und Muskelfunktion oder des Wasser- und Säure-Basen-Haushalts liegen. Sie werden je nach Konzentration in Mengen- und Spurenelemente unterschieden:

- **Mengenelemente:** Kalzium, Magnesium, Kalium, Natrium, Phosphor, Schwefel
- **Spurenelemente:** u. a. Selen, Zink, Eisen, Jod, Kupfer, Mangan, Molybdän, Nickel, Chrom

Mengenelemente sind Mineralstoffe, die im Organismus zu > 50 mg/kg KG vorliegen. Dagegen sind Spurenelemente in einer Konzentration von < 50 mg/kg KG vorhanden. Eisen, das mit etwa 60 mg/kg KG eigentlich zu den Mengenelementen gehören würde, wird aufgrund seiner Funktion den Spurenelementen zugeordnet. Stoffe, die in wässriger Lösung als geladene Teilchen (Kationen, Anionen) vorliegen, werden auch als Elektrolyte bezeichnet. Dazu zählen beispielsweise Kalium, Kalzium, Natrium, Magnesium. Störungen des Elektrolythaushalts können zu medizinischen Notfällen wie z. B. Herzrhythmusstörungen oder Koma führen.

4.1.4 Aminosäuren: Bausteine der Proteine

Aminosäuren sind elementare Bausteine der Proteine und somit Bestandteil von Struktur- und Transportproteinen (z. B. Kollagen), Enzymen, Immunglobulinen, Hormonen (z. B. Insulin) und Neurotransmittern (z. B. Noradrenalin). Aminosäuren werden unterteilt in essenzielle, bedingt essenzielle und nicht essenzielle Aminosäuren:

- **Essenzielle Aminosäuren:** Histidin, Isoleucin, Leucin, Lysin, Methionin, Phenylalanin, Threonin, Tryptophan, Valin
- **Bedingt essenzielle Aminosäuren:** Arginin, Cystein, Glutamin, Serin, Tyrosin, Taurin, Glycin
- **Nichtessenzielle Aminosäuren:** Alanin, Asparagin, Asparaginsäure, Glutaminsäure, Glycin, Prolin, Ornithin

Der menschliche Organismus ist in der Lage, bedingt essenzielle Aminosäuren unter normalen Stoffwechselbedingungen ausreichend zu synthetisieren. Unter einer erhöhten Stoffwechselbelastung (z. B. erhöhte körperliche Aktivität), in Wachstumsphasen oder im Rahmen operativer Eingriffe können diese Aminosäuren jedoch essenziell werden.

INFO

- Essenziell = lebensnotwendig, exogene Aufnahme notwendig, vom Organismus selbst nicht synthetisierbar
- Bedingt essenziell = bedingt lebensnotwendig, exogene Aufnahme teilweise notwendig, vom Organismus teilweise selbst synthetisierbar
- Nichtessenziell = exogene Aufnahme nicht notwendig, vom Organismus selbst synthetisierbar

4.2 Latente Mikronährstoffdefizite

Studien zeigen, dass selbst das Leben in einer Überflussgesellschaft in den westlichen Industrieländern keine optimale Versorgung mit Mikronährstoffen sicherstellt. Die Ursachen hierfür liegen in veränderten Lebensgewohnheiten, wie z. B. dem vermehrten Konsum hochprozessierter Lebensmittel und Stress, oder auch chronischen Erkrankungen mit Langzeit- und Polypharmakotherapie. Mikronährstoffe übernehmen als Antioxidanzien, Elektrolyte, Cofaktoren oder Bausteine von Coenzymen und Hormonen außerordentlich wichtige Funktionen in den Zellen. Ein Mikronährstoffdefizit kann zu schwerwiegenden Stoffwechselstörungen mit zunächst unspezifischen Symptomen führen. Die Überwachung der Mikronährstoffversorgung mittels geeigneter Labordiagnostik stellt somit ein wichtiges Instrument zur Sicherstellung physiologischer Prozesse dar.

4.2.1 Definition

Ein Mangel an Mikronährstoffen betrifft weltweit bis zu 3 Milliarden Menschen. Erhebungen in Deutschland zeigen, dass die Empfehlungen der Deutschen Gesellschaft für Ernährung (DGE) zu den Referenzwerten für die Nährstoffzufuhr an Vitaminen und Mineralstoffen oftmals nicht erreicht werden. Dies betrifft vor allem Vitamin D, Folat, Kalzium, Eisen und Vitamin E.

Ein Mikronährstoffdefizit kann zu schwerwiegenden, komplexen Stoffwechselstörungen führen und somit das Risiko für chronische Zivilisationserkrankungen erhöhen. Wie ➤ Abb. 4.1 veranschaulicht, durchlaufen Mikronährstoffdefizite verschiedene, fließend ineinander übergehende Stadien, bevor sie klinisch eindeutig in Erscheinung treten. Bereits im Stadium der „marginalen Bedarfsdeckung“ werden Enzymleistungen sowie immunologische Funktionen gehemmt. Dies verdeutlicht, dass „Lehrbuchsymptome“ von Mangelerscheinungen erst in einem viel zu weit fortgeschrittenen Stadium offenbar werden. In dieses Stadium geraten Patienten heute nur noch selten, und i. d. R. sind diese ausschließlich mit schwerwiegenden Erkrankungen assoziiert. Ein latenter Mikronährstoffmangel kann Symptome wie Antriebslosigkeit, Infektanfälligkeit, Konzentrationsstörungen, Müdigkeit oder depressive Verstimmungen hervorrufen. Zur Ermittlung eines latenten Mikronährstoffdefizits bedarf es daher einer geeigneten Labordiagnostik.

4.2.2 Ursachen

Die Versorgung mit Mikronährstoffen kann durch verschiedene Faktoren, die unter dem Begriff „Lebensstil“ zusammengefasst werden können, negativ beeinträchtigt werden. Eine einseitige oder unausgewogene Ernährung, Alkohol-, Zigaretten- oder Drogenabusus, Umwelt- oder Stressbelastungen, sowie (krankheitsbedingte) Störungen der Absorption, Verteilung, Speicherung und Ausscheidung können in Mikronährstoffdefiziten resultieren. Zu den **Risikogruppen** für eine Unterversorgung mit Mikronährstoffen gehören:

- Kinder und Jugendliche (z. B. durch Wachstum)
- Berufstätige (z. B. durch einseitige Ernährung, Stress)
- Schwangere und Stillende
- Ältere Menschen, Heimbewohner (z. B. durch altersphysiologische Störungen)
- Personen mit Magen-Darm-Störungen (z. B. atrophische Gastritis)
- Chronisch kranke Personen, insbesondere mit Langzeit- und/oder Polypharmakotherapie

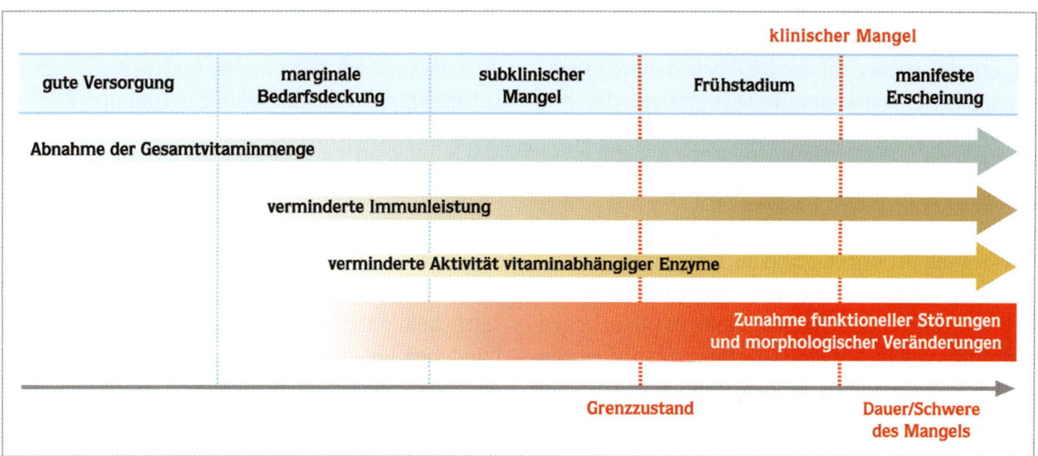

Abb. 4.1 Stadien eines Mikronährstoffmangels (nach Brubacher 1982) [V573]

Vegetarische und vegane Ernährung: Risiko für latente Mikronährstoffdefizite

Bei Personen, die eine vegane Lebensform pflegen, fehlen durch den Verzicht auf Fleisch, Fisch, Eier und Milchprodukte wichtige Nahrungsmittel zur Deckung des Mikronährstoffbedarfs. Besonders kritische Nährstoffe sind Vitamin B_{12}, Vitamin D, Eisen, Kalzium, Jod und Omega-3-Fettsäuren. Vitamin B_{12} und Vitamin D kommen fast ausschließlich in tierischen Produkten und nur in Spuren oder kleinen Mengen in pflanzlichen Nahrungsmitteln vor, die jedoch zur Bedarfsdeckung nicht ausreichen. Hinzu kommt, dass die Versorgung mit Vitamin B_{12} nicht nur von der Ernährung abhängt, sondern auch von der Absorption mithilfe von im Magen sezerniertem Intrinsic Factor.

Epidemiologische Studien und Fallberichte belegen, dass Veganer und insbesondere voll gestillte Säuglinge vegan lebender Mütter an Mikronährstoffdefiziten leiden. In einer Fallbeschreibung wird beispielsweise von einem 9,5 Monate jungen, voll gestilltem Mädchen berichtet, das ein beeinträchtigtes Wachstum, eine schwere Hypotonie und makrozytäre Anämie zeigt. Die Mutter ernährte sich vegan und hatte, ebenso wie ihre Tochter, einen ausgeprägten Vitamin-B_{12}-Mangel. In einer tschechischen Studie konnten bei Veganern niedrigere Cobalamin-, Hämoglobin- und Ferritinspiegel im Vergleich zu Nichtveganern nachgewiesen werden. Für die Versorgung mit Jod konnte eine Studie nachweisen, dass bei einem Drittel der Veganer die Jodausscheidung unterhalb des WHO-Grenzwerts von < 20 µg/l für eine schwere Unterversorgung lag. Der 14. Ernährungsbericht der DGE belegt diese Ergebnisse. Des Weiteren konnte die DGE erfassen, dass nur 46 % der sich vegan ernährenden Kinder und Jugendlichen die Referenzwerte für Kalzium erreichten im Vergleich zu 67 % bei den Mischköstlern.

Ein wichtiger Aspekt, der bzgl. einer adäquaten Versorgung bei veganer und auch vegetarischer Ernährung beachtet werden sollte, ist die Bioverfügbarkeit verschiedener Mikronährstoffe in pflanzlichen Nahrungsmitteln. So beträgt die Bioverfügbarkeit von Hämeisen in tierischen Nahrungsmitteln 10–25 % im Vergleich zu Nicht-Hämeisen aus pflanzlichen Nahrungsmitteln von 5 %.

INFO

Der Begriff **Bioverfügbarkeit** beschreibt, in welcher Geschwindigkeit und Konzentration ein Pharmakon im systemischen Kreislauf erscheint. Die Angabe erfolgt in Prozent der Ausgangskonzentration.
Bezogen auf die Bioverfügbarkeit von Mikronährstoffen bedeutet dies, welche Menge des Mikronährstoffs aus der Lebensmittelmatrix freigesetzt und resorbiert wird. In pflanzlichen Nahrungsmitteln wird die Freisetzung von Mikronährstoffen z. B. durch schwer verdauliche Zellwände vermindert. Liganden (z. B. Tannine oder Phytate) können die Absorption und somit die Bioverfügbarkeit zusätzlich hemmen.

Studienergebnisse und der Einfluss der Bioverfügbarkeit zeigen, dass – abgesehen von ausreichenden Kenntnissen über die Prinzipien einer vollwertigen veganen oder vegetarischen Ernährung – eine regelmäßige Überwachung des Mikronährstoffstatus und eine therapeutische Intervention mit Supplementen unabdingbar sind, um physiologische Stoffwechselprozesse bei einer (teilweise) pflanzlichen Ernährung aufrechtzuerhalten.

Mikronährstoffversorgung von Mutter und Kind

Die Versorgung mit wichtigen Vitaminen, Mineralstoffen und weiteren Mikronährstoffen hat einen entscheidenden Einfluss auf die Fertilität, den Schwangerschaftsverlauf, die Geburt, die Stillzeit sowie die spätere Gesundheit und Entwicklung des Kindes. So wird immer wieder vermittelt, dass die ersten tausend Tage in der frühkindlichen Entwicklung, also die Schwangerschaft der Mutter und die ersten beiden Lebensjahre, für die Entstehung bestimmter Erkrankungen wie Adipositas, Hypertonie, Typ-2-Diabetes, Asthma und chronische Darmerkrankungen sowie für die kognitive Leistungsfähigkeit entscheidend sind.

In der Schwangerschaft und Stillzeit besteht ein signifikant erhöhter Bedarf an Mikronährstoffen von bis zu 100 %, u. a. aufgrund der Neubildung von zusätzlichem oder neuem Gewebe und der damit verbundenen hohen Zellteilungsrate. Doch bereits vor der Schwangerschaft leiden Frauen häufig an einem Mangel an relevanten Nährstoffen wie Folsäure, Eisen, Jod, Vitamin D, Zink, Kalzium, Magnesium oder

Omega-3-Fettsäuren. Daher sollte die Bestimmung des Mikronährstoffstatus bei der Frau mittels eines sinnvollen Screenings bereits bei Kinderwunsch Bestandteil der Routine sein. Leider beschränken sich diesbezügliche Untersuchungen i. d. R. nach wie vor höchstens auf Eisen und Kalzium im Serum.

Neben den bereits vor der Schwangerschaft bestehenden Mikronährstoffdefiziten gilt zu beachten, dass während der Schwangerschaft mit vergleichsweise hoher Häufigkeit Defizite auftreten können, die auf verschiedene Ursachen zurückzuführen sind:

- Hoher Vitamin- und Mineralstoffbedarf des rasch wachsenden Feten
- Hormonelle Veränderungen, die z. B. in den Metabolismus der Elemente Kupfer und Zink eingreifen
- Physiologische Flüssigkeitsvermehrung während der Schwangerschaft mit korrespondierendem „Verdünnungseffekt" des Blutes
- Oftmals sehr ungünstige Ernährungsgewohnheiten werdender Mütter

Mikronährstoffe im höheren Alter

Ein adäquater Mikronährstoffstatus ist überaus wichtig, um das Fortschreiten altersbedingter Erkrankungen wie z. B. Herz-Kreislauf-Erkrankungen oder Osteoporose zu verhindern oder zumindest zu verzögern. Während mit zunehmendem Alter der Energiebedarf sowie die Nahrungsaufnahme und damit die Mikronährstoffaufnahme abnehmen, bleibt der Bedarf an Nährstoffen jedoch meist derselbe wie für jüngere Menschen oder steigt sogar noch einmal an (Protein, Vitamin K). Ein Mikronährstoffdefizit ist die Folge.

Neben der Ernährung gibt es weitere **Risikofaktoren** und Ursachen für eine Malnutrition und damit einhergehende Mikronährstoffdefizite:

- Altersbedingte Organveränderungen (z. B. Motilitätsveränderungen im Gastrointestinaltrakt, Geruchs- und Geschmacksveränderungen, nachlassende Sekretion von Intrinsic Factor, Mund- und Zahnprobleme)
- Chronische Erkrankungen (z. B. Herzinsuffizienz, Diabetes mellitus, Osteoporose)
- Regelmäßige Arzneimitteleinnahme (z. B. Antazida, Diuretika)
- Psychosoziale Faktoren (z. B. finanzielle Situation, soziale Isolation)

Eine Studie zum Mikronährstoffstatus bei Erwachsenen im Alter von 65–93 Jahren zeigt, dass insbesondere Vitamin D, Vitamin B_{12}, Eisen und Folsäure kritische Nährstoffe bei älteren Menschen sind. Bei über der Hälfte konnte ein Vitamin-D-Mangel, bei mehr als einem Viertel ein Vitamin-B_{12}-Mangel, bei 11 % ein Eisenmangel und bei rund 9 % ein Folsäuremangel nachgewiesen werden. In einem Review wurde zusätzlich ein suboptimaler Status für Vitamin B_2, Kalzium und Magnesium gefunden.

Die Folgen einer Unterversorgung mit Mikronährstoffen können weitreichend sein. Ein Zinkmangel kann zusätzlich die durch das Alter bedingte Geschmacksveränderung beeinträchtigen. Ein Mangel an Vitamin B_{12} kann in einer Anämie, neurologischen Schäden, Depressionen und Demenz resultieren.

4

Mikronährstoffinteraktionen

Die möglichen Interaktionen von Mikronährstoffen mit anderen Mikronährstoffen, Arzneimitteln, aber auch Genussmitteln wie Alkohol nimmt eine bedeutende Rolle in der Kontrolle der Mikronährstoffversorgung ein. Der Konsum von Alkohol kann beispielsweise zu einer verminderten Resorption der Vitamine A, D, E und K sowie der B-Vitamine führen und deren Stoffwechsel beeinträchtigen.

4.2.3 Ausgewählte Funktionen von Mikronährstoffen im menschlichen Organismus

Immunogene Funktionen

Mikronährstoffe sind an sämtlichen Immunreaktionen beteiligt und stehen bzgl. ihrer Wirkung in einer engen Wechselbeziehung miteinander. Ein defizitärer Versorgungsstatus gehört zu den wichtigsten Ursachen der Infektbereitschaft (vgl. auch ➤ Kap. 6). Bereits marginale Mangelerscheinungen führen zu einer Beeinträchtigung der Immunkompetenz des Patienten. ➤ Tab. 6.1 (➤ Kap. 6.2) demonstriert, dass alle Bereiche der zellvermittelten und humoralen Immunantwort davon betroffen sind.

Der Optimierung des Versorgungsstatus kommt bereits bei der Infektprävention eine hohe Bedeutung zu. Gesichert ist ein solches Vorgehen für die Vitamine A, B_2, B_6, C, E, Pantothensäure und Folsäure sowie die Mineralstoffe Eisen, Kupfer, Magnesium, Selen und Zink. Aber auch hinsichtlich der Komplikationsrisiken bereits erkrankter Personen sowie deren Rekonvaleszenz sind entsprechende Zusammenhänge zu berücksichtigen. Eine akute Infektion hat beträchtliche nutritive Folgen und kann eine Malnutrition in erheblichem Umfang verstärken oder induzieren. Die Situation ist als besonders kritisch anzusehen, wenn bereits vor der Infektion eine defizitäre Situation bestand.

Im 14. Ernährungsbericht der DGE wird zusätzlich dargelegt, dass eine gute Versorgung mit Vitamin D vor akuten Atemwegsinfektionen wie Erkältungen schützen kann. Eine Studie von Biogena zeigt ähnliche Ergebnisse. Studienteilnehmer mit Vitamin-D-Spiegeln < 50 nmol/l waren im Schnitt 9,2 Tage an Infekten im Winter erkrankt, während Personen mit Spiegeln > 50 nmol/l signifikant kürzer (nur an 3,4 Tagen) infektbedingt krank waren.

Oxidativer Stress und freie Radikale

In einem gesunden Organismus besteht ein Gleichgewicht zwischen prooxidativen Faktoren und antioxidativen Schutzsystemen, bestehend aus Enzymen, Vitaminen, Spurenelementen und Aminosäuren. Zahlreiche Erkrankungen, Stress, Schadstoffbelastungen, Medikamente sowie Ernährungs- und Lebensgewohnheiten (z. B. Nikotinabusus) führen jedoch zu einer Verschiebung dieses Gleichgewichts zugunsten der Oxidanzien. Die Folgen dieser Dysbalance werden als **oxidativer Stress** bezeichnet (vgl. auch ➤ Kap. 9). Sie sind gekennzeichnet durch die übermäßige Bildung von reaktiven Sauerstoffspezies (z. B. freie Radikale), die vom Organismus langfristig nicht mehr kompensiert werden können und zum Ausgangspunkt chronischer Erkrankungen und vorzeitiger Alterungsprozesse werden. Dies gilt vor allem für Zivilisationskrankheiten wie die koronare Herzkrankheit (KHK), Diabetes mellitus, Arteriosklerose und Krebs. Darüber hinaus werden chronisch-degenerative Erkrankungen des Zentralnervensystems (ZNS) wie die Alzheimer- und die Parkinson-Krankheit mit freien Radikalen in Verbindung gebracht.

Der Antioxidation dienen im Wesentlichen Substanzen aus der Gruppe der Vitamine, Spurenelemente, Aminosäuren, sekundären Pflanzeninhaltsstoffe und Enzyme.

Die wichtigsten Vertreter des **antioxidativen Schutzsystems** sind:

- Vitamine A, C, E sowie β-Carotin
- Spurenelemente wie Eisen, Kupfer, Mangan, Selen und Zink
- Aminosäure Cystein und reduziertes Glutathion
- Coenzym Q10
- Bioflavonoide

Der Stoffwechsel und die Aktivität antioxidativer Enzyme sind von einer ausreichenden Versorgung mit den oben genannten Mikronährstoffen abhängig. Die **Superoxiddismutase,** welche die erste Abwehrlinie gegenüber oxidativem Stress bildet, ist abhängig von den Spurenelementen Kupfer, Zink und Mangan. Eine verminderte Aktivität der **Glutathionperoxidase** kann durch eine unzureichende Selenversorgung bedingt sein. Glutathion entsteht aus den Aminosäuren Glutamin, Cystein und Glycin. Der gesamte Glutathionstoffwechsel ist von einer ausreichenden Versorgung mit Cofaktoren wie Vitamin C, Alpha-Liponsäure und Selen abhängig. Eisen ist Cofaktor des antioxidativ wirkenden Enzyms Katalase, das die Reaktion von Wasserstoffperoxid zu Wasser und Sauerstoff katalysiert.

INFO

In der Therapie sollten sinnvollerweise sich ergänzende Substanzen eingesetzt werden. Nur so kann das schützende Potenzial dieser Substanzgruppen optimal genutzt werden. So bewirkt Vitamin E einen Schutz vor Oxidation im Bereich lipidartiger Strukturen, wie sie in den Zellmembranen zu finden sind. Vitamin C dagegen weist eine besondere Beziehung zum Zytoplasma auf und schützt damit den Zellkern. β-Carotin ist „Spezialist" für den Zwischenzellraum.

Kardiovaskuläres Risiko

Herz-Kreislauf-Erkrankungen führen in westlichen Industrienationen wie Deutschland die Todesstatistiken unangefochten an (vgl. auch ➤ Kap. 5). Für mehr als ein Drittel der Todesfälle sind durch atherosklerotische Veränderungen der Herzkranzgefäße ausgelöste Erkrankungen, darunter vor allem die koronare Herzkrankheit (auch ischämische Herzkrankheit genannt) und Herzinfarkte verantwortlich. Nur etwa 50 % der Herzgefäßerkrankungen können auf bekannte Risikofaktoren wie Hypercholesterinämie, Hypertonie oder Nikotinabusus zurückgeführt werden. Einen weiteren Risikofaktor zur Begünstigung von arteriosklerotischen Veränderungen stellt, wie zahlreiche Studien belegen, die Aminosäure **Homocystein** dar. Zwischen Homocystein und den drei nachstehend aufgeführten schwerwiegenden Komplikationen von Gefäßveränderungen konnten Zusammenhänge aufgezeigt werden:

- Koronare Gefäßveränderungen mit Herzinfarkt
- Zerebrale Durchblutungsstörungen mit Schlaganfall
- Periphere arterielle Verschlusskrankheit (pAVK)

Homocystein wird aus der schwefelhaltigen Aminosäure Methionin gebildet und entsteht als toxisches Nebenprodukt im Zellstoffwechsel. Unter physiologischen Bedingungen, die u. a. durch einen ausreichend hohen Vitamin-B_{12}- und Folsäurespiegel gekennzeichnet sind, wird Homocystein schnell weitermetabolisiert. Dabei wird Homocystein entweder in einer vitaminabhängigen Reaktion in Methionin zurückverwandelt oder zu L-Cystein, einer anderen Aminosäure, umgebaut. Für diese Reaktion ist **Vitamin B_6** als Cofaktor notwendig. Ein erhöhter Homocysteinspiegel steigert das Herzinfarkt- und Schlaganfallrisiko um das 2,5-Fache.

Eine weitere Möglichkeit, das Risiko für kardiovaskuläre Erkrankungen zu senken, besteht in der Vermeidung oxidativer Schädigungen durch die Zufuhr von Antioxidanzien (➤ Kap. 4.1.5, „Oxidativer Stress und freie Radikale"). Antioxidative Systeme können arteriosklerotischen Veränderungen entgegenwirken, indem die Oxidation des LDL-Cholesterins zu toxischem oxidiertem LDL (oxLDL), Lipidperoxidationen, Membranveränderungen sowie entzündungsfördernde Zytokine vermindert werden.

Verschiedene Studien weisen des Weiteren eine inverse Korrelation zwischen dem Vitamin-D-Spiegel und der kardiovaskulären Mortalität nach. Ein defizitärer Vitamin-D-Status war mit einem 2,8-fach höheren Risiko für Tod durch Herzversagen und einem 5-fach höheren Risiko für einen plötzlichen Herztod assoziiert.

Säure-Basen-Haushalt

Da die Regulation des Säure-Basen-Stoffwechsels und der Grundregulation von einer optimalen Versorgung mit zahlreichen Mikronährstoffen abhängt, sollte eine Beurteilung der Versorgungssituation mittels einer geeigneten Laboranalytik (vorzugsweise im Sinne der Vollblutdiagnostik) in Erwägung gezogen werden (vgl. auch ➤ Kap. 13). Von besonderem Interesse sind die Elemente Magnesium, Kalium, Kalzium und Zink, wobei hier Kalium und Zink im Vordergrund stehen.

Bei einem **Kaliummangel** strömen zur Aufrechterhaltung der Zellfunktion statt der K^+-Ionen (saure) H^+-Ionen in die Zellen ein, woraus eine intrazelluläre Übersäuerung resultiert. Ein Kaliummangel fördert also eine **Gewebsazidose.** Dieser Prozess geht allerdings aufgrund der Säureverschiebung ins Zellinnere mit einer Blutalkalose einher. Dies zieht einen neutralen bis basischen Urin-pH nach sich. Damit hat auch die Niere keine Möglichkeit, die intrazellulär fixierten H^+ zu eliminieren. Der Zustand der Gewebsazidose ist also mit den üblichen Blut-/Urin-pH-Messungen nicht direkt zu erfassen, sodass es hier häufig zu entsprechenden Irrtümern kommt und das schwerwiegende Problem der Gewebsübersäuerung verkannt wird. Wird nun Kalium substituiert, kommt es zu einem intensiven Austausch der intrazellulären H^+-Ionen gegen die K^+-Ionen: Der Urin-pH fällt rapide in den sauren Bereich als Ausdruck einer in Gang gekommenen Gewebsentsäuerung.

Zur Säureeliminierung benötigt die Niere das zinkhaltige Enzym Carboanhydrase. Eine **unzureichende Zinkversorgung** zieht dementsprechend eine Beeinträchtigung dieses Enzyms nach sich, woraus eine eingeschränkte renale Säureausscheidung resultieren kann.

Diabetische Spätkomplikationen

Der Diabetes mellitus (➤ Kap. 17) hat sich zu einer globalen Epidemie ausgebreitet. So sind laut Statistischem Bundesamt weltweit etwa 425 Millionen

Menschen an einem Diabetes mellitus erkrankt; dies entspricht 8,8 % der Weltbevölkerung. In Deutschland sind etwa 7,2 % der Erwachsenenbevölkerung betroffen.

Hinsichtlich der Mikronährstoffversorgung sind Diabetiker besonders gefährdet. Ein **medikationsbedingter erhöhter Mikronährstoffbedarf** kann zu einem unzureichenden Mikronährstoffstatus führen. Durch erhöhte renale Verluste aufgrund von Polyurie und osmotischer Diurese leiden Diabetiker zusätzlich häufig an einem **erhöhten Mineralienverlust** von z. B. Magnesium, Zink und Chrom. Studien mit diabetischen Patienten zeigen u. a., dass

- bis zu 75 % der Diabetiker eine Unterversorgung mit Vitamin B_1 (Thiamin) aufweisen und die renale Exkretion des neurotopen B-Vitamins bei Typ-1-Diabetikern um das 24-Fache und bei Typ-2-Diabetikern um das 16-Fache erhöht ist,
- ein Mangel an Vitamin B_1 und B_6 vorherrschend ist und eine beginnende Nephropathie mit ausgeprägteren Veränderungen im Vitamin-B_6-Stoffwechsel einhergeht,
- Diabetiker hochsignifikant niedrigere Magnesiumspiegel aufweisen als Kontrollgruppen,
- ein niedriger Magnesiumspiegel mit einer erhöhten Insulinresistenz assoziiert ist und
- eine Vitamin-D-Supplementierung die periphere Insulinsensitivität und die β-Zell-Funktion signifikant erhöht, wodurch die metabolische Verschlechterung verlangsamt werden kann.

Der Diabetes mellitus geht mit Folgeerkrankungen wie diabetischer Mikroangiopathie, diabetischer Neuropathie oder diabetischer Retinopathie einer. Das Schicksal eines Diabetikers wird maßgeblich von diabetisch bedingten Mikro- und Makroangiopathien bestimmt. Bei der Entstehung mikroangiopathischer Veränderungen spielt oxidativer Stress eine erhebliche Rolle. Mit antioxidativ wirksamen Mikronährstoffen wie Vitamin E, Vitamin C oder Coenzym Q10 können oxidative Gewebsschädigungen vermieden werden. In einer Studie, in der Typ-2-Diabetiker mit Ubichinol (reduzierte Form des Coenzym Q10) supplementiert wurden, nahm die Aktivität antioxidativer Enzyme signifikant zu. Die Nüchtern-Blutzuckerwerte und der Medikamentenbedarf konnten gesenkt werden; der HbA_{1c}-Wert wurde sogar signifikant reduziert.

Komplementäre Onkologie

Eine Malnutrition und eine damit einhergehende Unterversorgung mit Mikronährstoffen und Proteinen sind eine häufige Komplikation und Todesursache bei onkologischen Patienten (vgl. auch ➤ Kap. 7). Des Weiteren führt die Erkrankung selbst oder die chemotherapeutische Behandlung zu **Verschiebungen der Vitamin- und Mineralstoffspiegel.** Daher kommen der Überwachung des Mikronährstoffstatus und der Supplementierung antioxidativ wirksamer und immunmodulierender Mikronährstoffe eine bedeutsame Rolle in der komplementären onkologischen Therapie zu. Die Aufrechterhaltung eines optimalen Mikronährstoffstatus bei Tumorpatienten trägt in erheblichem Umfang zu einer besseren Verträglichkeit antineoplastischer Therapien, zu einer verringerten Komplikationsrate sowie zu einer verbesserten Prognose und Lebensqualität bei.

Eine suboptimale Versorgung mit Antioxidanzien wird als Risiko für die Karzinogenese eingestuft. Epidemiologische Daten und klinische Studien belegen, dass eine Erhöhung der **Selen**zufuhr hemmende Effekte in der Initialphase tumorgenerischer Prozesse aufweist. Durch den Einsatz synergetisch wirkender Antioxidanzien kann in der Initialphase hemmend in das Krebsgeschehen eingegriffen und ein Abbruch weiterer Tumorentwicklungsprozesse herbeigeführt werden. Metaanalysen bestätigen zudem eine mögliche Einflussnahme auf eine verringerte Mortalitätsrate mit einer Selensupplementierung. Ähnliche Effekte konnten für **Vitamin D** nachgewiesen werden. Studien belegen zum einen, dass Vitamin D das Risiko für vorherrschende Krebsarten wie Kolon-, Prostata-, Brust- und Lungenkrebs senken kann. Zum anderen gibt es wissenschaftliche Belege, dass ein optimaler Vitamin-D-Status zur Senkung des Morbiditäts- und Mortalitätsrisikos bei zahlreichen Tumorerkrankungen beitragen kann, darunter Tumoren von Ösophagus, Magen, Blase, Ovar, Uterus, Zervix, Pankreas, Kehlkopf, Gallenblase sowie Hodgkin- und Non-Hodgkin-Lymphome. Des Weiteren kann mit einer Vitamin-D-Supplementierung der Verlauf und die Lebensqualität verschiedener Tumorerkrankungen verbessert werden, wie beispielsweise bei Prostatakarzinomen.

Weitere relevante Mikronährstoffe im Rahmen der komplementären onkologischen Therapie sind u. a.

Vitamin C und Kupfer, Eisen, Zink sowie L-Carnitin. Bei Tumorpatienten kann ein Abfall der Eisen- und Zinkspiegel sowie ein Anstieg des Kupferspiegels beobachtet werden. Eine Normalisierung eines zuvor erhöhten Kupferspiegels in Verbindung mit ansteigenden Eisen- und Zinkspiegeln ist als prognostisch günstig zu werten. Demgegenüber kann ein ansteigender Kupferspiegel bei gleichzeitig abfallenden Eisen- und Zinkspiegeln auf eine Progression des Prozesses bzw. auf eine Metastasierung hinweisen.

Cave

Die Domäne der Mikronährstofftherapie liegt in der Prävention sowie in der Vorbereitung operativer Eingriffe sowie aggressiver Therapien. Es soll vermieden werden, dass die Patienten mit einem unzureichenden Versorgungsstatus oder gar mit Defiziten in stark belastende Therapien gehen. Eine Supplementierung von antioxidativ wirksamen Mikronährstoffen ist i. d. R. während chemotherapeutischer/radiologischer Maßnahmen allerdings kontraindiziert. Eine Ausnahme besteht für Selen. Es empfiehlt sich, im Einzelfall hierzu kompetente, fachspezifische Informationen bei einschlägigen Fachgesellschaften sowie bei den Herstellern einzuholen und die Supplementierungsmaßnahmen in einem ausreichenden Abstand zu onkologischen Therapiezyklen zu planen.

Haarausfall: gezielte Diagnostik der Versorgungslage mit Mikronährstoffen

Die eigentliche, physiologische Funktion der Haare, wie Wärmeisolierung oder Schutz vor Sonneneinstrahlung, spielt für den Menschen heutzutage nur noch eine untergeordnete Rolle. In fast allen Kulturen kommt den Haaren jedoch eine große Bedeutung zu. „Schöne" Haare zu haben, bedeutet gesund, gepflegt und attraktiv zu sein. So hat der für den Organismus an sich harmlose Haarausfall für die Selbstwahrnehmung und die emotionale Stabilität einen überproportionalen Stellenwert, was nicht selten zu psychischen Störungen führen kann.

INFO

Der Begriff Haarausfall (Effluvium capillorum) beschreibt das gesteigerte, krankhafte Ausfallen von Haaren, während der daraus resultierende Endzustand als verminderte Haardichte oder Alopezie bezeichnet wird.

Gestörter Haarwuchs und der dadurch bedingte Haarausfall können unterschiedliche Gründe haben (vgl. auch ➤ Kap. 16). Eine suboptimale Versorgung mit Mikronährstoffen kann ebenso Ursache des Haarausfalls sein wie hormonelle Veränderungen, akute Stresssituationen, die Einnahme bestimmter Medikamente oder eine Intoxikation mit Schwermetallen. Die Überwachung der Mikronährstoffversorgung und eine gezielte, bedarfsgerechte Substitution von haarspezifischen Bausteinen ist sicherlich die wirksamste und gleichsam physiologischste Maßnahme, um dem Haar wieder zu gesundem Wachstum zu verhelfen.

Für das Haarwachstum werden Mikronährstoffe benötigt, die beispielsweise als Bestandteil von Enzymen die Zellteilung und den Strukturaufbau gewährleisten. Bei den Mineralstoffen sind insbesondere Eisen, Kupfer, Zink und Jod wichtig. So ist **Zink** beispielsweise an der Bildung des Eiweißstoffs Keratin, dem Hauptbestandteil von Haaren, Haut und Nägeln, sowie von Kollagen beteiligt. Im Bereich der Vitamine ist **Biotin** von besonderer Bedeutung für das Haarwachstum. Biotin ist notwendiger Cofaktor von Enzymen, die für das Zell- und somit für das Haarwachstum benötigt werden. Aminosäuren sind in besonderer Weise am Aufbau der Haare beteiligt. Die von ihnen ausgebildeten Tertiärstrukturen sorgen dafür, dass das Haar hart und gleichzeitig elastisch – also fest und dennoch formbar – bleibt. Bei den Aminosäuren spielt **Cystein,** ein wichtiger Baustein für den Aufbau von Keratin, eine besondere Rolle.

4.2.4 Diagnostik

Die alleinige Beurteilung der klinischen Symptomatik lässt in vielen Fällen keine Rückschlüsse auf spezifische Unterversorgungen mit Mikronährstoffen zu. Darüber hinaus lassen sich durchaus viele Beschwerdebilder mit unterschiedlichen Mangelsymptomen assoziieren, z. B. Magnesium- und Kalziumdefizite. Die Frage, ob bei einem Patienten, der unter Muskelkrämpfen und Müdigkeit leidet, ein Magnesium- oder ein Kalziumdefizit oder sogar ein Defizit beider Mikronährstoffe vorliegt, lässt sich nur schwer beantworten. Die jahrzehntelangen Erfahrungen im Bereich der Mikronährstoffdiagnostik haben gezeigt, dass bei einem hohen Prozentsatz der Patienten eine unzureichende Versorgung mit einzelnen Elementen eher selten zu finden ist. Vielmehr lassen sich meist mehrere Defizite nachweisen, die sich jedoch aufgrund der vielfältigen und unspezifischen Symptomatik subjektiv kaum erfassen lassen.

Von weiterer Bedeutung hinsichtlich einer klinisch-chemischen Nährstoffdiagnostik ist die Notwendigkeit, mögliche Ursachen für eine unzureichende Versorgung zu erkennen. So können Defizite auf Ernährungsfehlern beruhen oder ein Symptom einer anderen Störung sein, wie beispielsweise Störungen der Verdauung bzw. Nährstoffresorption. Diese können durch eine exkretorische Pankreasinsuffizienz oder durch chronisch-latente Darmschleimhautveränderungen bedingt sein. Aber auch hormonelle Störungen oder Veränderungen im Bereich der Nieren können für entsprechende Analyseergebnisse verantwortlich sein.

Das Erstellen von **Nährstoffprofilen** ist letztlich auch deshalb bedeutsam, weil bei einigen Spurenelementen und Mineralstoffen, wie bereits beschrieben, spezifische Interaktionen zu beobachten sind. Dies sind zum einen Verschiebungen der Elemente Kupfer, Eisen, Zink und Selen bei entzündlichen Erkrankungen. Zum anderen führen vegetative Störungen zu von der Norm abweichenden Verteilungsmustern der Elemente Magnesium, Kalzium, Kalium und Natrium.

Fazit: Die Beurteilung der Nährstoffversorgung ist in der heutigen Zeit als eine grundlegende und primäre Diagnostik unverzichtbar, da nahezu jede Erkrankung und fast jedes Symptom mit Mikronährstoffdefiziten assoziiert sein kann.

Mineralstoffe: Mengen- und Spurenelemente

Bei der Bestimmung des Mineralstoffstatus wird im Gegensatz zur Serumdiagnostik bei der Analyse des Vollbluts auch die erythrozytäre Zellmasse einbezogen. Mittels Hämolyse werden die erythrozytär gebundenen Elemente freigesetzt und gehen in das Serum über. Die solchermaßen neu zusammengesetzte Probenmatrix wird dann der Diagnostik zugeführt. Auf diesem Wege erklärt sich, dass es zu erheblichen Befundabweichungen zwischen Vollblut- und Serumuntersuchungen z. B. bei der Analyse von Magnesium kommt: Im Blut ist Magnesium zu ca. 70 % an Erythrozyten gebunden, nur 30 % liegen im Serum vor.

Diese Verteilungsmuster sind nicht fixiert: Im Rahmen der Homöostase werden auf Kosten der intrazellulären Versorgung die extrazellulären Spiegel möglichst lange stabil gehalten. Eine beginnende Magnesiumverarmung kann somit über einen längeren Zeitraum maskiert bleiben. Ganz ähnliche Verhältnisse zeigen sich hinsichtlich der Elemente Kalium, Eisen, Kupfer, Selen und Zink.

Fazit: Die Vollblutdiagnostik deckt eine beginnende Nährstoffverarmung frühzeitig auf.

Kleines Mikronährstoff-Profil	
Probenmaterial:	EDTA, Heparin
Probenversand:	Keine Besonderheiten

Vitamine

Zur Ermittlung des Vitaminstatus stehen eine Reihe von sensitiven und spezifischen Labormethoden zur Verfügung. Die häufigsten verwendeten Analysen sind photometrische Messungen, HPLC und ELISA. Dabei werden verschiedene Vorgehensweisen unterschieden:

- Direkte Messung der Vitamine in Serum, EDTA-Vollblut, EDTA-Plasma, Kapillarblut, Urin oder anderen biologischen Proben
- Messung eines Vitaminmetaboliten im Serum, EDTA-Vollblut, EDTA-Plasma oder Urin
- Messung der Aktivität eines Enzyms, das von der Vitaminversorgung abhängig ist
- Bestimmung eines Metaboliten, dessen Konzentration durch einen Vitaminmangel ansteigt

Die Bedeutung der Ermittlung einzelner Vitamindefizite kann am Beispiel von Vitamin B_{12} und Folsäure erläutert werden. Sowohl ein Vitamin-B_{12}- als auch ein Folsäuremangel kann zu hämatologischen Störungen im Sinne einer megaloblastischen Anämie führen. Gleichzeitig kommt es bei einem Vitamin-B_{12}-Mangel zu einer Schädigung sensorischer Nerven und zu einem Abbau der Myelinscheiden. Wenn bei einem Patienten mit megaloblastischer Anämie aufgrund eines Vitamin-B_{12}-Mangels ein Folsäuredefizit vermutet und er mit einer Folsäuresubstitution behandelt wird, kann es zu einer irreversiblen Schädigung sensorischer Nerven kommen. Eine vorherige Laboranalyse hätte zu einer adäquaten Therapie geführt.

B-Vitamine	
Probenmaterial:	EDTA, Heparin
Probenversand:	Keine Besonderheiten

Vitamin D	
Probenmaterial:	Serum
Probenversand:	Keine Besonderheiten

Vitamin K_1 und K_2	
Probenmaterial:	Serum gefroren
Probenversand:	Expressversand, bitte nicht vor dem Wochenende oder Feiertagen

Aminosäuren

Die Bestimmung des Aminosäurehaushalts erfolgt labordiagnostisch mittels Flüssigkeitschromatografie mit Massenspektrometrie-Kopplung (LC-MS), ein analytisches Verfahren zur Trennung und Bestimmung von Molekülen durch eine Kombination der Flüssigkeitschromatografie (LC bzw. HPLC) mit der Massenspektrometrie (MS). Die Aminosäuren können dabei einzeln oder als Aminosäure-Profil aus Serum, Heparin-Plasma, Kapillarblut, Urin oder Trockenblutspots bestimmt werden. Mit Aminosäure-Profilen wird die Versorgung mit essenziellen, bedingt essenziellen sowie nicht essenziellen Aminosäuren (➤ Kap. 4.1.4) ermittelt.

Aminosäuren im Serum	
Probenmaterial:	Testset Wichtiger Hinweis: Bitte darauf achten, dass das exakte Verhältnis von Fällungsreagenz zur Probe (1 : 5) eingehalten wird.
Probenversand:	Keine Besonderheiten

Fettsäuren

Die Ermittlung der Versorgung mit (essenziellen) Fettsäuren erfolgt in der Labordiagnostik mittels Gaschromatografie (GC). Die am häufigsten verwendeten Analysen sind die Bestimmung des Omega-3-Index, also des prozentualen Anteils der Omega-3-Fettsäuren an den Gesamtfettsäuren, in EDTA oder Trockenblutspots sowie die Bestimmung des Fettsäure-Profils im Serum.

Omega-3-Index	
Probenmaterial:	EDTA
Probenversand:	Keine Besonderheiten

Fettsäure-Profil	
Probenmaterial:	Serum
Probenversand:	Keine Besonderheiten

Besonderheiten der Vollblutanalytik

In der Literatur finden sich nur spärliche Angaben über die Validierung der Normwertbereiche für Mineralstoffe im Vollblut. Darüber hinaus fallen die ausgewiesenen Grenzwerte uneinheitlich aus. So schwanken z. B. die Angaben für das Spurenelement Zink im Vollblut je nach Autor zwischen 4,0 und 7,5 mg/l und zwischen 7,0 und 8,0 mg/l. Es ist davon auszugehen, dass einerseits mit der weiten Spreizung zwischen oberem und unterem Cut-off (4,0–7,5 mg/l) die unterschiedlichen Blutbildverhältnisse von Männern, Frauen und Kindern im Sinne „universeller" Normwerte berücksichtigt werden sollen und andererseits die deutlich enger ausgelegten Normwertbereiche (7,0–8,0 mg/l) ausschließlich auf einheitliche Blutbilder bezogen sind.

Vollblutdiagnostik und Erythrozytenzellmasse

Die praktischen Erfahrungen in der Anwendung der Vollblutanalytik haben gezeigt, dass der Einfluss der erythrozytären Zellmasse auf die Messerergebnisse von Mineralstoffen von erheblicher Bedeutung ist: Schwankungen des Hämatokriten (Hkt) führen konsequent zu Beeinflussungen der gemessenen Mikronährstoffkonzentrationen. Dabei spielt das Maß der intrazellulären (erythrozytären) bzw. der extrazellulären Konzentration der jeweiligen Elemente eine maßgebliche Rolle: je höher die Konzentration in einem der Kompartimente, um so ausgeprägter die Abhängigkeit der Messergebnisse von der Zellmasse. So führt ein Anstieg des Hkt-Werts (Hämokonzentration) auch zu einem Anstieg der intrazellulären Elemente, während extrazelluläre Elemente wie Natrium und Kalzium erniedrigte Untersuchungsergebnisse im Vollblut zeigen. Bei verringerter erythrozytärer Zellmasse – z. B. im Sinne einer Anämie – zeigt sich eine inverse Korrelation: Die Messergebnisse der intrazellulären Elemente erscheinen erniedrigt, die extrazellulären Elemente erhöht. Diese Zusammenhänge werden in den in der Literatur angegebenen Normwertbereichen für die Vollblutdiagnostik nicht abgebildet.

Alters- und geschlechtsspezifische Normwerte in der Mikronährstoffdiagnostik

Die Ergebnisse unserer Normwertstudie ermöglichen daher – entsprechend den unterschiedlichen Referenzbereichen der Hkt-Werte – die Festlegung alters- und geschlechtsabhängiger Normwerte für Spurenelemente und Mineralstoffe sowie die Berücksichtigung patientenabhängiger Einflussfaktoren.

INFO

Vollblutanalyse und Blutbild

Die Berücksichtigung des Hämatokriten ermöglicht eine korrekte Interpretation des Versorgungsstatus im Vollblut. Hintergrund: Die Konzentration der überwiegend intrazellulär gebundenen Elemente steht in direktem Zusammenhang mit der erythrozytären Zellmasse, sodass eine anämische Situation defizitäre Mikronährstoffspiegel vortäuschen kann und im Umkehrschluss eine Polyglobulietendenz als Überversorgung erscheinen würde.

Ohne Hämatokritwert keine Bewertung von Vollblutwerten

Die Nachteile einer Vollblutanalytik ohne Berücksichtigung der Hkt-Werte (der erythrozytären Zellmasse) sind somit offensichtlich: Die in der Literatur angegebenen statistischen Referenzbereiche für Mineralstoffe erfolgen prinzipiell ohne Berücksichtigung des Hkt, sodass bei einem hohen Messwert zunächst nicht zu erkennen ist, ob das Element wirklich erhöht ist oder ob nur der Zellanteil im Blut erhöht ist, tatsächlich aber die intrazelluläre Konzentration des Elements im Normbereich liegt. Die Schwankungen der Messergebnisse sind somit nicht nur von etwaigen Messfehlern oder von der Unpräzision einer Methode, sondern auch von der individuellen erythrozytären Zellmasse abhängig. Daraus lässt sich ableiten, dass eine Validierung des Messergebnisses ohne Berücksichtigung der erythrozytären Zellmasse nicht möglich ist. In der praktischen Anwendung der Vollblutanalytik ist also zu erwarten, dass bei Patienten mit Abweichungen des Blutbildes über ein definiertes Maß hinaus zu einer „blutbildbedingten Unpräzision" führt, sodass eine objektivierbare Therapiekontrolle anhand des gemessenen Absolutwerts kaum möglich ist.

Problemlösung: Hkt-korrelierte Vollblutwerte

Die Lösung des Problems besteht darin, die gemessenen Mikronährstoffergebnisse mit den zeitgleich gemessenen Hkt-Werten zu „korrelieren". Die auf diese Weise erhaltenen Ergebnisse sind mathematisch exakt und berücksichtigen in diesen Fällen die abweichenden Blutbildverhältnisse (➤ Abb. 4.2).

INFO

Das Prinzip der Hämatokritkorrektur

Bei der Erstellung eines Korrelationsdiagramms zwischen den Mikronährstoff- und den Hkt-Messwerten ist erkennbar, dass die gesuchte Abhängigkeit näherungsweise als linear angenommen werden kann. Für maßgeblich erythrozytär gebundene Elemente zeigt sich eine positive Steigung und für solche, die vor allem im Plasma zu finden sind, eine negative Steigung. Ist die Steigung der Gerade gering, so spricht dies für eine schwache Hkt-Abhängigkeit und damit für eine (annähernd) gleichmäßige Verteilung des Elements zwischen Zellen und Plasma. Wiederum erwartungsgemäß lässt sich in den entsprechenden Korrelationsdiagrammen eine deutliche Geschlechtsabhängigkeit der Ergebnisse erkennen, die sich nicht nur in unterschiedlichen Erwartungswerten für den Hämatokrit, sondern auch in einer unterschiedlich stark ausgeprägten Hkt-Abhängigkeit (Steigung) ausdrückt.

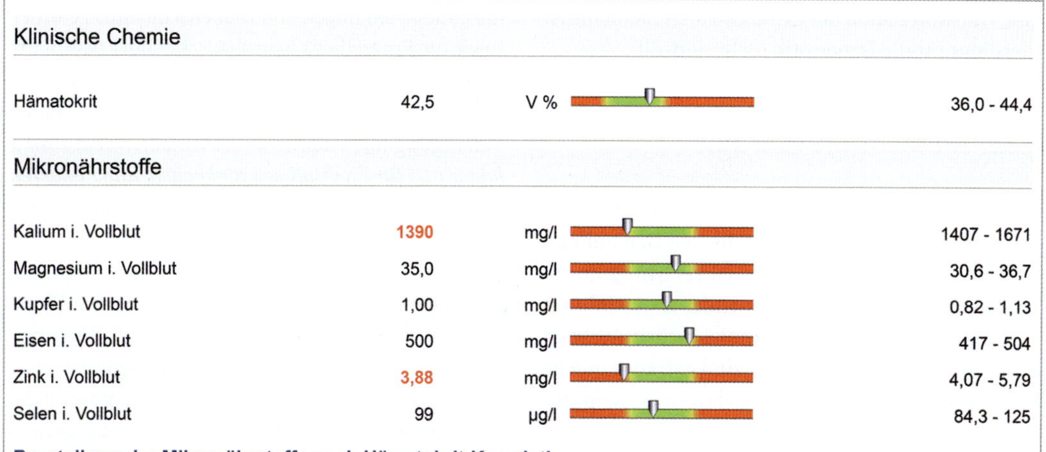

Klinische Chemie

Hämatokrit	42,5	V %	36,0 - 44,4

Mikronährstoffe

Kalium i. Vollblut	1390	mg/l	1407 - 1671
Magnesium i. Vollblut	35,0	mg/l	30,6 - 36,7
Kupfer i. Vollblut	1,00	mg/l	0,82 - 1,13
Eisen i. Vollblut	500	mg/l	417 - 504
Zink i. Vollblut	3,88	mg/l	4,07 - 5,79
Selen i. Vollblut	99	µg/l	84,3 - 125

Beurteilung der Mikronährstoffe nach Hämatokrit-Korrelation:

Eisen	normal
Kalium	erniedrigt
Kupfer	normal
Magnesium	normal
Selen	grenzwertig-niedrig
Zink	erniedrigt

Mikronährstoffdiagnostik - Befundinterpretation

Interpretation der Vollblut-Minerale

Bei der Interpretation überwiegend **erythrozytär gebundener Mikronährstoffe und Spurenelemente** besteht eine enge **Korrelation mit der erythrozytären Zellmasse**. Somit wirken sich etwaige Anämie- oder Polyglobulietendenzen konzentrationsmindernd oder -erhöhend auf die Messergebnisse der Mikronährstoffe im Vollblut aus. **Zur Beseitigung dieser Störeinflüsse wurden daher die Ergebnisse mit dem hier gemessenen Hämatokritwert korreliert**. Anschließend wurden die Messwerte in Bezug zum Median eines Kollektivs gesetzt, das auf > 25.000 Mikronährstoff-Untersuchungen unterschiedlicher Altersgruppen basiert. Dies erlaubt eine **Interpretation der Messergebnisse in Abhängigkeit von Hämatokrit, Alter und Geschlecht**.

Bitte händigen Sie Ihren Patienten unsere **Ernährungsempfehlung "Mikronährstoffe"** aus, die Sie in unserem Downloadbereich unter **www.ganzimmun.de** finden (> Service > Downloadcenter > Ernährungsempfehlungen). Die Ernährungsempfehlung unterstützt Ihre Patienten in der Auswahl der richtigen Nahrungsmittel, um die alimentäre Mikronährstoffversorgung grundsätzlich zu verbessern.

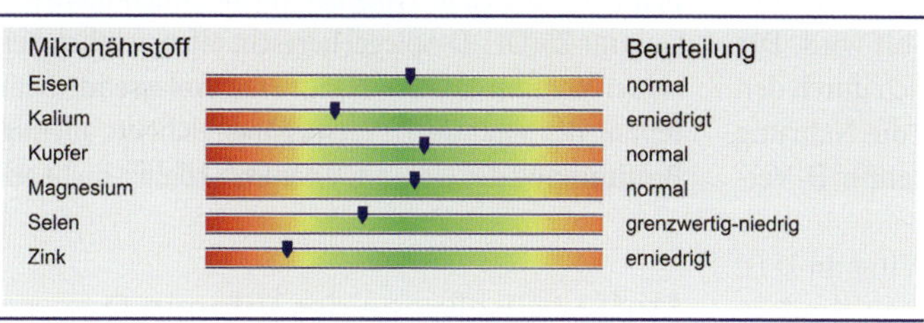

Mikronährstoff	Beurteilung
Eisen	normal
Kalium	erniedrigt
Kupfer	normal
Magnesium	normal
Selen	grenzwertig-niedrig
Zink	erniedrigt

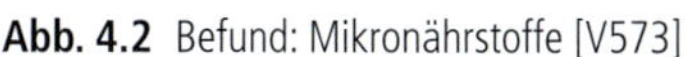

Abb. 4.2 Befund: Mikronährstoffe [V573]

Eine Hkt-Korrelation der extrazellulären Elemente ist allerdings für die Diagnostik nicht sinnvoll.

4.2.5 Medikation/Therapie

Die Zusammenstellung der nachstehend aufgeführten Präparate zur naturheilkundlichen Behandlung latenter Mikronährstoffdefizite ist als Anregung zu verstehen und stellt kein aufeinander abgestimmtes Therapiekonzept dar. Bei der individuellen Auswahl der Präparate für den Patienten sind ggf. vorhandene Kontraindikationen zu berücksichtigen (s. Beipackzettel des jeweiligen Herstellers).

Indikationen, Zusammensetzung, Dosierungs- und Anwendungsempfehlungen: ➤ Anhang (Tab. A–Z).

THERAPIEEMPFEHLUNGEN

- MUCOZINK® (nutrimmun)
- MyBIOTIK®IMMUGY (nutrimmun)

4.3 Erweiterte Vitamin-D-Diagnostik

4.3.1 Vitamin D

Das als Sonnenvitamin bekannte Vitamin D ist ein lipidlösliches Steroidmolekül, das aufgrund seiner Struktur und Wirkungsweise eine Sonderrolle unter den Vitaminen einnimmt und aus biochemischer Sicht zu den Hormonen gezählt wird. Die Vitamin-D-Synthese erfolgt hauptsächlich durch den Menschen selbst. Die Aufnahme über die Nahrung trägt nur einen geringen Anteil zur Vitamin-D-Versorgung bei.

Eine ausreichende Versorgung mit Vitamin D ist Grundlage für die Knochenbildung von Kindern (**Rachitisprophylaxe**) sowie für die Aufrechterhaltung der Knochenstabilität bei älteren Menschen (**Osteoporoseprophylaxe**). Eine Mangelversorgung kann zudem kardiovaskuläre Erkrankungen verstärken, die Muskelfunktion schwächen sowie Infektionen und die Tumorentwicklung begünstigen. Bei Mangelversorgung können darüber hinaus Allergien, Autoimmunerkrankungen und Diabetes mellitus gefördert sowie die Progredienz neurologischer oder psychiatrischer Erkrankungen (multiple Sklerose, Depressionen, Schizophrenie) erhöht werden. „Eine unzureichende Versorgung mit Vitamin D" ist vor allem *„ein Risikofaktor [...] für Zivilisationskrankheiten, unter anderem für Brustkrebs, Herzinfarkt, Schlaganfall, Diabetes mellitus und Depression"* (Gröber et al. 2020).

Die bisher gängige labordiagnostische Bestimmung des Gesamt-25(OH)D aus dem Serum erlaubt nur einen recht ungenauen Einblick in die Versorgungslage; denn ein Großteil des Vitamin D liegt biologisch inaktiv an Proteine gebunden vor und steht somit den Zielzellen nicht zur Verfügung. Für eine umfassende Beurteilung der Vitamin-D-Versorgung sollten daher zusätzlich das freie 25(OH)D und das Vitamin-D-bindende Protein (VDBP) herangezogen werden.

Gesamt- und freies Vitamin D, Vitamin-D-bindendes Protein (VDBP)

Studien zeigen, dass aufgrund der geringeren UV-Durchlässigkeit stark pigmentierter Haut, das Gesamt-25(OH)D (Calcidiol) im Serum oft vermindert vorliegt. Erstaunlicherweise besteht bei Afroamerikanern allerdings eine signifikant höhere Knochendichte als bei weißen Amerikanern. Dieser scheinbare Widerspruch klärt sich bei zusätzlicher Betrachtung des VDBP. Afroamerikaner weisen im Schnitt nur eine ca. halb so hohe Konzentration im Blut auf wie weißhäutige Amerikaner. Die Konzentration an freiem 25(OH)D ist dagegen bei beiden Bevölkerungsgruppen in etwa gleich. Trotz der vermeintlich niedrigen Gesamt-25(OH)D-Spiegel herrscht offensichtlich kein echter Vitamin-D-Mangel. Für eine umfassende Beurteilung der Vitamin-D-Versorgung reicht die alleinige Bestimmung des Gesamt-Vitamin-D daher nicht aus.

Stoffwechselwege des Vitamin D

Vitamin D durchläuft im Körper verschiedene Stoffwechselprozesse. In der Haut wird unter Einwirkung von Sonnenlicht das Prävitamin D_3 aus 7-Dehydrocholesterin synthetisiert. Nach thermischer Isomerisierung durch die Körpertemperatur entsteht **Vitamin D_3 (Cholecalciferol).** Bereits eine kurzfristige UV-

Lichtexposition genügt, um Vitamin D_3 zu erzeugen und die Speicher aufzufüllen. Bei Menschen, die sich regelmäßig im Freien aufhalten, trägt die Eigensynthese der Haut zu 80–90 % der Versorgung bei. Zu einem geringeren Anteil wird Vitamin D als **Vitamin D_2 (Calciol)** mit der Nahrung aufgenommen.

Auf dem endokrinen Weg entsteht aus Vitamin D_2 (Calciol) in der Leber ebenfalls **25(OH)D (Calcidiol)**, das sich an das Transportmolekül VDBP bindet und so im Körper zirkuliert. In einem weiteren Schritt wird aus dieser gebundenen Form das aktive Vitamin-D-Hormon **1,25$(OH)_2$D (Calcitriol)** gebildet. Dies geschieht vor allem in den Nieren und erklärt einen möglichen Calcitriolmangel bei Nephropathien. Beide Umwandlungsschritte unterliegen einer hormonellen Regulation, die von der Kalziumkonzentration im Blut abhängig ist. Der endokrine Weg ist hauptsächlich verantwortlich für die Wirkungen des Vitamin D auf die Kalziumaufnahme und damit auch für die Knochengesundheit.

Zahlreiche weitere Wirkungen des Vitamin D stehen mit dem parakrinen (autokrinen) Stoffwechselweg, der sich innerhalb der Zellen abspielt, in Zusammenhang. Die Zellen zahlreicher Gewebe besitzen Enzyme, um eigenständig 25(OH)D (Calcidiol) und daraus 1,25$(OH)_2$D (Calcitriol) zu bilden. Dieser Wirkmechanismus ist unabhängig von der Grundversorgung mit Vitamin D. Er ist für die nichtkalzämischen Wirkungen des Vitamin D bedeutsam, wie z. B. für die Immunität und die Regulation einer Vielzahl von Genen. Die veränderte Transkription von vor allem hormonsensitiven Genen führt zu unterschiedlichen biologischen Wirkungen.

Freies und proteingebundenes Vitamin D

Zum Transport des lipidlöslichen Vitamin D über die Blutgefäße zu den Zielorganen werden etwa 90 % des 25(OH)D an das VDBP gebunden. Weitere etwa 10 % liegen an Albumin gebunden vor. Deutlich weniger als 1 % des Vitamin D ist frei verfügbar und somit nach der „freien Hormonhypothese" biologisch aktiv und kann membrangängig in die Zielzellen gelangen. Gelegentlich wird in der Literatur das freie Vitamin D mit dem an Albumin gebundenen Vitamin D als „bioverfügbares" Vitamin D bezeichnet. Der exakte Anteil an freiem Vitamin D schwankt patientenindividuell. Er wird vor allem vom Blutspiegel des VDBP und dessen Affinität („Bindungsfreudigkeit") bestimmt.

Das an Proteine gebundene Vitamin D gilt als Speicher. Es steht den Körperzellen nicht unmittelbar zur Verfügung, da es die Zellmembranen nicht durchdringen kann. Somit kann es weder der intrazellulär stattfindenden Umwandlung zu 1,25 $(OH)_2$D (Calcitriol) zugeführt werden, noch kann es als 25(OH)D (Calcidiol) an den intrazellulären Vitamin-D-Rezeptor (VDR) binden. Der VDR ist ein zur Familie der Steroidrezeptoren gehörender Transkriptionsfaktor. Angeborene Defekte im VDR können zur Vitamin-D-abhängigen Rachitis Typ 2 führen.

Zusammenhänge zwischen Vitamin D und Vitamin-D-bindendem Protein (VDBP)

VDBP wird in der Leber synthetisiert. Wie beschrieben, bindet es den überwiegenden Anteil des Vitamin D. Dennoch wird der VDBP-Spiegel nicht durch das Vitamin-D-Angebot reguliert. Es sind Erkrankungen der Leber (reduzierte Neubildung) oder Niere (erhöhter Proteinverlust z. B. infolge eines nephrotischen Syndroms), die zu niedrigen VDBP-Spiegeln führen. Dies würde bei alleiniger Betrachtung des Gesamt-Vitamin-D eine erhöhte Supplementierung von Vitamin D nach sich ziehen. Ursache niedriger VDBP-Spiegel kann z. B. auch eine Mangelernährung sein. Bei Schwangerschaft und Estrogentherapie erhöht sich der VDBP-Spiegel.

INFO

Zwischen VDBP und anderen Transportproteinen wie dem sexualhormonbindenden Globulin (SHBG) oder dem kortikosteroidbindenden Globulin (CBG) gibt es gewisse Analogien. Die allgemeine Konzentration von Transportproteinen kann bei Schwangerschaft, Hyperthyreose, Leberstörungen oder generell bei Schwankungen im Estrogenhaushalt erhöht sein. Im Gegenzug können z. B. Estrogenmangel, Hypothyreose und weitere Einflüsse deren Konzentration mindern.

Konzentration und Affinität des VDBP unterliegen zudem genetischen Einflüssen. So ist der Serumspiegel von VDBP stark von zwei häufigen Polymorphismen abhängig, welche die Variation zwischen Afroamerikanern und weißen Amerikanern erklären (s. o.).

Bisher gut untersuchte **Polymorphismen im VDBP-Gen** mit großem Einfluss auf den VDBP-Spiegel im Serum sind die Loci rs7041 (Glu416Asp) und rs4588 (Thr420Lys). Aus der Kombination dieser beiden Polymorphismen können verschiedene Phänotypen des VDBP entstehen. Die einzelnen Varianten besitzen verschiedene Bindungsaffinitäten für Vitamin D und sind unterschiedlich in der Bevölkerung verteilt. Während homozygote Afroamerikaner überwiegend eine Variante mit sehr hoher Affinität besitzen, tritt bei homozygoten weißen Amerikanern meist eine VDBP-Variante mit nur geringer Bindungsaffinität auf. Bei einer hohen Affinität des VDBP steht dem Körper weniger 25(OH)D und 1,25$(OH)_2$D in der freien aktiven Form zur Verfügung. Es zeigt sich zudem, dass die Varianten mit höherer Bindungsaffinität im Gegenzug in geringen Konzentrationen vorliegen.

Bioverfügbares Vitamin D

Die Aktivierung der Gene für die VDBP-Bildung wird i. d. R. durch physiologische Zustände wie Schwangerschaft, Wachstumsschübe oder die hormonelle Lage (z. B. Estrogenüberschuss) verstärkt. So zeigt sich beispielsweise, dass im Verlauf einer Schwangerschaft die tatsächliche Versorgung mit bioverfügbarem Vitamin D abnimmt, obwohl über den gesamten Zeitraum kein signifikanter Unterschied im Gesamt-Vitamin-D-Spiegel besteht. Darüber hinaus können Leber- oder Nierenerkrankungen sowie Infektionen, Verbrennungen oder andere schwerwiegende Gesundheitszustände die Ursache für niedrige Werte des bioverfügbaren Vitamin D sein. Zusammenhänge zwischen bioverfügbarem Vitamin D und Typ-1-/Typ-2-Diabetes werden in der Wissenschaft diskutiert.

Studien zufolge besteht eine starke Korrelation zwischen bioverfügbarem Vitamin D, der Knochendichte und der Rolle des VDBP, die hingegen nicht beim Gesamt-25(OH)D festgestellt werden kann. Die alleinige Messung des Gesamt-Vitamin-D erlaubt daher keine korrekte Klassifizierung des Versorgungszustands eines Patienten.

4.3.2 Diagnostik

Freies Vitamin D

Dank aktueller Entwicklungen in der Laboranalytik ist seit Kurzem die direkte Bestimmung des freien 25(OH)D im Serum verfügbar. Bisher musste der Wert über Kalkulationsmethoden ermittelt werden. Der für diesen ELISA-Test verwendete Detektionsantikörper bindet an einen Molekülanteil des 25(OH)D, der bei an Proteine gebundenem Vitamin D abgedeckt ist. Somit kann er nur an freies Vitamin D binden.

Die Ermittlung des freien Vitamin D ermöglicht eine genauere Einschätzung der Versorgungslage und erlaubt somit eine optimierte individuelle Supplementierung in Bezug auf die erwartete Wirkung, z. B. bei der Osteoporoseprävention. Die Bestimmung vereinfacht das Monitoring bei zahlreichen Erkrankungen, bei denen aufgrund veränderter VDBP-Spiegel die Interpretation des Vitamin-D-Status erschwert ist:

- Infektionen
- Nierenfunktionsstörungen
- Koronare Herzerkrankungen
- Neurodegenerative Prozesse
- Neoplasien
- Wundheilung und Frakturen

INFO

Gerade bei niedrig-normalen Werten des Gesamt-Vitamin-D liefert das freie Vitamin D einen wichtigen Anhaltspunkt zur genaueren Beurteilung der Vitamin-D-Versorgung. Die bisher übliche Bestimmung des Gesamtspiegels erlaubt lediglich eine Schätzung der Vitaminversorgung. Der tatsächliche Status kann jedoch zusammen mit der Bestimmung des VDBP und des freien 25(OH)D im Serum genauer ermittelt werden.

Vitamin-D-bindendes Protein (VDBP)

Wie beschrieben, kann das VDBP aufgrund der Polymorphismen mit individuell unterschiedlichen Affinitäten und Konzentrationen auftreten. Zusätzlich können physiologische Prozesse Einfluss auf die Aktivierung der VDBP-Gene nehmen. Hinzu kommt, dass das VDBP neben Vitamin D auch an monomeres Aktin bindet. Bei massiver Gewebezerstörung und Zelltod steigt der Plasmaspiegel des Aktins signifikant an. Es bilden sich VDBP-Aktin-Komplexe, die jedoch rasch abgebaut werden. Der VDBP-Spiegel kann bei

Trauma- und Sepsispatienten oder bei Multiorganversagen kurzfristig deutlich abfallen.

Labordiagnostisch wird in einem ELISA-Test das VDBP an polyklonale Antikörper gegen humanes VDBP gebunden und nachgewiesen. Das im Aktin-Komplex gebundene VDBP wird nicht mit ermittelt.

Indikationen zur Bestimmung:

- Klinischer Verdacht auf einen Vitamin-D-Mangel zur Feststellung des tatsächlichen Supplementierungsbedarfs
- Zielgerichtetes Monitoring bei Vitamin-D-Substitution
- Abklärung von Patienten, bei denen eine Vitamin-D-Supplementierung nicht zu einem Anstieg des 25(OH)D führt. Es gilt als „Entwarnung", wenn das freie Vitamin D unter Therapie in den Normbereich geht.

INFO

Auch wenn das an Proteine gebundene Vitamin D nicht unmittelbar biologisch aktiv zur Verfügung steht, erlaubt die Bestimmung des VDBP eine Abschätzung des Gesamt-Vitamin-D und somit des Speichers.

Präanalytik

Vitamin-D-Profil (Gesamt-25-(OH)D, freies 25(OH) D, VDBP)	
Probenmaterial:	Serum
Probenversand:	Keine Besonderheiten

Befundinterpretation

Einstufung des Vitamin-D-Profils	Normwerte
Gesamt-25-(OH)D	100–150 nmol/l
Freies 25(OH)D	> 5,8 pg/ml
VDBP	66–473 μg/ml

4.3.3 Medikation/Therapie

Die Zusammenstellung der nachstehend aufgeführten Präparate zur naturheilkundlichen Behandlung eines Vitamin-D-Mangels ist als Anregung zu verstehen und stellt kein aufeinander abgestimmtes Therapiekonzept dar. Bei der individuellen Auswahl der Präparate für den Patienten sind ggf. vorhandene Kontraindikationen zu berücksichtigen (s. Beipackzettel des jeweiligen Herstellers).

Indikationen, Zusammensetzung, Dosierungs- und Anwendungsempfehlungen: ➤ Anhang (Tab. A–Z).

THERAPIEEMPFEHLUNGEN

- Vitamin D3 Tropfen (nur über Biogena beziehbar)
- Vitapas® D (Pascoe)

4

4.4 Störungen des Eisenstoffwechsels

4.4.1 Definition

Störungen des Eisenstoffwechsels, vor allem Eisenmangelerkrankungen, sind weit verbreitet und mit einer Vielzahl von Krankheitsbildern assoziiert. Eisenmangel ist weltweit der am häufigsten auftretende Nährstoffmangel; es ist davon auszugehen, dass weltweit ca. 1 Milliarde Menschen an Eisenmangel leiden. Vor allem bei Frauen im gebärfähigen Alter erscheint die Eisenzufuhr problematisch. Über 75 % der Frauen unterschreiten in diesem Alter die Empfehlungen für die Eisenzufuhr.

Für Europa zeigen epidemiologische Studien, dass sich 5–10 % der Gesamtbevölkerung und ca. 20 % der Frauen im gebärfähigen Alter einen latenten oder prälatenten Eisenmangel aufweisen.

Stadien des Eisenmangels

Zur korrekten Beurteilung eines Eisenmangels ist es unabdingbar, dessen Ausprägung zu berücksichtigen. Es kann also nicht von *dem* Eisenmangel gesprochen werden, ohne eine Stadieneinteilung vorzunehmen. Abhängig von der Ausprägung eines Eisendefizits werden daher drei Stadien unterschieden:

- **Stadium I:** Eine negative Eisenbilanz führt zunächst zu einem Speichereisenmangel. In diesem Stadium sind die Eisenspeicher zwar reduziert, der Erythropoese wird jedoch noch genügend Eisen zugeführt.

- **Stadium II:** Dieses Stadium ist im Sinne eines funktionellen Eisenmangels durch eine unzureichende Versorgung der Erythropoese im Knochenmark gekennzeichnet (eisendefizitäre Erythropoese), wobei das Hämoglobin (Hb) in diesem Stadium noch im Normbereich liegt. Ein Mangel an Funktionseisen führt zu einer unzureichenden Versorgung des erythropoetischen Gewebes mit daraus resultierender Hemmung der Hämatopoese. Bestand bei einem Patienten mit einer Eisenverteilungsstörung – z. B. im Rahmen eines aktuellen Infekts – vor dem Infekt bereits ein Speichereisenmangel, lässt sich das durch eine alleinige Bestimmung von Eisen, Transferrin oder Ferritin nicht erkennen. Es kann trotz reduzierter Eisenspeicher ein Ferritinspiegel bis 100 µg/l nachweisbar sein. Das Eisendefizit ist in solchen Fällen maskiert.
- **Stadium III:** In diesem Stadium wird schließlich der Hb-Normwert unterschritten, was zur klassischen Eisenmangelanämie führt.

4.4.2 Eisenmangel: Eine Anämie steht nicht an erster Stelle

Die Eisenmangelanämie zeigt sich im Sinne einer mikrozytären hypochromen Anämie mit einem Abfall des Hb-Gehalts und einer Verkleinerung der Erythrozyten. Dementsprechend weist das Blutbild ein erniedrigtes MCV und MCH[1] auf. Diese Veränderungen stehen jedoch nicht an erster Stelle der Eisenmangelsymptomatik. Das Erkennen eines **Eisenmangels ohne Anämie** (EoA) erfordert daher den Einsatz von weiteren, spezifischen Laborparametern.

Eisen ist Bestandteil verschiedener Cytochrome, welche die Elemente der Atmungskette bilden und an der Elektronenübertragung beteiligt sind. Als Bestandteil von Metalloenzymen wird Eisen für die Eicosanoid-, Carnitin-, Kollagen- und Neurotransmittersynthese benötigt. Weitere eisenabhängige Funktionen sind die Immunabwehr, die DNA-Synthese sowie die Desaturierung von Fettsäuren. Eine latente Einschränkung der Eisenversorgung zieht somit Funktionsstörungen in fast allen Körpersystemen nach sich. Häufig zeigen sich diese in Form von Erschöpfung, Müdigkeit, Infektanfälligkeit, trockener und spröder Haut, Störungen von Haar- und Nagelwachstum, diffusem Haarausfall oder Mundwinkelrhagaden. So kann bereits ein Ferritinspiegel von < 40 ng/ml zu latentem Haarausfall führen, und Ferritinspiegel < 20 ng/ml können eine Beeinträchtigung der Schilddrüsenfunktion verursachen (die Thyreoperoxidase ist eisenabhängig). Diese Beispiele zeigen, dass der Ferritinspiegel nicht nur aus hämatologischer Sicht interpretiert werden darf.

Nichthämatologische Effekte bei EoA:

- Reduzierte Muskelkraft und Ausdauerleistung
- Eingeschränkte Lernfähigkeit
- Haarausfall
- Eingeschränkte Thermoregulation
- Fatigue

INFO

Eisenmangel ohne Anämie (EoA)

Ferritinspiegel, die aus hämatologischer Sicht noch als unauffällig eingestuft werden, können bereits zu einer Beeinträchtigung eisenabhängiger Funktionen führen. Daraus lässt sich ableiten, dass die Beurteilung des roten Blutbilds im Hinblick auf die Eisenversorgung nicht an erster Stelle stehen darf.

Fazit: Auch ohne Anämie stellt ein Eisenmangel eine Indikation zur Eisentherapie dar. Bei einem EoA besteht ein Speichereisenmangel zwischen 500 und 1000 mg, der primär oral substituiert werden sollte.

Diagnostische Lücke

Cave

Eine Eisenmangeldiagnostik wird bei chronisch kranken Patienten oftmals vernachlässigt!

Bei bestehenden Grunderkrankungen kann der Krankheitsverlauf durch einen Eisenmangel empfindlich verschlechtert werden. So profitieren beispielsweise Patienten mit chronischer Herzinsuffizienz von einer Optimierung der Eisenversorgung. Obwohl jeder zweite Patient mit Herzinsuffizienz unter einem Eisenmangel leidet, werden aufgrund unzureichender Diagnostik nur 4 % der Betroffenen substituiert.

[1] MCV = mittleres Erythrozyteneinzelvolumen; gibt die mittlere Zellgröße der peripheren Erythrozyten an; MCH = mittleres korpuskuläres Hämoglobin; bezeichnet den mittleren Hb-Gehalt im Erythrozyten

Auch bei Tumorpatienten ist auf eine gründliche Beobachtung der Eisenversorgung zu achten. Ein Eisenmangel gehört mit einer Prävalenz von 30–60 % zu den häufigsten Ursachen einer Tumoranämie, die nicht nur die Lebensqualität der Patienten erheblich verschlechtert, sondern auch die Wirkung einer Chemo- und Strahlentherapie reduziert.

4.4.3 Diagnostik

Die Bestimmung der Hb-Konzentration im Blut kann lediglich eine ausgeprägte Eisenmangelanämie aufdecken, eignet sich aber nicht für die Diagnostik präanämischer Stadien. Weitere Routinemarker zur Analyse des Speichereisenstatus wie die Akute-Phase-Proteine Transferrin oder Ferritin werden in ihren Konzentrationen durch Infektionen oder Entzündungen beeinflusst und sind daher nur bedingt zur Überwachung von Patienten mit chronischen Erkrankungen einsetzbar.

Ferritin

Das auch als Depoteisen bezeichnete Ferritin ist ein in der Natur weitverbreiteter Proteinkomplex, dessen einzige Aufgabe es ist, Eisen zu speichern. Unterschieden wird das intrazelluläre Ferritin vom Serum-Ferritin, das in Abhängigkeit der intestinalen Eisenaufnahme rasch ansteigt. Dementsprechend kann es bei hoher Eisenaufnahme aus insbesondere tierischer Nahrung zu erhöhten Ferritinspiegeln kommen. Eine **Überversorgung mit Eisen** erhöht in nicht unerheblichem Umfang den intrazellulären oxidativen Stress. Daher werden dauerhaft erhöhte Ferritinspiegel mit einem erhöhten Krankheitsrisiko wie z. B. der Entstehung eines Diabetes mellitus in Verbindung gebracht. Erhöhte Ferritinspiegel in Verbindung mit erniedrigten Glycinspiegeln[2] könnte eine Bedeutung als Biomarker für ein erhöhtes Diabetesrisiko zukommen.

GUT ZU WISSEN

1 ng/ml Ferritin entspricht ca. 8–10 mg Speichereisen.

Im menschlichen Organismus finden sich die höchsten Ferritinkonzentrationen hauptsächlich in Leber, Milz und Knochenmark; dennoch ist die Ferritinkonzentration im Blut ein – mit einigen Einschränkungen – aussagekräftiges Maß für den Gesamteisenbestand im Organismus. Daher steht Ferritin zur Beurteilung der Eisenreserven i. d. R. an erster Stelle in der Hierarchie der Eisenstoffwechseldiagnostik.

Die höchsten Serum-Ferritinwerte liegen in den ersten 2 Wochen nach der Geburt vor. Bei gesunden Säuglingen im Alter von 2–3 Wochen können Ferritinspiegel bis über 600 ng/ml gemessen werden. Danach fallen die Ferritinspiegel rapide ab. Im Erwachsenenalter werden die männlichen Referenzbereiche mit 22–322 ng/ml angegeben, bei Frauen liegen die Spiegel bei 10–291 ng/ml. Im Hinblick auf die oben aufgeführten Auswirkungen, die bei Ferritinspiegeln < 40 ng/ml zu erwarten sind, sollte aber bereits hier die Indikation für eine Substitutionstherapie gestellt und die Ursachen für die unzureichende Versorgungssituation ergründet werden.

Die Bestimmung der Ferritinspiegel ist allerdings nur dann aussagekräftig, wenn keine anderweitigen Erkrankungen wie Entzündungen, bakterielle Infekte, Leberstörungen oder maligne Tumorerkrankungen vorliegen. In diesen Fällen ist eine exakte Beurteilung der Eisenreserven mithilfe von Ferritin nicht möglich.

INFO

Ein normaler oder erhöhter Ferritinspiegel zeigt nur dann einen normalen oder erhöhten Eisengehalt an, wenn keine Entzündungsreaktion (Akute-Phase-Reaktion) und keine Leberstörung vorliegen. Daher sind Parameter wie wrCRP (wide-range CRP) sowie Lebertransaminasen wichtige Ergänzungsmarker.

Falsch normale oder erhöhte Ferritinspiegel bei Entzündungen und Hepatopathien

Gegenüber einem **absoluten** Eisenmangel, der durch einen erniedrigten Ferritinwert charakterisiert ist, wird der **funktionelle Eisenmangel** durch eine Umverteilung des an sich ausreichenden Eisenpools verursacht. Aktivierungen des retikuloendothelialen Systems führen zu einer biochemischen Blockierung der Eisenreserven in Makrophagen und Hepatozyten, was biochemisch zu einem Mangel an funktionellem Eisen[3]

[2] Glycin ist neben Glutamin und Cystein Bestandteil des antioxidativ bedeutsamen Glutathions.

[3] Funktionseisen: die Gesamtheit des im Organismus aktiven Eisens (Hämoglobin-, Myoglobin-, Zell- und Transporteisen)

führt. Dabei spielt das in dieser Situation vermehrt in der Leber gebildete Hepcidin eine wichtige Rolle. **Hepcidin** „verschließt" den Port, auf dem Eisen eine Zelle verlassen kann. Eisen kumuliert in den entsprechenden Zellen. In diesem Fall liegt also kein Eisenmangel im eigentlichen Sinne vor, sondern eine Eisenverteilungsstörung (funktionelle Eisendefizite). Die damit einhergehende Erhöhung, auch der Ferritinkonzentration im Serum, ist damit nicht mehr repräsentativ für die Gesamteisenvorräte des Körpers, sondern zeigt die beschriebene Umverteilung in die Speichergewebe an. Hier bleibt das Eisen bis zur Überwindung der entsprechenden Störung fixiert, sodass es von den übrigen Zellen nicht als Funktionseisen verwertet werden kann. Die daraus resultierende Anämie wird als Anämie bei chronischer Erkrankung (ACD) bezeichnet.

Sichere Interpretation der Ferritinspiegel nur in Kombination mit ergänzenden Parametern

Wenn Immunreaktivitäten oder Hepatopathien einen Anstieg der Ferritinspiegel nach sich ziehen können, ist es naheliegend, entsprechende Faktoren durch weitere Laborparameter auszuschließen. Daher hat es sich in der Praxis bewährt, Ferritin prinzipiell im Kontext mit CRP sowie den Lebertransaminasen GOT, GPT und GGT zu interpretieren.

INFO

Chronische Entzündungen und maligne Prozesse initiieren eine Eisenumverteilung im Sinne einer Überladung der Eisenspeicher bei gleichzeitiger Eisenunterversorgung des blutbildenden Gewebes. Zum Beispiel kann bei Lebermetastasen trotz eines Ferritinspiegels von > 2000 ng/ml ein funktioneller Eisenmangel auftreten und zu entsprechenden Symptomen führen. Liegt in diesen Fällen die Indikation für eine Eisentherapie vor, ist eine orale Eisensupplementierung nicht zielführend, sodass auf eine parenterale Eisengabe ausgewichen werden muss.

Sollten die Ergebnisse Hinweise auf eine Inflammation oder eine Leberstörung ergeben, ist ein im Normbereich liegender Ferritinwert nicht aussagekräftig. Das Schema in ➤ Abb. 4.3 zeigt in Abhängigkeit der Ergebnisse den korrekten Handlungsstrang auf.

Der Ferritin-Index

Die Berechnung des Ferritin-Index (löslicher Transferrinrezeptor/log Ferritin) dient der zuverlässigeren Beurteilung des Ferritinspiegels bei etwaigen Immunreaktivitäten, Leberstörungen oder Tumorerkrankungen. In diesen Fällen können die Ferritinspiegel in falsch normalen Bereichen liegen, sodass ein bestehender Speichereisenmangel maskiert wird. Darüber hinaus dient der Index der frühzeitigen Abschätzung des Eisenbedarfs in der Schwangerschaft sowie bei Risikogruppen (z. B. Kinder und Jugendliche in Wachstumsphasen, Leistungssportler, Vegetarier und Dialysepatienten).

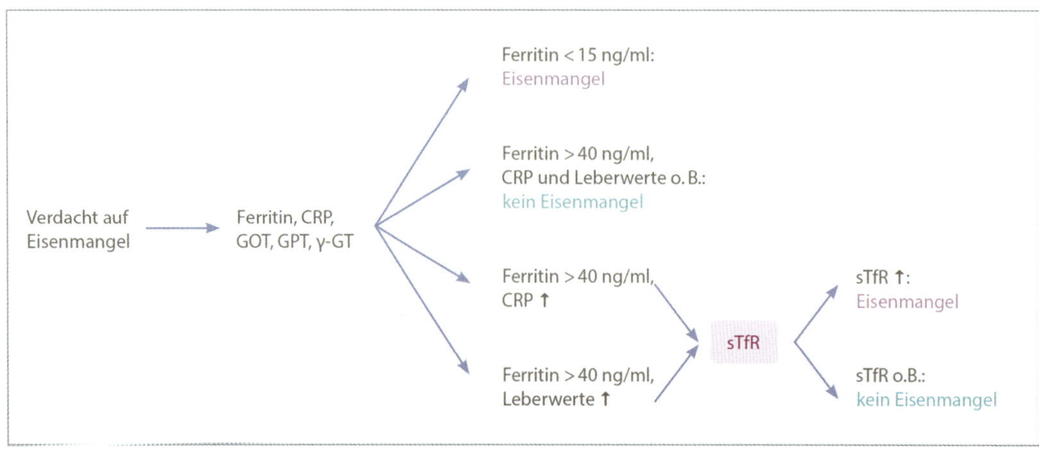

Abb. 4.3 Diagnostik mittels Ferritin, CRP, GOT, GPT und GGT [V573]

- Bei Immunreaktivitäten mit einem CRP > 5 mg/l verschiebt sich bei gleicher Interpretation der Entscheidungswert des Ferritin-Index von 3,2 nach 2,0.
- Ein Ferritin-Index < 3,2 zeigt eine ausreichende Eisenversorgung an.
- Ein Ferritin-Index > 3,2 zeigt eine unzureichende Eisenversorgung an.

Löslicher Transferrinrezeptor (sTfR): Einblick in den aktuellen Eisenbedarf

Erniedrigte Ferritinwerte sprechen mit hoher Spezifität für entleerte Eisenspeicher, beweisen aber keinen Mangel an Funktionseisen. Die Bestimmung von sTfR ergänzt die Ferritinbestimmung und ermöglicht die Beurteilung der Eisenversorgung eisenabhängiger Zellen.

Alle Gewebe bzw. Zellen mit Eisenbedarf regeln ihre Eisenaufnahme durch Expression des Transferrinrezeptors (TfR) auf der Zelloberfläche. Hier bindet das mit Eisen beladene Transportprotein Transferrin an TfR und wird in das Zellinnere aufgenommen. Nach Aufnahme des Transferrins wird das Eisen abgespalten. Anschließend wird das nun eisenfreie (Apo)-Transferrin an TfR rückgebunden und wieder an die Zelloberfläche transportiert. Durch proteolytische Ablösung des Rezeptors von den Zellmembranen treten lösliche Transferrinrezeptoren in das Plasma über und zirkulieren hier frei.

80–95 % der löslichen Transferrinrezeptoren befinden sich auf den blutbildenden Zellen (Erythropoesezellen). Daher **spiegelt die sTfR-Konzentration den Eisenbedarf, aber auch die Anzahl bzw. die erythropoetische Aktivität dieser Zellen wider.** Bei Eisenmangel steigt die sTfR-Konzentration im Serum rasch an, da die Erythropoesezellen mehr TfR exprimieren. Dieser Effekt tritt bereits vor dem Absinken von Hämoglobin auf. Aber auch bei hämolytischen Anämien steigt die sTfR-Konzentration an, da sich die Anzahl der Erythropoesezellen und damit der Transferrinrezeptoren erhöht.

INFO

Die sTfR-Konzentration im Serum ermöglicht die Abschätzung des aktuellen zellulären Eisenbedarfs, während das Ferritin die vorhandenen Eisenspeicher abbildet.
Beide Werte zusammen liefern ein genaueres Bild des Eisenstatus als die von der Tageszeit und Ernährung abhängige quantitative Eisenbestimmung.

Der wesentliche Vorteil der sTfR-Bestimmung im Vergleich zur Ferritinbestimmung liegt in der Unabhängigkeit gegenüber patienteneigenen Störeinflüssen, sodass differenziert werden kann, ob eine Anämie durch Eisenmangel oder durch eine chronische Erkrankung ausgelöst wird. Anhand der sTfR-Konzentration kann auch eine Therapie mit Erythropoetin überwacht werden.

Präanalytik

Probenmaterial:	Serum
Probenversand:	Keine Besonderheiten

Weitere Parameter zur Beurteilung der Eisenversorgung

Zink-Protoporphyrin (HPLC)

Zink-Protoporphyrin (ZnPP) wird in Phasen des Eisenmangels während der Hämsynthese gebildet, wenn Zink für Eisen als Zentralatom substituiert wird. Daher kommt es zu einem Anstieg des ZnPP-Spiegels in der Zirkulation. Das Verhältnis ZnPP/Häm ist ein sensitiver und spezifischer **Indikator des Eisenstatus im Knochenmark,** unabhängig von Infektionen und Entzündungen. ZnPP eignet sich daher als Screeningparameter zur Beurteilung der Eisenversorgung:
- Entzündungsunabhängiges Routinescreening des Eisenmangels
- Sensitive und spezifische Evaluierung von Eisenaufnahme und -metabolismus
- Einfache Bestimmung im Vollblut, nur 10 min Laufzeit

Präanalytik

Probenmaterial:	EDTA
Probenversand:	Keine Besonderheiten

Die wichtigsten Parameter der Eisenmangeldiagnostik

➤ Tab. 4.1 gibt einen Überblick über die wichtigsten Parameter der Eisendiagnostik.

4

Tab. 4.1 Wichtigste Parameter zur Eisendiagnostik

Parameter	Bedeutung	Besondere Hinweise	Normwerte	
Großes Blutbild	Bestimmung von Hb, Erythrozyten, Erythrozytenindizes, Hkt, Retikulozyten			
Eisen (Vollblut/Serum)	Wichtig für Hb-Synthese	Bestimmung zur Beurteilung der Eisenversorgung obsolet, zusätzliche Parameter unverzichtbar	22–158 µg/dl im Serum	
Löslicher Transferrinrezeptor (sTfR)	Transferrin-Bindungsrezeptor bindet das mit Eisen beladene Transferrin an die Membranen der zu versorgenden Zellen und transportiert es ins Zellinnere	sTfR bleibt frei von patienteneigenen Störeinflüssen (keine Beeinflussung durch Entzündung, Tumor, Schwangerschaft etc.) ↑: erhöhter Eisenbedarf	1,9–4,4 mg/l	
Ferritin	Eisenspeicherprotein. Vorkommen: Serum, Milz, Leber, Darmschleimhaut, Knochenmark und retikulohistiozytäres System (RHS)	↑: bei Tumor-/Infektanämie oder Eisenüberladung ↓: bereits bei prälatentem Eisenmangel (reagiert früher als Eisen)	Kinder bis 15 J.:	9–59 ng/ml
			Jugendliche bis 18 J.:	12–78 ng/ml
			Männer:	24–336 ng/ml
			Frauen:	12–306 ng/ml
Ferritin-Index	Der Ferritin-Index, ein Quotient aus löslichem Transferrinrezeptor und Ferritin (sTfR)/log Ferritin, ist ein Maß für die Speichereisenreserve. Das Indexergebnis wird anschließend mit den gemessenen CRP-Spiegeln abgeglichen, sodass eine sichere Interpretation der Eisenversorgung trotz Inflammation möglich ist	↓: Index < 3,2 zeigt ausreichende Eisenversorgung an ↑: Index > 3,2 zeigt unzureichende Eisenversorgung an	< 3,2	
Wide-range CRP (wrCRP)	C-reaktives Protein gehört zu den Akute-Phase-Proteinen, ist erhöht bei Immunreaktivitäten. Den stärksten Stimulus geben dabei bakterielle Infektionen. wrCRP kann auch niedrige Werte von CRP im Serum darstellen. → Erfassung latenter proinflammatorischer Zustände	↑: bei Entzündungsprozessen, Immunreaktivitäten, bakteriellen Infektionen und Tumoren. Unklare Erhöhungen sollten immer durch weitere Untersuchungen abgeklärt werden. Mäßige Erhöhung (Werte zwischen 10 und 40 mg/l) bei Virusinfekten, geringgradigen Entzündungen und in der Schwangerschaft	< 5 mg/l	
Zinkprotoporphyrin (ZnPP)	ZnPP wird bei Eisenmangel vermehrt gebildet, wenn anstelle von Eisen das Element Zink als Zentralatom genutzt wird. Entzündungsunabhängig	↑: bei Eisenmangel	< 40 µmol/mol Hb:	Normalbereich
			40–80 µmol/mol Hb:	Graubereich
			> 80 µmol/mol Hb:	Eisenmangel

Tab. 4.1 Wichtigste Parameter zur Eisendiagnostik *(Forts.)*

Parameter	Bedeutung	Besondere Hinweise	Normwerte
Transferrin	Eisentransportprotein Bildung in der Leber Funktion: bindet resorbiertes Eisen in den Mukosazellen des Dünndarms → Transport zur Hb-Synthese im Knochenmark	↑: bei Eisenmangel, Schwangerschaft, Frühphase der Hepatitis ↓: bei Entzündungen, renalen Eiweißverlusten, Leberzirrhose, Störungen der Hb-Synthese (z. B. Thalassämie)	200–400 mg/dl
Transferrin-sättigung	Anteil des mit Eisen gesättigten Transferrins am Gesamt-Transferrin	↑: bei Hämolyse, Eisenverwertungsstörung, Störung der Hb-Synthese oder Eisenüberladung (Hämochromatose) ↓: bei Eisenmangel und Eisenverteilungsstörungen (Infekte, Tumoren, Leberschäden)	268–436 µg/dl im Serum

4

4.4.4 Medikation/Therapie

Die Zusammenstellung der nachstehend aufgeführten Präparate zur naturheilkundlichen Behandlung eines Eisenmangels ist als Anregung zu verstehen und stellt kein aufeinander abgestimmtes Therapiekonzept dar. Bei der individuellen Auswahl der Präparate für den Patienten sind ggf. vorhandene Kontraindikationen zu berücksichtigen (s. Beipackzettel des jeweiligen Herstellers).

Indikationen, Zusammensetzung, Dosierungs- und Anwendungsempfehlungen: ➤ Anhang (Tab. A–Z).

THERAPIEEMPFEHLUNGEN

- QuattroFerrin® 21 (nur über Biogena beziehbar)
- MoFerrin®liquid (nur über Biogena beziehbar)

4.5 Matrix-GLA-Protein

4.5.1 Bedeutung

Die vaskuläre Kalzifizierung (Gefäßverkalkung) ist ein typisches Merkmal der Atherosklerose, des Alterns und des Diabetes mellitus und mit einer erhöhten Sterblichkeit verbunden. Matrix-γ-Carboxyglutaminsäure (GLA) enthaltendes Protein (MGP) stellt einen wichtigen lokalen Inhibitor der vaskulären Verkalkung dar. Seine volle Funktionsfähigkeit erlangt dieses Protein jedoch erst, nachdem es durch eine Vitamin-K_2-abhängige Carboxylierungsreaktion aktiviert wurde. Ein Vitamin-K_2-Mangel führt dementsprechend zu einer Anhäufung von dephosphoryliertem und uncarboxyliertem Matrix-GLA-Protein (**dp-ucMGP**), der inaktiven Form von MGP. Eine **hohe Konzentration an inaktivem MGP** zeigt somit einen Vitamin-K_2-Mangel an und gilt als **Marker für vaskuläre Kalzifizierung,** Knochenentkalkung und Gelenkverschleiß.

INFO

Vitamin K: Vorkommen und Funktion

Bei Vitamin K handelt es sich um ein fettlösliches Vitamin, das in zwei unterschiedlichen Formen vorkommt:

- Vitamin K_1 (Phyllochinon) findet sich gehäuft in grünblättrigen Gemüsesorten und bestimmten Pflanzenölen (z. B. Rapsöl, Olivenöl).
- Vitamin K_2 (Menachinon) ist vor allem in Lebensmitteln wie Fleisch, Rinderleber, bakteriell fermentierten Speisen (Käse, Joghurt) und dem japanischen Sojabohnenprodukt Nattō enthalten. Darüber hinaus wird Vitamin K_2 von bestimmten Darmbakterien synthetisiert.

Ein erniedrigter Vitamin-K-Spiegel ist nicht nur alimentär bedingt. Häufige Ursachen sind wiederholte Antibiotikaeinnahme, Vitamin-K-Antagonisten zur Gerinnungshemmung, Salicylate, Alkoholismus sowie Leber- und chronische Magen-Darm-Erkrankungen.

Bei der Aktivierung von MGP spielt Vitamin K_2 als wichtiger Cofaktor für die enzymatische Carboxylierung der Vitamin-K-abhängigen Proteine eine entscheidende Rolle. Dabei werden Glutaminreste in GLA-Reste umgewandelt. Erst durch diesen Schritt werden die Proteine biologisch aktiv. Die wichtigsten Proteine mit GLA-Resten sind die Blutgerinnungsfaktoren II, VII, IX, X. Daneben existieren zwei weitere Proteine: Matrix-GLA-Protein und Osteocalcin. Neben der oben beschriebenen Funktion als Cofaktor zeichnet sich Vitamin K_2 durch eine ausgeprägte antioxidative Eigenschaft aus und beugt der Tumorentstehung vor. Vitamin-K-abhängige Proteine sind in nahezu allen Geweben des Körpers vorhanden und erfüllen wichtige Aufgaben bei der Knochenmineralisierung, der Apoptose, der Hemmung der arteriellen Kalzifizierung, beim Auftreten von kardiovaskulären Erkrankungen und bei der Signaltransduktion.

4.5.2 Aktive und inaktive Form

Matrix-GLA-Protein ist ein natürlicher „Verkalkungshemmer", der hauptsächlich von Chondrozyten und vaskulären glatten Muskelzellen gebildet wird. Studien im Tiermodell haben gezeigt, dass Mäuse ohne genetische Anlage zur Bildung von MGP (Knockout-Mäuse) massive Gefäßverkalkungen entwickeln und früh sterben.

MGP kann seine Aufgaben als „Verkalkungshemmer" erst dann erfüllen, wenn die posttranslationalen γ-Glutamat-Carboxylierungen vonstattengegangen sind, die ohne Vitamin K nicht ablaufen können. Vitamin K spielt somit eine entscheidende Rolle bei der Synthese von aktivem MGP (➤ Abb. 4.4).

Vaskuläre glatte Muskelzellen exprimieren kontinuierlich MGP. Entwickelt sich eine Gefäßverkalkung, wird die MGP-Expression hochreguliert. Die Messung von erhöhten dp-ucMGP-Spiegeln kann somit auf einen Vitamin-K_2-Mangel hindeuten und als Biomarker für Gefäßverkalkungen und kardiovaskuläre Erkrankungen herangezogen werden.

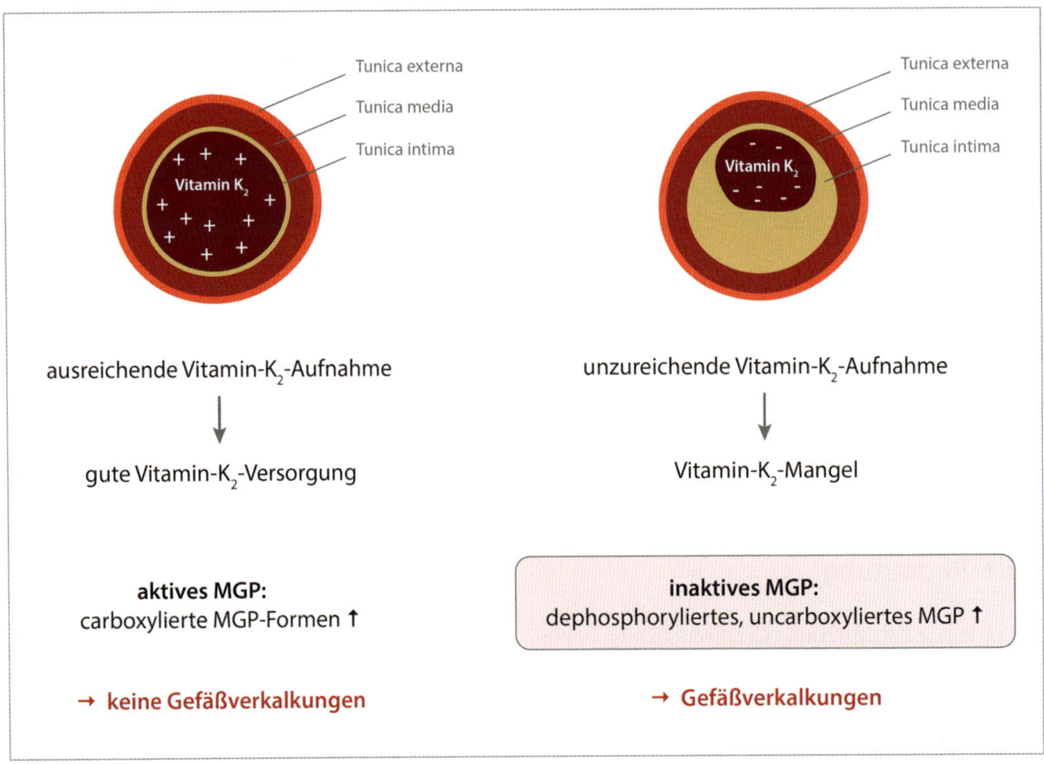

Abb. 4.4 Aktives und inaktives Matrix-GLA-Protein: Bei ausreichender Vitamin-K_2-Aufnahme liegt MGP in seiner aktiven Form vor. Besteht ein Vitamin-K_2-Mangel, so steigt die Menge an dephosphoryliertem, uncarboxyliertem MGP (dp-ucMGP) an. Durch Messung von dp-ucMGP kann so ein Vitamin-K_2-Mangel detektiert und ein Hinweis auf eine vaskuläre Kalzifizierung erhalten werden (mod. nach El Asmar et al. 2014) [V573]

INFO

Studienlage

Histologische Untersuchungen haben gezeigt, dass MGP in der carboxylierten Form in intakten Arterien zu finden ist, wohingegen das uncarboxylierte MGP (ucMGP) nur in kalzifizierten Bereichen innerhalb von atherosklerotischen Plaques nachweisbar ist. Die Menge an inaktivem MGP in atheromatösen Läsionen korreliert mit dem Ausmaß der Kalzifizierung. Dies führt zu der Schlussfolgerung, dass dort die lokalen Vitamin-K-Speicher zu gering sind, um eine komplette Carboxylierung des hochregulierten MGP sicherzustellen. Eine hohe Vitamin-K_2-Aufnahme kann eine bereits bestehende arterielle Kalzifizierung rückgängig machen und die dp-ucMGP-Spiegel auf ein Normalniveau korrigieren. Konkret zeigte sich dies auch anhand einer Studie mit postmenopausalen Frauen. Eine gesteigerte Aufnahme von Vitamin K_2 hatte ein geringeres Vorkommen von Koronarverkalkungen zur Folge. Ähnliche Ergebnisse wurden bei der *Maastricht Osteostudy* mit 188 postmenopausalen Frauen erzielt. Im Gegensatz dazu führt die Aufnahme von Warfarin, einem Cumarinderivat und Vitamin-K-Antagonisten, zu einer Akkumulation von ucMGP in glatten Gefäßmuskelzellen.

4.5.3 Diagnostik

Zahlreiche Studien unterstreichen die Bedeutung der dp-ucMGP-Bestimmung als sensitivem Risikomarker insbesondere für kardiovaskuläre Erkrankungen und Knochenstoffwechselstörungen. Die Bestimmung stellt somit eine geeignete Möglichkeit dar, einen Hinweis auf eine vaskuläre Kalzifizierung zu erhalten und lässt gleichzeitig Rückschlüsse auf die Vitamin-K_2-Versorgung zu.

Präanalytik

Probenmaterial:	EDTA-Plasma gefroren
Probenversand:	Expressversand, tiefgekühlt

4.5.4 Medikation/Therapie

Bei einem Vitamin-K_2-Mangel sollten vermehrt Lebensmittel verzehrt werden, die besonders reich an Vitamin K_2 sind. Des Weiteren kann die Einnahme von Nahrungsergänzungsmitteln zu einer Erhöhung der Vitamin-K_2-Spiegel führen. Hier sollte darauf geachtet werden, dass Präparate bevorzugt werden, die Menachinon-7 (MK-7) enthalten. Bei MK-7 handelt es sich um ein Vitamin-K_2-Derivat, das im Vergleich zu anderen Vitamin-K-Formen eine bessere Bioverfügbarkeit, eine längere Halbwertszeit und eine größere Effizienz bei der Carboxylierung von Proteinen aufweist.

Die Zusammenstellung der nachstehend aufgeführten Präparate zur naturheilkundlichen Behandlung eines Vitamin-K_2-Mangels ist als Anregung zu verstehen und stellt kein aufeinander abgestimmtes Therapiekonzept dar. Bei der individuellen Auswahl der Präparate für den Patienten sind ggf. vorhandene Kontraindikationen zu berücksichtigen (s. Beipackzettel des jeweiligen Herstellers).

Indikationen, Zusammensetzung, Dosierungs- und Anwendungsempfehlungen: ➤ Anhang (Tab. A–Z).

THERAPIEEMPFEHLUNGEN

- Vitamin K2 100 (nur über Biogena beziehbar)
- Vitamin K2 Tropfen (nur über Biogena beziehbar)

LITERATUR

Aloia J, et al. Free 25(OH)D and the vitamin D paradox in African Americans. J Clin Endocrinol Metab 2015; 100: 3356–3363.

Barazzoni R, et al. ESPEN expert statements and practical guidance for nutritional management of individuals with SARS-CoV-2 infection. Clin Nutr 2020; 39: 1631–1638.

Bayer W. Vitamine, Mineralstoffe, Spurenelemente. In: Martin M (Hrsg.): Das Standardlabor in der naturheilkundlichen Praxis. 4. A. München: Elsevier Urban & Fischer 2014, S. 315–383.

Bilezikian JP, et al. Mechanisms in endocrinology: vitamin D and COVID-19. Eur J Endocrinol 2020; 183(5): R133–R147.

Brubacher G. Was versteht man unter subklinischem Vitaminmangel? In: Mangelernährung in Mitteleuropa? Wissenschaftlicher Kongress der Österreichischen Gesellschaft für Ernährungsforschung, 1. und 2. Oktober 1981 in Augsburg/Wissenschaftliche Leitung G. Schlierf, G. Wolfram. Stuttgart: Wissenschaftliche Verlagsgesellschaft 1982.

Cashman KD, et al. Vitamin D deficiency in Europe: pandemic? Am J Clin Nutr 2016; 103: 1033–1044.

Chhantyal K, et al. Free vitamin D correlate better with bone mineral density and thoracolumbar junction osteoporotic vertebral fractures than serum vitamin D. BMC Musculoskelet Disord 2020; 21: 164.

4

Chutia H, Lynrah KG. Association of serum magnesium deficiency with insulin resistance in type 2 diabetes mellitus. J Lab Physicians 2015; 7: 75–78.

Conzade R, et al. Prevalence and predictors of subclinical micronutrient deficiency in German older adults: results from the population-based KORA-Age study. Nutrients 2017; 9: 1276.

Dahm JB. Eisenmangel bei chronischer Herzinsuffizienz signifikant häufiger bei Frauen bzw. Anämie im Herzinsuffizienzkollektiv kardiologischer Versorgungspraxen – Ergebnisse des PRePI-Register. Pressetext DGK 04/2013; https://dgk.org/daten/Dr-Dahm_Eisenmangel.pdf (letzter Zugriff: 25.3.2022).

Delanaye P, et al. Dephosphorylated-uncarboxylated matrix Gla protein concentration is predictive of vitamin K status and is correlated with vascular calcification in a cohort of hemodialysis patients. BMC Nephrol 2014; 15: 145.

Deutsche Gesellschaft für Ernährung e.V. Kalium. www.dge.de/wissenschaft/referenzwerte/kalium/ (letzter Zugriff: 25.3.2022).

Deutsche Gesellschaft für Ernährung e.V. Vitamin B_{12}. www.dge.de/wissenschaft/referenzwerte/vitamin-b12/ (letzter Zugriff: 25.3.2022).

Deutsche Gesellschaft für Ernährung e.V. Vitamin D (Calciferole). www.dge.de/wissenschaft/referenzwerte/vitamin-d/ (letzter Zugriff: 25.3.2022).

Deutsche Gesellschaft für Ernährung e.V. (Hrsg.). 14. DGE-Ernährungsbericht. 1. A. Bonn: 2020; www.dge.de/presse/pm/14-dge-ernaehrungsbericht-veroeffentlicht/ (letzter Zugriff: 25.3.2022).

Dong C-H, et al. Vitamin D supplementation for osteoporosis in older adults: can we make it help better? Eur Rev Med Pharmacol Sci 2016; 20: 4612–4621.

Dunstan JA, Prescott SL. Does fish oil supplementation in pregnancy reduce the risk of allergic disease in infants? Curr Opin Allergy Clin Immunol 2005; 5: 215–221.

El Asmar MS, et al. Vitamin K dependent proteins and the role of vitamin K2 in the modulation of vascular calcification: a review. Oman Med J 2014; 29(3): 172–177.

Epstein M. Matrix Gla-Protein (MGP) not only inhibits calcification in large arteries but also may be renoprotective: connecting the dots. EbioMedicine 2016; 4: 16–17.

Fessler B. Deutschland – ein Jodmangelland. Pädiatrie 2019; 31: 62.

Fleet JC. The role of vitamin D in the endocrinology controlling calcium homeostasis. Mol Cell Endocrinol 2017; 453: 36–45.

Gießelmann K. Frühkindliche Ernährung: Die ersten 1000 Tage entscheiden. Dtsch Arztebl 2016; 113(43): A-1920–1922/B-1617/C-1605.

Gröber U, Holick MF. Vitamin D. Die Heilkraft des Sonnenvitamins. 4., akt. u. erw. A. Stuttgart: Wissenschaftliche Verlagsgesellschaft 2020.

Gröber U, Kisters K. Corona, Influenza & Co. – Immunrelevante Mikronährstoffe bei viralen Atemwegsinfektionen. Nieren- und Hochdruckkrankheiten 2020; 49(7): 307.

Gröber U, et al. Komplementärer Einsatz von Antioxidanzien und Mikronährstoffen in der Onkologie. Onkologe 2013; 19: 136–143.

Gröber U, et al. Mikronährstoffe in der Diabetologie. Med Monatsschr Pharm 2014; 37: 284–292.

Gröber U, et al. Komplementärmedizinische Therapieansätze bei viralen Atemwegsinfektionen. 2020; www.researchgate.net/publication/354895353_Komplementarmedizinische_Therapieansatze_bei_viralen_Atemwegsinfektionen (letzter Zugriff: 25.3.2022).

Hahn A, et al. Ernährung. Physiologische Grundlagen, Prävention, Therapie. 3. A. Stuttgart: Wissenschaftliche Verlagsgesellschaft 2015.

Jones GD, et al. Selenium deficiency risk predicted to increase under future climate change. Proc Natl Acad Sci USA 2017; 114: 2848–2853.

Jorde R. The role of vitamin D binding protein, total and free 25-hydroxyvitamin D in diabetes. Front Endocrinol 2019; 10: 79.

Kaufman HW, et al. SARS-CoV-2 positivity rates associated with circulating 25-hydroxyvitamin D levels. PloS One 2020; 15(9): e0239252.

Kehoe L, et al. Nutritional challenges for older adults in Europe: current status and future directions. Proc Nutr Soc 2019; 78: 221–233.

Kim HJ, et al. Clinical utility of measurement of vitamin D-binding protein and calculation of bioavailable vitamin D in assessment of vitamin D status. Ann Lab Med 2017; 37: 34–38.

Köhrle J, Schomburg L. Spurenelemente und Mineralstoffe. In: Biesalski H-K, Bischoff SC, Puchstein C (Hrsg.). Ernährungsmedizin. Nach dem neuen Curriculum Ernährungsmedizin der Bundesärztekammer. 4., vollst. überarb. und erw. A. Stuttgart: Thieme 2010, S. 199–223.

Lemieux P, et al. Effects of 6-month vitamin D supplementation on insulin sensitivity and secretion: a randomised, placebo-controlled trial. Eur J Endocrinol 2019; 181: 287–299.

Mason D, et al. Normalized vitamin D metabolite concentrations are better correlated to pharmacological effects than measured concentrations. Future Science OA 2015; 1(4): FSO83.

Max Rubner-Institut (Hrsg.) Nationale Verzehrsstudie II. Ergebnisbericht Teil 2; 2008; www.mri.bund.de/fileadmin/MRI/Institute/EV/NVSII_Abschlussbericht_Teil_2.pdf (letzter Zugriff: 25.3.2022).

Mayer O Jr, et al. Desphospho-uncarboxylated matrix Gla-protein is associated with mortality risk in patients with chronic stable vascular disease. Atherosclerosis 2014; 235(1): 162–168.

Schmidbauer C (Hrsg.). Mikronährstoff-Coach. Das große BIOGENA-Kompendium der Nährstoffe. 2. A. Wien: Verlagshaus der Ärzte 2017.

Morlion BJ. Wasser, Elektrolyte und Säure-Basen-Haushalt. In: Biesalski H-K, Bischoff SC, Puchstein C (Hrsg.). Ernährungsmedizin. Nach dem neuen Curriculum Ernährungsmedizin der Bundesärztekammer. 4., vollst. überarb. und erw. A. Stuttgart: Thieme 2010, S. 190–198.

Muindi JR, et al. Serum vitamin D metabolites in colorectal cancer patients receiving cholecalciferol supplementation: correlation with polymorphisms in the vitamin D genes. Horm Cancer 2013; 4: 242–250.

Nielson CM, et al. Free 25-Hydroxyvitamin D: Impact of Vitamin D Binding Protein Assays on Racial-Genotypic Associations. J Clin Endocrinol Metab 2016; 101(5): 2226–2234.

Nix WA, et al. Vitamin B status in patients with type 2 diabetes mellitus with and without incipient nephropathy. Diabetes Res Clin Pract 2015; 107: 157–165.

Ozcaliskan Ilkay H, et al. Association between magnesium status, dietary magnesium intake, and metabolic control in patients with type 2 diabetes mellitus. J Am Coll Nutr 2019; 38: 31–39.

Pelczyńska M, et al. Impact of 25-hydroxyvitamin D, free and bioavailable fractions of vitamin D, and vitamin D binding protein levels on metabolic syndrome components. Arch Med Sci 2017; 13: 745–752.

Pike JW, et al. The vitamin D receptor: contemporary genomic approaches reveal new basic and translational insights. J Clin Invest 2017; 127(4): 1146–1154.

Powe CE, et al. Vitamin D-binding protein and vitamin D status of black Americans and white Americans. New Engl J Med 2013; 369: 1991–2000.

Radtke R. Statistiken zum Thema Diabetes. Stand: 23.2.2022; https://de.statista.com/themen/262/diabetes/ (letzter Zugriff: 25.3.2022).

Ramirez J. The surprising longevity benefits of Vitamin K. Life Extension Magazine 2014; www.lifeextension.com/magazine/2014/9/the-surprising-longevity-benefits-of-vitamin-k (letzter Zugriff: 25.3.2022).

Robert Koch-Institut (Hrsg.). Prostataerkrankungen – Gesundheitsberichterstattung des Bundes Heft 36; www.gbe-bund.de/pdf/Heft_36_und_Wertetabellen.pdf (letzter Zugriff: 25.3.2022).

Selinger E, et al. Vitamin B12 deficiency is prevalent among Czech vegans who do not use vitamin B12 supplements. Nutrients 2019; 11: 3019.

Shea MK, et al. Vitamin K status and lower extremity function in older adults: the Health Aging and Body Composition study. J Gerontol A Biol Sci Med Sci 2016; 71(10): 1348–1355.

Shearer MJ, Newman P. Recent trends in the metabolism and cell biology of vitamin K with special reference to vitamin K cycling and MK-4 biosynthesis. J Lipid Res 2014; 55(3): 345–362.

Sollid ST, et al. Effects of vitamin D binding protein phenotypes and vitamin D supplementation on serum total 25(OH)D and directly measured free 25(OH)D. Eur J Endocrinol 2016; 174: 445–452.

Steinmetz T. Anämie bei Tumorpatienten. Focus Onkologie 2014; 17(4): 39–43.

Suter PM. Checkliste Ernährung. Checklisten der aktuellen Medizin. Stuttgart: Thieme 2002.

Theuwissen E, et al. The role of vitamin K in soft-tissue calcification. Adv Nutr 2012; 3: 166–173.

Tsugawa N, et al. Vitamin K status of healthy Japanese women: age-related vitamin K requirement for gamma-carboxylation of osteocalcin, Am J Clin Nutr 2016; 83(2): 380–386.

Vassalle C, Iervasi G. New insights for matrix Gla protein, vascular calcification and cardiovascular risk and outcome. Atherosclerosis 2014; 235(1): 236–238.

Weikert C, et al. Versorgungsstatus mit Vitaminen und Mineralstoffen bei veganer Ernährungsweise. Dtsch Arztebl 2020; 117: 575–582.

Xu J, et al. Vitamin D alleviates lipopolysaccharide-induced acute lung injury via regulation of the renin-angiotensin system. Mol Med Rep 2017; 16(5): 7432–7438.

Xu L, et al. Impact of vitamin D on chronic kidney diseases in non-dialysis patients: a meta-analysis of randomized controlled trials. PloS One 2013; 8: e61387.

Yamaguchi M. Role of nutritional factor menaquinone-7 in bone homeostasis and osteoporosis prevention. Integr Mol Med 2014; 1: Corpus ID: 53597986.

Yen C-H, et al. Effect of liquid ubiquinol supplementation on glucose, lipids and antioxidant capacity in type 2 diabetes patients: a double-blind, randomised, placebo-controlled trial. Br J Nutr 2018; 120: 57–63.

KAPITEL

5 Herz-Kreislauf-Erkrankungen

5.1 Definition

Atherosklerotische Veränderungen spielen in den industrialisierten Ländern in der Krankheits- und Sterbestatistik weiterhin unangefochten die Hauptrolle, wobei hier die koronare Herzkrankheit (KHK) und Schlaganfälle führend sind. Somit kommt der frühzeitigen Erkennung der sog. Arterienverkalkung eine enorme Bedeutung zu. Die typischen Veränderungen atherosklerotischer Gefäße äußern sich in Verhärtungen und Verdickungen, einem Elastizitätsverlust der Gefäßwände sowie einer Lumeneinengung.

Zahlreiche exogene und endogene Noxen bzw. Krankheiten sind für die Auslösung bzw. Förderung der Atherosklerose verantwortlich, z. B. Hypertonie, Hyperlipidämie, Diabetes mellitus, Toxine, Nikotin, Antigen-Antikörper-Komplexe, Entzündungen, Hypoxie, psychischer Stress, Alter oder familiäre Belastung. Zur Beurteilung atherosklerotischer Risiken kommt dem Fettstoffwechsel eine besondere Rolle zu. In den meisten Fällen ist die Erhöhung der Cholesterin- und/oder Triglyzeridwerte eher gering und primär auf Ernährungsfehler zurückzuführen (übermäßiger Verzehr von Nahrungsfett und leicht resorbierbaren Zuckern, Alkoholkonsum). Die primären therapeutischen Pfeiler zur Verbesserung der Plasmaspiegel bzw. zur Abwendung entsprechender Risiken sind diätetische Maßnahmen und Alkoholverzicht, sinnvollerweise gepaart mit einer gesteigerten körperlichen Aktivität.

Hyperlipoproteinämien können aber auch durch genetische Störungen (primäre Fettstoffwechselstörung) verursacht sein oder infolge anderer Grunderkrankungen auftreten (Hypothyreose, Alkoholismus, Nieren-/Lebererkrankungen, Diabetes mellitus).

5.2 Ursachen

Bekannte Risikofaktoren für Atherosklerose mit ihren fatalen Folgen Herzinfarkt und Schlaganfall sind (➤ Abb. 5.1):

- Rauchen
- Stress
- Diabetes

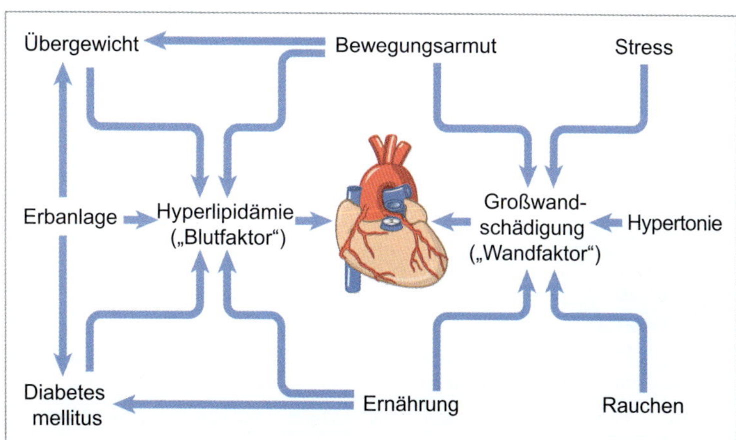

Abb. 5.1 Risikofaktoren der KHK und ihre wechselseitige Beeinflussung (aus: Greiling H, Gressner AM. Lehrbuch der Klinischen Chemie und Pathobiochemie. Stuttgart: Schattauer 1995: 302) [L138]

- Hypertonie
- Fettreiche Kost
- Lipidstoffwechselstörungen (Hyperlipidämie, Hypercholesterinämie)
- Adipositas

Das individuelle Risiko wird bisher anhand folgender **Fettstoffwechselmessgrößen** ermittelt: **Cholesterin, HDL-Cholesterin, LDL-Cholesterin** und **Triglyzeride.** Allerdings weisen die meisten Patienten mit KHK nur leicht erhöhte oder sogar „normale" Plasmalipidwerte auf. Es hat sich gezeigt, dass der LDL-Cholesterin-Spiegel als Vorhersageparameter für das Eintreten einer kardiovaskulären Erkrankung nur bedingt geeignet ist.

Für den Transport wasserunlöslicher Fette (Cholesterin, Phospholipide etc.) im Blut werden diese in unterschiedlich große und dichte Transportvesikel verpackt (sog. **Lipoproteine**). Für das individuelle Atheroskleroserisiko ist entscheidend, in welchen Lipoproteinpartikeln sich das Cholesterin befindet. Der wichtigste Risikofaktor ist ein erhöhter LDL-Wert, wohingegen hohe HDL-Werte (> 60 mg/dl) vor einem Herzinfarkt schützen. Ein niedriges HDL (< 40 mg/dl) wiederum gilt als zusätzlicher Risikofaktor.

Für die Entstehung der Atherosklerose ist nicht nur die absolute Konzentration an LDLs im Blutplasma von Bedeutung, sondern es sind vor allem auch ihre qualitativen Eigenschaften wie Größe und Dichte. Diese scheinbaren Widersprüche sind dadurch zu erklären, dass die Low-Density-Lipoproteine (LDLs) keine einheitliche Lipoproteinfraktion darstellen, sondern aus mehreren Subfraktionen bestehen, die sich in ihrer Größe und Dichte unterscheiden (➤ Abb. 5.2). Die Größe und Dichte eines LDL-Partikels wird ausschließlich durch die Anzahl der Cholesterinmoleküle bestimmt, die es transportiert. Die gleiche Menge an LDL-Gesamtcholesterin kann in wenigen großen oder aber in vielen kleinen LDL-Partikeln verpackt sein.

Bei den meisten Menschen (ca. 70–90 % der Gesamtpopulation) überwiegen die großen, leichten LDLs. Diese Situation entspricht dem Normaltyp und wird als **LDL-Phänotyp A** bezeichnet. 10–30 % der Bevölkerung weisen dagegen vermehrt kleine, dichte LDLs auf, was dem **LDL-Phänotyp B** entspricht. Die Prävalenz der kleinen, dichten LDLs ist bei jungen Männern und prämenopausalen Frauen gering und steigt mit dem Alter und nach der Menopause an. Der LDL-Phänotyp B findet sich bei 5–10 % der unter 20-jährigen Männer und Frauen vor der Menopause, bei rund 30 % der erwachsenen Männer und bei 15–25 % der postmenopausalen Frauen.

GUT ZU WISSEN

Studien zeigen, dass eine Dominanz der kleinen, dichten LDLs das Herzinfarktrisiko um das 3- bis 7-Fache erhöht, und zwar unabhängig vom totalen LDL-Cholesterin.

Bei 40–50 % aller Patienten mit KHK wurden vermehrt kleine, dichte LDLs gefunden, ohne dass das LDL-Cholesterin auffällig erhöht war. Auch bei einem Gesamtcholesteringehalt im Normbereich können erhöhte Werte bei den kleinen, dichten und oft oxidierten LDL-Partikeln für ein erhöhtes KHK- und Schlaganfallrisiko sprechen.

Ursache für die starke Atherogenität der kleinen, dichten LDLs ist der langsamere Abbau dieser Partikel. Sie haben eine geringere Affinität zum LDL-Rezeptor und verweilen daher doppelt so lange im Blutplasma wie große, leichte LDL-Partikel. Aufgrund ihrer geringen Größe gelangen die kleinen, dichten LDLs viel leichter und schneller in die Arterienwände, wo sie mit hoher Affinität an die Proteoglykane der

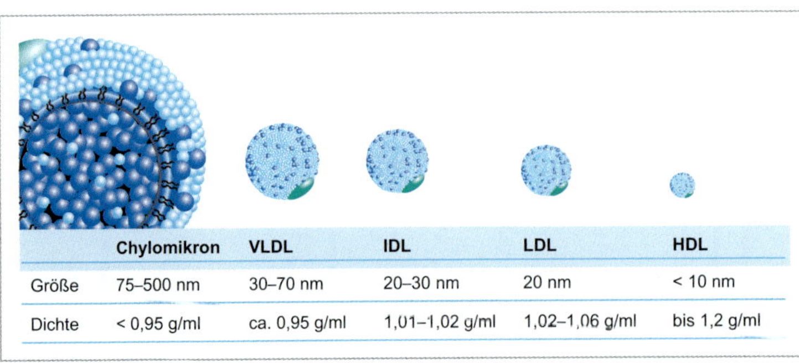

	Chylomikron	VLDL	IDL	LDL	HDL
Größe	75–500 nm	30–70 nm	20–30 nm	20 nm	< 10 nm
Dichte	< 0,95 g/ml	ca. 0,95 g/ml	1,01–1,02 g/ml	1,02–1,06 g/ml	bis 1,2 g/ml

Abb. 5.2 Größe und Dichte der Lipoproteine [V574]

extrazellulären Matrix binden und akkumulieren können. Wegen ihres geringeren Gehalts an Antioxidanzien können die kleinen, dichten LDLs besonders leicht oxidiert werden. Das **oxidierte Low-Density-Lipoprotein (oxLDL)** hat gegenüber LDL ein verstärktes atherogenes Potenzial. Oxidativ verändertes LDL wird in Endothelzellen, Makrophagen und RES-Zellen über sog. Scavenger-Rezeptoren (auch Acetyl-LDL-Rezeptoren) unbegrenzt aufgenommen. Bekannt sind die dabei entstehenden Schaumzellen, die zu subendothelialen Ablagerungen, sog. Plaques, führen und damit besonders atherogen sind (➤ Abb. 5.3).

oxLDL ist also ein Parameter, der direkt pathogenetisch zur Atherosklerose beiträgt. Entsprechend zeigte oxidativ verändertes LDL im Tierversuch und in klinischen Studien ein hohes atherogenes Potenzial. Die Verteilung der LDL-Subfraktionen wird zu einem großen Teil durch die Höhe der Triglyzeridwerte bestimmt. Bei einer Triglyzeridkonzentration von > 150 mg/dl treten bevorzugt kleine, dichte LDLs auf.

Atherosklerose wird heute als eine chronische, sich über viele Jahre erstreckende **Entzündung der Gefäße** angesehen. Die etablierten Risikofaktoren (s. o.) erklären nur einen Teil der kardiovaskulären Erkrankungen in der Bevölkerung. Daneben ist auch bekannt, dass entzündliche Aspekte das Risiko für atherosklerotische Veränderungen erhöhen. In diesem Zusammenhang kommt erhöhten Konzentrationen an **C-reaktivem Protein (CRP)** in der labordiagnostischen Beurteilung von Gefäßrisikofaktoren eine zunehmende Bedeutung zu. Eine kausale Rolle von CRP bzw. einer chronischen Entzündung hinsichtlich arterieller Gefäßrisiken lässt sich zwar derzeit nicht lückenlos darstellen, doch ist davon auszugehen, dass erhöhte CRP-Konzentrationen infolge bereits ablaufender atherosklerotischer Prozesse nachweisbar sind und insofern lediglich einen (wichtigen) Marker der Atherosklerose darstellen. Bislang wurde die Akute-Phase-Reaktion als systemische, d. h. den Gesamtorganismus erfassende, Reaktion verstanden. Demgegenüber stehen fokale, also z. B. auch in der Gefäßwand ablaufende Entzündungsreaktionen, die zu systemischen Reaktionen bzw. Symptomen führen.

Tatsächlich lassen sich im Rahmen atherosklerotischer Prozesse lokale **Merkmale einer chronischen Entzündung** nachweisen:

- Gesteigerte Synthese von inflammatorischen Zytokinen und Adhäsionsmolekülen
- Ablagerung von Komplementfaktoren
- Einwanderung von Makrophagen
- Proliferation von Muskelzellen und Fibroblasten

Derzeit ist davon auszugehen, dass einerseits die lipidüberladenen Plaques insbesondere auch durch die Makrophagentätigkeit eine chronische Entzündung initiieren, andererseits mikrobielle Infektionen (*Chlamydia pneumoniae*) einen CRP-Anstieg verursachen. Darüber hinaus wäre auch an Plaquebakterien zu denken. Die verschiedenen Spezies der Plaquebakterien aus dem Mundraum können über vielerlei Mechanismen zu schwerwiegenden lokalen Zahnfleischentzündungen führen, woraus eine chronische Parodontitis mit tiefer Taschenbildung und ausgedehntem Erregerreservoir resultiert. Inzwischen ist davon auszugehen, dass eine Parodontitis als ein unabhängiger Risikofaktor bzgl. Herzinfarkt und Schlaganfall einzustufen ist. Untersuchungen haben ergeben, dass das Herzinfarktrisiko zweimal so hoch und das Schlaganfallrisiko dreimal so hoch ist wie bei Patienten mit gesundem Zahnfleisch.

In atherosklerotischen Plaques wurden darüber hinaus erhöhte Spiegel an **lipoproteinassoziierter Phospholipase A_2 (Lp-PLA_2)** nachgewiesen. Diese fanden sich vor allem in Makrophagen instabiler, zur Ruptur neigender Läsionen. Die Lp-PLA_2 (PLA_2G7),

5

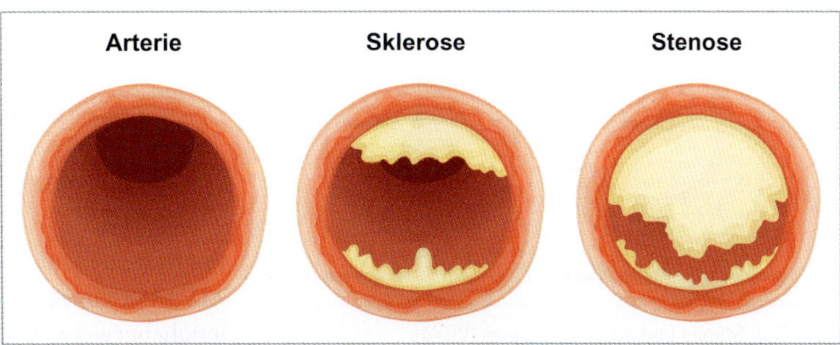

Abb. 5.3 Fortschreitende atherosklerotische Veränderungen durch erhöhte oxLDL-Werte [V574]

auch als Platelet-Activating-Factor-Acetylhydrolase (PAFAH) bekannt, ist eine kalziumunabhängige Serinlipase, die bevorzugt Phospholipide umsetzt. Sie wird vor allem von Makrophagen, Monozyten, T-Zellen und Mastzellen produziert. Im menschlichen Plasma und Serum zirkulieren mehr als zwei Drittel der Lp-PLA_2 an vorwiegend atherogene, kleine, dichte LDL-Partikel gebunden. Lediglich 20–30 % der Lp-PLA_2 befinden sich in den HDLs. Komplexe aus LDLs und Lp-PLA_2 dringen vom Gefäßlumen in die Intima ein. An der Oberfläche der LDLs werden die Phospholipide oxidiert. Die Lp-PLA_2 spaltet das oxidierte Phosphatidylcholin in die proinflammatorischen Substanzen Lysophosphatidylcholin und oxidierte Fettsäuren. Diese Substanzen lösen den Entzündungsprozess aus und stimulieren die Ausschüttung von Adhäsionsmolekülen und Zytokinen. Es kommt zur Einwanderung der Monozyten in die Intima. Diese differenzieren sich zu Makrophagen und werden, wie zuvor beschrieben, zu Schaumzellen, wenn sie oxLDL aufnehmen. In der Plaque sammeln sich die Schaumzellen und schütten weitere Zytokine und Proteasen aus, welche die zelluläre Matrix der fibrösen Kappe abbauen. Der Anteil an Lp-PLA_2 nimmt in der Plaque zu und fördert so den Entzündungsprozess. Die Plaque wird instabil und bricht auf (➤ Abb. 5.4). Infolgedessen kommt es zur Thrombenbildung und klinisch zum Herzinfarkt bzw. zum Schlaganfall.

Zahlreiche epidemiologische Arbeiten haben gezeigt, dass eine fischreiche Ernährung wegen des hohen Gehalts an **Omega-3-Fettsäuren** das Auftreten von kardiovaskulären Erkrankungen reduzieren kann.

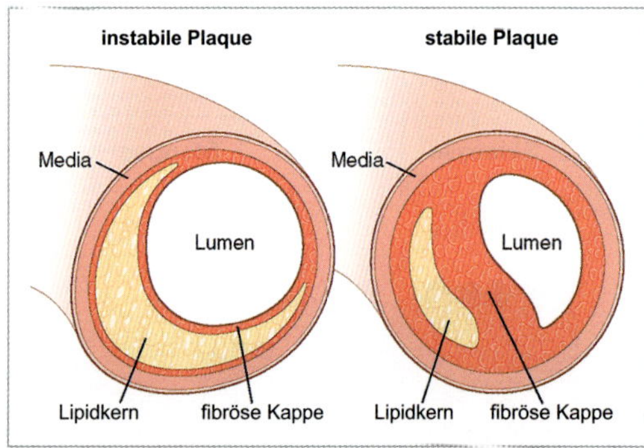

Abb. 5.4 Stabile und instabile Plaques [V574]

GUT ZU WISSEN

Auch bei psychischen Erkrankungen wird ein positiver Einfluss von Omega-3-Fettsäuren beobachtet. In neueren Studien konnte gezeigt werden, dass sich mit Omega-3-Fettsäuren Schizophrenien, manisch-depressive Erkrankungen, Depressionen sowie das Hyperaktivitätssyndrom positiv beeinflussen lassen.

Ein weiterer **unabhängiger Risikofaktor** ist das **Homocystein.** In der *Physicians Health Study* (USA 1992) mit knapp 15.000 untersuchten Probanden fand sich bei erhöhten Homocysteinwerten ein Anstieg des Risikos, an einem Herzinfarkt oder Schlaganfall zu erkranken, um das 3,4-Fache. Dabei bestand zwischen erhöhten Homocysteinspiegeln und anderen kardiovaskulären Risikofaktoren wie Hyperlipidämie, Diabetes, Rauchen und Hypertonie keine Korrelation. Bei bis zu 40 % der Patienten mit Koronaratherosklerose konnten erhöhte Homocysteinspiegel festgestellt werden. Weitere Untersuchungen, bei denen die sonografisch messbare Verdickung der Karotiden als Maß des atherosklerotischen Prozesses herangezogen wurde, ergaben hochsignifikante Korrelationen zwischen einer Verdickung und Stenosierung der A. carotis und dem erhöhten Homocysteinspiegel. Diese Patienten erleiden frühzeitig atherosklerotische Gefäßveränderungen mit Myokardinfarkten, zerebrovaskulären Insulten und Thrombembolien.

Homocystein ist eine sehr reaktive Aminosäure, die über Methylgruppen in vielfältiger Weise mit den Gefäßwänden interagiert. Es hat einen direkten toxischen Effekt auf das vaskuläre Endothel, stimuliert die Proliferation glatter Muskelzellen und führt über die Bildung freier Radikale zur Oxidation von LDL-Cholesterin. Ferner bewirkt Homocystein eine Aktivierung von Thrombozyten mit der Folge einer erhöhten Thromboseneigung.

Die Ursachen für erhöhte Homocysteinspiegel sind genetischer und nutritiver Natur.

GUT ZU WISSEN

Die Bedeutung des **Homocysteins** für kardiovaskuläre Erkrankungen ist wahrscheinlich höher zu bewerten als die der Hyperlipidämie.

Durch die erhöhte Konzentration des **Risikofaktors ADMA** (asymmetrisches Dimethylarginin) lassen sich möglicherweise weitere 20 % der kardiovaskulären

Ereignisse erklären. Das vaskuläre Endothel spielt sowohl bei der Aufrechterhaltung von physiologischem Gefäßdruck und Gefäßstruktur als auch bei funktionellen Veränderungen in der Gefäßwand, die den atherosklerotischen Prozess initiieren und verstärken, die zentrale Rolle. Der wichtigste Mediator, der von Endothelzellen sezerniert wird, ist Stickstoffmonoxid (NO). NO ist als endogener Vasodilatator in eine große Anzahl regulatorischer Prozesse des kardiovaskulären Systems involviert und das wichtigste antiatherosklerotische Molekül. NO wird über das Enzym NO-Synthase aus der Aminosäure L-Arginin synthetisiert. Methylierte Analoga von L-Arginin werden als endogen vorkommende Inhibitoren der NO-Synthase beschrieben: ADMA kommt dabei die größte Bedeutung zu. Verminderte NO- bzw. erhöhte ADMA-Werte korrelieren mit einer endothelialen Dysfunktion, die unterschiedliche Krankheitsbilder wie z. B. Atherosklerose, Hypertonie, Herzinsuffizienz oder erektile Dysfunktion verursachen kann. Deshalb wird ADMA als neuer, eigenständiger Parameter zur Früherkennung solcher Krankheitsgeschehen eingesetzt.

Die beste Möglichkeit zur KHK-Prävention ist die Identifizierung und Vermeidung von Risikofaktoren. Die Bestimmung molekularer Risikofaktoren ist besonders indiziert, wenn zwei oder mehr der genannten kardiovaskulären Risikofaktoren (Rauchen, Adipositas etc.) vorliegen.

5.3 Diagnostik

GUT ZU WISSEN

Lipid- und Lipoproteinwerte sind im Sinne einer klinisch-chemischen Basisdiagnostik der erste Schritt zur Beurteilung etwaiger Gefäßrisiken. Auf eine ausführliche Darstellung der Standardparameter wird in diesem Werk verzichtet (s. dazu Martin 2013). Grundsätzlich zu beachten ist aber, dass Lipid- und Lipoproteinwerte mit zunehmendem Alter ansteigen: Ein Wert, der für einen Erwachsenen mittleren Alters akzeptabel ist, kann für ein Schulkind alarmierend hoch sein.

Prinzipiell ist auf eine korrekte Präanalytik zu achten: Die Patienten müssen 12–16 h vor der Blutentnahme nüchtern bleiben. Auch kurzfristige Ernährungsveränderungen, Stress, verschiedene, auch akute Erkrankungen sowie Medikamente (z. B. Ovulationshemmer) können pathologische bzw. veränderte Ergebnisse bedingen. Der Konsum von Alkohol kann die Triglyzeridwerte bis zu 72 h nach Alkoholgenuss erhöhen, sodass eine entsprechend lange Karenz zu berücksichtigen ist. Die Lipidanalyse sollte daher in einer stabilen Lebenssituation des Patienten erfolgen. Pathologische Ergebnisse sollen mindestens zweimal nachkontrolliert werden. Der erste Schritt einer Therapie ist immer eine Ernährungs- und Lebensumstellung.

5.3.1 Homocystein als unabhängiger Risikofaktor für Atherosklerose und Thrombembolien

Homocystein kommt in der Nahrung nicht vor und wird im Organismus aus der essenziellen Aminosäure Methionin gebildet. Als Stoffwechselzwischenprodukt besteht ihre Funktion in der Übertragung von Methylgruppen. Im normalen Stoffwechsel wird die hochtoxische Aminosäure umgehend in Cystein umgewandelt oder in umgekehrter Richtung zu Methionin remethyliert, sodass sie im Blut und Urin von Gesunden nur in sehr geringer Konzentration nachweisbar ist.

Für die Umwandlung zu Cystein werden das Enzym Cystathionin-β-Synthase und als Cofaktor Vitamin B_6 benötigt; für den umgekehrten Mechanismus in Richtung Methionin sind als Cofaktoren Vitamin B_{12} und Folsäure vonnöten. Wie Homocystein in die Pathogenese der atherosklerotischen Plaquebildung eingreift, ist bislang nur ansatzweise verstanden.

Präanalytik

Probenmaterial:	Homocystein-Spezialröhrchen
Besonderheiten:	Die Blutabnahme sollte nüchtern erfolgen (mindestens 12 h Nahrungskarenz). Erhöhte Homocysteinspiegel werden auch durch Medikamente verursacht, z. B. durch Carbamazepin, Hydralazin, Penicillamin, Phenytoin und Methotrexat.
Lagerung & Transport:	• Lagerung bei RT • Versand im mitgelieferten Umröhrchen auf dem Postweg möglich

5

Befundinterpretation

Normwerte < 10 µmol/l.

Erhöhte Spiegel Homocystein ist ein normalerweise kurzlebiges Zwischenprodukt des Proteinabbaus. Es hat eine schädliche Wirkung auf die Gefäßinnenschicht (Endothel) und erleichtert die Anlagerung von „schlechtem" (LDL-)Cholesterin. Die Ergebnisse zahlreicher großer Studien belegen: Ein erhöhter Homocysteinspiegel im Blut ist ein wichtiger und unabhängiger Risikofaktor für eine frühzeitig einsetzende Atherosklerose mit den Folgeerkrankungen Myokardinfarkt, zerebraler Insult, periphere Venenverschlüsse und Thrombembolien.

Die häufigsten Ursachen einer Hyperhomocysteinämie sind eine mangelhafte Ernährung und eine Unterversorgung mit Vitamin B_6, Vitamin B_{12} und Folsäure. Alle drei Vitamine sind als Cofaktoren am Abbau von Homocystein beteiligt. Sind sie nicht in ausreichender Menge vorhanden, reichert sich Homocystein im Blut an. Diese Mangelzustände finden sich häufig bei älteren Menschen und können trotz normaler Serum-Vitaminspiegel vorliegen (intrazellulärer Vitaminmangel).

Eine Homocysteinerhöhung kann auch durch einen autosomal-rezessiv vererbten, heterozygoten Gendefekt mit einer verminderten Enzymaktivität von Cystathionin-β-Synthase oder einem Mangel an Homocystein-Methyltransferase bedingt sein. Der heterozygote Defekt der Cystathionin-β-Synthase tritt mit einer Häufigkeit von 1 : 70 in der Normalbevölkerung auf.

Medikation/Therapie

Zahlreiche Studien belegen die effektive Therapie einer Hyperhomocysteinämie durch Substitution mit Vitamin B_6, Vitamin B_{12} und Folsäure.

Die Zusammenstellung der nachstehend aufgeführten Präparate zur naturheilkundlichen Behandlung erhöhter Homocysteinspiegel ist als Anregung zu verstehen und stellt kein aufeinander abgestimmtes Therapiekonzept dar. Bei der individuellen Auswahl der Präparate für den Patienten sind ggf. vorhandene Kontraindikationen zu berücksichtigen (s. Beipackzettel des jeweiligen Herstellers).

Indikationen, Zusammensetzung, Dosierungs- und Anwendungsempfehlungen: ➤ Anhang (Tab. A–Z).

THERAPIEEMPFEHLUNGEN

- Homocystein Formula (nur über Biogena beziehbar)
- B_{12}/Folsäure Kapseln (nur über Biogena beziehbar)
- Pascorbin® 7,5 g (Pascoe)
- Folsäure-Injektopas® 5 mg (Pascoe)
- Vitamin B_6-Injektopas® 25 mg (Pascoe)
- Vitamin B_{12}-Depot-Injektopas® (Pascoe)

Komplementäre Mikronährstofftherapie

Mikronährstofflücken schließen – Homocysteinspiegel senken Der Homocysteinspiegel gilt als diätetisch beeinflussbarer Risikofaktor. Die körpereigene Substanz wird aus der Aminosäure Methionin gebildet. Für ihren weiteren Abbau zu Cystein bzw. für den Wiederaufbau zu Methionin werden die Vitamine **B_6**, **B_{12}** und **Folsäure** benötigt. Bei Hyperhomocysteinämie sind diese Ab- und Umbaumechanismen gestört, wodurch sich Homocystein im Plasma anreichert. Insbesondere ein Vitamin-B_{12}-Mangel führt zu Folsäuredefiziten, die als häufigste Ursache für einen erhöhten Homocysteinspiegel gelten.

5.3.2 C-reaktives Protein und Gefäßrisiken

CRP ist ein nichtglykolisiertes polymeres Protein, das zu den Akute-Phase-Proteinen gehört. Diese Proteine werden in der Leber produziert, um Fremdantigene schnell zu eliminieren, wobei die Ausschüttung über Zytokine wie IL-6 vermittelt wird. Die Bindung von CRP an die Zellwand stimuliert Makrophagen und andere Zellen zur Phagozytose.

Aktuelle Studien haben den entzündlichen Aspekt bei der Entstehung atherosklerotischer Veränderungen untersucht. Anhand der *Physicians Health Study* konnte z. B. gezeigt werden, dass zum Zeitpunkt der Untersuchung gesunde Probanden mit einem erhöhten CRP-Spiegel ein höheres atherosklerotisches Risiko haben als Menschen mit niedrigen CRP-Konzentrationen. Untersucht wurde u. a. die Auswirkung von 325 mg ASS auf die kardiovaskuläre Mortalität. Die Studie wurde aufgrund der hochsignifikanten Reduktion der Infarktrate (44 %) vorzeitig abgebrochen. Von besonderer Bedeutung war auch das Ergebnis, dass der protektive Effekt in empfindlichem Maße von der CRP-Konzentration abhängig war. Ähnliche Zusammenhänge konnten für die pAVK festgestellt werden. Auch im Rahmen einer Studie mit 22.071 Ärzten ergab sich ein Zusammenhang zwischen der CRP-Konzentration und dem Auftreten einer pAVK.

Der Anstieg von CRP ist als objektiver Reaktionsnachweis zur Erkennung einer IL-induzierten Entzündungsreaktion zu werten. Zur Einschätzung atherosklerotischer Risiken reichen die Standardmethoden zur CRP-Bestimmung wegen ihrer geringen Nachweisempfindlichkeit aber nicht aus. Jüngst wurden daher ultrasensitive Verfahren entwickelt, die CRP-Konzentrationen auch in einem Bereich zwischen 0,175 und 11 mg/l erfassen (Standard: ab 5 mg/l).

INFO

Durch die inzwischen durchgeführten Studien in Verbindung mit dem ultrasensitiven CRP-Test sind folgende Korrelationen nachweisbar:

- zwischen der KHK-Häufigkeit (insbesondere der instabilen Angina pectoris) und einem CRP-Spiegel von 0,5–4 mg/l
- zwischen der Schwere einer Koronarsklerose und der Höhe der CRP-Konzentration
- zwischen anderen Risikoparametern der Atherosklerose und der CRP-Konzentration

Präanalytik

Probenmaterial:	Serum
Besonderheiten:	Keine
Lagerung & Transport:	• Lagerung bei RT • Bei Lagerung über Nacht wird die Kühlung der Probe empfohlen (2–8 °C) • Versand im mitgelieferten Umröhrchen auf dem Postweg möglich

Befundinterpretation

Standard-Normwertbereich	mg/l
CRP	< 5,00
Bewertung	
Niedriges kardiovaskuläres Risiko	< 0,7
Hohes kardiovaskuläres Risiko	> 1,9
Hinweis auf akutes entzündliches Geschehen	> 5,0

Den Ergebnissen der *Physicians Health Study* zufolge steigt der CRP-Spiegel mit zunehmendem Lebensalter – im Zuge degenerativer Erkrankungen – oft deutlich an, was auf schwelende Entzündungsprozesse hinweist. Da dies bei Herz-Kreislauf-Erkrankungen (z. B. Myokarditis, Schlaganfall) eine Rolle spielen kann, können erhöhte Werte des ultrasensitiven CRP auf ein erhöhtes kardiovaskuläres Risiko hindeuten.

CRP steigt 6–10 h nach Einsetzen der Entzündungsprozesse an. Anstiege bis auf das 1000-Fache sind möglich. Bei adäquater Therapie ist ein Abfall innerhalb von 3 Tagen zu erwarten.

Erhöhte CRP-Spiegel (Angaben in mg/l)	
> 0,7	Niedriges kardiovaskuläres Risiko
> 1,9	Hohes kardiovaskuläres Risiko
> 5	Hinweis auf entzündliches Geschehen, Fokussuche (Entzündungsherd)
10–50	Leichter bis mäßiger Entzündungsprozess, unkomplizierte bakterielle Infektionen, schwere virale Infekte
> 50	Hohe/ausgedehnte Entzündungsaktivität bzw. erhöhter Zellkatabolismus (massive Infektion, Tumorerkrankung, aktiver rheumatischer Prozess, Herzinfarkt) Erhöhte Werte auch bei Einnahme von Estrogenen und oralen Antikonzeptiva

Medikation/Therapie

INFO

In einer Studie mit 61 adipösen postmenopausalen Frauen haben Tchernof et al. (2002) eine Korrelation zwischen Fettverlust und CRP nachgewiesen: Demnach führte eine Gewichtsreduktion zu einer Senkung zuvor erhöhter CRP-Spiegel. Möglicherweise steigert eine Fettakkumulation über inflammatorische Faktoren (IL-6, TNF-α) die CRP-Konzentration. Nicklas et al. (2004) konnten in einer ähnlichen Studie den CRP-Abfall durch Gewichtsreduktion bestätigen. Unter konstanter Diät sanken bei den Studienteilnehmern CRP, IL-6 sowie TNF-α wesentlich deutlicher als in der Gruppe, die ausschließlich Sport betrieb.

Die aus der Omega-3-Fettsäure EPA gebildeten Eicosanoide wirken nicht nur regulativ auf erhöhte Risikoparameter des Fettstoffwechsels, sondern auch antiphlogistisch. In diesem Zusammenhang ist das Verhältnis zwischen Omega-3- und Omega-6-Fettsäuren besonders beachtenswert, da Letztere bei der üblichen Ernährungsweise überwiegen und gegenteilige (entzündungsfördernde) Effekte initiieren. Zur Senkung erhöhter CRP-Spiegel bietet sich eine Therapie mit Fischöl, aber auch mit Alpha-Linolsäure (hochkonzentriert z. B. in Walnüssen bzw. Walnussöl) an.

Darüber hinaus ergab eine randomisierte, placebokontrollierte Studie, dass die Anwendung eines Multivitaminpräparats mit einer Verringerung der CRP-Spiegel assoziiert ist (besonders deutlich bei Studienteilnehmern mit CRP-Werten ≥ 1 mg/l).

Das nachstehend aufgeführte Präparat zur naturheilkundlichen Behandlung von erhöhten CRP-Werten ist als Therapieanregung zu verstehen (weitere Empfehlungen zur Therapie und Prävention von Herz-Kreislauf-Erkrankungen ➤ Kap. 5.4.1). Bei der individuellen Auswahl von Präparaten für den Patienten sind ggf. vorhandene Kontraindikationen zu berücksichtigen (s. Beipackzettel des jeweiligen Herstellers).

Indikationen, Zusammensetzung, Dosierungs- und Anwendungsempfehlungen: ➤ Anhang (Tab. A–Z).

THERAPIEEMPFEHLUNGEN

- Pascorbin® 7,5 g (Pascoe)

5.3.3 PLAC®-Test: Lp-PLA$_2$ – ein neuer kardio- und zerebrovaskulärer Marker

Die Bestimmung der Lp-PLA$_2$ erlaubt im Gegensatz zum systemischen Entzündungsmarker CRP eine spezifischere Aussage zur Plaquestabilität. Eine Reihe von klinischen Studien belegt die diagnostische und prognostische Wertigkeit der Lp-PLA$_2$ als einem zusätzlichen unabhängigen Laborparameter für die Bestimmung des individuellen Herzinfarkt- und Schlaganfallrisikos. Die Bestimmung ist besonders indiziert, wenn zwei oder mehr kardiovaskuläre Risikofaktoren vorliegen.

Der PLAC®-Test ist ein von der US-amerikanischen Arzneimittelbehörde FDA zugelassener, klinisch erprobter und zertifizierter Immunoassay zur quantitativen Bestimmung von Lp-PLA$_2$ in Plasma und Serum. In Verbindung mit klinischer Bewertung und Patientenrisikoeinschätzung kann er unterstützend zur Risikoprognose bei der mit Atherosklerose assoziierten KHK und bei ischämischem Schlaganfall eingesetzt werden. Der PLAC®-Test stellt eine ideale Ergänzung des Lipoprotein-Profils mit Bestimmung der LDL-Subfraktionen dar (LipoMun® ➤ Kap. 5.3.4).

Präanalytik

Probenmaterial:	Serum
Besonderheiten:	Expressversand
Lagerung & Transport:	Die Probe kühl (2–8 °C) lagern und innerhalb von 36 h zentrifugieren. Einsendung sollte gekühlt über einen Expressversand erfolgen (bitte Probenabholung im Labor anfordern).

Befundinterpretation

Normwerte	**ng/l**
Lp-PLA$_2$	< 235
Risikoeinstufung	
Niedrig	< 200
Mittel	200–235
Hoch	> 235

Erhöhte LP-LPA$_2$-Konzentrationen Die Lp-PLA$_2$ ist ein spezifischer Marker für vaskuläre Entzündungen. Im Gegensatz zu vielen anderen Entzündungsparametern ist sie bei systemischen entzündlichen Erkrankungen nicht erhöht. Eine hohe Lp-LPA$_2$-Konzentration bedeutet ein nahezu doppelt so hohes Risiko für ein kardiovaskuläres Ereignis. In einer ähnlichen Größenordnung bewegt sich die Assoziation von Lp-PLA$_2$-Spiegel und zerebrovaskulärem Risiko. Bei einer erhöhten Lp-PLA$_2$-Konzentration ist es außerordentlich wichtig, gut beeinflussbare Risikofaktoren der Atherosklerose zu behandeln.

Die Lp-PLA$_2$ wird von Makrophagen und anderen entzündlichen Zellen produziert. Die hauptsächlich LDL-gebundene Serinlipase oxidiert das LDL, was die Entwicklung und Progression von Atherosklerose fördert. Zudem entstehen dabei oxidierte freie Fettsäuren, die atherosklerotische Plaques begünstigen. Eine Verlaufskontrolle nach 6 Monaten wird empfohlen.

Weitere diagnostische Maßnahmen Bestimmung des Lipoprotein-Profils (insbesondere der LDL-Subfraktionen) und weiterer Atherosklerosemarker (z. B. Homocystein, oxLDL, Lipoprotein A). Ferner sind diätetische Maßnahmen (ballaststoffreiche, kohlenhydratarme Ernährung) sowie eine Intensivierung der körperlichen Bewegung ratsam.

Fibrate und Statine begünstigen die Verringerung der Lp-PLA_2-Konzentration. Darüber hinaus sollen Nikotinsäure und Omega-3-Fettsäuren eine Herabsetzung des Lp-PLA_2-Gehalts bewirken.

INFO

Studienlage zu Lp-PLA_2 und dem Risiko für zukünftige kardiovaskuläre Ereignisse

Mehrere große Studien belegen eine unabhängige Assoziation zwischen Lp-PLA_2 und dem Risiko für zukünftige kardiovaskuläre Ereignisse.

- In einer retrospektiven Fall-Kontroll-Studie wurden Proben von Männern mit Hypercholesterinämie (n = 1.740) aus der *West of Scotland Coronary Prevention Study* (WOSCOPS) verwendet. In der höchsten Quintile des Lp-PLA_2-Spiegels war im Vergleich zur niedrigsten Quintile ein doppelt so hohes KHK-Risiko zu beobachten. Dabei ist die Assoziation zwischen Lp-PLA_2 und dem KHK-Risiko unabhängig vom LDL-Spiegel und anderen Entzündungsmarkern (CRP, Leukozytenzahl und Fibrinogen). Die Studie zeigt, dass ein erhöhter Lp-PLA_2-Spiegel ein überzeugender Risikofaktor für KHK ist.
- In einer weiteren Studie, in der Proben aus der Studie *Atherosclerosis Risk in Communities* (ARIC) verwendet wurden, untersuchte man 6–8 Jahre lang 12.819 scheinbar gesunde Männer und Frauen mittleren Alters (45–64 Jahre). Die ARIC-Studie wurde erneut analysiert, um das mit erhöhten Lp-PLA_2-Spiegeln assoziierte Schlaganfallrisiko zu bestimmen. In der Probandengruppe wurden insgesamt 223 Schlaganfallereignisse gefunden; 194 Personen (87 %) hatten einen mit Atherosklerose assoziierten ischämischen Schlaganfall erlitten, wie von den ARIC-Studienleitern definiert. Dieser Anteil ischämischer Schlaganfälle im Verhältnis zur Gesamtzahl ist mit der Prozentzahl in der Gesamtbevölkerung konsistent. Die Ergebnisse dieser Studie zeigen, dass Lp-PLA_2 mit einem fast doppelt so hohen Schlaganfallrisiko einhergeht – auch nach Berücksichtigung der Daten für Blutdruck, Lipide, Diabetes, BMI und andere Entzündungsmarker.
- In Metaanalysen bestätigt sich zudem eine sehr konsistente Risikoassoziation. Die Analyse der Daten von 79.000 Menschen mit und ohne Herzerkrankung ergab, dass hohe Lp-PLA_2-Spiegel mit Schlaganfall und frühem Tod assoziiert sind. Der Risikoanstieg durch Lp-LPA_2 ist speziell bei Patienten mit Herzerkrankung ähnlich hoch wie das mit Bluthochdruck oder Hypercholesterinämie assoziierte Risiko.

Medikation/Therapie

➤ Kap. 5.4.2.

5.3.4 LipoMun®: LDL-Subfraktionen und ihr atherogenes Risiko

Durch die Bestimmung der LDL-Subklassen kann die Vorhersage einer KHK deutlich verbessert werden. Ein großer Teil der Menschen mit unauffälligen Lipidwerten, die aufgrund einer familiären Belastung kardiovaskulär gefährdet sind, kann nur durch die Erfassung der kleinen dichten LDLs identifiziert werden.

Die Bestimmung eines LDL-Subklassenprofils kann insbesondere für die Therapiekontrolle von Nutzen sein. LDL-Subfraktionen sind ein besserer Prädiktor für das Ansprechen auf eine Therapie als Veränderungen im Gesamt-LDL-Cholesterin. Durch eine Untersuchung von Lipoprotein-Subfraktionen werden ferner positive Veränderungen durch Lebensstiländerungen (Diät, körperliche Aktivität) früher erkennbar. Der Patient wird bei seiner Lebensumstellung positiv unterstützt.

Die individuelle quantitative Diagnostik der Lipoproteinparameter (HDL- , LDL-, Gesamtcholesterin, Triglyzeride) mit der Verteilung der LDL-Subfraktionen kann mittels LipoMun® erfolgen (➤ Abb. 5.5).

Die Aufteilung der LDL-Subfraktionen erfolgt dabei durch Polyacrylamid-Gel-Elektrophorese (PAGE). Die Vorteile dieser Methode sind die Ermittlung des tatsächlichen atherogenen Risikos des Patienten, eine optimierte Therapie mit entsprechender Therapiekontrolle sowie die Einsparung möglicherweise kontraproduktiver Medikamente.

Präanalytik

Probenmaterial:	Serum oder EDTA-Plasma
Besonderheiten:	Blutabnahme sollte nüchtern erfolgen (mindestens 12 h Nahrungskarenz)
Lagerung & Transport:	Serum: **Lagerung bei RT** • Bei Lagerung über Nacht wird die Kühlung der Probe empfohlen (2–8 °C) • Versand im mitgelieferten Umröhrchen auf dem Postweg möglich EDTA-Plasma: Lagerung und Transport gekühlt, Expressversand

5

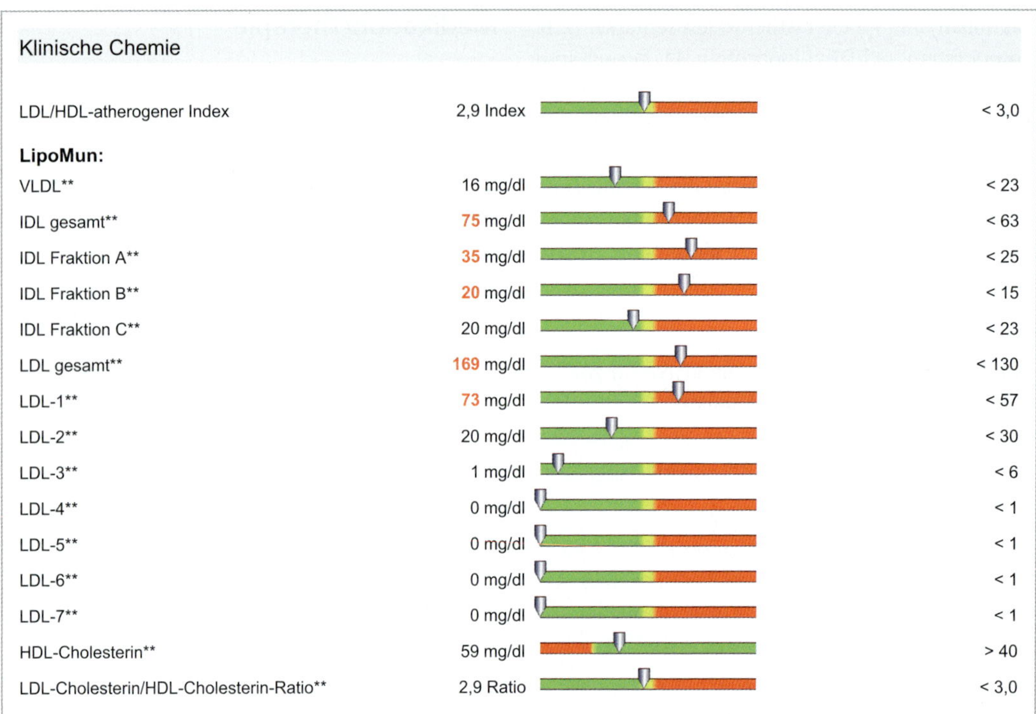

Klinische Chemie		
LDL/HDL-atherogener Index	2,9 Index	< 3,0
LipoMun:		
VLDL**	16 mg/dl	< 23
IDL gesamt**	75 mg/dl	< 63
IDL Fraktion A**	35 mg/dl	< 25
IDL Fraktion B**	20 mg/dl	< 15
IDL Fraktion C**	20 mg/dl	< 23
LDL gesamt**	169 mg/dl	< 130
LDL-1**	73 mg/dl	< 57
LDL-2**	20 mg/dl	< 30
LDL-3**	1 mg/dl	< 6
LDL-4**	0 mg/dl	< 1
LDL-5**	0 mg/dl	< 1
LDL-6**	0 mg/dl	< 1
LDL-7**	0 mg/dl	< 1
HDL-Cholesterin**	59 mg/dl	> 40
LDL-Cholesterin/HDL-Cholesterin-Ratio**	2,9 Ratio	< 3,0

Abb. 5.5 Befund: LipoMun® [V574]

Befundinterpretation

Erhöhte LDL-Werte Die LDL-Fraktionen 1 und 2 sind apathogen. Zeigt das LDL-Lipoprotein-Profil jedoch eine pathologische Abweichung in Richtung der kleinen, dichten atherogenen LDL-Partikel (LDL-Fraktion 3–7) an, besteht ein erhöhtes Atheroskleroserisiko. Eine solche Befundkonstellation entspricht dem LDL-Phänotyp B. Eine Verlaufskontrolle nach 6 Monaten wird empfohlen.

Erhöhte IDL- und/oder VLDL-Werte Very-Low-Density-Lipoproteine (VLDL) und Intermediate-Density-Lipoproteine (IDL) sind potenziell atherogen, da sie zu LDL abgebaut werden. Diätetische Maßnahmen (ballaststoffreiche, kohlenhydratarme Ernährung) sowie eine Intensivierung der körperlichen Bewegung sind ratsam. Eine Verlaufskontrolle nach 6 Monaten wird empfohlen.

Erniedrigte HDL-Werte Die Konzentration des gefäßschützenden HDL-Cholesterins ist erniedrigt, was einen weiteren Risikofaktor für Atherosklerose darstellt. Sehr häufig wird ein erhöhter Anteil kleiner dichter LDLs im Zusammenhang mit einer moderaten Hypertriglyzeridämie (> 180 mg/dl) bei normalem LDL-Cholesterin und verringertem HDL-Cholesterin beobachtet. Diese Lipidstoffwechselstörung stellt eine eigenständige Dyslipoproteinämie dar, die wegen ihrer besonders hohen Atherogenität als atherogener Lipoprotein-Phänotyp (ALP) bezeichnet wird. Aus epidemiologischer Sicht ist der ALP der wahrscheinlich wichtigste lipidassoziierte KHK-Risikofaktor.

Etwa die Hälfte der Patienten mit Typ-2-Diabetes und ca. 60 % der dialysepflichtigen Patienten weisen einen erhöhten Anteil an kleinen, dichten LDLs auf. Auch beim metabolischen Syndrom und bei Insulinresistenz entsteht ein asymmetrisches LDL-Profil aufgrund der Zunahme der kleinen, dichten LDL-Fraktion. Auch körperliche Inaktivität und eine sehr fettarme und kohlenhydratreiche Ernährung begünstigen insbesondere bei genetischer Prädisposition die Bildung kleiner, dichter LDLs.

Medikation/Therapie

Das KHK-Risiko kann durch eine gezielte Ernährungsumstellung, Bewegungs- und medikamentöse Therapie unter ärztlicher Aufsicht deutlich reduziert werden.

Die Zusammenstellung der nachstehend aufgeführten Präparate zur naturheilkundlichen Optimierung des LDL-Subklassenprofils ist als Anregung zu verstehen und stellt kein aufeinander abgestimmtes Therapiekonzept dar. Bei der individuellen Auswahl der Präparate für den Patienten sind ggf. vorhandene Kontraindikationen zu berücksichtigen (s. Beipackzettel des jeweiligen Herstellers).

Indikationen, Zusammensetzung, Dosierungs- und Anwendungsempfehlungen: ➤ Anhang (Tab. A–Z).

THERAPIEEMPFEHLUNGEN

- HDL Plus (nur über Biogena beziehbar)
- PycnoCardio® Q10 (nur über Biogena beziehbar)

Komplementäre Mikronährstofftherapie

HDL steigern – LDL senken

- **Niacin** (Eigenschaften ➤ Kap. 5.4.2)
- **Proanthocyanidine (OPC)** (Eigenschaften ➤ Kap. 5.4.2)

5.3.5 Oxidiertes LDL: Progression und Prognose von atherosklerotischen Plaques

INFO

Das oxidierte Low-Density-Lipoprotein (oxLDL) ist ein Stoffwechselprodukt des LDL mit gegenüber LDL verstärktem atherogenem Potenzial. LDL ist ein Transportprotein für Cholesterin und Phospholipide zu den Zellen. Über LDL-Rezeptoren werden die Lipoproteine in die Zellen aufgenommen, um den Bedarf an Zellbausteinen zu decken. Das aufgenommene Cholesterin unterdrückt die LDL-Rezeptorsynthese und limitiert damit die Neuaufnahme von cholesterinbeladenem LDL.

Weniger als 1 % des im Blut zirkulierenden LDL **ist oxidativ verändert** und in atherosklerotischen Plaques nachweisbar. Die Oxidation findet möglicherweise in den Endothelzellen atherosklerotisch veränderter Arterien statt, wo sich auch vermehrt redoxaktive Metallionen befinden.

Der oxLDL-Test bestimmt das durch Malondialdehyd (entsteht aus der Oxidation mehrfach ungesättigter Fettsäuren) modifizierte Apolipoprotein B100 des LDL-Moleküls. Die Bestimmung dient zur Beurteilung der Progression und Prognose von atherosklerotischen Plaques. Die Aussage eines erhöhten oxLDL ist dem LDL-Cholesterin in dieser Hinsicht überlegen.

Präanalytik

Probenmaterial:	Serum
Besonderheiten:	Keine
Lagerung & Transport:	Lagerung bei RT Bei Lagerung über Nacht wird die Kühlung der Probe empfohlen (2–8 °C) Versand im mitgelieferten Umröhrchen auf dem Postweg möglich

Befundinterpretation

Normwerte oxLDL < 235 ng/ml.

Erhöhte Werte oxLDL-Cholesterin ist ein Stoffwechselprodukt des LDL mit **besonders hohem atherogenem Potenzial.** Klinischen Studien zufolge weisen Patienten mit KHK, Karotissklerose und Apoplex signifikant höhere oxLDL-Spiegel auf als Kontrollpersonen. Besonders beim Typ-2-Diabetes besteht ein hohes Risiko für Atherosklerose. Den Daten der Augsburger MONICA-Studie zufolge war der oxLDL-Spiegel bei Personen mit kardiovaskulären Ereignissen im Vergleich zu Kontrollpersonen signifikant erhöht. Das oxLDL war in seiner Treffsicherheit der prognostischen Aussage dem LDL-Cholesterin, mit dem keine Korrelation besteht, überlegen.

GUT ZU WISSEN

Mehrfach ungesättigte Fettsäuren sind besonders oxidationsempfindlich. Der Verzehr sollte stark eingeschränkt werden (Margarine, Sonnenblumen-, Distelöl etc.). Ernährungsphysiologisch wertvoll und oxidationsstabiler sind einfach ungesättigte Fettsäuren (insbesondere Olivenöl, aber auch Raps- und Erdnussöl).

5

oxLDL zeigt auch keine Korrelation mit Parametern des Antioxidanzienstatus. Allerdings ist ein Zusammenhang mit oxidativem Stress nicht auszuschließen. Letztlich konnte aber die Wirksamkeit von Antioxidanzien zur Behandlung einer Atherosklerose in Studien noch nicht definitiv nachgewiesen werden, wohl aber die Einnahme von Omega-3-Fettsäuren.

Beachtenswert ist die duale Eigenschaft von Vitamin E. Verschiedene Arbeiten konnten zeigen, dass die Lipidperoxidation bei Anwesenheit von Vitamin E schneller verläuft. Vitamin E kann somit auch peroxidative Effekte haben. Therapeutisch sinnvoller ist der Einsatz von Tocotrienolen (Vitamin-E-Abkömmlinge).

Medikation/Therapie

5

Das nachstehend aufgeführte Präparat zur naturheilkundlichen Behandlung von erhöhten oxLDL-Spiegeln ist als Therapieanregung zu verstehen (weitere Empfehlungen zur Therapie und Prävention von Herz-Kreislauf-Erkrankungen ➤ Kap. 5.4.1). Bei der individuellen Auswahl von Präparaten für den Patienten sind ggf. vorhandene Kontraindikationen zu berücksichtigen (s. Beipackzettel des jeweiligen Herstellers).

Indikationen, Zusammensetzung, Dosierungs- und Anwendungsempfehlungen: ➤ Anhang (Tab. A–Z).

THERAPIEEMPFEHLUNGEN

- Pascorbin® 7,5 g (Pascoe)

5.3.6 ADMA: kardiovaskulärer Risikofaktor und endogener Inhibitor der NO-Synthase

Asymmetrisches Dimethylarginin (ADMA) ist ein im Blut und Urin nachweisbarer endogener Hemmstoff der NO-Synthese. Es besteht ein signifikanter und von anderen Risikofaktoren unabhängiger Zusammenhang zwischen erhöhten ADMA-Spiegeln und dem Auftreten schwerwiegender kardiovaskulärer Ereignisse bzw. der Gesamtmortalität.

Präanalytik

Probenmaterial:	Serum oder EDTA-Plasma
Besonderheiten:	Die Blutabnahme sollte nüchtern erfolgen (mindestens 12 h Nahrungskarenz)
Lagerung & Transport:	Lagerung bei RT Bei Lagerung über Nacht wird die Kühlung der Probe empfohlen (2–8 °C) Versand im mitgelieferten Umröhrchen auf dem Postweg möglich

Befundinterpretation

Erhöhte ADMA-Werte

Normwerte 0,26–0,64 mmol/l.

GUT ZU WISSEN

Erhöhte ADMA-Werte korrelieren mit einer **endothelialen Dysfunktion,** die unterschiedliche Krankheitsbilder (z. B. Atherosklerose, Hypertonie, Herzinsuffizienz) verursachen kann. Daneben können u. a. auch erektile Dysfunktion, Eklampsie, Diabetes mellitus, Leberversagen mit einer erhöhten ADMA-Konzentration einhergehen. Auch Erkrankungen durch Mangelernährung, Argininmangel, chronische Nierenerkrankungen, Hämodialyse und Lebererkrankungen bewirken erhöhte ADMA-Konzentrationen. Eine hohe ADMA-Konzentration führt zu einem relativen L-Arginin-Mangel. Durch die Substitution der natürlich vorkommenden Aminosäure L-Arginin kann die Bioverfügbarkeit von NO wiederhergestellt werden.

Bei kardiovaskulären Ereignissen Klinisch gesunde Personen, die neben erhöhten Cholesterinwerten weitere kardiovaskuläre Risikofaktoren hatten, wiesen erhöhte ADMA-Werte auf. In einer Studie aus Finnland zeigten klinisch gesunde Männer, deren ADMA-Werte in der höchsten Quartile lagen, ein um das ca. 4-Fache signifikant erhöhtes Risiko für ein schweres kardiovaskuläres Ereignis. In dieser Studie wird ADMA als unabhängiger Risikomarker für das Vorliegen von KHK bezeichnet.

Ebenso hatten Patienten mit chronischer Herzinsuffizienz höhere ADMA-Werte als Gesunde. Wie bereits durch zahlreiche prospektive klinische Studien gezeigt wurde, korrelieren bei diesen Patienten die erhöhten ADMA-Werte mit der Schwere der epithelialen Dysfunktion; die Therapie mit L-Arginin ermöglicht die Regeneration der endothelialen Funktion.

Bei peripherer arterieller Verschlusskrankheit (pAVK) Patienten mit pAVK weisen je nach klinischem Krankheitsstadium bis zu 3½-fach erhöhte ADMA-Werte auf. In derselben Studie wurde zudem nachgewiesen, dass die Exkretion der NO-Metaboliten im Urin je nach Erkrankungsstadium abnimmt. Ebenso wie die klinischen Symptome der Claudicatio intermittens sind auch die erniedrigten Ausscheidungen der NO-Metaboliten durch die Supplementierung von L-Arginin reversibel.

Bei Hypertonus Patienten mit essenziellem Bluthochdruck wiesen bis zu doppelt so hohe ADMA-Werte auf wie gesunde Kontrollpersonen. Zudem ist die Ausscheidung von NO-Metaboliten im Urin bei Hypertonikern deutlich erniedrigt.

Bei chronischem Nierenversagen und Hämodialyse Erhöhte ADMA-Werte konnten erstmals bei Patienten mit chronischem Nierenversagen nachgewiesen werden. Sie tragen einerseits zu der endothelialen Dysfunktion bei, die bei dieser Erkrankung vorliegt, andererseits könnten sie zumindest teilweise für die sehr häufigen kardiovaskulär verursachten Erkrankungen und Todesfälle bei chronischem Nierenversagen verantwortlich sein. Somit können bei Patienten mit chronischem Nierenversagen und erhöhtem ADMA-Spiegel Aussagen über die Höhe des kardiovaskulären Risikos getroffen und frühzeitig entsprechende Therapiemaßnahmen eingeleitet werden.

Bei Eklampsie Die Eklampsie wird heute als Folge einer gestörten endothelabhängigen Regulation des uterinen und systemischen mütterlichen Blutflusses gesehen. Hierdurch ist auch das Auftreten der drei klinischen Hauptsymptome der Eklampsie (Hypertonus, Ödembildung, Proteinurie) sowie das Risiko der intrauterinen Wachstumsretardierung erklärbar. Es wurde gezeigt, dass Schwangere, die eine Eklampsie entwickelten, eine endotheliale Dysfunktion aufweisen, während gesunde Schwangere eine intakte Endothelfunktion besitzen. In einigen Studien wurden erhöhte ADMA-Konzentrationen als Risikomarker für eine Eklampsie identifiziert. Somit könnte die Quantifizierung der ADMA-Werte als diagnostischer Marker für die mögliche Entwicklung einer Eklampsie dienen.

Bei erektiler Dysfunktion Bei vielen Patienten mit erektiler Dysfunktion, die häufig mit einer Herz-Kreislauf-Erkrankung oder dem Vorliegen kardiovaskulärer Risikofaktoren einhergeht, liegt eine Störung des L-Arginin-NO-cGMP-Stoffwechselweges vor. NO beeinflusst die Regulation des Gefäßdrucks im Corpus cavernosum bei der Erektion. Studien zufolge kann eine organisch verursachte erektile Dysfunktion bei einer Vielzahl von Patienten durch hoch dosierte (5 g/d) orale Supplementierung von L-Arginin therapiert werden. Hierbei stellten sich besonders dann Erfolge ein, wenn vor der Supplementierung eine verminderte NO-Produktion oder -Exkretion vorlag. Zudem konnte belegt werden, dass bei Patienten mit erektiler Dysfunktion, die gleichzeitig eine Herzkranzgefäßerkrankung oder einen Diabetes mellitus aufwiesen, nicht nur erhöhte ADMA-Konzentrationen, sondern auch erniedrigte L-Arginin-Werte nachweisbar sind. Im Gegensatz dazu zeigten Patienten mit traumatisch bedingter erektiler Dysfunktion keine erhöhten ADMA-Werte.

Medikation/Therapie

Die Zusammenstellung der nachstehend aufgeführten Präparate zur naturheilkundlichen Behandlung erhöhter ADMA-Werte ist als Anregung zu verstehen und stellt kein aufeinander abgestimmtes Therapiekonzept dar. Bei der individuellen Auswahl der Präparate für den Patienten sind ggf. vorhandene Kontraindikationen zu berücksichtigen (s. Beipackzettel des jeweiligen Herstellers).

Indikationen, Zusammensetzung, Dosierungs- und Anwendungsempfehlungen: ➤ Anhang (Tab. A–Z).

THERAPIEEMPFEHLUNGEN

- Pycnogenol® 100 (nur über Biogena beziehbar)
- ThromBalance® 150/50 (NICApur)
- Pascovasan® SL (Pascoe)
- Aronia vital® (Pascoe)

Komplementäre Mikronährstofftherapie

Schutz von Endothelzellen durch Verbesserung der NO-Synthese **Pycnogenol®** verbessert die Endothelfunktionen, indem es die Synthese des gasförmigen Neurotransmitters NO erhöht. NO hat eine Schlüsselfunktion in der Regulierung des Gefäßtonus. Es bewirkt an den Rezeptoren der Gefäßmuskulatur eine Relaxation, wodurch es in der Folge zu einer Vasodilatation kommt. In einer randomisierten placebokontrollierten Doppelblindstudie war nach Verabreichung von Pycnogenol® die endothelabhängige Vasodilatation durch die Erhöhung der NO-Produktion nachweisbar. Zusätzlich vermindert NO die Thrombozytenaggregation durch Inhibierung von Thromboxan. Störungen der NO-Synthese erhöhen das Risiko atherothrombotischer Ereignisse wie Myokardinfarkt oder Schlaganfall.

Blutfluss erhalten **Fruitflow®** ist ein patentierter standardisierter Tomatenextrakt mit antithrombotischen, antiinflammatorischen und antioxidativen Wirkungen. Er erhält die glatte Oberfläche der Blutplättchen und verhindert ihre Verklumpung. Der normale Blutgerinnungsprozess nach Verletzungen wird nicht beeinflusst. Dieser Effekt wurde in mehreren Studien nachgewiesen und von der Europäischen Agentur für Lebensmittelsicherheit (EFSA) bestätigt.

5.3.7 Cholin, Betain, TMAO: Biomarker der Atherosklerose

Trimethylaminoxid (TMAO) gehört zu den bakteriellen Schlüsselmetaboliten, die bei der Entwicklung kardiovaskulärer Erkrankungen eine herausragende Rolle spielen. TMAO entsteht in der Leber oxidativ aus Trimethylamin (TMA). Zahlreiche Studien belegen, dass TMAO nicht nur einen kardiovaskulären Risikofaktor darstellt, sondern auch mit einer generalisierten Atherosklerose, einer erhöhten Thromboseneigung, Fettleber, Insulinresistenz sowie einer viszeralen Adipositas in Verbindung gebracht wird. TMAO begünstigt die Entwicklung einer vaskulären Entzündung sowie die Bildung von Schaumzellen in den Gefäßwänden. Darüber hinaus hemmt TMAO den Cholesterinrücktransport, beeinflusst den Gallensäurenstoffwechsel ungünstig und erhöht die Thrombozytenaktivität.

Den Methylaminen Cholin und Betain, die hauptsächlich durch die Nahrung aufgenommen werden, kommt einerseits eine hohe physiologische Bedeutung zu; andererseits können sie die intestinale Bildung von TMA fördern. Daher können Cholin und Betain unter ungünstigen Umständen als Vorläufer von TMAO eine negative Rolle bei der Entstehung kardiovaskulärer Erkrankungen spielen.

Neben der quantitativen Bestimmung von Cholin, Betain, TMAO und TMA im Urin sowie TMAO im Serum kann mittels molekulargenetischer Analyse das enzymatische Potenzial intestinaler Mikroben, die zur TMA-Synthese befähigt sind, ermittelt werden.

Cholin

Cholin ist in lebenden Organismen sehr verbreitet und liegt in freier wasserlöslicher wie auch in gebundener Form (Lecithine) vor. Den höchsten Gehalt weisen Eigelb, Rinder- und Schweineleber auf.

Als Vorläufer des Neurotransmitters Acetylcholin ist Cholin aber auch ein Teil des TMAO-Metabolismus. TMA-produzierende Bakterien können im Darm aus Cholin TMA bilden, das dann nach enteraler Aufnahme zu TMAO umgewandelt wird. Indirekt kann daher eine erhöhte Nahrungsaufnahme von Cholin die Bildung von TMAO fördern.

Für den Menschen ist Cholin als wichtige Quelle von Methylgruppen essenziell für die Homöostase der normalen Zellfunktion. Darüber hinaus ist es für die Signalfunktion von Zellmembranen verantwortlich. Eine Mangelversorgung führt zu Leber- und Muskelschäden bei Erwachsenen. In der fetalen Entwicklung kann eine Cholinmangeldiät der Schwangeren Entwicklungsstörungen, Gehirnschäden oder Neuralrohrdefekte verursachen.

Als Lieferant von Methylgruppen ist ein Mangel an Cholin, ähnlich wie bei Betain, häufig die Ursache für erhöhte Homocysteinspiegel im Blut und damit verbunden für kardiovaskuläre Erkrankungen.

Betain

Betain ist reichlich in Getreide, Spinat und Roter Bete vorhanden. Es kann aber auch von Bakterien im Darm aus Cholin oder L-Carnitin gebildet werden. Das intestinale Mikrobiom kann aus Betain zudem TMA bilden, das dann in der Leber zu TMAO umgewandelt wird. Daher kann Betain indirekt das Risiko für eine kardiovaskuläre Erkrankung erhöhen.

Im menschlichen Organismus spielt Betain als Methylgruppenlieferant eine wichtige Rolle, vor allem im Homocysteinmetabolismus. Methylierungsreaktionen sind wichtig für Leberfunktionen, zelluläres Wachstum und Entgiftungsprozesse. Erniedrigte Betainspiegel werden bei über 20 % der Patienten mit Diabetes mellitus festgestellt.

Durch eine Wechselbeziehung zum Lipidmetabolismus sind niedrige Betainspiegel oft Ursache für Dyslipidämien und können zur Entwicklung einer Adipositas führen. Im Zusammenhang mit TMAO wird Betain auch als Risikofaktor für kardiovaskuläre Erkrankungen beschrieben.

Im Gegensatz dazu mildert Betain die toxischen Wirkungen des Alkohols ab und verbessert die Leberfunktion bei nichtalkoholischer Fettleber sowie bei durch Xenobiotika oder Gallensäuren verursachten Lebererkrankungen.

INFO

- Betain und Cholin …
  - sind essenzielle Mikronährstoffe, die auch Vorläufer von TMA und TMAO sind,
  - spielen als Methylgruppenlieferanten eine wichtige Rolle für die Leberfunktion.
- Zu hohe Level im Urin können durch erhöhte Nahrungsaufnahme erklärt werden und fördern über TMAO indirekt das Risiko für Atherosklerose, Diabetes und metabolisches Syndrom.
- Niedrige Level können mit Stoffwechselstörungen sowie Muskel- und Nervenschäden in Verbindung stehen.

Intestinales Mikrobiom und TMAO

Die den Darm besiedelnden Bakterien produzieren aus den unverdauten Nährstoffen viele stoffwechselaktive Metaboliten wie kurzkettige Fettsäuren oder Vitamine, die als gesundheitsfördernd bekannt sind. Anderseits gibt es Bakterien, die aus TMA-haltigen Verbindungen wie Cholin, Betain, Phosphatidylcholin und Carnitin das TMA im Darm freisetzen. Diese Stoffe sind vor allem in rotem Fleisch und Eigelb in größeren Mengen enthalten. TMA wird nach der Aufnahme im Darm in der Leber durch die flavinabhängige Monooxygenase (FMO) zu TMAO oxidiert. Häufiger Konsum von rotem Fleisch und Eiern sowie eine ungünstige Zusammensetzung der intestinalen Bakterien begünstigt daher die Entwicklung hoher TMAO-Konzentrationen im Blut.

Welche Rolle die Zusammensetzung der intestinalen Bakterien im Rahmen der TMA-Freisetzung spielt, ist bereits durch zahlreiche Studien belegt. Koeth und sein Team stellten fest, dass eine hohe Besiedelung durch die Gattungen *Prevotella* und *Mucispirrillum* sowie durch den Bakterienstamm Tennericutes mit erhöhten Konzentrationen an TMA bzw. TMAO assoziiert sind. Andere Forscher kamen zu dem Ergebnis, dass mehrere Bakterienarten der Stämme Firmicutes und Proteobacteria in der Lage sind, sehr hohe Mengen an TMA aus Cholin zu produzieren. Bei einer Besiedelung des Darms mit diesen Bakterien besteht das Risiko, dauerhaft einem erhöhten TMAO-Spiegel ausgesetzt zu sein (➤ Kap. 1.5).

Die mit der 16SrRNA-Sequenzierung durchgeführten molekularbiologischen Genanalysen identifizierten insbesondere *Clostridium XIVa, Eubacterium* spp. und *Escherichia coli* als potenzielle Produzenten von TMA.

Folglich ist nicht das Vorliegen bestimmter Bakterienspezies entscheidend, sondern ihre genetische Veranlagung. Die TMA-Synthese wird vor allem durch die Enzyme Cholin-TMA-Lyase (cutC) und Carnitin-Oxygenase (cntA) gesteuert.

Kardiovaskuläre Erkrankungen und TMAO

Die Atherosklerose und die daraus resultierenden kardiovaskulären Erkrankungen sind in industrialisierten Ländern derzeit die Haupttodesursachen. In vielen Studien wurden Cholesterin und Lipoproteine (LDL) als Risikofaktoren identifiziert, deren Absenkung bei einer großen Anzahl von Patienten zu einem verminderten Auftreten kardiovaskulärer Ereignisse führt. Trotzdem blieb die Atherosklerose bei mehr als 50 % der Patienten bestehen, sodass weitere, vom Fettstoffwechsel unabhängige Faktoren eine Rolle spielen müssen. Neben der chronischen Entzündung, die häufig durch direkte regulatorische Effekte der Darmbakterien auf das intestinale Immunsystem entsteht, konnte der mikrobielle Metabolit TMAO als eine der Ursachen identifiziert werden.

Eine wissenschaftliche Langzeitstudie am *Heart and Vascular Institute* der Cleveland Clinic untersuchte den Einfluss von TMAO auf die periphere Atherosklerose (pAVK) sowie auf die 5-Jahres-Mortalität. Unter Berücksichtigung von Faktoren wie Entzündungsmarker und Anamnese deuteten die Ergebnisse dieser Studie auf das Potenzial von TMAO als langfristigem prognostischem Risikoparameter für Patienten mit pAVK hin. Patienten mit TMAO-Spiegel im oberen Quartil (Q4) zeigten eine besonders hohe Sterblichkeit und bedürfen einer diätetischen und pharmakologischen Therapie.

In einer Studie an der Universität Tübingen wurde der Einfluss von TMAO-Blutspiegeln auf die Entwicklung von Stammfettsucht, Leberverfettung, Halsarteriendicke und Insulinresistenz untersucht. Die Ergebnisse belegen, dass TMAO ein wesentlicher Risikofaktor für die Entwicklung von Zivilisationskrankheiten wie Atherosklerose, kardiovaskuläre Erkrankungen, Diabetes mellitus und Adipositas darstellt.

INFO

TMAO und TMA

- TMAO steht für das Molekül Trimethylamin-N-oxid.
- Das Molekül wird in der Leber aus dem Vorläufermolekül Trimethylamin (TMA) gebildet, das wiederum beim Abbau von Nahrungsstoffen wie z. B. Phosphatidyl-Cholin und L-Carnitin durch Darmbakterien entsteht.
- TMAO begünstigt die Entwicklung von Atherosklerose.

Chronische Niereninsuffizienz, Diabetes mellitus und TMAO

Neben den beobachteten starken Auswirkungen auf die Entwicklung kardio- und neurovaskulärer Erkrankungen wurde eine Analogie bei chronischer Niereninsuffizienz („chronic kidney disease", CKD) festgestellt. Darüber hinaus zeigte sich bei Patienten ohne CKD eine positive Korrelation zwischen TMAO und Cystatin C. Ob es sich um ein Resultat der verminderten Clearance durch glomeruläre Filtration, passive Exkretion, reduzierte N-Oxidation des TMA im proximalen Tubulus oder durch alle beteiligten Mechanismen handelt, ist noch nicht endgültig geklärt.

In einer weiteren Studie mit 2694 Probanden, darunter 1346 neu diagnostizierte Diabetespatienten, wurde der Zusammenhang zwischen TMAO-Spiegeln im Plasma und dem Auftreten von Diabetes mellitus untersucht. Bei Diabetikern wurden deutlich höhere TMAO-Spiegel gemessen als bei gesunden Kontrollpersonen. Dadurch können Pathomechanismen wie inflammatorische Veränderungen im Fettgewebe sowie die Begünstigung einer Insulinresistenz in Gang gesetzt werden, die als Auslöser für Diabetes mellitus gelten. Damit stellen hohe TMAO-Spiegel ein Risiko dar, an einem Typ-2-Diabetes zu erkranken.

TMAO und die Ernährungsweise

Im Rahmen einer gesunden Ernährung (z. B. mediterrane Diät) wird sehr oft Seefisch empfohlen. Es mag kontrovers erscheinen, dass Seefische, die reich an Vitamin D und Omega-3-Fettsäuren sind, ebenfalls hohe Mengen an TMAO enthalten. Das TMAO dient der Stabilisierung der Proteine und der Regulation des osmotischen Drucks im Gewebe der Fische. So kommt es zum typischen Fischgeruch durch das gasförmige TMA, wenn das Fischgewebe bei nicht korrekter Lagerung enzymatisch zersetzt wird.

Für die Seafood-Liebhaber hat das zugeführte TMAO möglicherweise positive Effekte im Darm. Es wirkt als Elektronenrezeptor für Atmungsprozesse der fakultativ anaeroben Bakterien und hemmt indirekt die Freisetzung von TMA aus Cholin und Carnitin, was dem TMA-Lyase-Hemmereffekt ähnelt.

Hohe TMAO-Aufnahmen, ausgelöst z. B. durch Fischkonsum, führen zu einem erhöhten Level im Körper für ca. 6 h. Es werden jedoch 96 % der aufgenommenen TMAO-Menge innerhalb von 24 h wieder durch den Urin ausgeschieden. Entscheidend für die Risikoentstehung ist somit die chronische Belastung durch TMA und TMAO im Körper, die vor allem durch die im Darm befindlichen Bakterien verursacht wird.

INFO

TMAO und Mikrobiom/Ernährung/Nahrungsergänzung

- Erhöhte TMAO-Spiegel sind bei Menschen nachweisbar, die durch ihr Ernährungsverhalten charakteristische Veränderungen des intestinalen Mikrobioms aufweisen.

- Der regelmäßige Verzehr von tierischen Produkten bewirkt durch die erhöhte Zufuhr von Carnitin, Cholin und Lecithin eine Anpassung des Mikrobioms. Diese zeichnet sich durch eine erhöhte Zellzahl von Keimen aus, die zur TMA-Synthese befähigt sind.
- In diesen Fällen kann auch der Verzehr von carnitinhaltigen Nahrungsmitteln oder Nahrungsergänzungsmitteln zu erhöhten TMAO-Spiegeln führen.
- Vegetarier und Veganer zeigen aufgrund der anderen Zusammensetzung ihres intestinalen Mikrobioms keinen Anstieg der TMAO-Spiegel – auch nicht durch konzentrierte Carnitinzufuhr (z. B. aus Nahrungsergänzungsmitteln).
- Dimethyl-1-butanol, das in kaltgepresstem Oliven- und Traubenkernöl sowie in Rotwein und Balsamico-Essig enthalten ist, hemmt die mikrobielle TMA-Synthese.

Labordiagnostik

Mit der gut etablierten Messmethode LC-MS/MS lassen sich der Biomarker TMAO im Serum sowie TMAO, TMA, Betain und Cholin im Urin bestimmen, sodass Gesundheitsrisiken frühzeitig erkannt und entsprechende Präventionsmaßnahmen eingeleitet werden können.

Durch eine molekulargenetische Analyse kann der Anteil der gentragenden Bakterien für die Enzyme Cholin-TMA-Lyase und Carnitin-Oxygenase in einer Stuhlprobe bestimmt werden. So kann das TMA-Bildungspotenzial der Darmbakterien identifiziert und mit entsprechenden therapeutischen Maßnahmen entgegengesteuert werden.

Präanalytik

Organix® TMAO (TMA, TMAO, Betain und Cholin im Urin)	
Probenmaterial:	Morgenurin angesäuert (Testset)
Probenversand:	Kein Meeresfrüchte-/Fischkonsum mindestens 48 h vor Urinsammlung
Lagerung & Transport:	Lagerung bei RT Bei Lagerung über Nacht wird die Kühlung der Probe empfohlen (2–8 °C) Versand im mitgelieferten Umröhrchen auf dem Postweg möglich

TMAO im Serum	
Probenmaterial:	Serum
Probenversand:	Keine Besonderheiten
Lagerung & Transport:	Lagerung bei RT Bei Lagerung über Nacht wird die Kühlung der Probe empfohlen (2–8 °C) Versand im mitgelieferten Umröhrchen auf dem Postweg möglich

TMA-bildende Bakterien	
Probenmaterial:	Stuhl
Probenversand:	Keine Besonderheiten
Lagerung & Transport:	Lagerung bei RT Bei Lagerung über Nacht wird die Kühlung der Probe empfohlen (2–8 °C) Versand im mitgelieferten Umröhrchen auf dem Postweg möglich

5.3.8 Omega-3-Index in der Sekundärprävention kardiovaskulärer Erkrankungen

Sowohl Omega-3-als auch Omega-6-Fettsäuren sind essenzielle Fettsäuren und müssen mit der Nahrung aufgenommen werden. Entscheidend ist jedoch nicht allein eine ausreichende Zufuhr, sondern ihr Verhältnis zueinander. Ein Übermaß an Omega-6-Fettsäuren verdrängt z. B. die Omega-3-Moleküle aus den Membranen von Herzmuskelzellen und erhöht somit das Risiko für Kammerflimmern. Aufgrund der modernen Ernährungsgewohnheiten hat sich in den letzten Jahrzehnten ein fatales Ungleichgewicht im optimalen Verhältnis zwischen Omega-3- und Omega-6-Fettsäuren eingestellt. Während bei den Menschen in der Steinzeit (und heute noch bei den Inuit) das Verhältnis von Omega-3- zu Omega-6-Fettsäuren in der Nahrung noch 1 : 1 betrug, enthält die Nahrung in den Industrieländern heute nur noch geringe Mengen an Omega-3-Fettsäuren (ein Verhältnis Omega-3 zu Omega-6 von 1 : 10–20). Dem Jahresbericht der Deutschen Gesellschaft für Ernährung zufolge beträgt die tägliche Aufnahme von Omega-3-Fettsäuren lediglich 0,15–0,25 g anstatt der erforderlichen 1,2–

1,5 g an Eicosapentaensäure (EPA) und Docosahexaensäure (DHA). Durch diese Mangelernährung ist die natürliche Balance von nachteiligen Omega-6- und regulierenden Omega-3-Fettsäuren gestört. Hierin könnte eine mögliche Ursache für die Zunahme von Zivilisationskrankheiten liegen.

Die langkettigen Omega-3-Fettsäuren (Alpha-Linolensäure, DHA und EPA) und Omega-6-Fettsäuren (Linolsäure, Arachidonsäure) werden in die Zellmembran eingebaut und in Prostaglandine, Thromboxane und Leukotriene umgewandelt. Die aus Omega-3-Fettsäuren gebildeten Prostazykline und Thromboxane hemmen die Thrombozytenaggregation und wirken im Gegensatz zu den aus der Arachidonsäure (eine Omega-6-Fettsäure) gebildeten Prostazyklinen und Thromboxanen antiinflammatorisch.

INFO

In der 2-jährigen *Diet and Reinfarction Trial* (DART) wurden mehr als 2000 Männer mit akutem Herzinfarkt untersucht. Hierbei zeigte sich nur in der Gruppe der Patienten, die 2-mal pro Woche Fisch zu sich nahmen, eine Senkung der Gesamtsterblichkeit um 29 %. Im Rahmen der GISSI-Präventionsstudie erhielten mehr als 11.000 Patienten, die 3 Monate vorher einen Herzinfarkt erlitten hatten, über einen Zeitraum von 3,5 Jahren täglich 1 g Omega-3-Fettsäuren, 300 mg Vitamin E, eine Kombination daraus oder Placebo. In der Gruppe, die Omega-3-Fettsäuren erhielt, sank die Gesamtmortalität signifikant um 20 % und die kardiovaskuläre Mortalität um 30 %. Die Gefahr, an plötzlichem Herztod zu versterben, war sogar um mehr als 45 % verringert.

Zu den wesentlichen kardioprotektiven Eigenschaften der Omega-3-Fettsäuren gehören die Senkung des Triglyzeridspiegels sowie eine Erhöhung des HDL-Cholesterins. Omega-3-Fettsäuren senken den Blutdruck, erweitern die kleinen Blutgefäße, hemmen die Thrombozytenaggregation und verbessern die Fließeigenschaft des Blutes. Weiterhin konnte gezeigt werden, dass sie auf Karotisplaques stabilisierend wirken. Die wichtigste kardioprotektive Eigenschaft der Omega-3-Fettsäuren ist ihr **antiarrhythmischer Effekt:**

- Hemmung und Terminierung der Fibrillation in Kardiomyozyten
- Reduktion ischämiebedingten Herzflimmerns
- Reduktion der koronaren Mortalität durch hohe Plasmaspiegel von EPA/DHA
- Reduktion des plötzlichen Herztods um 45 % (GISSI-Präventionsstudie)

Präanalytik

Probenmaterial:	EDTA-Blut
Besonderheiten:	Die Blutabnahme sollte nüchtern erfolgen (mindestens 12 h Nahrungskarenz)
Lagerung & Transport:	Lagerung bei RT Bei Lagerung über Nacht wird die Kühlung der Probe empfohlen (2–8 °C) Versand im mitgelieferten Umröhrchen auf dem Postweg möglich

Befundinterpretation

Einstufung des Omega-3-Index	[%]
Geringe Kardioprotektion	< 4
Mäßige Kardioprotektion	4–8
Gute Kardioprotektion	> 8

Erniedrigte Werte Der Omega-3-Index beschreibt den Anteil der **Summe von EPA und DHA an der Gesamtmenge der Fettsäuren** und ist mit dem **KHK-Risiko invers korreliert.** Ist der prozentuale Anteil an EPA und DHA im Blut erniedrigt (< 4 %), dann ist das Eintreten eines plötzlichen Herztods 10-mal so wahrscheinlich wie bei einem hohen Anteil (> 8 %). Dazwischenliegende Spiegel bedingen ein mittleres Risiko (➤ Abb. 5.6).

Um eine gute Kardioprotektion zu gewährleisten, sollte deshalb der Anteil von EPA und DHA an den Gesamtfettsäuren mindestens 8 % betragen. Zur kardiovaskulären Prävention wird die tägliche Zufuhr von 1 g Omega-3-Fettsäuren empfohlen, wobei als Quelle Fisch oder Fischölkapseln dienen können. Der Omega-3-Index könnte zur Therapiesteuerung einen hervorragenden Beitrag leisten.

Medikation/Therapie

Das nachstehend aufgeführte Präparat zur naturheilkundlichen Prävention von Herz-Kreislauf-Erkrankungen bei niedrigen Omega-3-Spiegeln ist als Therapieanregung zu verstehen; ggf. sind vorhandene

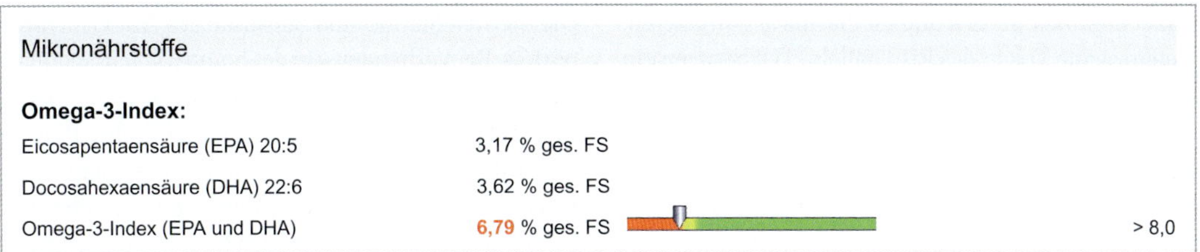

Mikronährstoffe

Omega-3-Index:

Eicosapentaensäure (EPA) 20:5	3,17 % ges. FS		
Docosahexaensäure (DHA) 22:6	3,62 % ges. FS		
Omega-3-Index (EPA und DHA)	6,79 % ges. FS		> 8,0

Abb. 5.6 Befund: Omega-3-Index [V573]

Kontraindikationen zu berücksichtigen (s. Beipackzettel des jeweiligen Herstellers).

Indikationen, Zusammensetzung, Dosierungs- und Anwendungsempfehlungen: ➤ Anhang (Tab. A–Z).

THERAPIEEMPFEHLUNGEN

- Omega 3 pur (NICApur)

Komplementäre Mikronährstofftherapie

Eicosanoide: **Omega-3-Fettsäuren** EPA und DHA (Eigenschaften s. o.).

5.3.9 Statinintoleranz: Polymorphismus-Nachweis der Transportergene

Statine gehören als Cholesterinsenker zu den weltweit am häufigsten verordneten Medikamenten. Sie wirken über eine Hemmung der HMG-CoA-Reduktase in die Biosynthese des Cholesterins ein und werden über Transporterproteine („organic anion transporting polypeptide", OATP) in die Leber aufgenommen.

Genetische Polymorphismen (sog. „single nucleotid polymorphisms", SNPs) dieser Transportergene können sowohl die Statinaufnahme als auch deren Abbau und die Interaktion mit anderen Medikamenten beeinflussen. Die Typisierung dieser SNPs erleichtert die Auswahl der Präparate und ihrer Dosierung und hilft, mögliche Nebenwirkungen patientenindividuell zu vermeiden.

Folgende Präparate können u. a. bei gleichzeitiger Einnahme von Statinen das Myopathierisiko erhöhen:

- Fibrate (Gemfibrozil)
- HIV-Proteaseinhibitoren: Indinavir, Nalfinavir und Ritonavir
- Makrolidantibiotika: Erythromycin, Telithromycin und Clarithromycin
- Azolantimykotika: Ketokonazol, Itraconazol, Fluconazol und Voriconazol
- Andere: Amlodipin, Ciclosporin, Naringin und Bergamottin (aus Zitrusfrüchten, vor allem aus Grapefruit), Amiodaron, Cimetidin, Verapamil, Nefazodon, Danazol, Diltiazem, Fluvoxamin und Norfluoxetin (aktiver Metabolit von Fluoxetin)

Medizinische Indikationen:

- Vor Beginn einer hoch dosierten Statintherapie mit Simvastatin
- Bei Abklärung von muskulären Beschwerden unter Statintherapie
- Bei erhöhten Kreatinkinasewerten unter Statintherapie
- Bei Statintherapie und gleichzeitiger Gabe von Medikamenten, die das Myopathierisiko erhöhen (z. B. Fibrate)
- Bei ansonsten erhöhtem Myopathierisiko (z. B. intensive muskuläre Belastung, chronische Nieren- und Lebererkrankungen, Hypothyreose)

Untersuchte Polymorphismen

In den Genen SLCO1B1, ABCG2 und ABCB1 können 5 SNPs nachgewiesen werden, die jeweils für verschiedene Transporterproteine kodieren.

SLCO1B1 c.521T>C-Polymorphismus (rs4149056)

Beim Polymorphismus SLCO1B1 p.V174A ist an der Position 174 des Transporterproteins Valin durch Alanin ersetzt. Dieser Polymorphismus vermindert die Transportkapazität der Statine, sodass sie langsamer abgebaut werden und im Plasma akkumulieren. Heterozygote Träger des Risikoallels (TC) besitzen ein um ein 4,5-fach und homozygote Träger des Risikoallels (CC) sogar ein um ein 16,9-fach erhöhtes Myopathierisiko. In der europäischen Bevölkerung beträgt die Häufigkeit des C-Allels ca. 15 % (vgl. ➤ Tab. 5.1).

Das *Clinical Pharmacogenetics Implementation Consortium* (CPIC) gibt in seiner Leitlinie für den Einsatz von Simvastatin die in ➤ Tab. 5.1 angegebene Dosisempfehlung.

ABCG2 c.421C>A-Polymorphismus (rs2231142)

Das ABCG2-Gen kodiert den ATP-Binding-cassette-G2-Efflux-Transporter, der in den apikalen Membranen intestinaler Epithelzellen, in Leberzellen, Nierentubuluszellen und in Zellen der Blut-Hirn-Schranke präsentiert wird und Wirkstoffe aus der Zelle nach außen schleust. Die meisten Statine stellen Substrate für diesen ABCG2-Transporter dar, der auch als BCRP („breast cancer resistence protein") bezeichnet wird.

Der relativ häufig vorkommende Polymorphismus ABCG2 c.421C>A ist bei Kaukasiern zu ca. 10–15 % und in der asiatischen Bevölkerung sogar zu ca. 25–35 % vertreten. Beim SNP rs2231142 wird an der Position 141 des Transporterproteins Glutamin durch Lysin ersetzt.

Die meisten Statine sind Substrate des ABCG2-Transporters. Bei Vorhandensein des homozygoten Genotyps ABCG2 c.421AA wurden bei Rosuvastatin, Atorvastatin, Fluvastatin und Simvastatin-Lacton erhöhte Bioverfügbarkeiten gefunden, während bei Pravastatin und Pitavastatin keine signifikante Wirkung auf die Pharmakokinetik nachgewiesen werden konnte. Folglich kann angenommen werden, dass homozygote Träger der 421C>A-Mutation bei Einnahme der üblichen Dosis von Rosuvastatin, Atorvastatin und Fluvastatin (evtl. auch Simvastatin) mit einem erhöhten Risiko für eine statininduzierte Myopathie rechnen müssen.

ABCB1-Polymorphismen: c.1236T>C (rs1128503), c.2677T>G (rs2032582), c.3435T>C (rs1045642)

ABCB1, das für das Multidrug Resistance Protein 1 kodiert, kann in einem geringeren Ausmaß ebenfalls die Pharmakokinetik bestimmter Statine beeinflussen. Die beiden Haplotypen ABCB1 c.1236C-c.2677G-c.3435C (abgekürzt als CGC/CGC) und ABCB1 c.1236T-c.2677T-c.3435T (abgekürzt als TTT/TTT) haben relativ geringe Auswirkungen auf die Pharmakokinetik von Atorvastatin und Simvastatin-Säure (55–60 % höhere AUC bei TTT/TTT-Individuen als bei CGC/CGC-Individuen) sowie keinen

Tab. 5.1 Dosierungsempfehlung für den Einsatz von Simvastatin

SLC0181-Genotyp	Phänotyp: Aktivität	Implikation für Simvastatin: Myopathierisiko	Dosierempfehlung
TT (Wildtyp)	normal	normal	• 20 mg Simvastatin möglich, jedoch nicht mit Verapamil oder Diltiazem kombinieren • 40 mg Simvastatin möglich, jedoch nicht mit Amiodaron, Amlodipin oder Ranolazin kombinieren • 80 mg Simvastatin nicht empfohlen – außer der Patient toleriert diese Dosis bereits seit mehr als 12 Monaten ohne Myalgien bei normaler Kreatinkinase (CK)
TC (heterozygot)	mittel	mittel	• 20 mg Simvastatin möglich, jedoch nicht mit Verapamil oder Diltiazem kombinieren • 40 mg Simvastatin nicht empfohlen (alternatives Statin bevorzugen) • 80 mg Simvastatin kontraindiziert
CC (homozygot)	niedrig	hoch	• Simvastatin generell kontraindiziert • Alternatives Statin induziert, allerdings hohe Dosierungen vermeiden • Regelmäßige CK-Kontrolle sinnvoll

signifikanten Einfluss auf die Pharmakokinetik von Fluvastatin, Lovastatin, Pravastatin und Rosuvastatin. Da die CGC- und TTT-Haplotypen mit einer Allelfrequenz von 34 % und 43 % bei Kaukasiern jedoch relativ häufig auftreten, können sie eine gewisse Rolle in der Variabilität der Pharmakokinetik von Statinen auf Bevölkerungsebene spielen und so auf ein mögliches Problem in der Therapie hinweisen.

Labordiagnostik

Präanalytik

Probenmaterial:	3 ml EDTA-Blut
Besonderheiten:	Der Probe ist die vom Patienten unterschiebene Einverständniserklärung für humangenetische Untersuchungen beizulegen
Lagerung & Transport:	Lagerung bei RT Bei Lagerung über Nacht wird die Kühlung der Probe empfohlen (2–8 °C) Versand im mitgelieferten Umröhrchen auf dem Postweg möglich

5.4 Allgemeine Empfehlungen zur Medikation/Therapie

5.4.1 Ernährungsempfehlungen zur Prävention von Herz-Kreislauf-Erkrankungen

Dass eine vorbeugende Ernährungs- und Lebensweise auch mit Genuss verbunden ist, beweisen die Bewohner der Mittelmeerländer, die nicht nur selten an KHK oder Schlaganfall erkranken, sondern auch eine sehr hohe Lebenserwartung haben. Heute ist bekannt, dass viele Faktoren auf die Entstehung oder Schwere einer solchen Erkrankung Einfluss nehmen. Neben verschiedenen Fettstoffwechselparametern (Cholesterin, HDL- und LDL-Cholesterin, Triglyzeride, verschiedene Lipoproteine) gehört dazu auch die Versorgung mit verschiedenen Vitaminen und Antioxidanzien.

Die Risikofaktoren lassen sich durch richtige Ernährung günstig beeinflussen. Hoch im Kurs stehen dabei pflanzliche Lebensmittel und in kleineren Mengen fettarme tierische Produkte. Es folgen einige grundsätzlich legende Tipps, welche Lebensmittel dafür gut und welche weniger gut geeignet sind.

Verstecktes Fett geschickt umgehen In vielen Lebensmitteln verstecken sich große Mengen an Fett. Gerade „Kleinigkeiten" wie Antipasti oder Gebäck können kräftig zu Buche schlagen. Daher wird schnell ein durchschnittlicher Fettverzehr von etwa 130 g/Tag erreicht, also etwa das Doppelte der empfohlenen Zufuhr. Durch gezielten Austausch bestimmter Lebensmittel kann die Fettaufnahme sehr wirkungsvoll verringert werden.

- **Gewusst wie – Austausch statt Verzicht:**
  - Statt Salami: Corned Beef, magere Sülze, Geflügelwurst
  - Statt rohem Schinken: gekochter Schinken
  - Statt Croissants: Rosinenbrötchen
  - Statt Plundergebäck: Hefekuchen
  - Statt Torten, Rührkuchen: Biskuit- oder Hefekuchen mit Obst
  - Statt Hart- und Schnittkäse: Frisch- und Weichkäse, möglichst fettreduziert
  - Statt Butter/Margarine: Frischkäse, Salatblätter auf das Brot
  - Statt Brathähnchen: gegarte Hähnchenbrust
  - Statt Pommes frites: Ofen- oder Pellkartoffeln
  - Statt Chips, Flips etc.: Salzstangen, Reiswaffeln

„Five a day" – nicht nur in Amerika Obst und Gemüse sind nicht nur lecker, erfrischend, vitamin- und ballaststoffreich, sondern enthalten auch viele weitere wertvolle Inhaltsstoffe, die sog. sekundären Pflanzenstoffe. Heute sind bereits mehrere Tausend dieser Substanzen bekannt. Ihre Wirkungen auf den menschlichen Organismus sind erst zu einem kleinen Teil erforscht. Es ist jedoch erwiesen, dass gerade Obst und Gemüse Wirkstoffe enthalten, die bei regelmäßigem und reichlichem Verzehr zur Vorbeugung von kardiovaskulären und Krebserkrankungen beitragen. Die Wirkung beruht auf verschiedenen Mechanismen. Antioxidanzien fangen z. B. zellschädigende Stoffe (Radikale) ab und machen sie somit „unschädlich". Andere wiederum wirken eher antithrombotisch, d. h., sie verhindern eine zu starke Blutgerinnung

5

und erhalten die Fließfähigkeit des Blutes. Ferner gibt es blutdruck- und blutzuckerregulierende sowie cholesterinsenkende Substanzen. Viele dieser Stoffe wirken auch entzündungshemmend, antikanzerogen bzw. antimikrobiell. Einige üben einen direkten Einfluss auf das Immunsystem aus. Die nachstehende Übersicht enthält die wichtigsten Wirkstoffe zur Vorbeugung gegen Herz-Kreislauf-Erkrankungen und die Lebensmittel, in denen sie reichlich zu finden sind.

- **Antioxidanzien** (Carotinoide, Polyphenole, Phytoestrogene, Proteasehemmer, Sulfide, Phytinsäure) sind reichlich enthalten in:
  - den Randschichten von Obst, Getreide und Gemüse und Produkten aus dem Freilandanbau
  - rotem, gelbem bzw. orangefarbenem Obst und Gemüse (Tomaten, Paprika, Karotten, Aprikosen)
  - grünem Gemüse (Spinat, Grünkohl, Feldsalat)
  - Vollkorngetreide, Hülsenfrüchten (z. B. Soja), Leinsamen
  - Zwiebelgewächsen (z. B. Zwiebeln, Knoblauch, Bärlauch)
- **Gerinnungshemmende (antithrombotische) Wirkstoffe** (Polyphenole, Sulfide) sind reichlich enthalten in:
  - Randschichten von Gemüse, Obst und Getreide, möglichst aus dem Freilandanbau
  - Zwiebelgewächsen (z. B. Zwiebeln, Knoblauch, Bärlauch)
- **Blutzuckerregulierende Wirkstoffe** (Polyphenole, Proteasehemmer, Phytinsäure) sind reichlich enthalten in:
  - Randschichten von Obst, Getreide und Gemüse und Produkten aus dem Freilandanbau
  - Hülsenfrüchten, Getreide
- **Cholesterinsenkende Wirkstoffe** (Phytosterine, Saponine, Glukosinolate, Sulfide, Flavonole, Phytinsäure) sind reichlich enthalten in:
  - Ölsaaten und deren Ölen
  - Hülsenfrüchten, Quinoa
  - Senf, Knoblauch, Meerrettich, Kohlgemüse (am besten roh)
  - Zwiebelgewächsen (neben Knoblauch auch Lauch, Bärlauch, Zwiebeln)
  - Grünkohl, Sellerie, roten Trauben, Aroniafrüchten (schwarze Apfelbeeren)
  - Getreide
- **Blutdruckregulierende Wirkstoffe** (Proteasehemmer, Sulfide) sind reichlich enthalten in:
  - Hülsenfrüchten, Getreide
  - Zwiebelgewächsen (z. B. Zwiebeln, Knoblauch, Bärlauch)

Es wird empfohlen, 5-mal („Five a day!“) am Tag Speisen oder Säfte aus Obst und Gemüse zu verzehren. Auch 1–2 Eier pro Woche sind erlaubt, denn sie sind reich an Vitamin B_{12} und Folsäure. Bei erhöhtem Homocysteinspiegel sollten reichlich Lebensmittel bevorzugt werden, die viel Vitamin B_6 (Fisch, mageres Geflügel, Getreideprodukte, Kartoffeln, Rosenkohl, Avocados, grüne Bohnen, Bananen) und Vitamin B_{12} (fettarme Milchprodukte, in Spuren in Hülsenfrüchten) sowie Folsäure (Spinat, Kohlgemüse, Vollkornprodukte, fettarme Milchprodukte) enthalten. Auf das mehrmalige Erhitzen von Butter sollte möglichst verzichtet werden, weil sich dabei zellschädigende Fettabbauprodukte bilden, die übrigens auch reichlich in Salami und Parmesankäse enthalten sind. Ideal ist es daher, diese Lebensmittel gegen andere auszutauschen (z. B. Putenbrust, gekochter Schinken, Gouda, Emmentaler, Frischkäse).

GUT ZU WISSEN

Weitere Tipps:

- Zwischendurch Obst, Müsli oder Vollkornbackwaren genießen.
- Magere Fleischsorten (bis 15 % Fett) wählen, z. B. Geflügel ohne Haut, Wild. Tipp: Teureres Fleisch ist oft auch mager.
- Schonend und fettarm garen (Dünsten, Garen in der Folie, z. B. Ofenkartoffeln statt Pommes frites), nicht frittieren oder in Fett braten.
- Fettarme Käsesorten (möglichst bis 30 % Fett i. Tr.), Magerquark sowie fettarme Milchprodukte (1,5 %) bevorzugen. Tipp: Die preiswerten Sorten sind oft fettärmer als vergleichbare teure Sorten.
- Auch vegetarische Brotaufstriche ausprobieren (Fertigprodukt oder selbstgemacht).
- Weißmehl- (helles Brot, Brötchen, Kuchen, Gebäck) durch Vollkornprodukte ersetzen. Tipp: Beim Backen Weißmehl mit Vollkornmehl mischen.
- Kaffeetrinker sollten den Kaffee immer gefiltert genießen. Die skandinavische Zubereitungsweise (Stempelkanne oder Perkolator) erhöht insbesondere das schädliche LDL-Cholesterin.
- Zweimal pro Woche eine Fischmahlzeit genießen. Die wertvollen mehrfach ungesättigten Fettsäuren im Fisch wirken u. a. gerinnungshemmend. Es liegen auch erste Hinweise vor, dass sie zur Senkung des Risikofaktors Lipoprotein a beitragen können.

5.4.2 Medikation

Die Zusammenstellung der nachstehend aufgeführten Präparate zur allgemeinen naturheilkundlichen Prävention bzw. Behandlung von Herz-Kreislauf-Erkrankungen ist als Anregung zu verstehen und stellt kein aufeinander abgestimmtes Therapiekonzept dar. Bei der individuellen Auswahl der Präparate für den Patienten. sind ggf. vorhandene Kontraindikationen zu berücksichtigen (s. Beipackzettel des jeweiligen Herstellers).

Indikationen, Zusammensetzung, Dosierungs- und Anwendungsempfehlungen: ➤ Anhang (Tab. A–Z).

THERAPIEEMPFEHLUNGEN

- Ardeycordal® (Ardeypharm)
- HDL Plus (nur über Biogena beziehbar)
- OPC Resveratrol Formula (nur über Biogena beziehbar)
- Omega 3 pur (NICApur)
- CoQ10 120 mg (NICApur)
- PycnoCardio® Q10 (nur über Biogena beziehbar)
- Pascorbin® 7,5 g (Pascoe)
- Aronia vital (Pascoe)
- Hypercoran® (Pascoe)
- Rytmopasc® (Pascoe)
- Pascovenol® homöopathische Tropfen (Pascoe)
- Cor Plus Injektopas® (Pascoe)
- Pascodem® Tropfen (Pascoe)

Komplementäre Mikronährstofftherapie

HDL steigern – LDL senken

- **Niacin** findet seit Langem bei Hypercholesterinämie Anwendung. Durch Substitution mit Niacin lässt sich die Plasmakonzentration an VLDL und LDL wirksam verringern, während der HDL-Gehalt ansteigt (➤ Kap. 4).
- **Proanthocyanidine (OPC)** scheinen ebenfalls einen direkten Einfluss auf das Lipid-Profil bei Hypercholesterinämie zu haben. In klinischen Versuchen wurden die LDL-Spiegel bei Patienten mit erhöhten Werten durch Zufuhr von 100 mg Traubenkern-Extrakt über 2 Monate signifikant gesenkt. Zudem erhöhen OPC die Oxidationsresistenz von LDL-Cholesterin gegenüber freien Radikalen.

Endothelzellen schützen

- Polyphenole wie **Pycnogenol®** haben ein hohes antioxidatives Schutzpotenzial, insbesondere gegenüber reaktiven Sauerstoff- und Stickstoffspezies. Sie werden aufgrund ihrer antiödematösen, vasodilatativen, antiphlogistischen und antioxidativen Fähigkeiten zur Behandlung von kardiovaskulären Erkrankungen eingesetzt. Zudem verhindern sie atherosklerosefördernde Ereignisse bereits in der Frühphase, indem sie oxidative Gefäßschädigungen verhindern.
- Die **Omega-3-Fettsäuren** EPA und DHA wirken antiaggregatorisch und vasodilatatorisch auf die Endothelzellen der Gefäße und können den Triglyzeridspiegel senken. Sie tragen damit signifikant zum Schutz vor Herz-Kreislauf-Erkrankungen bei. Zudem hemmen sie den Omega-6-Metabolismus und nutzen die Umwandlungsenzyme für den Aufbau guter Eicosanoide. Dadurch wird die Bildung der unerwünschten gefäßverengenden, proaggregatorischen und entzündungsfördernden Eicosanoide aus Arachidonsäure reduziert, was den therapeutischen Effekt der Omega-3-Fettsäuren bei entzündlichen Erkrankungen und in der kardiovaskulären Prophylaxe erklärt.

Coenzym Q10 Aufgrund seiner starken antioxidativen Eigenschaften ist Coenzym Q10 eine wichtige Substanz bei der Prävention und Behandlung von Atherosklerose. Nach Myokardinfarkt zeigt eine Q10-Substitution eine deutliche Senkung reaktiver Radikale und damit eine Reduzierung des Risikos für weitere Atherothrombosen. Bei kardiologischen Erkrankungen wie Herzinsuffizienz und ischämischen Herzerkrankungen sind die Q10-Spiegel im Herzmuskel deutlich erniedrigt. Dieser energetischen Verarmung des Gewebes kann durch eine regelmäßige tägliche Substitution mit 60–500 mg Q10 entgegengewirkt werden. Zudem ist der Coenzym-Q10-Status eng mit den Nebenwirkungen cholesterinsenkender Statine (CSE-Hemmer) verbunden. Die als Nebeneffekt der Statintherapie oftmals auftretende Muskelschwäche wird auf das Eingreifen der CSE-Hemmer in die Biosynthese der Mevalonsäure zurückgeführt. Dadurch wird nicht nur der Aufbau von Cholesterin, sondern auch die Eigensynthese von Coenzym Q10 unterbrochen.

LITERATUR

Chen ML, et al. Resveratrol attenuates trimethylamine-N-oxide (TMAO)-induced atherosclerosis by regulating TMAO synthesis and bile acid metabolism via remodeling of the gut microbiota. mBio 2016; 7(2): e02210–15.

Dingermann T, Zündorf I. Pharmagenetische Probleme in der Kardiologie. In: Dingermann T, Zündorf I. Stratifizierte Pharmakotherapie. Genetische Grundlagen, praktisches Vorgehen. Eschborn: Govi 2017, S. 195–228.

Estruch R, et al. Primary prevention of cardiovascular disease with a Mediterranean diet. New Engl J Med 2013; 368(14): 1279–1290.

Koeth RA, et al. Intestinal microbiota metabolism of L-carnitine, a nutrient in red meat, promotes atherosclerosis. Nat Med 2013; 19(5): 576–585.

Landfald B, et al. Microbial trimethylamine-N-oxide as a disease marker: something fishy? Microb Ecol Health Dis 2017; 28(1): 1327309.

Lever M, et al. Betaine and trimethylamine-N-oxide as predictors of cardiovascular outcomes show different patterns in diabetes mellitus: an observational study. PloS One 2014; 9(12): e114969.

Nicklas BJ, et al. Diet-induced weight loss, exercise, and chronic inflammation in older, obese adults: a randomized controlled clinical trial. Am J Clin Nutr 2004; 79(4): 544–551.

Ramsey LB, et al. The clinical pharmacogenetics implementation consortium guideline for SLCO1B1 and simvastatin-induced myopathy: 2014 update. Clin Pharmacol Ther 2014; 96(4): 423–428.

Rath S, et al. Uncovering the trimethylamine-producing bacteria of the human gut microbiota. Microbiome 2017; 5(1): 1–14.

Romano KA, et al. Intestinal microbiota composition modulates choline bioavailability from diet and accumulation of the proatherogenic metabolite trimethylamine-N-oxide. mBio 2015; 6(2): e02481–14.

Senthong V, et al. Trimethylamine N-oxide and mortality risk in patients with peripheral artery disease. J Am Heart Assoc 2016; 5(10): e004237.

Shan Z, et al. Association between microbiota-dependent metabolite trimethylamine-N-oxide and type 2 diabetes. Am J Clin Nutr 2017; 106(3): 888–894.

Taesuwan S, et al. The metabolic fate of isotopically labeled trimethylamine-N-oxide (TMAO) in humans. J Nutr Biochem 2017; 45: 77–82.

Tang WW. Trimethylamine N-oxide as a novel therapeutic target in CKD. J Am Soc Nephrol 2016; PMID: 26229138.

Tang WW, Hazen SL. The contributory role of gut microbiota in cardiovascular disease. J Clin Invest 2016; 124(10): 4204–4211.

Tchernof A, et al. Weight loss reduces C-reactive protein levels in obese postmenopausal women. Circulation 2002; 105(5): 564–569.

Wang Z, et al. Non-lethal inhibition of gut microbial trimethylamine production for the treatment of atherosclerosis. Cell 2015; 163(7): 1585–1595.

Wei D, et al. Simple determination of betaine, l-carnitine and choline in human urine using self-packed column and column-switching ion chromatography with nonsuppressed conductivity detection. Biomed Chromatogr 2018; 32(2): e4098.

Wilke RA, et al. The clinical pharmacogenomics implementation consortium: CPIC guideline for SLCO1B1 and simvastatin-induced myopathy. Clin Pharmacol Ther 2012; 92(1): 112–117.

Yamashita T. Intestinal immunity and gut microbiota in atherogenesis. J Atheroscler Thromb 2017; 24(2): 110–119.

Zhou Q, et al. ABCB1 gene polymorphisms, ABCB1 haplotypes and ABCG2 c. 421c> A are determinants of intersubject variability in rosuvastatin pharmacokinetics. Pharmazie 2013; 68(2): 129–134.

KAPITEL

6 Immunstörungen und Infektanfälligkeit

6.1 Definition

Die Evolution hat in vielen Millionen Jahren ein hoch differenziertes und anpassungsfähiges **Immunsystem** hervorgebracht. Es ist eines der größten und komplexesten „Organe" unseres Organismus und hat die Aufgabe, uns vor Mikroorganismen (Bakterien, Viren, Pilze und Parasiten), Fremd- und Schadstoffen, Toxinen sowie maligne entarteten Zellen zu schützen. Es kann zwischen „körpereigen" und „körperfremd" differenzieren. Die Prozesse, die das Immunsystem davor schützen, eine zerstörerische Selbstreaktivität zu entfalten, werden als **Toleranz** bezeichnet.

Die einzelnen Funktionen des Immunsystems lassen sich grob in unspezifische und spezifische Immunantworten einteilen. Das entwicklungsgeschichtlich ältere angeborene Immunsystem wird als unspezifisch bezeichnet, da es unabhängig vom eindringenden Erreger aktiviert wird. Hierzu zählen der Schutz der Haut, das Komplementsystem und weitere unspezifische Mediatoren wie z. B. Interleukine (IL) und Interferone (IFN).

Auf zellulärer Ebene kommen den Lymphozyten dabei wichtige Aufgaben im Verlauf der spezifischen und unspezifischen Immunabwehr zu. Granulozyten, Monozyten und NK-Zellen gehören zum unspezifischen Immunsystem, wobei Letztere eine Zwischenposition zum spezifischen Immunsystem einnehmen.

GUT ZU WISSEN

Die Antworten des spezifischen adaptiven Immunsystems spiegeln sich in den Reaktionen der T- und B-Lymphozyten. Diese Zellen können hochspezifisch auf Antigene reagieren und klonal expandieren, sodass sehr effektive Antworten und Gedächtnisreaktionen möglich werden. Die Feinjustierung der spezifischen zellulären Immunantwort erfolgt hierbei durch das Zusammenspiel von verschiedenen Zytokinen mit der Aktivität regulatorischer T-Lymphozyten. Aufgrund ihrer vielfältigen funktionellen Ausprägungen bilden die einzelnen Lymphozyten-Subpopulationen fundamentale Funktionseinheiten der zellulären Immunachse. Störungen in diesem komplexen Zusammenspiel gehen mit einer erhöhten Infektanfälligkeit einher.

6.1.1 Die Hämatopoese

Sämtliche zellulären Blutkomponenten stammen von pluripotenten hämatopoetischen Zellen des Knochenmarks ab. Diese Stammzellen sind zur ständigen Selbsterneuerung fähig und können sich zu unterschiedlichen Zelltypen differenzieren.

Aus myeloischen Vorläuferzellen (Progenitorzellen) können folgende Zellen entstehen: Megakaryozyten, die sich weiter zu Thrombozyten entwickeln; Erythroblasten, die weiter zu Erythrozyten differenzieren; Myeloblasten, die sich zu neutrophilen, eosinophilen oder basophilen Granulozyten weiterentwickeln; Monoblasten (monozytäre Vorläufer), die zu Monozyten und dendritischen Zellen differenzieren.

Da Granulozyten, Monozyten und dendritische Zellen die Fähigkeit besitzen, Partikel und Mikroorganismen aufzunehmen, werden sie auch als Phagozyten bezeichnet. Stammzellen können nicht nur in myeloische, sondern auch in lymphatische Progenitorzellen differenzieren. Diese bilden die Vorläufer für sämtliche lymphozytären Zellen und differenzieren weiter zu NK-, B- und T-Zellen sowie deren Subpopulationen (➤ Abb. 6.1).

INFO

Die Abkürzung CD steht für **Cluster of Differentiation** und bezeichnet bestimmte Oberflächenmerkmale von Zellen, die sich nach biochemischen oder funktionellen Kriterien ordnen lassen. Bei den CD-Molekülen handelt es sich meist um membrangebundene Glykoproteine, die teilweise zellspezifisch exprimiert werden und verschiedenste Funktionen haben können: So können die Zellen anhand der Expression von CD-Molekülen in verschiedene Subpopulationen eingeteilt werden. Einige CD-Moleküle haben Rezeptor- oder Signalfunktion, während für andere eine enzymatische Aktivität nachgewiesen wurde; darüber hinaus wird einigen Clustermolekülen eine zentrale Rolle bei der interzellulären Kommunikation zugeschrieben.

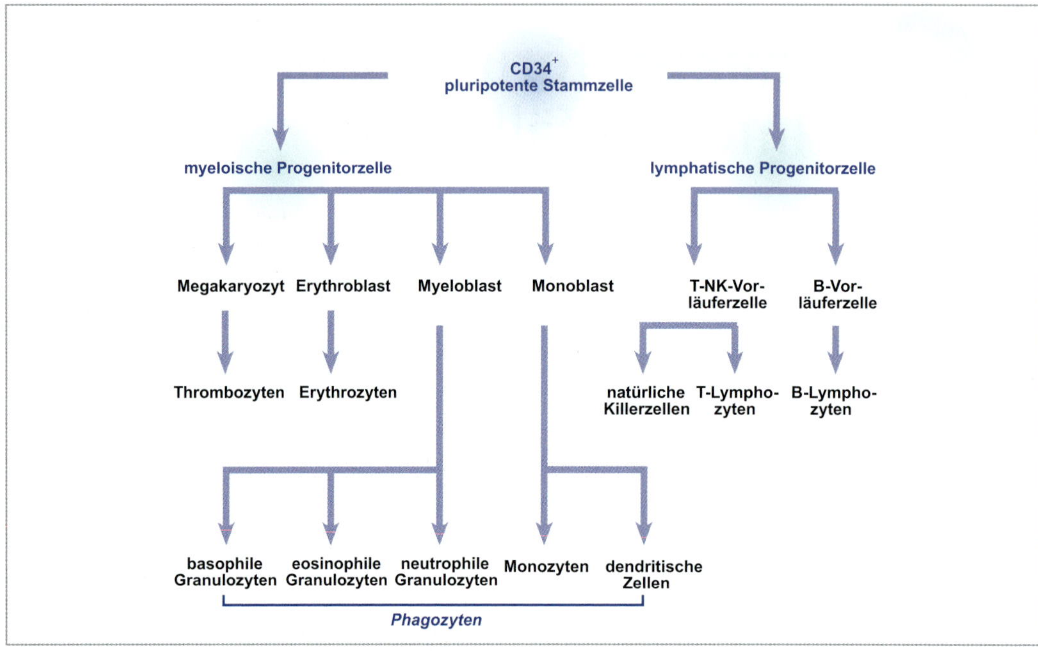

Abb. 6.1 Abstammung blutbildender Zellen (Hämatopoese) [V574]

6

6.1.2 Lymphozyten-Subpopulationen: T-Zellen, B-Zellen und NK-Zellen

T-Lymphozyten (CD3⁺)

Unter den Lymphozyten des peripheren Blutes stellen T-(Thymus-)Lymphozyten üblicherweise den größten Anteil dar. Sie zeichnen sich durch den T-Zell-Rezeptor und den Oberflächenmarker CD3 aus. Die Vorläuferzellen der T-Lymphozyten stammen aus dem Knochenmark und wandern zur Reifung und Prägung in den Thymus. Dort differenzieren sie zu CD4-positiven ($CD4^+$) oder CD8-positiven ($CD8^+$) T-Zellen mit verschiedenen Funktionen und treten ins Lymph- und Blutgefäßsystem ein.

T-Lymphozyten haben vielfältige Funktionen: Sie sind u. a. in die Immunabwehr gegen Pilzinfektionen, Virusinfektionen oder Tumorzellen involviert. Sie werden in $CD4^+$ T-Helferzellen, $CD8^+$ T-Zellen sowie verschiedene Sonderformen unterteilt.

$CD4^+$ T-Helferzellen

Die T-Helferzellen tragen neben dem CD3-Molekül den Oberflächenmarker CD4. In der zellulären Immunabwehr nehmen sie eine zentrale Stellung ein: Sie erkennen Antigene, die ihnen an der Oberfläche von antigenpräsentierenden Zellen (z. B. Monozyten, Makrophagen und B-Lymphozyten) in Verbindung mit MHC-II-Molekülen (HLA-II) präsentiert werden. Sie unterstützen die Differenzierung und Funktion von suppressorischen und zytotoxischen T-Zellen sowie B-Zellen. Außerdem verstärken Helferzellen die Funktion von NK-Zellen, Monozyten und Granulozyten. Durch die Sekretion verschiedener Zytokine wirken sie auf das Knochenmark und beeinflussen so die Hämatopoese. Abhängig vom gebildeten Zytokinspektrum wird unterschieden zwischen:

- **TH1-Zellen,** die durch Ausschüttung der Zytokine INF-γ und IL-2 die zelluläre Immunantwort aktivieren, und
- **TH2-Zellen,** die Zytokine sezernieren, welche die humorale Immunität modulieren können. Leitzytokine der TH2-Antwort sind IL-4, IL-5 und IL-10.

CD8$^+$ T-Zellen

CD8$^+$ T-Lymphozyten haben die Aufgabe, die Immunantworten zu kontrollieren. Nach ihrer Aktivierung erscheinen auf ihrer Zelloberfläche bestimmte Aktivierungsmarker, woraufhin verschiedene Zytokine sezerniert werden. Die T-Lymphozyten reifen dann zu Effektorzellen mit spezifischer zytotoxischer Aktivität oder zu Memory-T-Lymphozyten aus. Sie kontrollieren T- und B-Lymphozyten, indem sie die Immunantwort modulieren. Außerdem hemmen CD8$^+$ T-Lymphozyten die Antikörpersynthese der B-Lymphozyten und regulieren die Interaktion zwischen Helferzellen, Monozyten und B-Lymphozyten. Somit besitzen sie suppressorische Funktion und können vor einer überschießenden Immunreaktion schützen. Zusätzlich verfügen diese Zellen über zytotoxische Eigenschaften, die nach antigenspezifischer Erkennung gegenüber virusinfizierten Zellen und Tumorzellen eingesetzt werden.

GUT ZU WISSEN

CD4/CD8-Quotient

Für eine funktionsfähige Immunabwehr ist ein ausgewogenes Verhältnis von CD4$^+$ und CD8$^+$ T-Zellen erforderlich. Der CD4/CD8-Quotient drückt dieses Verhältnis aus. Immundysregulationen können eine unausgeglichene Immunitätslage hervorrufen.

Die CD8$^+$ T-Zellen lassen sich daher funktionell in weitere Populationen unterteilen:

- **Zytotoxische T-Zellen (CD3$^+$ CD8$^+$ CD57$^+$):** Eine zytolytische Aktivität der CD3$^+$CD8$^+$-T-Zellen ist i. d. R. mit der Coexpression von CD57 gekoppelt. Hierdurch sind sie von den eher regulatorisch/suppressorisch wirkenden CD3$^+$CD8$^+$-T-Zellen, die kein CD57 exprimieren, unterscheidbar. Zytotoxische T-Lymphozyten können gegen sowohl virusinfizierte als auch entartete Zellen agieren. In der Entstehungsphase eines Tumors kann eine Erhöhung dieser Zellpopulation oft noch vor dem Anstieg von Tumormarkern eine Auseinandersetzung mit Tumorzellen signalisieren. Eine Erhöhung der zytotoxischen T-Zellen tritt jedoch auch unter immunstimulierender Therapie auf.
- **Regulatorisch-suppressorische T-Zellen (CD3$^+$ CD8$^+$ CD57$^-$):** Aufgabe dieser T-Lymphozyten ist die Kontrolle der Immunantwort durch eine Vielzahl von sezernierten Mediatoren (vor allem Zytokine). Regulatorisch-suppressorische T-Zellen kontrollieren T- und B-Lymphozyten, indem sie einen modulierenden Einfluss auf die Immunantwort ausüben. Welche Immunantwort induziert wird, hängt stark von der jeweiligen Kombination der freigesetzten Zytokine ab.

GUT ZU WISSEN

Quotient aus zytotoxischen und regulatorischen T-Zellen

Dieser Quotient gibt das Verhältnis von CD3$^+$CD8$^+$CD57$^+$- und CD3$^+$CD8$^+$CD57$^-$-Zellpopulationen an. Während zytotoxische T-Zellen gegen virusinfizierte Zellen oder entartete Zellen vorgehen, besteht die Aufgabe der regulatorisch/suppressorisch wirkenden T-Zellen in der Kontrolle einer bestehenden Immunantwort. Das Verhältnis beider Populationen ist bei guter Abwehrlage ausgeglichen.

Sonderformen von T-Zellen

CD3$^+$CD8$^+$CD38$^+$-aktivierte T-Zellen bei HIV-Infektionen Da es bei frischen HIV-Infektionen zu einem deutlichen Anstieg der CD8$^+$CD38$^+$ T-Zellen kommt, wird diese Zellpopulation für die Lyse HIV-infizierter Zellen verantwortlich gemacht. Eine Persistenz dieser Subpopulation spiegelt eine fortgeführte Immunantwort gegen das Virus wider. Eine erhöhte CD8$^+$CD38$^+$ T-Zell-Population gilt als verlässlicher Prognosemarker für den Niedergang der CD4$^+$ T-Zellen und das Fortschreiten der Erkrankung. Die Expression von CD38 korreliert bei frischen Infektionen mit der Viruslast und ist bei längeren Erkrankungen mit einer verminderten Überlebensrate assoziiert. Ein therapiebedingter Rückgang der Viruslast drückt sich i. d. R. auch durch einen Rückgang der CD38$^+$CD8$^+$ T-Zellen aus. Die Bestimmung dieser Zellen ist daher für das klinische Monitoring einer antiretroviralen Therapie gut geeignet. Weiterhin gilt die CD38-Expression als negativer prognostischer Faktor, der unabhängig von der Anzahl der CD4$^+$ T-Zellen bestimmt werden kann: je höher der Anteil an CD8$^+$CD38$^+$ T-Zellen, desto schlechter die Prognose. Studien zeigen, dass das Risiko einer 3-Jahres-AIDS-Progression mit der CD38-Expression korreliert.

$CD4^+CD8^+$ (doppelt positive) T-Zellen Vereinzelte T-Lymphozyten können sowohl CD4 als auch CD8 als Oberflächenmolekül tragen. Daher werden sie als doppelt positiv bezeichnet. Da solche Zellen bei rascher Proliferation gelegentlich vom Thymus aus vorzeitig ins Blut gelangen, werden sie auch als Prä-T-Lymphozyten bezeichnet. Mitunter können solche Zellen auch sekundär im Blut auftreten. Sie können sich dann z. B. aus ursprünglich $CD8^+$ T-Lymphozyten rekrutieren. Insbesondere Virusinfektionen können bei $CD8^+$ Zellen zur Coexpression des CD4-Moleküls führen.

$CD4^-CD8^-$ (doppelt negative) T-Zellen In sehr frühen Reifestadien können T-Zellen im Thymus auftreten, die weder CD4 noch CD8 exprimieren. Sie gelangen u. U. ins periphere Blut, bevor sie zu $CD4^+$ oder $CD8^+$ T-Zellen differenzieren konnten. $CD4^-CD8^-$, also doppelt negative, Zellen haben i. d. R. regulatorischen Charakter. Etwa 25 % dieser doppelt negativen T-Zellen tragen den klassischen α-/β-T-Zell-Rezeptor (TZR), während ca. 75 % einen alternativen TZR aus einer γ- und einer δ-Kette aufweisen. Besonders $CD4^-$ $CD8^-$ (doppelt negative) Zellen mit einem α-/β-TZR können Immunantworten unterbinden, indem sie auf bestimmte Effektor-T-Zellen zytolytisch einwirken.

NK-artige T-Zellen ($CD3^+CD16^+CD56^+$) Die Population der NK-artigen T-Zellen besteht aus T-Lymphozyten, die zusätzlich gewisse Eigenschaften von natürlichen Killerzellen (NK-Zellen) aufweisen. Ihr Hauptmerkmal ist die gleichzeitige Expression von CD3 und CD56. Interessanterweise kann diese Population im Zuge einer Immunseneszenz zunehmen, während die Zellzahlen an NK-Zellen und NKT-Zellen altersbedingt absinken können.

Regulatorische T-Zellen ($CD3^+CD4^+CD25^+$) Damit eine effektive Immunantwort nicht in eine überschießende und autoaggressive Immunreaktion übergeht, müssen die T-Helferzellen reguliert werden. Solche regulatorischen Funktionen werden von einer Untergruppe der $CD4^+$ T-Zellen wahrgenommen, die als $CD3^+CD4^+CD25^+$ T-Zellen charakterisierbar sind. Ein Mechanismus zur Unterdrückung einer Autoimmunreaktion ist die Deletion von unreifen T-Zellen im Thymus.

Da CD25 auch als Aktivierungsmarker fungiert, reicht eine Definition regulatorischer T-Zellen allein über diesen Marker nicht immer aus.

T_{regs}: $CD3^+CD4^+CD25^+CD127^{-}$/dim Regulatorische T-Zellen spielen eine wichtige Rolle in der Steuerung immunologischer Abläufe bei Allergien, Autoimmunerkrankungen und Transplantationen. Allerdings kann eine phänotypische Charakterisierung dieser Zellen allein über die Expression von CD4 und CD25 nur unzureichend zwischen aktivierten T-Zellen und regulatorischen T-Zellen unterscheiden. Außerdem werden innerhalb der regulatorisch wirkenden T-Zellen natürliche und induzierte Formen unterschieden. Als zusätzlicher Marker für natürliche regulatorische T-Zellen kann CD127, die α-Kette des β-IL-7-Rezeptors (IL-7R), herangezogen werden. Diese Zellen zeichnen sich durch die Expression von CD3, CD4 und CD25 aus, während CD127 deutlich herunterreguliert ist.

NKT-Zellen ($CD3^+CD56^+CD161^+$[TZR Vα24/TZR Vβ11]) NKT-Zellen besitzen gewisse Eigenschaften von NK-Zellen und T-Lymphozyten. Als Untergruppe sind sie vollständig in der Population der NK-artigen T-Zellen enthalten. Sie besitzen ein eingeschränktes TZR-Repertoire, durch das sie eindeutig charakterisiert sind. Sie erkennen keine Peptide, sondern bestimmte Glykolipide, die ihnen durch MHC-ähnliche Moleküle auf den Zielzellen präsentiert werden. Der T-Zell-Rezeptor der NKT-Zellen setzt sich i. d. R. aus den Einzelketten Vα24 und Vβ11 zusammen. Zusätzlich exprimieren die NKT-Zellen an ihrer Zelloberfläche CD161. NKT-Zellen haben eine wichtige Funktion bei der Koordinierung des Übergangs von angeborener und spezifischer Immunität. Im Zuge der adaptiven spezifischen Immunantwort können sie sowohl TH1- als auch TH2-Zellen aktivieren und rekrutieren NK-Zellen zum Ort der Entzündung. Sie spielen bei der Lyse von Tumorzellen ebenfalls eine Rolle. Durch ihre schnelle Zytokinsekretion üben NKT-Zellen wichtige immunregulatorische Funktionen aus.

Aktivierte T-Zellen (HLA-DR^+) HLA-DR-Moleküle werden von verschiedenen somatischen Zellen exprimiert. Bei T-Lymphozyten wird dieser Marker allerdings erst nach erfolgter Aktivierung verstärkt an der Zelloberfläche präsentiert. Ein gesteigerter Anteil an HLA-DR$^+$ T-Lymphozyten weist daher auf die Aktivierung hin. HLA-DR gilt als „late activation marker“ und charakterisiert chronische Infektionen, Autoimmunerkrankungen oder persistierende Infekte.

CD25$^+$-T-Zellen Der IL-2-Rezeptor (CD25) gilt allgemein als früher Marker für die Aktivierung von T-Lymphozyten („early activation marker“). Das Molekül wird ca. 1–2 Tage nach Aktivierung der T-Zellen auf der Oberfläche exprimiert und zeigt seine höchste Dichte nach etwa 3–4 Tagen bzw. solange lokal IL-2 sezerniert wird. Während einer Infektion steigt die Expression des Markers deutlich an. Als Rezeptor für das Zytokin IL-2 spielt CD25 eine wichtige Rolle bei der Signaltransduktion ins Innere der Zellen, wodurch verschiedenste Reaktionen der Zelle (z. B. verstärkte Proliferation zur klonalen Expansion) ausgelöst werden können.

B-Lymphozyten (CD19$^+$)

Im Gegensatz zu den T-Lymphozyten, die im Thymus heranreifen, findet die Reifung der B-Zellen am Bildungsort im Knochenmark (KM; engl. „bone marrow“) statt. Diese Lymphozyten werden durch den Oberflächenmarker CD19 charakterisiert. Die wichtigste Aufgabe der B-Lymphozyten besteht in der Bildung von Immunglobulinen (Antikörpern). Die Bildung und Freisetzung von Ak ist die Antwort auf einen Antigenkontakt nach der Differenzierung eines B-Lymphozyten zur Plasmazelle. Die Plasmazellen können Immunglobuline (Ig) aller Klassen (IgA, IgG, IgE, IgM und IgD) bilden. Ein Teil der Plasmazellen wird in Gedächtniszellen umgewandelt, die bei erneutem Antigenkontakt unverzüglich mit der Bildung von Ig beginnen. Spezifische Ak können dann durch Sensibilisierung anderer Zellpopulationen oder durch Aktivierung weiterer Faktoren die Vernichtung des Antigens vermitteln.

Aktivierte B-Zellen (CD19$^+$CD71$^+$)

Als Aktivierungsmarker von B-Lymphozyten gilt die Expression des Transferrin-Rezeptors CD71 auf der Zelloberfläche. Nach antigenabhängiger Stimulation der B-Zelle dauert es etwa 24 h, bis sich die Expression des Aktivierungsmarkers manifestiert. Die Zelle erhält durch den Antigenkontakt ein Signal zur klonalen Expansion und weiteren Ausdifferenzierung zur Ak-produzierenden Plasmazelle.

Ausdifferenzierte Ak-produzierende Plasmazellen (CD19$^+$CD20$^-$)

CD20 gilt als allgemeiner B-Zell-Marker und wird auf nahezu allen B-Lymphozyten exprimiert. Lediglich bei der Differenzierung von B-Lymphozyten zu Ak-produzierenden Plasmazellen geht die Expression von CD20 zurück, sodass diese Zellen CD20$^-$ sind. Die Plasmazellen können Immunglobuline aller Klassen (IgA, IgG, IgE, IgM und IgD) bilden.

Memory-B-Lymphozyten (CD19$^+$CD27$^+$)

Die Expression von CD27 auf B-Zellen charakterisiert diese als Memory-B-Zellen. Mit der Bestimmung der CD27$^+$-B-Lymphozyten lässt sich innerhalb der B-Lymphozyten ermitteln, welcher Anteil als Gedächtniszellen vorliegt und bei erneutem Kontakt mit dem Erreger eine potenziell effizientere und schnellere Immunantwort auslösen kann. Bei rezidivierenden Infektionen mit demselben Erreger ist es durchaus möglich, dass Patienten keine Memory-Zellen ausbilden können. Bei älteren Menschen hingegen kann die Akkumulation von weitgehend anergen Memory-Zellen im Blut Ausdruck einer Immunseneszenz sein.

CD5$^+$-B-Lymphozyten: eine pathologische Subpopulation der B-Zellen (CD19$^+$CD5$^+$)

Eine kleine Fraktion der B-Zellen ist durch die Expression des Differenzierungsantigens CD5 charakterisiert. Diese Zellen bilden eine separate Population, die sich während der Ontogenese früh von der Hauptlinie der B-Zellen trennt. CD5$^+$-B-Zellen sind langlebig, selbsterneuerungsfähig und sezernieren niedrig affine, polyreaktive Autoantikörper der IgM-Klasse. Chronisch lymphatische Leukämien sind durch diesen CD5$^+$-B-Zell-Typ gekennzeichnet. Bei Virusinfektionen kann es zu einer vorübergehenden moderaten Hochregulation der CD5-Expression auf B-Lymphozyten kommen.

NK-Zellen (CD3⁻CD16⁺CD56⁺)

Ebenso wie die zytotoxischen T-Lymphozyten können NK-Zellen eine durch Zellkontakt vermittelte unspezifische Lyse der Zielzellen durchführen. Ihre Hauptfunktion ist die Spontanabwehr virusinfizierter und maligner Zellen. Sie stellen bis zu 15 % der Lymphozyten des peripheren Blutes und üben ihre Funktion antigenunabhängig aus. Die Aktivität der NK-Zellen wird durch ein komplexes System von bestimmten Rezeptoren mit aktivierender und hemmender Funktion reguliert. NK-Zellen bilden zusammen mit den Zellen des unspezifischen Immunsystems, den Granulozyten und mononukleären Phagozyten, die erste zelluläre Abwehrfront des Immunsystems. NK-Zellen exprimieren an ihrer Zelloberfläche die Markermoleküle CD16 und CD56, während der typische T-Zell-Marker CD3 nicht exprimiert wird.

INFO

Aktivierungsmarker

Im zeitlichen Verlauf einer Aktivierung ist auf T-Lymphozyten die Expression verschiedener Aktivierungsmarker nachweisbar. Die Bestimmung dieser Aktivierungsmarker gibt Hinweise auf die Aktualität und bisherige Dauer der Aktivierung des Immunsystems. Bei Krankheiten mit chronischer Immunstimulation oder einer Pilzinfektion kann sich z. B. eine erhöhte Expression von bestimmten Aktivierungsmarkern finden.

6.2 Ursachen

Zelluläre Immundefekte, die angeboren sind oder durch chemo- bzw. strahlentherapeutische Behandlung, Mangelernährung, Stress oder chronisch-persistierende Infektionen (z. B. HIV) erworben wurden, sind häufig Ursache einer pathologischen Infektanfälligkeit.

Auch eine überproportionale **Abnahme der Thymusreserve,** also der Neubildung von naiven T-Lymphozyten, kann häufig bei Patienten mit rezidivierenden Infektionen oder unter immunsuppressiver Therapie beobachtet werden. Sowohl **quantitative als auch funktionelle Veränderungen der Lymphozyten-Subpopulationen** können mit primären oder sekundären Immundysregulationen oder Immundefizienz einhergehen.

Während eine Differenzierung der Lymphozyten-Subpopulation Auskunft über Anzahl und Verteilung der Immunzellen gibt, zeigt die Differenzierung der **IgG-Subklassen** die Syntheseleistung der B-Zellen an und lässt damit Rückschlüsse auf die **qualitative Leistung der Lymphozyten zu.** Somit empfiehlt sich zur Beurteilung der humoralen Immunität bei Patienten mit hartnäckig rezidivierenden Infekten die IgG-Subklassendifferenzierung. Die Ergebnisse weisen bei entsprechendem Befund auf eine unzureichende Fähigkeit zur Ig-Synthese hin. Die Betroffenen berichten meist, dass sie bereits in der Kindheit unter häufigen Infekten gelitten haben. Darüber hinaus wird über ständige eitrige Entzündungen und Infektereignisse unterschiedlichster Art geklagt.

Auch ein Mangel an **sekretorischem IgA (sIgA)** kann mit einer erhöhten Infektanfälligkeit einhergehen und zeigt sich insbesondere im Sinne einer verstärkten Infektbereitschaft bzw. mit hartnäckigen oder chronisch-rezidivierenden Infektionen im Bereich des Respirationstrakts. Die Betroffenen sind darüber hinaus in besonderem Maße komplikationsgefährdet, was sich z. B. in Form tiefer bronchopulmonaler Infektionen zeigen kann. Es gilt als das bedeutendste Schutzglobulin der Schleimhäute, da es Viren neutralisiert und neben der Keimkolonisation auch die Keimadhärenz verhindert. Während angeborene Ak-Mangelsyndrome aufgrund ihrer eigenständigen Bedeutung hier nicht weiter besprochen werden sollen, kommt den erworbenen Ig-Mangelsyndromen in der täglichen Praxis eine große Bedeutung zu.

Ursächliche Faktoren eines sekundären Ak-Mangels:

- Radiatio und Zytostase (erheblich reduzierte sIgA-Spiegel während und bis 2 Monate nach den Anwendungen zu erwarten)
- Chronisches Stresssyndrom
- Immunsuppressive Therapien
- Stoffwechselerkrankungen (Diabetes, Nephropathie etc.)
- Allergien
- Unmittelbar zurückliegende Traumata bzw. OPs

- Virusinfektionen
- Maligne Erkrankungen
- Mikronährstoff-, Spurenelement- oder Vitamindefizite
- Aminosäurendefizite

GUT ZU WISSEN

Bei Patienten mit auffälliger Anamnese hinsichtlich häufig rezidivierender Infekte kann eine mangelnde Versorgung an **Vitaminen und Mikronährstoffen** vorliegen (➤ Kap. 4.2.3).
Mikronährstoffe sind an sämtlichen Immunreaktionen beteiligt und stehen bzgl. ihrer Wirkung in enger Wechselbeziehung. Ein defizitärer Versorgungsstatus gehört zu den wichtigsten Ursachen einer eingeschränkten Infektbereitschaft. Bereits marginale Mangelerscheinungen führen zu einer Beeinträchtigung der Immunkompetenz. Wie ➤ Tab. 6.1 zeigt, sind davon alle Bereiche der zellvermittelten und humoralen Immunantwort betroffen.

Neben den Mikronährstoffen kommt auch der Versorgung mit den Vitaminen B, A, C und D ein hoher Stellenwert zu. Bei Patienten mit chronischen bzw. konsumierenden Erkrankungen können neben der Untersuchung der immunwirksamen Vitamine und Spurenelemente auch die Spiegel von Coenzym Q10 sowie diverser Aminosäuren inkl. L-Carnitin auffällig sein.

Bei Patienten, die trotz eines unauffälligen Immunstatus und optimaler Mikronährstoffversorgung häufig unter rezidivierenden Infekten bzw. Candidosen leiden, kann eine verminderte Konzentration des **mannosebindenden Lektins (MBL)** vorliegen.

MBL ist ein wichtiger Faktor der angeborenen Immunabwehr und wird lange vor der Bildung spezifischer Antikörper aktiv („first line defense of infection"). Es wird im Sinne eines Akute-Phase-Proteins in den Hepatozyten gebildet. Während einer Akute-Phase-Reaktion können die Serumwerte um das 20-Fache steigen. MBL erkennt die spezifischen Kohlenhydratmuster auf der Oberfläche einer Vielzahl pathogener Mikroorganismen wie Bakterien, Protozoen, Pilzen und Viren und bindet dort. Dieser als Opsonierung bezeichnete Prozess zieht eine Ak-unabhängige Aktivierung des Komplementsystems nach sich, was zur Lyse und Phagozytose des Erregers führt. Eine MBL-Defizienz beeinträchtigt die Fähigkeit zur Opsonierung und zudem wahrscheinlich die Clearance von Immunkomplexen.

Unmittelbar nach der Geburt beginnen die MBL-Plasmaspiegel zu steigen, um innerhalb weniger Wochen einen Höchstwert von 2500 ng/ml zu erreichen. Im Zuge der Entwicklung der spezifischen Immunität fallen die Spiegel im Erwachsenenalter ab. Somit spielt das MBL im Säuglings- und Kleinkindalter für den inneren Systemschutz eine besonders wichtige Rolle.

Tab. 6.1 Effekt von Mikronährstoffdefiziten im Immunsystem

	Aminosäuren	Vit. A	Vit. B_6	Vit. B_5	Vit. C	Folsäure	Vit. E	Vit. D	Cu	Mg	Fe	Se	Zn
Phagozytose	↓	↓			↓			↓		↓		↓	↓
Bakterizidie						↓		↓	↓		↓		↓
Komplement	↓												
Lymphozytenzahl	↓		↓				↓						↓
T-Lymphozyten	↓	↓	↓	↓		↓					↓		↓
Lymphozytenproliferation	↓	↓	↓			↓	↓		↓	↓			↓
Ig-Synthese	↓	↓	↓				↓		↓	↓			
Zytokine	↓							↓	↓		↓		

Ig = Immunglobulin; Vit. = Vitamin

6

INFO

Eine unzureichende Bildung von MBL ist auf verschiedene **Mutationen des MBL-Gens** zurückzuführen. Bisher sind drei inaktivierende bzw. hemmende Mutationen bekannt, die einen verminderten MBL-Serumspiegel nach sich ziehen.
Homozygote[1] Defekte lassen sich bei ca. 0,3 % der Europäer nachweisen, während bei etwa ein Drittel der mitteleuropäischen Bevölkerung heterozygote[2] Defekte vorliegen. Träger homozygoter Defekte zeigen bereits im Kindesalter eine hohe Infektneigung sowie komplikationsreiche und verzögerte Krankheitsverläufe. Aber auch bei Kindern mit heterozygoter Mutation wird neben der allgemein höheren Infektbereitschaft ein doppelt so hohes Risiko für infektionsbedingte Krankenhausaufenthalte beschrieben.
So können entsprechende anamnestische Angaben von Erwachsenen bzgl. Erkrankungen in ihrer Kindheit als wichtiger Hinweis auf einen möglichen heterozygoten MBL-Gendefekt gedeutet werden. In späteren Lebensphasen fallen die heterozygoten Genträger eher bei Vorliegen anderweitiger Grunderkrankungen oder bei Einwirkung immunsuppressiver Stressoren klinisch auf. So kommt es z. B. nach operativen Eingriffen, unter aggressiver onkologischer Therapie oder auch bei chronischen manifesten Infektionskrankheiten besonders häufig zu interkurrenten Komplikationen wie rezidivierenden Candidosen, aggressiven bakteriellen Infekten oder chronisch-rezidivierenden Infektionen des Respirationstrakts. Von besonderer Bedeutung ist eine MBL-Defizienz für Patienten, die gleichzeitig an einem IgG-Subklassen-Mangel leiden.

[1] Homozygot bedeutet, dass die Mutation auf beiden Allelen vorhanden ist und somit die stärkste Veränderung der Ausprägung des betreffenden Gens mit sich bringt.
[2] Heterozygot bedeutet, dass die Mutation nur auf einem Allel vorliegt. Wie stark das Merkmal ausgeprägt ist, hängt davon ab, ob es dominant oder rezessiv vererbt wird.

6.3 Symptomatik

Im Zusammenhang mit einer Immunfunktionsstörung auftretende Kardinalsymptome sind:

- Häufige und schwere Infektionen der Schleimhäute von Atemwegen und Darmtrakt, oft mit chronischem oder rezidivierendem Verlauf
- Auftreten von opportunistischen Infektionen
- Verlängerte Rekonvaleszenz nach akuten Infektionen
- Wundheilungsstörungen

6.4 Diagnostik

6.4.1 Der Immunstatus: Differenzierung der Lymphozyten-Subpopulationen

Bei Untersuchungen der zellulären Immunlage (Syn.: zelluläres Immunprofil, Immunphänotypisierung) werden die verschiedenen Lymphozytenpopulationen mittels durchflusszytometrischer Methoden erfasst (s. u.). Diese Untersuchung stellt die **immunologische Basisdiagnostik** dar. Indikationen für die Differenzierung der Lymphozyten-Subpopulationen bestehen bei zahlreichen Erkrankungen, die mit einer primären oder sekundären Immundysregulation oder Immundefizienz einhergehen. Für die Durchflusszytometrie (s. u.) werden die interessierenden Zelloberflächenantigene mit Antikörpern markiert, die an Fluoreszenzfarbstoffe gekoppelt sind, und zusammen mit der Bestimmung des Differenzialblutbilds erfasst. Die Verteilung der gemessenen Subpopulationen kann u. a. Hinweise auf virale oder bakterielle Infektionskrankheiten, Parasitenbefall oder mögliche Allergien geben. Defizite in der Mikronährstoffversorgung können hierdurch aufgezeigt oder Krankheitsverläufe dargestellt werden.

INFO

Der zelluläre Immunstatus gibt die absolute Zellzahl sowie die relative Verteilung einzelner Lymphozytenpopulationen an. Über die funktionellen Aspekte der Immunzellen kann nur eine eingeschränkte Aussage getroffen werden.

So erlaubt die absolute und relative Zahl der NK-Zellen noch keine Aussage über die zytotoxische Aktivität dieser Zellpopulation. Diese ist im NK-Zell-Funktionstest (Tumor-Killing-Test) feststellbar. Optimal ist daher eine Kombination des zellulären Immunstatus mit Funktionstesten (NK-Zell-Funktionstest, Lymphozytenproliferationstest, T-cellspot®, Candida-Killing-Test u. a.), die einen weiterführenden und ergänzenden Einblick in die Immunfunktionen erlauben.

Indikationen für eine Lymphozytentypisierung:

- vor allem Immundefizienz mit rezidivierenden oder chronischen Infektionen
- Therapiekontrolle bei Malignompatienten (Überwachung des Immunstatus, z. B. bei aggressiven

Therapieformen wie Immunsuppression, Radiatio etc.)
- Therapiekontrolle im Rahmen der Immuntherapie (z. B. Interleukine, pflanzliche Immunstimulanzien)
- Überwachung des Immunstatus bei Transplantationen
- DD der exogenen allergischen Alveolitis, Sarkoidose etc. (Untersuchung der bronchoalveolären Lavage)
- Diagnose und Verlaufskontrolle von chronischen und akuten lymphatischen Leukämien
- Lymphozytose: Nachweis bzw. Ausschluss einer immunproliferativen Erkrankung
- Lymphozytopenie: Nachweis bzw. Ausschluss eines primären oder sekundären Immundefekts
- Ursachendiagnostik persistierender Infektionen durch virale, bakterielle oder mykologische Erreger
- Bei Autoimmunerkrankungen
- Präventive Indikation, z. B. zum Ausschluss einer Immunseneszenz

INFO

Funktionsprinzip der Durchflusszytometrie

Das Funktionsprinzip beruht auf dem Durchfluss von Zellen durch eine dünne Messkapillare. Die Zellen passieren einzeln einen Laserstrahl. Dabei streuen sie einen Teil des Lichts, was mittels Detektoren nachgewiesen wird. Die Menge des gestreuten Lichts korreliert mit Größe und Komplexität der Zelle. So streuen Granulozyten mit einer rauen Oberfläche und vielen Vesikeln in ihrem Innern deutlich mehr Licht als die sehr glatten Lymphozyten. Das Vorwärtsstreulicht („forward scatter", FSC) ist ein Maß für die Beugung des Lichts und hängt vom Volumen der Zelle ab. Das Seitwärtsstreulicht („sideward scatter", SSC) ist ein Maß für die Granularität der Zelle, die Größe und Struktur ihres Zellkerns und die Menge der Vesikel in der Zelle. Anhand dieser Parameter lassen sich die Leukozyten des Blutes bereits gut unterscheiden.

Die weitere Differenzierung einzelner Lymphozyten-Subpopulationen erfolgt durch fluoreszenzmarkierte Antikörper. Diese sind gegen verschiedene, für die jeweilige Zellpopulation spezifische Oberflächenantigene gerichtet. Durch den Einsatz von bis zu fünf Fluoreszenzfarben und verschiedenfarbigen Lasern ist mit einem einzigen Messlauf eine exakte Differenzierung der Subpopulationen anhand der farblich markierten Oberflächenmarker möglich.

Zellulärer Immunstatus: verschiedene Panels

Je nach medizinischer Indikation kommt bestimmten Lymphozytenpopulationen eine besondere Bedeutung zu, weshalb zwischen drei verschieden umfangreichen Panels zum zellulären Immunstatus gewählt werden kann: Immunstatus Basis, Standard und Standard Plus (Näheres zur Bedeutung der verschiedenen Lymphozyten-Subpopulationen (➤ Abb. 6.2).

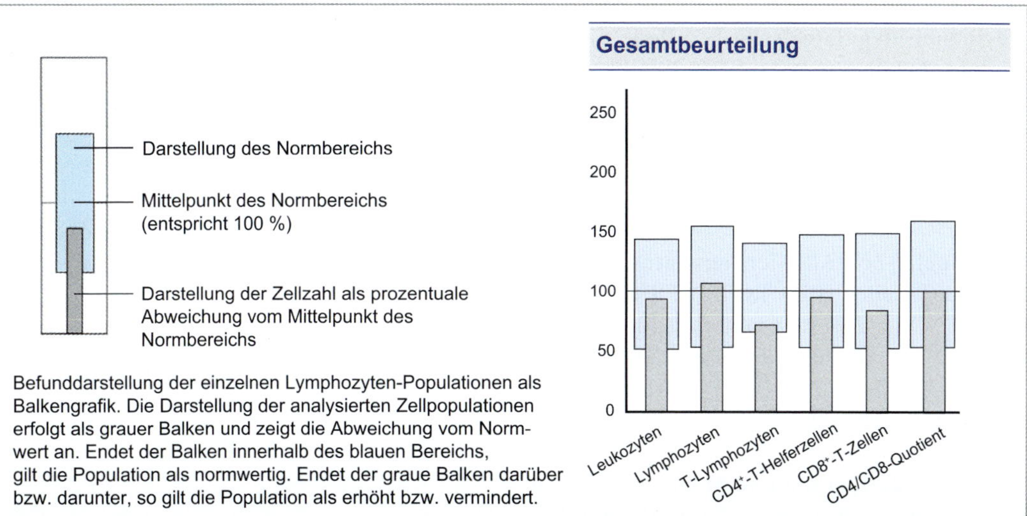

Abb. 6.2 Befund: Lymphozyten-Subpopulationen [V574]

Immunologische Basisdiagnostik

Immunstatus-Basis Großes Blutbild, T-Zellen (CD3$^+$), CD4$^+$ T-Helferzellen (CD3$^+$CD4$^+$), CD8$^+$ T-Zellen (CD3$^+$CD8$^+$), CD4/CD8-Quotient, HIV-reaktive zytotoxische T-Zellen (CD3$^+$CD8$^+$CD38$^+$)

Immunstatus-Standard Großes Blutbild, T-Zellen (CD3$^+$), B-Zellen (CD19$^+$), NK-Zellen (CD3-CD16$^+$CD56$^+$), CD4$^+$ T-Helferzellen (CD3$^+$CD4$^+$), CD8$^+$ T-Zellen (CD3$^+$CD8$^+$), CD4/CD8-Quotient, doppelt positive T-Zellen (CD3$^+$CD4$^+$CD8$^+$), doppelt negative T-Zellen (CD3$^+$CD4$^-$CD8$^-$)

Immunstatus-Standard Plus Großes Blutbild, T-Zellen (CD3$^+$), B-Zellen (CD19$^+$), NK-Zellen (CD3$^-$CD16$^+$CD56$^+$), CD4$^+$ T-Helferzellen (CD3$^+$CD4$^+$), CD8$^+$ T-Zellen (CD3$^+$CD8$^+$), CD4/CD8-Quotient, zytotoxische T-Zellen (CD3$^+$CD8$^+$CD57$^+$), regulatorisch-suppressorische T-Zellen (CD3$^+$CD8$^+$ CD57$^-$), Zytotoxisch/Regulatorisch-Quotient, HLA-DR-aktivierte T-Zellen (CD3$^+$HLA$^-$DR$^+$), CD25$^-$ aktivierte T-Zellen (CD3$^+$CD25$^+$), NK-artige T-Zellen (CD3$^+$CD16$^+$CD56$^+$), doppelt positive T-Zellen (CD3$^+$CD4$^+$CD8$^+$), doppelt negative T-Zellen (CD3$^+$CD4$^-$CD8$^-$)

Indikationsspezifische Erweiterungen und Ergänzungen zum zellulären Immunstatus

Messpanel: Regulatorische T-Zellen Großes Blutbild, T-Zellen (CD3$^+$), CD4$^+$ T-Helferzellen (CD3$^+$CD4$^+$), CD25$^+$ regulatorische T-Zellen (CD3$^+$CD4$^+$CD25$^+$), CD127$^-$ regulatorische T-Zellen (CD3$^+$CD4$^+$CD25$^+$CD127$^-$), regulatorische NKT-Zellen (CD3$^+$CD161$^+$CD56$^+$TZR Vβ11$^+$).

Messpanel T-Zell-Aktivierungsstatus Großes Blutbild, T-Zellen (CD3$^+$), CD4$^+$ T-Helferzellen (CD3$^+$CD4$^+$), aktivierte proliferierende T-Zellen (CD3$^+$CD71$^+$), aktivierte T-Zellen (CD3$^+$CD69$^+$), aktivierte T-Zellen (CD3$^+$CD29$^+$), T-Helfer-Inducer-Zellen (CD3$^+$CD4$^+$CD29$^+$).

Messpanel Reifegrade und Memory-T-Zellen CD4$^+$ naive T-Zellen (CD4$^+$CD27$^+$CD28$^+$ CD45RA$^+$CD45RO$^-$), CD4$^+$ zentrale Gedächtniszellen (CD4$^+$CD27$^+$CD28$^+$CD45RA$^-$CD45RO$^+$), CD4$^+$ Effektor-Gedächtniszellen (CD4$^+$CD27$^+$CD28$^-$ CD45RA$^-$CD45RO$^+$), CD4$^+$ terminale Effektorzellen (CD4$^+$CD27$^-$CD28$^-$CD45RA$^+$CD45RO$^-$), CD8$^+$ naive T-Zellen (CD8$^+$CD27$^+$CD28$^+$CD45RA$^+$CD45RO$^-$), CD8$^+$ zentrale Gedächtniszellen (CD8$^+$CD27$^+$CD28$^+$ CD45RA$^-$ CD45RO$^+$), CD8$^+$ Effektor-Gedächtniszellen (CD8$^+$CD27$^+$CD28$^-$CD45RA$^-$CD45RO$^+$), CD8$^+$ terminale Effektorzellen (CD8$^+$CD27$^-$CD28$^-$ CD45RA$^+$CD45RO$^-$).

Messpanel B-Zell-Charakterisierung Großes Blutbild, B-Zellen (CD19$^+$), CD5$^+$ B-Zellen (CD19$^+$CD5$^+$), Memory-B-Zellen (CD19$^+$CD27$^+$), Plasmazellen (CD19$^+$CD20$^-$), aktivierte proliferierende B-Zellen (CD19$^+$CD71$^+$).

Messpanel NK-Grading T-Zellen (CD3$^+$), NK-Zellen (CD3$^-$CD56$^+$), zytotoxische NK-Zellen (CD3$^+$CD16^{++} CD56$^+$), regulatorische NK-Zellen (CD3$^-$CD16$^+$CD56^{++}), Zytotoxizitätsmarker NKp30$^+$ NK-Zellen (CD3$^-$CD16$^+$CD56$^+$NKp30$^+$), Zytotoxizitätsmarker NKp46$^+$, NK-Zellen (CD3$^-$CD16$^+$CD56$^+$NKp46$^+$), Aktivierungsmarker NKG2D$^+$ NK-Zellen (CD3$^-$CD16$^+$CD56$^+$NKG2D$^+$), Aktivierungsmarker CD25$^+$ NK-Zellen (CD3$^-$CD16$^+$CD56$^+$CD25$^+$), Aktivierungsmarker CD69$^+$ NK-Zellen (CD3$^-$CD16$^+$CD56$^+$CD69$^+$), Apoptoseinduktion durch Fas-Ligand (CD3$^-$CD16$^+$CD56$^+$CD178$^+$).

Messpanel CD57-Expression Großes Blutbild, CD57-Expression auf Lymphozyten (CD45$^+$CD57$^+$), CD57-Expression auf T-Zellen (CD3$^+$CD57$^-$), CD57-Expression auf NK-Zellen (CD3$^-$CD56$^+$CD57$^+$).

Präanalytik

Probenmaterial:	2 × EDTA
Besonderheiten:	Keine
Lagerung & Transport:	Lagerung bei RT Versand im mitgelieferten Umröhrchen auf dem Postweg möglich

Befundinterpretation

Die analysierten Zellpopulationen werden als grauer Balken dargestellt, der die Abweichung vom Normwert anzeigt. Endet der Balken innerhalb des blauen Bereichs, gilt die Population als normwertig. Endet der graue Balken darüber bzw. darunter, so gilt die Population als erhöht bzw. vermindert.

Die Ergebnisse des zellulären Immunstatus werden als absolute (z. B. Zellen/µl Blut) und relative (z. B. % der Lymphozyten) Werte ermittelt. Neben der Angabe dieser Werte werden die einzelnen Lymphozyten-Subpopulationen in einer Balkengrafik gemeinsam dargestellt. Dies ermöglicht eine Befundauswertung auf einen Blick und einen direkten Vergleich der einzelnen Zellpopulationen. Typische Konstellationen können sich anhand wiederkehrender Muster in der grafischen Darstellung zeigen und ermöglichen eine schnelle Bewertung.

Verminderte T-, B- und/oder NK-Gesamtzellzahlen Die Verminderung einer oder mehrerer dieser Lymphozytenpopulationen spricht für eine immunitäre Hypoaktivität. Das Risiko einer Infektanfälligkeit ist erhöht.

Erhöhte T-, B- und/oder NK-Gesamtzellzahlen Die Erhöhung einer oder mehrerer dieser Lymphozytenpopulationen spricht für eine immunitäre Hyperaktivität. Dies kann auf einen aktuellen Infekt deuten.

Beurteilung der Subpopulationen

Verminderte CD4⁺ T-Lymphozytenzahlen Je nachdem, wie stark die Anzahl von CD4⁺ T-Lymphozyten vermindert ist, kann ein Befund auf eine Immundysregulation oder sogar einen zellulären Immundefekt hindeuten.

Erhöhte CD4⁺ und/oder CD8⁺ T-Zellzahlen Eine Erhöhung der CD4⁺ Lymphozytenpopulation deutet auf einen Infekt hin. Eine Erhöhung der CD8⁺ Zellzahl kann einen Hinweis auf einen Infekt, ein entzündliches Geschehen (CD4/CD8-Quotient normwertig) oder eine Dysregulation des zellulären Immunsystems darstellen (CD4/CD8-Quotient vermindert).

Erhöhte CD4⁺CD8⁺ Zellzahlen Virale Infekte können bei T-Zellen zur verstärkten Coexpression von CD4 und CD8 führen.

Erhöhte Werte für zytotoxische und/oder suppressive CD8⁺ T-Zellen Erhöhte Zellzahlen von zytotoxischen T-Zellen oder ein erhöhter Quotient der zytotoxischen zu suppressiven T-Zellen können auf eine virale Infektion hindeuten. Die parallele Erhöhung von zytotoxischen und suppressiven CD8⁺ T-Zellen kann sowohl Ausdruck eines Infekts als auch eines entzündlichen Geschehens sein. Eine isolierte Erhöhung der Suppressorzellen deutet hingegen auf eine suppressive Immunitätslage hin und kann zur Verschiebung der Zytokinbalance führen.

Verminderte Werte für zytotoxische und/oder suppressive CD8⁺ T-Zellen Niedrige Zellzahlen von zytotoxischen T-Zellen oder ein verminderter Quotient der zytotoxischen zu suppressiven T-Zellen können zu einer erhöhten Infektanfälligkeit führen. Eine Verminderung der Suppressorzellen kann aufgrund niedriger Zytokinproduktion Hinweise auf eine gestörte Kommunikation zwischen den einzelnen Lymphozytenpopulationen geben.

Normwertige HLA-DR-, CD25CD4- und CD24CD8-T-Zell-Zahlen Es liegt keine Aktivierung der T-Lymphozyten vor.

Erhöhte HLA-DR-, CD25CD4- und/oder CD24CD8-T-Zell-Zahlen Kann eine der oben genannten Subpopulationen in erhöhten Mengen nachgewiesen werden, liegt eine Aktivierung der T-Lymphozyten vor. Dies deutet auf eine Infektion oder ein entzündliches Geschehen hin.

Aktivierte CD25⁺ T-Lymphozyten werden bereits kurz nach erfolgter Infektion gebildet („early activation marker"), während DR⁺ T-Zellen als „late activation marker" gelten und auf eine chronische Infektion, eine Autoimmunerkrankung oder einen persistierenden Infekt hindeuten.

Erhöhte CD5⁺ B-Zellzahlen Eine leichte Zunahme ist i. d. R. auf einen viralen Infekt zurückzuführen. Starke Zunahmen können entweder ebenfalls auf einen viralen Infekt oder aber auf eine leukämische Veränderung hinweisen.

6.4.2 Nachweis eines allgemeinen zellulären Immundefekts: 3HT-Memory-Spot® Immunkompetenz

Der 3HT-Memory-Spot® Immunkompetenz erlaubt die Messung der allgemeinen Funktionsfähigkeit von Lymphozyten und damit den Nachweis eines zellulären Immundefekts durch Stimulierung der Lymphozyten des Patienten mit Mitogenen. Mitogene sind Proteine, die T-Zellen und/oder B-Zellen unabhängig von ihrer Antigenspezifität polyklonal stimulieren und somit unspezifisch die Proliferation der Zellen induzieren. Eine wichtige Gruppe von Mitogenen sind die pflanzlichen Lektine, die durch ihre Bindung an Glykoproteine auf der Oberfläche der Lymphozyten die Aktivierung der Zellen zur Folge haben. Im 3HT-Memory-Spot® Immunkompetenz werden verschiedene Lektine verwendet, die selektiv B- oder T-Zellen stimulieren oder die eine Proliferation beider Lymphozytenpopulationen induzieren (➤ Tab. 6.2). Als weiteres Mitogen, das in erster Linie die Proliferation von B-Zellen herbeiführt, wird ein Zellwandprotein aus *Staphylococcus aureus* eingesetzt. Durch die Kombination der verschiedenen Mitogene im 3HT-Memory-Spot® Immunkompetenz kann eingegrenzt werden, welche Lymphozyten-Subpopulation von einer gestörten Funktion und damit von einem möglichen Immundefekt betroffen ist (➤ Abb. 6.3).
Testprinzip: Info-Kasten „3HT-Memory-Spot®"

Tab. 6.2 Die im 3HT-Memory-Spot® Immunkompetenz eingesetzten Mitogene

Mitogen	Stimulation von
Phytohämagglutinin (PHA)	T-Zellen
Concanavalin A (ConA)	T-Zellen
Pokeweed-Mitogen (PWM)	T- und B-Zellen
Staphylococcus-aureus-Stamm Cowan I (SAC)	B-Zellen

Indikation für den 3HT-Memory-Spot® Immunkompetenz:

- Verdacht auf:
  - angeborene zelluläre Immundefekte
  - erworbene zelluläre Immundefekte
- Gehäufte virale Infektionen
- (Chronische) bakterielle Infektionen
- Pilzinfektionen
- Verlaufskontrolle der zellulären Immunität im Rahmen immunstimulierender oder -suppressiver Therapien

INFO

Exkurs: 3HT-Memory-Spot®

Dem 3HT-Memory-Spot® liegt das Prinzip des Lymphozytentransformationstests (LTT) zugrunde, der zum Nachweis potenziell reaktiver Lymphozyten dient. Dieses in den letzten Jahren weiterentwickelte und verbesserte Verfahren ist mittlerweile fester Bestandteil der zellulären Funktionsdiagnostik und wird von der Kommission „Methoden und Qualitäts-

Immunologie

3HT-Memory-Spot Immunkompetenz**

Im 3HT-Memory-Spot Immunkompetenz wird die grundsätzliche Aktivierbarkeit von Lymphozyten durch Stimulation mit sogenannten Mitogenen (unspezifische Immunaktivatoren) überprüft.
Zur Beurteilung der Lymphozytenreaktion wird als Bezugsgröße der Messwert für die Proliferation (Zellteilung) unstimulierter Zellen gleich 1,0 gesetzt (Negativkontrolle). Der Messwert für die Proliferation stimulierter Zellen wird dazu ins Verhältnis gesetzt (Stimulationsindex). Eine positive Reaktion der Lymphozyten auf eines der getesteten Mitogene und damit ein Hinweis auf eine ausreichende Immunkompetenz liegen vor, wenn der Index den angegebenen Referenzwert erreicht oder überschreitet.

Negativkontrolle**	1,0	Index	
Phytohämagglutinin (PHA)**	<5.0	Index	> 5,0
Concavalin A (ConA)**	<5.0	Index	> 5,0
Pokeweed-Mitogen (PWM)**	50,0	Index	> 5,0
Staphylococcus aureus (SAC)**	45,0	Index	> 5,0

Abb. 6.3 Befund: 3HT-Memory-Spot® Immunkompetenz [V573]

sicherung in der Umweltmedizin" am Robert Koch-Institut (RKI) für eine Reihe von Indikationen empfohlen.
Der Test beruht darauf, dass Lymphozyten nach dem Kontakt mit einem Mitogen oder einem spezifischen Antigen/Allergen aktiviert werden und sich teilen. Dieser auch als Proliferation bezeichnete Vorgang geht mit der Verdoppelung des Erbmaterials und damit der Synthese neuer DNA-Stränge einher. Als Maß für die Zellvermehrung wird im 3HT-Memory-Spot® der Einbau von radioaktiv markiertem Thymidin (3H-Thymidin), einem Grundbaustein der DNA, herangezogen. Die Menge des von den Zellen inkorporierten 3H-Thymidins ist demnach proportional zur Höhe der Zellproliferation und somit auch zur Reaktivität der Zellen auf den gegebenen Stimulus. Bei der Untersuchung auf eine antigen- oder allergenspezifische Sensibilisierung hängt die Stärke der Zellproliferation entscheidend davon ab, ob zuvor schon eine Auseinandersetzung des Immunsystems mit dem Antigen/Allergen und infolgedessen eine Stimulation und Expansion von Lymphozyten im Körper stattgefunden hat. Im Zuge der Differenzierung der spezifischen T-Lymphozyten während dieser primären Immunantwort bilden sich u. a. Gedächtnis-T-Zellen, die bei einem erneuten Kontakt des Organismus mit dem Antigen/Allergen sehr rasch und effektiv reagieren und die sekundäre Immunantwort initiieren. Mit dem 3HT-Memory-Spot® kann die antigenspezifische zelluläre Gedächtnisfunktion in vitro überprüft und eine Sensibilisierung des Patienten nachgewiesen werden. Gemessen wird die Proliferation dieser Zellen nach Inkubation mit dem Allergen im Vergleich zum spontanen Proliferationsverhalten in der Negativkontrolle (ohne Allergen).
Weitere wichtige Anwendungsfelder des 3HT-Memory-Spots® sind die Detektion von Sensibilisierungen gegen Metalle oder Medikamente, die sich symptomatisch als Kontaktallergie (Kontaktekzem) oder verzögerte Arzneimittelunverträglichkeit äußern. Eine spezielle Anwendung stellt die Testung von Nahrungsmittelantigenen zur Diagnostik von Typ-IV-Allergien dar (vgl. dazu ➤ Kap. 3).

Präanalytik

Probenmaterial:	3 × Heparin-Blut
Besonderheiten:	Kortikosteroide oder NSAR mindestens 24 h vor der Blutentnahme absetzen
Lagerung & Transport:	Lagerung bei RT **Expressversand:** Blutprobe sollte binnen 24 h im Labor eintreffen; bitte Probenabholung im Labor anfordern

Befundinterpretation

Zur Beurteilung der Lymphozytenreaktion wird als Bezugsgröße der Messwert für die Proliferation unstimulierter Zellen gleich 1,0 gesetzt (Negativkontrolle). Der Messwert für die Proliferation stimulierter Zellen wird dazu ins Verhältnis gesetzt (Stimulationsindex, SI). Die maximale Aktivierbarkeit der Lymphozyten wird durch Stimulation mit einem Mitogen überprüft (Positivkontrolle; ➤ Abb. 6.4). Eine positive Reaktion der Lymphozyten auf eines der getesteten Antigene liegt vor (und damit ein Hinweis auf eine ausreichende Immunkompetenz), wenn der Index den angegebenen Referenzwert erreicht oder überschreitet.

PHA- und/oder ConA-Index < 5 Ist der Index für PHA oder ConA vermindert, liegt möglicherweise ein Proliferationsdefekt der T-Zellen vor. Das Ergebnis ist nicht eindeutig. Ist hingegen der SI für beide Mitogene vermindert, kann von einem Proliferationsdefekt ausgegangen werden.

PWM-Index < 5 Das Ergebnis spricht für einen Defekt in der Zellkommunikations- und Proliferationsfähigkeit beider Lymphozytenpopulationen (B- und T-Zellen).

SAC-Index < 5 Das Ergebnis spricht für einen Proliferationsdefekt der B-Lymphozyten.
Weiterführende Diagnostik bei unzureichender Reaktionsbereitschaft:
- Immunstatus (➤ Kap. 6.4.1)
- Vitamine und Mikronährstoffe (➤ Kap. 6.5)
- Fettsäure-Profil
- Aminosäure-Profil

6.4.3 Nachweis eines Defekts der immunologischen Gedächtnisfunktion: 3HT-Multi-Memory-Screen®

Für die einfache funktionelle Testung der Immunabwehr eines Patienten wurde bislang routinemäßig ein standardisierter Intrakutantest (Multitest Merieux®) eingesetzt, der allerdings vom Markt genommen wurde. Als Alternative wurde der 3HT-Multi-Memory-Screen® entwickelt (➤ Abb. 6.4), mit dem die Immunkompetenz von Gedächtnis-Lymphozyten

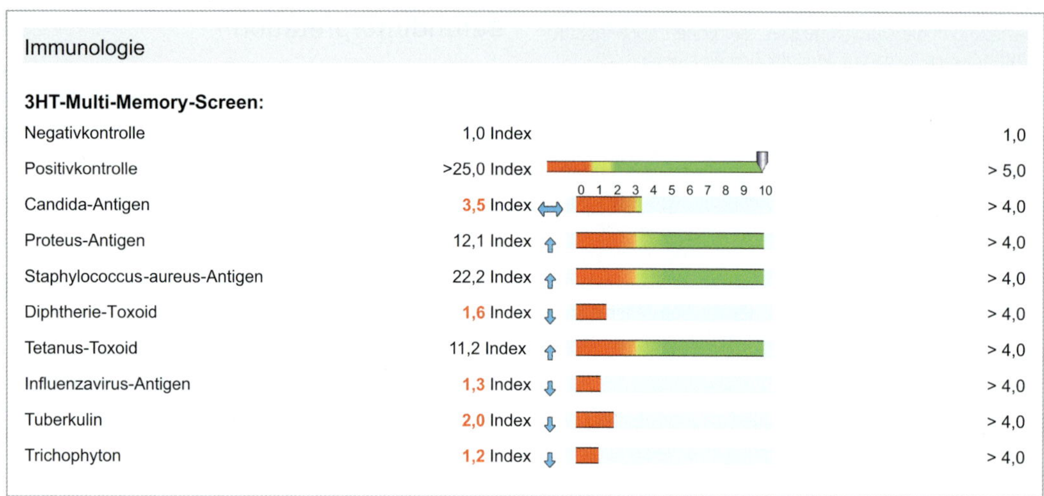

Immunologie

3HT-Multi-Memory-Screen:

Test	Ergebnis		Referenz
Negativkontrolle	1,0 Index		1,0
Positivkontrolle	>25,0 Index		> 5,0
Candida-Antigen	3,5 Index	⇔	> 4,0
Proteus-Antigen	12,1 Index	↑	> 4,0
Staphylococcus-aureus-Antigen	22,2 Index	↑	> 4,0
Diphtherie-Toxoid	1,6 Index	↓	> 4,0
Tetanus-Toxoid	11,2 Index	↑	> 4,0
Influenzavirus-Antigen	1,3 Index	↓	> 4,0
Tuberkulin	2,0 Index	↓	> 4,0
Trichophyton	1,2 Index	↓	> 4,0

Abb. 6.4 Befund: 3HT-Multi-Memory-Screen® [V573]

in vitro einfach und sicher überprüft werden kann. In Anlehnung an den Intrakutantest nach Merieux wird dazu in vitro die proliferative Antwort von Lymphozyten auf die Stimulation mit insgesamt 8 verschiedenen Recall-Antigenen bestimmt. Diese aus verschiedenen Bakterien, Viren und Pilzen gewonnenen Antigene zeichnen sich dadurch aus, dass das Immunsystem mit hoher Wahrscheinlichkeit bereits zu einem früheren Zeitpunkt mit ihnen in Kontakt gekommen ist, weil entweder ein weitverbreiteter Impfschutz gegen die Mikroorganismen besteht (Diphtherie-Toxoid, Tetanus-Toxoid, Tuberkulin) oder praktisch jedes Individuum einer natürlichen Exposition ausgesetzt war (*Candida, Proteus, Staphylococcus aureus,* Influenzavirus, *Trichophyton*).

Indikationen für den 3HT-Multi-Memory-Screen®:

- Verdacht auf zelluläre Immundefekte (z. B. bei rezidivierenden Infektionen)
- Nachweis einer zellulären Immunität gegenüber einem bestimmten spezifischen Antigen (z. B. zum Nachweis eines Impferfolgs)
- Verdacht auf Immunseneszenz

Präanalytik

Probenmaterial:	3 × Heparin-Blut
Besonderheiten:	Kortikosteroide oder NSAR mindestens 24 h vor der Blutentnahme absetzen
Lagerung & Transport:	Lagerung bei RT **Expressversand:** Die Blutprobe sollte binnen 24 h im Labor eintreffen, bitte Probenabholung im Labor anfordern

Befundinterpretation

Die Darstellung der Testergebnisse erfolgt als Stimulationsindex (SI). Ein hoher SI ist Ausdruck einer starken Antigenstimulation und belegt das Vorhandensein spezifischer Gedächtniszellen aus zurückliegenden Infektionen oder Vakzinationen.

Zur Beurteilung der Lymphozytenreaktion wird als Bezugsgröße der Messwert für die Proliferation unstimulierter Zellen gleich 1,0 gesetzt (Negativkontrolle). Der Messwert für die Proliferation stimulierter Zellen wird dazu ins Verhältnis gesetzt (Stimulationsindex). Im 3HT-Multi-Memory-Screen® eingeschlossen ist eine Positivkontrolle, welche die Maximalreaktion der Lymphozyten durch Stimulation mit einem potenten Mitogen bestimmt.

Cave

Nur wenn der für diese Positivkontrolle berechnete SI eine deutliche Proliferationsfähigkeit der Zellen anzeigt, kann der Test valide ausgewertet werden.

Interpretation der Einzelwerte	
< 3	negativ
3–4	grenzwertig
> 4	positiv (Vorhandensein von spez. Gedächtniszellen)
Gesamtinterpretation (Index)	
> 5	Die antigenspezifische Reaktionsbereitschaft des Antigenpräsentations- und T-Lymphozyten-Systems ist als ausreichend (normoerg) zu beurteilen. Werte > 6 können als gut beurteilt werden.
< 5	Die antigenspezifische Reaktionsbereitschaft des Antigenpräsentations- und T-Lymphozyten-Systems ist als reduziert zu beurteilen. Es liegt eine hypoerge Reaktionslage vor. Eine Kontrolluntersuchung nach 3–6 Monaten ist sinnvoll.

Bei gesunden Probanden mit normaler Immunfunktion müssen mehrere der Recall-Ag eine positive Reaktion der Lymphozyten im 3HT-Multi-Memory-Screen® hervorrufen. Ist gegen einzelne Recall-Ag keine positive Antwort nachweisbar, so kann dies in einem fehlenden Impfschutz begründet sein oder in dem Umstand, dass bislang keine Infektion stattgefunden hat. Wenn für mehrere oder alle Recall-Ag ein negatives Resultat im 3HT-Multi-Memory-Screen® bestimmt wurde, ist von einem Defekt in der Differenzierung von Gedächtniszellen auszugehen. Zudem kann mit zunehmendem Alter eine Immunseneszenz eintreten, die u. a. bewirkt, dass Gedächtnis-T-Zellen älterer Menschen ebenfalls eine verminderte Fähigkeit zur Proliferation aufweisen.

Weiterführende Diagnostik bei unzureichender Reaktionsbereitschaft oder Werten im unteren Normbereich:

- Vitamine und Mikronährstoffe (➤ Kap. 6.5)
- Fettsäure-Profil
- Aminosäure-Profil

6.4.4 Bestimmung der Thymusreserve: $CD31^+$ Helferzellen als Marker der Thymusfunktion

Die altersbedingte Thymusinvolution führt zu einer sukzessiven Ersetzung der Thymusdrüse durch Fettgewebe. Hieraus resultiert im Laufe eines Lebens eine kontinuierliche Abnahme der Thymusreserve, also der Neubildung von naiven T-Lymphozyten.

Die Bestimmung der Thymusreserve im Blut erfolgt über die Expression des Markers CD31 auf der Zelloberfläche naiver T-Helferzellen. Das Glykoprotein CD31 wird von Zellen exprimiert, welche die Thymusdrüse kürzlich verlassen haben. Diese Zellen werden als „recent thymic emigrants" (RTE) bezeichnet.

Indikation für Bestimmung der Thymusreserve:

- Abklärung persistierender Lymphozytopenien mit der Frage, ob es sich um eine verminderte Neubildung von T-Zellen handelt
- Therapiemarker zur Indikationsstellung einer Behandlung mit Thymuspeptiden
- Untersuchung vor immunologisch belastenden Therapien (Operation, Chemo- oder Strahlentherapie) zur Abschätzung der individuellen Thymusregenerationsfähigkeit
- Komplementärer Marker Im Rahmen der Immunfunktionsanalytik vor allem bei chronischen Infektionen oder Immunfunktionsstörungen

INFO

Wissenschaftlicher Hintergrund

Beim Glykoprotein CD31 handelt es sich um ein Adhäsionsmolekül, das auch unter seinem älteren Namen PECAM-1 („platelet endothelial cell adhesion molecule-1") bekannt ist. Es ist nicht nur an Aktivierungsprozessen von Zellen beteiligt, sondern besitzt zudem eine wichtige Funktion bei der Interaktion von Lymphozyten mit Endothelzellen. Die Expression von CD31 auf der Zelloberfläche von naiven, kürzlich aus dem Thymus emigrierten T-Helferzellen (RTE) wird zur phänotypischen Charakterisierung von Lymphozyten eingesetzt, indem eine Vierfachfärbung der Patientenzellen mit den Oberflächenmarkern CD3, CD4, CD31 sowie CD45RA, der dabei als Marker für naive T-Zellen dient, erfolgt.
Zur Ermittlung dieser Zellpopulationen wird eine durchflusszytometrische Untersuchung herangezogen, und die Tatsache, dass CD31 ausschließlich auf den RTE exprimiert ist, wird genutzt, um eine Unterscheidung zu den im Blut zirkulierenden naiven T-Zellen zu erreichen. Diese vermehren sich durch postthymische Selektion, und ihr Anteil am Gesamtpool der peripheren naiven T-Zellen erhöht sich mit steigendem Alter.

Präanalytik

Probenmaterial:	2 EDTA
Besonderheiten:	Keine
Lagerung & Transport:	Lagerung bei RT Versand im mitgelieferten Umröhrchen auf dem Postweg möglich

Befundinterpretation

Normwerte für naive T-Helfer-Zellen in %	
Bis 20 Jahre	> 69
Bis 40 Jahre	> 54
Bis 60 Jahre	> 41
Bis 109 Jahre	> 33

Bei Kleinkindern tragen noch 90 % der naiven T-Helferzellen das CD31-Glykoprotein. Im Laufe des Lebens erfolgt eine kontinuierliche Abnahme „jugendlicher" Helferzellen. Die CD31-Reserve stellt einen Biomarker gesunden Alterns dar.

Verminderte Zellzahlen von naiven T-Helferzellen Ein verminderter Anteil von naiven T-Helferzellen an der Gesamtpopulation der T-Helferzellen ist häufig auf eine Reifung zu aktivierten T-Effektorzellen zurückzuführen, wie es nach Antigenkontakt bei Infektionen der Fall ist. Bei akuten, kürzlich zurückliegenden oder auch rezidivierenden Infektionen ist deshalb häufig gleichzeitig eine prozentuale Erhöhung der aktivierten T-Zellen an der Gesamt-T-Zellzahl im Immunstatus messbar. Solange der Anteil an RTE-Zellen normwertig ist, kann jedoch von einer ausreichenden Neubildung naiver T-Helferzellen ausgegangen werden. Es liegt kein Hinweis auf eine Störung der Thymusfunktion vor.

Verminderte von RTE-Zellen (Thymuszellen) Ein verminderter Anteil von RTE-Zellen an der Gesamtpopulation von naiven T-Helferzellen spricht für eine Abnahme der Thymusreserve. Eine überproportionale Abnahme der Thymusreserve findet sich häufiger bei Patienten mit rezidivierenden Infektionen oder unter immunsuppressiver Behandlung (z. B. Chemo- oder Strahlentherapie). Die Folge sind persistierende Lymphozytopenien jeglicher Konsequenzen.

6.4.5 Nachweis einer zellulären Immunaktivierung: IP-10 als Marker der T-Zell-induzierten Immunaktivierung

IP-10 gehört zur Familie der CXC-Chemokine und ist auch als CXCL10 bekannt. Das Protein ist auf dem Chromosom 4 kodiert und wird von Monozyten, Makrophagen, aber auch von Endothelzellen und Fibroblasten gebildet, nachdem diese durch IFN-γ stimuliert wurden. IP-10 bindet an den Chemokinrezeptor CXCR3 und besitzt zahlreiche Funktionen wie die Stimulation von Monozyten und NK-Zellen, die Hemmung der Angiogenese und die Erhöhung der Expression verschiedener Adhäsionsmoleküle auf Endothelien. Weiterhin wirkt es als chemotaktisch aktives Zytokin (Chemokin) anregend auf die Wanderung von $CD4^+$ T-Zellen ins Gewebe und kann die Reifung von T-Zellen und Vorläuferzellen im Knochenmark regulieren.

Bestimmung von IP-10: klarer Vorteil gegenüber IFN-γ Da die Induktion von IP-10 durch Interferone erfolgt und es im Blut stabiler nachweisbar ist als die Interferone selbst, kann IP-10 als Marker der T-zellulären Immunaktivierung genutzt werden. Hinzu kommen die Vorteile einer kontinuierlichen Freisetzung und eine hohe Probenstabilität.

Im Gegensatz hierzu erfolgt die Freisetzung von IFN-γ undulierend und phasenweise. IP-10 ermöglicht durch die spezifische IFN-γ-Induktion den Nachweis einer T-Zellaktivierung bzw. der IFN-γ-Produktion in einem Zeitfenster von 24 bis 48 h.

Medizinische Relevanz des IP-10

- IP-10 kann bei einer systemisch-sklerotischen interstitiellen Lungenentzündung erhöht sein.
- Die Plasmakonzentration ist bei chronischer Hepatitis B erhöht. Es spielt eine wichtige Rolle bei der chemotaktischen Steuerung inflammatorischer Zellen in die Leber und dient als Biomarker einer Fibrose nach Lebertransplantation bei Patienten mit Hepatitis C.
- Infektionen mit *Mycobacterium tuberculosis* führen zu einer erhöhten IP-10-Freisetzung. Eine parallele Bestimmung der IFN-γ-Spiegel führt zu einer verbesserten Detektionsrate bei In-vitro-Tests.

- Bei HIV-Patienten kommt es häufig zu einem deutlichen Anstieg der IP-10-Spiegel. Besonders bei Koinfektionen mit HCV oder Tuberkulose.
- IP-10 ist in die Pathogenese der multiplen Sklerose involviert und führt zu erhöhten Spiegeln im Serum und Liquor.
- Tumorimmunologisch konnte für IP-10 beim NK/T-Zell-Lymphom eine antitumorale Wirkung durch Modulation der Zellinvasion nachgewiesen werden. Im Modell ließ sich zeigen, dass eine Zytostatikagabe in Kombination mit IP-10 einen antitumorösen Effekt haben kann.

Indikation

- Nachweis einer T-zellulär induzierten Immunaktivierung z. B. bei einer der aufgeführten Erkrankungen
- Verlaufskontrolle und Monitoring immunmodulierender antiinflammatorischer Therapien

Präanalytik

Probenmaterial	Serum
Probenversand	Keine Besonderheiten

6.4.6 Calprotectin im Serum

Calprotectin ist ein Eiweiß aus der Familie der kalziumbindenden S100-Proteine. Calprotectin stellt ein heterodimeres Protein dar, das durch die Zusammenlagerung jeweils eines Moleküls S100A8 (Calgranulin A, MRP8) und S100A9 (Calgranulin B, MRP14) entsteht; es wird daher synonym auch als S100A8/A9 oder MRP8/14 bezeichnet.

Calprotectin gehört funktionell zur Molekülkategorie der Alarmine. Alarmine sind intrazelluläre Proteine, die unter homöostatischen Bedingungen an der normalen Zellfunktion beteiligt sind. Unter Zellstress oder nach dem Absterben einer Zelle (Nekrose) werden diese Moleküle freigesetzt und signalisieren z. B. nach Gewebeschädigung dem Organismus eine potenziell gefährliche endogene Störung des immunologischen Gleichgewichts.

Erkrankungen des rheumatischen Formenkreises

Die rheumatoide Arthritis (RA) ist eine chronisch-entzündliche Autoimmunerkrankung, bei der fehlgesteuerte aktivierte Phagozyten in die Gelenke einwandern und dort proinflammatorische Botenstoffe produzieren. Der daraus resultierende Entzündungsprozess (Synovitis) führt dazu, dass die Gelenkinnenhaut (Synovialis) stark wuchert und nach einiger Zeit Knorpel, Knochen und Bänder des Gelenks geschädigt werden. Häufig zeigt die Erkrankung einen schubweisen, progredienten Verlauf, der letztendlich zur Deformation und Zerstörung der Gelenke führt. In seltenen Fällen können auch andere Organsysteme wie Blutgefäße, Herz, Lunge, Speichel- oder Tränendrüsen und die Augen betroffen sein.

Calprotectin, das von aktivierten neutrophilen Granulozyten und Makrophagen in der Gelenkinnenhaut oder der Synovialflüssigkeit produziert und freigesetzt wird, repräsentiert im Sinne des Entzündungsmonitorings einen geeigneten Biomarker bei Erkrankungen des rheumatischen Formenkreises. Im Speziellen können die in den folgenden Abschnitten aufgeführten diagnostischen oder prädiktiven Aussagen mithilfe der Calprotectin-Messung im Serum getroffen werden.

Bestimmung der aktuellen Entzündungsaktivität

Sowohl für die adulte RA als auch für die im Kindesalter auftretende Form der RA, die juvenile idiopathische Arthritis (JIA), ist eine Assoziation zwischen der Höhe der Calprotectin-Konzentration im Serum und der Schwere des Krankheitsverlaufs bzw. dem Erfolg einer entzündungshemmenden Therapie umfassend dokumentiert. Die Konzentration von Calprotectin im Serum von Patienten mit aktiver RA oder JIA ist signifikant höher als bei gesunden Personen oder bei Patienten in Remission. Die Calprotectinspiegel korrelieren dabei gut mit systemischen Entzündungsparametern wie CRP im Serum sowie mit der Schwere der anhand der Bewertung der klinischen Symptomatik (z. B. Stärke der Gelenkschwellung, Anzahl der betroffenen Gelenke) ermittelten Krankheitsaktivität oder der mittels Radio- oder Sonografie abgeleiteten Gelenkschädigung, nicht aber mit der Ab- oder Anwesenheit relevanter Autoantikörper (Rheumafaktoren, CCP-Ak) im Serum. Zudem wurde bei Patienten mit Arthritis eine starke Korrelation der individuellen Konzentrationen von Calprotectin im Serum und in der Synovialflüssigkeit nachgewiesen. Häufig kündigt sich ein Krankheitsschub vor dem Aufflammen der entzündlichen Symptome durch einen Anstieg der Calprotectinkonzentration im Serum an.

INFO

Weitere Erkrankungen des rheumatischen Formenkreises, die durch erhöhte Konzentrationen von Calprotectin im Serum charakterisiert sind:
- Morbus Still, juvenile Form (systemische juvenile idiopathische Arthritis, SJIA)
- Morbus Still, adulte Form (Still-Syndrom des Erwachsenenalters, engl. AOSD)
- Psoriasisarthritis (Schuppenflechtenarthritis)
- Spondyloarthritis, z. B. ankylosierende Spondylitis (Morbus Bechterew)
- Systemischer Lupus erythematodes (SLE)
- Sjögren-Syndrom
- ANCA-assoziierte Vaskulitis und Glomerulonephritis

Kontrolle des Therapieverlaufs

In der klinischen Praxis ist die regelmäßige Überwachung der synovialen Entzündungsaktivität eine wichtige Voraussetzung für die Planung und Durchführung einer individuellen antiinflammatorischen Therapie zur Verhinderung irreversibler Gelenkschädigungen. Dies wird vor allem durch eine frühzeitige und kontinuierlich angepasste medikamentöse Therapie erreicht. Die Basistherapie mit Antirheumatika wie Methotrexat sowie Glukokortikoiden kann nach unzureichendem Ansprechen oder bei ungünstiger Prognose durch den Einsatz von Biologika (z. B. „TNF-α-Hemmer") in Mono- oder Kombinationstherapie ergänzt werden.

Ein nicht unerheblicher Prozentsatz der Patienten mit RA oder JIA spricht weder auf die herkömmliche Therapie mit Antirheumatika noch auf die Behandlung mit TNF-α-Hemmern effektiv an. Während die Calprotectinkonzentration im Serum von Patienten, die eine objektive Verbesserung der Entzündungssymptomatik erfahren (Responder), im Verlauf einer Therapie signifikant abnimmt und sich in der Remissionsphase normalisiert, werden bei Patienten, die trotz Behandlung weiterhin eine mittlere oder hohe Krankheitsaktivität zeigen (Non-Responder), unverändert erhöhte Calprotectinwerte gemessen.

Darüber hinaus kann Calprotectin als prädiktiver Parameter zur Vorhersage der Erfolgschancen einer Therapie herangezogen werden. Für Patienten, die vor dem Beginn der Therapie (Basislevel) stark erhöhte Calprotectinkonzentrationen im Serum aufweisen, besteht eine höhere Wahrscheinlichkeit, dass eine antientzündliche Therapie erfolgreich verläuft und es zu Verbesserungen der klinischen Symptomatik (z. B. Abnahme der Anzahl der betroffenen Gelenke) kommt, als für Patienten mit moderaten oder niedrigen basalen Calprotectinwerten.

Vorhersage von Rezidiven nach Absetzen der Therapie bei Patienten in medikamenteninduzierter Remission

Die Calprotectin-Bestimmung kann dem Therapeuten helfen, solche Patienten zu identifizieren, die nach Durchführung der Therapie und sich einstellender Remission bei Absetzen der Medikation ein erhöhtes Risiko für ein erneutes Aufflammen der Erkrankung haben. Patienten, die einen erneuten Schub nach Absetzen der Medikation erleiden, weisen nach der zunächst erfolgreichen Therapie signifikant höhere Calprotectinwerte im Serum auf als die Patienten, die keinen Rückfall erleiden, oder anders gesagt: Diejenigen Patienten, die auf die Therapie auch mit einer Normalisierung der Calprotectinspiegel reagieren, erleiden mit hoher Wahrscheinlichkeit kein Rezidiv nach Beendigung der Therapie. Der Grund für das höhere Risiko der Patienten mit erhöhten Calprotectinwerten nach Therapie ist wahrscheinlich eine residuale subklinische Entzündung des Synoviums, die nur durch Ultraschalluntersuchung der betroffenen Gelenke bestätigt werden kann.

Metabolische Erkrankungen (Adipositas, Typ-2-Diabetes)

Metabolische Erkrankungen wie Übergewicht, Adipositas (Fettleibigkeit) und letzten Endes auch die einen Typ-2-Diabetes auslösende Insulinresistenz basieren auf der mit einer Dysfunktion des Fettgewebes gekoppelten exzessiven Versorgung des Organismus mit Nähr- und Energiestoffen. Diese Krankheiten sind durch eine niedriggradige, aber chronische Entzündung des Fettgewebes (Metaflammation) gekennzeichnet: Während der Zunahme der Fettmasse und der durch oxidativen Stress resultierenden Aktivierung der Fettzellen (Adipozyten) kommt es zur Einwanderung von Makrophagen in das viszerale Fettgewebe. Diese produzieren proinflammatorische Zytokine (IL-6, TNF-α) und inhibieren gleichzeitig die Freisetzung des antiinflammatorisch wirksamen Hormons Adiponektin durch die Adipozyten. Darüber hinaus findet in der Folge eine kontinuierliche systemische Aktivierung von Neutrophilen statt.

Als Folge der Metaflammation ist im Vergleich zu normalgewichtigen Personen die Calprotectinkonzentration in Serum von adipösen Personen und Patienten mit Typ-2-Diabetes signifikant erhöht. Die Höhe der Calprotectinfreisetzung verhält sich proportional zum Entzündungsstatus. Begleit- und Folgeerkrankungen der Metaflammation, die mit massiv erhöhten Calprotectinwerten einhergehen, sind Entzündungserscheinungen an den Blutgefäßen, assoziiert mit einem erhöhten Risiko für die Entwicklung von Atherosklerose und Herz-Kreislauf-Erkrankungen (vgl. ➤ Kap. 5). Mithilfe der Calprotectin-Bestimmung im Serum können somit auch unterschwellige Entzündungsprozesse im Sinne einer „silent inflammation" nachgewiesen werden.

Herz-Kreislauf-Erkrankungen

Im Rahmen eines chronischen Entzündungsprozesses der Gefäßwand, der durch oxidativen Stress und eine Aktivierung des Endothels ausgelöst wird (endotheliale Dysfunktion), entstehen als Plaques bezeichnete Ablagerungen aus Blutfetten, Bindegewebe und Kalk. Während atherosklerotische Plaques mit erhöhtem Komplikationsrisiko große Mengen an Entzündungszellen (Makrophagen, Neutrophile) enthalten, befinden sich in stabilen Plaques dagegen nur wenige Immunzellen. Die Entzündungszellen in der Gefäßwand setzen Calprotectin frei, sodass bei Patienten mit Atherosklerose im Durchschnitt signifikant erhöhte Calprotectinkonzentrationen im Serum nachgewiesen werden können. Die Calprotectinwerte korrelieren dabei sehr gut mit weiteren entzündungsassoziierten Parametern. Calprotectin selbst ist ein aktiver Mediator in der Pathogenese atherosklerotischer Läsionen, weil die Bindung des Moleküls an Gefäßendothelzellen die Bildung proinflammatorischer Zytokine und die Expression von Adhäsionsmolekülen induziert und somit entzündliche und thrombogene Prozesse in den Gefäßen fördert.

Atherosklerotische Prozesse sind zudem starke Risikofaktoren für kardiovaskuläre Erkrankungen: Ein durch das Aufbrechen atherosklerotischer Plaques bedingter Arterienverschluss kann zu Thrombosen, Herzinfarkt oder Schlaganfall führen. Bei diesen Patientengruppen werden ebenfalls deutlich erhöhte Konzentrationen von Calprotectin im Serum gemessen, wobei das Ausmaß der Calprotectinfreisetzung mit dem Schweregrad bzw. dem Stadium der kardiovaskulären Erkrankung zunimmt. Die Bestimmung von Calprotectin im Serum kann bei Vorliegen eines akuten Koronarsyndroms als Vorstufe zum Herzinfarkt auch als prognostischer Parameter eingesetzt werden: In klinischen Studien wiesen die Patienten mit den höchsten Calprotectinwerten auch das größte Risiko für einen fatal verlaufenden Herzinfarkt auf. Calprotectin stellt somit auch einen Biomarker für akute Koronargefäßerkrankungen dar.

Krebserkrankungen

Die Assoziation von Krebserkrankungen und chronischer Entzündung ist hinreichend bekannt. Bereits im 19. Jahrhundert beobachtete der Pathologe Rudolf Virchow anhand histologischer Präparate deutliche Anzeichen von Entzündung und eine ausgedehnte Einwanderung von Immunzellen im Tumorgewebe. Heute sind in diesem Szenario eine Reihe der molekularen Wechselwirkungen zwischen Tumorzellen, dem nichtmalignen Stromagewebe und den infiltrierenden Entzündungszellen aufgeklärt. Daraus resultierend werden karzinogene Prozesse, die das Risiko für eine Krebsentstehung aufgrund einer chronischen

Organentzündung erhöhen („inflammation-induced cancer"), von solchen Prozessen unterschieden, in denen ein sich entwickelnder Tumor ein inflammatorisches Mikromilieu generiert und unterhält, um sein Überleben und Wachstum zu gewährleisten („cancer-induced inflammation"). Zu den letztgenannten Pathomechanismen gehören die Neubildung von Blutgefäßen (Angiogenese) zum Zwecke der Sauerstoff- und Nährstoffversorgung des Tumorgewebes sowie die Schwächung der tumorspezifischen Immunantwort des Wirts, um der Erkennung und Eliminierung durch zytotoxische Immunzellen zu entgehen (Immun-Escape).

Calprotectin spielt in der Interaktion zwischen Tumor- und Entzündungszellen eine wichtige Rolle. Infolge der durch den Krebs ausgelösten Entzündungsreaktion sind die Calprotectinkonzentrationen im Serum/Plasma von Patienten mit unterschiedlichen Tumorentitäten signifikant erhöht. Die Höhe der Calprotectinkonzentration korreliert dabei mit dem Stadium der Krebserkrankung. Calprotectin stellt somit einen geeigneten Biomarker für die Verlaufsbeobachtung und das Therapiemonitoring von Tumorerkrankungen dar.

INFO

Parallel zur Akkumulation myeloider Suppressorzellen (engl. „myeloid-derived suppressor cells", MDSC) im Tumorgewebe erhöht sich auch die Frequenz dieser myeloiden Zellpopulation im Blut. Bei Krebspatienten werden daher häufig auch signifikant erhöhte MDSC-Zahlen im Blut nachgewiesen.

Präanalytik

Probenmaterial	Serum
Besonderheiten	keine
Probenversand	Keine Besonderheiten

6.4.7 TNF-α-Hemmtest: Evaluation des individuellen Ansprechens auf entzündungshemmende Präparate

Der Tumornekrosefaktor-alpha (TNF-α) gehört zur Gruppe der Zytokine und ist als multifunktionaler Signalstoff des Immunsystems bei lokalen und systemischen Entzündungen beteiligt. TNF-α wird hauptsächlich von Makrophagen als Antwort auf unterschiedlichste Reize ausgeschüttet und steht als **Schlüsselzytokin am Beginn jeder proentzündlichen Immunreaktion.** Die wichtigste Funktion des TNF-α liegt in der Aktivierung verschiedener Immunzellen. Es regt die Ausdifferenzierung anderer Zellen und die Ausschüttung weiterer Zytokine an. Es kann Fieber auslösen und beeinflusst den Fettstoffwechsel, die Blutgerinnung, die Insulinresistenz und die endotheliale Integrität.

TNF-α ist eines der wichtigsten proentzündlichen Zytokine. Bei einer chronischen Polyarthritis wird es in den befallenen Gelenken in hohen Konzentrationen gefunden. Dort wird es von synovialen Makrophagen und Lymphozyten produziert. TNF-α steuert über andere Zytokine wie IL-1 oder IL-6 wesentliche lokale und systemische Entzündungsreaktionen. Insbesondere über IL-1 kommt es zu einer Aktivierung von Fibroblasten. IL-6 regt als proentzündliches Zytokin die Bildung von Akute-Phase-Proteinen, z. B. CRP, in der Leber an und vermittelt somit wesentliche systemische Entzündungsreaktionen.

TNF-α-Blocker

Um eine überschießende entzündliche Antwort einzudämmen, können TNF-α-Antagonisten eine gesteigerte Neubildung des Zytokins unterbinden. In der Rheumatologie werden TNF-α-Blocker als langwirkende Antirheumatika eingesetzt. Es handelt sich um Präparate, die entweder die Bindungsaffinität des löslichen TNF-α an seinen Rezeptor auf der Zielzelle vermindern (Remicade®, Humira®) oder den TNF-Rezeptor auf der Zielzelle kompetitiv blockieren (Enrebel®).

Die genannten Präparate senken aber nicht die Freisetzung von TNF-α aus den Makrophagen. Bis heute stehen dafür in der Praxis nur die bekannten antientzündlichen Präparate (z. B. Prednisolon) sowie zahlreiche Phytopharmaka oder Nahrungsergänzungsmittel mit antientzündlichen Eigenschaften zur Verfügung. Hinsichtlich der Wirksamkeit dieser Präparate zeigen sich allerdings große individuelle Unterschiede.

TNF-α-Hemmtest

Daher ist eine Vortestung im TNF-α-Hemmtest sinnvoll, wenn für eine adjuvante antientzündliche Therapie ein Präparat in vitro auf seine individuelle Wirksamkeit überprüft werden soll.

Präanalytik

Probenmaterial	1 × Heparin, 1 × zusätzliches Heparin pro 5 angeforderter Präparate
Besonderheiten	Keine
Lagerung und Transport	Lagerung bei RT Expressversand: Die Blutprobe sollte binnen 24 h im Labor eintreffen; bitte Probenabholung im Labor anfordern

Befundinterpretation

Als Bezugswert dient eine standardisierte LPS-induzierte TNF-α-Freisetzung (Response). In parallelen Testansätzen wird nun diese induzierte Freisetzung unter Einfluss der jeweils gewählten Präparate untersucht.

Das LPS (Lipopolysaccharid), ein Oberflächenmolekül gramnegativer Bakterien, bindet an das CD14-Molekül auf Monozyten/Makrophagen und induziert dadurch eine gesteigerte Sekretion von TNF-α.

Beispiele

TNF-α-Response (LPS-Stimulation):	635 pg/ml
TNF-α unter Prednisolon:	15 pg/ml
TNF-α unter HOX alpha:	619 pg/ml
TNF-α unter Bromelain:	320 pg/ml

Interpretation Die induzierbare TNF-α-Freisetzung kann durch Prednisolon stark verringert werden. Dies zeigt eine deutliche Entzündungshemmung durch Prednisolon bei diesem Patienten. Während Bromelain eine moderate Entzündungshemmung hervorruft, zeigt das Präparat HOX alpha keinen Einfluss auf die TNF-α-Freisetzung.

6.4.8 Tumor-Killing-Test (NK-Zell-Funktionstest): Abwehr virusinfizierter und entarteter Zellen

Als eigenständige Lymphozytenpopulation sind **natürliche Killerzellen** (NK-Zellen) in die Erkennung und Abwehr von virusinfizierten oder entarteten Zellen involviert und besitzen eine starke zytotoxische Aktivität. Im Gegensatz zu T-Lymphozyten, die ihre Zielstrukturen sehr spezifisch über den T-Zell-Rezeptor erkennen, ist die Erkennung durch NK-Zellen unspezifisch. Sie wird nicht durch ein Antigen vermittelt. Somit müssen nach Kontakt mit einer Zielzelle keine neuen spezifischen Effektorzellen gebildet werden. Die Antwort basiert auf der Reaktivität der vorhandenen NK-Zellen und erlaubt so eine schnelle unspezifische Reaktion. NK-Zellen exprimieren an ihrer Zelloberfläche die Markermoleküle CD16 und CD56, während der typische T-Zell-Marker CD3 nicht exprimiert wird. Die Funktion dieser Zellen wird durch verschiedene Rezeptoren reguliert, wobei ihre Aktivität durch immunmodulierende Substanzen gesteigert werden kann. Dieser Effekt kann in In-vitro-Experimenten genutzt werden, um den für einen Patienten potenziell geeigneten Immunmodulator zu ermitteln.

INFO

Die NK-Zell-Aktivität: ein Biomarker gesunden Alterns

Altersbedingt kann die Zahl und Funktion der NK-Zellen abnehmen, wobei der natürliche Schutz vor viralen Infekten oder Tumorzellen schwinden kann. Dieses Phänomen trägt in beachtlichem Maße zur sog. Immunseneszenz bei, einer allgemeinen altersbedingten Abnahme der Immunfunktionen. Menschen mit einer generell gesteigerten NK-Zell-Aktivität zeigen einen stärker autonomen Lebensstil auch in höherem Alter. Studien mit älteren Patienten zeigen, dass eine niedrigere NK-Zell-Aktivität mit der Mortalität nach Infektionen korreliert (Ogata et al. 1997).

Die Aktivität von NK-Zellen kann sowohl in vivo als auch in vitro beeinflusst sein. So nimmt z. B. die NK-Zell-Aktivität durch das Tumorgeschehen im Krankheitsverlauf von Krebspatienten nachweisbar ab. Zudem konnte gezeigt werden, dass Patienten mit einer hohen NK-Zell-Aktivität eine signifikant längere metastasenfreie Überlebenszeit aufweisen als Patienten mit einer niedrigen NK-Zell-Aktivität.

Während durch die Untersuchung der Lymphozyten-Subpopulationen eine quantitative Bestimmung der NK-Zellen erfolgen kann, ermöglicht der **Tumor-**

Killing-Test eine Funktionsüberprüfung dieser Zellpopulation. Hierbei wird die Fähigkeit der NK-Zellen zur Lyse von Tumorzellen bestimmt und als NK-Grundaktivität angegeben. Dazu werden die Lymphozyten aus dem Patientenblut isoliert und mit einer humanen Tumorzelllinie in definierter Zellzahl und über eine vordefinierte Inkubationszeit cokultiviert. Anschließend wird der Anteil der im Inkubationsverlauf abgetöteten Tumorzellen bestimmt. Hierdurch lässt sich die Funktionsfähigkeit der NK-Zellen des Patienten ermitteln. Zusätzlich zur Bestimmung der Grundaktivität besteht die Möglichkeit, einzelne Immunmodulatoren auf eine etwaige In-vitro-Aktivitätssteigerung der NK-Zellen zu testen (➤ Abb. 6.5). Eine solche Wirkung wurde bisher für Substanzen verschiedenster Stoffgruppen nachgewiesen (z. B. Mistellektine, Vitamin C u. a.).

GUT ZU WISSEN

Wir empfehlen, den Tumor-Killing-Test **vor** Beginn einer Zytostatikatherapie durchzuführen, da anhand der intakten NK-Zellen das immunmodulierende Potenzial der verschiedenen Präparate deutlicher hervortritt als unter Therapie. Darüber hinaus kann der Patient davon profitieren, wenn das potenteste Präparat gleich zu Beginn der Zytostatikatherapie begleitend eingesetzt wird.

Präanalytik

Probenmaterial:	3 × Heparin-Blut
Besonderheiten:	Kortikosteroide oder NSAR mindestens 24 h vor der Blutentnahme absetzen
Lagerung & Transport:	Lagerung bei RT **Expressversand:** Die Blutprobe sollte binnen 24 h im Labor eintreffen; bitte Probenabholung im Labor anfordern

Befundinterpretation

NK-Zell-Grundaktivität Eine Grundaktivität < 10 % ist als NK-Zell-Grundaktivität mit einer reduzierten Tumor-Killing-Rate zu werten.

Stimulationskontrolle Als Stimulationskontrolle wird die Wirkung von IL-2 (Proleukin) herangezogen. Dieses Zytokin zeigt eine stimulierende Wirkung auf alle Lymphozyten und wird auch als T-Zell-Wachstumsfaktor bezeichnet.

Therapeutisch kommt IL-2 als begleitende Maßnahme in der Tumortherapie, vor allem bei immunogenen Tumoren, zum Einsatz.

Wirkung verschiedener Testsubstanzen auf die Grundaktivität der NK-Zellen Eine Erhöhung der Grundaktivität um mindestens 10 % (hier: 5,5 % + 0,55 % = mindestens 6,05 %) kann als positive, stimulierende Wirkung gewertet werden. In ➤ Abb. 6.5 trifft das für folgende Immunmodulatoren zu:

- Isorel A
- Isorel M
- Isorel P
- Assalix
- Factor AF2
- Polyerga

Innerhalb der individuell getesteten Immunmodulatoren kann im obigen Beispiel die höchste Steigerung der NK-Zell-Aktivität durch den Einsatz von Polyerga erzielt werden.

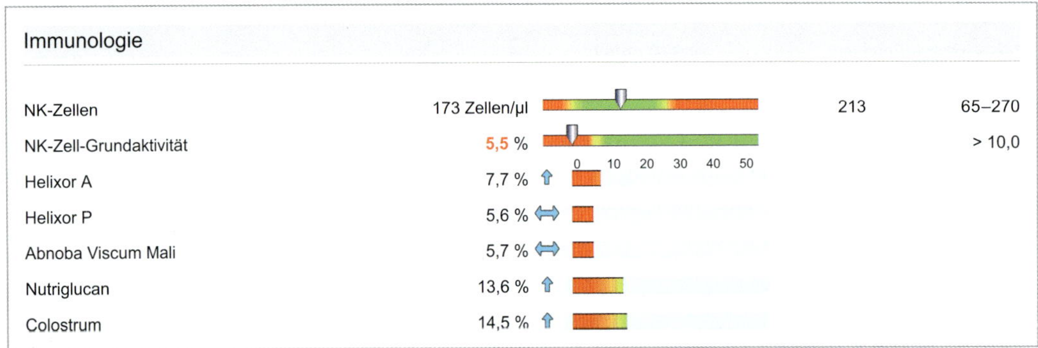

Abb. 6.5 Befund: NK-Zell-Funktion [V573]

6.4.9 Beurteilung der Antikörpersyntheseleistung

Differenzierung der IgG-Subklassen

Die Differenzierung der IgG-Subklassen zeigt die Syntheseleistung der B-Zellen an und lässt damit Rückschlüsse auf die qualitative Leistung der Lymphozyten zu.

Das IgG wird in vier Subklassen unterteilt (Normwerte ➤ Tab. 6.3), denen jeweils unterschiedliche Funktionen zugeordnet werden können. Eine Erhöhung der IgG-Subklassen ist bei Patienten mit chronischer Antigenbelastung zu beobachten. Während z. B. bei HIV-Patienten eine IgG1- und IgG4-Erhöhung zu verzeichnen ist, findet sich bei Patienten mit allergischer Alveolitis ein massiver IgG2-Anstieg. Allergiker weisen ansonsten eine Vermehrung von IgG4 auf.

Präanalytik

Probenmaterial:	Serum
Besonderheiten:	Keine
Lagerung & Transport:	Lagerung bei RT Bei Lagerung über Nacht wird die Kühlung der Probe empfohlen (2–8 °C) Versand im mitgelieferten Umröhrchen auf dem Postweg möglich

Befundinterpretation

IgG1-Mangel Aus einem Mangel an IgG1 resultieren rezidivierende virale und bakterielle Infekte. Oftmals liegt ein gleichzeitiger Mangel an IgG2 und IgG3 vor. Dies kann zu besonders schwerwiegenden Krankheitsverläufen führen.

IgG2-Mangel Aus einem IgG2-Mangel resultieren häufige Infekte der oberen und unteren Atemwege. Es besteht eine erhöhte Infektanfälligkeit gegenüber *Staphylococcus pneumoniae* und *Haemophilus influenzae*, häufig in Kombination mit einem IgG4- und IgA-Mangel. Auch Autoimmunerkrankungen sind im Zusammenhang mit einem IgG2-Mangel zu beobachten.

IgG3-Mangel Bei einem IgG3-Mangel treten rezidivierende Atemwegsinfekte, Sinusitiden, Otitiden, häufige Diarrhöen und/oder Asthma bronchiale auf. Bei Kombination mit einem IgG1-Mangel kommt es zu besonders schweren Verläufen.

IgG4-Mangel IgG4 wird bei chronischer Antigenstimulation gebildet und ist die Grundlage der Hyposensibilisierung. Es blockiert die IgE-Antwort. Die Bedeutung eines isolierten IgG4-Mangels ist heute umstritten. Ein entsprechendes Phänomen ist bei fast 6 % asymptomatischer Patienten zu beobachten. Einige Autoren beschreiben bei einem IgG4-Mangel bronchopulmonale Erkrankungen, Bronchiektasien und rezidivierenden Otitiden. In Kombination mit einem weiteren IgG-Subklassenmangel sind Störungen der Infektabwehr zu erwarten.

Weiterführende Diagnostik bei unzureichender Antikörpersynthese:
- Immunstatus (➤ Kap. 6.4.1)
- Vitamine und Mikronährstoffe (➤ Kap. 6.5)
- Fettsäure-Profil
- Aminosäure-Profil

Tab. 6.3 Normwerte für die IgG-Subklassen nach Alter

Alter	IgG1 (g/l)	IgG2 (g/l)	IgG3 (g/l)	IgG4 (g/l)
Bis 1 Jahr	–	–	–	< 0,008
Bis 2 Jahre	2,2–7,2	0,50–1,8	0,16–0,96	< 0,408
Bis 4 Jahre	2,7–8,1	0,65–2,2	–	–
Bis 6 Jahre	3,0–8,4	0,70–2,55	0,17–0,97	0,017–1,157
Bis 12 Jahre	3,7–9,1	0,85–3,30	0,20–1,01	–
Bis 109 Jahre	2,8–8,0	1,15–5,70	0,24–1,25	2,8–8,0

Medikation/Therapie

Nachstehend sind Therapeutika zur naturheilkundlichen Behandlung eines IgG-Ak-Mangels aufgeführt. Dabei sind ggf. vorhandene Kontraindikationen zu berücksichtigen (s. Beipackzettel des jeweiligen Herstellers).

Indikationen, Zusammensetzung, Dosierungs- und Anwendungsempfehlungen: ➤ Anhang (Tab. A–Z).

THERAPIEEMPFEHLUNGEN

- MUCOZINK® (nutrimmun)
- MyBIOTIK®IMMUGY (nutrimmun)

Risiko sIgA-Mangel

Das sekretorische IgA (sIgA) wird über Bindungen an Cysteinreste des Mukus zum festen Bestandteil der „unstirred layer“[3] der Schleimhaut. sIgA trägt durch komplexe immunbiologische Funktionen entscheidend zum „antiseptic paint“[4] bei, weshalb es als bedeutendes Schutzglobulin der Schleimhäute gilt. Es leistet einen entscheidenden Beitrag zur Neutralisierung von Viren und verhindert neben der Keimkolonisation auch die Keimadhärenz.

6

Präanalytik

Probenmaterial:	Speichel oder Stuhl
Besonderheiten:	Keine
Lagerung & Transport:	Lagerung bei RT Bei Lagerung über Nacht wird die Kühlung der Probe empfohlen (2–8 °C) Versand im mitgelieferten Umröhrchen auf dem Postweg möglich

Befundinterpretation

Normwerte im Speichel 102–478 µg/ml.

Befundbeispiele und Interpretationen des sIgA aus Stuhlproben ➤ Kap. 1.4.

3 „unstirred layer“: Flüssigkeitsschicht, welche die Oberfläche des Darmepithels bedeckt und eine Barriere für die Diffusion bildet

4 „antiseptic paint“: desinfizierender „Anstrich“

Erhöhte Werte Ein erhöhtes sIgA im Speichel spricht mit hoher Wahrscheinlichkeit für eine akute oder chronische Affektion der humoralen Immunabwehr der Schleimhäute.

Weiterführende Diagnostik: je nach Beschwerdebild Ausschluss von Infektion, Allergie (ggf. Autoimmunerkrankungen).

Verminderte Werte Ein erniedrigtes sIgA im Speichel spricht für einen IgA-Mangel. Kontrollen aus Stuhlproben oder nach 3 Monaten erneut aus einer Speichelprobe zur Bestätigung wird empfohlen.

Weiterführende Diagnostik: Bestimmung der IgA-Subklassen (i. d. R. beide Subklassen vermindert, fehlende terminale Differenzierung)

6.4.10 Immundefizit durch Mangel an mannosebindendem Lektin (MBL)

Mannose ist ein aus sechs Kohlenstoffatomen aufgebauter Aldehydzucker, der als Pflanzeninhaltsstoff sowie auf der Oberfläche zahlreicher Mikroben vorkommt (➤ Abb. 6.6). MBL ist ein wichtiger Faktor der angeborenen Immunabwehr und wird lange vor der Bildung spezifischer Antikörper aktiv („first line defense of infection“). MBL erkennt die spezifischen Kohlenhydratmuster auf der Oberfläche einer Vielzahl pathogener Mikroorganismen und initiiert eine Ak-unabhängige Aktivierung des Komplementsystems, die zur Lyse und Phagozytose des Erregers führt.

Eine besonders wichtige Indikation für die MBL-Bestimmung stellen onkologische Erkrankungen dar.

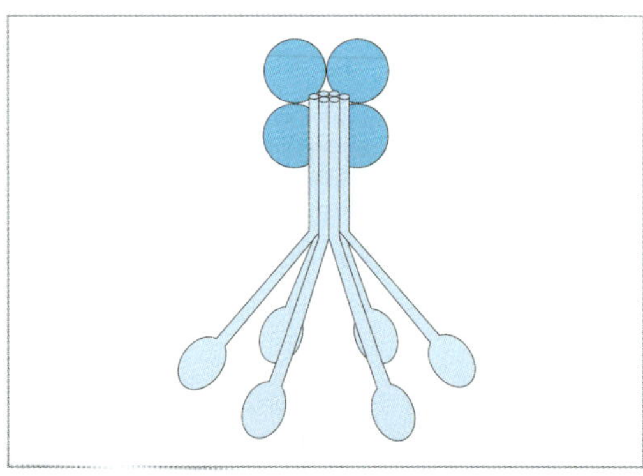

Abb. 6.6 Schematische Struktur von MBL [V574]

Tumorpatienten unter aggressiver Therapie sind bei MBL-Defizienz in besonderem Maße komplikationsgefährdet, sodass möglichst früh ein weitreichender und konsequenter Infektionsschutz zu betreiben ist.

Präanalytik

Probenmaterial:	Serum
Besonderheiten:	Keine
Lagerung & Transport:	keine Besonderheiten

Befundinterpretation

Normwerte 100 g/ml.

Klinische Relevanz niedriger MBL-Spiegel

- Erhöhte Infektbereitschaft
- Rezidivierende Pilzinfektionen
- Erhöhte Komplikationsrisiken bei Infektionen
- Verlängerter Krankheitsverlauf
- Langwierige fieberhafte Reaktionen bei Tumorpatienten unter Chemotherapie
- Schnellere Progredienz der HIV-Krankheit
- Erhöhtes Risiko für wiederholte Aborte (intrauterine Infektionen?)
- Erhöhtes Risiko für Autoimmunerkrankungen wie SLE oder RA

Eine unzureichende Bildung von MBL ist auf verschiedene Mutationen des MBL-Gens zurückzuführen (➢ Kap. 6.2). MBL-Spiegel < 100 ng/ml sprechen für eine heterozygote Mutation, während Werte < 50 ng/ml auf eine homozygote Mutation hinweisen.

Medikation/Therapie

Bei sich anbahnenden Infektionen sollte die Indikation für eine antibiotische bzw. antimykotische Therapie großzügiger als sonst üblich gestellt werden.

6.4.11 Silent Inflammation: LPS als Marker einer Endotoxinämie

Der verstärkte Übertritt von Bakterien oder bakteriellen Produkten in den Blutkreislauf wird als bakterielle Translokation bezeichnet und ist durch das Vorliegen erhöhter Endotoxinkonzentrationen im Blut (Endotoxinämie) gekennzeichnet. Eine dauerhafte Belastung mit Endotoxinen, die aus dem Darm oder aus dentalen Plaques stammen, kann niedriggradige, aber chronische Entzündungsprozesse im Organismus entfachen (Silent Inflammation). In der Folge können diese zu schweren metabolischen Erkrankungen wie Adipositas oder Diabetes mellitus, aber auch zu gravierenden kardiovaskulären Erkrankungen (Atherosklerose, Herzinfarkt, Schlaganfall) führen.

Endotoxin (LPS)

Endotoxin, das aufgrund seiner molekularen Struktur synonym auch als Lipopolysaccharid (LPS) bezeichnet wird, ist ein hitzestabiler Bestandteil der äußeren Zellwand gramnegativer Bakterien, der nach dem Absterben der Bakterienzellen freigesetzt wird. Endotoxin setzt sich aus dem für die Immunreaktivität verantwortlichen molekularen Kerngerüst, dem relativ einheitlichen lipophilen Lipid A, und den speziesspezifisch unterschiedlichen hydrophilen Polysaccharidseitenketten zusammen. LPS wirkt als potenter Aktivator von Zellen des angeborenen Immunsystems und ruft aufgrund der dadurch ausgelösten Freisetzung von proinflammatorischen Botenstoffen Entzündungsreaktionen hervor.

Aktivierung von Immunzellen durch Endotoxin

Mononukleäre Phagozyten des Immunsystems (Monozyten, Makrophagen) werden durch freies oder mit LPS-bindenden Proteinen (LBP) komplexiertes Endotoxin aktiviert. Die Stimulation durch das an den Endotoxinrezeptor gebundene LPS initiiert eine intrazelluläre Signalkette, welche die Aktivierung und Translokation des Transkriptionsfaktors NF-kB in den Zellkern zur Folge hat, wo dieser nach Bindung an regulatorische DNA-Regionen für die Genexpression von verschiedenen Ent-

6

zündungsmediatoren verantwortlich ist. So produzieren die aktivierten mononukleären Zellen z. B. große Mengen an proinflammatorischen Zytokinen (TNF-α, IL-1β, IL-6), die lokale oder systemische Entzündungsreaktionen auslösen können. Eine weitere Konsequenz der NF-kB-vermittelten Genaktivierung ist die Expression der induzierbaren Stickstoffmonoxid-Synthase (iNOS). Dieses Enzym katalysiert die Bildung von Stickstoffmonoxid (NO) aus der Aminosäure Arginin und leitet dadurch die Bildung von reaktiven Stickstoffradikalen ein, die bei einer Überproduktion den Auslöser für Nitrostress und Mitochondriopathien darstellen.

INFO

Endotoxinmoleküle binden zunächst an das oberflächenständige Protein CD14, das dann mit dem eigentlich funktionellen Molekülkomplex zur Erkennung des bakteriellen LPS in der Zellmembran aggregiert. Dieser Komplex besteht aus dem das aktivierende Signal vermittelnden Toll-like-Rezeptor 4 (TLR4) sowie dem extrazellulär an TLR4 gebundenen globulären Adapterprotein MD-2.

6

Detoxifizierung von Endotoxin im Organismus

Freies Endotoxin im Blut wird von Lipoproteinen komplexiert, wodurch die biologische Aktivität des Endotoxins neutralisiert wird. Das zentrale Organ für die Eliminierung von Endotoxinen aus dem Blut ist die Leber. Dort wird das LPS von den Kupferzellen – sessilen Makrophagen des Lebergewebes – aufgenommen und metabolisiert, dann an die Hepatozyten abgegeben und über Galle und Darm ausgeschieden. Die aus der natürlichen Bakterienflora des Darms oder der Mundhöhle stammenden und in die Blutzirkulation übertretenden geringen LPS-Mengen haben somit i. d. R. keinen bedeutsamen Einfluss auf die Konstitution des Gesamtorganismus.

Induktion von Silent Inflammation durch Endotoxinämie

Eine Anreicherung von freiem Endotoxin im Blut hat weitreichende pathologische Konsequenzen. Sehr hohe systemische LPS-Konzentrationen wie im Fall einer Sepsis (akute Endotoxinämie) führen zu Fieberreaktionen, Blutdruckabfall, Blutgerinnungs- und Komplementaktivierung bis hin zu lebensbedrohenden Schockzuständen. Aber auch eine anhaltende geringfügige Erhöhung des Endotoxingehalts im Blut, die über die Detoxifizierungskapazität der Leber hinausgeht, resultiert im Organismus in einer zwar niedriggradigen, aber fortwährenden Entzündungsreaktion, die als Silent Inflammation bezeichnet wird und Wegbereiter für chronisch-entzündliche Krankheitsverläufe sein kann.

INFO

Studien belegen eine Assoziation der Endotoxinämie mit folgenden chronisch-entzündlichen Erkrankungen:

- Metabolisches Syndrom
- Adipositas
- Typ-2-Diabetes
- Atherosklerose
- Steatohepatitis
- Chronisch-entzündliche Darmerkrankungen
- Parodontitis

LPS ist beispielsweise in der Lage, die Adipozyten des Fettgewebes zu aktivieren. Diese setzen Botenstoffe (Adipokine) frei, welche die Infiltration des Fettgewebes mit proinflammatorischen Immunzellen induzieren. Gleichzeitig wird die Produktion des entzündungshemmenden Hormons Adiponektin durch die Fettzellen blockiert. Bei fortwährender Stimulation der Adipozyten und der eingewanderten Makrophagen durch LPS bewirken die gebildeten Entzündungsmediatoren, dass die Insulinrezeptoren der Fettzellen allmählich ihre Fähigkeit verlieren, auf Insulin zu reagieren: Die Adipozyten werden insulinresistent, und es entwickelt sich ein Typ-2-Diabetes.

Zellen des Fettgewebes, die mit LPS stimuliert werden, exprimieren zudem verstärkt das Enzym 11β-Hydroxy-Steroiddehydrogenase-1 (11β-HSD-1), das als Schlüsselenzym des Glukokortikoidmetabolismus bei der Regulation der Zelldifferenzierung und -reifung der Adipozyten eine zentrale Rolle spielt. Adipöse Patienten weisen eine deutlich gesteigerte Aktivität der 11β-HSD-1 auf, die zu einer vermehrten Fetteinlagerung im Bauchraum mit den typischen Folgen des metabolischen Syndroms mit Veränderungen des Blutzucker- und Triglyzeridspiegels bis hin zu Diabetes und Bluthochdruck führen kann. Mit dem Laborprofil „Viscerale Adipositas" lässt sich die Aktivität der 11β-HSD-1 messen.

Neben der Freisetzung der proinflammatorischen Zytokine stellt die im Rahmen der Silent Inflammation durch den aktivierten Transkriptionsfaktor NF-kB induzierte Produktion von reaktiven Sauerstoff- und Stickstoffradikalen eine weitere schwerwiegende Konsequenz der TLR4-vermittelten Stimulation von Immunzellen durch Endotoxin dar. Der daraus resultierende oxidative und/oder nitrosative Stress hat häufig eine Dysfunktion der Mitochondrien und – damit assoziiert – eine Störung des Energiestoffwechsels zur Folge, die sich symptomatisch in Form von Erschöpfung, Leistungsabfall, Depressionen, Konzentrations- und Gedächtnisstörungen, Kopfschmerzen, Infektanfälligkeit und Kreislaufstörungen äußern kann.

Ursachen einer Endotoxinämie

Die möglichen Ursachen einer Endotoxinämie sind vielfältig. Nach einer fettreichen Mahlzeit kann es transient zu einer Erhöhung des Endotoxingehalts im Blut kommen, weil LPS an die bei der Verdauung der Lipide entstehenden Chylomikronen adsorbiert und somit über die Enterozyten aufgenommen und ins Blut transportiert wird.

Eine fortwährende Erhöhung der LPS-Konzentration im Blut ist allerdings i. d. R. als Hinweis auf eine Dysfunktion im Organismus anzusehen und erfordert eine weiterführende Diagnostik zur Aufklärung der der Endotoxinämie zugrunde liegenden Pathomechanismen:

- Erhöhte bakterielle Translokation aus dem Darm aufgrund fortgesetzter intestinaler Aufnahme fettreicher Nahrung
  - Diagnostik: Anfertigung eines Ernährungsprotokolls
- Erhöhte bakterielle Translokation aus dem Darm aufgrund einer Störung der Integrität der intestinalen Mukosabarriere, die eine gesteigerte Darmpermeabilität bedingt (Leaky-Gut-Syndrom)
  - Diagnostik: Nachweis einer gestörten intestinalen Permeabilität: Zonulin-Bestimmung, Malabsorption (α_1-Antitrypsin, Calprotectin)
- Erhöhte bakterielle Translokation aus dem Darm aufgrund einer gestörten Balance der Darmflora (Überwucherung mit gramnegativen Bakterien)
  - Diagnostik: Nachweis einer gestörten Mikroökologie
- Erhöhte bakterielle Translokation aus der Mundschleimhaut (Parodontitis)
  - Zahnmedizinische Diagnostik: Nachweis von bakteriellen Biofilmen und genetischer Prädisposition
- Übertritt gramnegativer Bakterien aus einem Infektionsherd in den Blutstrom (Sepsis)
  - Diagnostik: Nachweis eines unentdeckten Herdgeschehens, z. B. Zahn-Kiefer, Nasennebenhöhlen etc.
- Reduzierte Entgiftungskapazität des Organismus durch Leberschädigung (Hepatitis)
  - Diagnostik: Nachweis einer Leberfunktionsstörung

Laboranalytik

Quantifizierung von Endotoxin mittels LAL-Assay

Für die Bestimmung von bakteriellem Endotoxin im Serum wird der chromogene Limulus-Amöbozyten-Lysat-Assay (LAL-Assay) verwendet. Dieses standardisierte Testverfahren beruht auf der Beobachtung, dass eine Infektion des Pfeilschwanzkrebses *(Limulus polyphemus)* mit gramnegativen Bakterien eine Gerinnung des Blutes verursacht. Die Koagulation wird durch eine Reaktion des bakteriellen Endotoxins mit einem gelbildenden Protein in den als Amöbozyten bezeichneten Immunzellen aus der Hämolymphe des Tieres hervorgerufen.

Im LAL-Assay wird die initiale Reaktion der Gerinnungskaskade genutzt, indem die aus den Blutzellen des Pfeilschwanzkrebses als Lysat gewonnene inaktive Vorstufe des gelbildenden Proteins nach Kontakt mit Endotoxin in die enzymatisch aktive Form überführt wird. Das aktive Enzym kann dann das im Assay zugegebene chromogene Substrat katalytisch umsetzen. Die aus dieser Reaktion resultierende Färbung kann im Anschluss im Photometer gemessen werden, wobei das Ausmaß der Farbstoffbildung direkt proportional zur Endotoxinkonzentration ist.

INFO

Die Bestimmung des LPS-Gehalts im Serum ist wertvoll als prädiktiver Parameter zur Beurteilung des Entzündungsstatus eines Patienten im Sinne einer Silent Inflammation sowie zur Abschätzung des Risikos für die Entwicklung einer chronisch-entzündlichen Erkrankung aufgrund einer Belastung durch bakterielle Translokation.

6

sCD14 als Marker für bakterielle Translokation

Das für die initiale Bindung des Endotoxins zuständige Molekül CD14 ist ein für Monozyten und Makrophagen charakteristisches Oberflächenprotein, das in der Zellmembran verankert ist (mCD14). Aufgrund seiner hohen Affinität zum LPS besteht die Aufgabe des mCD14-Moleküls darin, das Endotoxinmolekül aus den im Serum vorhandenen LPS-LBP-Komplexen zu übernehmen und zum eigentlichen Rezeptor TLR4 zu transportieren, damit von diesem das aktivierende Signal ausgehen kann.

Im Blut existiert in freier Form eine weitere Variante des CD14-Moleküls, das als lösliches („soluble") CD14 (sCD14) bezeichnet wird. Es wird nach Aktivierung der Monozyten/Makrophagen von diesen als sekretorisches Produkt gebildet und in die Zirkulation abgegeben oder infolge einer Abspaltung des mCD14 freigesetzt.

INFO

Die Freisetzung von sCD14 ist mit Endotoxinämie assoziiert.

Im Wesentlichen erfüllt das sCD14 zwei Aufgaben:

1. Im Blut wirkt sCD14 als Antagonist zur mCD14-vermittelten Stimulation von Monozyten durch zirkulierendes LPS, indem freies oder LBP-komplexiertes Endotoxin von den sCD14-Molekülen gebunden und zu Lipoproteinen transportiert wird, die dann das LPS der Entsorgung in der Leber zuführen. Hohe sCD14-Konzentrationen im Serum neutralisieren somit durch das Abfangen der LPS-Moleküle die immunologischen Effekte des Endotoxins und wirken antiinflammatorisch, da die Aktivierung der mCD14-positiven Monozyten verhindert wird.
2. In extravaskulären Kompartimenten wirkt sCD14 bei Zellen, die kein mCD14 auf der Oberfläche tragen und somit eine deutlich reduzierte Reaktivität hinsichtlich der Stimulierbarkeit mit Endotoxinen aufweisen (z. B. Endothel- oder Epithelzellen) als Agonist, d. h., es ermöglicht die effiziente Bindung von LPS an den eigentlichen Rezeptor TLR4 und induziert auf diese Weise eine Aktivierung dieser Zellen.

Studien haben gezeigt, dass vermutlich als Schutzmechanismus zur Inhibition der LPS-Aktivität die sCD14-Konzentrationen im Serum im Verlauf einer Endotoxinämie signifikant erhöht sind, korreliert mit dem Anstieg von Entzündungsmarkern wie CRP oder dem proinflammatorischen Zytokin IL-6. Die Bestimmung des sCD14 kann demnach zur Beurteilung des Status einer Silent Inflammation herangezogen werden.

Bestimmung der individuellen LPS-Reaktivität

Die Intensität der Reaktion von Makrophagen und Monozyten auf Endotoxin als Stimulus ist aufgrund von Polymorphismen in den Genen für den LPS-Rezeptor oder die proinflammatorischen Zytokine individuell verschieden. Bewirken diese Genpolymorphismen eine verminderte Aktivierung und Zytokinfreisetzung (Hyporeaktivität), so resultiert daraus eine reduzierte Entzündungsantwort. Betroffene Personen leiden aufgrund der abgeschwächten angeborenen Immunabwehr oftmals an schweren und wiederkehrenden Infektionen. Menschen, die auf die Stimulation mit LPS hingegen mit einer verstärkten Produktion der Entzündungsmediatoren reagieren, neigen zu überschießenden Entzündungsreaktionen (Hyperreaktivität) und besitzen somit ein erhöhtes Risiko für die Manifestation chronisch-entzündlicher Erkrankungen. Studien belegen beispielsweise, dass der Schweregrad einer Parodontitis oder das Risiko für die rheumatoide Arthritis nachweislich abhängig von einem entsprechenden Zytokin-Genotyp ist.

Die LPS-Reaktivität eines Patienten kann anhand der Produktion von Zytokinen nach Stimulation der Blutmonozyten mit Endotoxin individuell gemessen werden. Die Bestimmung des proinflammatorischen Zytokinstatus beruht auf der Quantifizierung unterschiedlicher Zytokine im Überstand von Leukozytenkulturen, die zum Zwecke der Aktivierung der Monozyten mit LPS stimuliert wurden (➤ Tab. 6.4).

Tab. 6.4 Proinflammatorischer Zytokinstatus: Zytokine und ihre Wirkung

Zytokin(e)	Wirkung
IL1β, IL-6, TNF-α	Proinflammatorisch
IL-8	Chemotaktische Rekrutierung von Leukozyten
IL-12	Differenzierung von TH1-Zellen
IL-10	Antiinflammatorisch

Präanalytik

Quantifizierung von Endotoxin mittels LAL-Assay	
Probennahme:	Steril, nüchtern (> 4 h nach der letzten Mahlzeit)
Probenmaterial:	1 × Serum-Spezialröhrchen (endotoxinfrei) nicht zentrifugiert
Probenversand:	Keine Besonderheiten

Bestimmung von sCD14	
Probennahme:	Steril, nüchtern (> 4 h nach der letzten Mahlzeit)
Probenmaterial:	1 × Serum-Spezialröhrchen (endotoxinfrei) nicht zentrifugiert

Bestimmung der individuellen LPS-Reaktivität (proinflammatorischer Zytokinstatus)	
Probenmaterial:	1 × Heparin
Probenversand:	Expressversand, bitte nicht vor dem Wochenende oder vor Feiertagen einsenden

6.4.12 Immunogene Mikronährstoffe

Mikronährstoffe sind an vielen Immunreaktionen beteiligt. Ein defizitärer Versorgungsstatus gehört zu den wichtigsten Ursachen immunologischer Schwächen. Eine Therapie mit Mikronährstoffen kann daher als zwingend notwendige Basismaßnahme bezeichnet werden. Substrate wie die **Vitamine A, C, D, E, Pyridoxin** (Vitamin B_6), **Pantothensäure** (Vitamin B_5), **Folsäure, Eisen, Kupfer, Magnesium, Selen** und **Zink** sind hier besonders hervorzuheben.

Zur Beurteilung der Mikronährstoffversorgung haben sich Untersuchungen bewährt, bei denen mehrere Mikronährstoffe gleichzeitig analysiert werden. Als kostengünstiges Basisprofil zur präventiven Diagnostik bietet sich das **Mikronährstoff-Profil** an, mit dem die Elemente Kalzium, Eisen, Kalium, Kupfer, Magnesium, Selen, Zink sowie Vitamin B_6 untersucht werden. Da die Elemente im Vollblut untersucht werden, wird zur korrekten Interpretation der Ergebnisse ein rotes Blutbild benötigt.

Hintergrund

Die Konzentrationen der überwiegend intrazellulär gebundenen Elemente stehen in direktem Zusammenhang mit der erythrozytären Zellmasse, sodass eine anämische Situation defizitäre Mikronährstoffspiegel vortäuschen und im Umkehrschluss eine Polyglobulietendenz als Überversorgung erscheinen würde. Bei Patienten mit auffälliger Anamnese hinsichtlich häufig rezidivierender Infekte sollten weitere Vitamine analysiert werden. Die Untersuchung der Vitamine A, C, D und E stellt den ersten Schritt einer sinnvollen Erweiterung des Basisprofils dar.

Bei Patienten mit chronischen bzw. konsumierenden Erkrankungen sollten neben der Untersuchung der immunwirksamen Vitamine und Spurenelemente auch das Coenzym Q10 sowie ein Aminosäure-Profil inkl. L-Carnitin erhoben werden. Hinsichtlich der Aminosäuren spielen Glutamin, Glutathion sowie Arginin für die Immunfunktionen eine besondere Rolle. Während **Glutamin** einen Anstieg der T-Lymphozyten bewirkt, stimuliert **Arginin** die Aktivität und den Reifungsprozess von T-Zellen, was ebenfalls zu einem Anstieg der T-Zell-Populationen führt. Durch kombinierte Gabe von Arginin und **Lysin** wird dieser Effekt verstärkt.

Darüber hinaus wirkt sich eine Ernährungsweise mit einem hohen Linolsäureanteil (Omega-6-Fettsäuren) stets negativ auf die Immunleistung aus. Während Omega-6-Fettsäuren immunsuppressive und entzündungsfördernde Eigenschaften aufweisen, verbessern Omega-3-Fettsäuren die Immunantwort und wirken gleichsam entzündungshemmend.

Wie eine Reihe von epidemiologischen Untersuchungen zeigt, ist die Mikronährstoffversorgung der Allgemeinbevölkerung insgesamt unbefriedigend. Am stärksten betroffen sind Kinder, jüngere Frauen, ältere Menschen, Heimbewohner und chronisch kranke Patienten.

Präanalytik

Probenmaterial:	Mikronährstoff-Profil inkl. B_6, Folsäure, Glutathion, Omega-3-Index:	1 × Heparin, 2 × EDTA
	Vitamine A, B_5, D (25-OH), E, Carnitin-Profil, Q10:	1 × Serum
	Vitamin C:	1 × Vitamin-C-Spezialröhrchen
	Aminosäuren im Serum:	1 × Aminosäuren-Spezialröhrchen
Besonderheiten:	Die Blutabnahme sollte nüchtern erfolgen. Testset mit Anleitung für Aminosäuren im Serum: • **Zentrifuge in der Praxis vorhanden:** Monovetten oder Vacutainer-System: 1 × Serum mit Stabilisator oder gefroren – Gewinnung des Serums durch Zentrifugation. – 1,6 ml Serum aspirieren und in das dem Testset beigelegte Röhrchen mit Stabilisator umfüllen. – Deckel schließen und die Probe durch kräftiges Schütteln sorgfältig mischen. – Alternativ kann das abpipettierte Serum auch in ein neutrales Serum-Röhrchen umgefüllt, eingefroren (mindestens 4–5 h bei –20 °C) und mit Kühlbox per Express versandt werden. • **Keine Zentrifuge in der Praxis vorhanden:** Vacutainer: 3 × Heparin-Plasma mit Stabilisator Monovetten: nicht möglich, alternativ 3 × Vacutainer-Heparin mithilfe eines Adapters gewinnen: – Damit sich die zellulären Bestandteile absetzen können, die Heparin-Röhrchen 1 h senkrecht aufstellen. – Aus bis zu 3 Heparin-Röhrchen insgesamt 1,6 ml Serum aspirieren und in das dem Testset beigelegte Röhrchen mit Stabilisator umfüllen. – Deckel schließen und die Probe durch kräftiges Schütteln sorgfältig mischen.	
Lagerung & Transport:	• Lagerung aller Proben bei RT • Bei Lagerung über Nacht wird die Kühlung des Serums empfohlen (2–8 °C) • Versand aller Blutröhrchen in den mitgelieferten Umröhrchen auf dem Postweg möglich. • **Ausnahme:** Tiefgefrorene Serum-Proben (Aminosäuren) sollten in einer Kühlbox per **Express** versandt werden. Bitte Kühlelemente und Fahrdienst im Labor anfordern. • Zentrifugiertes Serum mit Stabilisator bei RT aufbewahren und über den Postweg versenden.	

Befundinterpretation

Der Optimierung des Versorgungsstatus kommt bereits bei der Infektprävention eine hohe Bedeutung zu. Gesichert ist ein solches Vorgehen für die Vitamine A, C, D, E, Pyridoxin (Vitamin B_6), Pantothensäure (Vitamin B_5), Folsäure, Eisen, Kupfer, Magnesium, Selen und Zink (zur Bedeutung eines Defizits der genannten Nährstoffe auf das Immunsystem (➤ Tab. 6.1).

Auch hinsichtlich der Komplikationsrisiken bei bereits Erkrankten sowie deren Rekonvaleszenz sind entsprechende Zusammenhänge zu berücksichtigen. Eine akute Infektion hat beträchtliche nutritive Folgen und kann eine Malnutrition in erheblichem Umfang verstärken oder induzieren. Die Situation ist als besonders kritisch anzusehen, wenn bereits vor der Infektion eine defizitäre Situation bestanden hat.

Zielwerte Für eine effektive Prävention sollten Werte im oberen Normbereich bzw. bei Hkt-korrelierten Ergebnissen Werte angestrebt werden, die ca. 10 % über dem Median liegen.

6.5 Allgemeine Empfehlungen zur Medikation/Therapie

6.5.1 Medikation

Die Zusammenstellung der nachstehend aufgeführten Präparate zur naturheilkundlichen Behandlung von

Immunstörungen und Infektanfälligkeit ist als Anregung zu verstehen und stellt kein aufeinander abgestimmtes Therapiekonzept dar. Bei der individuellen Auswahl der Präparate für den Patienten sind ggf. vorhandene Kontraindikationen zu berücksichtigen (s. Beipackzettel des jeweiligen Herstellers).

Indikationen, Zusammensetzung, Dosierungs- und Anwendungsempfehlungen: ➤ Anhang (Tab. A–Z).

THERAPIEEMPFEHLUNGEN

- Mutaflor® Suspension (Ardeypharm)
- Colibiogen® oral, Colibiogen® Kinder (Laves)
- Synerga® (Laves)
- Zinkcitrat 30 (NICApur)
- Ester-C® 240 (NICApur)
- Colostrum (nur über Biogena beziehbar)
- ImmunoMyk® (nur über Biogena beziehbar)
- Astragalus 300/12 (nur über Biogena beziehbar)
- Betaglucan Formula (nur über Biogena beziehbar)
- PhytoBiotika® (nur über Biogena beziehbar)
- MUCOZINK® (nutrimmun)
- NUTRIGLUCAN® (nutrimmun)
- MyBIOTIK®IMMUGY (nutrimmun)
- Pascorbin® 7,5 g (Pascoe)
- Lymphdiaral® Basistropfen SL (Pascoe)
- Pascoleucyn® SL Tropfen (Pascoe)
- Weihrauch 400 (nur über Biogena beziehbar)
- Omega 3 forte 700 (nur über Biogena beziehbar)
- Astaxanthin 4 mg (nur über Biogena beziehbar)
- OPC Resveratrol Formula (nur über Biogena beziehbar)
- Pycnogenol® 100 (nur über Biogena beziehbar)
- DoloZym® forte (nur über Biogena beziehbar)
- Basogena® 5e (nur über Biogena beziehbar)
- bicaNorm® Tabletten (Fresenius Medical Care)

6.5.2 Komplementäre Mikronährstofftherapie

Mikronährstoffe zur Immunstimulation

- Therapeutisch sollte die Kombination verschiedener **Antioxidanzien** gegenüber einzelnen Substraten bevorzugt werden, wobei den Elementen **Selen** und **Zink** sowie den **Vitaminen A, B-Komplex, C, D und E** sowie **sekundären Pflanzeninhaltsstoffen** ein besonderer Stellenwert zukommt. Die genannten Mikronährstoffe können durch die gezielte Zufuhr von **Astaxanthin,** einem Carotinoid mit starkem antioxidativem Potenzial, ergänzt werden.
- **Zink** zeigt Studien zufolge einen direkten Einfluss auf das Erkrankungsrisiko bzw. die Dauer und Intensität von Erkrankungen. Eine mangelhafte Zinkversorgung beeinträchtigt insbesondere die Bildung und Aktivität von Phagozyten und NK-Zellen. Zudem wird vermutet, dass Zink die Bildung entzündungsfördernder Zytokine hemmt und dadurch auf das Infektionsgeschehen direkten Einfluss nimmt (Tagesdosis kurzfristig 60–90 mg).
- Bei Erkältungen kann eine rechtzeitige und ausreichend hohe **Vitamin-C**-Supplementierung (1–5 g/Tag) die Krankheitsdauer bei Erwachsenen und Kindern signifikant verbessern. Durch hoch dosierte Gaben von Vitamin C lässt sich ein Abfall der Vitamin-C-Konzentration in den Leukozyten verhindern und ihre Phagozytoseaktivität dadurch steigern (➤ Kap. 4.2.3).

Unterstützung mit bovinen Antikörpern **Bovines Kolostrum** ist fast identisch mit menschlichem Kolostrum. Die Erstmilch zeichnet sich durch spezielle Inhaltsstoffe aus (u. a. IgG, IgA, IgM, Glykoproteine wie Laktoferrin und prolinreiche PRP), deren Wirkspektrum vor allem in der Breitbandimmunmodulation liegt.

6

Immunstimulation mit Biological Response Modifiers

- **Beta-Glukan** ist ein natürliches Polysaccharid, welches das Immunsystem durch vermehrte Bildung von Zytokinen wie TNF-α und IL-1β anregt, die wiederum an die Glukanrezeptoren der Makrophagen und Neutrophilen binden können. Zudem unterdrückt Beta-Glukan das Entstehen von Superoxidanionen und Hydrogenperoxid, die durch ihre Wirkung als freie Radikale die Immunzellen schwächen können. Nachweislich verbessert es zudem die Aktivität der natürlichen und lymphokinaktivierten Killerzellen. Beta-Glukan wird aus Hefezellen gewonnen; natürliche Quellen sind aber auch die in der Traditionellen Chinesischen Medizin häufig eingesetzten Medizinalpilze Reishi und Shiitake.
- **Shiitake** enthält **Lentinian,** die bioaktive Beta-Glukan-Fraktion. Es verbessert die Ausschüttung von IgA auf den Schleimhautoberflächen, erhöht die Bildung monozytenspezifischer T-Zellen und inten-

siviert die zytotoxische Wirkung der Makrophagen gegenüber Bakterien und Viren. Zudem werden vermehrt spezielle (IgG2- und IgM-heterophile) Antikörper gebildet, wodurch sich ein zusätzlicher spezifischer immunologischer Schutz aufbauen kann.

- **Reishi** enthält das spezielle Proteoglykan GLIS, das vor allem die B-Lymphozyten aktiviert. In Studien wurden eine Stimulierung der Immunzellenbildung in der Milz sowie eine Beeinflussung der Bildung immunrelevanter Gewebshormone durch Reishi-Sporen gezeigt.
- Der Vitalpilz **Coriolus** enthält als biologische Leitsubstanz die beiden proteingebundenen Polysaccharide PSP und PSK. Neben immunmodulierenden Effekten sind auch tumorhemmende und antivirale Wirkungen für Coriolus in Studien beschrieben.

Traditionelle Pflanzenextrakte zur Stärkung der Immunabwehr Pflanzenextrakte können über verschiedene Mechanismen Einfluss auf die Leistung des menschlichen Immunsystems nehmen. Zum einen existieren sog. Immunstimulanzien, welche die Aktivitäten des unspezifischen Immunsystems fördern, zum anderen haben viele Pflanzenstoffe eine direkte antibakterielle und antivirale Wirkung auf die Antigene.

6

- **Cat's Claw** *(Uncaria tomentosa)* ist eine Lianenart, deren Wurzelextrakt in der südamerikanischen Kräuterheilkunde traditionell bei chronischen Entzündungen, Infektionen, Tumoren und Magengeschwüren eingesetzt wird.
- ***Astragalus membranaceus*** ist ein wichtiges Heilkraut in der Traditionellen Chinesischen Medizin. Für die nachgewiesenen immunstimulierenden Effekte scheinen spezifische Polysaccharidfraktionen verantwortlich zu sein, die sowohl Makrophagen als auch B-Zellen aktivieren können. Zudem reguliert es die Proliferation von Monozyten, verbessert die Wirkung von T-Lymphozyten gegenüber Tumorzellen durch gezielte Förderung der Phagozytosetätigkeit und erhöht die Zytokininproduktion (TNF-α und IL-6). Neben den positiven Effekten auf das Immunsystem scheint *Astragalus membranaceus* auch für einen adjuvanten Einsatz bei Chemotherapie geeignet zu sein. Als begleitendes Therapeutikum erhöht es die Effektivität der Chemotherapie und vermindert vermutlich die toxischen Begleiterscheinungen.
- **Neem** *(Azadirachta indica)* gehört zu den Phytotherapeutika des indischen Kulturraums mit stark antibakteriellen Eigenschaften. Bestimmte Inhaltsstoffe der Pflanze hemmen die Vermehrungsfähigkeit der Bakterien, indem sie den Aufbau der Bakterienmembranen stören. Der Extrakt scheint auch gegen einige Bakterienstämme aktiv zu sein, die bereits eine Antibiotikaresistenz entwickelt haben. Auch antivirale Eigenschaften, vor allem bei Retroviren, sind belegt.
- Empirisch hat sich bei proinflammatorischen Tendenzen die parenterale Anwendung von *Helleborus niger* (**Christrose**) bewährt. *Helleborus* wird traditionell in der komplementären Onkologie eingesetzt und steht als *Helleborus niger aquos.* in Potenzen von D3 bis D30 zur Verfügung, wobei bei entzündlichen Reaktionen Potenzen zwischen D12 und D20 bevorzugt werden sollten.
- **Boswelliasäuren** aus dem Harz des indischen Weihrauchbaumes *(Boswellia serrata)* zeigen in Abhängigkeit ihrer Konzentration antiinflammatorische Eigenschaften, da sie die Bildung von Leukotrienen und Komplementfaktoren hemmen. Boswelliasäuren können z. B. in Form von standardisiertem *Boswellia-serrata*-Extrakt verordnet werden.
- **Cineol**, die Hauptkomponente aus Eukalyptusöl, weist ausgeprägte antiphlogistische Effekte auf. Die Wirkung beruht auf einer Inhibition von Leukotrien B4, Prostaglandin E2 und Interleukin 1β.
- Der Zytokinmetabolismus ist vor allem durch die Zufuhr von Fettsäuren zu beeinflussen. Die aus Omega-3-Fettsäuren (α-Linolensäure, Eicosapentaensäure, Docosahexaensäure) gebildeten **Eicosanoide** weisen u. a. einen ausgeprägten entzündungshemmenden Effekt auf. EPA reduziert die Bildung proinflammatorischer Prostaglandine und Leukotriene aus Arachidonsäure. Darüber hinaus vermindert EPA die Freisetzung von TNF-α und hemmt die Bildung von IL-1. Olivenöl weist ebenfalls antiinflammatorische Eigenschaften auf. Ein gegenteiliger, entzündungsfördernder Effekt wird von Omega-6-Fettsäuren beobachtet. Somit empfiehlt sich im Rahmen einer diätetischen Behandlung die Substitution von Omega-3-Fettsäuren (z. B. in Form von Fischölkapseln,

Rapsöl) sowie die Reduktion Omega-6-haltiger Speisefette und -öle (Pflanzenöle wie z. B. Distelöl, Sonnenblumenöl, Maiskeimöl, Margarine).

- **Resveratrol,** ein potenter Inhaltsstoff des Rotweins, gehört in die Gruppe der sekundären Pflanzeninhaltsstoffe und ist z. B. in Maulbeeren und Erdnüssen zu finden. Die Substanz zeigt starke antioxidative, antiinflammatorische und chemopräventive Wirkungen. Die Antiinflammation von Resveratrol ist auf den inhibierenden Effekt auf die Cyclooxygenase-2 wie auch auf die intrinsische Stickstoffmonoxid-Synthase (iNOS), zwei Schlüsselenzyme der Entzündungsreaktion, zurückzuführen. Darüber hinaus inhibiert Resveratrol die nukleäre Translokation des nukleären Faktor κB (NF-κB), wodurch die Freisetzung proinflammatorischer Mediatoren gehemmt wird.
- Als Komplexhomöopathikum mit antiphlogistischer Wirkung empfiehlt sich **Traumeel®** in Tabletten-, Tropfen- und Ampullenform. Es enthält Extrakte einiger Heilpflanzen in homöopathischen Mengen. Bewährt hat sich eine initiale Kombination der oralen und parenteralen Therapie, wobei die Traumeel®-Ampullen je nach Beschwerdebild 3- bis 5-mal wöchentlich i. m. gegeben werden können.
- **Pycnogenol®** ist ein Extrakt aus der Rinde der französischen Meereskiefer *(Pinus pinaster)* mit einem standardisierten Gehalt an oligomeren **Proanthocyanidinen.** Mit über 300 wissenschaftlichen Veröffentlichungen ist Pycnogenol® eine der am besten erforschten Natursubstanzen für den therapeutischen Einsatz. Neben antioxidativen, blutzuckersenkenden, immunmodulierenden und kardioprotektiven Eigenschaften weist Pycnogenol® auch starke antiinflammatorische Fähigkeiten auf, die sich diese auf inhibierende Effekte auf die Cyclooxygenasen (COX) 1 und 2 zurückführen lassen. Zudem wird die Aktivität weiterer proinflammatorischer Faktoren wie NF-kB und CRP reduziert und dadurch das Entzündungsgeschehen positiv beeinflusst.
- Kombinationen verschiedener Enzyme (**Bromelain und Trypsin**) haben in der antiphlogistischen Therapie einen festen Stellenwert. Bromelain ist in der Lage, pathogene Immunkomplexe zu mobilisieren und zu spalten sowie ihre Neubildung zu hemmen. Gleichzeitig werden Phagozyten aktiviert, welche die zerstörten Immunkomplexe entsorgen. Das Enzym Trypsin reduziert die Interaktion zwischen Immunkomplex und Komplementsystem, sodass die Aktivierung der Komplementkaskade unterbunden wird und fehlgeleitete Entzündungsreaktionen eingebremst werden. Darüber hinaus tragen Enzyme in Verbindung mit Carrier- und Regulatorproteinen dazu bei, dass überschüssige Zytokine gebunden und unwirksam gemacht werden.

Basentherapie Als übergeordnete regulationstherapeutische Maßnahme mit günstigem Effekt auf eine allgemein erhöhte Entzündungsbereitschaft empfiehlt sich eine **Basentherapie.** In diesem Zusammenhang ist insbesondere eine vegetarische Ernährungsweise empfehlenswert, die von Natur aus einen hohen Anteil an basischen Nahrungsmitteln mit sich bringt, darüber hinaus aber auch einen günstigen Einfluss auf die Leberproteinsynthese der Entzündungsmediatoren hat.

LITERATUR

Anink J, et al. MRP8/14 serum levels as a predictor of response to starting and stopping anti-TNF treatment in juvenile idiopathic arthritis. Arthritis Res Ther 2015; 17: 200.

Averill MM, et al. S100A8 and S100A9 in cardiovascular biology and disease. Arterioscler Thromb Vasc Biol 2012; 32(2): 223–229.

Blanco-Prieto S, et al. Serum calprotectin, CD26 and EGF to establish a panel for the diagnosis of lung cancer. PLoS One 2015; 10(5): e0127318.

Boschetti G, et al. Accuracies of serum and fecal S100 proteins (calprotectin and calgranulin C) to predict the response to TNF antagonists in patients with Crohn's disease. Inflamm Bowel Dis 2015; 21(2): 331–336.

Bressler B, et al. Clinicians' guide to the use of fecal calprotectin to identify and monitor disease activity in inflammatory bowel disease. Can J Gastroenterol Hepatol 2015; 29(7): 369–372.

Chan JK, et al. Alarmins: awaiting a clinical response. J Clin Invest 2012; 122(8): 2711–2719.

Chen CC, et al. Fecal calprotectin as a correlative marker in clinical severity of infectious diarrhea and usefulness in evaluating bacterial or viral pathogens in children. J Pediatr Gastroenterol Nutr 2012; 55(5): 541–547.

Choi IY, et al. MRP8/14 serum levels as a strong predictor of response to biological treatments in patients with rheumatoid arthritis. Ann Rheum Dis 2015; 74(3): 499–505.

Cotoi OS, et al. Plasma S100A8/A9 correlates with blood neutrophil counts, traditional risk factors, and cardiovascular disease in middle-aged healthy individuals. Arterioscler Thromb Vasc Biol 2014; 34(1): 202–210.

Damo SM, et al. Molecular basis for manganese sequestration by calprotectin and roles in the innate immune response to invading bacterial pathogens. Proc Natl Acad Sci U S A 2013; 110(10): 3841–3846.

Dignass A, et al. Aktualisierte Leitlinie zur Diagnostik und Therapie der Colitis ulcerosa (2011). – Ergebnisse einer Evidenzbasierten Konsensuskonferenz (AWMF-Registriernummer: 021/009). Z Gastroenterol 2011; 49(9): 1276–1341.

Donato R, et al. Functions of S100 proteins. Curr Mol Med 2013; 13(1): 24–57.

Duan L, et al. S100A8 and S100A9 are associated with colorectal carcinoma progression and contribute to colorectal carcinoma cell survival and migration via wnt/β-catenin pathway. PLoS One 2013; 8(4): e62092.

El Gazzar M. Immunobiology of S100A8 and S100A9 proteins and their role in acute inflammation and sepsis. Int J Immunol Immunother 2015; 2: 013.

Garcia-Arias M, et al. Calprotectin in rheumatoid arthritis. Association with disease activity in a cross-sectional and a longitudinal cohort. Mol Diagn Ther 2013; 17(1): 49–56.

Gielen PR, et al. Elevated levels of polymorphonuclear myeloid-derived suppressor cells in patients with glioblastoma highly express S100A8/A9 and arginase and suppress T cell function. Neuro Oncol 2016; 18(9): 1253–1264.

6

Grebhardt S, et al. Hypoxia and HIF-1 increase S100A8 and S100A9 expression in prostate cancer. Int J Cancer 2012; 131(12): 2785–2794.

Grebhardt S, et al. Impact of S100A8/A9 expression on prostate cancer progression in vitro and in vivo. J Cell Physiol 2014; 229(5): 661–671.

Guo Q, et al. Serum calprotectin – a promising diagnostic marker for adult-onset Still's disease. Clin Rheumatol 2016; 35(1): 73–79.

Hansson C, et al. S-calprotectin (S100A8/S100A9): a potential marker of Inflammation in patients with psoriatic arthritis. J Immunol Res 2014; 2014: ID696415.

Holzinger D, et al. The Toll-like receptor 4 agonist MRP8/14 protein complex is a sensitive indicator for disease activity and predicts relapses in systemic-onset juvenile idiopathic arthritis. Ann Rheum Dis 2012; 71(6): 974–980.

Hurnakova J, et al. Serum calprotectin (S100A8/9): an independent predictor of ultrasound synovitis in patients with rheumatoid arthritis. Arthritis Res Ther 2015; 17: 252.

Hurnakova J, et al. Serum calprotectin discriminates subclinical disease activity from ultrasound-defined remission in patients with rheumatoid arthritis in clinical remission. PLoS One 2016; 11(11): e0165498.

Ilan Y. Leaky gut and the liver: a role for bacterial translocation in nonalcoholic steatohepatitis. World J Gastroenterol 2012; 18(21): 2609–2618.

Iotzova-Weiss G, et al. S100A8/A9 stimulates keratinocyte proliferation in the development of squamous cell carcinoma of the skin via the receptor for advanced glycation-end products. PLoS One 2015; 10(3): e0120971.

Kang KY, et al. S100A8/A9 as a biomarker for synovial inflammation and joint damage in patients with rheumatoid arthritis. Korean J Intern Med 2014; 29(1): 12–19.

Kelly CJ, et al. Of microbes and meals: the health consequences of dietary endotoxemia. Nutr Clin Pract 2012; 27(2): 215–225.

Kolho KL, Sipponen T. The long-term outcome of anti-tumor necrosis factor-α therapy related to fecal calprotectin values during induction therapy in pediatric inflammatory bowel disease. Scand J Gastroenterol 2014; 49(4): 434–441.

Larsen SB, et al. Calprotectin and platelet aggregation in patients with stable coronary artery disease. PLoS One 2015; 10(5): e0125992.

Layer P, et al. S3-Leitlinie Reizdarmsyndrom: Defi Pathophysiologie, Diagnostik und Therapie (AWMF-Registernummer: 021-016). Z Gastroenterol 2011; 49(2): 237–293.

Lehmann FS, et al. Clinical and histopathological correlations of fecal calprotectin release in colorectal carcinoma. World J Gastroenterol 2014; 20(17): 4994–4999.

Lim SY, et al. Tumor-infiltrating monocytes/macrophages promote tumor invasion and migration by upregulating S100A8 and S100A9 expression in cancer cells. Oncogene 2016; 35(44): 5735–5745.

Lin JF, et al. Meta-analysis: fecal calprotectin for assessment of inflammatory bowel activity. Inflamm Bowel Dis 2014; 20(8): 1407–1415.

Lira FS, et al. Long-term disciplinary therapy reduces endotoxin level and insulin resistance in obese adolescents. Nutr J 2012; 11: 74.

Ma LP, et al. S100A8/A9 complex as a new biomarker in prediction of mortality in elderly patients with severe heart failure. Int J Cardiol 2012; 155(1): 26–32.

Mao R, et al. Fecal calprotectin in predicting relapse of inflammatory bowel diseases: a meta-analysis of prospective studies. Inflamm Bowel Dis 2012; 18(10): 1894–1899.

Molodecky NA, et al. Increasing incidence and prevalence of the inflammatory bowel diseases with time, based on systematic review. Gastroenterology 2012; 142(1): 46–54.

Moris D, et al. The value of calprotectin S100A8/A9 complex as a biomarker in colorectal cancer: a systematic review. J BOUN 2016; 21(4): 859–866.

Mosli MH, et al. C-reactive protein, fecal calprotectin, and stool lactoferrin for detection of endoscopic activity in symptomatic inflammatory bowel disease patients: a systematic review and meta-analysis. Am J Gastroenterol 2015; 110(6): 802–819.

Nakashige TG, et al. Human calprotectin is an iron-sequestering host-defense protein. Nat Chem Biol 2015; 11(10): 765–771.

Nordal HH, et al. Calprotectin (S100A8/A9) and S100 A12 are associated with measures of disease activity in a longitudinal study of patients with rheumatoid arthritis treated with infl. Scand J Rheumatol 2016; 45(4): 274–281.

Ogata K, et al. Natural killer cells in the late decades of human life. Clin Immunol Immunopathol 1997; 84(3): 269–275.

Ortega FJ, et al. Serum and urinary concentrations of calprotectin as markers of insulin resistance and type 2 diabetes. Eur J Endocrinol 2012; 167(4): 569–578.

Pepper RJ, et al. Leukocyte and serum S100A8/S100A9 expression reflects disease activity in ANCA-associated vasculitis and glomerulonephritis. Kidney Int 2013; 83(6): 1150–1158.

Preiß JC, et al. Aktualisierte S3-Leitlinie – „Diagnostik und Therapie des Morbus Crohn" (2014). (AWMF-Registernummer: 021-004). Z Gastroenterol 2014; 52(12): 1431–1484.

Rendek Z, et al. Effect of oral diclofenac intake on faecal calprotectin. Scand J Gastroenterol 2016; 51(1): 28–32.

Rutka M, et al. Diagnostic accuracy of five different fecal markers for the detection of precancerous and cancerous lesions of the colorectum. Mediators Inflamm 2016; 2016: 2492081.

Schmaderer C, et al. Serum myeloid-related protein 8/14 complex is associated with microalbuminuria in patients with type 2 diabetes. Ther Adv Cardiovasc Dis 2014; 8(3): 80–88.

Schnitzler F, et al. Mucosal healing predicts long-term outcome of maintenance therapy with infliximab in Crohn's disease. Inflamm Bowel Dis 2009; 15(9): 1295–1301.

Sipponen T, Kolho KL. Fecal calprotectin in diagnosis and clinical assessment of inflammatory bowel disease. Scand J Gastroenterol 2015; 50(1): 74–80.

Srikrishna G. S100A8 and S100A9: new insights into their roles in malignancy. J Innate Immun 2012; 4(1): 31–40.

Tabur S, et al. Serum calprotectin: a new potential biomarker for thyroid papillary carcinoma. Tumour Biol 2015; 36(10): 7549–7556.

Theede K, et al. Level of fecal calprotectin correlates with endoscopic and histologic Inflammation and identifies patients with mucosal healing in ulcerative colitis. Clin Gastroenterol Hepatol 2015; 13(11): 1929–1936.

Turina MC, et al. Calprotectin (S100A8/9) as serum biomarker for clinical response in proof-of-concept trials in axial and peripheral spondyloarthritis. Arthritis Res Ther 2014; 16(4): 413.

Umansky V, et al. The role of myeloid-derived suppressor cells (MDSC) in cancer progression. Vaccines 2016; 4: 36.

van de Vijver E, et al. Safely ruling out inflammatory bowel disease in children and teenagers without referral for endoscopy. Arch Dis Child 2012; 97(12): 1014–1018.

Wang L, et al. Increased myeloid-derived suppressor cells in gastric cancer correlate with cancer stage and plasma S100A8/A9 proinflammatory proteins. J Immunol 2013; 190(2): 794–804.

Xia GL, et al. The correlation of serum myeloid-related protein-8/14 and eosinophil cationic protein in patients with coronary artery disease. Biomed Res Int 2016; 2016: 4980251.

Yin C, et al. RAGE-binding S100A8/A9 promotes the migration and invasion of human breast cancer cells through actin polymerization and epithelial-mesenchymal transition. Breast Cancer Res Treat 2013; 142(2): 297–309.

Zhu Q, et al. Fecal calprotectin in healthy children aged 1–4 years. PLoS One 2016; 11(3): e0150725.

KAPITEL

7 Onkologische Erkrankungen

Labordiagnostische Untersuchungen bei Patienten mit malignen Erkrankungen dienen im Wesentlichen der **Verlaufskontrolle** bzgl. der Erkrankung selbst sowie im Rahmen therapeutischer Maßnahmen der Beurteilung der Reaktion des Organismus auf die gewählte Therapie. Eine individuelle Auswahl sinnvoller Parameter erlaubt es mittlerweile, **Rezidive, Progredienz, Metastasenbildung oder Stillstand der Erkrankung** zu beurteilen und zu verfolgen.

Die Labordiagnostik ist – von den wenigen, in den nächsten Abschnitten dargestellten Ausnahmen abgesehen – nach wie vor **keine Methode zur Früherkennung maligner Erkrankungen.** Bezüglich präkanzerogener Faktoren ist die Bedeutung der In-vitro-Diagnostik zurückhaltend zu beurteilen.

Cave

Vorsicht ist geboten bei der Vielzahl „alternativer" Laborverfahren, die oftmals hemmungslos allumfassende Aussagen versprechen. Die Möglichkeiten dieser nicht gesicherten und in ihrer Aussage i. d. R. nicht seriös geprüften Verfahren erscheinen grenzenlos und führen nicht selten die gesamten bisherigen medizinischen Bemühungen und Erkenntnisse ad absurdum.

Einen besonderen Stellenwert hat die komplementäre Labormedizin allerdings für die Prävention von Tumorerkrankungen. Die nachfolgend dargestellten Parameter ermöglichen eine rechtzeitige Einflussnahme bzw. Weichenstellung für unsere Patienten, sodass die Möglichkeit genutzt werden kann, die Entstehung von Tumoren zu verhindern oder ihre Manifestation zu verzögern.

7.1 Estronex® (2-/16-Hydroxy-Estrogen-Ratio): Marker des estrogenabhängigen Karzinomrisikos

Estrogene sind Steroidhormone mit 18 Kohlenstoffatomen. Sie werden aus Cholesterin über Androgenvorstufen in vielen einzelnen Schritten gebildet. Bei postmenopausalen und adipösen Frauen entstehen Estrogene unter Einwirkung der Aromatase (CYP19) vermehrt auch in Fett- und Muskelzellen. Da sie nicht wasserlöslich sind, werden sie im Blut weitestgehend an Globuline (sexualhormonbindendes Globulin, SHBG zu 37 %) und an Albumin (61 %) gebunden transportiert, während nur 1–2 % frei zirkulieren.

INFO

Eine prämenopausale Frau produziert zyklusabhängig täglich 30–300 µg **Estradiol** (E2), von dem der überwiegende Anteil wird zu Estron (E1) oder, vor allem in der Schwangerschaft, zu Estriol (E3) umgewandelt wird. Die Inaktivierung der Estradiolmetaboliten erfolgt hauptsächlich in der Leber über Hydroxylierung (Cytochrom P_{450} 3A4), Sulfatierung (Sulfatase, Sulfotransferase), Methylierung (Katechol-O-Methyltransferase [COMT]) oder Glucuronidierung (Glucuronyltransferasen) zu wasserlöslichen Stoffwechselprodukten, die renal oder biliär ausgeschieden werden.
Männer produzieren täglich ca. 20–50 µg Estradiol gleichbleibend bis ins hohe Alter. Im Vergleich zu fertilen Männern wird bei subfertilen Männern häufig ein zu niedriger Estradiolspiegel gemessen. Postuliert wird der lebenslange Einfluss von Estrogenen auf die Gonadotropinsekretion des Mannes und damit auf die Balance zwischen Estrogenen und Androgenen.

Karzinogene sind Stoffe, die in der Lage sind, das Erbgut der Zelle (Mutagenität) im Sinne einer Tumorinitiation zu verändern und zugleich die Zellproliferation (Mitogenität) im Sinne einer Tumorpromotion zu fördern. Wie aus ➤ Tab. 7.1 ersichtlich wird, trifft

Tab. 7.1 Wirkungen von Estrogenen in der Übersicht

Estrogene	An der DNA von rezeptorfreien Zellen (mutagen) → Tumorinitialisierung	Peripher am Rezeptor (proliferativ, mitogen) → Tumorpromotion	Protektiv
E2 (Estradiol)		++	
E3 (Estriol)		–	(+)
2-Hydroxy-E1	–	–	+
4-Hydroxy-E1	+ (als Chinon)	+	
16α-Hydroxy-E1		++	
2-Methoxy-E1			+
2-Methoxy-E2			+
4-Methoxy-E1			+

das auf einzelne Estrogenmetaboliten zu. Bei familiär vorbelasteten Frauen wie auch bei Männern mit Prostatakarzinom gibt die 2-/16α-OH-E1-Ratio einen ersten Anhaltspunkt.

Die Messung des gesamten Estrogenmetabolismus eignet sich dazu, potenziell karzinogene und protektive Estrogene in Relation zu setzen, abzubilden und somit das potenzielle individuelle Risiko besser einzuschätzen.

INFO

Indikationen zur Bestimmung der 2-/16α-OH-E1-Ratio

- Brustkrebs bei Verwandten 1. Grades (Mutter, Schwester)
- Einnahme oraler Kontrazeptiva oder Hormonersatztherapie über einen längeren Zeitraum
- Übergewicht
- Männer mit Prostatakarzinom

7

7.1.1 Präanalytik

Probenmaterial:	24-h-Sammelurin oder Serum • Das Sammeln zu einer definierten Uhrzeit (z. B. 8 Uhr morgens) beginnen, dabei den ersten Morgenurin verwerfen. Alle weiteren Urinportionen der nächsten 24 h einschließlich des ersten Morgenurins (8 Uhr) am Folgetag müssen gesammelt werden. • Den Urin in einem Urinbecher auffangen und anschließend in den Sammelbehälter geben. • Den Sammelbehälter während der Sammelperiode im Kühlschrank lagern (2–8 °C). • Nach Abschluss der Sammelperiode den Sammelbehälter 3- bis 4-mal über Kopf schwenken und anschließend einen Teil des Urins in ein auslaufsicheres Urinröhrchen geben. • Das Urinröhrchen mit Namen, Datum und der Gesamtmenge des gesammelten Urins beschriften. • Der restliche Inhalt des Sammelbehälters kann verworfen und der leere Behälter in der Restmülltonne entsorgt werden.
Besonderheiten:	• Serum: Keine • 24-h-Sammelurin: Während der Sammelperiode auf übermäßigen Konsum von Kaffee, Tee oder colahaltigen Getränken verzichten. Frauen sollten keinen Urin während der Menstruation sammeln.
Lagerung & Transport:	• Serum: Lagerung bei RT; bei Lagerung über Nacht wird die Kühlung der Probe empfohlen (2–8 °C). • Sammelurin: Lagerung während der Sammelperiode gekühlt (2–8 °C). • Versand im mitgelieferten Umröhrchen auf dem Postweg möglich.

7.1.2 Befundinterpretation

Verminderte 2-OH-/16-OH-E1-Ratio (➤ Abb. 7.1). Eine niedrige 2/16-Ratio kann bei prämenopausalen Frauen einen Hinweis auf ein höheres Risiko für estrogenabhängige Tumorerkrankungen darstellen.

Mit der Bestimmung der Metaboliten 2-Hydroxy-Estron (2-OH-E1) und 16α-Hydroxy-Estron (16-OH-E1) und deren Ratio können Aussagen über Veränderungen im Estrogenstoffwechsel getroffen werden. Studien belegen, dass es einen inversen (umgekehrt proportionalen) Zusammenhang zwischen der Höhe der Estrogen-Ratio und dem relativen Brustkrebsrisiko bei Frauen gibt. Zudem zeigte sich, dass eine erhöhte Estrogen-Ratio bei Männern mit Prostatakarzinom mit einer schlechteren Prognose einhergeht.

Postmenopausale Frauen mit der höchsten 2-/16α-Estrogen-Ratio hatten im Schnitt ein um 30 % niedrigeres Risiko, an Brustkrebs zu erkranken. Prämenopausale Frauen, die an Brustkrebs erkrankt waren, hatten eine niedrigere 2-/16α-OH-E1-Ratio und einen höheren Anteil an 16α-OH-E1 als gesunde Frauen.

Die individuelle 2-/16α-Estrogen-Ratio einer Frau ist nicht ausschließlich genetisch determiniert. Eine Vielzahl von diätetischen Maßnahmen und Lebensstilfaktoren kann die 2-Hydroxylierung der Estrogene durch Induktion des CYP1A1-Gens beeinflussen und so einen Anstieg der 2-/16α-OH-E1-Ratio bewirken. Dies kann zu einem Absinken des Langzeitrisikos führen.

INFO

2-/16α-OH-E1-Ratio

- Erlaubt eine Aussage über Veränderungen im Estrogenstoffwechsel
- Inverser Zusammenhang zwischen der Höhe der Ratio und dem relativen Brustkrebsrisiko bei Frauen sowie dem tendenziellen Risiko bei Männern mit Prostatakarzinom
- Nicht nur genetisch determiniert
- Durch diätetische Maßnahmen positiv zu beeinflussen
- Je höher, desto besser

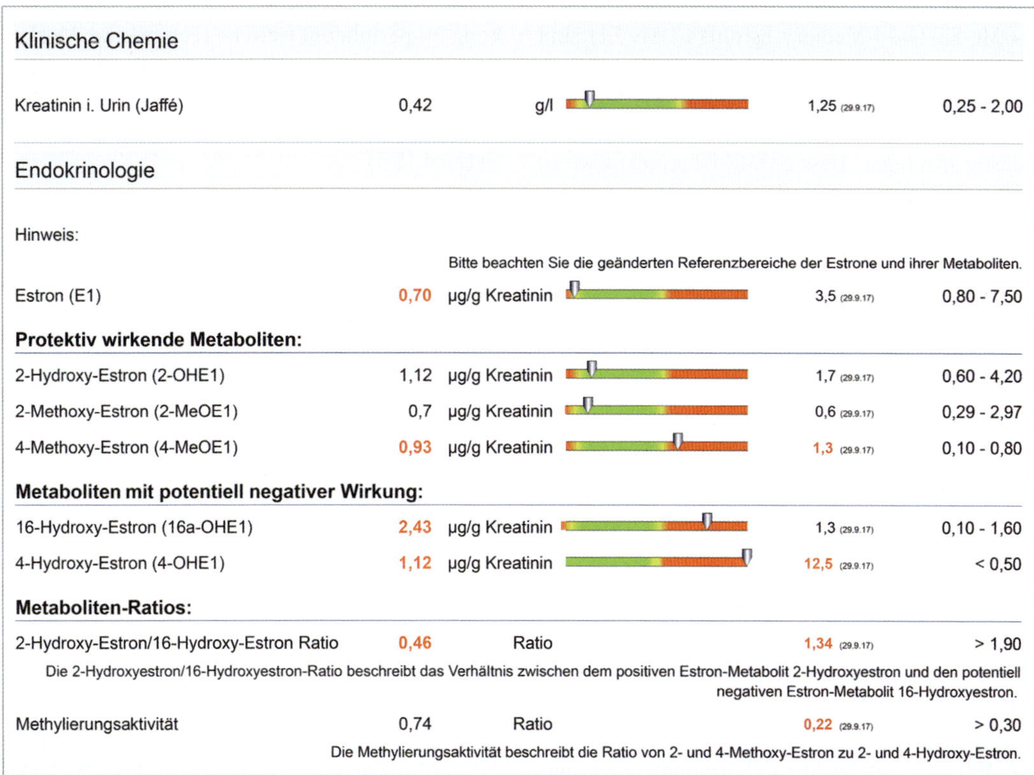

Klinische Chemie

Kreatinin i. Urin (Jaffé)	0,42	g/l	1,25 (29.9.17)	0,25 - 2,00

Endokrinologie

Hinweis:

Bitte beachten Sie die geänderten Referenzbereiche der Estrone und ihrer Metaboliten.

Estron (E1)	0,70	µg/g Kreatinin	3,5 (29.9.17)	0,80 - 7,50
Protektiv wirkende Metaboliten:				
2-Hydroxy-Estron (2-OHE1)	1,12	µg/g Kreatinin	1,7 (29.9.17)	0,60 - 4,20
2-Methoxy-Estron (2-MeOE1)	0,7	µg/g Kreatinin	0,6 (29.9.17)	0,29 - 2,97
4-Methoxy-Estron (4-MeOE1)	0,93	µg/g Kreatinin	1,3 (29.9.17)	0,10 - 0,80
Metaboliten mit potentiell negativer Wirkung:				
16-Hydroxy-Estron (16a-OHE1)	2,43	µg/g Kreatinin	1,3 (29.9.17)	0,10 - 1,60
4-Hydroxy-Estron (4-OHE1)	1,12	µg/g Kreatinin	12,5 (29.9.17)	< 0,50
Metaboliten-Ratios:				
2-Hydroxy-Estron/16-Hydroxy-Estron Ratio	0,46	Ratio	1,34 (29.9.17)	> 1,90

Die 2-Hydroxyestron/16-Hydroxyestron-Ratio beschreibt das Verhältnis zwischen dem positiven Estron-Metabolit 2-Hydroxyestron und den potentiell negativen Estron-Metabolit 16-Hydroxyestron.

Methylierungsaktivität	0,74	Ratio	0,22 (29.9.17)	> 0,30

Die Methylierungsaktivität beschreibt die Ratio von 2- und 4-Methoxy-Estron zu 2- und 4-Hydroxy-Estron.

Abb. 7.1 Befund: Estronex® (2-Hydroxy-/16-Hydroxy-Estron) [V573]

Verminderte Methylierungsaktivität Eine verminderte Methylierungsaktivität spricht für eine insuffiziente Aktivität der Katechol-O-Methyltransferase (COMT).

Die Hydroxylierung ist nur die erste Stufe der Inaktivierung der Estrogene. Nach dieser sog. Phase-I-Reaktion können zusätzliche Umwandlungen in Form entsprechender Phase-II-Reaktionen erfolgen, welche die Wasserlöslichkeit und damit die Exkretionsfähigkeit weiter erhöhen (vgl. ➤ Kap. 7.1.3: ➤ Abb. 7.2). So katalysiert z. B. die COMT die Methylierung an der zuvor generierten OH-Gruppe, durch die eine stark polare Methoxygruppe entsteht.

Durch Inhibition der COMT wurde in Studien die Bildung von Methoxy-Estrogenen reduziert: Es kam zu einem Anstieg der Katechol-Estrogene und der Katechol-Estrogenchinone. Zudem wurden mehr DNA-Addukte nachgewiesen. Eine Ratio, die methylierte Estrone in Relation zu den entsprechenden hydroxylierten Estronen setzt, kann als Marker der Methylierungsaktivität von COMT eingesetzt werden.

Die Methylierungsprodukte von 2-OH-E1, 2-OH-E2 und 4-OH-E1, d. h. 2-Methoxy-Estrogene (2-OMe-E1, 2-OMe-E2) und 4-Methoxy-Estron (4-OMe-E1), sind bei Patientinnen mit Brustkrebs durchschnittlich in geringeren Konzentrationen nachweisbar und damit im Umkehrschluss in hohen Konzentrationen als günstig anzusehen. Dass 2-OMe-E2 protektiv wirkt, indem es die Proliferation von vielen humanen Karzinomzelllinien hemmt, als potenter Angiogenese-Inhibitor angesehen wird und somit das Tumorwachstum blockiert, untermauert diese Annahme.

INFO

Methylierungsaktivität

- Die Methylierung von Estrogenmetaboliten führt zu deren Inaktivierung und Ausscheidung.
- Der Mittelwert der Quotienten aus 2-OMe-E1 und 2-OH-E1 sowie 4-OMe-E1 und 4-OH-E1 gilt als Marker der COMT.
- Je höher, desto günstiger.

7.1.3 Rolle der verschiedenen Estrogenmetaboliten

➤ Abb. 7.2 zeigt den Steroidhormonmetabolismus mit den verschiedenen Estrogenen und Estrogenmetaboliten.

Estradiol-3,17β (E2)

Estradiol ist das physiologisch wichtigste weibliche Geschlechtshormon. Es wird direkt aus Testosteron unter Abspaltung des C19-Atoms und Aromatisierung des Rings A durch die Aromatase (CYP19) gebildet. Es zeigt eine hohe Estrogenwirkung am peripheren ER und bewirkt, u. a. über Aktivierung des ER in der Zielzelle, eine Steigerung der Proliferationsrate an Uterus, Vagina und sekundären weiblichen Geschlechtsorganen. Somit ist es für die zyklusabhängige Proliferation der Uterusschleimhaut und die Entwicklung der Brustdrüse verantwortlich. Extragenital bewirkt Estradiol die Senkung der Blutlipide (Triglyzeride, LDL-Cholesterin, LDL/HDL-Quotient) und die Vermehrung des Unterhautfettgewebes. Es hat mineralokortikoide Restwirkung, fördert die hepatische Proteinbiosynthese und hemmt den Knochenabbau. Die Halbwertszeit von Estradiol beträgt 3 h.

Das testikuläre Gewebe des Mannes enthält hohe Konzentrationen an Estradiol (4,2 ng/g). Dennoch entstehen, wie bei der postmenopausalen Frau, 80 % des männlichen Estradiols unter Aromatase-Einwirkung im peripheren Gewebe (Fettgewebe, Muskel, Haut, Leber, Knochen, Gehirn, Herz, Gefäßwände).

Estriol (E3)

Estriol ist ein weniger wirksames Estrogen (ein Zehntel der Wirkung von Estradiol), das vor allem während der Schwangerschaft in hohen Konzentrationen im Serum und Urin gemessen wird. Es kann direkt aus Estradiol oder aus 16-OH-E1 gebildet werden. Aufgrund der schwachen Wirkung am Rezeptor und der schnellen Dissoziation kann es zu den protektiven Faktoren gezählt werden. In der Schwangerschaft bewirkt es das Wachstum von Uterus und Brustdrüse. Ansonsten entfaltet es seine proliferative Wirkung vor allem an den Schleimhäuten und wird häufig in der Therapie trockener Schleimhäute eingesetzt.

Estron (E1)

Estron (E1) entsteht direkt aus Estradiol (E2) über 17β-Hydroxysteroid-Dehydrogenase (17β-HSD) oder aus Androstendion über die Aromatase (CYP19). Wird Estron an verschiedenen Positionen über Cytochrom-

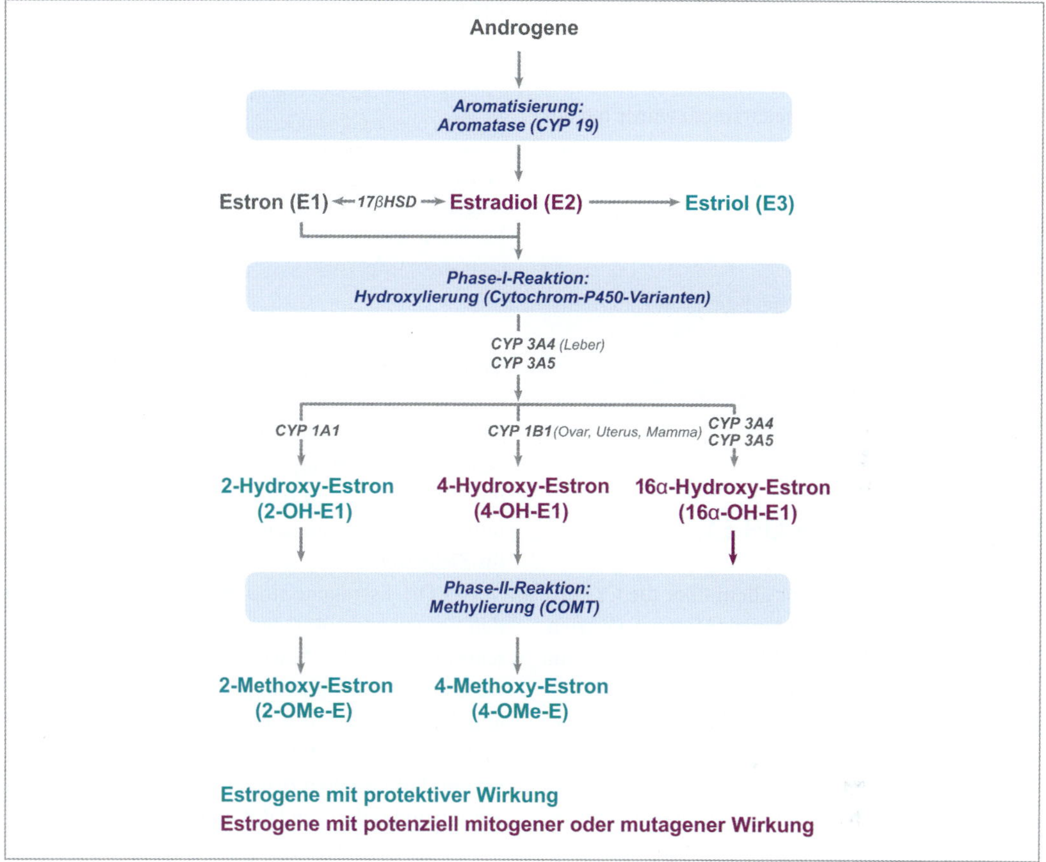

Abb. 7.2 Steroidhormonmetabolismus: Estrogene und Estrogenmetaboliten In Grün sind die protektiv wirkenden Metaboliten dargestellt, während die rot markierten mit einem erhöhten Risiko für Autoimmunerkrankungen, Brust- und Prostatakrebs assoziiert werden. Die blaue Linie teilt die Metaboliten in Phase 1 (Oxidation, Reduktion, Hydrolyse) und Phase 2 (Konjugation → Elimination) des Entgiftungsprozesses in der Leber [V573]

P450-Varianten hydroxyliert, entstehen u. a. C2-, C4- oder C16-α-OH-E1, die sich durch unterschiedliche biologische Eigenschaften auszeichnen und auch als Katechol-Estrogene bezeichnet werden.

2-Hydroxy-Estron (2-OH-E1)

2-Hydroxy-Estrone besitzen nur eine geringe Bindungsaffinität zum peripheren Estrogenrezeptor und haben somit nur einen schwach estrogenen Effekt. Sie wirken antiproliferativ, indem sie die mitogene Aktivität des Estradiols senken. Wie Studien belegen, ist eine hohe Hydroxylierungsrate von Estradiol zu 2-OH-E1 (80–85 %) und 2-OH-E2 mit einer Senkung der Häufigkeit estrogenabhängiger Tumoren assoziiert.

Die 2-Hydroxylierung des Estradiols wird in der Leber vor allem durch das Enzym CYP1A1 (CYP = Cytochrom P_{450}) katalysiert. Dieses kann durch diätetische Maßnahmen (z. B. Indol-3-Carbinol, das besonders hoch konzentriert in Brokkoli vorkommt) induziert werden.

Bei Frauen mit einem veränderten Metabolismus aufgrund eines Msp1-Genpolymorphismus im CYP1A1-Gen kommt es nach Gabe von Indol-3-Carbinol zu keinem signifikanten Anstieg des 2-OH-E1, sodass in diesem Fall ein erhöhtes Risiko für estrogenabhängige Tumoren besteht.

Die Ergebnisse dieser Untersuchung wurden in weiteren breit angelegten Studien bestätigt. Hier wurden bei Patientinnen mit Brustkrebs (unabhängig von ethnischer Zugehörigkeit, Alter und Menopausenstatus)

7

niedrigere 2-OH-E1-Werte und dementsprechend eine signifikant niedrigere 2-/16α-OH-E1-Ratio gemessen (s. u.).

Bei Männern mit Prostatakarzinom wurde bei hohen 2-OH-E1-Werten eine Tendenz zu einem günstigeren Verlauf festgestellt (Muti et al. 2002).

INFO

2-OH-E1

- Geringe Bindungsaffinität zum Estrogenrezeptor; daher nur schwach estrogenagonistischer Effekt
- Wirkt antiproliferativ
- 2-Hydroxylierung ist durch diätetische Maßnahmen induzierbar, z. B. durch Brokkoli

4-Hydroxy-Estron (4-OH-E1)

4-Hydroxy-Estron wird vor allem über die CYP1B1 in den extrahepatischen Organen (Mamma, Ovarien, Niere, Prostata, Uterus und Plazenta) aus Estradiol oder Estron gebildet. Ein CYP1B1-Polymorphismus kann zu einem erheblichen lokalen Anstieg des 4-Estrons, z. B. in Brustgewebe, führen. Ähnlich wie 16α-Hydroxy-Estron (16α-OH-E1) gehört 4-OH-E1 zu den potenziell karzinogenen Estrogenmetaboliten. Es besitzt eine estrogenagonistische Wirkung am Rezeptor mit der Folge einer Steigerung der Mitoserate und ist in Form eines Chinonkonjugats in der Lage, direkt mit DNA zu reagieren.

7

Im Gegensatz zu den Chinonkonjugaten des 2-OH-E1, die wenig mutagene, stabile DNA-Addukte bilden, entstehen aus den Chinonkonjugaten des 4-OH-E1 instabile, depurinisierende DNA-Addukte. Diese können zu irreparablen Mutationen führen, die sich im Sinne einer Tumorinitiation auswirken können. Aufgrund dieser Wirkungen ist 4-OH-E1 als das potenziell gefährlichste Estrogenstoffwechselprodukt anzusehen. Im Mammakarzinomgewebe wurden deutlich höhere Werte von 4-OH-E1 als von 2-OH-E1 gemessen. Im Gegensatz dazu war das Verhältnis in gesundem Brustgewebe annähernd gleich. Studien belegen, dass spezifische Antioxidanzien wie Resveratrol und N-Acetylcystein die Oxidation von Katechol-Estrogenen zu Chinonen blockieren und somit die potenzielle Mutagenität der 4-OH-E1 durchbrochen werden kann.

INFO

4-OH-E1

- Estrogenagonistische Wirkung
- Positive Korrelation zum Mammakarzinom
- Kann über ein Chinonkonjugat direkt mit DNA reagieren und Mutationen auslösen
- Blockade der Oxidation von Katechol-Estrogenen zu Chinonen durch Resveratrol (z. B. enthalten in der Haut blauer Trauben, in Erdnüssen und Himbeeren) und N-Acetylcystein

16α-Hydroxy-Estron (16α-OH-E1)

16α-OH-E1 ist ein Metabolit mit starker estrogenagonistischer Wirkung. Die geringe Bindungsaffinität des 16α-OH-E1 zum sexualhormonbindenden Globulin (SHBG) ermöglicht ein schnelles Eindringen ins Zielgewebe.

16α-OH-Estrogene sind in der Lage, kovalent an den Estrogenrezeptor, an nukleäre histonische Proteine und an die DNA zu binden. Die irreversible Bindung an den Estrogenrezeptor verursacht einen lang anhaltenden Effekt, d. h. eine persistierende DNA-Stimulation mit der Gefahr, über eine erhöhte Mitoserate verstärkt Mutationen zu erzeugen. Hierfür spricht die erhöhte Induktion von DNA-Reparaturmechanismen durch 16α-Hydroxy-Estrogen.

Bei Frauen mit Brustkrebs und bei Frauen mit einem erhöhten Brustkrebsrisiko konnte eine verstärkte Bindung von 16α-OH-Estrogenen an den Estrogenrezeptor nachgewiesen werden.

Bei Männern mit Prostatakarzinom wurde bei erhöhten 16α-Hydroxy-Estradiol-Werten eine Tendenz zu einer schlechteren Prognose festgestellt.

INFO

16α-OH-E1

- Estrogenagonistische Wirkung
- Positive Korrelation zum Mammakarzinom
- Irreversible Bindung an den Estrogenrezeptor
- Verursacht lang anhaltenden Effekt

7.1.4 Weiterführende Diagnostik

Estrogen-Profil

Nach neuester Studienlage ist die Messung des Estrogen-Profils, in dem unkonjugiertes Estradiol, Estron und Estriol sowie der Estriol-Quotient mittels LC-MS im Sammelurin bestimmt werden, als Ergänzung anzuraten.

Neben einem hohen 2-OH-E1, das protektiv wirkt, und der Methylierungsrate von 4-OH-E1 ist vor allem das unkonjugierte Estradiol in Bezug auf das Brustkrebsrisiko postmenopausaler Frauen aussagekräftig. Hohe Werte für unkonjugiertes Estradiol gehen mit einem hohen Risiko einher.

Genetische Prädisposition

Durch eine molekularbiologische Analyse der wichtigsten SNPs („single nucleotide polymorphism", Gensequenzpolymorphismus) sowie die phänotypische Untersuchung der Estrogenmetaboliten im Urin (Estronex®) lassen sich Risikopatientinnen identifizieren, deren Enzymausstattung zur überwiegenden Bildung von potenziell mutagenen Estrogenmetaboliten führt.

GUT ZU WISSEN

Eine Estrogensubstitution ist in diesen Fällen nicht ratsam. Denn bereits die endogen gebildeten Metaboliten führen möglicherweise zu einem erhöhten Risiko für Mamma-, Endometrium- und Ovarialkarzinome.

CYP19A1 Die Aromatase (CYP19A1) ist eines der Schlüsselenzyme des Estrogenstoffwechsels. Sie katalysiert die Umwandlung von Androgenen wie Testosteron zu Estrogenen, wodurch der charakteristische aromatische Ring entsteht. Der häufige SNP rs10046 konnte in mehreren Studien mit einem erhöhten Brustkrebsrisiko in Zusammenhang gebracht werden, und auch die Estrogenkonzentration zeigte in postmenopausalen heterozygoten und homozygoten SNP-Trägerinnen einen Anstieg.

CYP1A1, CYP1B1 Cytochrom P_{450} 1A1 (CYP1A1) und 1B1 (CYP1B1) katalysieren die Hydroxylierung der Estrogene und damit die Bildung der unterschiedlich aktiven Estrogenmetaboliten. Die SNP rs1048943 im CYP1A1-Gen und rs1800440 im CYP1B1-Gen führen jeweils zu einer veränderten Aminosäure und hierdurch zu einer gesteigerten Enzymaktivität. Bei CYP1B1 konnte im Einzelnen gezeigt werden, dass sich die 16α- und 4-Hydroxylierung durch den SNP stärker erhöht als die 2-Hydroxylierung und somit ein noch höheres karzinogenes Potenzial entsteht. Auch eine Assoziation mit einem gesteigerten Brustkrebsrisiko wurde in mehreren Studien nachgewiesen.

CYP17A1 Cytochrom P_{450} 17A1 (CYP17A1) katalysiert mehrere Schritte in der Synthese der Androgene – sowohl Hydroxylierungen als auch Abspaltungen bestimmter Seitenketten von verschiedenen Vorläufern wie dem Progesteron. Der häufige SNP rs743572 führt zu einer zusätzlichen Bindungsstelle im Promotor, wodurch die Expression des CYP17A1-Gens erhöht werden kann. Auf diese Weise ist eine gesteigerte Enzymaktivität möglich, die letztendlich auch zu höheren Estrogenkonzentrationen führen kann. So zeigten verschiedene Studien eine Assoziation des SNP mit einem erhöhten Brustkrebsrisiko.

COMT Die Katechol-O-Methyltransferase katalysiert die Methylierung von Hydroxylgruppen an Katecholringe und ist damit an der Inaktivierung und Exkretion der hydroxylierten Estrogenmetaboliten wie 2-OHE-1 oder 16α-OHE-1 beteiligt. Der sehr häufige SNP rs4680 führt zu einem Aminosäureaustausch im Protein und dadurch zu einer deutlichen Reduktion der enzymatischen Aktivität. Hierdurch nehmen die Konzentrationen an schwach und stark estrogenagonistischen Estrogenmetaboliten zu, und das Brustkrebsrisiko steigt.

ESR1 Der Estrogenrezeptor α (ESR1) wird durch die Bindung an Estrogene aktiviert und kann so die Expression verschiedener Zielgene einleiten. ESR1 spielt damit eine wichtige Rolle in der zellulären Antwort auf einen veränderten Estrogenspiegel. Der häufige SNP rs3798577 zeigte in mehreren Studien eine Assoziation mit einem erhöhten Brustkrebsrisiko.

Cave

Die hier beschriebenen Analysen sind von genetischen Mutationsanalysen zur selteneren erblichen Form des Mammakarzinoms (wie BRCA1 oder BRCA2) klar zu unterscheiden.

7.1.5 Medikation/Therapie

Ernährungsempfehlungen

Optimierung der 2-/16 α-OH-E1-Ratio Positive Wirkungen werden vor allem Indol-3-Carbinol zugeschrieben, einem Bestandteil von Kreuzblütlergewächsen wie Brokkoli, Kohl oder Rosenkohl. 1–2 Mahlzeiten pro Tag mit diesen Gemüsen können das Brustkrebsrisiko signifikant senken. Indole können den programmierten Zelltod (Apoptose) induzieren – ein Vorgang, der bei Tumorzellen gehemmt ist. Auch durch Leinsamen und Sojaproteine lässt sich die 2-/16α-OH-E1-Ratio verbessern. Ähnliches gilt für die Omega-3-Fettsäuren EPA und DHA aus Fisch.

Steigerung der Methylierungsaktivität

- Nahrungsergänzung mit Indol-3-Carbinol-haltigem Gemüse
- Ergänzung der Nahrung mit Antioxidanzien, Fisch oder Fischöl, Leinsamen und Kohlgemüse wie z. B. Brokkoli oder Rosenkohl, Sojaproteinen
- Sportliche Betätigung
- Gewichtsreduzierung bei Übergewicht, vor allem in der Postmenopause
- Einschränkung des Alkoholkonsums

7.2 p53-Autoantikörper: unabhängiger Tumormarker zur Frühdiagnostik bei Tumorverdacht

Bei ca. 60 % aller Tumoren findet sich eine Mutation im **p53-Tumorsuppressorgen,** die mit einem Verlust der proliferationshemmenden Wirkung des p53-Proteins einhergeht.

Das Tumorsuppressorgen p53 kodiert in der Zelle die Bildung des p53-Proteins. Dieses ist an der Übermittlung proliferationshemmender Signale beteiligt und schützt die Zelle vor maligner Transformation. Es besitzt eine Schlüsselfunktion in der Reparatur von DNA-Schäden und wirkt einer unkontrollierten Zellteilung entgegen. Durch die Mutation des p53-Gens kommt es zur Bildung von verändertem p53 Protein, das diese regulatorische Funktion im Zellzyklus nicht mehr erfüllen kann. Es akkumuliert in der Zelle und wird als tumorspezifisches Antigen immunogen wirksam. Hierdurch kann es zur Bildung von Auto-Ak kommen, die im Serum nachweisbar sind. p53-Auto-Ak werden bei ca. 30–60 % aller Tumoren mit mutiertem p53-Gen gefunden.

7.2.1 Diagnostik

Die Bestimmung von p53-Auto-Ak gewinnt in der onkologischen Diagnostik zunehmend an Bedeutung. Bei ca. 60 % aller Tumoren findet sich eine Mutation im p53-Tumorsuppressorgen, die mit einem Verlust der proliferationshemmenden Wirkung des p53-Proteins einhergeht. p53-Auto-Ak richten sich gegen das durch die Mutation veränderte p53-Protein und können als unabhängiger Tumormarker mit hoher Spezifität zur Frühdiagnostik bei Tumorverdacht, Überwachung von Risikopatienten sowie zur Verlaufskontrolle nach Tumorresektion oder Chemotherapie eingesetzt werden.

Der Verlust der wachstumskontrollierenden Eigenschaften des p53-Proteins führt zu einem erhöhten Tumorrisiko und ist mit höherer Invasivität, Metastasierungstendenz und schlechterer Prognose von malignen Tumoren verbunden.

INFO

Etwa 60 % aller Tumoren weisen eine Mutation im p53-Gen auf, und bei einer Vielzahl von Tumoren können p53-Auto-Ak nachgewiesen werden. In seltenen Fällen werden p53-Auto-Ak auch bei Autoimmunerkrankungen (z. B. bei systemischem Lupus erythematodes, rheumatoider Arthritis, Basedow-Krankheit oder Granulomatose mit Polyangiitis [früher: Morbus Wegener]) sowie chronischen Lebererkrankungen gefunden. Bei diesen Erkrankungen liegt die Konzentration der p53-Auto-Ak jedoch deutlich niedriger (< 0,3 U/µl) als bei malignen Tumoren. Bei Nachweis von p53-Auto-Ak sollte immer an eine maligne Erkrankung gedacht werden.

Indikation zur Bestimmung von p53-Autoantikörpern:

- Tumorverdacht
- Bei nachgewiesenem Tumor: Aussage zu
  - Tumorprogredienz
  - Prognose, Schweregrad
  - Krankheitsverlauf, Rezidivrisiko
  - Verlaufskontrolle nach Tumorresektion oder Chemotherapie

- Überwachung von Risikopatienten, z. B. Raucher oder Patienten mit
  - kolorektalen Adenomen
  - Colitis ulcerosa
  - chronischer Hepatitis-B- oder Hepatitis-C-Virus-Infektion
  - erhöhtem genetischem Tumorrisiko
  - Kontakt mit kanzerogenen Stoffen

Die Sensitivität des p53-Auto-Ak-Tests wird mit 30–50 %, die Spezifität mit 96–100 % beschrieben. Sie liegen somit höher als die des Tumormarkers CEA. Die Sensitivität von CEA ist vor allem in frühen Tumorstadien eines kolorektalen Karzinoms gering. Durch Kombination beider Marker kann eine höhere diagnostische Sicherheit erreicht werden. p53-Auto-Ak treten unabhängig von den klassischen Tumormarkern CEA, AFP oder CA 15–3 auf und ergänzen somit die vorhandenen diagnostischen Verfahren.

Wie bereits erwähnt, kann eine Titererhöhung der p53-Auto-Ak in seltenen Fällen auch aufgrund von Autoimmunerkrankungen nachgewiesen werden.

INFO

Mit p53-Auto-Ak-assoziierte Tumoren:

- Kolorektales Karzinom
- Ovarialkarzinom
- Bronchialkarzinom
- Pankreaskarzinom
- Hepatozelluläres Karzinom
- Weichteiltumor im Kopf-Hals-Bereich
- Leukämie
- Mammakarzinom
- Harnblasenkarzinom
- Ösophagus-/Magenkarzinom
- Trophoblasttumor

Allgemeine Hinweise zur Therapie: ➤ Kap. 7.5.

Präanalytik

Probenmaterial:	Serum
Besonderheiten:	Keine
Lagerung & Transport:	Lagerung bei RT Bei Lagerung über Nacht wird die Kühlung der Probe empfohlen (2–8 °C) Versand im mitgelieferten Umröhrchen auf dem Postweg möglich

Befundinterpretation

Das Auftreten von p53-Auto-Ak kann als Indikator für das Vorliegen eines noch unentdeckten malignen Tumors herangezogen werden. So wurden bei starken Rauchern p53-Auto-Ak mehrere Monate vor der Diagnose eines Karzinoms entdeckt. Sie sind bei 30 % der Patienten mit prämalignen oralen Läsionen nachweisbar.

Die p53-Untersuchung kann durch Früherkennung auch die Prognose bei Ovarialkarzinom entscheidend verbessern.

GUT ZU WISSEN

Verlaufskontrolle/Rezidivüberwachung

Besondere klinische Bedeutung hat die Bestimmung der p53-Auto-Ak in der Verlaufskontrolle maligner Tumoren. So korreliert der p53-Auto-Ak-Spiegel beim Magenkarzinom mit Tumorausdehnung, Invasivität und Metastasenbildung. Ein postoperatives Monitoring von Patienten mit Kolonkarzinom zeigt, dass hohe p53-Auto-Ak mit fortschreitendem Tumorgeschehen, Rezidiven und schlechter Prognose assoziiert sind, während niedrige Spiegel einen Therapieerfolg anzeigen. Bei Patienten mit Bronchialkarzinom lässt sich nach erfolgreicher Chemotherapie ein rascher Abfall der p53-Auto-Ak nachweisen. Beim Auftreten eines Rezidivs wird ein erneuter Anstieg der p53-Auto-Ak häufig vor dem anderer Tumormarker beobachtet.

7.3 Darmkrebs: Möglichkeiten der Früherkennung

Mit einer Inzidenz von jährlich ca. 73/100.000 Neuerkrankungen und einer Mortalität von ca. 29/100.000, d. h. mit ca. 24.000 Todesfällen/Jahr, ist Darmkrebs die zweithäufigste Todesursache in Deutschland (RKI 2018).

Die Bestimmung von Hämoglobin, Hämoglobin-Haptoglobin-Komplex, M2-PK sowie Calprotectin im Stuhl stellt eine wertvolle Hilfe zur Darmkrebsfrühdiagnostik dar, für welche die Serum-Tumormarker CEA und CA19–9/CA50 ungeeignet sind, die allerdings ihren Stellenwert nach wie vor zur Erkennung von Rezidiven und Metastasen sowie zur Therapiekontrolle kolorektaler Karzinome haben.

Mehr als 90 % aller kolorektalen Karzinome entwickeln sich aus Adenomen, deren maligne Progression durchschnittlich 10–15 Jahre dauert. Die klinische Diagnose erfolgt aufgrund der meist unspezifischen Symptomatik häufig erst in einem fortgeschrittenen Krankheitsstadium, obwohl oft lange vor den klinischen Symptomen Tumorblutungen auftreten. Die Testung auf diese meist okkulten Blutungen ist deshalb seit einigen Jahren als Screeningverfahren für die asymptomatische Bevölkerung etabliert.

INFO

Empfehlungen zur Präventivdiagnostik bei asymptomatischen Personen

Ab dem 50. Lj. in 1- bis 2-jährigen Intervallen Untersuchung auf okkultes Blut (mittels immunologischer Verfahren) und M2-PK oder methylierte Septin-9-DNA; bei auffälligem Laborbefund oder ab dem 55. Lj. in mindestens 10-jährigen Intervallen zwei Koloskopien.

7.3.1 Sensitiver Kombinationstest

Hämoglobin mittels immunologischer Verfahren

Im Gegensatz zum Hämoccult-Test, dessen Sensitivität für Karzinome bei gerade einmal 43 % liegt und der durch tierisches Blut (z. B. aus der Nahrung) falsch positive Ergebnisse anzeigen kann, weisen immunologische Verfahren zur Untersuchung auf Hämoglobin (Hb) im Stuhl eine hohe Sensitivität (85 %) und Spezifität (95 %) für Karzinome auf. Die zusätzliche Bestimmung des mit Haptoglobin (Hp) komplexierten Hb (Sensitivität für Karzinome 77 %) ergibt eine signifikante Erhöhung der Sensitivität für kolorektale Adenome (je nach Adenomgröße und Dysplasiegrad: von ca. 5 bis auf 33 % bzw. von 40 auf 80 % bei einer Spezifität von 95 %).

M2-PK: Pyruvatkinase-Isoenzym Typ M2

In allen bisher untersuchten Tumorzellen kommt es zu einer Überexpression der Pyruvatkinase, wobei hier eine Gleichgewichtsverschiebung zum Isoenzym M2-PK erfolgt, das sonst nur in der Lunge zu finden ist. Die Tumor-M2-PK besitzt keine Organspezifität: Bisher wurde bei Bronchial-, Mamma-, Nieren-, Prostata-, Hoden-, Magen-, Kolon-, Rektum- und Pankreaskarzinomen eine signifikante Erhöhung der Serumkonzentrationen beobachtet.

Die Untersuchung der Tumor-M2-PK im Stuhl ist unabhängig von okkultem Blut, daher können blutende und nichtblutende Polypen oder Darmtumoren erkannt werden. Für das Kolonkarzinom liegt die Sensitivität bei 78–96 % und die Spezifität bei 93 %. Der Test erkennt auch akute und/oder chronisch-entzündliche Darmerkrankungen (CED; Colitis ulcerosa, Morbus Crohn), die ein wesentliches Risiko für Darmkrebs darstellen.

Calprotectin

Calprotectin ist ein kalziumbindendes Protein, das in neutrophilen Granulozyten und Monozyten gebildet wird. Seine biologische Bedeutung ist noch nicht vollständig bekannt. Calprotectin bindet Zink und Kalzium und hat durch die Inaktivierung von mikrobiellen Enzymen eine antibakterielle Wirkung.

Bei Entzündungen und tumorösen Veränderungen des Darmgewebes gelangen vermehrt Granulozyten in das Darmlumen, wo das Calprotectin aus den Granulozyten freigesetzt wird. Calprotectin zeigt eine hohe Sensitivität beim Nachweis sowohl blutender als auch nichtblutender Polypen sowie kolorektaler Karzinome, aber auch bei CED wie z. B. dem Morbus Crohn. Calprotectin hat eine Sensitivität für kolorektale Karzinome und adenomatöse Polypen von 79 % und eine Spezifität von 72 % und ist damit dem Nachweis von okkultem Blut aus blutenden Darmtumoren mit dem Hämoccult-Test bzgl. der Sensitivität (43 %) deutlich überlegen.

INFO

Die nichtinvasive Darmkrebsfrüherkennung hat einen hohen Stellenwert, da die Behandlung des kolorektalen Karzinoms im Frühstadium eine sehr gute Prognose zeigt. Trotzdem stellt Darmkrebs die zweithäufigste krebsbedingte Todesursache in Deutschland dar. Im Jahr 2019 wurden > 24.000 Sterbefälle registriert (RKI). Ein Grund hierfür ist die geringe Akzeptanz von Koloskopie oder fäkalem okkultem Bluttest (FOBT) im Rahmen der Darmkrebsfrüherkennung und die dadurch geringe Teilnahmequote.

7.3.2 Septin-9

Eine gute Alternative zu Tests mit geringer Patientenakzeptanz bietet der Septin-9-Test, da lediglich eine Blutabnahme erforderlich ist. Zudem gibt es beim

Septin-9-Test keinerlei Diätvorschriften oder sonstige Einschränkungen.

Der Nachweis von methylierter Septin-9-DNA im Blut erweitert das Analysenspektrum der nichtinvasiven Darmkrebsfrüherkennung und weist in der neuen Generation eine Spezifität von 99,3 % und eine Sensitivität von 80,6 % auf.

Bei vielen Tumorerkrankungen ändert sich die sog. „Methylierung" der Gene. Im Extremfall können hierdurch „gute" Gene aus- und „schlechte" Gene angeschaltet werden. Bei Darmkrebs ist das Septin-9-Gen betroffen, das hier in einer bestimmten Promotorregion methyliert vorliegt. Da die methylierte Septin-9-DNA bis ins Blut gelangt, lässt sie sich im Gegensatz zu anderen Darmkrebsmarkern über einen Bluttest nachweisen.

Die hohe Leistungsfähigkeit des Septin-9-Tests zeigt sich vor allem im Vergleich mit dem FOBT. Der Septin-9-Test schneidet hier insbesondere bzgl. Sensitivität und positivem Vorhersagewert deutlich besser ab.

7.3.3 Präanalytik

Sensitiver Kombinationstest

Probenmaterial:	5 g Stuhl
Besonderheiten:	Die höchste Sensitivität und Spezifität bei der Abklärung von kolorektalen Karzinomen und Adenomen wird durch die Kombination von Proliferationsmarker M2-PK, Calprotectin, Hb und Hb-Hp-Komplex sowie die Untersuchung von **2–3 aufeinanderfolgenden Stuhlproben** erreicht. Aufgrund der Inhomogenität des Untersuchungsmaterials kann es in Einzelfällen zu negativen Ergebnissen kommen, auch wenn bereits ein kolorektaler Tumor besteht.
Lagerung & Transport:	Lagerung bei RT Versand des Stuhlröhrchens im mitgelieferten Umröhrchen auf dem Postweg möglich

Septin-9

Probenmaterial:	2 S-Monovetten CPDA
Besonderheiten:	Keine
Lagerung & Transport:	Lagerung bei RT **Expressversand:** Die Blutprobe sollte binnen 36 h im Labor eintreffen; bitte Probenabholung im Labor anfordern

7.3.4 Befundinterpretation

In ➤ Abb. 7.3 ist ein sensitiver Kombinationstest mit auffälligen Messwerten dargestellt. Die Abklärung durch einen Facharzt unter Einsatz bildgebender Verfahren wird empfohlen.

Sensitiver Kombinationstest

Hb mittels immunologischer Verfahren positiv Wurden Hb oder Hb-Hp-Komplexe im Stuhl nachgewiesen, liegt ein Hinweis auf kolorektale Mikroblutungen vor. Eine weitere diagnostische Abklärung z. B. durch eine Koloskopie wird empfohlen.

Kolorektale Blutungen können außer durch Karzinome oder Polypen auch andere Ursachen haben (Fissuren, Hämorrhoiden usw.).

M2-PK: Pyruvatkinase-Isoenzym Typ M2 Erhöhte Werte des Proliferationsmarkers M2-PK im Stuhl können auf ein **kolorektales Karzinom** oder **adenomatöse Polypen** hinweisen. Da M2-PK keine Organspezifität besitzt, kann es auch bei Karzinomen anderer Lokalisation sowie **bei entzündlichen und infektiösen Veränderungen** der Darmschleimhaut erhöht sein. Daher ist M2-PK kein Tumormarker im engeren Sinne, sondern wird als Proliferationsmarker eingesetzt.

M2-PK ist ein Isoenzym der Pyruvatkinase, die ein Schlüsselenzym des Glukosestoffwechsels ist. In ihrer aktiven Form bestehen alle Isoenzyme aus 4 Untereinheiten (Tetramer). Bei der Tumorentstehung zerfällt das ursprünglich tetramere Isoenzym in die wenig aktive dimere Form. Diese dimere Form wird M2-PK genannt und ist in Tumorzellen spezifisch nachweisbar.

7

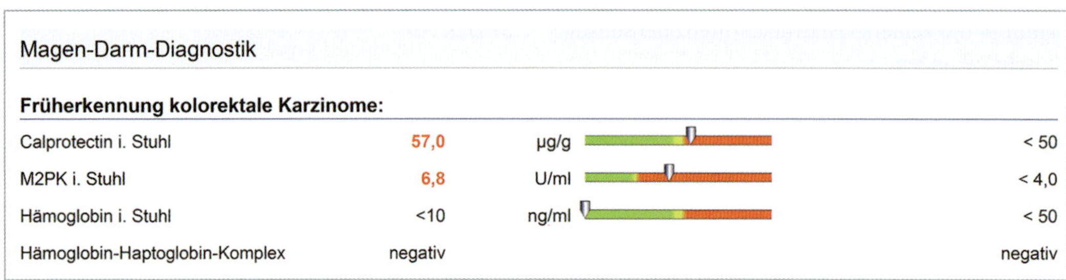

Magen-Darm-Diagnostik

Früherkennung kolorektale Karzinome:

Calprotectin i. Stuhl	57,0	µg/g	< 50
M2PK i. Stuhl	6,8	U/ml	< 4,0
Hämoglobin i. Stuhl	<10	ng/ml	< 50
Hämoglobin-Haptoglobin-Komplex	negativ		negativ

Abb. 7.3 Befund: Sensitiver Kombinationstest [V573]

Calprotectin Eine erhöhte Freisetzung von Calprotectin wird durch **entzündliche Prozesse** im Bereich der Darmschleimhaut ausgelöst. Ursächlich können dafür Bakterien, Viren, Pilze, Medikamente, eine Colitis ulcerosa oder ein Morbus Crohn verantwortlich sein. Die Höhe der Calprotectinfreisetzung korreliert mit dem Grad der Entzündung. So sprechen Calprotectinwerte ab ca. 400 mg/l bei bekannter CED für einen akuten Schub. Da auch bei **Adenomen** der Darmschleimhaut bzw. bei kolorektalen Neoplasien eine vermehrte Freisetzung von Calprotectin nachweisbar ist, empfehlen wir bereits bei Werten bis 60 mg/l und in Abhängigkeit von Alter und Anamnese die Erhebung weiterer fäkaler Parameter (die Sensitivität für kolorektale Karzinome liegt bei 90 %, für adenomatöse Polypen bei 55 %. Zusammengefasst beträgt die Sensitivität für kolorektale Karzinome und adenomatöse Polypen 79 % und die Spezifität 72 %.).

Darüber hinaus sollten zukünftig regelmäßige Kontrolluntersuchungen erfolgen. Persistente oder ansteigende Werte sollten endoskopisch abgeklärt werden. Bei Werten > 70 mg/l und/oder verdächtiger Anamnese raten wir direkt zur Endoskopie.

Septin-9

INFO

- **Positiver prädiktiver Wert:** Wahrscheinlichkeit, bei einem positiven Testergebnis erkrankt zu sein
- **Negativer prädiktiver Wert:** Wahrscheinlichkeit, bei einem negativen Testergebnis gesund zu sein

Negative Ergebnisse Der negative Vorhersagewert (oder negative prädiktive Wert) des Septin-9-Tests liegt bei 99,9 %. Bei 999 von 1000 negativ getesteten Patienten liegt also tatsächlich kein Kolonkarzinom vor.

Positive Ergebnisse Bei etwa jedem zweiten positiv getesteten Patienten (positiver Vorhersagewert von 45,7 %) kann von einer Darmkrebserkrankung ausgegangen werden. Eine Koloskopie ist in diesem Fall dringend zu empfehlen.

Cave

Ein positiver Nachweis von okkultem Blut, ein erhöhter M2-PK- oder Calprotectin-Wert oder positive Septin-9-Befunde müssen unbedingt klinisch weiter abgeklärt werden (bei Tumorverdacht: Koloskopie, Endosonografie, CT, MRT).

7.3.5 Medikation/Therapie

Ernährungsempfehlungen zur Darmkrebsprävention

- **Empfohlene Lebensmittel:** faserreiche Nahrungsmittel, Obst, Rote Bete, Karotten, Krautsäfte, dunkelgrünes und orange-gelbes Gemüse, Brokkoli, Kohlsorten, Zwiebeln, Knoblauch
- **Zu meidende Nahrungsmittel:** starker Konsum tierischer Fette, geräuchertes und gepökeltes Fleisch, stark gebratenes oder gegrilltes Fleisch, raffinierte Kohlenhydrate, ranziges oder mehrfach verwendetes Fett, Nitrite, Nitrate, alte oder angeschimmelte Lebensmittel, Pestizide, künstliche Farbstoffe, übermäßig Alkohol, chloriertes Trinkwasser
- **Empfohlene Tageszufuhr an Antioxidanzien:**
  - Vitamin C: 250–500 mg
  - Vitamin E: 200 mg
  - Selen: 200 µg

- Zink: 15–30 mg
- Coenzym Q10: 90–120 mg

Weitere allgemeine Hinweise zur Therapie: ➤ Kap. 7.5.

7.4 cPSA: Tumormarker bei Prostatakarzinom

Zusammen mit der digitalen rektalen Untersuchung (DRU) der Prostata erlaubt die Bestimmung von Gesamt-PSA (totales prostataspezifisches Antigen, tPSA) eine verbesserte Früherkennung des Prostatakarzinoms. Studien belegen, dass (komplexiertes prostataspezifisches Antigen) (cPSA) der Bestimmung von Gesamt-PSA zur Primärdiagnostik und Überwachung von Tumoren der Prostata klinisch und analytisch deutlich überlegen ist.

PSA ist eine Serinprotease, die von Epithelzellen der Prostata produziert und in die Samenflüssigkeit abgegeben wird. Normalerweise gelangen nur geringe PSA-Mengen in den Blutkreislauf. Bei Entzündung, benigner Hyperplasie (BPH) und einem Prostatakarzinom steigt die PSA-Konzentration im Serum jedoch an.

PSA existiert in verschiedenen molekularen Formen: Etwa 70–90 % des tPSA liegen als cPSA, meist an α_1-Antichymotrypsin gebunden, vor. Der restliche Anteil des tPSA wird vom freien PSA (fPSA) gestellt (➤ Abb. 7.4). Während bei der benignen Prostatahyperplasie (BPH) ein relativ hoher Anteil an fPSA produziert wird, ist bei Entstehung und Fortschreiten eines Prostatakarzinoms der Anteil des cPSA am tPSA erhöht. Der cPSA-Wert wird durch die bei der Krebsvorsorge durchgeführte DRU im Gegensatz zum fPSA nicht beeinflusst.

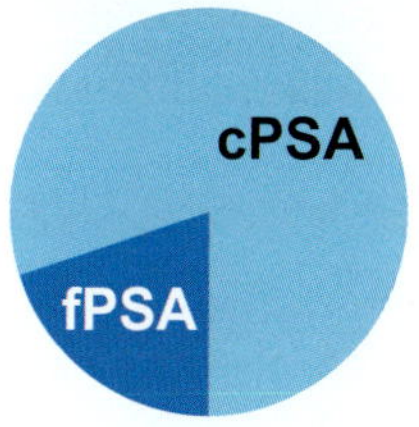

Eine kurative Therapie des Prostatakarzinoms ist meist nur bei organbegrenztem Befund möglich. Mit der DRU werden Tumoren häufig erst ab einer bestimmten Größe bzw. überhaupt nicht entdeckt. Dabei befinden sich diese Tumoren zu 14–50 % in einem fortgeschrittenen Stadium. Für eine optimale Früherkennung ist deshalb die Kombination der DRU mit der Bestimmung des cPSA empfehlenswert. Wie sich gezeigt hat, kommen Prostatatumoren bei Gesamt-PSA-Werten von 2,0 bzw. 2,5–4,0 ng/ml in ähnlicher Häufigkeit vor wie im etablierten „Graubereich" (4–10 ng/ml). Bei Gesamt-PSA-Werten von 2,5–4,0 ng/ml wird das Vorliegen eines Prostatatumors durch die cPSA-Bestimmung bei gleicher Sensitivität mit deutlich erhöhter Spezifität angezeigt. Der Tumormarker cPSA reduziert somit die Anzahl falsch positiver Messergebnisse und macht bis zu 30 % der Biopsien überflüssig.

cPSA

fPSA

Zusammensetzung Gesamt-PSA (tPSA):
70 – 90 % komplexiertes PSA (cPSA)
10 – 30 % freies PSA (fPSA)

Abb. 7.4 Zusammensetzung des Gesamt-PSA (BPH: benigne Prostatahyperplasie; cPSA: komplexiertes PSA; DRU: digitale rektale Untersuchung; fPSA: freies PSA; PCa: Prostatakarzinom; tPSA: Gesamt-PSA [= fPSA + cPSA]) [V573]

GUT ZU WISSEN

Vorteile der cPSA-Messung

- cPSA ist deutlich spezifischer als tPSA, vor allem im niedrigen tPSA-Konzentrationsbereich: 2,0–4,0 ng/ml (bis zu 30 % weniger Biopsien durch spezifischere Tumordetektion).
- cPSA-Messwerte werden nicht durch Manipulation (DRU, Ejakulation, Radfahren etc.) der Prostata verfälscht.
- cPSA ist im Gegensatz zum fPSA stabil gegenüber Transport und Lagerung.

7.4.1 Präanalytik

Probenmaterial:	Serum
Besonderheiten:	Keine
Lagerung & Transport:	Lagerung bei RT Bei Lagerung über Nacht wird die Kühlung der Probe empfohlen (2–8 °C) Versand im mitgelieferten Umröhrchen auf dem Postweg möglich

7.4.2 Befundinterpretation

In ➤ Abb. 7.5 ist ein Musterbefund der Bestimmung von cPSA und tPSA abgebildet.

Die Normwerte und dadurch auch die Interpretation der Messwerte variieren altersabhängig und können ➤ Tab. 7.2, ➤ Tab. 7.3 und ➤ Tab. 7.4 entnommen werden.

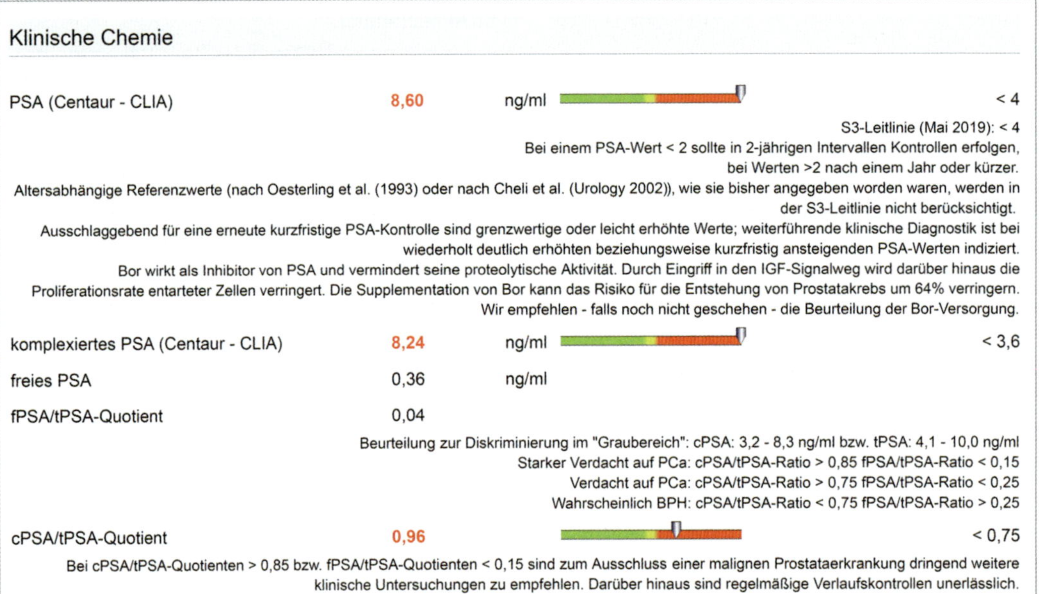

Klinische Chemie

PSA (Centaur - CLIA)	8,60	ng/ml	< 4

S3-Leitlinie (Mai 2019): < 4
Bei einem PSA-Wert < 2 sollte in 2-jährigen Intervallen Kontrollen erfolgen, bei Werten >2 nach einem Jahr oder kürzer.
Altersabhängige Referenzwerte (nach Oesterling et al. (1993) oder nach Cheli et al. (Urology 2002)), wie sie bisher angegeben worden waren, werden in der S3-Leitlinie nicht berücksichtigt.
Ausschlaggebend für eine erneute kurzfristige PSA-Kontrolle sind grenzwertige oder leicht erhöhte Werte; weiterführende klinische Diagnostik ist bei wiederholt deutlich erhöhten beziehungsweise kurzfristig ansteigenden PSA-Werten indiziert.
Bor wirkt als Inhibitor von PSA und vermindert seine proteolytische Aktivität. Durch Eingriff in den IGF-Signalweg wird darüber hinaus die Proliferationsrate entarteter Zellen verringert. Die Supplementation von Bor kann das Risiko für die Entstehung von Prostatakrebs um 64% verringern.
Wir empfehlen - falls noch nicht geschehen - die Beurteilung der Bor-Versorgung.

komplexiertes PSA (Centaur - CLIA)	8,24	ng/ml	< 3,6
freies PSA	0,36	ng/ml	
fPSA/tPSA-Quotient	0,04		

Beurteilung zur Diskriminierung im "Graubereich": cPSA: 3,2 - 8,3 ng/ml bzw. tPSA: 4,1 - 10,0 ng/ml
Starker Verdacht auf PCa: cPSA/tPSA-Ratio > 0,85 fPSA/tPSA-Ratio < 0,15
Verdacht auf PCa: cPSA/tPSA-Ratio > 0,75 fPSA/tPSA-Ratio < 0,25
Wahrscheinlich BPH: cPSA/tPSA-Ratio < 0,75 fPSA/tPSA-Ratio > 0,25

cPSA/tPSA-Quotient	0,96	< 0,75

Bei cPSA/tPSA-Quotienten > 0,85 bzw. fPSA/tPSA-Quotienten < 0,15 sind zum Ausschluss einer malignen Prostataerkrankung dringend weitere klinische Untersuchungen zu empfehlen. Darüber hinaus sind regelmäßige Verlaufskontrollen unerlässlich.

Abb. 7.5 Befund: cPSA und tPSA [V573]

Tab. 7.2 Referenzbereiche cPSA und tPSA

	Normbereich [ng/ml]	Graubereich [ng/ml]	Risikobereich [ng/ml]
cPSA	< 3,6	3,6–8,3	> 8,3
tPSA	< 4,0	4,0–10,0	> 10,0

Tab. 7.3 Altersspezifische cPSA- und tPSA-Cut-off-Werte

Gesunde			Prostatakranke		
Alter (Jahre)	cPSA [ng/ml]	tPSA [ng/ml]	Alter [Jahre]	cPSA [ng/ml]	tPSA [ng/ml]
40–49	bis 1,45	1,81			
50–59	bis 1,92	2,45	45–59	ab 2,9	3,8
60–69	bis 2,49	3,17	60–69	ab 3,3	4,0
70–79	bis 2,77	3,57	70–79	ab 3,5	4,4
			≥80	ab 3,7	4,7

Tab. 7.4 fPSA/tPSA- und cPSA/tPSA-Quotienten

	cPSA/tPSA	fPSA/tPSA
Starker Verdacht auf Prostatakarzinom	≥ 0,85	≤ 0,15
Verdacht auf Prostatakarzinom	≥ 0,75	≤ 0,25
Wahrscheinlich BPH	< 0,75	> 0,25

Werte unterhalb des Cut-offs von Normalpersonen sollten alle 3–5 Jahre, Messwerte zwischen den aufgeführten altersspezifischen Cut-off-Werten etwa jährlich auf einen cPSA-Anstieg hin überprüft werden. Messergebnisse oberhalb des betreffenden Cut-offs von Prostataerkrankten sind abklärungsbedürftig (kürzere Kontrollintervalle bzw. abklärende Biopsie). 90 % aller Prostatakarzinome zeigen Messwerte oberhalb des Cut-offs.

Zur DD des Prostatakarzinoms bzw. der BPH werden bei cPSA- bzw. tPSA-Messwerten im „Graubereich" (vgl. ➤ Tab. 7.2) Quotienten von fPSA/tPSA oder cPSA/tPSA ermittelt.

7.5 Medikation/Therapie onkologischer Erkrankungen allgemein

Die Zusammenstellung der nachstehend aufgeführten Präparate zur naturheilkundlichen Prävention und Therapie onkologischer Erkrankungen ist als Anregung zu verstehen und stellt kein aufeinander abgestimmtes Therapiekonzept dar. Bei der individuellen Auswahl der Präparate für den Patienten sind ggf. vorhandene Kontraindikationen zu berücksichtigen (s. Beipackzettel des jeweiligen Herstellers).

Indikationen, Zusammensetzung, Dosierungs- und Anwendungsempfehlungen: ➤ Anhang (Tab. A–Z).

THERAPIEEMPFEHLUNGEN

- Antioxidans Formula (nur über Biogena beziehbar)
- Astragalus 300/12 (nur über Biogena beziehbar)
- Selenit 200 (nur über Biogena beziehbar)
- OPC Resveratrol Formula (nur über Biogena beziehbar)
- Colostrum (nur über Biogena beziehbar)
- L-Glutathion reduziert (nur über Biogena beziehbar)
- DoloZym® forte (nur über Biogena beziehbar)
- MUCOZINK® (nutrimmun)
- Pascorbin® 7,5 g (Pascoe)[1]
- Colibiogen® oral (Laves)
- Synerga® (Laves)

[1] Detailliertes Therapieschema s. Gröber U. Mikronährstoffe. Metabolic Tuning, Prävention, Therapie. Stuttgart: Wissenschaftliche Verlagsgesellschaft 2011.

Komplementäre Mikronährstofftherapie

Tumorprävention allgemein Dass der **Antioxidanzienstatus** einen wesentlichen Einfluss auf die Entstehung von Krebserkrankungen hat, ist epidemiologisch belegt. Es besteht Einigkeit, dass eine suboptimale Versorgung mit Antioxidanzien als Risiko für die Kanzerogenese eingestuft werden muss. Durch synergistische Effekte unterschiedlicher antioxidativer Substanzen kann auf der Stufe der Initiation hemmend in das Krebsgeschehen eingegriffen und in den weiteren Stadien ein Abbruch der Tumorentwicklungsprozesse herbeigeführt werden.

Phytoestrogene haben starke antioxidative und antikanzerogene Wirkung. Sie greifen bereits in der Entstehungsphase von Krebszellen hemmend ein und können die Blutgefäßbildung in Tumoren verlangsamen. In der Prämenopause können die Phytohormone bei Frauen mit erhöhtem Estrogenspiegel durch die abschwächende Wirkung das Risiko für Brustkrebs und andere hormonbedingte Tumorerkrankungen mindern. Außerdem senken Isoflavonoide aus Rotklee und/oder Soja das in der Menopause erhöhte Risiko für kardiovaskuläre Ereignisse. So können Phytoestrogene das LDL-Cholesterin vor der Oxidation zu gewebstoxischem oxLDL schützen. Genistein und Daidzein können zusätzlich die Reaktion der Endothelzellen auf Stressoren wie Homocystein oder oxLDL positiv beeinflussen. Neue klinische Studien zeigen eine Aktivierung der epithelialen NO-Synthase und die Produktion von gewebsaktivem NO durch Genistein als mögliche Ursache für die gefäßregulierenden Effekte.

Antioxidanzien

- **Carotinoide** haben ausgeprägte antioxidative Eigenschaften und sind potente Stimulatoren der zellvermittelten Immunabwehr. Durch Hemmung der Initiation von Tumorzellen können signifikante antikanzerogene Effekte erzielt werden.
- **Selen** kann aufgrund seiner antioxidativen Funktionen in der Frühphase einer Krebsentstehung protektiv eingreifen. Die oxidative Aktivierung prokanzerogener Verbindungen kann minimiert, DNA-Veränderungen können verhindert werden. Epidemiologische Daten und klinische Studien weisen immer deutlicher darauf hin, dass eine

Erhöhung der Selenzufuhr hemmende Effekte in der Initialphase tumorgenerischer Prozesse aufweist.

- **Resveratrol** ist für seine starken antioxidativen, antiinflammatorischen und antiaggregatorischen Effekte bekannt. Bei der Entstehung von Tumorzellen hat es zudem ein hohes präventives Potenzial, das in allen drei Stadien der Kanzerogenese experimentell nachweisbar ist. Ergebnisse von In-vitro- und In-vivo-Studien zeigen, dass Resveratrol eine Tumorinitiierung sowie die Promotion und Progression im Prozess der Kanzerogenese wirksam blockieren kann. Neue Daten deuten darauf hin, dass Resveratrol die Anfälligkeit von Tumorzellen gegenüber Bestrahlung erhöhen kann. Da eine Strahlentherapie aufgrund ihrer starken Toxizität gegenüber gesunden Zellen in ihrer Dosierung begrenzt ist, liegt hier ein weiteres mögliches Einsatzgebiet für Resveratrol.

Antikanzerogene Mikronährstoffe

- **Omega-3-Fettsäuren** zeigten in Studien direkte antikanzerogene und die Tumorzellapoptose fördernde Effekte. So wurde eine deutliche Reduktion des **Prostatakarzinomrisikos** nachgewiesen. Zusätzlich stellen sie eine wichtige diätetische Maßnahme gegen die ungewollte Gewichtsabnahme bei Krebspatienten dar.
- Ein unzureichender **Vitamin-D**-Status ist insbesondere hinsichtlich des Auftretens von **Darm-, Prostata- und Brustkrebs** gut dokumentiert. Epidemiologische Studien zeigen, dass erniedrigte Calcidiol- und Calcitriolspiegel mit einem 5- bis 7-fach erhöhten Brustkrebsrisiko und einer erhöhten Krebsinzidenz und -mortalität einhergehen. Auch die Langzeitprognose bei Krebserkrankungen scheint sich durch einen adäquaten Vitamin-D-Spiegel zu verbessern.
- **Proteolytische Enzyme** haben entzündungshemmende, immunmodulierende, antiödemische, fibrinolytische und hämorrheolytische Eigenschaften. In der Onkologie können diese Enzyme die negativen Begleiteffekte einer Chemo- und Strahlenbehandlung signifikant vermindern und sowohl die Symptomatik einer Tumorerkrankung verbessern als auch die Lebensqualität und Überlebenschancen der Patienten erhöhen. Dies wurde u. a. in klinischen Studien an Patienten mit **Dickdarmtumoren** nachgewiesen. Als grundlegender biochemischer Mechanismus wird die Aktivität des Makroglobulins α2M angenommen, die durch proteolytische Enzyme verstärkt wird. α2M kann wiederum die bei bestimmten Tumorerkrankungen stark erhöhten TGF-β-Fraktionen im Serum irreversibel inaktivieren.
- **Pflanzenextrakte** können über verschiedene Mechanismen Einfluss auf die Leistung des menschlichen Immunsystems nehmen:
  - **Cat's Claw** (Eigenschaften ➤ Kap. 6.5)
  - **Astragalus membranaceus** (Eigenschaften ➤ Kap. 6.5)
  - **Neem** *(Azadirachta indica)* gehört zu den Phytotherapeutika des indischen Kulturraums. In neueren Studien wurde eine starke Zytotoxizität gegenüber **Melanom**- und **Prostatakrebszellen** nachgewiesen.
- In der Onkologie ist **bovines Kolostrum** relevant, da es die Funktion der NK-Zellen signifikant steigern kann. Die wichtigste Funktion von NK-Zellen ist die Spontanabwehr von virusinfizierten Zellen und Tumorzellen durch Lyse. Bei älteren Menschen stellen Zahl und Aktivität der NK-Zellen einen Biomarker für das biologische Alter dar. Eine niedrige NK-Aktivität korreliert mit erhöhten Mortalitätsraten nach Infekten. Auch der natürliche Schutz vor Tumorzellen kann sinken.
- **L-Glutathion** bildet eines der wichtigsten antioxidativen Redoxsysteme im intrazellulären Raum. Es bewahrt Zellstrukturen, Lipide, Proteine und Nukleinsäuren vor oxidativen Schädigungen durch Sauerstoff- und Wasserstoffperoxidradikale. Eine verstärkte oxidative Belastung des Organismus steigert wiederum die Ausschüttung proinflammatorischer und kachexietriggernder Zytokine wie IL-1. Wie klinische Anwendungen zudem zeigen, führt Glutathion Tumorzellen verstärkt in die Apoptose über und übt zytotoxische Wirkung auf Tumorzellen aus. Bei **Brustkrebs**patientinnen konnte ein reduzierter Glutathionstatus und ein damit verbundener erhöhter oxidativer Stress nachgewiesen werden. Da der körperliche Verfall in direktem Zusammenhang mit der Überlebensrate eines Tumorpatienten steht, sind der Erhalt immunkompetenter Körperzellen und die Nor-

malisierung des Glutathionstatus von zentraler therapeutischer Bedeutung.

- Eine **hohe Ballaststoffzufuhr** senkt das Risiko für maligne Tumoren des **Dickdarms.** Die raschere Exkretion potenziell karzinogener Noxen vermindert deren Kontakt mit den Epithelzellen. Eine gesteigerte Synthese schützender kurzkettiger Fettsäuren durch Darmbakterien, welche die Zellproliferation hemmen und Apoptose induzieren können, trägt ebenfalls zur Reduktion des Tumorrisikos bei. Durch Stärkung der Darmflora mithilfe von **Prä- und Probiotika** kann über eine modulierte Immunantwort möglicherweise auch die Krebsentstehung in anderen Geweben verhindert werden.

Chemotherapiebedingte Mikronährstoffdefizite ausgleichen Häufige Mikronährstoffdefizite durch die chemotherapeutische Behandlung betreffen **L-Carnitin** (Cisplatin, Ifosfamid), **Folsäure** (Methotrexat) und **Magnesium** (Cisplatin). Insbesondere eine Carnitinverarmung führt zu einer weiteren Schwächung des onkologischen Patienten durch Verstärkung der Erschöpfungszustände und Zunahme raschen Ermüdens. Die zusätzliche Zufuhr von hochwertigen Proteinen, Spurenelementen und Vitaminen hilft, einer Tumorkachexie vorzubeugen, und unterstützt die Rekonvaleszenz.

LITERATUR

Anink J, et al. MRP8/14 serum levels as a predictor of response to starting and stopping anti-TNF treatment in juvenile idiopathic arthritis. Arthritis Res Ther 2015; 17: 200.

Averill MM, et al. S100A8 and S100A9 in cardiovascular biology and disease. Arterioscler Thromb Vasc Biol 2012; 32(2): 223–229.

Bjork T, et al. Alpha 1-antichymotrypsin production in PSA-producing cells is common in prostate cancer but rare in benign prostatic hyperplasia. Urology 1994; 43: 427–434.

Blanco-Prieto S, et al. Serum calprotectin, CD26 and EGF to establish a panel for the diagnosis of lung cancer. PLoS One 2015; 10(5): e0127318.

Boschetti G, et al. Accuracies of serum and fecal S100 proteins (calprotectin and calgranulin C) to predict the response to TNF antagonists in patients with Crohn's disease. Inflamm Bowel Dis 2015; 21(2): 331–336.

Bressler B, et al. Clinicians' guide to the use of fecal calprotectin to identify and monitor disease activity in inflammatory bowel disease. Can J Gastroenterol Hepatol 2015; 29(7): 369–372.

Chan JK, et al. Alarmins: awaiting a clinical response. J Clin Invest 2012; 122(8): 2711–2719.

Cheli CD, et al. Age-related reference ranges for complexed prostate-specific antigen and complexed/total prostate-specific antigen ratio: results from East Texas Medical Center Cancer Institute screening campaign. Urology 2002; 60 (Suppl 4A): 53–59.

Chen CC, et al. Fecal calprotectin as a correlative marker in clinical severity of infectious diarrhea and usefulness in evaluating bacterial or viral pathogens in children. J Pediatr Gastroenterol Nutr 2012; 55(5): 541–547.

Choi IY, et al. MRP8/14 serum levels as a strong predictor of response to biological treatments in patients with rheumatoid arthritis. Ann Rheum Dis 2015; 74(3): 499–505.

Cotoi OS, et al. Plasma S100A8/A9 correlates with blood neutrophil counts, traditional risk factors, and cardiovascular disease in middle-aged healthy individuals. Arterioscler Thromb Vasc Biol 2014; 34(1): 202–210.

Damo SM, et al. Molecular basis for manganese sequestration by calprotectin and roles in the innate immune response to invading bacterial pathogens. Proc Nat Acad Sci U S A 2013; 110(10): 3841–3846.

Dignass A, et al. Aktualisierte Leitlinie zur Diagnostik und Therapie der Colitis ulcerosa 2011 – Ergebnisse einer Evidenzbasierten Konsensuskonferenz (AWMF-Registriernummer: 021/009). Z Gastroenterol 2011; 49(9): 1276–1341.

Du JY, et al. Percutaneous progesterone delivery via cream or gel application in postmenopausal women: a randomized cross-over study of progesterone levels in serum, whole blood, saliva, and capillary blood. Menopause 2013; 20: 1169–1175.

Duan L, et al. S100A8 and S100A9 are associated with colorectal carcinoma progression and contribute to colorectal carcinoma cell survival and migration via wnt/β-catenin pathway. PLoS One 2013; 8(4): e62092.

El Gazzar M. Immunobiology of S100A8 and S100A9 proteins and their role in acute inflammation and sepsis. Int J Immunol Immunother 2015; 2: 2.

Fraser R, et al. Decidual natural killer cells regulate vessel stability: implications for impaired spiral artery remodeling. J Reprod Immunol 2015; 110: 54–60.

Garcia-Arias M, et al. Calprotectin in rheumatoid arthritis. Association with disease activity in a cross-sectional and a longitudinal cohort. Mol Diagn Ther 2013; 17(1): 49–56.

Gielen PR, et al. Elevated levels of polymorphonuclear myeloid-derived suppressor cells in patients with glioblastoma highly express S100A8/A9 and arginase and suppress T cell function. Neuro Oncol 2016; 18(9): 1253–1264.

Grebhardt S, et al. Hypoxia and HIF-1 increase S100A8 and S100A9 expression in prostate cancer. Int J Cancer 2012; 131(12): 2785–2794.

Grebhardt S, et al. Impact of S100A8/A9 expression on prostate cancer progression in vitro and in vivo. J Cell Physiol 2014; 229(5): 661–671.

Guo Q, et al. Serum calprotectin – a promising diagnostic marker for adult-onset Still's disease. Clin Rheumatol 2016; 35(1): 73–79.

Hansson C, et al. S-calprotectin (S100A8/S100A9): a potential marker of inflammation in patients with psoriatic arthritis. J Immunol Res 2014; 2014: ID696415.

Hofman LF. Human saliva as a diagnostic specimen. J Nutr 2001; 131: 1621S–1625S.

Holzinger D, et al. The Toll-like receptor 4 agonist MRP8/14 protein complex is a sensitive indicator for disease activity and predicts relapses in systemic-onset juvenile idiopathic arthritis. Ann Rheum Dis 2012; 71(6): 974–980.

Hosseini H, et al. Early dissemination seeds metastasis in breast cancer. Nature 2016; 540: 552–558.

Hurnakova J, et al. Serum calprotectin (S100A8/9): an independent predictor of ultrasound synovitis in patients with rheumatoid arthritis. Arthritis Res Ther 2015; 17: 252.

Hurnakova J, et al. Serum calprotectin discriminates subclinical disease activity from ultrasound-defined remission in patients with rheumatoid arthritis in clinical remission. PLoS One 2016; 11(11): e0165498.

Imperiale TF, et al. Multitarget stool DNA testing for colorectal-cancer screening. N Engl J Med 2014; 370(14): 1287–1297.

Iotzova-Weiss G, et al. S100A8/A9 stimulates keratinocyte proliferation in the development of squamous cell carcinoma of the skin via the receptor for advanced glycation end products. PLoS One 2015; 10(3): e0120971.

Kang KY, et al. S100A8/A9 as a biomarker for synovial inflammation and joint damage in patients with rheumatoid arthritis. Korean J Intern Med 2014; 29(1): 12–19.

Kieckbusch J, et al. MHC-dependent inhibition of uterine NK cells impedes fetal growth and decidual vascular remodeling; Nat Commun 2014; 5: 3359.

Kolho KL, Sipponen T. The long-term outcome of anti-tumor necrosis factor-α therapy related to fecal calprotectin values during induction therapy in pediatric inflammatory bowel disease. Scand J Gastroenterol 2014; 49(4): 434–441.

Larsen SB, et al. Calprotectin and platelet aggregation in patients with stable coronary artery disease. PLoS One 2015; 10(5): e0125992.

Layer P, et al. Update S3-Leitlinie Reizdarmsyndrom: Definition, Pathophysiologie, Diagnostik und Therapie. Gemeinsame Leitlinie der Deutschen Gesellschaft für Gastroenterologie, Verdauungs- und Stoffwechselkrankheiten (DGVS) und der Deutschen Gesellschaft für Neurogastroenterologie und Motilität (DGNM). AWMF-Registernummer 021-016). Z Gastroenterol 2021; 59(12): 1323–1415.

Lehmann FS, et al. Clinical and histopathological correlations of fecal calprotectin release in colorectal carcinoma. World J Gastroenterol 2014; 20(17): 4994–4999.

Leidenberger F, et al. Klinische Endokrinologie für Frauenärzte. 5. A. Berlin, Heidelberg: Springer 2014.

Lim SY, et al. Tumor-infiltrating monocytes/macrophages promote tumor invasion and migration by upregulating S100A8 and S100A9 expression in cancer cells. Oncogene 2016; 35(44): 5735–5745.

Lin JF, et al. Meta-analysis: fecal calprotectin for assessment of inflammatory bowel activity. Inflamm Bowel Dis 2014; 20(8): 1407–1415.

Ma LP, et al. S100A8/A9 complex as a new biomarker in prediction of mortality in elderly patients with severe heart failure. Int J Cardiol 2012; 155(1): 26–32.

Mao R, et al. Fecal calprotectin in predicting relapse of inflammatory bowel diseases: a meta-analysis of prospective studies. Inflamm Bowel Dis 2012; 18(10): 1894–1899.

Marischler C. Basics Endokrinologie. 3. A. München: Elsevier Urban & Fischer 2020.

Molodecky NA, et al. Increasing incidence and prevalence of the inflammatory bowel diseases with time, based on systematic review. Gastroenterology 2012; 142(1): 46–54.

Moris D, et al. The value of calprotectin S100A8/A9 complex as a biomarker in colorectal cancer: a systematic review. J BOUN 2016; 21(4): 859–866.

Mosli MH, et al. C-reactive protein, fecal calprotectin, and stool lactoferrin for detection of endoscopic activity in symptomatic inflammatory bowel disease patients: a systematic review and meta-analysis. Am J Gastroenterol 2015; 110(6): 802–819.

Mueck AO. Systemische Progesterontherapie – transdermal? Frauenarzt 2014; 55: 364–369.

Nakashige TG, et al. Human calprotectin is an iron-sequestering host-defense protein. Nat Chem Biol 2015; 11(10): 765–771.

Nonnenmacher A. Progesteron zur Prävention der Frühgeburt. Gynäkologe 2012; 45: 533–537.

Nordal HH, et al. Calprotectin (S100A8/A9) and S100A12 are associated with measures of disease activity in a longitudinal study of patients with rheumatoid arthritis treated with infliximab. Scand J Rheumatol 2016; 45(4): 274–281.

Ortega FJ, et al. Serum and urinary concentrations of calprotectin as markers of insulin resistance and type 2 diabetes. Eur J Endocrinol 2012; 167(4): 569–578.

Pepper RJ, et al. Leukocyte and serum S100A8/S100A9 expression reflect disease activity in ANCA-associated vasculitis and glomerulonephritis. Kidney Int 2013; 83(6): 1150–1158.

Rätsep MT, et al. Uterine natural killer cells: supervisors of vasculature construction in early decidua basalis. Reproduction 2015; 149: R91–102.

Ravikiran O, Praveen BN. Textbook of Oral Medicine, Oral Diagnosis and Oral Radiology - E-Book. 2nd ed. Elsevier Health Sciences 2014.

Rendek Z, et al. Effect of oral diclofenac intake on faecal calprotectin. Scand J Gastroenterol 2016; 51(1): 28–32.

Römmler A. Hormone. Leitfaden für die Anti-Aging-Sprechstunde. Kapitel 8: Progesteron Nebenwirkungen. Stuttgart: Thieme 2014.

Rutka M, et al. Diagnostic accuracy of five different fecal markers for the detection of precancerous and cancerous lesions of the colorectum. Mediators Inflamm 2016: 2016: ID2492081.

Schmaderer C, et al. Serum myeloid-related protein 8/14 complex is associated with microalbuminuria in patients with type 2 diabetes. Ther Adv Cardiovasc Dis 2014; 8(3): 80–88.

Schüle C, et al. The role of allopregnanolone in depression and anxiety. Prog Neurobiol 2014; 113: 79–87.

Sipponen T, Kolho KL. Fecal calprotectin in diagnosis and clinical assessment of inflammatory bowel disease. Scand J Gastroenterol 2015; 50(1): 74–80.

Solano ME, et al. Progesterone and HMOX-1 promote fetal growth by $CD8^+T$ cell modulation. J Clin Invest 2015; 125: 1726–1738.

Srikrishna G. S100A8 and S100A9: new insights into their roles in malignancy. J Innate Immun 2012; 4(1): 31–40.

Sturm A, et al. Aktualisierte S3-Leitlinie „Diagnostik und Therapie des Morbus Crohn" der Deutschen Gesellschaft für Gastroenterologie, Verdauungs- und Stoffwechselkrankheiten (DGVS). August 2021. AWMF-Registernummer 021-004. Z Gastroenterol 2022; 60(03): 332–418.

Tabur S, et al. Serum calprotectin: a new potential biomarker for thyroid papillary carcinoma. Tumour Biol 2015; 36(10): 7549–7556.

Theede K, et al. Level of fecal calprotectin correlates with endoscopic and histologic inflammation and identification of patients with mucosal healing in ulcerative colitis. Clin Gastroenterol Hepatol 2015; 13(11): 1929–1936.

Triunfo S, Scambia G. Cancer in pregnancy: diagnosis, treatment and neonatal outcome. Minerva Ginecol 2014; 66: 325–334.

Turina MC, et al. Calprotectin (S100A8/9) as serum biomarker for clinical response in proof-of-concept trials in axial and peripheral spondyloarthritis. Arthritis Res Ther 2014; 16(4): 413.

Umansky V, et al. The role of myeloid-derived suppressor cells (MDSC) in cancer progression. Vaccines 2016; 4: 36.

van de Vijver E, et al. Safely ruling out inflammatory bowel disease in children and teenagers without referral for endoscopy. Arch Dis Child 2012; 97(12): 1014–1018.

Wang L, et al. Increased myeloid-derived suppressor cells in gastric cancer correlate with cancer stage and plasma S100A8/A9 proinflammatory proteins. J Immunol 2013; 190(2): 794–804.

Wiebe JP, et al. Progesterone metabolites regulate induction, growth, and suppression of estrogen- and progesterone receptor-negative human breast cell tumors. Breast Cancer Res 2013; 15: R38.

Wilkens J, et al. Uterine NK cells regulate endometrial bleeding in women and are suppressed by the progesterone receptor modulator asoprisnil. J Immunol 2013; 191: 2226–2235.

Xia GL, et al. The correlation of serum myeloid-related protein-8/14 and eosinophil cationic protein in patients with coronary artery disease. Biomed Res Int 2016; 2016: 4980251.

Yin C, et al. RAGE-binding S100A8/A9 promotes the migration and invasion of human breast cancer cells through actin polymerization and epithelial-mesenchymal transition. Breast Cancer Res Treat 2013; 142(2): 297–309.

Zhu Q, et al. Fecal calprotectin in healthy children aged 1–4 years. PLoS One 2016; 11(3): e0150725.

KAPITEL

8 Infektionen

8.1 Parodontitis

8.1.1 Definition

Bei gesunden parodontalen Verhältnissen besteht die physiologische Mundflora vornehmlich aus grampositiven Keimen; bei einer Zahnfleischentzündung hingegen nimmt vor allem in den dentalen Plaques der Anteil der gramnegativen Bakterien stark zu. Bei der Parodontitis handelt es sich um eine primär bakteriell verursachte Entzündung des Zahnhalteapparats, die aber auch durch eine genetische Prädisposition des Patienten begünstigt werden kann. In diesem Zusammenhang wurden in den letzten Jahren mehrere Sequenzvariationen identifiziert, u. a. in Genen des proinflammatorischen Zytokins Interleukin-1 (IL-1) oder im Gen eines Subtyps des Histokompatibilitätsantigens (HLA-DR4). Schätzungen zufolge leiden 80 % der erwachsenen Weltbevölkerung und über 20 % der Erwachsenen in Industrieländern an einer Parodontitis. Die pathologische Bedeutung der systemischen Belastung des Organismus mit parodontalen Keimen aus der Mundhöhle für die Entstehung von chronisch-entzündlichen Erkrankungen wird am Beispiel der Assoziation von Parodontitis mit einem erhöhten Risiko für das Auftreten kardiovaskulärer Erkrankungen wie Herzinfarkt oder Schlaganfall deutlich.

8.1.2 Ursachen

Hauptursache der Parodontitis sind bakterielle Biofilme, also komplexe Ansammlungen verschiedenster Bakterienarten, die in symbiotischer Abhängigkeit in einer extrazellulären Matrix aus Eiweißen und Kohlenhydraten leben. In der Dentalmedizin werden diese Biofilme als „Plaque“ bezeichnet.

Zu den parodontopathogenen Bakterien zählen vor allem *Aggregatibacter* (früher: *Actinobacillus*) *actinomycetemcomitans, Tannerella forsythia* (früher: *Bacteroides forsythus*) und *Porphyromonas gingivalis,* wobei insbesondere Letzterer in der Pathogenese der mit Parodontitis in Zusammenhang gebrachten systemischen Erkrankungen eine Rolle spielt. Zu den als potenziell bzw. geringer parodontopathogen eingestuften Arten gehören u. a. *Treponema denticola, Prevotella intermedia, Peptostreptococcus micros, Campylobacter rectus* und *Eubacterium nodatum.*

8.1.3 Symptomatik

Zahnfleischbluten ist ein erstes Indiz für ein Ungleichgewicht zwischen der bakteriellen Besiedelung des Zahnfleischs und der Immunabwehr des Organismus. Der meist chronische Verlauf einer Parodontitis beginnt mit der Wanderung einzelner Bakterien durch das Epithel am Zahnfleischsaum in subgingivale Bereiche. Durch bakterielle Toxine und körpereigene Immunzellen können hierbei Entzündungsreaktionen ausgelöst werden, die einen Abbau des Stütz- und Knochengewebes und damit eine Vergrößerung der Zahntaschen hervorrufen. Dieses erleichtert wiederum das weitere Eindringen von Bakterien und die Ausbildung von Biofilmen.

Unbehandelt führt die Parodontitis also zu fortschreitendem Knochenabbau und letztendlich Zahnverlust. Doch auch systemische Erkrankungen werden mit einer Parodontitis in Zusammenhang gebracht, da der parodontale Gewebeabbau ein Eindringen oraler Bakterien in die Blutbahn erleichtert. So können vor allem Diabetes und Atherosklerose, Rheuma, aber auch Atemwegsinfektionen durch eine chronische Parodontitis begünstigt oder hervorgerufen werden. Eine rechtzeitige Diagnostik verringert das Risiko möglicher Folgeschäden.

8.1.4 Diagnostik

Bakterieller Biofilm

Zum Nachweis von Parodontitis-Erregern kann mithilfe einer molekularbiologischen und somit hoch sensiblen, präzisen und schnellen Methode der Nachweis von fünf Bakterienarten durchgeführt werden. Diese können je nach Wunsch als lokalisierte Diagnostik aus bis zu vier verschiedenen Zahntaschen oder als generalisierte Diagnostik mehrerer Abstrichstellen analysiert werden.

Präanalytik

Probenmaterial:	Testset (Papierspitzen) mit Anleitung: • Supragingivale Plaque mit einer sterilen Kürette entfernen und den Entnahmeort durch sterile Wattetampons trockenlegen. • Die Proben mithilfe der 5 Papierspitzen aus verschiedenen Parodontaltaschen entnehmen, indem die Papierspitze bis zum Grund der Zahnfleischtasche eingeführt und dort ca. 10 Sekunden belassen wird. • Die mit subgingivaler Plaque und Sulkusfluid beladenen Papierspitzen entweder gemeinsam in ein Transportröhrchen (gepoolte Analyse) oder in je 5 verschiedene Transportröhrchen (Einzelanalyse je Zahntasche) geben. • Transportröhrchen mit dem ausgefüllten Anforderungsbogen (inkl. Unterschrift des Patienten) in die Versandtasche geben.
Besonderheiten:	• Dieser molekularbiologische Test ist erst bei einer Parodontitis mit Taschentiefen > 4 mm sinnvoll. • Bei Mitbestimmung der genetischen Prädisposition: Dazu ist die Einwilligungserklärung des Patienten zur Durchführung von humangenetischen Analysen nötig.
Lagerung & Transport:	• Lagerung bei RT • Versand im mitgelieferten Umröhrchen auf dem Postweg möglich

Befundinterpretation

Der positive Nachweis verschiedener Bakterienarten ermöglicht konkrete Empfehlungen hinsichtlich der Wirkstoffwahl sowie einer lokalen oder systemischen Therapie und eine sensible Verlaufsdiagnostik zur Überwachung des Therapieerfolgs.

Eine antibiotische Therapie muss aufgrund der strukturell bedingten Antibiotikaresistenz von Biofilmen stets mit einer mechanischen oder chirurgischen Behandlung kombiniert und aufgrund der häufigen Rezidive verlaufsdiagnostisch beobachtet werden.

Im DNA-Sondentest zeigten sich Hinweise auf folgende parodontopathogene Markerkeime mit hoher Pathogenität (➤ Abb. 8.1):

- *Porphyromonas gingivalis*
- *Prevotella intermedia*
- *Tannerella forsythia*
- *Treponema denticola*

Nachweisbare Konzentrationen dieser Keime stellen i. d. R. ein behandlungsbedürftiges Ergebnis dar. Die infektiöse Genese der Parodontitis gilt heute als gesichert. Mit fortschreitender Parodontitis verschiebt

Molekularbiologie		
Aggregatibacter actinomycetemcomitans	negativ	negativ
Porphyromonas gingivalis	positiv	negativ
Prevotella intermedia	positiv	negativ
Tannerella forsythia	positiv	negativ
Treponema denticola	positiv	negativ

Abb. 8.1 Musterbefund: Parodontitis-Erreger [V573]

sich das Keimspektrum des Sulkus von aeroben, grampositiven Kokken (sog. „benefizielle Flora“) hin zu anaeroben, gramnegativen Stäbchen.

Die parodontopathogenen Risikokeime produzieren Exotoxine, die für das Fortschreiten der Entzündung und den Stützgewebeverlust verantwortlich sind. In verschiedenen klinischen Studien wurde gezeigt, dass die Taschentiefe in unmittelbarem Zusammenhang mit der Anwesenheit parodontopathogener Keime im Sulkus steht. Es kann trotz sorgfältiger Behandlung zu fortschreitendem Attachmentverlust und Knochenabbau kommen. In diesen Fällen kann eine einmalige antimikrobielle Begleittherapie effizienter und nebenwirkungsärmer sein.

8.1.5 Medikation/Therapie

Eine antibiotische Therapie ist in vielen Fällen im Sinne einer Primärtherapie unverzichtbar und muss aufgrund der strukturell bedingten Antibiotikaresistenz von Biofilmen stets mit einer mechanischen oder chirurgischen Behandlung kombiniert werden. Aufgrund der häufigen Rezidive ist eine konsequente verlaufsdiagnostische Beobachtung obligatorisch.

Die Zusammenstellung der nachstehend aufgeführten Präparate zur naturheilkundlichen Prävention und komplementären Therapie der Parodontitis ist als Anregung zu verstehen und stellt kein aufeinander abgestimmtes Therapiekonzept dar. Bei der individuellen Auswahl der Präparate für den Patienten sind ggf. vorhandene Kontraindikationen zu berücksichtigen (s. Beipackzettel des jeweiligen Herstellers).

Indikationen, Zusammensetzung, Dosierungs- und Anwendungsempfehlungen: ➤ Anhang (Tab. A–Z).

THERAPIEEMPFEHLUNGEN

- Colibiogen® oral (Laves)
- Synerga® (Laves)
- MUCOZINK® (nutrimmun)
- Pascorbin® 7,5 g (Pascoe)
- Coenzym Q10 active Spray Ubiquinol (nur über Biogena beziehbar)
- Nutrident Paro Pro® (nur über Biogena beziehbar)

Komplementäre Mikronährstofftherapie

Entzündliche Vorgänge im Zahnfleischgewebe gehen mit einer erhöhten Radikalbildung einher. In klinischen Studien konnte eine starke Abnahme der antioxidativen Kapazität in dem von Gingivitis betroffenen Gewebe festgestellt werden. Durch den verminderten antioxidativen Schutz kann das Zahnfleischgewebe nachhaltig geschädigt werden. Auch die Mikrozirkulation wird unterbrochen, da das Kapillarsystem beeinträchtigt wird. Das betroffene Gewebe kann sich nicht mehr regenerieren, was das Entstehen von Taschen begünstigt (➤ Kap. 4.2.3).

Antioxidanzien zuführen – Entzündung reduzieren

- **Coenzym Q10** unterstützt den Rückgang des Entzündungsgrades bei Parodontitis, vermindert die Blutungsneigung und fördert ein festeres Zahnfleisch sowie eine geringere Neigung zur Plaquebildung. Bei Gingivitis und Parodontitis auftretende entzündliche Reaktionen (bedingt durch bakteriellen Befall) bewirken ein vermehrtes Auftreten freier Radikale. Um unkontrollierte Reaktionen und Schädigungen der gesunden Gewebszellen zu verhindern, greifen endogene antioxidative Schutzsysteme ein. Bei diesen Reaktionen wird Coenzym Q10 vermehrt verbraucht. Kann die körpereigene Synthese den gesteigerten Bedarf nicht decken, sinkt die Konzentration von Coenzym Q10 in den Zellen. Neben vermehrten oxidativen Schäden durch freie Radikale kommt es zu einer energetischen Verarmung des Gewebes. Bei Personen mit periodontalen Erkrankungen sind ein Coenzym-Q10-Defizit von 23–63 % im befallenen gingivalen Gewebe und um 20–66 % erniedrigte Q10-Werte im Blutplasma feststellbar. Da die Bakterien der gesunden Mundflora für ihren Stoffwechsel Coenzym Q10 benötigen, die krankheitserregenden Bakterien dagegen nicht, geht dies mit einer Stärkung der natürlichen Mundflora und einem Zurückdrängen der pathogenen Keime einher.
- **Alpha-Liponsäure, reduziertes Glutathion, Zink** und **Selen** sind weitere antioxidativ wirksame Mikronährstoffe, die im Zusammenhang mit parodontalen Erkrankungen mit Entzündungsgeschehen empfohlen sowie präventiv in der Peri-

8

implantatphase unterstützend eingesetzt werden können.

Pathogene reduzieren Bei entzündlichen Zahnfleischerkrankungen spielen pathogene Bakterien, die sich über Adhäsionsvorgänge auf Zähnen und im gingivalen Gewebe festsetzen, eine zentrale Rolle. Die Adhäsion verschiedener Bakterienstämme und die anschließende Invasion führen zu entzündlichen Reaktionen im Zahnfleischgewebe. **Cranberry**-Proanthocyanidine (A-Typ PAC) reduzieren die Adhäsionsfähigkeit der Bakterien auf gingivalem Gewebe. Außerdem wurden systemische antiinflammatorische Effekte von Cranberry-Inhaltsstoffen bei parodontalen Erkrankungen nachgewiesen. Cranberry kann die Bildung von proinflammatorischen Zytokinen und Chemokinen sowie die lokale Ausschüttung proteolytischer Enzyme unterdrücken und dadurch die Zerstörung des parodontalen Gewebes verlangsamen.

8.2 Virale Atemwegsinfektionen

Akute respiratorische Infektionserkrankungen werden überwiegend durch Erreger einer großen Gruppe von Viren verursacht, während bakterielle Primärinfektionen eher seltener eine Rolle spielen. Letzteren kommt allerdings eine große Bedeutung bei Sekundärinfektionen zu, die sich im Rahmen komplikationsreicher Verläufe von Virusinfektionen entwickeln. Während die typische Influenza i. d. R. durch eine epidemische Ausbreitung gekennzeichnet ist, haben in der Vergangenheit zahlreiche andere Viren wie SARS-CoV, H5N1, H1N1 oder MERS-CoV Pandemien ausgelöst. Im März 2020 erklärte die WHO die durch den neuartigen Erreger SARS-CoV-2 hervorgerufene Infektionskrankheit, deren Krankheitsbild als COVID-19 bezeichnet wird, zu einer globalen Pandemie.

8.2.1 Definition

Erkältungsviren

Viren stehen bei den infektbedingten Atemwegserkrankungen an erster Stelle. Von besonderer Bedeutung sind Influenza A- und B-Viren, Parainfluenzaviren, Adenoviren, Rhinoviren, Coronaviren, Coxsackie A- und B-Viren, ECHO-Viren und das respiratorische Synzytial-Virus (RSV). RSV, ein zur Familie der *Paramyxoviridae* (Genus Pneumovirus) gehörender Erreger, verursacht die häufigsten Infektionen der Atemwege bei Kindern. Doch auch in anderen Altersgruppen kann RSV gerade in den kälteren Monaten zu Infektionen führen. Hiervon sind besonders ältere Menschen wie auch Personen mit Immundefizienz, Immunsuppression sowie solche mit chronischen Lungenkrankheiten betroffen. Bei durch Erkältungsviren verursachten Infektionen wird keine schützende Immunität ausgebildet, sodass wiederholte Virusinfektionen durch den gleichen Erreger besonders bei prädisponierten Personen begünstigt werden. Darüber hinaus treten bei diesen Patienten bevorzugt Komplikationen wie putride Sinusitiden oder Bronchitiden auf, was zu einem langwierigen Verlauf mit verzögerter Rekonvaleszenz führt.

Influenzaviren

Bei der echten Influenza handelt es sich um eine besonders schwere Atemwegsinfektion, die in jedem Jahr im Winter erneut ausbricht und endemisch einen Großteil der Bevölkerung infiziert. Eine Grippewelle dauert i. d. R. 6–8 Wochen und verschwindet meist genauso schnell, wie sie gekommen ist. Eine weltweit grassierende Pandemie ist zu befürchten, wenn ein neuartiges, dem menschlichen Immunsystem völlig unbekanntes Virus entsteht. Durchschnittlich kommt es drei- bis viermal in 100 Jahren zu einer Influenzapandemie. Im 20. Jahrhundert gab es 1918, 1957 und 1968 solche Ereignisse. Vor diesem Hintergrund halten Virologen das Auftreten einer erneuten Pandemie für wahrscheinlich.

Die Influenzaerreger, welche die Menschheit seit einigen Jahrhunderten begleiten, wurden um 1930 identifiziert. Das Risiko weltweiter Influenzaepidemien wird maßgeblich von der Verbreitung eines Virus mit Infektionspotenzial gegenüber Menschen beeinflusst. Es werden drei Typen von Influenzaviren mit hinsichtlich Klinik und Verbreitung unterschiedlichen Eigenschaften unterschieden:

- **Influenza-A-Viren** sind am weitesten verbreitet. Der Verlauf der Erkrankung variiert von leicht bis sehr schwer. Durch massive Veränderung des Erb-

guts entstehen neue Subtypen, bei geringerer Veränderung neue Varianten der Influenza-A-Viren. Isolierte Ausbrüche, Epidemien oder Pandemien können durch Influenza-A-Viren ausgelöst werden.
- **Influenza-B-Viren** weisen keine Subtypen auf. Neue Varianten sind möglich, die isolierte Ausbrüche oder Epidemien auslösen können. Der Krankheitsverlauf ist nicht von einer Influenza A zu unterscheiden.
- **Influenza-C-Viren** treten sporadisch auf und haben nur geringe Bedeutung. Sie verursachen milde Erkrankungen oder gar keine Symptome.

Coronaviren

Coronaviren bilden eine große Virusfamilie und wurden erstmals Mitte der 1960er-Jahre beschrieben. Bedingt durch ihre genetische Variabilität haben Coronaviren das Potenzial, die Artenbarriere zu überwinden und unterschiedliche Wirtspezies zu infizieren. Durch solche Übertritte sind beim Menschen bisher zwei Arten von Coronaviren mit pandemischen bzw. epidemischen Ausmaßen in Erscheinung getreten: 2002 das SARS-assoziierte Coronavirus (SARS-CoV) sowie 2012 das „Middle East respiratory syndrome-related coronavirus“ (MERS-CoV). Die im Dezember 2019 von China (Wuhan) ausgegangene COVID-19-Pandemie wird auf das neuartige Coronavirus SARS-CoV-2 zurückgeführt.

8.2.2 Ursachen

Infektion und Übertragung

Voraussetzung für die Infektion von Zellen ist die Fähigkeit des Virus, an die Zellmembranen zu binden. Diese Bindung an die Zielzelle erfolgt über Hämagglutinin, einem viralen Oberflächenantigen. Nach einem Virusbefall stellt die Zelle ihre eigenen Stoffwechselvorgänge ein und produziert ausschließlich neue Viren (bis zu 100.000 Viren pro Zelle), die nun an die Zelloberfläche gebracht werden und dort haften. Das Enzym Neuraminidase spaltet die Bindung an der Zelloberfläche, was die Freisetzung der Viren und somit eine Ausbreitung der Infektion ermöglicht. Dieser bedeutende Infektionszyklus lässt sich therapeutisch nutzen: Wird die Neuraminidase inaktiviert, können die Viren ihre Wirtzelle nicht mehr verlassen, was die Ausbreitung der Influenzaviren verhindert (Wirkprinzip der Neuraminidasehemmer wie z. B. Tamiflu®).

Viren werden hauptsächlich durch Tröpfcheninfektion von Mensch zu Mensch übertragen und können von einer infizierten Person bereits vor dem Auftreten der ersten Krankheitssymptome weitergegeben werden. Auch noch 5–7 Tage nach Ausbruch der Erkrankung besteht Infektionsgefahr für alle, die mit der infizierten Person in Kontakt kommen. Kinder und besonders Menschen mit geschwächtem Immunsystem scheiden die Grippeviren wesentlich länger aus und können somit über einen deutlich längeren Zeitraum weitere Personen anstecken.

INFO

Nomenklatur

Die verschiedenen Subtypen der Influenza-A-Viren erhalten detaillierte Kennzeichnungen, die sich aus der Proteinkombination auf der Virusoberfläche, dem Hämagglutinin (H) und der Neuraminidase (N), ableiten. Sowohl die verschiedenen Subtypen der Influenza-A-Viren als auch die Influenza-B-Viren werden weiter in Varianten unterteilt.

8.2.3 Symptomatik und Verlauf

Influenza

Ein grippaler Infekt entwickelt sich langsam und verläuft insgesamt deutlich milder als die echte Influenza, deren Symptome plötzlich und aus vollem Wohlbefinden heraus beginnen und oftmals mit einem schweren Krankheitsgefühl assoziiert sind. Kinder leiden neben Fieber, Abgeschlagenheit und Atemwegssymptomen häufig zusätzlich an Magen-Darm-Beschwerden. Sie klagen über Appetitlosigkeit, Übelkeit, Erbrechen, Durchfall und Bauchschmerzen. Bei Säuglingen stehen Trinkunlust, Unruhe sowie vermehrtes Schreien oder extreme Schläfrigkeit bis hin zu Dämmerzuständen im Vordergrund.

Die meisten **Komplikationen** treten bei Erwachsenen auf; das höchste Risiko einer Influenzainfektion haben allerdings folgende Personengruppen:
- Kinder
- Senioren
- Personen mit geschwächtem Immunsystem (z. B. immunsupprimierte Patienten, Patienten mit Mikronährstoffdefiziten, HIV-Infizierte)

- Personen mit chronischen Erkrankungen der Atemwege (z. B. Asthma, obstruktive Lungenerkrankungen, Mukoviszidose), des Herzens, der Nieren oder mit Stoffwechselerkrankungen (z. B. Diabetiker)

Für den Verlauf der Influenza hinsichtlich Risiken und Komplikationen ist die Immunkompetenz des Patienten von außerordentlicher Bedeutung. Je stärker sich die Viren vermehren können, umso höher ist das Komplikationsrisiko. Das Ausmaß der immunologischen Reaktion auf das Virus steht in direktem Zusammenhang mit dem Krankheitsgefühl. Hierfür ist nicht nur das Maß der Zellschädigung im Bereich des Respirationstraktes verantwortlich, sondern auch die Konzentration der freigesetzten Immunbotenstoffe. Sie führen zu Beschwerden wie Kopf- und Gliederschmerzen sowie Fieber. Die entzündungsbedingten Epithelschäden begünstigen bakterielle Superinfektionen, die den Krankheitsverlauf verzögern.

Seltener, aber umso schwerwiegender sind Komplikationen durch die Virusinfektion selbst. Die virale Lungenentzündung kann innerhalb von Stunden großflächige Lungenblutungen nach sich ziehen und zum Tod führen. Entzündungen des Herzmuskels, der Skelettmuskulatur und des ZNS, insbesondere der Meningen, können zu bleibenden Folgeschäden führen. Bei Säuglingen und Kleinkindern kommt es gelegentlich zu Entzündungen der kleinen Bronchiolen, „Krupp“ und Fieberkrämpfen.

Häufig wird nach einer Influenzainfektion eine verzögerte Genesung beobachtet. Auch wenn die akute Erkrankung nach etwa 5–7 Tagen abklingt, persistieren typische Erkältungsbeschwerden wie Husten und extreme Abgeschlagenheit, was in Abhängigkeit von der Gesamtkonstitution über mehrere Wochen andauern kann. Die postgrippale Asthenie ist durch einen besonders schweren Erschöpfungszustand gekennzeichnet, als dessen Ursache u. a. Herzmuskelentzündungen und/oder eine postinfektiöse Immunschwäche diskutiert werden. Die Leistungsfähigkeit kann in diesen Fällen über Monate stark eingeschränkt sein.

COVID-19

Speziesabhängig können Coronaviren Infektionen unterschiedlicher Schweregrade verursachen. Bei der Mehrheit der Betroffenen kommt es nur zu leichten und harmlosen respiratorischen Infektionen. Allerdings können auch schwere Verläufe mit lebensbedrohlicher Pneumonie und Atemnotsyndrom auftreten, die laut WHO bei ca. jedem 6. Fall zu beobachten sind.

Zur Risikogruppe zählen:

- Ältere Menschen (mit stetig steigendem Risiko für einen schweren Verlauf ab etwa 50–60 Jahren)
- Personen mit Vorerkrankungen
  - der Lunge (z. B. COPD, Asthma)
  - des Herz-Kreislauf-Systems (z. B. Bluthochdruck)
  - der Leber
  - der Niere
  - des Stoffwechsels (z. B. Diabetes mellitus)
- Patienten mit einer Krebserkrankung
- Patienten mit geschwächtem Immunsystem
- Raucher (schwache Evidenz)

Die Symptomatik einer SARS-CoV-2-Infektion ist der einer Influenza sehr ähnlich, kann aber auch variieren. Zudem sind asymptomatische Verläufe möglich. Die Mehrheit (80 %) der Infizierten erholt sich ohne spezifische Behandlung.

8.2.4 Diagnostik

Influenza

Molekularbiologischer Influenzanachweis Die Diagnose einer Influenzainfektion allein aufgrund der klinischen Symptome zu stellen ist schwierig, da die Klinik der anderer Atemwegserkrankungen ähnelt. Aus diesem Grund sollte der Nachweis einer Influenzainfektion durch einen labordiagnostischen Test erfolgen. Dieser kann sicher zwischen einer Infektion durch Influenza A- und B-Viren differenzieren, wodurch eine angemessene und individuelle Therapie ermöglicht wird.

Direktnachweis Der direkte Nachweis einer akuten Influenzainfektion erfolgt mittels **quantitativer Realtime-PCR (qRT-PCR).** Diese Methodik gilt derzeit als Goldstandard hinsichtlich Sensitivität und Spezifität. Sie ermöglicht die zeitgleiche Detektion häufig vorkommender respiratorischer Infektionsviren.

COVID-19

Molekularbiologischer SARS-CoV-2-Erregerdirektnachweis Die Diagnose von SARS-CoV-2-Patienten lässt sich, wie bereits zuvor für Influenza beschrieben, anhand der klinischen Symptome nicht immer eindeutig stellen. Daher ist ein molekularbiologisches Nachweisverfahren für eine zuverlässige Akutdiagnostik von SARS-CoV-2 unabdingbar. Hierzu wird respiratorisches Probenmaterial (i. d. R. ein Oropharynx-Abstrich) gewonnen und mittels des Verfahrens der **qRT-PCR** analysiert.

SARS-CoV-2-Antikörpernachweis Durch einen SARS-CoV-2-Antikörpernachweis im Serum (ELISA) kann im zeitlichen Abstand eine SARS-CoV-2-Infektion von asymptomatischen Personen oder Patienten mit unklarem Beschwerdebild bestätigt werden. Zu beachten ist, dass sich der SARS-CoV-2-Antikörpernachweis aufgrund des zeitlich verzögerten Auftretens der Antikörper nach Einsetzen der Symptomatik **NICHT zur akuten Diagnostik des SARS-CoV-2-Erregers** eignet. Der Nachweis einer akuten Infektion – verbunden mit der Fragestellung nach bestehender Infektiosität – sollte weiterhin mit einem Oropharynx-Abstrich mittels PCR durchgeführt werden. Diese serologische Analyse wird als **ergänzende und nicht als alternative diagnostische Maßnahme** zur Bestätigung einer durchlaufenen Infektion empfohlen!

Darüber hinaus können mithilfe des serologischen SARS-CoV-2-Antikörpernachweises Personen identifiziert werden, die bereits Kontakt mit dem SARS-CoV-2-Virus hatten und wahrscheinlich einen Immunschutz gegen das Virus aufgebaut haben. Derzeit gibt es zur Dauer eines möglichen SARS-CoV-2-Immunschutzes noch keine aussagekräftigen Studien. Daher ermöglicht der neue SARS-CoV-2-Antikörpernachweis eine langfristige Überwachung des Immunstatus, um Veränderungen der Immunkompetenz rechtzeitig zu erkennen und ihnen entgegenzuwirken.

Abhängig von der Anamnese empfiehlt sich, den SARS-CoV-2-Antikörpernachweis frühestens 14 Tage nach Einsetzen der Symptomatik durchzuführen. Ist ein erstes Testergebnis bei hochgradigem klinischem und epidemiologischem Verdacht negativ, kann eine Verlaufskontrolle nach weiteren 14 Tagen die Serokonversion nachweisen (➤ Abb. 8.2).

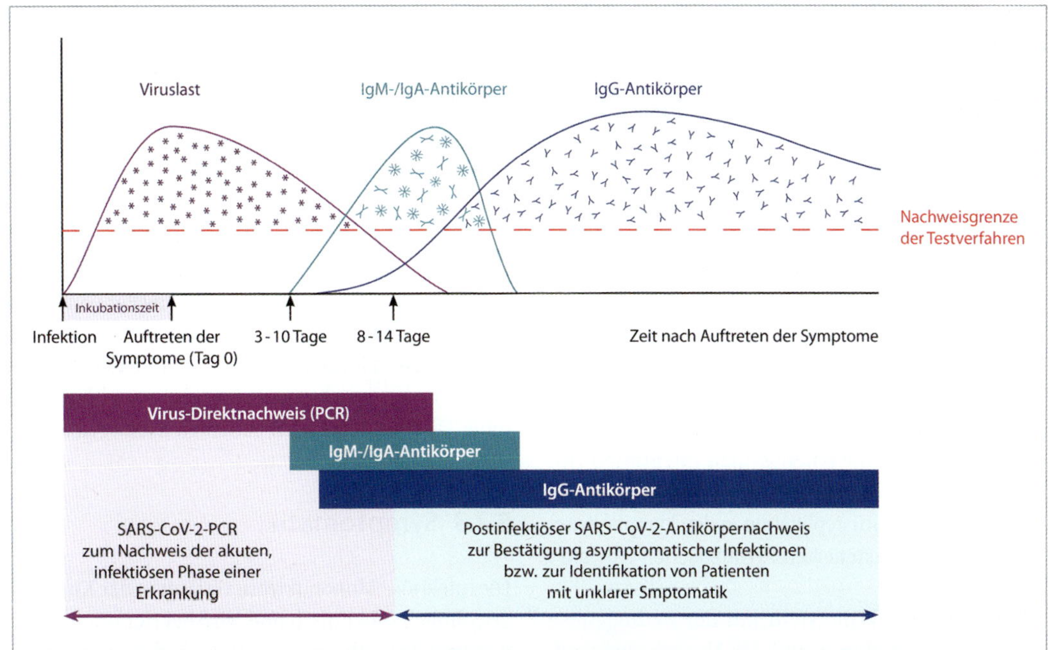

Abb. 8.2 Zeitlicher Verlauf von Virenvermehrung und Antikörperproduktion [V573]

8

8.2.5 Medikation/Therapie

Die Zusammenstellung der nachstehend aufgeführten Präparate zur naturheilkundlichen Prävention und komplementären Therapie viraler Atemwegsinfektionen ist als Anregung zu verstehen und stellt kein aufeinander abgestimmtes Therapiekonzept dar. Bei der individuellen Auswahl der Präparate für den Patienten sind ggf. vorhandene Kontraindikationen zu berücksichtigen (s. Beipackzettel des jeweiligen Herstellers).

Indikationen, Zusammensetzung, Dosierungs- und Anwendungsempfehlungen: ➤ Anhang (Tab. A–Z).

THERAPIEEMPFEHLUNGEN

- MyBIOTIK®IMMUGY (nutrimmun)
- Eupatorium Similiaplex® (Pascoe)
- Bryonia Similiaplex® (Pascoe)
- Bronchopas® Tropfen (Pascoe)
- Gripps® SL Tropfen (Pascoe)
- Infekt 1-Injektopas® (Pascoe)
- Pascorbin® 7,5 g (Pascoe)

8.3 Epstein-Barr-Virus-Infektionen

8.3.1 Definition

8

Das Epstein-Barr-Virus (EBV) ist der Erreger der infektiösen Mononukleose (Syn. Pfeiffer-Drüsenfieber, Studentenkrankheit, Kissing-Disease).

Es gehört zur Gruppe der Herpesviren, deren herausragendes Merkmal ihre Fähigkeit ist, nach der Primärinfektion im Wirtsorganismus in latenter Form lebenslang zu persistieren und nach Sekundärreaktivierung rekurrierende Infektionen hervorzurufen. Im Gegensatz zu den neurotropen Herpesviren überlebt EBV in den B-Lymphozyten des Wirts (neurotrope vs. lymphomonozytäre Viren). Die Latenz ist hier allerdings nicht im Sinne einer „stillen Integration" im Wirt zu verstehen, sondern Ausdruck eines Gleichgewichts zwischen Virusreplikation in den Lymphozyten und der T-Zell-gesteuerten zytotoxischen Abwehrleistung.

Eine EBV-Infektion steht mit der Pathogenese des Burkitt-Lymphoms und des Nasopharynxkarzinoms sowie mit dem Auftreten von Lymphomen bei HIV-Infektion oder nach Organtransplantationen in Zusammenhang. Die Pathogenese ist dabei nicht abschließend geklärt. Diskutiert wird eine Zelltransformation durch EBV oder durch die Einwirkung von Zytokinen wie IL-6 bei prädisponierten (immunsupprimierten) Patienten. Aktuelle Erkenntnisse lassen auch Zusammenhänge zwischen Magenkarzinomen und EBV erkennen. So finden sich bei 10 % der Patienten mit einem Magenkarzinom EBV im Tumorgewebe.

Darüber hinaus besteht der Verdacht, dass EBV auch bei der Entstehung der multiplen Sklerose (MS) eine Rolle spielen könnte. Untersuchungen aus Lübeck haben gezeigt, dass MS-Patienten signifikant höhere EBV-Titer haben als Gesunde und bei einem Schub eine erhöhte virale Aktivität aufweisen.

8.3.2 Ursachen

Die Viren werden über Speichel übertragen, was die fast 100-prozentige Durchseuchungsrate erklärt. Im Alter von 4 Jahren sind etwa 50 % der Kinder infiziert. Ab dem 20. Lj. liegt die Durchseuchungsrate bei 90 %, ab dem 50. Lj. bei 99 %. Deshalb gilt der Nachweis von EBV-Antikörpern als Normalbefund.

EBV-Reaktivierungen sind stets Ausdruck einer supprimierten Immunlage. Erworbene immunologische Schwächen durch Umweltbelastungen, Disstress oder chronische Mikronährstoffdefizite haben in den letzten Jahrzehnten erheblich zugenommen. Die individuellen Auswirkungen dieser Noxen lassen sich durch die zelluläre Immundiagnostik erkennen und abschätzen.

Von besonderem Interesse hinsichtlich viraler Infektionen sind die B-Lymphozyten sowie die NK-Zellen, denen eine primäre Rolle in der Abwehr von Viren zukommt. Ein Abfall des Relativanteils der B-Lymphozyten kann Immundefizite auf humoralem Niveau anzeigen, was beachtenswerterweise auch häufig bei unter Disstress leidenden Patienten nachweisbar ist.

8.3.3 Symptomatik

Die infektiöse Mononukleose verläuft in der Kindheit gewöhnlich subklinisch und wird bei Heranwachsenden bzw. Erwachsenen in 30–50 % der Fälle symptomatisch.

Nach einer Inkubationszeit von 8–21 Tagen entwickelt sich hohes Fieber, und es kommt zu allgemeinen oder regionären Lymphknotenschwellungen, oftmals von einer ausgeprägten Angina begleitet. Eine Exanthembildung ist möglich. Im Sinne einer systemhaften reaktiven Hyperplasie des retikulohistiozytären Systems kommt es im weiteren Verlauf zu einer Milz- und Lebervergrößerung. Im Blutbild ist eine Leukozytose mit massenhaft lymphomonozytoiden Zellen nachweisbar. Exantheme und Enantheme können auftreten. Der Begriff „EBV-Hepatitis" ist auf eine interkurrente Leberbeteiligung mit Transaminasenerhöhung bzw. LDH-Anstieg zurückzuführen.

Die Infektion verläuft selbstlimitierend und dauert selten länger als 3 Wochen. Allerdings sind postinfektiös länger anhaltende Erschöpfungszustände möglich. Komplikationen sind selten, jedoch besteht Rezidivneigung im Sinne einer Reaktivierung. Nach erfolgter Immunisierung besteht gegenüber einer **akuten** EBV-Infektion lebenslange Immunität.

Sekundärreaktivierungen treten vorzugsweise in immunsupprimierten Lebensphasen auf, da es im Rahmen einer passageren oder dauerhaften Immundefizienz zu einer verstärkten Replikation und zum Anstieg der Viruslast kommen kann. Eine Reaktivierung kann sich in Form unspezifischer Beschwerden äußern, wobei Müdigkeit und Leistungsschwäche im Vordergrund stehen. In diesem Zusammenhang spielen ausgeprägte Leistungseinbrüche durch EBV-Reaktivierungen auch bei Sportlern eine Rolle, da durch ungünstige Trainingsbedingungen immunologische Dysbalancen provoziert werden.

Während Reaktivierungen bei neurotropen Viren durch das charakteristische klinische Bild (z. B. Herpes-Effloreszenzen) relativ einfach zu diagnostizieren sind, führt die unspezifische Symptomatik einer EBV-Reaktivierung bis heute zu Unsicherheiten. Die infektiöse Mononukleose kann klinisch leicht mit einer Zytomegalie, Toxoplasmose oder Hepatitis verwechselt werden.

8.3.4 Diagnostik

Ein Direktnachweis des Virus ist außerordentlich schwierig, weshalb serologische Parameter routinemäßig zur Diagnosestellung dienen. Da die EBV-Infektion sowie deren immunologische Beantwortung in unterschiedlichen Phasen stattfindet und darüber hinaus das Immunsystem auf verschiedene EBV-Ag mit einer differenzierten Ak-Produktion reagiert, lassen sich Immunglobuline gegen drei verschiedene EBV-Ag detektieren. Diese sowie die Beurteilung ihrer Bindungsfähigkeit ermöglicht nicht nur eine Differenzierung zwischen einer akuten bzw. einer abgelaufenen EBV-Infektion, sondern lässt auch Aussagen über eine Reaktivierung zu (➤ Tab. 8.1).

Mithilfe des neuartigen Immunfunktionstests T-cellspot® (Enzyme Linked Immunospot Assay) kann die Freisetzung von Zellbotenstoffen (Zytokine) durch T-Zellen nach Kontakt mit EBV-Ag erfasst werden, wodurch die Diagnostik in der Frühphase der Infektion deutlich verbessert wird.

Serologie

Präanalytik

Probenmaterial:	Serum
Besonderheiten:	Keine
Lagerung & Transport:	Lagerung bei RT Bei Lagerung über Nacht wird die Kühlung der Probe empfohlen (2–8 °C) Versand im mitgelieferten Umröhrchen auf dem Postweg möglich

Tab. 8.1 Sichere Diagnostik des Infektionsstatus

Infektionsstatus	Anti-VCA (IgG)	Anti-VCA (IgM)	Anti-EBNSA-1 (IgG)	Anti-VCA p22 (IgG)	Anti-EA-D (IgG)
Negativ	–	–	–	–	–
Frische Infektion	+	+	–	–	+
Abgelaufene Infektion	+	–	+	+	–
Reaktivierung	+	+/–	+	+	+

Befundinterpretation

In ➤ Abb. 8.3 ist eine typische Konstellation für eine EBV-Reaktivierung dargestellt.

Hintergrund Die Immunantwort auf eine EBV-Infektion findet in drei Phasen statt (➤ Tab. 8.2):

1. Das Immunsystem reagiert auf eine EBV-Infektion zunächst mit der Bildung von Ak der Klasse IgM und danach der Klasse IgG gegen Bestandteile des Eiweißmantels des Virus, das EBV-Capsid-Antigen (EBV-CA-Ag).
2. Die sog. Early-Ak richten sich gegen in der infizierten Zelle gebildete Proteine, die vor der DNA-Replikation des Virus und zu Beginn der Infektion entstehen. Early-Ag sind weniger immunogen als Capsid-Ag, sodass die dagegen induzierten Ak die Primärinfektion später anzeigen. Reaktivierungen werden dagegen regelmäßig früh angezeigt.
3. Im weiteren Verlauf der Erkrankungen werden Ak auch gegen andere Strukturen des Erregers gebildet.

GUT ZU WISSEN

Zwar werden EBV-Nuclear-Antigene (EBNA-1 bis -6) früher synthetisiert als z. B. EBV-CA-Ag oder -Early-Ag, doch werden sie dem Immunsystem erst nach Zerstörung der virusinfizierten B-Zellen präsentiert. Deshalb sind EBV-CA- und EBV-EA im zeitlichen Verlauf vor den EBNA-Ak detektierbar.

Avidität

Der Ausbruch der AIDS-Epidemie in den 1980er-Jahren führte zu einer sprunghaften Erweiterung und Verbesserung der labordiagnostischen Verfahren im Bereich der Infektionsserologie. Heute werden in Ergänzung der klassischen Serologie die qualitativen Unterschiede der Bindungskraft (Avidität) von IgG-Ak

Infektionsserologie

Untersuchung	Wert	Einheit	Referenz
EBV-VCA-IgG (ELISA)	14,0	RE/ml	< 16 < 16: negativ 16 - 22: grenzwertig > 22: positiv
EBV-VCA-IgG-Avidität (ELISA)	22	rel. Avid.-Index	< 40 < 40%: Hinweis auf niedrig-avide AK 40 - 60%: Grenzwertbereich > 60%: Hinweis auf hoch-avide AK
EBV-VCA-IgM (ELISA)	0,5	Ratio	< 0,8 < 0,8: negativ 0,8 - 1,1: grenzwertig > 1,1: positiv
EBV-EA-IgG (ELISA)	12,0	RE/ml	< 16 < 16: negativ 16 - 22: grenzwertig > 22: positiv
EBNA-1-IgG (ELISA)	17,0	RE/ml	< 16 < 16: negativ 16 - 22: grenzwertig > 22: positiv

Übersicht Serologie:

- Serologisch möglicher Hinweis auf **länger zurückliegende EBV-Infektion** oder **unspezifische EBNA-1-IgG-Reaktion**. Ggf. **Verlaufskontrolle** nach ca. 14 Tagen **empfohlen**.

Abb. 8.3 Befund: EBV-Serologie einschl. Avidität [V573]

beurteilt: Niedrig avide Ak weisen eine verhältnismäßig geringe Bindungskraft auf.

Durch die Untersuchung der Avidität kann festgestellt werden, ob eine positive Reaktion im IgG von einer aktuellen Infektion herrührt oder ob eine sog. Serumnarbe durch eine abgelaufene Infektion vorliegt.

Präanalytik

Probenmaterial:	Serum
Besonderheiten:	Keine
Lagerung & Transport:	Lagerung bei RT Bei Lagerung über Nacht wird die Kühlung der Probe empfohlen (2–8 °C) Versand im mitgelieferten Umröhrchen auf dem Postweg möglich

Befundinterpretation

Das Immunsystem reagiert auf eine Infektion zunächst mit der Bildung niedrig avider Antikörper. Mit fortschreitender Krankheitsdauer werden die Ak-Bindungsstellen immer passgenauer. Ak mit niedriger Avidität werden durch Ak mit hoher Avidität ersetzt (Index ➤ Tab. 8.2).

Hintergrund Das Immunsystem kann bei Erstkontakt mit einem Infektionserreger zunächst einmal keine exakt passenden Ak bilden. Ein sehr kleiner Anteil der immunkompetenten Zellen weist aber durch „Zufall" bereits eine sehr schwache Affinität zu den bisher unbekannten Erreger-Ag auf und wird durch sie angeregt, sich in den Lymphknoten der Region des Infektionsherdes bzw. der Erregereintrittspforte anzusiedeln und zu proliferieren.

Im Laufe der Infektion werden dann immer wieder diejenigen B-Lymphozyten bevorzugt zur Zellteilung stimuliert, deren spezifische Determinanten den Erreger-Ag jeweils am genauesten entsprechen. Infolge dieses Reifungsprozesses bilden die Plasmazellen dem Erreger immer exakter angepasste Ak: Die anfangs niedrige Avidität des spezifischen IgG nimmt um mehrere Potenzen zu. Die Ak vom Typ IgM besitzen übrigens von Anfang an eine höhere Avidität als IgG. So gehört die Bestimmung der Avidität heute zum unverzichtbaren Bestandteil des diagnostischen Repertoires der modernen Infektionsserologie.

Tab. 8.2 EBV-Antikörper

Anti-EBV-CA IgM/IgG (CA = Capsid, Hülle)	
Ak, die sich gegen den Eiweißmantel des Virus, das EBV-Capsid-Antigen, bilden	• CA-Ak der Klasse IgM: werden früh im Verlauf der Infektion und teilweise auch bei Reaktivierung gebildet • CA-Ak der Klasse IgG: werden in niedrig avide und hoch avide Ak differenziert
Anti-EBV-EA-IgG (EA = Early-Antigen, Frühantikörper)	
IgG-Ak, die sich gegen das Frühantigen richten, ein regulatorisches Protein, das vor der DNA-Replikation von EBV gebildet wird	Marker für frische Infektion (Prävalenz: 72 %) bzw. Reaktivierung (Prävalenz: 65 %)
EBNA-1-IgG (EBNA = EBV-Nuclear-Antigen, EVB-Zellkern-Antigen)	
IgG-Ak, die sich gegen Strukturen des Viruszellkerns richten	Charakteristischer Spätmarker der Infektion, der bei einer überwundenen Infektion, aber auch bei einer Reaktivierung nachweisbar ist. Abgelaufene Infektion: Prävalenz 99 % Reaktivierung: Prävalenz 92 % In einigen Fällen nicht nachweisbar (sog. Anti-EBNA-1-Verlust)
Relativer Aviditätsindex (RAI)	
Der Begriff Avidität beschreibt die Bindungskraft der Antikörper. Im Laufe der Infektion nehmen die Passgenauigkeit und damit die Bindungskraft der Ak-Bindungsstellen permanent zu.	• Niedrig avide IgG-Ak: RAI < 40 = frische Infektion • Hoch avide IgG-Ak > 60 = abgelaufene Infektion oder Reaktivierung (➤ Abb. 8.3) • RAI 40–60 = Graubereich
VCA p22	Charakteristische Spätmarker der Infektion

8

INFO

Während der **lytischen Phase** vermehrt sich das Virus und wird in großen Mengen freigesetzt. Insbesondere infizierte Epithelzellen der Rachenschleimhaut treten in die lytische Phase ein. Daher scheidet eine infizierte Person lebenslang infektiöse Viren mit dem Speichel aus. Die lytische Phase führt ebenfalls zur Expression bestimmter Ag (BMLF1, BZLF1), die von T-Zellen erkannt werden können.
Während der **latenten Phase** überdauert das Virus in der infizierten Zelle. In dieser Phase ruht die in die Wirtszelle, hauptsächlich B-Lymphozyten, eingeschleuste Viren-DNA, und es werden nur wenige neue Viren gebildet. Dennoch kommt es zur Synthese virenspezifischer Proteine (z. B. EBNA1–6, LMP1–2), deren Fragmente an der Zelloberfläche den T-Zellen präsentiert werden.

T-cellspot EBV

Die EBV-Diagnostik kann durch den T-cellspot® EBV ergänzt werden. Er kann sowohl die latente als auch die lytische Phase einer EBV-Infektion identifizieren, da eine Kombination aus Ag zum Einsatz kommt, die für die latente bzw. lytische Phase charakteristisch sind.

INFO

Testprinzip: T-cellspot®

Das Testprinzip beruht auf dem Nachweis einer antigenspezifischen Zytokinsekretion, die noch vor einer im LTT messbaren Proliferation einsetzt. Nach Stimulation mit einem Ag kann die Immunantwort spezifischer Lymphozyten akut vireninfizierter Patienten auf Einzelzellebene quantifiziert und somit eine einzelne reaktive Zelle nachgewiesen werden.
Die Vorteile des T-cellspot®-Verfahrens sind eindeutig:
- 20- bis 200-fach sensitiver als ein ELISA-Test
- 1 reaktive Zelle unter 100.000 Lymphozyten detektierbar

Präanalytik

Probenmaterial:	3 × Heparin-Blut
Besonderheiten:	Keine
Lagerung & Transport:	Lagerung bei RT **Expressversand:** Die Blutprobe sollte binnen 24 h im Labor eintreffen; bitte Probenabholung im Labor anfordern

Befundinterpretation

Werte < 4 Kein Hinweis auf eine EBV-Infektion.

Werte > 4 Deuten auf eine spezifische Antwort der Lymphozyten auf das eingesetzte Ag und somit auf eine aktive EBV-Infektion hin.

8.3.5 Medikation/Therapie

Die Zusammenstellung der nachstehend aufgeführten Präparate zur naturheilkundlichen Prävention und Therapie von EBV-Infektionen ist als Anregung zu verstehen und stellt kein aufeinander abgestimmtes Therapiekonzept dar. Bei der individuellen Auswahl der Präparate für den Patienten sind ggf. vorhandene Kontraindikationen zu berücksichtigen (s. Beipackzettel des jeweiligen Herstellers).

Indikationen, Zusammensetzung, Dosierungs- und Anwendungsempfehlungen: ➤ Anhang (Tab. A–Z).

THERAPIEEMPFEHLUNGEN

- NUTRIGLUCAN® (nutrimmun)
- MUCOZINK® (nutrimmun)
- Lymphdiaral® Basistabletten (Pascoe)
- Lymphdiaral® sensitiv Salbe N (Pascoe)
- Pascorbin® 7,5 g (Pascoe)
- Zinkcitrat 30 (nur über Biogena beziehbar)
- Ester-C® (nur über Biogena beziehbar)
- Antioxidans Formula (nur über Biogena beziehbar)
- ImmunoMyk® (nur über Biogena beziehbar)
- Betaglucan Formula (nur über Biogena beziehbar)
- PhytoBiotika® (nur über Biogena beziehbar)

Komplementäre Mikronährstofftherapie

Nach einer EBV-Infektion stehen die Unterstützung des Immunsystems und die antiinflammatorische Prophylaxe zur Vermeidung assoziierter Erkrankungen im Vordergrund der Mikronährstofftherapie.
- Immunstimulation mit Biological Response Modifiers: **Beta-Glukan** aus Hefen, **Reishi** und **Shiitake** (Eigenschaften ➤ Kap. 6.5).
- Reduktion von oxidativem Stress: Antioxidative Mikronährstoffe wie **Vitamin C** und **Vitamin E, Selen, Coenzym Q10** sowie **Pflanzenextrakte**

helfen, die erhöhte oxidative Belastung zu reduzieren.

8.4 Borreliose

8.4.1 Definition

Die Lyme-Borreliose wurde 1976 erstmals beschrieben, als in der US-amerikanischen Kleinstadt Lyme (Connecticut) zahlreiche Kinder nach einem Zeckenstich charakteristische Hautentzündungen sowie rheumatische Beschwerden zeigten. 1982 gelang es Willy Burgdorfer, den nach ihm benannten Erreger *Borrelia burgdorferi* aus dem Zeckendarm zu isolieren und im Serum betroffener Patienten Antikörper gegen diese Bakterien nachzuweisen.

INFO

Mit über 60.000 Neuerkrankungen pro Jahr ist die Lyme-Borreliose die häufigste durch Zecken übertragene Erkrankung in Deutschland.

8.4.2 Ursachen

Die nach ihrem Entdecker Amédée Borrel benannten großen, beweglichen, schraubenförmigen gramnegativen Bakterien gehören zur Familie der Spirochäten (Schraubenbakterien). Unter dem Namen *Borrelia burgdorferi sensu lato* werden drei humanpathogene Spezies zusammengefasst: *B. burgdorferi sensu stricto, B. afzelii* und *B. garinii.* Während in Europa überwiegend die Spezies *B. afzelii* und *B. garinii* auftreten, die häufig mit Hautmanifestationen assoziiert sind, kommt *B. burgdorferi sensu stricto* vor allem in den USA vor.

Das hauptsächliche Reservoir für Borrelien stellen kleine Nagetiere dar. In Europa ist der weitverbreitete Gemeine Holzbock *(Ixodes ricinus)* der Hauptüberträger von Borrelien.

Die Borrelien leben im Darm der Zecke und werden von dort aus nach einer Saugdauer von ca. 8 h nach dem Stich auf den Menschen übertragen. Die Durchseuchungsrate der Zecken mit Borrelien beträgt inzwischen bis zu 35 %.

Koinfektionen

Da Zecken nicht nur mit Borrelien, sondern auch mit anderen Krankheitserregern infiziert sein können, treten Mischinfektionen vermutlich häufiger auf als bisher angenommen. Neben der Borreliose und der FSME sind aktuell auch andere durch Zecken übertragbare Erkrankungen wie die humane granulozytäre Anaplasmose (HGA, ➤ Kap. 8.6) und die humane Babesiose (➤ Kap. 8.7) vermehrt ins Zentrum des Interesses gerückt. Es handelt sich hierbei um sog. „emerging infectious diseases“ (neu aufgetretene Infektionskrankheiten), die aufgrund ihrer unspezifischen Symptomatik sowie in der Vergangenheit unzureichender Nachweisverfahren bisher nur selten diagnostiziert wurden.

Anaplasmosen und Babesiosen könnten auch eine Erklärung für die zahlreichen Fälle seronegativer Lyme-Borreliosen sein.

GUT ZU WISSEN

Anaplasmen und Borreliose

Durch eine gleichzeitige Infektion mit Borrelien und Anaplasmen wird die Ak-Reaktion moduliert. Eine Koinfektion mit Anaplasmen verstärkt die Pathogenese der Lyme-Borreliose: Gemeinsam scheinen Anaplasmen und Borrelien die zelluläre Immunität zu unterdrücken, sodass sie sich weitgehend ungehemmt vermehren können. Eine mögliche Folge ist eine chronische oder schwere Verlaufsform der Lyme-Borreliose.

Babesien und Borreliose

Eine Koinfektion mit Babesien und Borrelien scheint mit schwereren Verläufen der Lyme-Arthritis und einer höheren Erregerdichte assoziiert zu sein.

8.4.3 Symptomatik

Die Borreliose kann einen sehr variablen Krankheitsverlauf zeigen und sich in zahlreichen Organen manifestieren. Auch die Inkubationszeit erstreckt sich von wenigen Tagen bis hin zu mehr als 10 Jahren. Die Borreliose wird klassischerweise in drei Stadien unterteilt; sie kann in jedem Stadium erstmals symptomatisch werden, muss aber nicht zwangsläufig alle Stadien durchlaufen.

Die klinischen Bilder der Lyme-Borreliose werden in Früh- und Spätmanifestationen unterteilt: Vom

Frühsommer bis zum Herbst – entsprechend der Hauptaktivität der krankheitsübertragenden Zecken – werden vor allem Frühmanifestationen (Stadium I und II) beobachtet. Spätmanifestationen (Stadium III), die mehr als 10 Jahre nach dem Zeckenstich noch auftreten können, haben keine saisonale Prävalenz.

Stadium I

Die ersten klinischen Symptome werden i. d. R. wenige Tage bis Wochen nach dem Zeckenstich meist an der Haut sichtbar. Typisch ist hierbei das Auftreten eines Erythema migrans. Häufig zeigen die Patienten uncharakteristische Allgemeinsymptome wie Lymphknotenschwellungen, Kopf- und Gliederschmerzen sowie Fieber. Als weiteres, selteneres Symptom in diesem Stadium der Erkrankungen gilt eine rot-bläuliche Schwellung der Haut, die sog. Lymphadenosis cutis benigna, die sich typischerweise an den Ohrläppchen zeigt.

Das Stadium I kann spontan ausheilen oder in eine generalisierte Borreliose der Stadien II bzw. III übergehen.

Stadium II

Wochen bis Monate nach dem Zeckenstich können sich multiple Erythema-migrans-Läsionen zeigen. Bei Gelenkbeteiligung (Lyme-Arthritis) tritt meist eine Entzündung eines oder einiger weniger Gelenke (Mon- und Oligoarthritis) auf, wobei die Kniegelenke besonders häufig betroffen sind. Eine Beteiligung des Nervensystems verläuft in Form einer Meningitis und/oder Meningoradikulitis (Bannwarth-Syndrom) oder einer peripheren Neuropathie (Neuroborreliose). Eine kardiale Beteiligung ist selten: Hier können Herzmuskel- und Herzbeutelentzündung (Myo-/Perikarditis) zu Herzrhythmusstörungen führen. Auch die Augen können betroffen sein (Uveitis, Papillitis).

Stadium III

Das Stadium III der Lyme-Borreliose tritt erst Monate bis Jahre nach einer Borrelieninfektion auf. Neben der chronifizierten Gelenkbeteiligung sind hier Hauterscheinungen zu beobachten, die durch Blauverfärbung und Verdünnung der Haut an Händen und Füßen gekennzeichnet sind (Akrodermatitis chronica atrophicans).

Differenzialdiagnostisch lassen sich Borreliose, Anaplasmose und Babesiose allerdings nur sehr schwer voneinander abgrenzen. In einer mitteldeutschen Studie wiesen 11,5 % der Patienten mit einer Borreliose auch Antikörper gegen Babesien auf. Mehrere wissenschaftliche Untersuchungen aus den USA haben zudem gezeigt, dass der Verlauf einer Lyme-Borreliose schwerer bzw. das Risiko einer chronischen Borreliose höher ist, wenn eine zusätzliche Infektion mit Anaplasmen oder Babesien besteht (➤ Kap. 8.4.2).

8.4.4 Diagnostik

Die Diagnose einer Lyme-Borreliose resultiert aus Anamnese, klinischen Befund und dem **Nachweis von Antikörpern** gegen Borrelien-Ag. Der klassischen serologischen Labordiagnostik kommt hierbei wesentliche Bedeutung zu (➤ Abb. 8.4). Ein sicheres serologisches Testergebnis ist jedoch erst etwa **3–4 Wochen nach Infektion** erhältlich.

Die Serologie kann und sollte durch den Einsatz molekularbiologischer Methoden und hoch spezifischer immunologischer Funktionsteste sinnvoll ergänzt und präzisiert werden. Da die spezifische Immunantwort der T-Zellen früher einsetzt als die humorale Immunantwort, ist die antigenspezifische Proliferation der T-Zellen mit dem LTT-Borrelien bereits **etwa 14 Tage nach dem Zeckenstich** im peripheren Blut nachweisbar.

Serologie

Für die serologische Bestimmung der Borrelien-Ak fordern die Deutsche Gesellschaft für Hygiene und Mikrobiologie (DGHM), das RKI und die US-amerikanischen Centers for Disease Control (CDC) eine Zweistufendiagnostik.

ELISA-Test Der hochsensitive ELISA-Test wird bei der Borreliendiagnostik als sensitiver Suchtest eingesetzt, um IgM- und IgG-Ak, die nacheinander gebildet werden, nachzuweisen. Ein zuverlässiges

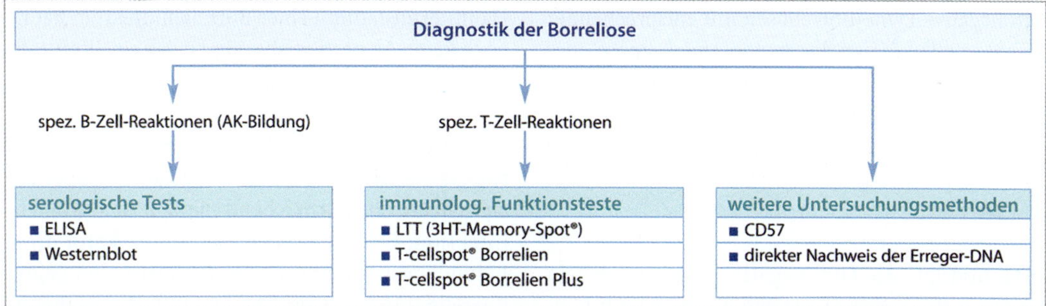

Abb. 8.4 Labordiagnostische Methoden zum Nachweis einer Borreliose: Die serologischen Testverfahren (ELISA und Westernblot) beruhen auf dem Nachweis borrelienspezifischer Antikörper, die von B-Lymphozyten gebildet werden. Die immunologischen Funktionstests LTT (3HT-Memory-Spot®), T-cellspot® Borrelien und T-cellspot® Borrelien Plus erfassen die Reaktion spezifischer T-Lymphozyten auf den Kontakt mit Borrelien-Ag hin und dienen der Frühdiagnostik und Therapiekontrolle. Weitere Untersuchungsmethoden dienen der Verlaufskontrolle einer chronischen Borreliose (CD57) sowie dem direkten Erregernachweis (PCR) [V573]

serologisches Testergebnis ist erst etwa **3–4 Wochen nach Infektion** erhältlich.

Besonders gut geeignet sind Testsysteme, welche die Vorteile rekombinanter Antigene und Vollantigenextrakte in einem Antigengemisch vereinen. Hierbei sind native Vollextrakte der Borrelienstämme *B. burgdorferi sensu stricto, B. garinii* und *B. afzelii* mit dem rekombinanten Borrelien-Hauptantigen VlsE und einigen klassischen Hauptmarkern wie OspC kombiniert. Dies optimiert die IgG- und IgM-Serologie zu einer hochsensitiven und hochspezifischen Gesamtdiagnostik und ermöglicht einen Ak-Nachweis bereits in der frühen Phase der Infektion.

Westernblot Im Anschluss an einen positiven ELISA-Suchtest wird die Durchführung eines spezifischen Westernblots empfohlen, mit dem sicher zwischen borrelienspezifischen und -unspezifischen Reaktionen differenziert und somit ein positives Ergebnis aus dem ELISA-Test bestätigt werden kann. Der Westernblot enthält separierte Einzelantigene des nativen Borrelien-Vollextrakts und darüber hinaus einen Chip mit rekombinantem VlsE, das einen spezifischen Borreliennachweis frühzeitig ermöglicht. Eine Studie des Max-von-Pettenkofer-Instituts (Referenzzentrum für Borrelien) zeigt, dass durch zusätzliche Bestimmung der Ak gegen VlsE die serologische Trefferquote gegenüber Westernblots mit Vollextrakt um 20 % und gegenüber Westernblots mit rekombinanten Ag ohne VlsE um 30 % gesteigert wird. Von allen untersuchten rekombinanten Ag besitzt VlsE die höchste Sensitivität für den Nachweis einer Borrelieninfektion.

INFO

VlsE („Variable major protein-like sequence Expressed") ist ein neu charakterisiertes Oberflächenprotein von *Borrelia burgdorferi*, das eine Schlüsselrolle in der Überlebensstrategie der Borrelien spielt. Nach dem Eindringen in den Wirtsorganismus verändern die Borrelien ständig das auf der Oberfläche exprimierte VlsE und unterlaufen so die Erkennung durch das Immunsystem. Dieses genospeziesübergreifende Oberflächenprotein VlsE, das als Frühmarker in der IgM-Serologie und vor allem in der IgG-Serologie eingesetzt wird, erlaubt in über 85 % d. F. eine Diagnose der Borreliose.

Präanalytik

Probenmaterial:	Serum
Besonderheiten:	Keine
Lagerung & Transport:	Lagerung bei RT Bei Lagerung über Nacht wird die Kühlung der Probe empfohlen (2–8 °C) Versand im mitgelieferten Umröhrchen auf dem Postweg möglich

Befundinterpretation

Normwerte	RE/ml
Borrelien-IgG	< 20,0
Borrelien-IgM	< 20,0

8

Seronegative Lyme-Borreliosen mit entsprechender Symptomatik können durch eine Anaplasmose oder Babesiose erklärbar sein, da diese mithilfe der üblichen diagnostischen Verfahren nicht erfasst werden!

ELISA-Test

IgM- und IgG-Ak-Titer negativ Serologisch kein Hinweis auf eine Borrelieninfektion. Da im Frühstadium einer Borreliose häufig noch keine Ak nachweisbar sind, wird eine Kontrolle in 3–6 Wochen empfohlen.

IgM-Ak negativ, IgG-Ak positiv Serologischer Hinweis auf eine abgelaufene, spontan ausgeheilte oder ausreichend therapierte Borrelieninfektion. Bei entsprechender Klinik kann diese Befundkonstellation auch für das Spätstadium einer Borreliose sprechen (z. B. Lyme-Arthritis, chronische Neuroborreliose).

IgM-Ak positiv, IgG-Ak negativ Eine frische Borrelieninfektion ist wahrscheinlich. Mögliche Kreuzreaktionen mit Herpes-Viren (z. B. EBV, CMV) und *Treponema* sollten jedoch ausgeschlossen werden. Eine Kontrolle nach 3–4 Wochen sowie eine Befundbestätigung im Borrelien-Westernblot werden empfohlen.

8

IgM-Ak positiv, IgG-Ak positiv Je nach Höhe der Ak-Titer bzw. Vorbefund (Titeranstieg oder -abfall) liegt ein Hinweis auf eine frische, eine erfolgreich therapierte oder eine ausheilende Borrelieninfektion vor.

Ak-Persistenz auch nach erfolgreicher Therapie über Jahre möglich. Eine Kontrolle nach 3–4 Wochen sowie eine Befundbestätigung im Borrelien-Westernblot werden empfohlen.

Westernblot

Geht ein negatives Westernblot-Ergebnis mit einem positiven ELISA-Ergebnis einher, ist das Ergebnis des ELISA möglicherweise auf eine Kreuzreaktion mit Herpesviren (z. B. EBV, CMV) oder *Treponema* zurückzuführen. Bei entsprechender Klinik wird eine Kontrolle nach ca. 2 Wochen empfohlen.

IgM- und IgG-Banden negativ Im Westernblot serologisch kein Hinweis auf eine Borrelieninfektion. Da im Frühstadium einer Borrelieninfektion häufig noch keine Ak nachweisbar sind, wird eine Kontrolle nach 3–6 Wochen empfohlen.

IgM-Banden negativ, IgG-Banden positiv Serologischer Hinweis auf eine abgelaufene, spontan ausgeheilte oder ausreichend therapierte Borrelieninfektion. Bei entsprechender Klinik kann diese Befundkonstellation auch für das Spätstadium einer Borrelieninfektion sprechen (z. B. Lyme-Arthritis, chronische Neuroborreliose).

IgM-Banden positiv, IgG-Banden negativ Eine frische Borrelieninfektion ist wahrscheinlich. Zur Bestätigung einer frischen Infektion wird eine Kontrolle zum Nachweis von IgG-Ak nach 3–6 Wochen empfohlen.

IgM-Banden positiv, IgG-Banden positiv Eine frische Borrelieninfektion ab Stadium II ist wahrscheinlich. IgM-Ak können jedoch auch über Jahre persistieren, weshalb eine Kontrolle der langsamen IgM-Ak-Rückbildung nach 3–6 Monaten empfohlen wird.

Lymphozytentransformationstest (LTT)

Der Lymphozytentransformationstest (LTT) ist ein immunologischer Funktionstest, der die Sensibilisierung von T-Zellen auf ein spezifisches Ag nachweist. Da die spezifische Immunantwort der T-Zellen früher einsetzt als die humorale Immunantwort, ist die antigenspezifische Proliferation der T-Zellen mit dem LTT-Borrelien bereits **ca. 14 Tage nach dem Zeckenstich** im peripheren Blut nachweisbar. Ein sicheres serologisches Testergebnis ist dagegen erst etwa 3–4 Wochen nach Infektion erhältlich.

Im LTT-Borrelien kann einerseits eine **frische Borrelieninfektion** nachgewiesen werden; andererseits werden aufgrund der langen Inkubationsphase des Testsystems jedoch auch vorhandene Gedächtniszellen aktiviert, sodass **durchlaufene Infektionen** ebenfalls detektierbar sind.

Zur Durchführung eines LTT-Borrelien werden T-Lymphozyten aus dem Patientenblut isoliert und mit Ag aus Zelllysaten von verbreiteten Borrelienarten sowie OspC konfrontiert. Hatten die T-Zellen bereits Kontakt mit einem Borrelien-Ag, so reagieren sie bei diesem provozierten Antigenkontakt mit einer messbaren Proliferation. Die Intensität dieser Proliferation ist dabei Maß für die immunologische Reaktivität.

Bei geeigneter antibiotischer Behandlung wird der Erreger eliminiert und ein erneut durchgeführter LTT-Borrelien langsam (aufgrund der verbleibenden Gedächtnisantwort) zunehmend negativ. Der Test kann daher auch zur Erfolgskontrolle einer antibiotischen Therapie eingesetzt werden, wobei für diese Fragestellung ein T-cellspot® Borrelien (s. u.) besser geeignet ist. Ein persistierend positives Testergebnis im LTT-Borrelien nach Antibiotikabehandlung deutet auf eine Reaktivierung bzw. eine unzureichende Therapie hin. In diesem Fall ist die Borrelieninfektion noch nicht ausgeheilt, und es sollte ein neuer Therapiezyklus erwogen werden.

Bei Patienten mit einem akuten Neuroborrelioseschub findet sich neben dem positiven Ergebnis des LTT zusätzlich noch eine verminderte Anzahl an CD57+ Lymphozyten.

Indikation:

- Nachweis einer akuten Infektion, einer Reaktivierung oder eines länger zurückliegenden Kontakts mit Borrelien
- Nachweis einer Frischinfektion bei noch unklarer Serologie
- Ggf. auch Therapiekontrolle nach Antibiotikabehandlung

INFO

LTT: Labor im Detail

Der Durchführung des LTT geht die Isolierung mononukleärer Zellen aus dem Vollblut durch eine Dichtegradientenzentrifugation voraus. Nach Aufnahme der Lymphozyten und Monozyten werden diese Zellen in ein steriles Zellkulturmedium überführt und die zu untersuchenden Ag (aus Zelllysaten von *Borrelia burgdorferi, B. garinii* und *B. afzelii* sowie dem Oberflächenantigen OspC) zugegeben. Danach werden die T-Lymphozyten bei 37 °C unter Zellkulturbedingungen für mehrere Tage kultiviert.

Sind in der Kultur antigenspezifische Memory-Zellen oder T-Lymphozyten vorhanden, die bereits Kontakt mit dem untersuchten Ag hatten, führt dies zur klonalen Expansion der antigenspezifischen Zellpopulationen. Die Stärke einer im Test induzierten Proliferation – und somit auch die Reaktivität der Lymphozyten – kann anhand des Einbaus markierter DNA-Bausteine gemessen werden. Die Messwerte, die als „Stimulationsindex" angegeben werden, zeigen im Vergleich zur unstimulierten Kontrolle an, wie stark sich die Lymphozyten durch das zu testende Ag maximal stimulieren lassen.

Präanalytik

Probenmaterial:	2 × Heparin-Blut
Besonderheiten:	Keine
Lagerung & Transport:	Lagerung bei RT **Expressversand:** Die Blutprobe sollte binnen 24 h im Labor eintreffen; bitte Probenabholung im Labor anfordern

Befundinterpretation

Normwerte	
Borrelia garinii	< 3,0
B. afzelii	< 3,0
B. burgdorferi	< 3,0
OspC-Antigen	< 3,0

Zur Beurteilung der Positivkontrolle wird der Messwert der Negativkontrolle gleich 1,0 gesetzt. Die Positivkontrolle, die mit einem Proliferationsstimulans durchgeführt wird, zeigt die maximale Stimulierbarkeit der Lymphozyten an. Eine positive Reaktion auf eines der vier getesteten Borrelien-Ag liegt vor, wenn ein Wert von 3,0 erreicht oder überschritten wird.

Beurteilung der Messwerte	
< 3,0	Kein Hinweis auf eine kürzliche oder länger zurückliegende Borrelieninfektion
3,0–6,0	Grenzwertiger oder rückläufiger Befund, der am ehesten für eine abgelaufene, spontan ausgeheilte oder ausreichend therapierte Borrelieninfektion spricht
> 6,0	Hinweis auf eine akute oder kürzlich zurückliegende Borrelieninfektion

Die serologische Borreliendiagnostik weist aufgrund der verzögerten Ak-Bildung nach der Infektion Einschränkungen auf:

- Eine Differenzierung zwischen chronischer und frischer Infektion sowie eine Kontrolle nach Antibiotikatherapie ist – wegen der monate-, zum Teil jahrelangen Persistenz der Ak – nicht möglich.
- In der Frühphase der Erkrankungen sind für einen sicheren serologischen Nachweis noch keine oder zu geringe Ak-Konzentrationen vorhanden.

Diese diagnostischen Lücken schließt der T-cellspot® Borrelien.

8

T-cellspot® Borrelien

Hierbei wird die Anzahl der T-Lymphozyten gemessen, die in vivo bereits Kontakt mit Borrelien-Ag hatten und bei erneuter Konfrontation mit dem Ag das Zytokin IFN-γ ausschütten (Testprinzip ➤ Kap. 8.3.4).

INFO

Das Testsystem ist so sensitiv, dass bereits eine einzelne borrelienreaktive T-Zelle nachweisbar ist. Diese antigenabhängige Zytokinausschüttung ist deutlich vor einer messbaren Zellproliferation sowie einem detektierbaren Anstieg der Ak-Titer nachweisbar.

Eine weitere deutliche Steigerung der Sensitivität im T-cellspot® wird durch Verwendung eines Vollantigens erreicht, das aus einem Zelllysat reiner *B.-burgdorferi*-Kulturen gewonnen wird. So können auch seltenere Immunreaktionen gegen noch unbekannte borrelienspezifische Fragmente erfasst werden, sodass der T-cellspot® Borrelien in Ergänzung zur Serologie wichtige Zusatzinformationen bei der Beurteilung einer Borrelien-Frühinfektion liefern kann.

Zur Differenzierung zwischen frischer und chronischer Infektion eignet sich parallel zum T-cellspot® Borrelien eine serologische Untersuchung auf Ak.

Auch zur Kontrolle des Therapieverlaufs ist der T-cellspot® Borrelien geeignet: Nach effektiver antibiotischer Behandlung und Elimination des Erregers wird die messbare Lymphozytenantwort ca. 4–6 Wochen nach Therapie i. d. R. negativ. Das T-cellspot®-Ergebnis gibt somit Aufschluss über den Erfolg einer antibiotischen Therapie und die evtl. notwendige weitere Behandlungsdauer.

Indikation für T-cellspot® Borrelien:

- V. a. Frischinfektion mit unklarer Serologie
- Differenzierung zwischen chronischer und akuter Infektion
- Therapiekontrolle nach Antibiotikabehandlung

Präanalytik

Probenmaterial:	3 × Heparin-Blut
Besonderheiten:	Keine
Lagerung & Transport:	Lagerung bei RT **Expressversand:** Die Blutprobe sollte binnen 24 h im Labor eintreffen; bitte Probenabholung im Labor anfordern

Befundinterpretation

Werte	Interpretation
< 4	Kein Hinweis auf eine Borrelieninfektion
> 4	Deuten auf eine spezifische Antwort der Lymphozyten auf das eingesetzte Ag und somit auf eine aktive Borrelieninfektion hin (➤ Abb. 8.5)

Der borrelienspezifische T-cellspot® basiert auf dem Nachweis einer antigeninduzierten Sekretion von IFN-γ durch reaktivierte Lymphozyten. Dabei werden T-Lymphozyten mit Borrelien-Ag stimuliert. Spezifisch freigesetztes IFN-γ kann durch eine Färbereaktion nachgewiesen werden. Es entstehen Spots, deren Anzahl und Intensität ein Maß für die Reaktivität der Lymphozyten auf das eingesetzte Ag darstellen

Benötigtes Untersuchungsmaterial: Lithium-Heparin-Blut

	Ergebnis	Einheit	Vorwert	Referenzbereich
Immunologie				
T-Cellspot Borrelien:				
Negativkontrolle	79,0	Index		1,0
Positivkontrolle	> 361,0	Index		> 4,0
↑ Borrelien-Antigen OspC	157,0	Index		< 4,0
Peptid-Sequenzen von OspC (outer surface protein C) B. burgdorferi, B. afzelii und B. garinii.				
↑ Borrelien-Vollantigen	13,9	Index		< 4,0
Vollantigen: Zell-Lysat aus Borrelia burgdorferi.				

Abb. 8.5 Befund: T-cellspot® Borrelien [V573]

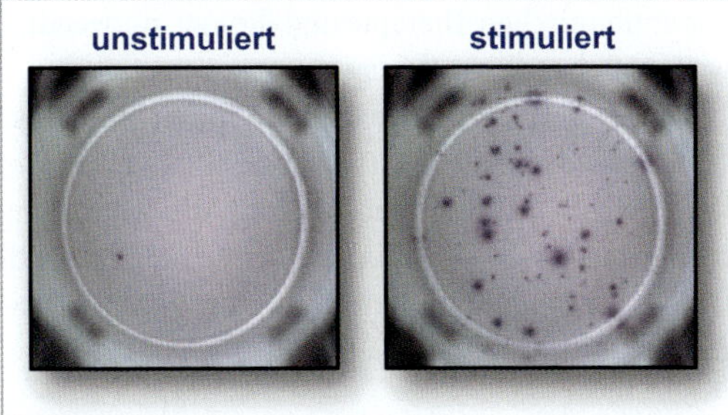

Abb. 8.6 Der T-cellspot® [V573]

(➤ Abb. 8.6). Sie erlauben eine Aussage darüber, ob die untersuchten Lymphozyten bereits Kontakt mit dem getesteten Ag hatten.

Die ermittelte Spotzahl wird in einen Stimulationsindex umgerechnet und mit der Negativkontrolle verglichen. In der parallel eingesetzten Positivkontrolle werden die Lymphozyten einer ubiquitären, nicht borrelienspezifischen Stimulation unterzogen. Hier muss der ermittelte Index > 4 betragen, was anzeigt, dass die eingesetzten Zellen in physiologisch gutem Zustand waren.

Direktnachweis über Polymerasekettenreaktion (PCR)

Borrelien-DNA kann mit molekulargenetischen Methoden (PCR) sowohl in der Zecke selbst als auch in unterschiedlichen humanen Probenmaterialien zuverlässig nachgewiesen werden. Über den Direktnachweis kann schon die stechende Zecke daraufhin untersucht werden, ob sie Vektor von Borrelien ist. Darüber hinaus ist der Erreger aus Liquor, Synovialflüssigkeit und Hautbiopsaten direkt nachweisbar.

Cave

Der negative Befund bei diesen Materialien schließt das Vorliegen einer aktiven Borrelieninfektion nicht aus!

Präanalytik

Probenmaterial:	Liquor, Synovialflüssigkeit, Hautbiopsate oder Zecke in einem sterilen, neutralen, auslaufsicheren Röhrchen
Besonderheiten:	Keine
Lagerung & Transport:	Lagerung bis zum Transport im Kühlschrank (2–8 °C) Versand im mitgelieferten Umröhrchen auf dem Postweg möglich

Befundinterpretation

- Ein **positives Ergebnis** aus dem eingesandten Patientenmaterial spricht für eine Infektion mit Borrelien. Bei einem positiven Ergebnis aus der Zecke kommt diese als möglicher Vektor für eine Übertragung des nachgewiesenen Erregers auf den Menschen infrage. Das Risiko steigt mit der Saugdauer und dem Auftreten von Symptomen (z. B. Erythema migrans). Eine weitere Abklärung des Infektionsstatus des Patienten nach Verstreichen der erforderlichen Inkubationszeit (2–3 Wochen für einen LTT oder T-cellspot® bzw. 4–6 Wochen für eine Serologie) wird empfohlen.
- Ein isoliertes **negatives Ergebnis** aus nur einem der genannten humanen Materialien schließt das Vorliegen einer aktiven Infektion des Patienten nicht sicher aus. Ein negatives Ergebnis der Zecken-PCR schließt eine Infektion der Zecke und somit eine Übertragung von Borrelien durch den Zeckenstich aus.

8.4.5 Medikation/Therapie

Antibiotika

Grundsätzlich muss jede Manifestation der Lyme-Borreliose antibiotisch behandelt werden. Je früher therapiert wird, desto sicherer sind Spätmanifestationen vermeidbar. Eine generelle prophylaktische Antibiotikagabe nach einem Zeckenstich wird jedoch nicht empfohlen.

Erkrankungsstadium

Therapieschema: AWMF-S2k-Leitlinie (2016) oder Robert Koch-Institut (2019).

Ergänzende Behandlung

Die Zusammenstellung der nachstehend aufgeführten Präparate zur naturheilkundlichen Prävention und Therapie von Borrelieninfektionen ist als Anregung zu verstehen und stellt kein aufeinander abgestimmtes Therapiekonzept dar. Bei der individuellen Auswahl der Präparate für den Patienten sind ggf. vorhandene Kontraindikationen zu berücksichtigen (s. Beipackzettel des jeweiligen Herstellers).

Indikationen, Zusammensetzung, Dosierungs- und Anwendungsempfehlungen: ➤ Anhang (Tab. A–Z).

THERAPIEEMPFEHLUNGEN

- Pascorbin® 7,5 g (Pascoe)
- Folsäure-Injektopas® 5 mg (Pascoe)
- Vitamin B1-Injektopas® 100 mg (Pascoe)
- Vitamin B6-Injektopas® 25 mg (Pascoe)
- Vitamin B12-Depot-Injektopas® (Pascoe)
- NUTRIGLUCAN® (nutrimmun)
- MUCOZINK® (nutrimmun)
- PhytoBiotika® (nur über Biogena beziehbar)
- Antioxidans Formula (nur über Biogena beziehbar)
- MyBIOTIK®PROTECT (nutrimmun)
- MyBIOTIK®IMMUGY (nutrimmun)
- Ubiquinol CoQ10 100 mg vegan (nur über Biogena beziehbar)
- Weihrauch 400 (nur über Biogena beziehbar)
- SAMe 200 (nur über Biogena beziehbar)

Kontrolle des Therapieerfolgs

Generell sinken Ak-Titer nach Antibiotikatherapie bei Frühmanifestationen rascher als bei Spätmanifestationen. Bei Spätmanifestationen können hohe Ak-Titer sogar über Jahre persistieren. Deshalb können serologische Verlaufskontrollen nicht als zuverlässiges Kriterium für den Therapieerfolg herangezogen werden. Hierzu ist der T-cellspot® Borrelien hervorragend geeignet: Nach effektiver antibiotischer Behandlung wird der T-cellspot® Borrelien ca. 4–6 Wochen nach Therapie i. d. R. negativ. Das Ergebnis des T-cellspot® Borrelien gibt somit einen Hinweis auf die Effektivität der antibiotischen Therapie und die evtl. notwendige weitere Behandlungsdauer.

Bei Kindern < 8 Jahre sind Oralpenicilline oder Oralcephalosporine (Cefixim) oder Clarithromycin indiziert; bei Neuroborreliose hat sich die Behandlung mit Ceftriaxon i. v. etabliert. In der Schwangerschaft ist in allen Stadien immer Ceftriaxon i. v. anzuwenden.

GUT ZU WISSEN

Bei Versagen einer borrelienspezifischen Therapie sollte unbedingt an die Möglichkeit einer Koinfektion mit Babesien oder Anaplasmen gedacht werden.

Komplementäre Mikronährstofftherapie

Zur Behandlung der vielfältigen Krankheitsbilder der Lyme-Borreliose stehen neben der antibiotischen Therapie zahlreiche Mikronährstoffe zur Vermeidung bzw. Linderung der sekundären Symptomatik zur Verfügung. Insbesondere auf die langfristige Einnahme antioxidativ wirksamer Substanzen sollte geachtet werden.

Immunstimulation mit Biological Response Modifiers **Beta-Glukan** aus Hefen, **Reishi** und **Shiitake** (Eigenschaften ➤ Kap. 6.5).

Entzündung hemmen

- **Omega-3 Fettsäuren** fördern die Umwandlung entzündungsfördernder und immunsuppressiver Eicosanoide der 2er- und 4er-Serie in antiinflammatorische Eicosanoide, wodurch entzündliche Erkrankungen günstig beeinflusst werden.
- Die im **Weihrauch-Extrakt** enthaltenen Boswelliasäuren, Triterpensäuren und Terpenalkohole eignen sich besonders zur Behandlung akuter und chronischer Schmerzen durch entzündliche Vorgänge in Gelenken, Muskeln und Wirbelsäule.

Mikronährstoffe zur Behandlung der sekundären Krankheitsbilder

- Zur Vermeidung oxidativer Folgeschäden der mit *Borrelia burgdorferi* assoziierten Krankheitsbilder sind Antioxidanzien wie **Pycnogenol, Coenzym Q10** und **Trauben-OPC** eine wichtige Unterstützung.

8

- **B-Vitamine** unterstützen bei neurologischen Symptomen.
- **Magnesium** hilft bei Muskelschmerzen, -krämpfen und -zuckungen.
- Zur Unterstützung der Herzfunktion empfehlen sich **L-Carnitin** und **Coenzym Q10.**
- Bei depressiven Symptomen kann **SAM** eingesetzt werden.

8.5 Frühsommer-Meningoenzephalitis (FSME)

8.5.1 Definition

In Europa ist die FSME neben der Borreliose die zweitwichtigste durch Zecken übertragene Erkrankung des Menschen. Aufgrund der steigenden Anzahl infizierter Personen kommt der meldepflichtigen FSME eine starke gesundheitsökonomische Bedeutung zu: Während im Zeitraum 2001–2004 262 Erkrankungen gemeldet wurden, stieg die Anzahl infizierter Personen im Jahr 2018 auf 468 bzw. im Jahr 2020 auf 535 Fälle an. Die Dunkelziffer liegt vermutlich deutlich höher.

8.5.2 Ursachen

Etwa 0,1–5 der Zecken sind mit FSME-Viren infiziert. Bei einem Zeckenstich wird das FSME-Virus aus den Speicheldrüsen der Zecken auf den Wirt (Kleinsäuger, Insektivore, Menschen) übertragen.

8.5.3 Symptomatik

Die Inkubationszeit beträgt i. d. R. 1–2, selten bis zu 4 Wochen

Bei etwa 70 % der Infizierten verläuft die Infektion inapparent, 10–30 % durchlaufen eine klinische FSME mit ZNS-Beteiligung. Die Betroffenen zeigen grippeähnliche, unspezifische Symptome wie Fieber, Kopf- und Gliederschmerzen, die nach einigen Tagen wieder abklingen. Die Infektion heilt i. d. R. spontan aus. Bei etwa 10–30 % dieser Patienten mit unklarem Beschwerdebild geht die Infektion allerdings nach einem etwa 1-wöchigen symptomlosen Intervall in eine Erkrankungsphase mit ZNS-Beteiligung, schwerem Krankheitsgefühl, hohem Fieber und neurologischen Symptomen über. Hier zeigen sich die Infektionen meist in einer aseptischen Meningitis oder Meningoenzephalitis, selten in einer Meningoenzephalomyelitis oder -radikulitis. In Mitteleuropa versterben etwa 1–2 % der Patienten an dieser Enzephalitis, bei 10–30 % verbleiben Restschäden wie z. B. Paresen oder Anfallsleiden. Eine überstandene Erkrankung bewirkt eine lebenslange Immunität.

8.5.4 Diagnostik

Zur Diagnosestellung müssen die klinische Symptomatik, die Anamnese einer möglichen Exposition in einem FSME-Risikogebiet und die labormedizinische Diagnostik herangezogen werden.

Die spezifische Diagnose beruht in erster Linie auf dem Nachweis FSME-spezifischer IgM- und IgG-Ak im Serum oder Liquor. Die Ak sind während der ersten Krankheitsphase im Serum häufig noch negativ, steigen mit Beginn der zweiten Krankheitsphase jedoch stark an. Auch die Zecke, die während des Stichs von der Hautoberfläche isoliert werden konnte, kann mithilfe molekulargenetischer Methoden daraufhin untersucht werden, ob sie die krankheitsverursachenden FSME-Viren überhaupt in sich trägt und somit als Vektor in Betracht kommt.

Serologie

Präanalytik

Probenmaterial:	Serum
Besonderheiten:	Keine
Lagerung & Transport:	Lagerung bei RT Bei Lagerung über Nacht wird die Kühlung der Probe empfohlen (2–8 °C) Versand im mitgelieferten Umröhrchen auf dem Postweg möglich

Befundinterpretation

Werte	Interpretation
IgG	
≤16 RE/ml	negativ
≥16 bis < 22 RE/ml	grenzwertig
≥1,1 Ratio	positiv
IgM	
• < 0,8 Ratio	negativ
• ≥0,8 bis < 1,1 Ratio	grenzwertig
• ≥1,1 Ratio	positiv

Zecken-PCR

Präanalytik

Siehe oben.

Befundinterpretation

- Bei einem **positiven Ergebnis** der Zecken-PCR kommt diese als möglicher Vektor für eine Übertragung des nachgewiesenen Erregers auf den Menschen infrage. Das Risiko einer erfolgten Infektion steigt mit der Saugdauer und dem Auftreten von Symptomen. Eine weitere serologische Abklärung des Infektionsstatus des Patienten nach Verstreichen der erforderlichen Inkubationszeit (ca. 4–6 Wochen) wird empfohlen.
- Ein **negatives Ergebnis** aus der Zecke schließt eine Infektion der Zecke und somit eine Übertragung von Borrelien durch den Zeckenstich aus.

8.5.5 Medikation/Therapie

Nur etwa 1–2 % aller FSME-Infektionen zeigen einen schwerwiegenden Verlauf. Da jedoch keine spezifische virale Therapie existiert und die Patienten nur symptomatisch therapierbar sind, empfiehlt das Robert Koch-Institut eine FSME-Impfung bei Personen, die sich dauerhaft oder vorübergehend (z. B. in den Ferien) in Risikogebieten aufhalten.

8.6 Anaplasmose (Ehrlichiose)

8.6.1 Definition

Die durch Anaplasmen hervorgerufene humane granulozytäre Anaplasmose (HGA; früher: Ehrlichiose) gewinnt unter der weiter fortschreitenden Ausbreitung von zeckenübertragbaren Erkrankungen zunehmend an Bedeutung.

Anaplasma phagocytophilum wurde 1940 als infektiöses Agens des „Zeckenfiebers" bei Wiederkäuern entdeckt und ist in den USA, Kanada, Europa, Afrika und Asien weitverbreitet. Insbesondere aus Nordamerika sind bereits viele Fälle von humaner Anaplasmose bekannt geworden. In Europa wurde *A. phagocytophilum* erstmals 1996 beim Menschen nachgewiesen.

INFO

Aufgrund von Genanalysen wurden die früheren Arten *Ehrlichia phagocytophila, Ehrlichia equi* und das HGE-Agens zur neuen Art *Anaplasma phagocytophilum* zusammengefasst.

8.6.2 Ursachen

Anaplasmen sind gramnegative Bakterien, die zur Familie der Rickettsien gehören und obligat intrazellulär in Granulozyten leben.

Die Prävalenz der HGA in Europa ist unklar. In Deutschland wurden bisher nur wenige HGA-Infektionen bekannt, jedoch haben Untersuchungen von Zecken in Süddeutschland gezeigt, dass etwa 1,6–4,1 % der *Ixodes-ricinus*-Zecken mit Anaplasmen infiziert sind. Da in den Niederlanden je nach Region sogar bis zu 16 % dieser Zeckenart von Anaplasmen befallen sind, ist zukünftig vermutlich mit einer weiteren Zunahme an HGA-Infektionen zu rechnen.

Aufgrund der unspezifischen Symptomatik einer HGA sowie vorliegender Seroprävalenzdaten wird eine hohe Dunkelziffer nicht diagnostizierter HGA-Infektionen angenommen: Bei seroepidemiologischen Untersuchungen in Europa wurden bei bis zu 1,5 % der Normalbevölkerung sowie bei 3,8–9,5 % in Risikopopulationen Ak gegen Anaplasmen gefunden. In Deutschland liegt die Seroprävalenz in Risikokollektiven zwischen 11,4 und 18 %, in der Normalbevölkerung bei 1,9–2,6 %.

8.6.3 Symptomatik

Eine Infektion mit Anaplasmen äußert sich wenige Tage bis zu etwa 1 Woche nach dem Zeckenstich durch grippeähnliche Symptome (z. B. hohes Fieber, Kopf- und Muskelschmerzen), die meist einige Tage andauern und selbstlimitierend sein können. Bei ca. 50 % der Erkrankten ist eine Hospitalisierung erforderlich, da es mit höherem Alter und bei bestimmten zusätzlichen (Grund-)Erkrankungen bzw. Immunsuppression vermehrt zu schweren oder sogar tödlichen Krankheitsverläufen kommen kann.

8.6.4 Diagnostik

Zahlreiche mit einer HGA assoziierte Symptome können auch bei anderen durch einen Zeckenstich übertragenen Infektionen auftreten. Bei Fieber unklarer Ursache und hämatologischen Veränderungen wie Thrombopenie und Leukopenie sowie einer Erhöhung der Lebertransaminasen sollte jedoch die Differenzialdiagnose „HGA" durch eine labormedizinische Abklärung erfolgen.

- **Serologischer Nachweis (IFT):** Der indirekte Immunfluoreszenz-Ak-Nachweis (IFT) auf IgG- und IgM-Ak ist das übliche Testverfahren für den indirekten Erregernachweis im Patientenserum. Der IFT findet bei unklaren Verdachtsfällen einer Anaplasmose und Babesiose Anwendung und ist **ab der 2. Krankheitswoche** indiziert. Der serologische Nachweis ist sinnvoll bei Patienten mit niedriger oder chronischer Parasitämie sowie larviertem Verlauf.
- **Erregernachweis im Blutausstrich:** Der Blutausstrich dient dem direkten Nachweis von Anaplasmen bzw. Babesien. Hierbei ist zu beachten, dass der Erreger in der Frühphase des Krankheitsverlaufs oder bei einer geringen Parasitämie (z. B. bei milden Verläufen, immunkompetente Patienten) möglicherweise nicht nachweisbar ist. Anaplasmen leben intrazellulär in den Leukozyten und sind als morulaähnliche Strukturen im Giemsa-gefärbten Blutausstrich sichtbar.
- **Molekularbiologischer Nachweis (PCR):** In der akuten Phase einer Anaplasmen- bzw. Babesieninfektion kommt dem molekularbiologischen Direktnachweis des Erregers eine große Bedeutung zu. Entsprechende diagnostische Tests sind nur in Speziallaboratorien verfügbar. Allerdings können bereits die Zecken selbst auf die Anwesenheit von Anaplasmen oder Babesien untersucht werden, um das Risiko einer Infektion einzuschätzen. Die Zecken-PCR schließt die diagnostische Lücke, die zwischen dem Zeckenstich und dem Erregernachweis im Patienten entsteht, und ermöglicht damit die frühzeitige Einleitung einer adäquaten Therapie.

Präanalytik

Probenmaterial:	Serum (Serologie), EDTA-Blut (Mikroskopie), Zecke in einem sterilen, neutralen Röhrchen ohne Zusätze (PCR)
Besonderheiten:	Keine
Lagerung & Transport:	• Lagerung der Blutproben bei RT • Bei Lagerung über Nacht wird die Kühlung der Probe empfohlen (2–8 °C) • Lagerung der Zecke bis zum Transport gekühlt (2–8 °C) oder gefroren • Versand im mitgelieferten Umröhrchen auf dem Postweg möglich

Befundinterpretation

Serologischer Nachweis: IFT

Endtiter	Interpretation
IgG 1 : 64	Deutet auf eine länger zurückliegende Infektion oder eine zum Untersuchungszeitpunkt vorliegende Infektion im Frühstadium hin.
IgM 1 : 20	Deutet auf eine kürzliche oder zum Untersuchungszeitpunkt vorhandene oder länger zurückliegende HGA-Infektion hin. IgM-Ak sind weniger spezifisch als IgG-Ak und öfter falsch positiv. Daher sollte die serologische Untersuchung immer die IgG-Ak beinhalten.

8

Ein mindestens 4-facher Anstieg des IgG- bzw. IgM-Titers zwischen zwei gleichzeitig untersuchten Serumproben, die dem Patienten im Abstand von 1–2 Wochen abgenommen wurden, gilt als vorläufiger Beweis für eine zum Zeitpunkt der Untersuchung vorliegende HGA-Infektion.
Die Ergebnisse aus der *A.-phagocytophilia*-Serologie sollten mit der klinischen Anamnese korrelieren. Diagnostische Ak-Titer können über einen Zeitraum von mehr als 3 Jahren persistieren. Im Frühstadium einer Infektion sind häufig noch keine Antikörper nachweisbar.

Erregernachweis im Blutausstrich

Ein Nachweis von Babesien und/oder Anaplasmen lässt auf eine Erkrankung mit Zeckenfieber (Babesiose, Ehrlichiose) schließen. Aufgrund der geringen Sensitivität dieser Methode schließt ein negatives Ergebnis eine Babesiose bzw. Ehrlichiose jedoch nicht aus.

Molekularbiologischer Nachweis (PCR)

Zur Interpretation des DNA-Nachweises von durch Zecken übertragbaren Erregern: ➢ Kap. 8.4.4.

8

8.6.5 Medikation/Therapie

Obwohl viele Anaplasmeninfektionen folgenlos ausheilen, wird zur Therapie der HGA eine 10- bis 14-tägige Antibiotikatherapie mit Doxycyclin, alternativ Rifampicin, empfohlen.

8.7 Babesiose

8.7.1 Definition

Eine steigende Inzidenz und das Auftreten von Erkrankungen mit schwerem Verlauf in Amerika und Europa hat der Babesiose, die bisher vor allem in der Veterinärmedizin (Rinder, Hunde) eine Rolle spielte, vermehrte Aufmerksamkeit eingetragen. Aber auch humanpathogene Babesienarten werden von verschiedenen Zeckenarten auf den Menschen übertragen. Seit der ersten nachweislichen Babesieninfektion beim Menschen im Jahre 1957 wurden in Europa etwa 30 Fälle von humaner Babesiose beschrieben. Aus den USA wurden in den vergangenen Jahren über 200 Fälle gemeldet.

8.7.2 Ursachen

Babesien sind zu den *Sporozoa* gehörende intraerythrozytäre Parasiten. In ihrem Wirt durchlaufen sie einen speziellen, malariaähnlichen Vermehrungszyklus. Neben Zeckenstichen sind in seltenen Fällen auch Babesien-Übertragungen durch infiziertes Blut oder perinatale Transmission möglich.

In Europa sind die humanpathogenen Arten *B. divergens* und *B. microti* krankheitsrelevant. Trotz der in Europa seither nur etwa 30 gemeldeten Fälle von humaner Babesiose wird von einer deutlich höheren Dunkelziffer ausgegangen: Schließlich sind etwa 1 % der Zecken von Babesien befallen.

In einer deutschen Studie zeigen sich Seroprävalenzen für *B. microti* von 5,4 % und für *B. divergens* von 3,6 %. Die Seroprävalenz in der Risikogruppe süddeutscher Waldarbeiter liegt mit 13,9 % sogar noch deutlich höher.

8.7.3 Symptomatik

Babesien lösen eine malariaähnliche Infektion aus, die sich durch Fieber und Anämie sowie eine Splenomegalie äußern kann. Etwa 5 Tage bis 9 Wochen nach der Infektion zeigen sich erste Symptome, die von Schwächegefühl, Fieber, Kopfschmerzen oder Arthralgien bis hin zu Bauchschmerzen und trockenem Husten reichen. Meist verlaufen die Infektionen jedoch subklinisch und heilen trotz eines gelegentlichen protrahierten Verlaufs i. d. R. komplikationslos aus.

Infektionen mit *B. divergens* betreffen vorwiegend splenektomierte Patienten, bei denen sie sich allerdings fast immer zu lebensbedrohlichen medizinischen Notfällen mit einer Mortalitätsrate von 50 % entwickeln. Weitere Risikofaktoren für einen schweren Verlauf sind neben einer vorliegenden Immunsuppression auch HIV-Krankheit, stattgehabte Organtransplantation und höheres Lebensalter. Allerdings deuten Berichte aus den USA darauf hin, dass *B. microti* auch bei Personen mit intaktem Immunsystem eine schwere humane Babesiose auslösen kann.

8.7.4 Diagnostik

Bei Fieber unklarer Ursache und hämatologischen Veränderungen wie Thrombopenie und/oder Anämie sollte die biochemische Abklärung einer Hämoglobinurie erfolgen. Für eine gesicherte Differenzialdiagnose muss eine labormedizinische Abklärung durchgeführt werden.

Befundinterpretation

Serologischer Nachweis-IFT

Endtiter	Interpretation
IgG 1 : 64	Deutet auf eine aktuelle oder zurückliegende Infektion hin (Verlaufskontrolle unabdingbar)
IgM 1 : 16	Deutet auf eine persistierende oder akute Infektion hin

Die serologische Diagnostik stützt sich immer auf eine Verlaufskontrolle (nach 2–4 Wochen).

Erregernachweis im Blutausstrich

Zur Interpretation des Erregernachweises aus Blutausstrichen: ➢ Kap. 8.4.4.

Molekularbiologischer Nachweis (PCR)

Zur Interpretation des DNA-Nachweises von durch Zecken übertragbaren Erregern: ➢ Kap. 8.4.4.

8.7.5 Medikation/Therapie

Zur Therapie der humanen Babesiose wird eine 7- bis 10-tägige Kombinationstherapie mit Chinin und Clindamycin empfohlen.

Alternativ ist eine Behandlung mit Atovaquon und Azithromycin möglich. Bei hoher Parasitämie kann eine Blutaustauschtransfusion indiziert sein. Um einen fulminanten Verlauf zu verhindern, wird angeraten, auch symptomlose Patienten präventiv zu behandeln.

8.8 Vaginalinfektionen

Die vaginale Mikroflora spielt aufgrund ihrer Zusammensetzung und ihrer Stoffwechselprodukte eine wichtige Rolle für die Gesundheit der Frau. Im gebärfähigen Alter sind vor allem die Döderlein-Bakterien (Laktobazillen) von großer Bedeutung. Ihre Schutzfunktion erreichen sie durch die Sekretion von Milchsäure, Wasserstoffperoxid (H_2O_2) und Bakteriozinen. Diese Stoffe verhindern, dass sich pathogene Keime vermehren und ansiedeln können. Durch übertriebene Vaginalhygiene oder Antibiotikatherapie kann die schützende Flora gestört und dadurch die Infektanfälligkeit verstärkt werden.

8.8.1 Definition

Physiologische Vaginalflora

Die Scheide eines neugeborenen Mädchens ist praktisch steril. Die Vermehrung der Bakterienflora und damit die selektive Kolonisierung der Scheide ist estrogenabhängig. Laktobazillen finden sich in den ersten Wochen nach der Geburt (Einfluss der Plazentahormone) und dann wieder ab der Menarche bis hin zur Menopause. Nachdem der mütterliche Einfluss der Plazentahormone abgeklungen ist, stellt sich auf dem atrophischen jugendlichen Vaginalepithel eine unspezifische Mischflora aus Haut- und Darmkeimen ein, die von *E. coli* und *Proteus*-Arten dominiert wird und beim prämenstruellen Mädchen auch Corynebakterien, Clostridien und *Bacteroides fragilis* aufweist, die in ähnlicher Form auch bei postmenopausalen Frauen ohne Hormonsubstitution gefunden werden. Dieses Milieu ist für Laktobazillen, aber auch für Hefepilze wenig attraktiv, da es ihm an Glykogen (Substrat für diese Mikroorganismen) mangelt.

Die Vagina einer geschlechtsreifen gesunden Frau wird von einer großen Anzahl von aeroben und anaeroben Keimen besiedelt. Pro Milliliter Scheidenflüssigkeit sind 100 Millionen bis 1 Milliarde Keime nachweisbar. Der normale vaginale pH-Wert einer erwachsenen Frau liegt unter 4,5 und wird durch das überwiegende Vorhandensein verschiedener Spezies von Laktobazillen, sog. „Döderlein-Bakterien", bestimmt. Diese verhindern als Kommensale eine nennenswerte Besiedelung mit fakultativ pathogenen Keimen. Laktobazillen sind mit einer Keimzahl von 10^6–10^8/ml Vaginalsekret quantitativ die bedeutendsten Bakterien in der Vagina. Es wird vermutet, dass dies vor allem durch Estrogene und den vermehrten Anteil an Glykogen begünstigt wird. Die Laktobazillen verstoffwechseln das Glykogen zu Milchsäure und bewirken hierdurch die Ansäuerung des Vaginalmilieus, was wiederum unerwünschte Mikroorganismen wirkungsvoll inhibiert. Diese Milchsäureproduktion wird als Mechanismus gegen vaginale Infektionen betrachtet; weitere sind die Produktion von antibakteriell wirkenden Substanzen wie z. B. Bakteriozinen (von Bakterienstämmen gebildeten proteinogenen Toxinen) und Wasserstoffperoxid (H_2O_2).

Nach wissenschaftlichen Erkenntnissen kommt den H_2O_2-positiven Laktobazillen eine bedeutende Rolle in der Verringerung von Frühgeburten und Schwangerschaftskomplikationen zu. In einer Studie von Agrawal et al. (2002) konnte gezeigt werden, dass Schwangere mit Komplikationen gegenüber Vergleichspatientinnen ohne Beschwerden eine verminderte Anzahl an H_2O_2-produzierenden Laktobazillen aufwiesen.

8

Pathologische Vaginalflora (Vaginitis)

Die Vaginitis (Kolpitis) ist die häufigste Erkrankung der weiblichen Geschlechtsorgane und für mehr als 10 Millionen Praxisbesuche pro Jahr verantwortlich. Sie geht mit Veränderungen der normalen Vaginalflora einher und kann an der Entstehung von Entzündungen des Urogenitaltrakts, Frühgeburten, Beckenentzündungen oder rezidivierenden HWI beteiligt sein. Darüber hinaus begünstigt eine Vaginitis die Infektion sexuell übertragbarer Krankheiten inkl. HIV. Die drei Hauptkategorien der Vaginitis sind:

1. **Bakterielle Vaginose (BV):** gilt mit einer Prävalenz von bis zu > 30 % als häufigste Ursache einer vaginalen Entzündung und kann vor allem als Risikofaktor für Frühgeburten, aber auch für HIV- und HPV-Infektionen eingestuft werden.
2. ***Candida*-Vaginitis** (Vulvovaginalcandidose): entzündliche Reaktion der Vaginalschleimhaut, hervorgerufen durch Hefepilze (überwiegend *Candida albicans*). Sie stellt die zweithäufigste Form der vaginalen Infektion dar. In Deutschland erkranken etwa 5 Millionen Frauen pro Jahr an einer genitalen *Candida*-Infektion. Besondere Probleme bereitet hierbei die chronisch- rezidivierende Form mit mind. 4 Rezidiven pro Jahr. Besonders gefährdet sind Schwangere, Frauen mit Diabetes mellitus und Frauen mit Immunschwäche (Krebserkrankungen, HIV-Krankheit).
3. **Trichomonaden-Vaginitis** (Trichomoniasis): Infektion der Schleimhäute des Urogenitaltrakts, die durch den Flagellaten *Trichomonas vaginalis* verursacht wird. Die meisten Infektionen treten bei Jugendlichen sowie jüngeren Erw. auf. Eine normale Vaginalflora scheint eine Infektion mit *T. vaginalis* zu verhindern.

8.8.2 Ursachen

Die Vaginitis (Kolpitis) wird durch einen gestörten Schutzmechanismus der Scheidenschleimhaut sowie verschiedene eingeschleppte Erreger verursacht.

Erreger	Untersuchte Frauen (%)
Gardnerella vaginalis	> 90
Andere Anaerobier wie *Prevotella* spp./*Bacteroides* spp.	50–100
Peptostreptococcus	ca. 30
Genitale Mykoplasmen	60–90

Vaginale H_2O_2-positive Laktobazillen sind mit einer erniedrigten Prävalenz von bakterieller Vaginose, symptomatischer Candidose und Trichomonadeninfektionen assoziiert. Bei der Vaginitis ist dieses Gleichgewicht gestört, sodass in vermehrtem Ausmaß eine sog. Mischflora nachweisbar ist:

- Der bakteriellen **Vaginose** liegt eine Dysbiose der vaginalen Bakterienflora zugrunde, bei der der Anteil an Laktobazillen zurückgeht und sich Keime wie *G. vaginalis* oder verschiedene Anaerobier stark vermehren. Hierdurch wird auch der charakteristische höhere pH-Wert erreicht.

- ***Candida*-Vaginitis:** Veränderungen im hormonellen Bereich können für eine Candidose prädisponieren. So ist bei Gebrauch von Kontrazeptiva oder Hormontabletten mit hohem Estrogenanteil eine erhöhte Candidoseinzidenz zu beobachten. Auch bei Schwangeren ist dieses Risiko erhöht. Möglicherweise hängt dies damit zusammen, dass es bei hohen Estrogenspiegeln zu einer reduzierten Ak-Sekretion (vor allem IgG und IgA) in die Vaginalflüssigkeit kommt. Außerdem gibt es Hinweise dafür, dass Estrogene vaginale Epithelzellen für *C. albicans* besonders „attraktiv" machen.
- Die **Trichomoniasis** ist eine weltweit vorkommende sexuell übertragbare Infektion, die eng mit der sexuellen Aktivität verknüpft ist. Störungen des vaginalen pH-Werts, des Glykogengehalts sowie der Residualflora ermöglichen eine Infektion mit diesem Protozoon. Oftmals findet sich ein vaginaler pH von > 4,5.

8.8.3 Symptomatik

Eine Vaginitis (Kolpitis) kann sich durch vermehrten Ausfluss, Brennen oder Juckreiz, Schmerzen beim Geschlechtsverkehr und oft auch als Dysurie äußern. Da die bei Vaginitiden auftretenden Symptome jedoch häufig vielfältig und subjektiv sind, ist für eine sichere Differenzialdiagnose und erfolgreiche Therapie neben der klinischen Symptomatik eine mikrobiologische Bestimmung des Vaginalstatus von entscheidender Bedeutung.

- **Bakterielle Vaginose:** Rund die Hälfte der Patientinnen bleibt symptomlos, andere bemerken verstärkten vaginalen Ausfluss oder Geruchsbildung.
- ***Candida*-Vaginitis:** Die Symptome können von Frau zu Frau sehr unterschiedlich sein, äußern sich aber häufig in Form von Brennen, Juckreiz, Rötungen und/oder weißlichen Belägen bzw. „hüttenkäseähnlichem" Ausfluss im Vulvovaginalbereich.
- **Trichomonaden-Vaginitis:** Etwa ein Viertel der Frauen ist ohne Symptome (asymptomatisch) infiziert. Klinisch imponiert meist eine leichte Vaginitis mit charakteristischem dünnem, gelblich-grünlichem, übelriechendem Fluor. Typisch ist der fischige Geruch.

8.8.4 Diagnostik

Vaginalstatus: Nachweis einer pathologischen Vaginalflora

Der Vaginalstatus ermöglicht den qualitativen und quantitativen mikrobiologischen Nachweis von Erregern bakteriell, hefepilz- und *Trichomonas-vaginalis*-bedingter Vaginitiden sowie der Leitkeime einer intakten Vaginalflora. Einen exemplarischen Musterbefund zeigt ➤ Abb. 8.7.

Präanalytik

Probenmaterial:	Testset: 2 Abstrichtupfer mit Amies-Nährmedium und 1 trockener Abstrichtupfer mit Transportreagenz • Transportreagenz aus der Ampulle in das neutrale Röhrchen umfüllen • Mit dem trockenen Abstrichtupfer einen Vaginalabstrich nehmen • Trockenen Abstrich in die Lösung geben, abbrechen und das Röhrchen gut verschließen • Mit den beiden anderen Abstrichtupfern ebenfalls einen Vaginalabstrich nehmen und in das Agarose-Nährmedium geben
Besonderheiten:	Keine
Lagerung & Transport:	• Lagerung der Abstriche bei RT • Versand auf Postweg möglich

Befundinterpretation

Bei Bakterien aus der Gruppe *Lactobacillus* spp., H_2O_2-bildenden *Lactobacillus* und *Bifidobacterium* spp. handelt sich um Keime, die bei Frauen mit normalem Hormonstatus zur Normalflora der Vagina gehören. Speziell die nachgewiesenen Laktobazillen verstoffwechseln das Glykogen zu Milchsäure und säuern dadurch das Vaginalmilieu an. Unerwünschte pathogene Keime werden wirksam inhibiert, was protektiv gegenüber Vaginalinfektionen wirkt.

- Ein mikroskopischer, kultureller und/oder molekularbiologischer Nachweis von Sprosszellen sowie das gleichzeitige Auftreten von z. B. weißem, teils krümeligem, kaum riechendem Ausfluss, oft

Mikroskopischer Nachweis	
Hefen	negativ
Gramfärbung	grampositive Kokken Epithelzellen
Leukozyten	negativ
Bakterielle Flora	
Aerobier:	
Grampositive Kokken:	
β-hämolys. Streptococcaceae	negativ
Streptococcus agalactiae	negativ
Streptococcus pyogenes	negativ
Enterococcus species	negativ
Staphylococcus aureus	negativ
Gramnegative Stäbchen:	
Escherichia species	negativ
Klebsiella species	negativ
Enterobacter species	negativ
Hafnia species	negativ
Serratia species	negativ
Proteus species	negativ
Citrobacter species	negativ
Providencia species	negativ
Morganella species	negativ
Anaerobier:	
Grampositive Kokken:	
Peptostreptococcus species	negativ
Grampositive Stäbchen:	
Lactobacillus species	positiv (mittlere Keimzahl)
H_2O_2 bildende Lactobacillae	positiv (mittlere Keimzahl)
Bifidobacterium species	negativ
Gramnegative Stäbchen:	
Bacteroides species	negativ
Prevotella species	negativ
Gardnerella vaginalis	negativ
Mikrobiologie	
Nugent-Score	1
Mykologische Flora	
Pathogene Hefen:	
Candida species	negativ
Candida albicans	negativ
Nachweis mittels Hybridisierung	
Candida species	negativ
Trichomonas vaginalis	negativ
Gardnerella vaginalis	negativ

Abb. 8.7 Befund: Vaginalstatus [V573]

8

begleitet von starkem Juckreiz (Pruritus vulvae) und Dysurie, sprechen für das Vorliegen einer ***Candida*-Vaginitis/-Vulvitis.**

- Ein vermehrter kultureller und/oder molekularbiologischer Nachweis von *Gardnerella vaginalis* sowie das gleichzeitige Auftreten von typischen Symptomen wie z. B. stark fischartig riechender Ausfluss, oft begleitet von starkem Juckreiz (Pruritus vulvae) und Dysurie, sprechen für das Vorliegen einer bakteriellen **Vaginose.** Eine länger anhaltende Vaginose kann zu weiter aufsteigenden Infektionen und schließlich zu Unfruchtbarkeit führen. Besonders während Schwangerschaft und Geburt sind solche Infektionen gefährlich und sollten behandelt werden.
- Der vermehrte kulturelle und/oder molekularbiologische Nachweis von *Trichomonas vaginalis* sowie das gleichzeitige Auftreten von typischen Symptomen (z. B. reichlich dünnflüssiger, farbloser Ausfluss mit schaumigem Fluor, oft faulig riechend und zum Teil mit Dysurie) sprechen für das Vorliegen einer **Trichomonaden-Vaginitis.**
- Ein kultureller Nachweis von β-hämolysierenden Streptokokken tritt bei jeder dritten bis vierten gesunden Frau auf. Sie verursachen i. d. R. keine Beschwerden; Therapie-/Prophylaxemaßnahmen sind, falls keine Schwangerschaft vorliegt, nicht erforderlich.
- Beim kulturellen Nachweis von Enterobacteriaceae (z. B. E. *coli)* oder Enterokokken in geringen Keimzahlen handelt es sich wahrscheinlich um eine Kontamination mit Keimen der Umgebungsflora. Wurde jedoch trotz entsprechender Symptomatik weder eine *Candida*- noch eine *Gardnerella*-Vaginitis nachgewiesen, können diese Erreger als Auslöser einer bakteriellen Vaginitis nicht ausgeschlossen werden. Beim positiven Nachweis von Vaginitis-Erregern ist eine Therapiekontrolle nach ca. 3–4 Wochen empfehlenswert.

Bei unauffälligem Befund und fortbestehendem klinischem Verdacht auf eine Vaginalinfektion empfehlen wir die Bestimmung viraler Erreger von Genitalinfektionen, z. B. *Herpes genitalis,* humane Papillomviren (HPV), Ureaplasma bzw. Mykoplasmen und den Nachweis von *Chlamydia trachomatis* und *Neisseria gonorrhoeae.*

8.8.5 Medikation/Therapie

Antibiose

- Bei der ***Gardnerella*-Vaginitis** ist eine Therapie mit Metronidazol oral (2 × tgl. 0,5 g für 7 Tage) oder in der Schwangerschaft mit Amoxicillin oral (2 × tgl. 0,5 g für 7 Tage) sinnvoll. Eine Partnerbehandlung sollte beim Vorliegen entsprechender klinischer Symptome (z. B. Balanitis) immer durchgeführt werden, um einer erneuten Ansteckung durch Geschlechtsverkehr vorzubeugen.
- Die ***Candida*-Vaginitis** kann lokal mit dem Wirkstoff Clotrimazol (Canesten®) erfolgen. Dazu Canesten-Creme 1- bis 3 × tgl. für 3–6 Tage auf die erkrankten Hautstellen dünn auftragen und einreiben. Alternativ oder ergänzend kann eine Lokalbehandlung auf Basis eines Aromatogramms (Resistenztestung mit etherischen Ölen) lokal mit individuell für die Patientinnen hergestellten Vaginalzäpfchen oder -salbe behandelt werden (➤ Kap. 8.10). Eine Partnerbehandlung sollte bei gleichzeitig auftretender *Candida*-Balanitis immer durchgeführt werden.
- Bei der **Trichomonaden-Vaginitis** ist eine orale Therapie mit Metronidazol (3 × tgl. 250 mg für 6 Tage oder als Einmalbehandlung mit Metronidazol 2 g) erfolgreich. Eine Partnerbehandlung sollte beim Vorliegen entsprechender klinischer Symptome (z. B. Balanitis) immer durchgeführt werden, um einer erneuten Ansteckung durch Geschlechtsverkehr vorzubeugen.
- **Beta-hämolysierende Streptokokken:**
  - Bei positivem Nachweis von *Streptococcus agalactiae* (**B-Streptokokken**) zwischen der 35 +0 und 37 +0 SSW wird keine sofortige Antibiotikatherapie durchgeführt, sondern die subpartale Antibiotikaprophylaxe zum Zeitpunkt der Entbindung (mit Wehenbeginn bzw. nach Blasensprung) vorgeschlagen, um eine lebensbedrohende Streptokokken-Sepsis des Neugeborenen zu verhindern. Mittel der Wahl ist dann Penicillin G (zu Beginn 5 Mio. IE i. v. und anschließend 2,5 Mio. IE i. v. alle 4 h bis zur Entbindung). Bei Penicillinallergie sollte Cefazolin (zu Beginn 2 g i. v. und anschließend 1 g i. v. alle 8 h bis zur Geburt) verabreicht werden.

- Bei positivem Nachweis von *Streptococcus pyogenes* (**A-Streptokokken**) während der Schwangerschaft ist eine sofortige antibiotische Therapie erforderlich. Mittel der Wahl ist auch hier Penicillin G. Bei Penicillinallergie kommen alternativ Makrolide (Erythromycin) und Cephalosporine in Betracht.

Im Anschluss an alle oben aufgeführten antibiotischen/antimykotischen Therapien ist ein Wiederaufbau des physiologischen Vaginalmilieus durch Implantation von Laktobazillen (Vagiflor®) oder durch die orale Einnahme von probiotischen Laktobazillen (Orthica Flora Frau) zur Unterstützung einer ausgeglichenen Scheidenflora empfehlenswert.

Ergänzende Behandlung

Die Zusammenstellung der nachstehend aufgeführten Präparate zur naturheilkundlichen Prävention und Therapie von Vaginalinfektionen ist als Anregung zu verstehen und stellt kein aufeinander abgestimmtes Therapiekonzept dar. Bei der individuellen Auswahl der Präparate für den Patienten sind ggf. vorhandene Kontraindikationen zu berücksichtigen (s. Beipackzettel des jeweiligen Herstellers).

Indikationen, Zusammensetzung, Dosierungs- und Anwendungsempfehlungen: ➤ Anhang (Tab. A–Z).

THERAPIEEMPFEHLUNGEN

- Lactobiogen® femin plus (Laves)
- AC7 Komplex (nur über Biogena beziehbar)
- Uro Caps PAC40 (nur über Biogena beziehbar)
- MyBIOTIK®PUR (nutrimmun)
- MUCOZINK® (nutrimmun)
- Pascorbin® 7,5 g (Pascoe)
- Darmsanierung nach Dr. Herget
  - Ozovit® MP (Pascoe)
  - Markofruct® (Pascoe), Instant-Teegetränk mit Oligofruktose und Kamille plus+
  - Quassia Similiaplex® (Pascoe)
  - Dasym-Pascoe® (Pascoe) oder Pascoflorin® (Pascoe)

Komplementäre Mikronährstofftherapie

Die Grundvoraussetzung für eine potente Schleimhautinfektabwehr ist ein optimaler Versorgungsstatus mit immunogenen Mikronährstoffen wie z. B. Zink, Selen, Kupfer, Eisen und den Vitaminen B_6, C und D. Vor allem bei jüngeren Frauen lassen sich hier Versorgungslücken detektieren.

Präventiv

Bakterienadhäsion verringern

- **Cranberry**-Proanthocyanidine (PAC) (Eigenschaften ➤ Kap. 8.1.5).
- **Brennnessel-Extrakt** zählt zu den harntreibenden Pflanzensubstanzen. Große Urinmengen senken die Osmolarität aggressiver Harnsubstanzen und schützen das Urothel vor Defekten, welche die Bakterienadhärenz erhöhen und damit das Auftreten von Infekten fördern. Gleichzeitig wirken bioaktive Inhaltsstoffe dieser Pflanzen gegen Bakterien, die für Entzündungen verantwortlich sind.

Therapeutisch

Antibakterielle Pflanzenextrakte

- **Rosmarin** besitzt gute antifungale und antimikrobielle Effekte gegen eine Vielzahl von Mikroorganismen.
- **Grapefruitsamen-Extrakt** enthält Polyphenole und Flavonoide, welche die Bakterienmembranen zerstören und dadurch das Austreten des Zytoplasmas fördern.
- Auch **Berberitzen-Extrakt** mit der Leitsubstanz Berberin zeigt eine signifikante antimikrobielle Wirksamkeit gegen eine Vielzahl von Bakterien, Pilzen, Protozoen Chlamydien und Helminthen.
- **Granatapfel-Extrakt** hat antiseptische und antimikrobielle Eigenschaften, die auf der Aktivität der phenolischen Ellagsäure beruhen.
- **Lavendel-Extrakt** und die darin enthaltenen etherischen Öle liefern ein Wirkstoffgemisch, dessen Aktivität sich gegen *Candida albicans* und grampositive Bakterien richtet.
- **Thymian-Extrakt** zeichnet sich in diesem Indikationsrahmen durch den hohen Gehalt an Thymol aus, das eine starke antiseptische und antibakterielle Wirkung aufweist.

- **Oregano** zeigt eine hohe antimikrobielle Wirkung gegen grampositive und gramnegative Erreger sowie Hefen; vor allem die Inhaltsstoffe Carvacrol und Thymol zeigten starke Effekte.

8.9 Intestinale Candida-Mykosen

8.9.1 Definition

Hefen werden tagtäglich über die Nahrung – insbesondere pflanzlicher Herkunft – in großen Mengen aufgenommen, sodass einer positiven Stuhlkultur in vielen Fällen lediglich der Stellenwert einer transienten Mykoflora zukommt. Aber auch wenn Hefen in einem gesunden, stabilen Körpermilieu üblicherweise nicht adhärieren, kann sich diese Situation jederzeit durch immunsuppressive und milieudestabilisierende Einflüsse ändern. So kann aus einem passageren „Durchwandern" des Darms schnell eine dauerhafte Besiedelung und im ungünstigsten Fall eine opportunistische Mykose werden. Zur Beurteilung der klinischen Wertigkeit muss demnach grundsätzlich zwischen transienter, kommensaler und pathogener Besiedelung unterschieden werden (➤ Abb. 8.8).

INFO

***Candida*-Merksätze**

- *C. albicans* kann bei einigen Menschen Bestandteil der normalen Darmflora sein. Ein entsprechender Befund ist nicht automatisch pathologisch.
- *C. albicans* kann unabhängig von der Keimzahl bei prädisponierten Personen ein Allergen sein, das neben allergischen Reaktionen auch das Immunsystem negativ beeinflusst.
- *C. albicans* kann eine lokale entzündliche Reaktion im Bereich der Mukosa hervorrufen, die Einfluss auf das enterale Nervensystem mit Auswirkungen auf die Darmfunktion nehmen kann.
- Die durch die lokale Allergisierung gebildeten IgE-Ak können eine Fernwirkung entfalten, z. B. an der Haut in Form der atopischen Dermatitis.

8.9.2 Ursachen

Eine intestinale *Candida*-Mykose wird begünstigt durch:

- Antibiosen
- Störungen der Darmflora
- Mukosaschäden
- Immunsuppressive Therapie
- Fehlernährung mit zu hohem Zuckerkonsum/Ballaststoffmangel
- sIgA-Mangel

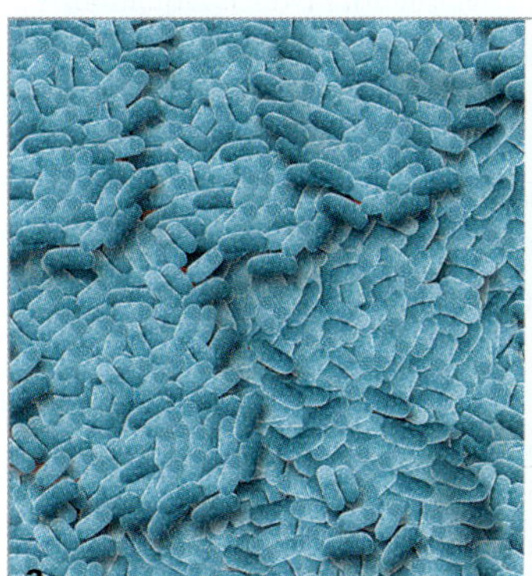

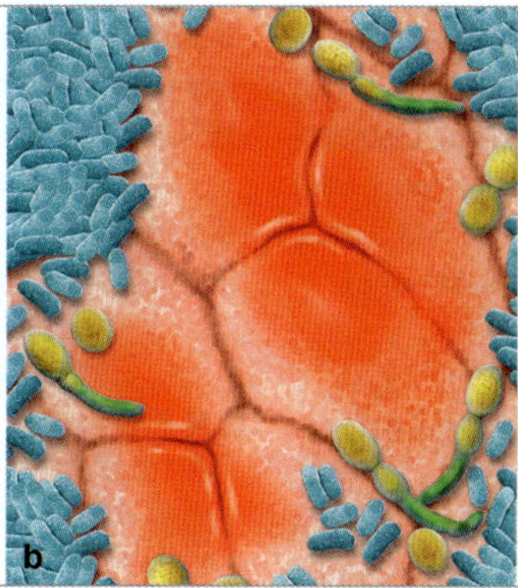

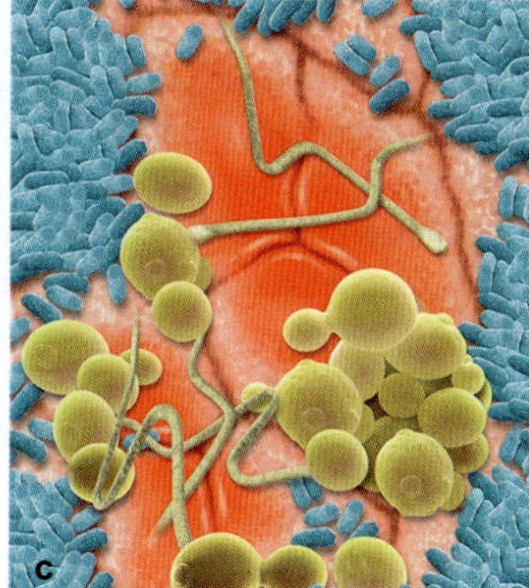

Abb. 8.8 Intestinale mykologische Besiedelungen:

a. **Physiologische Mikroflora:** Intakte Kolonisationsresistenz bei stabilen mikroökologischen Verhältnissen. Vermehrung und Wachstum von Hefen weitgehend ausgeschlossen, transienter Nachweis von Hefen aber möglich

b. **Kommensale Mykoflora:** Kolonisationslücken begünstigen die Vermehrung und das Wachstum von *Candida*-Sprosszellen (nicht pathologischer Phänotyp). Immunreaktionen sind durch intensivierten Antigenkontakt möglich

c. **Pathogene Mykoflora:** Die Hefen konnten sich etablieren. Adhärenz und Ausbildung von Hyphen. Durch Enzymaktivitäten invasives Wachstum bzw. Infektion möglich. Immunreaktion nachweisbar [V574]

- Unzureichende Versorgung mit immunogenen Mikronährstoffen

Eine Besiedelung des Verdauungstrakts mit *C. albicans* kann bei prädisponierten Patienten zu vielfältigen Beschwerden führen, die sich durch eine antimykotische Therapie bessern oder beseitigen lassen. Demgegenüber zeigen andere Patienten mit gleichem Befund und ähnlichen Beschwerden keinerlei Reaktion auf ein analoges Therapieregime. Die Ursachen für diese Phänomene sind in den individuell unterschiedlichen Abwehrmechanismen des Wirts auf *C. albicans* begründet. Die Tatsache, dass von *C. albicans* unterschiedliche immunologische Reaktionsmuster ausgelöst werden können, kann als Erklärungsmodell für die häufig beschriebene Vielzahl von Beschwerden sowie eine mögliche Verschlechterung eines bestehenden atopischen Krankheitsbildes herangezogen werden.

C. albicans kann bei einer dauerhaften Besiedelung des Darms diverse Immunreaktionen triggern, die zu einer vermehrten Expression unterschiedlicher Zytokinmuster sowie einer Verschiebung spezifischer Lymphozyten-Subpopulationen führen. Auch bereits abgestorbene Hefezellen, wie sie z. B. in besonders hoher Konzentration nach antimykotischen Maßnahmen oder durch plötzlichen Substratentzug (Ernährungsumstellung) auftreten, können diese Reaktionen nach sich ziehen.

Ebenso kann sich aus einer erhöhten Darmschleimhautpermeabilität ein massiver Antigenstress entwickeln, der wiederum eine Immunkomplexbildung im Sinne einer klassischen Typ-III-Reaktion nach sich zieht. Übersteigt die Immunkomplexbildung quantitativ die Phagozytosekapazität des Immunsystems, folgt eine Aktivierung des Komplementsystems mit daraus resultierenden proinflammatorischen Reaktionen.

Von besonderer regulatorischer Bedeutung: T-Zellen

T-Helferzellen (TH) sezernieren nach ihrer Aktivierung eine Reihe unterschiedlicher Zytokine. Anhand des spezifischen ausgeschütteten Zytokinmusters können die T-Zellen in verschiedene Untergruppen differenziert werden. Die Untergruppen TH1 und TH2 sind hierbei von besonderer Bedeutung: Zwar stimulieren beide Zellgruppen über die Abgabe von Zytokinen die B-Lymphozyten zur Ak-Produktion, doch bilden diese entsprechend dem vorherrschenden Zytokinansprechen unterschiedliche Ak-Klassen. Während eine TH1-Aktivität, der ein protektiver Immunschutz zukommt, im Wesentlichen die Produktion von IgG- und IgM-Ak nach sich zieht, veranlassen TH2-Zellen die Produktion von IgE- und IgG4-Antikörpern.

TH1- bzw. TH2-Reaktion: Welche Einflüsse stellen die Weichen?

C. albicans weist eine Vielzahl zytoplasmatischer sowie zellwandgebundener Antigene auf, sodass eine „gesunde“, von *Candida* spp. ausgelöste Immunabwehr sowohl TH1- als auch TH2-Zellen (zelluläre Immunantwort) aktiviert und somit neben der zellulären Immunantwort auch humoral reagiert. Die humorale Immunantwort bringt dabei Ak der Klassen IgA, IgG und IgM hervor.

Ein intaktes Immunsystem weist also eine ausgeglichene Balance von TH1- und TH2-Zellen auf, da sich diese bedarfsgerecht wechselseitig regulieren. Tierexperimentelle Untersuchungen konnten zeigen, dass eine Verlagerung (engl. „shift“) zu einer überwiegend TH1- oder TH2-lastigen Immunreaktion nicht nur von der Art und der Struktur des Ag, sondern auch von dessen Konzentration und Aufnahmeweg bestimmt wird.

Erfolgt aufgrund der quantitativen und qualitativen Besonderheiten des Ag sofort nach dessen Kontakt mit dem Immunsystem die Sekretion von IL-12 oder IFN-γ durch Makrophagen und NK-Zellen, wird eine TH1-Antwort gefördert. Lösen die Ag-Eigenschaften dagegen überwiegend eine Sekretion von IL-4 aus, wird eine TH2-Antwort angestoßen (➤ Abb. 8.9).

INFO

TH1-Zellen:

- Inflammatorische $CD4^+$ T-Lymphozyten
- Förderung der intrazellulären Keimabwehr (Unterstützung lytischer Zellen wie z. B. zytotoxischer Zellen oder NK-Zellen)
- Charakteristische Ausschüttung von IFN-γ

TH2-Zellen:

- $CD4^+$ Helferzellen
- Förderung der Ak-Produktion gegen spezifische Ag durch Aktivierung der B-Zellen

- Charakteristische Ausschüttung von IL-10

B-Zellen:
- Aktivierung durch Kontakt mit einem Ag und T-Helferzellen
- Bilden Ak mit der Spezifität des ursprünglichen B-Zell-Rezeptors aus

TH1-Antwort:
- Anregung der zellvermittelten Immunität (z. B. NK-Zellen, T-Zellen)
- Anregung der Ak-vermittelten Immunität (IgG1–3/IgM)
- Ag-spezifische T- und B-Lymphozyten sollen klonal vermehrt werden
- Bekämpfung intrazellulärer Ag
- Aktivierung zytotoxischer T-Lymphozyten

TH2-Antwort:
- Anregung der Ak-vermittelten Immunität (in erster Linie IgE/IgG4)
- Bekämpfung extrazellulärer Pathogene (z. B. Würmer)
- Bei Allergie überschießend

Bleibt ein Wechsel der sezernierten Zytokinmuster aus, fixiert sich bei weiterbestehender Ag-Konfrontation die vorherrschende Reaktion. Während eine TH2-Reaktion auch bei relativ seltenem Kontakt mit verhältnismäßig geringen Ag-Mengen ausgelöst werden kann, führt ein massiver Ag-Kontakt zu einem Überwiegen der TH1-Antwort. Dieses Phänomen könnte eine Erklärung für die individuell unterschiedliche Beantwortung einer Immunprovokation durch *C. albicans* liefern. Darüber hinaus können konstitutionelle und erworbene Faktoren das Risiko für eine gestörte TH1/TH2-Balance zugunsten der TH2-Zellen erhöhen.

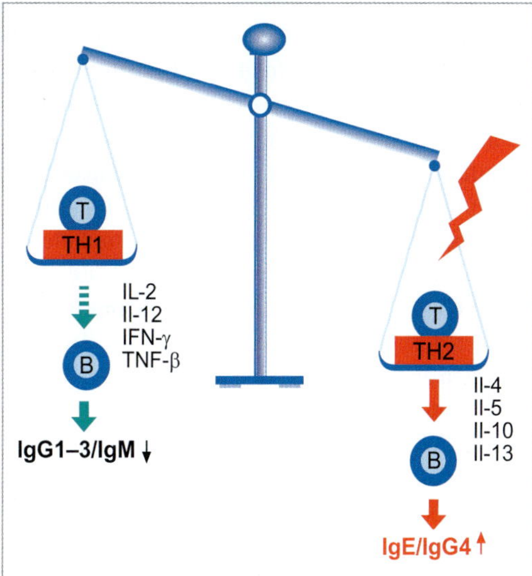

Abb. 8.9 Die gestörte TH1/TH2-Balance und ihre Folgen: T-Helferzellen (TH) gehören zu den immunaktivierenden lymphozytären Zellgruppen. TH1- und TH2-Zellen entwickeln sich zwar aus den gleichen Vorläuferzellen, haben aber unterschiedliche, zum Teil sogar gegensätzliche Funktionen und sezernieren dementsprechend verschiedene Zytokine [V574]

Candida-Antigene initiieren einen TH2-Shift

Während eine nichtadhärierende intraluminäre Pilzflora den Organismus mit entsprechenden Stoffwechselsubstraten belasten kann, geht von adhärierenden Sprosspilzen das Risiko einer intensivierten Ag-Konfrontation sowie einer Invadierung in die Mukosa aus.

Wasserlösliche *Candida*-Ag wirken stark allergen, wodurch eine TH2-Antwort initiiert wird, die entgegen dem üblichen Reaktionsmuster verstärkt eine IgE- und/oder IgG4-Ak-Bildung nach sich zieht. Bei Patienten, die eine genetische Veränderung der α-Untereinheit des IL-4-Rezeptors der B-Zellen aufweisen, wird IL-4 verlängert gebunden. Die daraus resultierende Signalverstärkung zieht eine nochmals gesteigerte IgE-Bildung nach sich. Somit kann *C. albicans* unabhängig von der Keimzahl bei prädisponierten Patienten als starkes Allergen wirken.

Im Rahmen der weiteren Immunreaktionen wie der vermehrten Freisetzung von Prostaglandin E2 (PGE2) durch Makrophagen wird eine Vielzahl unspezifischer Beschwerden ausgelöst. Da IgE-Ak im Gesamtorganismus zirkulieren, können sich allergische Symptome auch in darmfernen Körperkompartimenten wie dem Respirationstrakt oder der Haut manifestieren bzw. eine atopische Grunderkrankung (z. B. allergische Rhinitis, Asthma, Neurodermitis) verschlimmern. Dieses Phänomen erklärt, warum nicht jede Person in gleicher Weise auf die intestinale Provokation mit *Candida*-Ag reagiert.

Eine *Candida*-Infektion initiiert einen TH1-Shift

Bei einer *Candida*-Mykose adhäriert *C. albicans* auf der Mukosa, dringt in das Gewebe ein, vermehrt sich dort und ruft eine immunologische Reaktion hervor. Nachdem in der Frühphase der Immunreaktion TH2-Zellen zunächst eine IgA-Synthese anregen (mukosale Abwehr), kommt es bei fortschreitender Infektion bzw. Infiltration der Sprosspilze in tiefere Gewebsabschnitte zu einer Verschiebung: Über die Expression von IFN-γ erfolgt ein TH1-Shift, der die Produktion spezifischer IgG- und IgM-Ak auslöst. Durch diese effektive Bildung unterschiedlicher spezifischer Ak-Klassen wird die Abwehrleistung des Immunsystems deutlich verstärkt.

8.9.3 Symptomatik

Proinflammatorische Reaktionen aufgrund einer *Candida*-bedingten Aktivierung des Komplementsystems können zu rheumatischen Beschwerden und anderen unspezifischen Symptomen führen. Rezidivierende Fieberschübe mit Schüttelfrost, Atemnot und Hustenattacken, akute Muskelschmerzen und Diarrhöen sind bei Patienten mit massenhaft *Candida* spp. im Stuhl beschrieben worden. Für ein solch fulminantes Beschwerdebild können zeitgleich auftretende Früh- und Spätreaktionen verantwortlich sein.

8.9.4 Diagnostik

T-cellspot® Candida

Das immundiagnostische Verfahren T-cellspot® Candida gibt Aufschluss über die Wechselbeziehungen zwischen fakultativ pathologischen Hefepilzen und dem Patienten.

Der T-cellspot® erlaubt eine Differenzierung zwischen allergischer Reaktion und Entzündung/Infektion durch *C. albicans.* Somit ist es möglich, die klinische Relevanz eines kulturellen Stuhlbefunds zu beurteilen und eine transiente Mykoflora von einer kommensalen bzw. pathogenen Mykoflora zu unterscheiden.

Der T-cellspot® Candida basiert auf dem Nachweis der spezifischen Sekretion von IFN-γ, einem Leitzytokin der TH1-Antwort, und IL-10, einem Leitzytokin der TH2-Antwort (Testprinzip ➤ Kap. 8.3.4).

INFO

Indikation:
- Beurteilung der klinischen Relevanz kultureller Stuhlbefunde
- Differenzierung zwischen transienter oder invasiver *Candida*-Besiedelung im Stuhl
- Nachweis einer Mykose
- Unterscheidung, ob das *Candida*-spezifische Reaktionsmuster einer TH1-Immunantwort (Infektion?) oder einer TH2-Immunantwort (Atopie?) zuzuordnen ist

Präanalytik

Probenmaterial:	3 × Heparin-Blut
Besonderheiten:	Keine
Lagerung & Transport:	Lagerung bei RT **Expressversand:** Die Blutprobe sollte binnen 24 h im Labor eintreffen; bitte Probenabholung im Labor anfordern

Befundinterpretation

Im Test werden die Basalfreisetzung und die maximale Freisetzung dieser beiden Zytokine nach Mitogenstimulation durch das Pokeweed-Mitogen (PWM) bestimmt. Weiterhin erfolgt eine Bestimmung der Freisetzung beider Leitzytokine nach Stimulation mit *Candida*-Ag. Gesteigerte Messwerte im Vergleich zur Basalfreisetzung zeigen somit eine Verschiebung in Richtung TH1 oder TH2 an. Folglich kann – unter Berücksichtigung des klinischen Bildes – mithilfe von Verlaufskontrollen zwischen allergischer Reaktion und Infektion unterschieden werden. **Stimulationswerte > 4** zeigen eine spezifische Antwort der Lymphozyten an. Im vorliegenden Befund (➤ Abb. 8.10) wurde eine TH1-Antwort nachgewiesen:

- Eine **TH2-Reaktion (IL-4-Bildung)** ist nur in der **Frühphase** einer Infektion oder aber als Ausdruck einer **Sensibilisierung** zu erkennen. Letzteres würde durch eine Verlaufskontrolle bestätigt, die als Ergebnis abermals eine TH2-Reaktion zeigt.
- Liegt hingegen eine **Infektion** im fortgeschrittenen Stadium vor, zeigt der T-cellspot® Candida im Kontrollbefund nun einen **TH1-Shift** (IFN-γ-Bildung) an (➤ Abb. 8.10).

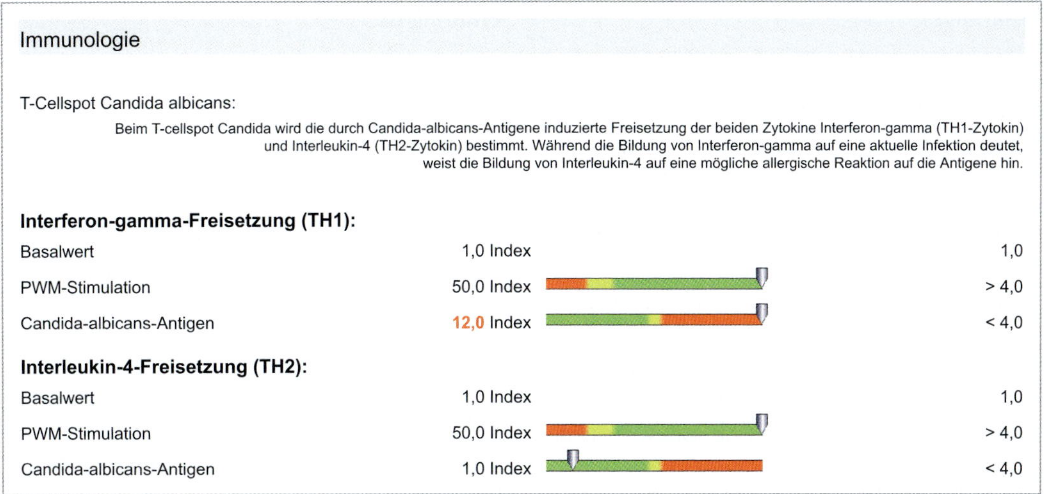

Immunologie

T-Cellspot Candida albicans:

Beim T-cellspot Candida wird die durch Candida-albicans-Antigene induzierte Freisetzung der beiden Zytokine Interferon-gamma (TH1-Zytokin) und Interleukin-4 (TH2-Zytokin) bestimmt. Während die Bildung von Interferon-gamma auf eine aktuelle Infektion deutet, weist die Bildung von Interleukin-4 auf eine mögliche allergische Reaktion auf die Antigene hin.

Interferon-gamma-Freisetzung (TH1):		
Basalwert	1,0 Index	1,0
PWM-Stimulation	50,0 Index	> 4,0
Candida-albicans-Antigen	12,0 Index	< 4,0
Interleukin-4-Freisetzung (TH2):		
Basalwert	1,0 Index	1,0
PWM-Stimulation	50,0 Index	> 4,0
Candida-albicans-Antigen	1,0 Index	< 4,0

Abb. 8.10 Befund: T-cellspot® Candida [V573]

INFO

Das Testprinzip ist so sensitiv, dass bereits eine einzelne Zelle, die auf *C. albicans* reagiert, nachweisbar ist. Da eine solche antigenspezifische Lymphozytenaktivierung oftmals deutlich vor einem messbaren Anstieg der Antikörpertiter vorhanden ist, kann der T-cellspot® Candida diagnostische Lücken der *Candida*-spezifischen Serologie schließen.

INFO

Indikation:

- Diagnose einer ausgeprägten intestinalen Kolonisation (Beurteilung der hefespezifischen Stoffwechselleistung)
- Risikoabschätzung einer invasiven Mykose, vor allem bei immunsupprimierten Patienten und Neugeborenen

D-Arabinitol

Während sich die durch *C. albicans* getriggerten immunologischen Reaktionsmuster mithilfe der zuvor dargestellten Immunparameter zuverlässig beurteilen lassen, war es bisher nicht möglich, das Ausmaß der intestinalen Vermehrung von Hefen und die damit verbundene Produktion hefespezifischer Metaboliten aufzuzeigen und einzuschätzen.

Bei etwa zwei Drittel aller Gesunden lässt sich *C. albicans* im Stuhl nachweisen, sodass die isolierte Betrachtung kultureller Untersuchungsergebnisse keine ausreichenden Rückschlüsse auf eine etwaige klinische Bedeutung des Befunds zulässt. Die Bestimmung von **D-Arabinitol** schließt diese diagnostische Lücke und ermöglicht die frühzeitige Erkennung eines überschießenden Hefewachstums sowie einer drohenden invasiven Candidose.

Da sich die Konzentration von D-Arabinitol im Urin proportional zu dessen Konzentration im Serum verhält, steigt somit bei starker Hefebelastung die Konzentration von D-Arabinitol im Serum und Urin deutlich an.

INFO

Physiologische Bedeutung von D-Arabinitol

Natürlicherweise tritt der Zuckeralkohol Arabinitol in Form von D- und L-Arabinitol auf. Beide Formen lassen sich auch bei Gesunden in geringen Mengen im Serum und Urin nachweisen. Da aber nur D-Arabinitol von *Candida* spp. wie *C. albicans, C. tropicalis* und *C. parapsilosis* produziert wird, ist bereits bei einer ausgeprägten Kolonisierung von Hefen im Dünndarm mit einem vermehrten Anfall von D-Arabinitol zu rechnen. Infolge des Konzentrationsanstiegs von D-Arabinitol kommt es zu einer Verschiebung des Verhältnisses von D-Arabinitol und L-Arabinitol hin zu D-Arabinitol.

Präanalytik

Probenmaterial:	Erster Morgenurin
Besonderheiten:	Keine
Lagerung & Transport:	Lagerung bei RT Versand im mitgelieferten Umröhrchen auf dem Postweg möglich

Befundinterpretation

Ein erhöhter D-Arabinitol-Spiegel im Urin spricht für ein überschießendes intestinales Hefewachstum, das mit einem erhöhten Risiko für eine invasive Candidose einhergehen kann.

Mannosebindendes Lektin

Bei Patienten, die trotz eines unauffälligen Immunstatus und optimaler Mikronährstoffversorgung häufig unter rezidivierenden Candidosen leiden, sollte der MBL-Spiegel bestimmt werden (➤ Kap. 6.4.10). Wichtige Hinweise auf einen MBL-Mangel liefern Angaben zur Infektanfälligkeit im Kindesalter. Ein MBL-Mangel zieht i. d. R. eine in Bezug auf sehr häufige, komplikationsreiche Infekte im Kindesalter auffällige Anamnese nach sich.

Candida-Killing-Test

Beim Candida-Killing-Test handelt es sich um einen funktionellen Immuntest, mit dem die Intensität der eigentlichen Phagozytose, also der Aufnahme des Pathogens, bestimmt werden kann.

Hierzu werden Zellen von *C. albicans* durch Fluoreszenzfarbstoffe markiert und mit den Leukozyten des Patienten koinkubiert. Bei stattfindender Phagozytose werden diese markierten Zellen von den Monozyten bzw. Granulozyten des Patienten aufgenommen (phagozytiert). Phagozyten, die fluoreszierende Erreger aufgenommen haben, erfahren eine deutliche Zunahme in der Fluoreszenzintensität und können mittels Durchflusszytometrie detektiert werden. Hierbei sind Monozyten und Granulozyten unterscheidbar.

Präanalytik

Probenmaterial:	1 × Heparin-Blut
Besonderheiten:	Keine
Lagerung & Transport:	Lagerung bei RT **Expressversand:** Die Blutprobe sollte binnen 24 h im Labor eintreffen; bitte Probenabholung im Labor anfordern

Befundinterpretation

Normwerte > 50 % der Kontrolle.

Eine verminderte Phagozytoseleistung der Granulozyten und/oder Monozyten spricht für eine Entwicklungsstörung des jeweiligen Zelltyps und geht klinisch i. d. R. mit einer erhöhten Infektanfälligkeit einher.

8.9.5 Medikation/Therapie

Die Zusammenstellung der nachstehend aufgeführten Präparate zur naturheilkundlichen Prävention und Therapie intestinaler Candidosen ist als Anregung zu verstehen und stellt kein aufeinander abgestimmtes Therapiekonzept dar. Bei der individuellen Auswahl der Präparate für den Patienten sind ggf. vorhandene Kontraindikationen zu berücksichtigen (s. Beipackzettel des jeweiligen Herstellers).

Indikationen, Zusammensetzung, Dosierungs- und Anwendungsempfehlungen: ➤ Anhang (Tab. A–Z).

THERAPIEEMPFEHLUNGEN

- Adiclair® Filmtabletten (Ardeypharm)
- Adiclair® Suspension (Ardeypharm)
- Adiclair® Nystatin Mundgel (Ardeypharm)
- AC7 Komplex (nur über Biogena beziehbar)
- MyBIOTIK®PROTECT (nutrimmun)
- Darmsanierung nach Dr. Herget:
  - Ozovit® MP (Pascoe)
  - Markofruct® (Pascoe), Instant-Teegetränk mit Oligofruktose und Kamille plus+
  - Quassia Similiaplex® (Pascoe)
  - Dasym-Pascoe® (Pascoe) oder Pascoflorin® (Pascoe)

Komplementäre Therapie

Neben der klassischen Nystatin-Therapie, der bei hohen Keimzahlen insbesondere für die ersten Therapietage nach wie vor hohe Bedeutung zukommt, bewähren sich bei rezidivierenden intestinalen Candidosen zunehmend antimykotisch wirksame Phytotherapeutika. Darüber hinaus sollte immer eine probiotische Begleittherapie zur Milieustabilisierung Berücksichtigung finden. Letzteres muss prinzipiell mit sinnvollen diätetischen Ansätzen einhergehen (z. B. kohlenhydrat- bzw. zuckerarme Ernährung).

Antimykotische Pflanzenextrakte Eigenschaften der genannten Extrakte: ➤ Kap. 8.8.5

- **Rosmarin**
- **Grapefruitsamen-Extrakt**
- **Berberitzen-Extrakt**
- **Granatapfel-Extrakt**
- **Thymian-Extrakt**

8.10 Das Aromatogramm: Erreger-Eradikation mit etherischen Ölen

8.10.1 Definition

In mehr als 500 klinischen Studien weltweit sind die antibakteriziden Eigenschaften von natürlichen etherischen Ölen geprüft worden. Es konnte bewiesen werden, dass die getesteten Öle deutliche antibakterizide und antimykotische Wirkungen gegen klinisch relevante Keime und sogar gegen multiresistente Problemkeime zeigen, also Bakterien und Pilze wirksam bekämpfen und außerdem das Immunsystem stimulieren. Durch das Erstellen eines Aromatogramms kann genau bestimmt werden, welches Öl gegen welche Infektion am wirksamsten ist. Daher können etherische Öle eine gute Alternative oder eine Ergänzung zur antibiotischen Behandlung der verschiedensten Infektionen darstellen.

Die Natur bietet ein großes Spektrum an etherischen Ölen, darunter Teebaum-, Rosen-, Thymian-, Pfefferminz-, Kamillen-, Neroli-, Niaouli- oder Korianderöl. Ein Öl kann bis zu 50 verschiedene chemische Komponenten unterschiedlichster Stoffgruppen enthalten. Die antiseptischen Wirkmechanismen sind insbesondere für **Teebaumöl** *(Melaleuca alternifolia)* und einige seiner Bestandteile (z. B. Terpinen-4-ol, α-Terpineol und 1,8-cineol) gut untersucht. Es wirkt auf die Zytoplasmamembran von Bakterien sowie die mitochondrialen und nukleären Membranen von Hefen. Die Zerstörung der Semipermeabilität hat die Inhibition der Zellatmung, einen Kaliumionen-Efflux und den Verlust oder die Koagulation von zytoplasmatischen Bestandteilen zur Folge. Neueren Studien zufolge wirkt **Korianderöl** ebenfalls auf die Zellmembranen.

Weiterhin weisen klinische und immunologische Studien auf die antiinflammatorischen Eigenschaften der essenziellen etherischen Öle hin, die u. a. durch eine Hemmung der Produktion der Entzündungsmediatoren der Monozyten begründet werden können. Diese antiinflammatorischen Effekte der etherischen Öle könnten bei einer Vielzahl von entzündlichen Erkrankungen von großem Nutzen sein.

Ein Aromatogramm ist mit einem Antibiogramm vergleichbar. Bei einem Aromatogramm werden antibakterielle oder antimykotische Wirkungen eines etherischen Öls mittels Agardiffusionstest gegen Krankheitskeime getestet. Dazu werden die zu testenden Bakterien auf einem speziellen Nährboden ausgestrichen, mit Blanko-Testplättchen belegt und mit den verschiedenen etherischen Ölen beträufelt. Nach einer 18- bis 24-stündigen Bebrütung werden die Hemmhöfe ausgemessen und ausgewertet (➤ Abb. 8.11). Die antibakterielle und antimykotische Wirksamkeit von etherischen Ölen wurde zwischen 1987 und 2001 weltweit in mehr als 500 Studien dokumentiert.

Der **Agardiffusionstest** ist wissenschaftlich anerkannt und wird auch bei der Resistenztestung von vielen Antibiotika tagtäglich routinemäßig eingesetzt. Mit dem **Aromatogramm** können aus einer Auswahl von unterschiedlichen Ölen diejenigen bestimmt werden, die gegen die angezüchteten Krankheitserreger die beste antibakterielle bzw. antimykotische Eigenschaft aufweisen. So ermöglicht das Aromatogramm eine kausale, präzise auf die jeweiligen Infektionserreger zielende aromatherapeutische Behandlung. Da das Ergebnis dieses Agardiffusionstests genau vermessen werden kann, erweist sich das Aromatogramm als zuverlässiges, jederzeit wiederholbares und somit jederzeit kontrollierbares Standardsystem.

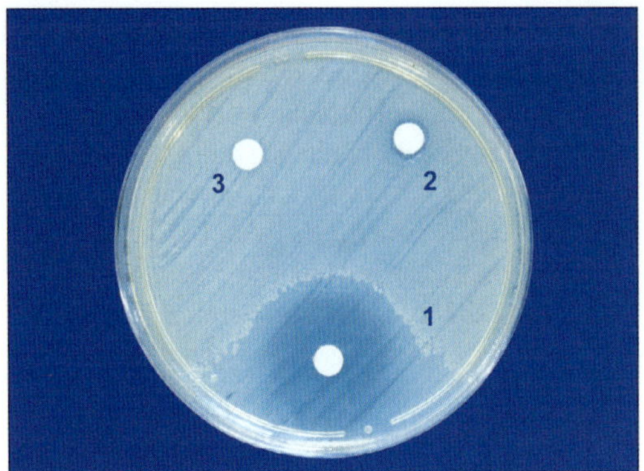

Abb. 8.11 Das Aromatogramm (Agardiffusionstest): Durchführung des Agardiffusionstests zur Überprüfung der mikrobiellen Wirksamkeit von Pfefferminz-, Zitronen- sowie Thymianöl auf den Keim *E. coli*

1. Hemmhof-Ø 32 mm: starke bakterizide Wirkung [+++]
2. Hemmhof-Ø 8 mm: schwache bakterizide Wirkung [+]
3. Kein Hemmhof sichtbar: keine bakterizide Wirkung [–] [V573]

In Versuchsreihen mit unterschiedlichen etherischen Ölen wird schnell und präzise eine Auswahl der am stärksten antimikrobiell wirksamen etherischen Öle gegen die vom Patienten isolierten Infektionserreger getroffen. Anschließend lässt sich mithilfe des Aromatogramms eine individuelle Aromarezeptur (Inhalationsöle, Nasenöle, Nasensalben, Wundsalben, Vaginalzäpfchen etc.) herstellen und eine erfolgreiche Aromatherapie durchführen.

8

8.10.2 Indikation

Nach den bisherigen klinischen Erfahrungen eignet sich die Aromatherapie bzw. die Kombinationstherapie von antibiotischer und aromatherapeutischer Behandlung mithilfe von Aromatogrammen besonders bei folgenden Indikationen:

- Harnwegsinfektionen, akut oder chronisch
- Urogenital- oder Vaginalinfektionen, akut oder chronisch
- Oberflächliche Wundinfektionen
- Hautekzem, Intertrigo, Akne
- Allergische Rhinitis, Bronchitis, Pharyngitis, Sinusitis, akut oder chronisch

8.10.3 Diagnostik

Bei jedem Aromatogramm werden die verschiedensten Öle (z. B. Angelika-, Cajeput-, Cistrose-, Eukalyptus-, Kamille-, Lavandin-, Lemongrass-, Manuka-, Neroli-, Niaouli-, Palmarosa-, Rosen-, Teebaum-, Thymian-, Weihrauch-, Zitronenöl etc.) mit dem mikrobiologischen Agardiffusionstest gegen klinisch relevante Keime wie z. B. *E. coli, Enterococcus* spp., *Staphylococcus aureus, Streptococcus agalactiae, Streptococcus pyogenes* und *C. albicans* sowie gegen multiresistente Problemkeime (z. B. MRSA) ausgetestet.

Präanalytik

Probenmaterial:	Urin (Mittelstrahlurin), Haut-, Wund-, Urogenital-, Vaginal- oder Rachenabstriche mit Nährmedium, Sputum
Besonderheiten:	• Aromatogramm/Aromatherapie sind nur für oberflächliche Wunden geeignet • Vor Gewinnung des Mittelstrahlurins (optimal: erster Morgenurin) ist eine Genitalreinigung mit klarem Wasser erforderlich
Lagerung & Transport:	• Lagerung der Abstriche bei RT • Lagerung des Sputums bzw. Urins bis zum Transport im Kühlschrank (2–8 °C) • Versand auf Postweg möglich; für den Urin ein Umröhrchen verwenden

Befundinterpretation

In ➤ Abb. 8.12 ist ein Musterbefund des Aromatogramms wiedergegeben:

- Etherische Öle, die keine [–] bakterizide bzw. antimykotische Wirksamkeit gegen den nachgewiesenen Erreger haben, eignen sich nicht zur Erreger-Eradikation.
- Die Öle mit der stärksten Wirksamkeit gegen die nachgewiesenen Erreger sind mit drei Pluszeichen [+++] gekennzeichnet.

Klinische Angaben: Harnwegsinfekt **Entnahme am:** 07.01.2021
Material: Urin

Gramfärbung: Gramnegative Stäbchen

Mykologische Kultur: Kein Nachweis von Sprosspilzen

Bakteriologische Kultur: **Gramnegative Stäbchen:** 1 Spezies mit Gesamtkeimzahl > 1x10^6 KBE/ml

Hemmstoffnachweis: negativ

Leukozytennachweis: positiv

Nitritnachweis: positiv

Nachgewiesene Erreger:

1. Escherichia coli Aromatogramm

Aromatogramm **	**Keime**
	1
Kamille, römisch	+
Lavendel, fein	+
Lavandin	+
Manuka	+
Neroli	++
Teebaum	++
Thymian, thymol	+++
Oregano	+++

Erläuterung der bakteriziden Wirkung der getesteten Öle:
[-] = keine, [+] = geringe, [++] = mittlere und [+++] = starke bakterizide Wirkung

Abb. 8.12 Befund: Aromatogramm [V573]

8.10.4 Medikation/Therapie

Anhand des Laborbefunds können Apotheken, die Erfahrung auf dem Gebiet der Aromatherapie haben, Präparate für die innere oder äußere Anwendung aus den wirksamsten etherischen Ölen herstellen. Mögliche Applikationsformen sind je nach Infektionsort z. B. Nasen-/Hautsalben, Rachensprays, Tropfen zur Inhalation, für Wickel oder Bäder, Vaginalzäpfchen sowie systemisch wirkende Solubol-Tropfen für die orale Applikation.

Bestimmte Öle sollten während der Schwangerschaft, bei Kindern oder bei bekannten Unverträglichkeiten nicht eingesetzt werden. Mithilfe der nötigen klinischen Daten können individuelle Präparate hergestellt werden, welche die olfaktorischen Vorlieben der Patienten berücksichtigen und kaum Nebenwirkungen haben.

Da bestimmte etherische Öle neben ihrer antiseptischen Wirkung auch antidepressive, antiinflammatorische, analgetische oder hyperämisierende Effekte aufweisen, können durch die Beimischung dieser Öle weitere Beschwerden positiv beeinflusst werden. Die Aromatherapie stellt somit ein ganzheitliches Therapiekonzept dar.

LITERATUR

Agrawal BM, et al. Role of non-H_2O_2 producing lactobacilli and anaerobes in normal and complicated pregnancy. J Indian Med Assoc 2002; 100(11): 652, 654–655.

Al-ajmi JA, et al. Group A streptococcus toxic shock syndrome: an outbreak report and review of the literature. J Infect Public Health 2012; 5(6): 388–393.

Ashkenazi-Hoffnung L, et al. A host-protein signature is superior to other biomarkers for differentiating between bacterial and viral disease in patients with respiratory infection and fever without source: a prospective observational study. Eur J Clin Microbiol Infect Dis 2018; 37(7): 1361–1371.

AWMF – Arbeitsgemeinschaft der Wissenschaftlichen Medizinischen Fachgesellschaften e. V. Kutane Lyme Borreliose. AWMF-Registernummer 013-044; Stand: 3/2016; www.awmf.org/leitlinien/detail/ll/013-044.html (letzter Zugriff: 6.5.2022).

AWMF – Arbeitsgemeinschaft der Wissenschaftlichen Medizinischen Fachgesellschaften e.V. Sepsis bei Neugeborenen – frühe Form – durch Streptokokken der Gruppe B, Prophylaxe. S2k-Leitlinie. AWMF-Registernummer 024-020. Stand 03/2016; www.awmf.org/leitlinien/detail/ll/024-020.html (letzter Zugriff: 28.3.2022).

AWMF – Arbeitsgemeinschaft der Wissenschaftlichen Medizinischen Fachgesellschaften e.V. Sexuell übertragbare Infektionen (STI) – Beratung, Diagnostik und Therapie. S2k-Leitlinie AWMF-Registernummer 059-006; Stand: 08/2018; www.awmf.org/leitlinien/detail/ll/059-006.html (letzter Zugriff: 21.4.2022). 059–006.

Barazzoni R, et al. ESPEN expert statements and practical guidance for nutritional management of individuals with SARS-CoV-2 infection. Clin Nutr 2020; 39(6): 1631–1638; www.clinicalnutritionjournal.com/article/S0261-5614(20)30140-0/fulltext (letzter Zugriff: 28.3.2022).

Bauer-Delto A. HIV, Syphilis & Co. Symptome auch an unerwarteten Stellen. Ärzte Zeitung 21.12.2016; www.aerztezeitung.de/Medizin/Symptome-auch-an-unerwarteten-Stellen-296007.html (letzter Zugriff: 28.3.2022).

Betáková T, et al. Cytokines during influenza virus infection. Curr Pharm Des 2017; 23(18): 2616–2622.

Biesalski HK. Ernährungsmedizin. 5., vollst. überarb. u. erw. A. Stuttgart: Thieme 2018.

Bullon P, et al. Mitochondrial dysfunction promoted by *Polyphyromonas gingivalis* lipopolysachharide as a possible link between cardiovascular disease and periodontitis. Free Radic Biol Med 2011; 50(10): 1336–1343.

Cashman KD, et al. Vitamin D deficiency in Europe: pandemic? Am J Clin Nutr 2016; 103(4): 1033–1044.

CDC – Center for Disease Control and Prevention (eds.). Seasonal flu death estimate increases worldwide. Dec. 13, 2017; cdc.gov/media/releases/2017/p1213-flu-death-estimate.html.

Christoph F, et al. A comparative study of the in vitro antimicrobial activity of tea tree oils s.l. with special reference to the activity of beta-triketones. Planta Med 2000; 66(6): 556–560.

Dactu R. Characterization of the vaginal microflora in health and disease. Dan Med J 2014; 61(4): B4830.

Driggin E, et al. Cardiovascular considerations for patients, health care workers, and health systems during the coronavirus disease 2019 (COVID-19) pandemic. J Am Coll Cardiol 2020; 75(18): 2352–2371.

Eisenhut M. Neopterin in diagnosis and monitoring of infectious diseases. J Biomark 2013; 2013: 196432.

Fallgeschichte einer 67jährigen Patientin/Behandlung mit Nystatin führte schließlich zur richtigen Diagnose: Pilze im Darm lösten Fieberschübe und Schmerzen aus. Ärzte-Zeitung vom 15.12.2000; www.genios.de/fachzeitschriften/artikel/AEZT/20001215/fallgeschichte-einer-67jaehrigen-pa/000138117.html (letzter Zugriff: 28.3.2022).

Fingerle V, et al. Human granulocytic ehrlichiosis in southern Germany: increased seroprevalence in high-risk groups. J Clin Microbiol 1997; 35: 3244–3247.

Fingerle V, et al. Coexistence of Ehrlichiae of the phagocytophilum group with *Borrelia burgdorferi* in *Ixodes* ricinus from southern Germany. Med Microbiol Immunol 1999; 188(3): 145–149.

Fingerle V, et al. Epidemiological aspects of human granulocytic Ehrlichiosis in southern Germany. Wien Klin Wochenschr 1999; 111(22–23): 1000–1004.

Gröber U, Holick MF. Vitamin D: Die Heilkraft des Sonnenvitamins. 4. A. Stuttgart: Wissenschaftliche Verlagsgesellschaft 2020.

Guo L, et al. Profiling early humoral response to diagnose novel coronavirus disease (COVID-19). Clin Infect Dis 2020; 71(15): 778–785.

Hart PH, et al. Terpinen-4-ol, the main component of the essential oil of *Melaleuca alternifolia* (tea tree oil), suppresses inflammatory mediator production by activated human monocytes. Inflamm Res 2000; 49(11): 619–626.

Hayney MS, et al. Serum IFN-γ-induced protein 10 (IP-10) as a biomarker for severity of acute respiratory infection in healthy adults. J Clin Virol 2017; 90: 32–37.

Hinou JB, et al. Antimicrobial activity screening of 32 common constituents of essential oils. Pharmazie 1989; 44(4): 302–303.

Huang C, et al. Clinical features of patients infected with 2019 novel coronavirus in Wuhan, China. Lancet 2020; 395(10223): 497–506.

Hunfeld KP, et al. Seroprevalence of Babesia infections in humans exposed to ticks in midwestern Germany. J Clin Microbiol 2002; 40(7): 2431–2436.

Ilan Y. Leaky gut and the liver: a role for bacterial translocation in nonalcoholic steatohepatitis. World J Gastroenterol 2012; 18(21): 2609–2618.

Juergens UR, et al. Antiinflammatory activity of 1.8-cineol (eucalyptol) in bronchial asthma: a double-blind placebo-controlled trial. Respir Med 2003; 97(3): 250–256.

Kalemba D, Kunicka A. Antibacterial and antifungal properties of essential oils. Curr Med Chem 2003; 10: 813–829.

Kelly CJ, et al. Of microbes and meals: the health consequences of dietary endotoxemia. Nutr Clin Pract 2012; 27(2): 215–225.

Lippi G, Plebani M. Procalcitonin in patients with severe coronavirus disease 2019 (COVID-19): a meta-analysis. Clin Chim Acta 2020; 505: 190–191.

Lira FS, et al. Long-term disciplinary therapy reduces endotoxin level and insulin resistance in obese adolescents. Nutr J 2012; 11: 74.

MacPhee RA, et al. Influence of the vaginal microbiota on toxic shock syndrome toxin 1 production by *Staphylococcus aureus*. Appl Environ Microbiol 2013; 79(6): 1835–1842.

Maldonado-Barragán A, et al. Purification and genetic characterization of gassericin E, a novel co-culture inducible bacteriocin from *Lactobacillus gasseri* EV1461 isolated from the vagina of a healthy woman. BMC Microbiol 2016; 16: 37.

Mitra A, et al. The vaginal microbiota, human papillomavirus infection and cervical intraepithelial neoplasia: what do we know and where are we going next? Microbiome 2016; 4: 58.

Nuriev R, Johansson C. Chemokine regulation of inflammation during respiratory syncytial virus infection. F1000Res 2019; 8: 1837.

Payne MS, et al. Ureaplasma parvum genotype, combined vaginal colonisation with *Candida albicans*, and spontaneous preterm birth in an Australian cohort of pregnant women. BMC Pregnancy Childbirth 2016; 16: 312.

Peterhans E. Oxidants and antioxidants in viral diseases: disease mechanism and metabolic regulation. J Nutr 1997; 127 (5 Suppl): 962S–965S.

Quan-Xin L, et al. Antibody responses to SARS-CoV-2 in COVID-19 patients: the perspective application of serological tests in clinical practice. Nat Med 2020; 26(6): 845–848.

Robert Koch Institut (RKI). RKI-Ratgeber Lyme-Borreliose. Epidemiol Bull 2019; 17: 137–143; www.rki.de/DE/Content/Infekt/EpidBull/Archiv/2019/Ausgaben/17_19.pdf?__blob=publicationFile (letzter Zugriff: 6.5.2022).

Schulte-Spechtel G, et al. Significant improvement of the recombinant Borrelia-specific immunoglobulin G immunoblot test by addition of VlsE and a DbpA homologue derived from *Borrelia garinii* for diagnosis of early neuroborreliosis. J Clin Microbiol 2003; 41: 1299–1303.

Shipitsyna E, et al. Composition of the vaginal microbiota in women of reproductive age – sensitive and specific molecular diagnosis of bacterial vaginosis is possible? PLoS One 2013; 8(4): e60670.

Sundaram ME, Coleman LA. Vitamin D and influenza. Adv Nutr 2012; 3(4): 517–525.

Thomas L. Labor und Diagnose. 5. A. Frankfurt/Main: TH-Books Verlagsgesellschaft 1998.

von Baehr V, et al. The lymphocyte transformation test for borrelia detects active lyme borreliosis and verifies effective antibiotic treatment. Open Neurol J 2012; 6: 104–112.

Wang D, et al. Clinical characteristics of 138 hospitalized patients with 2019 novel coronavirus-infected pneumonia in Wuhan, China. JAMA 2020; 323(11): 1061–1069.

WHO – World Health Organization (eds.). Pandemic (H1N1) 2009 – update 112. 2010 – India; Aug 6, 2010; www.who.int/emergencies/disease-outbreak-news/item/2010_08_06-ennt/csr/don/2010_08_06/en (letzter Zugriff: 28.3.2022).

WHO – World Health Organization (eds.). Summary of probable SARS cases with onset of illness from 1 November 2002 to 31 July 2003; who.int/csr/sars/country/table2004_04_21/en/(letzter Zugriff: 28.3.2022).

Zhou F, et al. Clinical course and risk factors for mortality of adult inpatients with COVID-19 in Wuhan, China: a retrospective cohort study. Lancet 2020; 395: 1054–1062.

KAPITEL

9 Oxidativer Stress

9.1 Definition

Lebende Systeme nutzen atmosphärischen Sauerstoff als Oxidans, um eine möglichst hohe Energieausbeute zu erzielen. Der Vergleich des Energieertrags zwischen sauerstoffloser (anaerober) Energieproduktion und oxidativem Abbau von z. B. 1 Mol Glukose macht die Unterschiede hinsichtlich der Effizienz der Energieausbeute deutlich: Während die Glukose anaerob via Gärung lediglich 2 Mol ATP liefert, stellt der oxidative Abbau derselben Menge Zucker unter O_2-Ausnutzung das ca. 19-Fache an Energie zur Verfügung. Der Vorteil dieser deutlich höheren Energieausbeute wird allerdings mit einem Nachteil erkauft: Die Oxidation ist – neben physiologischen Reaktionen – durch erhebliche Belastungen des gesamten Organismus gekennzeichnet. Die durch Oxidation entstehenden aktivierten Sauerstoffstufen lösen ununterbrochen Zellschäden aus, die ohne ausgeklügelte antioxidative Schutzmechanismen rasch zum Zelltod führen würden.

Die in den Mitochondrien fortlaufend gebildeten reaktiven Sauerstoffspezies („reactive oxygen species", ROS) besitzen besonders starke oxidative Eigenschaften. Sie können in der Umgebung, in der sie entstehen, mit einer ganzen Reihe biologischer Substrate (Lipide, Proteine, DNA, Glukose) reagieren. Im gesunden Organismus besteht stets ein Gleichgewicht zwischen prooxidativen Faktoren und antioxidativen Schutzsystemen. Letztere werden durch ein Zusammenspiel aus Enzymen, Vitaminen, Spurenelementen und Aminosäuren gewährleistet. Zahlreiche Erkrankungen, Stress, Schadstoffbelastungen, Medikamente sowie Ernährungs- und Lebensgewohnheiten (z. B. Rauchen) führen jedoch zu einer Verschiebung dieses Gleichgewichts zugunsten der Oxidanzien. Die Folgen dieser Dysbalance werden als **oxidativer Stress** bezeichnet. Sie sind gekennzeichnet durch die übermäßige Bildung von reaktiven Sauerstoffspezies (z. B. freie Radikale), die vom Organismus langfristig nicht mehr kompensiert werden kann und zum Ausgangspunkt chronischer Erkrankungen und vorzeitiger Alterungsprozesse wird. Dies gilt vor allem für Zivilisationskrankheiten wie KHK, Diabetes, Arteriosklerose und Krebs. Darüber hinaus werden auch chronisch-degenerative Erkrankungen des ZNS (Alzheimer-Krankheit, Parkinson-Krankheit) mit freien Radikalen in Verbindung gebracht.

INFO

Oxidation ist ein Vorgang, der ein hohes Maß an Energie erzeugt, aber permanent mit dem Risiko der Strukturzerstörung einhergeht! Die Notwendigkeit eines ausgeklügelten, stets präsenten Schutzsystems wird verständlich, wenn man bedenkt, dass lebende Systeme zum Aufbau und zur Erhaltung biologischer Strukturen und zur Produktion von Lebensenergie genau diejenigen Substrate oxidieren, aus denen das System selbst aufgebaut ist.

Aufgrund ihrer extremen Reaktionsfreudigkeit greifen **freie Radikale** nahezu alle Strukturen des menschlichen Organismus an. Sie rufen ausgeprägte Zellschäden hervor, die eine Funktionseinschränkung vieler Organe nach sich ziehen können. Einer besonderen Gefahr unterliegen hierbei die lipidhaltigen Strukturen der Zellmembranen und Zellkerne aufgrund ihrer besonderen chemischen Struktur (mehrere Doppelbindungen).

So gehen aus der Reaktion zwischen freien Radikalen und ungesättigten Fettsäuren sog. **Lipidperoxide** hervor, die zu morphologischen Veränderungen der Zellmembranen führen. Daraus resultieren Beeinträchtigungen der Funktion membrangebundener Enzyme und Rezeptoren sowie des zellulären Ionentransports. Diese Prozesse ziehen wiederum Permeabilitätsstörungen der Zellmembranen nach sich, wodurch ein erhöhter Kalziumeinstrom in die Zellen erfolgt. Über diesen Weg wird letztlich die Zerstörung der gesamten Zelle eingeleitet.

GUT ZU WISSEN

Besonders gravierend wirken sich Lipidperoxide am Zellkern aus: Sie führen rasch zu Zellzerstörung, Veränderung des Erbmaterials und Transformation in entartete Zellen. Da auch die Reparaturmechanismen der Zellen eingeschränkt sind, können die durch die Lipidperoxidation hervorgerufenen Schäden nicht mehr vollständig behoben werden. Hieraus resultiert letztlich ein vorzeitiger und beschleunigter Alterungsprozess im gesamten Organismus.

9.2 Ursachen

Faktoren, welche die Entstehung freier Radikale begünstigen und zu **DNA-Schäden** führen können:

- Rauchen
- UV-Strahlung, radioaktive Strahlung
- Alkoholkonsum
- Stress
- Medikamente wie Zytostatika, orale Kontrazeptiva, Paracetamol, Chloramphenicol
- Umweltnoxen wie Luftschadstoffe
- Schwermetalle, Pestizide, Ozonbelastung
- Falsche körperliche Belastungen
- Chronische Entzündungsprozesse

9.3 Indikationen für die labordiagnostische Beurteilung oxidativer Belastungen

9

- **Stark beeinträchtigtes Allgemeinbefinden:**
  - Chronische Müdigkeit
  - Erschöpfung
  - Starker Leistungsabfall
  - Konzentrationsstörungen
  - Migräne
  - Depressionen
- **Herz-Kreislauf-Erkrankungen**
- **Verdacht auf Arteriosklerose**
- **Diabetes mellitus**
- **Störungen des Immunsystems:**
  - Rezidivierende Infekte
  - Allergien
  - Autoimmunerkrankungen
- **Lungenerkrankungen:**
  - Asthma bronchiale
  - Lungenemphysem
- **Neurodegenerative Erkrankungen:**
  - Alzheimer-Krankheit
  - Parkinson-Krankheit
  - Amyotrophe Lateralsklerose
- **Umweltbelastung:**
  - Schwermetalle
  - Pestizide
  - Organische Lösungsmittel
  - UV-Strahlen
- **Hochleistungssport**
- **Herabgesetzte Entgiftungsfunktion:**
  - Lebererkrankungen
  - Nierenfunktionsstörungen
  - Gastrointestinale Störungen

9.4 Diagnostik

Die Belastung des Gesamtorganismus mit freien Radikalen bzw. der Grad der Lipidperoxidation kann labormedizinisch erfasst werden. Aus den Ergebnissen können nicht nur Rückschlüsse auf gesundheitliche Risiken abgeleitet werden, sondern auch der individuelle Bedarf an antioxidativen Vitaminen und Spurenelementen lässt sich so erkennen.

9.4.1 PerOx-Lipidperoxidation

Der PerOx-Test erfasst die gesamten Lipidperoxide. Er dient als Maß für die Fähigkeit des Organismus, freie Radikale abzubauen bzw. unschädlich zu machen, und gibt Auskunft über den Schweregrad der oxidativen Belastung: Eine erhöhte Konzentration an Lipidperoxiden im Plasma ist Ausdruck einer Peroxidation von Membranlipiden sowie anderen lipidhaltigen Strukturen.

Isoprostane

Ungesättigte Fettsäuren sind aufgrund ihrer chemischen Struktur (Doppelbindungen) besonders anfällig für einen Angriff von Sauerstoffradikalen, durch den es zur Bildung von Peroxiden kommt. Isoprostane entstehen bei der Oxidation der vierfach ungesättigten Fettsäure Arachidonsäure durch freie Radikale. Arachidonsäure ist bedeutsam als essenzieller Bestandteil von Zellmembranen und nimmt Einfluss auf die Membranrezeptoraktivität.

Isoprostane zeigen das Ausmaß dieses Schädigungsmechanismus an. Der Nachweis einer erhöhten Isoprostankonzentration ermöglicht ferner eine Einschätzung der antioxidativen Kapazität und dient darüber hinaus der Abklärung von Risikofaktoren für kardiovaskuläre Erkrankungen, Diabetes mellitus, Hypercholesterinämie, Adipositas sowie Rauchen.

Oxidiertes LDL (oxLDL)

oxLDL ist ein Marker für eine gesteigerte Lipidoxidation. Es besitzt atherogene und thrombogene Eigenschaften, die für die Entstehung arteriosklerotischer Gefäßwandläsionen und Arterienverschlüsse von großer Bedeutung sind.

oxLDL wird aufgrund seiner Modifizierung durch oxidative Prozesse nicht mehr als natives LDL erkannt. Es löst autoimmune zytotoxische Reaktionen aus. Infolgedessen wandeln sich Monozyten vermehrt in Makrophagen um, die oxLDL mithilfe des Scavenger-Rezeptors binden können. Da dieser Rezeptor nicht (wie der normale LDL-Rezeptor) durch einen hohen intrazellulären Cholesterinspiegel gehemmt wird, kommt es zu einer Anhäufung des Cholesterins in den Makrophagen, die sich daraufhin zu **Schaumzellen** umbilden. Die Schaumzellen begünstigen wiederum Bindegewebseinlagerungen, die zur Ausbildung arteriosklerotischer Plaques führen. Lösen sich die Plaques, zirkulieren sie mit dem Blutstrom. Die Folgen sind Herzinfarkt und Schlaganfall.

DNA-Oxidation (8-Hydroxy-Desoxyguanosin)

Bei oxidativen Vorgängen im Organismus sind Schädigungen der Basen von Nukleinsäuren (vor allem Thymin und Guanin) von besonderer Bedeutung, da sie Veränderungen der Chromosomen und damit des Erbguts nach sich ziehen können. Guanin wird in 8-Hydroxyguanosin umgewandelt, das normalerweise durch DNA-Reparaturenzyme entfernt wird. Ist dieses System überlastet, reichert sich 8-Hydroxyguanosin an, und es kommt in der Folge zu Mutationen, die bei der Entstehung von Krebs eine Rolle spielen. Erhöhte Konzentrationen werden außerdem im Alter, bei chronischen Lebererkrankungen, Hypercholesterinämie und/oder Hypertonie, Diabetes sowie bei Rauchern gefunden.

9.4.2 Untersuchungsverfahren zur Überprüfung des antioxidativen Schutzmechanismus

Der **ImAnOx-Test** dient der Überprüfung des antioxidativen Schutzsystems. Hierbei wird die Kapazität der in einer Blutprobe befindlichen Antioxidanzien gemessen, exogen zugeführte Peroxide in einem bestimmten Zeitraum zu beseitigen. Der Test erfasst alle wichtigen antioxidativen Vitalstoffe und weist frühzeitig auf eine Störung des antioxidativen Gleichgewichts hin. Er ist darüber hinaus gut zur Kontrolle sowie Optimierung einer Antioxidanzientherapie einsetzbar.

Antioxidative Enzyme und Cofaktoren

Zum Schutz vor Schädigungen durch freie Radikale verfügt der Organismus über ein komplexes antioxidatives Schutzsystem (➤ Tab. 9.1):

- Die **Superoxiddismutase** (SOD) ist für die Elimination des Superoxidanions zuständig, des ersten toxischen Sauerstoffabkömmlings. Das Enzym bildet somit die erste Abwehrlinie gegenüber oxidativem Stress. Die Aktivität der SOD ist abhängig von einem ausreichenden Gehalt an den Spurenelementen Kupfer und Zink (Cu/Zn-SOD des Zytosols) oder Mangan (Mn-SOD der Mitochondrien). Erniedrigte SOD-Spiegel sind meist auf niedrige Konzentrationen dieser Spurenelemente zurückzuführen.
- Die Hauptfunktion der **Glutathionperoxidase** besteht in der Elimination von Lipidperoxiden. Auf eine anfängliche Überexpression des Enzyms folgt bei andauerndem oxidativem Stress die Zerstörung. Die Aktivität der Glutathionperoxidase kann auch bei unzureichender Selenzufuhr über die Nahrung vermindert sein.

- Neben ihrer wichtigen Rolle als Coenzym bei der Energiegewinnung der Zelle spielt die **Alpha-Liponsäure** (ALA) eine zentrale Rolle im antioxidativen Netzwerk. Als starkes Antioxidans kann sie freie Radikale unschädlich machen. Darüber hinaus ist ALA in der Lage, die anderen Oxidanzien wie Vitamin C und E, Coenzym Q10 und Glutathion zu regenerieren. Ihr Vorteil gegenüber den anderen Oxidanzien liegt darin, dass sie aufgrund ihrer wasser- und fettlöslichen Eigenschaften in sämtliche Gewebe und Flüssigkeiten gelangen kann. Zudem kann ALA die Blut-Hirn-Schranke überwinden und somit auch im Gehirn protektiv wirken.
- **Glutathion** (GSH) ist ein aus Glutaminsäure, Cystein und Glycin bestehendes Tripeptid, das im Kampf gegen oxidativen Stress vielfältige Funktionen ausübt. GSH kann direkt mit reaktiven Sauerstoffspezies reagieren, dient aber im Wesentlichen als Substrat für die Glutathionperoxidase, die für die Elimination von Lipidperoxiden sorgt. Bei oxidativem Stress wird GSH i. d. R. verbraucht. Die Bestimmung des oxidierten Glutathions (GSSG) und die Berechnung des GSH/GSSG-Verhältnisses zeigen das Ausmaß des oxidativen Stresses an. Der Quotient ist im Alter sowie auch besonders nach intensiver körperlicher Belastung erniedrigt.
- Neben seiner zentralen Rolle im Energiestoffwechsel als Elektronencarrier zeichnet sich **Coenzym Q10** aufgrund seiner chemischen Struktur (Chinonring und Doppelbindungen im Seitenstrang) als sehr potenter Radikalfänger aus. Wegen seiner lipophilen Eigenschaft kann es besonders empfindliche Systeme wie die Zellmembranen und das Hautgewebe vor Lipidperoxidation schützen und stabilisieren. Coenzym Q10 ist ferner in der Lage, oxidiertes Vitamin E zu regenerieren.
- **Vitamin C** ist ein guter ROS-Fänger und kann unterschiedliche biologische Substrate (Proteine, Fettsäuren, DNA) vor Oxidation schützen. Es ist außerdem in der Lage, die durch verschiedene ROS verursachte LDL-Oxidation zu verhindern.
- Aufgrund seines hydrophoben Charakters kann sich **Vitamin E** in die Fettsäuren der Zellmembran und der Lipoproteine einfügen, wo es eine schützende Funktion ausübt und das Fortschreiten der durch oxidativen Stress ausgelösten Lipidperoxidation inhibiert. Unter den Tocopherolen besitzen α- und γ-Tocopherol die stärksten antioxidativen Eigenschaften.
- Einige **Carotinoide** (z. B. das Beta-Carotin) werden zu Vitamin A abgebaut, das eine wichtige Rolle für die Sehkraft spielt. Die meisten Carotinoide und Vitamin A reagieren mit Singulettsauerstoff und können die Oxidation mehrerer biologischer Substrate, insbesondere der mehrfach ungesättigten Fettsäuren, verhindern.
- Die Spurenelemente **Zink, Kupfer, Mangan** und **Selen** sind als Cofaktoren der SOD und Glutathionperoxidase bedeutende Faktoren des antioxidativen Schutzsystems.

Tab. 9.1 Andere Antioxidanzien bzw. Enzyme, die mittels dieser Stoffe im Organismus aufgebaut bzw. funktionsfähig werden

Beispiele	
Glutathion	Vitamin C, L-Cystein, L-Glutamin und L-Glycin
Glutathionperoxidase	Selen, Vitamin E, Riboflavin, Niacin
Katalasen	Eisen
Superoxiddismutasen	Zink, Mangan, Kupfer

9.5 Medikation/Therapie

9.5.1 Schutz durch Mikronährstoffe und Enzyme

Im Wesentlichen fungieren Substanzen aus der Gruppe der Vitamine, Spurenelemente, Aminosäuren, sekundäre Pflanzeninhaltsstoffe und Enzyme als Antioxidanzien. Die wichtigsten Vertreter dieser Schutzfaktoren sind:

- Vitamine (A, C, E und Beta-Carotin, Niacin)
- Spurenelemente wie Eisen, Kupfer, Mangan, Selen und Zink
- Bioflavonoide
- Reduziertes Glutathion
- Alpha-Liponsäure
- Melatonin (Epiphysenhormon)

Um das schützende Potenzial der Substanzgruppen optimal zu nutzen, sollten zur Therapie sinnvollerweise sich gegenseitig ergänzende Substanzen eingesetzt werden: So bietet **Vitamin E** Schutz vor Oxidation im Bereich lipidhaltiger Strukturen (z. B. in den Zellmembranen), während **Vitamin C** eine besondere Beziehung zum Zytoplasma aufweist und somit den Zellkern schützt. **Beta-Carotin** wiederum wirkt im Bereich des Interzellularraums.

GUT ZU WISSEN

Unabdingbar für eine potente antioxidative Therapie sind sekundäre Pflanzeninhaltsstoffe wie **Carotinoide** sowie polyphenolische Verbindungen wie **Flavonoide, Resveratrol** und **Anthocyane.** Daher kann durch regelmäßigen Verzehr entsprechender Nahrungsmittel ein optimaler antioxidativer Status erhalten werden (➤ Tab. 9.2).

Bei niedrigen Thiolspiegeln sollten schwefelreiche Nahrungsmittel angeboten werden, um die Bildung von **Thiolen** zu unterstützen. Hierzu gehören Bärlauch, Knoblauch, Zwiebeln, Porree sowie mit Schwefel konservierte Trockenfrüchte und Nüsse. Fisch, Fleisch, Soja und Milchprodukte sind proteinreich und enthalten die schwefelhaltigen Aminosäuren Cystein und Methionin.

Glutathion findet sich z. B. in Kartoffeln, Orangen, Tomaten, Brokkoli, Zucchini und Spinat. Ein niedriger Thiolspiegel kann auch durch die Gabe von Cystein in Form von N-Acetylcystein (NAC) positiv beeinflusst werden. Glutathion lässt sich als S-Acetylglutathion zuführen.

Eine gesunde Ernährung mit viel Obst und Gemüse verbessert die Zufuhr von Antioxidanzien. Defizite an Spurenelementen oder Vitaminen können in einer Laboranalyse überprüft und durch gezielte Zufuhr der Mikronährstoffe ausgeglichen werden.

Tab. 9.2 Vorkommen natürlicher Antioxidanzien

Verbindungen	Lebensmittel mit hohem Gehalt
Vitamin C	Frisches Obst und Gemüse
Vitamin E (Tocopherole, Tocotrienole)	Pflanzenöle
Polyphenolische Antioxidanzien (Resveratrol, Flavonoide)	Tee, Kaffee, Soja, Obst, Olivenöl, Kakao, Zimt, Oregano, Rotwein, Granatapfel, Aroniabeeren
Carotinoide	Obst, Gemüse, Eier

Bei der Therapie wird eine Kombination mehrerer antioxidativer Substanzen empfohlen. Das Vermeiden exogener Noxen, die zur vermehrten Bildung freier Radikale beitragen (u. a. Rauchen, Alkohol), führt zu einem niedrigeren Verbrauch an Antioxidanzien. Auch ein ausgewogener Lebensstil und ausreichende sportliche Betätigung können die Funktion der antioxidativen Systeme steigern.

Die Zusammenstellung der nachstehend aufgeführten Präparate zur naturheilkundlichen Prävention und Therapie von oxidativem Stress ist als Anregung zu verstehen und stellt kein aufeinander abgestimmtes Therapiekonzept dar. Bei der individuellen Auswahl der Präparate für den Patienten sind ggf. vorhandene Kontraindikationen zu berücksichtigen (s. Beipackzettel des jeweiligen Herstellers).

Indikationen, Zusammensetzung, Dosierungs- und Anwendungsempfehlungen: ➤ Anhang (Tab. A–Z).

THERAPIEEMPFEHLUNGEN

- Antioxidans Formula (nur über Biogena beziehbar)
- OPC Resveratrol Formula (nur über Biogena beziehbar)
- Aronia vital® (Pascoe)
- Selenit 200 (nur über Biogena beziehbar)
- Pycnogenol® 100 (nur über Biogena beziehbar)
- Ubiquinol CoQ10 100 mg vegan (nur über Biogena beziehbar)
- Pascorbin® 7,5 g (Pascoe)
- MUCOZINK® (nutrimmun)
- MyBIOTIK®LIFE+ (nutrimmun)

9.5.2 Komplementäre Mikronährstofftherapie

- **Selen** erfüllt verschiedene Funktionen im Körper und ist als Bestandteil der Glutathionperoxidase ein wichtiger Pfeiler der antioxidativen Abwehr. Glutathionperoxidasen existieren in vier verschiedenen Isoformen, die in unterschiedlichen Geweben aktiv sind. Diese selenhaltigen Enzyme katalysieren die Wasserstoffübertragung von Glutathion auf freie Peroxide und verhindern dadurch Schäden auf subzellulärer und zellulärer Ebene. Selen ist weiterhin Cofaktor für die Bildung von aktiven Schilddrüsenhormonen und beeinflusst daher indirekt den Grundumsatz sowie die Zellaktivitäten in Bezug auf Teilungsrate, Differenzierung und Wachstum.

- **Carotinoide** sind wirkungsvolle Antioxidanzien, da sie freie Peroxylradikale und Singulettsauerstoff binden und die Lipidperoxidation durch UVB-, Röntgen- und Höhenstrahlung verhindern können. Zu den wichtigsten Carotinoiden zählt das Beta-Carotin, das als bioaktive Vorstufe für Vitamin A fungiert und in der Haut und in den Zellen der Retina eingelagert wird, um dort direkt als Antioxidans gegen UV-induzierte freie Radikale zu wirken.
- **Coenzym Q10** spielt neben der zellulären Energieproduktion eine Schlüsselrolle als zentrales Antioxidans in den Zellen (➤ Kap. 4.2.3).
- **Pycnogenol** enthält Polyphenole aus einem standardisierten Pinienrinden-Extrakt. Sein stark antioxidatives Potenzial verdankt es den enthaltenen oligomeren Proanthocyanidinen (OPC) und anderen Bioflavonoiden wie Catechinen, Epicatechinen, Phenolsäuren und Taxifolin. Die enthaltenen OPCs zeigen ein hohes antioxidatives Schutzpotenzial, insbesondere gegenüber reaktiven Sauerstoff- und Stickstoffspezies, und sind dadurch ein geeignetes Instrument zur Prävention und Behandlung von oxidativem Stress in verschiedenen Zielorganen.

GUT ZU WISSEN

In-vitro-Studien zeigen, dass Pycnogenol in seinen antioxidativen Eigenschaften um ein Vielfaches wirksamer ist als die Vitamine C und E. Pycnogenol kann außerdem oxidiertes Vitamin C recyceln und Vitamin E regenerieren.

9

LITERATUR

Aldret RL, Bellar D. A double-blind, crossover study to examine the effects of maritime pine extract on exercise performance and postexercise inflammation, oxidative stress, muscle soreness, and damage. J Diet Suppl 2020; 17: 309–320.

Henning T, Weber D. Redox biomarkers in dietary interventions and nutritional observation studies – from new insights to old problems. Redox Biology 2021; 41: 101922.

Horn F. Biochemie des Menschen. 5. korr. A. Stuttgart: Thieme 2012.

Itabe H. Oxidized low-density lipoprotein as a biomarker of in vivo oxidative stress: from atherosclerosis to periodontitis. J Clin Biochem Nutr 2012; 51(1): 1–8.

Kommission „Methoden und Qualitätssicherung in der Umweltmedizin" (Mitteilung). Oxidativer Stress und Möglichkeiten seiner Messung aus umweltmedizinischer Sicht. Bundesgesundheitsbl – Gesundheitsforsch – Gesundheitsschutz 2008; 51: 1464–1482.

Leiva E, et al. Role of oxidized LDL in atherosclerosis. In: Kumar SA (ed.). Hypercholesterolemia. London: IntechOpen 2015, pp. 55–78.

Pirillo A, et al. LOX-1, OxLDL, and atherosclerosis. Mediators Inflamm 2013; 2013: 152786.

Rašković A, et al. Hepatoprotective and antioxidant potential of Pycnogenol® in acetaminophen-induced hepatotoxicity in rats. Phytother Res 2019; 33(3): 631–639.

Schöttker B, et al. Oxidatively damaged DNA/RNA and 8-isoprostane levels are associated with the development of type 2 diabetes at older age: results from a large cohort study. Diabetes Care 2020; 43(1): 130–136.

Schwandt P, Parhofer KG. Handbuch der Fettstoffwechselstörungen: Dyslipoproteinämien und Atherosklerose: Diagnostik, Therapie und Prävention. 3. A. Stuttgart: Schattauer 2012, S. 85.

Su LJ, et al. Reactive oxygen species-induced lipid peroxidation in apoptosis, autophagy, and ferroptosis. Oxid Med Cell Longev 2019; 2019: 5080843.

Su G, et al. Urinary 8-iso-prostaglandin F2α as a risk marker for the vulnerability of culprit plaque in diabetic patients with stable coronary artery disease. Prostaglandins Leukot Essent Fatty Acids 2019; 140: 11–17.

Toprani SM, Mane VK. A short review on DNA damage and repair effects in lip cancer. Hematol Oncol Stem Cell Ther 2021; 14(4): 267–274.

Wang A, et al. Association of oxidized low-density lipoprotein with prognosis of stroke and stroke subtypes. Stroke 2017; 48: 91–97.

Yamaguchi NH. Smoking, immunity, and DNA damage. Transl Lung Cancer Res 2019; 8 (Suppl 1): S3.

KAPITEL

10 Schwermetallbelastungen

10.1 Definition

Luft, Wasser und Nahrungsmittel können toxische Schwermetalle in relevanter Konzentration enthalten, und auch Obst und Gemüse aus biologischen Anbaugebieten können entsprechende Rückstände aufweisen. Zwar ist seit der Einführung von bleifreiem Benzin in Verbindung mit Fahrzeugkatalysatoren (Kat) eine messbare Senkung der Bleibelastung im Straßenverkehr festzustellen, doch zeigen sich nun in der Nähe von Straßen stark erhöhte Konzentrationen von Edelmetallen aus der Platingruppe (Platin, Palladium und Rhodium; PGM), die von Kat-Fahrzeugen ausgestoßen werden. Auch wenn zurzeit noch angenommen wird, dass die Gesundheitsrisiken der **PGM-Emissionen** niedrig sind, bereitet die gute Wasserlöslichkeit und die damit verbundene Bioverfügbarkeit der extrem fein verteilten PGM-Teilchen Sorge. Einmal emittiert können sie nie zurückgeholt werden.

Bei der Diskussion um Schwermetallbelastungen in Verbindung mit Dentalwerkstoffen beschäftigte man sich überwiegend mit möglichen toxikologischen Phänomenen. Unbestritten ist in diesem Zusammenhang aber die Tatsache, dass **Dentallegierungen** kontinuierlich Metallionen freisetzen, die in Niere, Leber, ZNS und anderen Organen akkumulieren. Dabei wird auch heute noch darum gestritten, ob durch diese Dentalwerkstoffe toxikologisch relevante Konzentrationen in den Organismus gelangen.

Cave

Von der Konzentration unabhängig sind aufgrund des hohen Sensibilisierungspotenzials der Metalle allerdings immunologische Phänomene, die auch durch geringste Spuren von Metallionen ausgelöst werden können.

Waren bislang Metallionen als Auslöser von Schwermetallallergien (verzögerter Allergietyp) bekannt, verdichtet sich derzeit der Verdacht, dass auch metallinduzierte Autoimmunreaktionen existieren. Neueste Erkenntnisse deuten darauf hin, dass Metallionen körpereigene Eiweißstrukturen verändern, die dadurch vom Immunsystem als körperfremd identifiziert werden und in der Folge Autoimmunprozesse in Gang setzen. Die Schwermetallionen selbst sind zu klein, als dass sie direkt immunologische Reaktionen auslösen könnten. So ließ sich inzwischen nachweisen, dass dreiwertiges Gold, Palladium, Quecksilber und Platin schwefelhaltige Aminosäureseitenketten der körpereigenen Peptide oxidieren können. Die Proteine werden dadurch denaturiert. Eine Schlüsselrolle für die Induktion eines Autoimmunprozesses nehmen hier die antigenpräsentierenden Zellen ein, die nach Phagozytose des Metall-Protein-Komplexes dessen Bruchstücke an ihren Zelloberflächen den T-Zellen präsentieren.

GUT ZU WISSEN

Von besonderer umweltmedizinischer Bedeutung ist das höhere toxikologische Empfänglichkeitsrisiko für Kinder. So besteht der Verdacht, dass z. B. der explosionsartige Anstieg von Lern-, Konzentrations- und Verhaltensstörungen im Kindesalter auch auf die chronische Exposition mit Schwermetallen und Xenobiotika zurückzuführen ist. Der Abschätzung einer etwaigen umwelttoxikologischen Belastung kommt daher ein sehr hoher Stellenwert zu.

10.2 Ursachen

Schwermetalle sind in der Umwelt allgegenwärtig:

- Häufige Quelle sind **industrielle Emissionen,** z. B. durch Stahlwerke, Papierindustrie und Petrochemie, über die Metalle in die Atmosphäre gelangen.

- Einsatz von **Pestiziden** und **Klärschlamm** sowie saure Niederschläge, welche die Anreicherung von Schwermetallen in Böden und Gewässern begünstigen. Die Folge ist eine Verarmung an lebensnotwendigen Mineralstoffen. Über das Trinkwasser und die Nahrungskette wird der Körper mit nicht unbeträchtlichen Mengen belastet: z. B. große Mengen an Quecksilber in Fischen (vornehmlich mit hohem Fettgehalt und aus Süßgewässern), Cadmium in Wurzelgemüse und Innereien; Bleiaufnahme über Trinkwasser aus bleihaltigen Wasserleitungen in Altbauten.
- Die **heutige Ernährungsweise** (rasche Nahrungsaufnahme, meist zu später Stunde bei zu geringer Flüssigkeitszufuhr) und Nahrungszusammensetzung (hoher Anteil an Zucker, Fett und Eiweiß) tragen wesentlich zur Schadstoffbelastung bei. Sie führen zu einer latenten Übersäuerung des Organismus. Ein saures Körpermilieu erhöht die Löslichkeit von Schadstoffen und fördert ihre Aufnahme, Verteilung und Speicherung im Gewebe.
- Nicht selten kommen **Wohnort, Arbeitsplatz** und **Freizeitaktivitäten** als mögliche **Belastungsquellen** in Betracht.
- Als wichtige Metallquelle stehen **Zahnmaterialien,** insbesondere Amalgamfüllungen, seit Längerem im Fokus der Öffentlichkeit.
- Besonders empfänglich sind **Kinder und ältere Menschen.** Kinder sind aufgrund ihrer Körpergröße, der höheren Atemfrequenz und Resorptionsrate und auch ihres Spielverhaltens in besonders hohem Maße Schadstoffen ausgesetzt. Ältere Menschen reichern Metalle wegen der nachlassenden Nierenleistung und Abwehrfunktion schnell an.

Schwermetalle weisen ein **breites Wirkspektrum** auf. Im Übermaß können sich die Metallionen schädigend auf zahlreiche physiologische Prozesse des Körpers auswirken:

- Schwermetalle binden aufgrund ihrer hohen Affinität zu Schwefel an Disulfid- und Sulfhydrylgruppen von Proteinen. Dies führt zu einer Veränderung der Proteinstruktur und somit vor allem zu einer Beeinträchtigung der Enzymfunktion. Wichtige Stoffwechselprozesse werden blockiert. Die Strukturveränderung begünstigt darüber hinaus die Entstehung von Autoimmunreaktionen.
- Schwermetalle schädigen Zellstrukturen vor allem des Immun- und des Nervensystems. Sie inhibieren zentrale Regulationsmechanismen.
- Schwermetalle inaktivieren das Entgiftungssystem durch Enzymhemmung. Sie induzieren auf diese Weise die Bildung freier Radikale.
- Ein zentraler Wirkmechanismus der Metalle besteht in ihrer Wechselwirkung mit essenziellen Mikronährstoffen wie Kalzium, Eisen, Zink und Selen, deren Aufnahme reduziert wird. Hieraus resultieren erhebliche Stoffwechselstörungen, da Mikronährstoffe insbesondere als Enzymaktivatoren fungieren.
- Schwermetalle reichern sich bevorzugt im ZNS sowie in Knochen, Bauchspeicheldrüse, Nieren und Leber an. Einige Organe fungieren als Schwermetalldepots, so z. B. Knochengewebe (Blei, Cadmium), Hypophyse (Quecksilber), Leber (Kupfer).

10.3 Symptomatik

- Fibrotische Veränderungen des Lungengewebes
- Dermatitis, Ekzeme, Depigmentierungen
- Starker Haarausfall
- Hyperaktivität
- Polyneuropathien
- ZNS-Störungen
- Leberschädigungen
- Krebserkrankungen

10.4 Diagnostik

10.4.1 Analyse im Blut

Vollblutuntersuchungen Schwermetallbelastungen sind in einem Zeitraum von wenigen Tagen bis Wochen nach einer akuten Exposition im Vollblut nachweisbar. So gilt der Bleigehalt im Vollblut als bester Parameter für die Feststellung einer akuten Bleiexposition in den letzten 3–5 Wochen, da Blei zu ca. 95 % an der Erythrozytenmembran gebunden ist.

Quecksilber hingegen ist nur für kurze Zeit im Vollblut nachweisbar, da es eine Halbwertszeit von ca. 3 Tagen besitzt.

Analysen im Serum Für den Nachweis von Metallbelastungen sind Serumanalysen wenig geeignet. Wichtige biochemische Wirkmechanismen der Metalle finden vor allem auf zellulärer Ebene statt und lassen sich daher nicht im Serum erfassen. Darüber hinaus ist zu beachten, dass viele Metalle aufgrund ihrer kurzen Halbwertszeit und Bindung in den Geweben dem Nachweis im Serum entgehen.

10.4.2 Urinanalyse

Die Urinanalyse spiegelt die Ausscheidung der Metalle wider (➤ Abb. 10.1). Die Bestimmung der Konzentration im Urin ist vor allem bei Metallen indiziert, die eine Nierenschädigung verursachen. So stellt die Cadmiumkonzentration im Urin einen Indikator der chronischen Belastung mit diesem Schwermetall dar.

GUT ZU WISSEN

Allerdings sind viele Schwermetalle ohne Mobilisierung mit einem Chelatbildner wie z. B. Dimercaptopropansulfonsäure (DMPS) nicht detektierbar, da sie relativ schnell in die Depotorgane eingelagert werden.

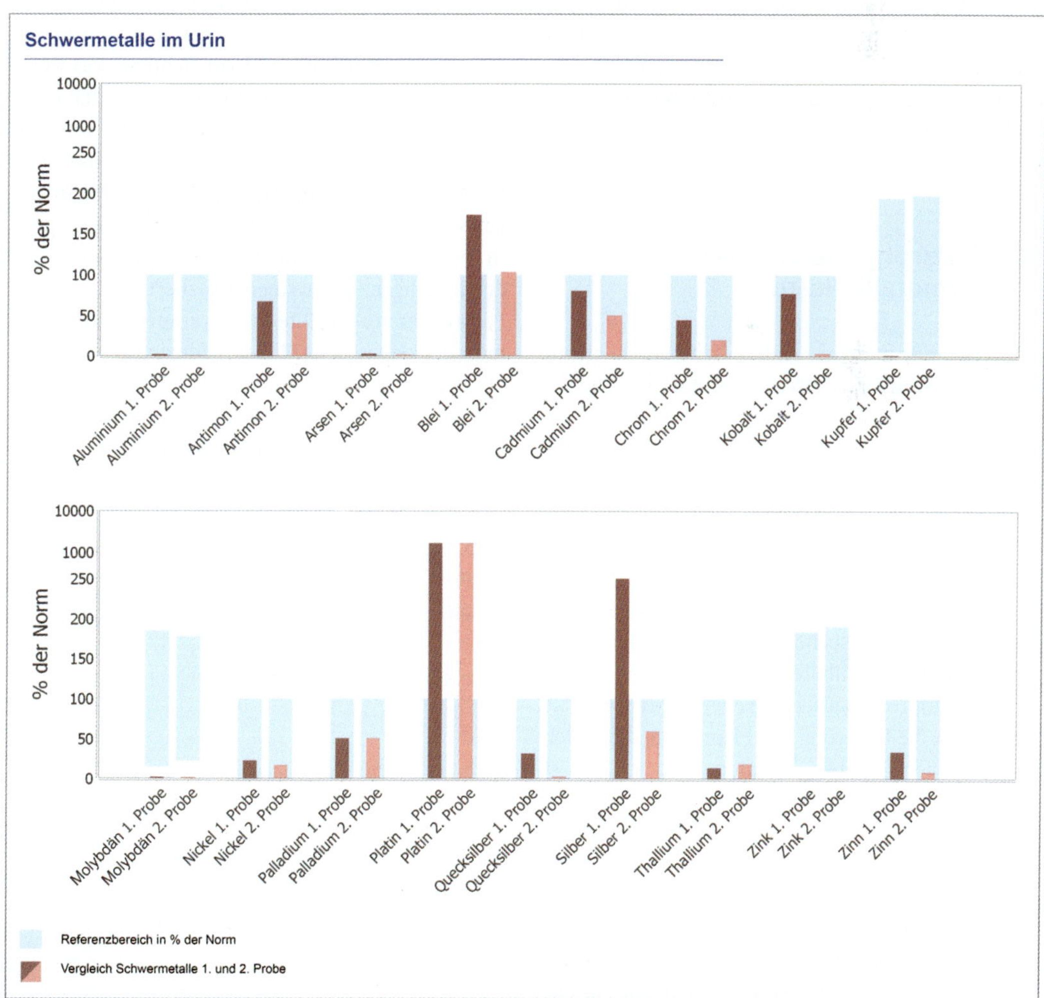

Abb. 10.1 Befund: Schwermetalle im Urin [V573]

Der Mobilisationstest ermöglicht einen umfangreichen Einblick in die Gesamtbelastung des Körpers mit Schwermetallen. Hierzu werden Komplex- oder Chelatbildner injiziert oder oral verabreicht, die Schwermetalle binden und über die Nieren ausschwemmen. Komplexbildner sind ferner in der Lage, Metalle aus ihren Depots im Körper zu mobilisieren. Dabei werden sie selbst nicht im Körper metabolisiert. Der Mobilisationstest stellt nicht nur ein geeignetes Nachweisverfahren für eine Schwermetallbelastung dar, sondern fördert zugleich auch die Elimination von Metallen.

Die renale Ausscheidung von Metallen durch Chelatbildner läuft in einer bestimmten Hierarchie ab, wobei beim Einsatz von DMPS das Spurenelement Zink an erster Stelle steht. Aus diesem Grund sollten vor Testbeginn Zink sowie die Elemente Selen und Kupfer überprüft werden. Bei erniedrigten Spiegeln ist zunächst eine ca. 14-tägige Substitution ratsam, die auch nach erfolgter Mobilisation fortgesetzt werden sollte.

10.4.3 Porphyrine als Biomarker der Schwermetallbelastung

Schwermetalle und viele andere Xenobiotika zirkulieren nur relativ kurzfristig im Blut und entziehen sich somit insbesondere bei chronischer Exposition rasch der Nachweismöglichkeit in spontan entnommenen Blut- oder Urinproben. Eine ausschließliche Bestimmung von Metallen bzw. Xenobiotika im Vollblut, Serum oder Urin ist somit nur bei Verdacht auf eine akute Vergiftung sinnvoll. Zur Abklärung einer chronischen Schwermetallbelastung konnten bisher nur Mobilisationstests herangezogen werden; diese Tests ermöglichen mithilfe chelatierender Substanzen Dimercaptopropansulfonsäure wie DMPS, DMSA oder EDTA die Eluierung von Elementen, die in den verschiedenen Geweben deponiert sind.

10

Die Bestimmung von Porphyrinen im Urin ermöglicht erstmals eine aussagekräftige orientierende Diagnostik im Sinne eines Biomonitorings für eine Auswahl von Schadstoffen, die auch ohne den Einsatz von Medikamenten und die damit verbundenen Risiken und Umständlichkeiten auskommt. Die Gabe von Chelatbildnern könnte dadurch auf eine gezielte therapeutische Ausleitung beschränkt werden, die erst beim Hinweis auf eine Schwermetallbelastung aufgrund einer Porphyrinurie mit entsprechender Klinik erfolgt.

10.4.4 Porphyrinurie-Profil

Das Porphyrinurie-Profil macht sich die Tatsache zunutze, dass Schwermetalle und Xenobiotika die Aktivität verschiedener Enzyme der Porphyrin-Biosynthese besonders empfindlich hemmen können. Dadurch werden innerhalb der Porphyrin-Stoffwechselkaskade spezifische Zwischenprodukte nicht mehr weiter umgesetzt und akkumulieren. Letztlich werden die Zwischenprodukte in unphysiologischen Konzentrationen renal ausgeschieden. Je nach toxischem Metall wird somit ein charakteristisches Porphyrin-Ausscheidungsmuster im Urin sichtbar, was Rückschlüsse auf das gehemmte Enzym bzw. den dafür verantwortlichen Schadstoff ermöglicht. Das Porphyrinurie-Profil ist daher eine einfach einzusetzende Screeningmethode, die sich sehr gut zur Ergänzung eines umweltmedizinischen Biomonitorings eignet. In ➤ Tab. 10.1 sind die toxischen Substanzen mit den jeweiligen Porphyrinen assoziiert.

Das hier vorgestellte Porphyrinurie-Profil dient nicht der klassischen Differenzialdiagnostik einer Porphyrie, sondern wird im Sinne eines Biomonitorings zur **Erfassung toxischer Effekte von Schwermetallen und Organochemikalien** eingesetzt.

Tab. 10.1 Porphyrine und assoziierte toxische Substanzen

Arsen	Uroporphyrin, Coproporphyrin I, Pentacarboxyporphyrin
Quecksilber	Pentacarboxyporphyrin, Coproporphyrin I + III
Blei	Coproporphyrin III
Hexachlorbenzol	Uroporphyrin
Methylchlorid	Coproporphyrin I + III
Dioxin	Uroporphyrin
Polyvinylchlorid	Coproporphyrin I + III
Polybromiertes Biphenyl	Coproporphyrin I + III

Präanalytik

Probenmaterial:	1 Spezial-Röhrchen
Probenversand:	Die Einsendung der Probe sollte gekühlt, lichtgeschützt und per Express erfolgen.

Befundinterpretation

Durch den Einfluss toxischer Schwermetalle und diverser Xenobiotika kann es zu Veränderungen der Porphyrinbiosynthese kommen, die in Abhängigkeit vom toxischen Metall ein **charakteristisches Porphyrin-Ausscheidungsmuster** im Urin nach sich ziehen. Entsprechende Ausscheidungsmuster lassen sich üblicherweise nur bei toxisch exponierten Personen nachweisen. Studien haben gezeigt, dass sich solche atypischen Ausscheidungsmuster nach Durchführung wirksamer Entgiftungsmaßnahmen wie der Anwendung von DMPS signifikant reduzieren lassen.

INFO

Steckbrief der mit Porphyrinurie assoziierten Schwermetalle und Xenobiotika

Arsen (As) Halbmetall (As zeigt je nach Modifikation metallische oder nichtmetallische Eigenschaften).

- *Vorkommen:* As wird beim Schmelzen von Metallen (z. B. Kupferverarbeitung) und der Verbrennung fossiler Energieträger frei. Die Weltjahresproduktion liegt bei 40.000 Tonnen. Seit 1974 sind arsenhaltige Pestizide verboten. Insbesondere für Kinder bedenklich hohe As-Konzentrationen können im Fell ausgestopfter Tiere nachweisbar sein. Umweltmedizinische Relevanz haben aufgrund der relativ hohen Anreicherung Fische und Krustentiere, die ihre Nahrung vom Meeresgrund aufnehmen (hoher As-Gehalt in Sedimenten).
- *Toxische Wirkung:* As und seine Verbindungen wirken bei Menschen eindeutig kanzerogen. Die Tumorlokalisation ist dabei vom Aufnahmeweg abhängig (Inhalation oder orale Aufnahme). Akute und chronische As-Vergiftungen sind in westlichen Industrienationen selten geworden. Demgegenüber steht die chronische Belastung. Hier ist die Symptomatik – wie bei der chronischen Vergiftung – völlig unspezifisch, sodass es ohne Kenntnis einer etwaigen As-Aufnahme nicht möglich ist, das Beschwerdebild einer As-Belastung zuzuordnen.

Quecksilber (Hg) Flüssigmetall. Im Altertum wurde es mit verheerenden Folgen für die Patienten als Heilmittel verwendet. In der Zahnmedizin findet es aber auch heute noch Verwendung.

- *Vorkommen/Anwendung:* Hg kommt natürlicherweise als Ion in seiner metallischen, elementaren Form in anorganischen und organischen Verbindungen vor. Durch industrielle Nutzung sowie durch Verbrennung von Kohle, Heizöl und Müll wird Hg auf künstlichem Weg in relevantem Umfang in die Natur eingebracht. Bis vor wenigen Jahren wurde Hg als Saatgutbeize in der Landwirtschaft verwendet. Von besonderer Bedeutung für die tägliche Aufnahme sind neben Amalgamfüllungen kontaminierte Nahrungsmittel, wobei Meeresfrüchte das Metall besonders intensiv anreichern.
- *Toxische Wirkung:* Hg-Vergiftungen sind selten. Demgegenüber stehen die Auswirkungen chronischer Belastungen, wobei organische Hg-Verbindungen aufgrund ihrer Lipidlöslichkeit eine größere Rolle spielen. Organisches Hg passiert die Blut-Hirn-Schranke und kann zu ausgeprägten ZNS-Symptomen führen. Darüber hinaus sind viele unspezifische Allgemeinsymptome beschrieben.

Blei (Pb) Toxisches Schwermetall.

- *Vorkommen:* Die bedeutendste Quelle für Blei ist heute das Recycling alter Bleiprodukte. Daher bestehen in Deutschland nur noch zwei Primärhütten, die Blei aus Erz herstellen. Seit Einführung von bleifreiem Benzin ist der Eintrag in die Umwelt zwar deutlich zurückgegangen, doch auf den weltweiten Bleiverbrauch hat das keine Auswirkung. Die überwiegende Bleiaufnahme stammt aus der Nahrungskette. Wichtigste Quellen: Blattgemüse, Innereien von Rindern, Roggenvollkorn, Kondensmilch, Eier, Seefische, verlötete Konservendosen (wie Tomatenmark). Rauchen/Passivrauchen erhöht die tägliche Bleiaufnahme über die Atemwege erheblich. In Altbauten können noch immer Wasserrohre aus Blei verlegt sein.
- *Toxische Wirkung:* Bleiionen verbinden sich mit Hydroxid-, Phosphat-, Thio- und Aminogruppen. Dabei wird u. a. die Bildung von Häm verhindert, sodass unzulänglich ausgebildete Hämgruppen renal ausgeschieden werden und zur Porphyrinurie führen. Eine Bleivergiftung führt insbesondere zu ZNS-Symptomen in Form von Hyperaktivität, Stressintoleranz, Weinerlichkeit, Verhaltensstörungen, Ängstlichkeit und Lernstörungen. Zudem können Polyneuropathien und endokrinologische Störungen auftreten.

Hexachlorbenzol (HCB) HCB gehört wie DDT, Lindan oder Pentachlorphenol zu den halogenierten aromatischen Kohlenwasserstoffen.

- *Vorkommen:* HCB wurde früher gegen Pilzerkrankungen bei Getreide eingesetzt. Seit 1981 ist es in Deutschland als Pflanzenschutzmittel nicht mehr zugelassen. Darüber hinaus wurde es in Holzschutzmit-

teln und als Zusatzstoff für PVC, Isolationsmaterialien oder Klebstoffen verwendet. HCB entsteht auch als Nebenprodukt bei der Kunststoff- und Lösungsmittelherstellung. Bedingt durch den großflächigen Einsatz in der Landwirtschaft, die relativ hohe Flüchtigkeit und den langsamen Abbau im Organismus (biologische Halbwertszeit ca. 3 Jahre) ist HCB heute in der ganzen belebten Umwelt zu finden.
- *Toxische Wirkung:* Bei Langzeitbelastung mit geringeren Konzentrationen, die im Körper zu einer Aufkonzentrierung in fetthaltigen Geweben führen kann, sind folgende Symptome beschrieben:
  - Schleimhautreizungen
  - Erhöhte Hautpigmentierung
  - Blasenbildung der Haut
  - Leberschädigungen
  - Porphyria cutanea tarda
  - Muskelschwund
  - Arthritis

Im Tierversuch erwies sich HCB krebserregend und fruchtschädigend. Möglicherweise löst HCB auch beim Menschen Krebs aus.

Methylchlorid (Chlormethan) Häufigste chlorhaltige gasförmige Verbindung in der Atmosphäre.
- *Vorkommen:* Neben industriellen Quellen tragen natürliche Emissionen aus immergrünen Bäumen, aber auch aus anderen Pflanzen wie Kartoffeln zu einem bedeutenden Vorkommen bei. Chlormethan wird als Methylierungsmittel in der organischen Chemie, zur Veresterung von Alkoholen und Phenolen sowie bei der Silikonherstellung eingesetzt.
- *Toxische Wirkung:* Methylchlorid löst Störungen des Zentralnervensystems aus und schädigt Leber, Niere und Herz. Methylchlorid gilt als Stoff mit krebserzeugendem Potenzial und wirkt fruchtschädigend.

Dioxine Diese Substanzen entstehen unvermeidlich als Nebenprodukte bei der Herstellung chlororganischer Chemikalien oder bei beliebigen Oxidationsreaktionen von Kohlenwasserstoffverbindungen in Gegenwart von Chlorverbindungen.
- *Vorkommen:* Dioxine sind in der gesamten Umwelt, in Pflanzen, Tieren, Menschen persistent. Daher ist die Dioxinaufnahme nicht vermeidbar. Die Verteilung erfolgt hauptsächlich über die Luft und kontaminierte Staubpartikel.
- *Toxische Wirkung:* Dioxine, die zu den giftigsten Substanzen gehören, rufen bereits knapp über der Nachweisgrenze Immunstörungen hervor. Chronische Belastungen führen zu Blutbildveränderungen, Leberstörungen, Erkrankungen des Herz-Kreislauf-Systems, der Haut und der Haare. Dioxinverursachte maligne Tumoren entstehen bevorzugt in Leber, Lunge, Nase und Schilddrüse. Zu den möglichen Fehlbildungen bei Ungeborenen gehören Gaumenspalten, Nierenschäden und Knochenbildungsstörungen.

Polybromierte Biphenyle (PBBs) PBBs sind durch eine hohe chemische Stabilität gekennzeichnet. Sie sind biologisch kaum abbaubar und reichern sich im Fettgewebe an.
- *Vorkommen:* PBBs werden als Flammschutzmittel und als Weichmacher in Kunststoffen eingesetzt; sie dienen als Ersatzstoffe für polychlorierte Biphenyle (PCBs).
- *Toxische Wirkung:* PBBs stehen im Verdacht, toxisch, karzinogen und leberschädigend zu sein. Außerdem werden toxische Eigenschaften mit Folgen wie Gedächtnis- und Muskelschwäche sowie Immundefekten vermutet.

10.5 Medikation/Therapie

10.5.1 Therapeutische Ansätze zur Unterstützung der Entgiftungsfunktion

Die Naturheilkunde schenkt der Thematik Entgiftung zwar sehr viel Aufmerksamkeit, doch findet man in der einschlägigen Literatur meist nur sehr allgemeine Hinweise, in denen die Organe der Entgiftung im Vordergrund stehen und weniger die Biochemie. Therapeutisches Ziel ist hier in erster Linie die unspezifische Aktivierung der Organleistung, etwa im Sinne einer undefinierten leber- und nierenanregenden Therapie, ohne die spezifischen Mechanismen der Detoxifikation zu berücksichtigen. Dadurch werden wesentliche biochemische Zusammenhänge übersehen, was einerseits durchaus mit Risiken für den Patienten verbunden sein kann und andererseits wirksame und gezielte Therapieoptionen verhindert.

Spezifische Therapieansätze zur Entgiftung bieten die sog. Chelatbildner auf schwefliger Basis wie z. B. DMPS (➤ Kap. 10.5.2), während orthomolekulare Substanzen als Cofaktoren der verschiedenen Entgiftungsenzyme bzw. ihren Konjugationspartnern eine primäre Bedeutung für deren Funktion haben. Versorgungslücken, wie sie sich heute bei unseren Patienten häufig nachweisen lassen, hemmen das körpereigene

10

Entgiftungspotenzial. Eine herausragende Bedeutung kommt in diesem Zusammenhang den sekundären Pflanzeninhaltsstoffen zu, da sie als potente Regulatoren der Aktivität von Entgiftungsenzymen fungieren.

10.5.2 Übersicht über die wichtigsten Substanzgruppen

- **Dimercaptopropansulfonsäure (DMPS):** Je nach Anamnese, Klinik und Porphyrinurie-Ausscheidungsmuster kann durch die Gabe von DMPS eine Schwermetallausleitung erfolgen, die im Rahmen eines DMPS-Tests gleichzeitig der diagnostischen Einschätzung des Belastungsgrades dient.
- **Alpha-Liponsäure (ALA):** Der antioxidativ wirksamen ALA kommt eine wichtige Rolle in der Regeneration von Glutathion zu. ALA gilt als vitaminähnliche, aber endogen gebildete Substanz mit Coenzymfunktion. Insbesondere Patienten mit Lebererkrankungen, Diabetes mellitus, Arteriosklerose und Polyneuritis weisen häufig erniedrigte Spiegel auf. Dihydroliponsäure, die reduzierte Form von ALA, fungiert als Chelatbildner, sodass sich z. B. Thiogamma®-Infusionen sehr gut zur Schwermetallentgiftung eignen. Darüber hinaus werden neben Glutathion auch andere antioxidative Vitamine wie die Vitamine C und E durch ALA recycelt. Empfohlen werden, je nach Befund, zwischen 5 und 10 Infusionen bei 1–2 Anwendungen/Woche.
- **Sekundäre Pflanzeninhaltsstoffe:** Sekundäre Pflanzeninhaltsstoffe aus der Gruppe der Glukosinolate sowie Mikronährstoffe zur Optimierung der Glutathionsynthese sind zur spezifischen Unterstützung der Entgiftungskapazität unersetzlich. Die Aktivität der Entgiftungsenzyme der Phase II wird durch sekundäre Pflanzenstoffe aus der Gruppe der Glukosinolate induziert. Zum einen kann man die tägliche Ernährung mit besonders glukosinolatreichen Nahrungsmitteln (Gartenkresse, Meerrettich, Rosenkohl, Weißkohl, Brokkoli, Kohlrabi) gestalten, zum anderen sollten entsprechende Supplemente eingesetzt werden.
- **Basentherapie:** Schwermetalle werden über die Niere der endgültigen Ausscheidung zugeführt. Da der Urin-pH die endgültige Exkretion der Toxine beeinflusst, kann die Schwermetallausscheidung durch Einflussnahme auf den Urin-pH forciert werden. Schon Perry (1959) berichtete über die Möglichkeit, die Ausscheidung von Cadmium, Blei, Molybdän und Zinn durch Alkalisierung des Urins zu erhöhen. Im Rahmen einer Schwermetallausleitung (➤ Tab. 10.2) kann

Tab. 10.2 Schwermetallausleitung

Alpha-Liponsäure	Wirkt chelatierend durch Bildung unlöslicher Komplexe mit Schwermetallen
Glutathion	Spielt aufgrund seiner antioxidativen und toxinbindenden Eigenschaften für die (Leber-)Entgiftung zahlreicher Schadstoffe eine essenzielle Rolle; kann Schwermetalle abfangen und mit ihnen Metall-Glutathion-Komplexe bilden
Coenzym Q10	Starker Radikalfänger, schützt Zellmembranen vor Lipidperoxidation
Schwefelhaltige Aminosäuren (Cystein, Methionin, Taurin)	Schwermetalle bilden mit Schwefel Sulfide und können in dieser Verbindung besser ausgeschieden werden
Vitamin C	Reduziert Resorption von Schwermetallen, verbessert über Enzymstimulation in der Leber die Entgiftung toxischer Umweltschadstoffe
Vitamin E	Antioxidativer Schutz gegenüber Aluminium und Blei
Vitamin B_6	Fördert die Ausscheidung von Aluminium
Zink	Induziert Bildung des metallbindenden Proteins Metallothionein, über das Schwermetalle eliminiert werden und das deren Resorption im Darm hemmt
Selen	Bindet Schwermetalle (vor allem Quecksilber, Cadmium) in unlöslichen Komplexen, reduziert ihre Toxizität, fördert ihre Elimination und vermindert die Resorption von Schwermetallen
Kalzium/Magnesium	Ein ausreichender Mineralstoffspiegel reduziert die Aufnahme von Blei, Aluminium und Cadmium

daher neben ALA-Infusionen die intermittierende Alkalisierung des Urins empfohlen werden.

Die Zusammenstellung der nachstehend aufgeführten Präparate zur naturheilkundlichen Unterstützung der Entgiftungsfunktion bei Schwermetallbelastungen ist als Anregung zu verstehen und stellt kein aufeinander abgestimmtes Therapiekonzept dar. Bei der individuellen Auswahl der Präparate für den Patienten sind ggf. vorhandene Kontraindikationen zu berücksichtigen (s. Beipackzettel des jeweiligen Herstellers).

Indikationen, Zusammensetzung, Dosierungs- und Anwendungsempfehlungen: ➤ Anhang (Tab. A–Z).

THERAPIEEMPFEHLUNGEN

- Zeolith ultrafein (nur über Biogena beziehbar)
- Chlorella Pur C plus (nur über Biogena beziehbar)
- IntraDoxx® 255 (nur über Biogena beziehbar)
- OrtoDoxx® (nur über Biogena beziehbar)

Ausleitung nach Dr. Herget:

- Lymphdiaral® Basistropfen SL (Pascoe)
- Quassia Similiaplex® (Pascoe)
- Juniperus Similiaplex® (Pascoe)

LITERATUR

Allocati N, et al. Glutathione transferases: substrates, inihibitors and pro-drugs in cancer and neurodegenerative diseases. Oncogenesis 2018; 7(1): 1–15.

Bocedi A, et al. Glutathione transferase P1–1 an enzyme useful in biomedicine and as biomarker in clinical practice and in environmental pollution. Nutrients 2019; 11(8): 1741.

Bulus H, et al. Expression of CYP and GST in human normal and colon tumor tissues. Biotech Histochem 2019; 94(1): 1–9.

Chen CH. Dietary inducers of detoxification enzymes. In: Chen CH: Xenobiotic Metabolic Enzymes: Bioactivation and Antioxidant Defense. Cham: Springer 2020, pp. 221–234.

Dasari S, et al. Genetic polymorphism of glutathione S-transferases: relevance to neurological disorders. Pathophysiology 2018; 25(4): 285–292.

De Matteis F, Lim CK. Porphyrins as "nondestructive" indicators of exposure to environmental pollutants. In: Fossi MC, Leonzio C (eds.): Nondestructive Biomarkers in Vertebrates. Boca Raton: CRC Press 1994, pp. 93–128.

Forth W, et al. Allgemeine und spezielle Pharmakologie und Toxikologie. 12. A. München: Elsevier Urban & Fischer 2017.

Huesker K, von Baehr V. Der Einfluss toxischer Metalle auf den Darm. Zeitschrift für Orthomolekulare Medizin 2018; 16(03): 4–10.

Jennrich P, Schulte-Uebbing C. Einfluss toxischer Metalle auf die Krebsentstehung. Deutsche Zeitschrift für Onkologie 2016; 48(01): 14–24.

Li Z, et al. Health promoting activities and corresponding mechanism of (–)-epicatechin-3-gallate. Food Sci Hum Wellness 2022; 11(3): 568–578.

Martin M. Das Standardlabor in der naturheilkundlichen Praxis. 4. A. München: Elsevier Urban & Fischer 2013.

Parida S, et al. Study of glutathione S-transferase levels in patients receiving intravenous paracetamol perioperatively: a randomized controlled trial. Indian J Gastroenterol 2018; 37(6): 511–519.

Shahi S, et al. A review on potential toxicity of dental material and screening their biocompatibility. Toxicol Mech Methods 2019; 29(5): 368–377.

Sohn G. „Massive Umweltbelastungen durch Edelmetalle in Kfz-Katalysatoren". Pressemitteilung vom 21.2.2005; www.innovations-report.de/fachgebiete/oekologie-umwelt-naturschutz/bericht-40639/ (letzter Zugriff: 6.5.2022).

Tutelyan VA, et al. Lipoic acid: physiological role and prospects for clinical application. Voprosy pitaniia 2019; 88(4): 6–11.

Wilhelm M, Ewers U. Umweltschadstoffe. IV-3: Metalle/Blei. 1. Erg. Lfg. 6/93. In: Handbuch der Umweltmedizin: Toxikologie, Epidemiologie, Hygiene, Belastungen, Wirkungen, Diagnostik, Prophylaxe. 72. A. Landsberg/Lech: ecomed 2022.

Yalcinkaya T, et al. Lipid peroxidation-derived reactive carbonyl species (RCS): their interaction with ROS and cellular redox during environmental stresses. Environ Exp Bot 2019; 165: 139–149.

KAPITEL

11 Leberfunktionsstörungen

11.1 Definition

Erhöhte Leberwerte zählen in Deutschland zu den häufigen Zufallsbefunden – bei ca. 2 Millionen Patienten mit Fettleber verwundert dies nicht. Weitere 1,5 Millionen Patienten leiden an Virushepatitiden, Hämochromatose, Autoimmunhepatopathien oder primär sklerosierenden Cholangitiden.

Bei einem hohen Prozentsatz der Betroffenen zeigen sich die Langzeitkonsequenzen einer unbehandelten Hepatopathie erst nach jahre- bzw. jahrzehntelangem Verlauf, der schlimmstenfalls in ein hepatozelluläres Karzinom oder eine Leberzirrhose münden kann. Letzteres betrifft immerhin 10 % der Leberpatienten in Deutschland, Österreich und der Schweiz.

11.1.1 Die Leber und ihre Funktion

Die Leber ist ein für den gesamten Stoffwechsel zentrales Organ. Ihre Funktion beeinflusst direkt oder indirekt jedes andere Organ unseres Körpers:

- Verstoffwechselung von Eiweißen und Kohlenhydraten, Bildung von Energiereserven (Glykogen)
- Steuerung der Insulinfunktion mit entsprechenden Auswirkungen auf Blutzucker und Fettstoffwechsel
- Synthese von Steroidhormonen
- Synthese von Vitaminen der D-Gruppe aus diätetisch zugeführten Vorläufersubstanzen
- pH-Regulation über Harnstoffsynthese
- Entgiftung des Organismus durch Abbau und Ausscheidung körperfremder (Alkohol, Arzneistoffe, Gifte) und körpereigener Metaboliten
- Produktion von Gerinnungsfaktoren
- Produktion von Komponenten des Komplementsystems und von Akute-Phase-Proteinen als wesentliche Steuermechanismen im Immunsystem
- Umbau von Blutfetten
- Bildung und Ausschüttung von Gallenflüssigkeit

11.1.2 Leber, Galle, Blutfette und Verdauungsfunktion

Die für viele Patienten am ehesten spürbare Funktion der Leber dürfte die Fettverdauung sein. Die Leber produziert aus Cholesterin Gallensäuren, die mit Phospholipiden und Cholesterin zu Mizellen aggregieren und in die Gallenblase abgegeben werden. Diese zähflüssige Galle hat mehrere Aufgaben:

- Sie ermöglicht insbesondere die Fettverdauung im Darm. Die in der Galle enthaltenen Gallensäuren dienen direkt der Emulgierung von Nahrungsfetten, aber auch indirekt der Fettspaltung, indem sie Pankreaslipasen aktivieren. Ein unzureichender Gallefluss führt daher zu unverdauten Fettresten im Darm, die dann von Darmbakterien verstoffwechselt werden. Hierdurch entstehen vermehrt Fäulnisgase und typische dyspeptische Beschwerden (Flatulenz, Oberbauchschmerzen, Diarrhö, Verstopfung).
- Sie ist Ausscheidungsmedium für schwer wasserlösliche Metaboliten (z. B. Bilirubin). Ein Teil der Gallensäuren wird durch den enterohepatischen Kreislauf wieder aufgenommen, ein geringer Teil wird zusammen mit dem Bilirubin über den Stuhl ausgeschieden und muss in der Leber, ausgehend von Cholesterin, erneut synthetisiert werden. Damit trägt die Galle zur Steuerung des Blutfettspiegels bei. Abweichungen vom normalen Leberstoffwechsel resultieren in einer veränderten Zusammensetzung der Blutfette. Liegt zusätzlich ein Ungleichgewicht der in der Gallenflüssigkeit gebildeten löslichen Stoffe wie Cholesterin und Bilirubin vor, kann dies zur Entstehung von Gallensteinen führen.

11.2 Ursachen

Die häufigsten Ursachen erhöhter Leberwerte sind chronischer Alkoholkonsum und Steatosis hepatis, wobei auch Virushepatitiden (➤ Tab. 11.1) nach wie vor stark an Bedeutung zunehmen. Auch das Epstein-Barr-Virus (EBV) und das Zytomegalievirus (CMV) stellen häufig vorkommende hepatotrope Erreger im Sinne einer Begleithepatitis dar.

11.3 Symptomatik

Die meisten Patienten spüren die verborgene Leberstörung, die sich in erhöhten Transaminasewerten zeigt, zunächst nicht: Symptome wie Müdigkeit und Konzentrationsstörungen, Stimmungsschwankungen, Druckgefühl im Oberbauch oder latente Übelkeit werden üblicherweise als Befindlichkeits- oder Verdauungsstörungen bagatellisiert.

- **Folgende Allgemeinsymptome können bei Lebererkrankungen auftreten:**
  - Spidernävi im Bereich des Dekolletés
  - Palmarerythem
  - Weißnägel
  - Gelbfärbung von Skleren und Haut
  - Lacklippen, Lackzunge
  - Vermindertes Wachstum der Brust- und Bauchbehaarung bei Männern
  - Blutungsneigung

Tab. 11.1 Hepatitis: Übertragungswege

Hepatitis	Übertragung
A	fäkal/oral, vor allem unter schlechten hygienischen Verhältnissen
B	parenteral
C	parenteral
D	parenteral
E	fäkal/oral, vor allem unter schlechten hygienischen Verhältnissen
G	parenteral, Pathogenität für den Menschen jedoch nicht bekannt
Begleithepatitis (EBV, CMV)	Tröpfcheninfektion

- **Pathognomonische Symptome:**
  - Schmutzig-graue Hyperpigmentierung der Haut: Hämochromatose
  - Kayser-Fleischer-Kornealring: Wilson-Krankheit
  - Xanthelasmen im Bereich der Augenlider: primär sklerosierende Cholangitis

11.4 Diagnostik

Bei der Mehrzahl der Patienten mit einer chronischen Lebererkrankung klären spezifische Laboruntersuchungen die Krankheitsursache auf. Die überwiegende Anzahl moderat erhöhter Leberwerte ist auf alkoholische und nichtalkoholische Steatosen bzw. Steatohepatitiden zurückzuführen. Es ist davon auszugehen, dass bei den insgesamt ca. 2 Millionen Patienten mit Steatosis hepatis in ca. 50–60 % d. F. eine Alkoholanamnese und in ca. 30–40 % ein metabolisches Syndrom vorliegt.

Vor der Ära der Labormedizin war eine Lebererkrankung erst nach ihrer Manifestation anhand eindeutiger klinischer Zeichen zu erkennen. Dementsprechend hatte in der älteren Literatur bei der klinischen Untersuchung des Patienten neben der Größenbeurteilung der Leber durch Perkussion und Palpation die Beurteilung der Farbe der Skleren bzw. das Erkennen eines Ikterus einen herausragenden Stellenwert. Deshalb waren die ersten labormedizinischen Untersuchungen auf Leberschäden auch auf die Erfassung der Gallenfarbstoffe im Urin und Stuhl sowie die Bestimmung des Bilirubins fokussiert. Selbstverständlich sind entsprechende Zeichen auch heute zu beachten.

11.4.1 Anamnese

Eine vollständige Familien-, Berufs-, Sozial- und Reiseanamnese hat bei der Evaluierung erhöhter Leberwerte noch immer höchste Bedeutung. Darüber hinaus sind Begleitsymptome wie Ikterus, Gelenk- und Muskelschmerzen, Ausschläge, Gewichtsverlust, Bauchschmerzen und Bauchumfang, Übelkeit, Fieber und Juckreiz sowie Leistungs- und Konzentrationsfähigkeit zu erfassen.

Auf vollständige Anamnese achten:

- Vorausgegangene Gelbsucht?
- Müdigkeit, Abgeschlagenheit?
- Hypoglykämien?
- Blutungs- oder Ödemneigung?
- Verdächtige Reiseanamnese?
- Kontakte mit Leberkranken?
- Vorausgegangene Krankenhausaufenthalte?
- Bluttransfusionen oder Verabreichung von Blutprodukten?
- Sexuelle Kontakte?
- Injektionen?
- Tätowierungen?
- Zurückliegende und aktuelle Alkohol- oder Medikamenten- bzw. Tabletteneinnahme inkl. der regelmäßigen Einnahme von Vitaminen oder Naturheilprodukten (auf chinesische Heilkräuter achten)?

11.4.2 Klinisch-chemische Analysen

Die Bestimmung der klassischen „Leberwerte" GPT, GOT, GGT und der alkalischen Phosphatase (AP) sowie ein Fettstatus (Triglyzeride, Cholesterin, HDL und LDL) gehören zum Standard der Allgemeinuntersuchung. Liegen die untersuchten Parameter im mittleren Normbereich, so ist eine klinisch relevante hepatobiliäre Erkrankung mit großer Wahrscheinlichkeit ausgeschlossen.

INFO

Aufgrund des gesellschaftlichen Umgangs mit Lebergiften wie Alkohol, aber auch pharmakologischen Substanzen sowie der Zunahme metabolischer Störungen im Rahmen langjähriger Diätfehler sind grenzwertig oder latent erhöhte Werte heute weitverbreitet und werden in manchen Kreisen bereits als „normal" empfunden. Während die zu einer Fettleber führenden metabolischen Störungen i. d. R. leicht zu erkennen sind (Übergewicht, BMI, abdominale Fettverteilung), ist es aufgrund ausgeprägter Bagatellisierungs- oder gar Verleugnungstendenzen der Patienten häufig schwierig, bei alkoholtoxischen Leberschäden die Trinkgewohnheiten zu eruieren. Darüber hinaus muss allerdings bedacht werden, dass zunehmend auch normalgewichtige Patienten an einer unerkannten Fettleber leiden können.

Als Screeningtests eignen sich labordiagnostische Untersuchungen, die eine Beurteilung der hepatozellulären Integrität und verschiedener Leberfunktionen ermöglichen.

Eine spezifische Kombination krankheitsrelevanter Parameter (Basisdiagnostik) erlaubt zum einen initial die Diagnose einer Hepatopathie, zum anderen aber auch die Beurteilung von Verlauf und Prognose. Basis ist hierbei die Diagnostik der Leberenzyme, die zunächst Auskunft über Permeabilitätsstörungen der Leberzellmembranen und mitochondriale Schädigungen der Hepatozyten gibt. Im Wesentlichen werden bereits mithilfe der Standardparameter vier Funktionsbereiche der Leber auf Strukturschäden, metabolische Insuffizienz oder Cholestase untersucht (> Tab. 11.2).

Präanalytik

Probenmaterial:	Serum
Besonderheiten:	Keine
Lagerung & Transport:	Lagerung bei RT Bei Lagerung über Nacht wird die Kühlung der Probe empfohlen (2–8 °C) Versand im mitgelieferten Umröhrchen auf dem Postweg möglich

Befundinterpretation

Entsprechend den vorherrschenden Veränderungen der Standardparameter zeigen die Ergebnisse der Basisdiagnostik bei pathologischen Befunden i. d. R. drei klassische Enzymmuster (> Tab. 11.3), die es differenzialdiagnostisch abzuklären gilt.

Tab. 11.2 Standardparameter zur Untersuchung der Leberfunktion

Funktionsbereich der Leber		Diagnostische Standardparameter
1.	Hepatozelluläre Integrität (Parenchymalteration)	GPT bzw. ALAT (zytosolisch) GOT bzw. ASAT (mitochondrial)
2.	Biliäre Integrität (Gallenwegsalteration)	GGT, AP
3.	Syntheseleistung	Cholinesterase Quick-Wert
4.	Anionenmetabolismus (Entgiftungsfunktion)	Bilirubin (gesamt/direkt)

Tab. 11.3 Interpretation der Leber-Basisdiagnostik

Diagnose	Erhöhter Laborparameter	Mögliche Ursache
Parenchymschaden		
Akuter Anstieg der Transaminasen	GOT ↑↑↑ GPT ↑↑↑ (> 10-fache Normerhöhung)	Akute Virushepatitis? Medikamentös-toxisch? Akuter Schub einer Autoimmunhepatitis? Morbus Wilson?
Chronische Transaminaseerhöhung (Werte > 6 Monate und selten > 150 U/l erhöht)	GOT ↑–↑↑ GPT ↑–↑↑ (< 10-fache Normerhöhung)	Chronische Hepatitis B/C? Nichtalkoholische Fettleber (NAFL)? Medikamentös-toxisch? Alkoholtoxisch? Autoimmunhepatitis? Hämochromatose? Alpha-1-Antitrypsin-Mangel? (selten) Morbus Wilson? (selten)
Cholestase	GGT AP Gallensäuren im Serum	Intrahepatische oder mechanische Cholestase
Enzyminduktion	GGT Gallensäuren im Serum	Alkoholtoxisch? Medikamentös-toxisch? Fettleber?

Cave

- Alkohol: GOT meist höher als GPT
- NAFL: GPT meist höher als GOT

Weiterführende Differenzialdiagnostik akuter und chronischer Lebererkrankungen

- **Virushepatitiden:**
  - Akute Hepatitis A
  - Akute/chronische Hepatitis B
  - Akute/chronische Hepatitis C
- **Medikamentös-toxische Hepatopathien**
- **Alkoholinduzierte Hepatopathien:**
  - Alkoholische Steatosis hepatis
  - Alkoholische Hepatitis
  - Alkoholische Leberzirrhose
- **Metabolische Hepatopathien:**
  - Hämochromatose
  - Alpha-1-Antitrypsin-Mangel (selten)
  - Morbus Wilson (oftmals bei jüngeren Patienten mit unklaren Lebererkrankungen)
- **Hepatopathien bei metabolischem Syndrom und Diabetes (Fettleber):**
  - Nichtalkoholische Steatosis hepatis
  - Nichtalkoholische Steatohepatitis (NASH)
- **Autoimmune Hepatopathien:**
  - Autoimmunhepatitis (Typ 1, 2, 3)
  - Chronische, nichteitrige destruierende **Cholangitis** (selten)
  - Primär biliäre Zirrhose (PBC) (selten)
  - Primär sklerosierende Cholangitis (PSC) (selten)
  - Autoimmune Cholangitis (AIC)

INFO

In den westlichen Industrieländern ist die nichtalkoholische Fettlebererkrankung (NAFLD) eine der bedeutendsten Lebererkrankungen mit einer geschätzten Prävalenz von 20–30 %. Mit der zunehmenden Häufigkeit des metabolischen Syndroms ist zu erwarten, dass in Zukunft nicht nur die reversible Steatose, sondern auch die chronisch-progressive Form der NAFLD, die nichtalkoholische Steatohepatitis (NASH), vermehrt vorkommen wird. Mittlerweile mehren sich die Berichte über das NASH-assoziierte primäre Leberzellkarzinom (hepatozelluläres Karzinom, HCC), das auch unabhängig von Fibrose und Zirrhose auftreten kann. Zunehmend stellt NASH eine Indikation zur Lebertransplantation dar. Die bisher gebräuchlichen nichtinvasiven diagnostischen Parameter (vor allem Leberenzyme) sind zur Erkennung einer NAFLD nur eingeschränkt geeignet. Mit dem Serumparameter **Cytokeratin-18-Fragmente** steht ein unabhängiger, innovativer Biomarker zur nichtinvasiven Diagnostik einer NAFLD zur Verfügung.

11.4.3 Hepatitis-Serologie

Präanalytik

Probenmaterial:	Serum
Besonderheiten:	Keine
Lagerung & Transport:	Lagerung bei RT Bei Lagerung über Nacht wird die Kühlung der Probe empfohlen (2–8 °C) Versand im mitgelieferten Umröhrchen auf dem Postweg möglich

Befundinterpretation

➤ Tab. 11.4 gibt einen Überblick über die wichtigsten Parameter der Hepatitis-Serologie und ihre Interpretation.

11.5 Medikation/Therapie

Die Zusammenstellung der nachstehend aufgeführten Präparate zur naturheilkundlichen Behandlung von Leberfunktionsstörungen ist als Anregung zu verstehen und stellt kein aufeinander abgestimmtes Therapiekonzept dar. Bei der individuellen Auswahl der Präparate für den Patienten sind ggf. vorhandene Kontraindikationen zu berücksichtigen (s. Beipackzettel des jeweiligen Herstellers).

Indikationen, Zusammensetzung, Dosierungs- und Anwendungsempfehlungen: ➤ Anhang (Tab. A–Z).

THERAPIEEMPFEHLUNGEN

- PhytoDoxx® (nur über Biogena beziehbar)
- Bio-Schwarzkümmelöl 1000 (nur über Biogena beziehbar)
- PhytoDoxx® (nur über Biogena beziehbar)
- L-Glutathion reduziert (nur über Biogena beziehbar)
- Leber Galle Formula (nur über Biogena beziehbar)
- BCAA 500 (nur über Biogena beziehbar)
- Ardeyhepan® (Ardeypharm)
- Ardeycholan® (Ardeypharm)
- MyBIOTIK®PROTECT (nutrimmun)
- Hepar-Pasc® (Pascoe)
- Quassia Similiaplex® (Pascoe)

Komplementäre Therapie

Entgiftung der Leber anregen

- **L-Glutathion** ist wesentlich an der Entgiftung toxischer Stoffwechselprodukte sowie an der Detoxifizierung von Aflatoxinen, Xenobiotika und Schwermetallen im Rahmen der hepatozellulären Biotransformation beteiligt. Insbesondere die Zellgifte Formaldehyd und Acetaldehyd, die durch Alkohol, Arzneimittel oder Pestizidbelastungen in der Leber entstehen, werden durch das reduzierte Glutathion neutralisiert. Neben der Entgiftungsleistung wird auch die Synthesekapazität der Leberzellen direkt durch den intrazellulären Glutathionbestand beeinflusst.
- **Lecithin** (> 1 g/Tag) hat einen günstigen Einfluss auf die Membraneigenschaften. Zudem wird die Akkumulation von Fett in der Leber eingeschränkt, was bei akuten Leberschäden die Regenerierung der Zellen fördert. Auch bei Alkoholerkrankungen schützt Lecithin das Lebergewebe vor einer Anhäufung von Triglyzeriden und anderen Fetten in den Zellen. Zusätzlich regt Lecithin die Enzymsysteme der Leber an, anfallende Gifte und Fremdstoffe abzubauen und auszuscheiden. Phospholipide können über eine Erhöhung des Glutathionstatus zudem positiv auf antioxidative Prozesse einwirken.
- **Schwarzkümmelöl** stärkt die endogenen antioxidativen Schutzsysteme der Leber. Sowohl die Lipidperoxidation von Hepatozytenmembranen als auch die Oxidation von Leberenzymen können durch die zusätzliche Supplementierung mit Schwarzkümmelöl vermindert werden. Da die Leber als zentrales Entgiftungsorgan einer besonderen oxidativen Belastung durch Lebertoxine ausgesetzt ist, werden die präventiven Schutzfunktionen durch die Radikalfängermechanismen effizient gesteigert. Dies ist vor allem bei der Einnahme von Medikamenten von Bedeutung.

Pflanzenextrakte zur Stärkung der Leber

- **Mariendistel-Extrakt** *(Silby fructus)* enthält den Wirkstoffkomplex Silymarin, der in klinischen Studien vor allem bei chronisch-entzündlichen, toxischen und alkoholbedingten Lebererkrankungen sowie bei Leberzirrhosen positive Effekte zeigt. Es kann das Eindringen von toxischen

Tab. 11.4 Übersicht der Hepatitis-Serologie

Analyse		Aussage	Anmerkungen
Standardparameter zur Diagnostik von Hepatitis A, B und C			
HAV (polyvalent)	IgG/IgM gegen HAV	Positiv bei akuter und abgelaufener Infektion mit HAV oder nach Impfung	
HAV-IgM	IgM gegen HAV	Positiv bei akuter Hepatitis A oder in der postakuten Phase	Bestätigung der Infektiosität durch HAV-PCR aus dem Stuhl (s. u.)
HBs-Ag	HBV-surface-Antigen	Positiv bei akuter und chronischer HBV-Infektion	Primärparameter akute Infektion
HBc-Ak (polyvalent)	HBV-core-Antikörper	Positiv bei akuter, chronischer und lebenslang nach abgelaufener Infektion	Ist auch bei Low-Level-Infektionen positiv
HBs-Ak	HBV-surface-Antikörper	Positiv nach Impfung und nach abgelaufener Infektion	Immunitätsmarker
HCV-Ak	HCV-Antikörper	Positiv bei akuter, chronischer und abgelaufener Infektion	Muss bei Erstdiagnose bestätigt werden (Westernblot). Dann meldepflichtig!
Weiterer Parameter bei Hepatitis A			
HAV-PCR	HAV-Direktnachweis (RNA)	Positiv zu Beginn einer Erkrankung (Akutstadium)	Nur im Stuhl bestimmbar! Meldepflicht!
Weitere Parameter bei Hepatitis B: Positives HBs-Ag oder positive PCR nur bei klinischem Verdacht auf frische Infektion meldepflichtig			
HBc-M	IgM gegen HBV-core-Antigen	Positiv zu Beginn der Erkrankung (Akutstadium)	Einziger meldepflichtiger HBV-Parameter
HBe-Ag	HBV-envelope-Antigen	Positiv in akuter Phase der Virusreplikation, persistierendes HBe-Ag: hochvirämisch, schlechte Prognose	Manche Mutanten bilden kein HBe-Ag
HBe-Ak	HBV-envelope-Antikörper	Positiv nach der akuten Phase, meist positiv in der chronischen Verlaufsform	
HBV-PCR	HBV-Direktnachweis (DNA)	Qualitative und/oder quantitative Bestimmung von Viren	Nachweisgrenze: 0,01 kU/ml
Weitere Hepatitisparameter bei Hepatitis C			
HCV-Westernblot	HCV-Bestätigungstest	Sensitiver Nachweis spezifischer Ak gegen HCV	Wird bei Erstdiagnose durchgeführt
HCV-PCR	HCV-Direktnachweis (RNA)	Qualitative und/oder quantitative Bestimmung von Viren im Blut	Nachweisgrenze: 0,012 kU/ml
HCV-Subtyp	1a–3c, Typ 4–6 sehr selten	Typ 1, insbesondere Typ 1b hat therapeutisch schlechte Prognose bzgl. Viruselimination	Prognose auch abhängig von initialer Viruslast und deren Reduzierung im Verlauf
Hepatitis D			
HDV-PCR	HDV-RNA	Infektion nur in Verbindung mit einer floriden Hepatitis B, da dieses Virus das HBV zum Infizieren braucht, nachweisbar nur vorübergehend, meist nur bei chronischem Verlauf	In Mitteleuropa eher selten, häufig im Mittelmeerraum oder Osteuropa
HDV-Ak	Anti-HDV (anti-Delta)	Nachweisbar bei Superinfektion und chronischem Verlauf	Kann in akuten Phasen fehlen
Hepatitis E			
HEV-Ak	Anti-HEV	Vorkommen vor allem in Asien, Afrika, Südamerika	Verlauf ähnlich wie Hepatitis A

Verbindungen in die Hepatozyten durch sein Anbinden an Membranproteine verhindern. Zudem wird die Eiweißsyntheserate und damit die Regenerationsfähigkeit der noch gesunden Leberzellen erhöht und die Reparatur bereits eingetretener zellulär-struktureller Schäden gefördert.

- **Artischocke** *(Cynara scolymus)* erhöht die Stoffwechselleistung der Leber, regt Zellwachstum und Zellteilung an und schützt durch antioxidative Wirkung gegen viele zelltoxische Substanzen.

Leber entlasten – essenzielle Aminosäuren zuführen Die verzweigtkettigen Aminosäuren (BCAAs) **L-Leucin, L-Valin** und **L-Isoleucin** werden überwiegend in der Skelettmuskulatur und nur zu einem geringen Maße in der Leber verstoffwechselt und sind daher eine wichtige diätetische Maßnahme zur Erhaltung der Proteinbalance bei Lebererkrankungen, insbesondere Leberzirrhose. Sie stellen bei geschädigtem Leberparenchym eine weniger belastende Proteinquelle dar als andere Aminosäuren. Außerdem steigert eine Supplementierung mit BCAAs die hepatische und extrahepatische Ammoniakentgiftung und kann damit die Aminosäureimbalancen normalisieren und eine Verbesserung der psychomotorischen Funktionen bei Lebererkrankungen bewirken.

Mikronährstoffdefizite ausgleichen Chronischer Alkoholkonsum beeinträchtigt den Stoffwechsel von **Magnesium** und fast aller Vitamine. Der **Vitamin-B_6**-Metabolismus scheint dabei besonders betroffen zu sein, denn Alkohol beeinträchtigt die in der Leber ablaufende Phosphorylierung von Pyridoxin zu Pyridoxalphosphat (PLP). Aufgrund der Beteiligung von PLP an der Neurotransmittersynthese besteht ein direkter Zusammenhang mit neurologischen Ausfallerscheinungen bei Alkoholikern. Auch die eingeschränkte Immunabwehr könnte mit der unzureichenden endogenen PLP-Bildung erklärt werden.

LITERATUR

Baki J, et al. Do nutritional interventions improve the outcomes of patients with cirrhosis and ascites: a systematic review of randomized trials. Curr Hepatol Rep 2020; 19(2): 71–77.

Caroline OB, et al. Association of adverse perinatal outcomes of intrahepatic cholestasis of pregnancy with biochemical markers: results of aggregate and individual patient data meta-analyses. Lancet 2019; 393(10174): 899–909.

Chiarioni G, et al. Complementary and alternative treatment in functional dyspepsia. United European Gastroenterol J 2018; 6(1): 5–12.

Erman A, et al. Estimation of fibrosis progression rates for chronic hepatitis C: a systematic review and meta-analysis update. BMJ Open 2019; 9(11): e027491.

Holtmann G, et al. Efficacy of artichoke leaf extract in the treatment of patients with functional dyspepsia: a six-week placebo-controlled, double-blind, multicentre trial. Aliment Pharmacol Ther 2003; 18(11–12): 1099–1105.

Kowdley KV, et al. ACG clinical guideline: hereditary hemochromatosis. Am J Gastroenterol 2019; 114(8): 1202–1218.

Luo L, et al. Assessment of serum bile acid profiles as biomarkers of liver injury and liver disease in humans. PloS One 2018; 13(3): e0193824.

Niederau C, et al. Werden die Empfehlungen des Robert-Koch-Instituts (RKI) zur Diagnose der Hepatitis C im hausärztlichen Bereich umgesetzt? Eine prospektive Untersuchung von 192 Hausarztpraxen in Deutschland. Z Gastroenterol 2006; 44–240; www.thieme-connect.com/products/ejournals/abstract/10.1055/s-2006-950837 (letzter Zugriff: 28.3.2022).

Ploss O. Moderne Praxis bewährter Regulationstherapien. Entgiftung und Ausleitung, Säure-Basen-Haushalt, Darmsanierung. 3., akt. A. Stuttgart: Haug 2012.

Qin Y, et al. Phosphatidylinositol-(4, 5)-bisphosphate regulates plasma cholesterol through LDL (Low-density lipoprotein) receptor lysosomal degradation. Arterioscler Thromb Vasc Biol 2020; 40(5): 1311–1324.

Santiago P, et al. Cholestatic liver diseases: new targets, new therapies. Therap Adv Gastroenterol 2018; 11, 1756284818787400.

Santos HO, et al. The effect of artichoke on lipid profile: a review of possible mechanisms of action. Pharmacol Res 2018; 137: 170–178.

Schilcher H (Hrsg.). Leitfaden Phytotherapie. Mit Zugang zur Medizinwelt. 5. A. München Elsevier Urban & Fischer 2016.

Shapiro JM, et al. An evidence-based narrative review of oral supplements for the treatment of patients with irritable bowel syndrome. NeuroGastroLATAM Rev 2020; 32–45.

Slopianka M. Evaluation von Gallensäuren als Biomarker für Lebertoxizität in der präklinischen Arzneimittelentwicklung. Dissertation Julius-Maximilians-Universität Würzburg 2020.

Smith DD, Rood KM. Intrahepatic cholestasis of pregnancy. Clin Obstet Gynecol 2020; 63(1): 134–151.

Suh B, et al. Prediction of future hepatocellular carcinoma incidence in moderate to heavy alcohol drinkers with the FIB-4 liver fibrosis index. Cancer 2015; 121(21): 3818–3825.

Thomas L. Labor und Diagnose: Indikation und Bewertung von Laborbefunden für die medizinische Diagnostik. 8. A. Frankfurt: TH-Books 2012.

Zimmermann R, et al. Zur Situation bei wichtigen Infektionskrankheiten in Deutschland – Hepatitis C im Jahr 2019. Epidemiol Bull 2020; 30/31: 18–31.

KAPITEL

12 Renale Störungen

12.1 Definition

Derzeit muss davon ausgegangen werden, dass ca. 50.000 Patienten jährlich aufgrund eines terminalen Nierenversagens dialysepflichtig werden. Bei 7500–10.000 Betroffenen konnte dieses Schicksal durch rechtzeitige Diagnose und konsequente Therapie vollends abgewendet und die Dialysepflicht bei weiteren 15.000–20.000 Patienten um Jahre bis Jahrzehnte aufgeschoben werden.

Die Lebensumstände in den zivilisierten Ländern haben zu einer explosionsartigen Zunahme schwerwiegender Erkrankungen geführt, zu denen auch das Nierenversagen gehört: Statistiken zeigen einen jährlichen Anstieg der Dialysepflichtigkeit um ca. 7 %. Bei Patienten mit chronisch progredienter Niereninsuffizienz sollte die metabolische Azidose unbedingt frühzeitig therapiert werden (Diät, Basentherapie). Dadurch kann nicht nur das Fortschreiten der Nierenfunktionsstörung verlangsamt werden, sondern es lassen sich auch Komplikationen, wie sie im Rahmen einer Azidose zu erwarten sind, abwenden.

Der präventiven Beurteilung der Nierenleistung kommt ein besonders hoher Stellenwert zu. In Zukunft werden hier zunehmend auch jüngere Menschen zu berücksichtigen sein. Prinzipiell sollte bei Patienten mit Grunderkrankungen wie Hypertonie, Adipositas, Diabetes oder Zystennieren die Nierenleistung sorgfältig überwacht werden. Aber auch Patienten unter Pharmakotherapie profitieren von einem rechtzeitigen, gewissenhaften Nierenscreening. Im Rahmen der Antiaging-Medizin leistet die frühe Beurteilung der Nierenfunktion wertvolle Dienste, da bei älteren Menschen die zu erwartende Niereninsuffizienz für viele unspezifische Beschwerden bzw. Sekundärstörungen verantwortlich ist.

12.2 Ursachen

12.2.1 Mit Adipositas assoziierte Proteinurie

Adipöse Patienten zeigen häufig Veränderungen im Bereich der Glomeruli (fokale Glomerulosklerose) mit daraus resultierender Proteinurie. Die Pathophysiologie ist unklar: Es könnten Hyperfiltration, erhöhter renalvenöser Druck, glomeruläre Hypertrophie, Hyperlipidämie und/oder eine erhöhte Synthese vasoaktiver und fibrinogener Substanzen (Angiotensin-II, Insulin, Leptin etc.) beteiligt sein. Die frühzeitige intensive Gewichtsreduktion stellt den wichtigsten Therapieansatz dar.

Nach Untersuchungen der Universitätsklinik Freiburg sind bei Patienten mit **erhöhtem Cholesterinspiegel** vermehrt Nierenschäden nachweisbar. Es bestand eine signifikante negative Korrelation zwischen Cholesterinwerten und Nierenfunktion. Bei Männern mit einem HDL-Cholesterin < 40 mg/dl und einem erhöhten Gesamt-Cholesterin/HDL-Quotienten war die Niereninsuffizienzrate im Vergleich zu Männern mit normalen Cholesterinwerten etwa verdoppelt.

12.2.2 Diabetische Nephropathie

Die **diabetische Nephropathie** stellt inzwischen die **häufigste Ursache** für eine dialysepflichtige Niereninsuffizienz dar. Dies ist besonders beachtenswert, da die Inzidenz des Typ-2-Diabetes aufgrund massiv veränderter Ernährungsgewohnheiten bereits im Kindesalter signifikant ansteigt. Dabei hat sich die Zahl der Typ-2-Diabetes-Neuerkrankungen bei Jugendlichen in den letzten zehn Jahren verfünffacht. Jährlich erkranken etwa 550.000 Bundesbürger an Typ-2-Diabetes und hat damit eine enorm hohe jährliche Zuwachsrate in Deutschland erreicht. Schätzungen zufolge wird bis zum Jahr 2040 eine Prävalenz von bis zu 14 % erwartet. (➤ Tab. 12.1)!

Tab. 12.1 Diabetes Häufigkeit des Typ-2-Diabetes* in Deutschland (Heidemann et al. 2017; Goffrier et al. 2017)

Jahr	Häufigkeit
1960–1970	0,3–1,6 %
1989	4,1 %
2009	8,9 %
2015	9,8 %

* Für die Jahre 1960–1970 und 1989 wurde die Prävalenz aufgrund unzureichender Diagnostikmöglichkeiten für Diabetes Typ 1 und 2 erfasst.

Die Ursachen sind im Wesentlichen in gesundheitsschädlichen Lebens- und Ernährungsgewohnheiten zu suchen: Fastfood, Zuckerabusus, körperliche Inaktivität, maximaler Fernseh- und Videokonsum. Der Umstand, dass immer mehr Kinder und Jugendliche an Altersdiabetes erkranken, wird dazu führen, dass eine zunehmende Anzahl von Menschen in frühen Lebensjahren an diabetischen Spätkomplikationen leiden wird.

Die Niere gehört in besonderem Maße zu den geschädigten Organsystemen, da es infolge der Hyperglykämie zu einer generalisierten Verdickung der kapillären Basalmembran im Bereich der Nierengefäße kommt. Es entwickelt sich die für den Diabetes mellitus typische Form der Glomerulosklerose, die zunächst durch eine Mikroalbuminurie, gefolgt von Blutdruckanstieg und fortschreitender Niereninsuffizienz, gekennzeichnet ist und oftmals in eine klinisch manifeste diabetische Nephropathie mündet.

GUT ZU WISSEN

Die diabetische Glukosurie kann trotz hoher Blutzuckerkonzentrationen abnehmen, wenn die Glukoseausscheidungsfähigkeit der Nephrone durch die progrediente Nierenschädigung zunehmend reduziert ist.

Patienten mit diabetischer Nierenschädigung tolerieren eine Niereninsuffizienz erheblich schlechter als Nichtdiabetiker: Urämische Symptome zeigen sich bei ihnen deutlich früher.

GUT ZU WISSEN

Benfotiamin („bioaktives Vitamin B_1") kann eine Hyperfiltration, wie sie im Stadium I des Diabetes zu beobachten ist, völlig verhindern bzw. gering halten!

12.2.3 Renale Azidose

Die verschiedenen Störungen der Nierenfunktion können zu einer verminderten Ausscheidung von H^+ und Ammonium (NH_4^+, aus Ammoniak entstanden) führen. Die damit verbundene urämische Azidose kann unterschiedliche Entstehungsorte haben:

- Nierenversagen infolge von Mangeldurchblutung bei Herz-Kreislauf-Versagen (→ prärenale Form)
- Erkrankungen der Glomeruli und/oder Tubuli: akute Glomerulonephritis, akute tubuläre Nekrose, Vaskulitis (→ intrinsisch renale Form)
- Akute Verlegung der Harnabflusswege (→ postrenale Form)

Mit dem fortschreitenden Verlust der Nierenfunktion durch Schädigung der renalen Funktionseinheiten (Nephrone) nimmt zunächst die Ammoniakausscheidung kontinuierlich ab. Die Ausscheidung der im Wesentlichen an Phosphat gebundenen Wasserstoffionen kann zunächst unauffällig bleiben. Im weiteren Verlauf, d. h. mit sinkender Filtrationsrate, steht in den Tubuli nicht mehr ausreichend Phosphat zur Pufferung zur Verfügung; es werden zunehmend weniger H^+- und NH_4^+-Ionen ausgeschieden. Der Verbrauch von HCO_3^- steigt nun im Rahmen von Kompensationsversuchen an. Es entwickelt sich eine renale metabolische Azidose.

Die Nieren reagieren auf eine chronische Azidose mit einer Nierenvergrößerung infolge einer Tubulushypertrophie. Aufgrund der oben beschriebenen Einschränkung der Ammoniakentgiftung werden im Zuge der Komplementaktivierung Entzündungsprozesse initiiert, die eine tubulointerstitielle Infiltration und spätere Fibrose nach sich ziehen. Es entwickeln sich vermehrt zystische Veränderungen, und es kommt in der Folge letztlich zu einer progredienten Nierenschädigung.

12.2.4 Beeinflussung der Nierenfunktion durch Arzneimittel

Neben der Leber ist bekanntlich die Niere für die Elimination der meisten Arzneimittel bzw. deren Metaboliten verantwortlich. Aufgrund ihrer Konzentrationsfähigkeit treten toxische Substanzen in einzelnen Segmenten des Nephrons in höherer Konzentration auf als im Blut (➤ Tab. 12.2).

Tab. 12.2 Substanzen mit nephrotoxischem Potenzial

Antibiotika	Sulfonamide, Penicilline, Cephalosporine, Aminoglykoside, Cotrimoxazol, Chinolone, Rifampicin, Amphotericin
Virostatika	Aciclovir, Ganciclovir, Indinavir, Cidofovir, Pentamidin, Foscarnet, Interferon
Zytostatika	Cisplatin, Carboplatin, Cyclophosphamid, Ifosfamid, Mitomycin, Methotrexat
Immunsuppressiva	Ciclosporin, Tacrolimus
Analgetika/Antiphlogistika/Antirheumatika	Mischanalgetika, NSAR, 5-Aminosalicylsäure
Lipidsenker	Fibrate, Statine
Verschiedene	ACE-Hemmer, AT-Blocker, Lithium, Röntgenkontrastmittel

Ein medikamenteninduzierter Schaden wird i. d. R. erst dann diagnostiziert, wenn die Einschränkung der glomerulären Filtrationsrate (GFR) zu einem Anstieg des Serum-Kreatinins führt. In diesem Stadium können jedoch bereits fortgeschrittene Parenchymschäden vorliegen. Bemerkenswert ist, dass bei der routinemäßigen Betreuung von Patienten unter Pharmakotherapie die Beobachtung etwaiger Nierenschäden weitgehend vergessen wird. Das ist besonders deshalb dramatisch, weil mit zunehmender (unerkannter) Nierenschädigung das Risiko weiterer UAW aufgrund des Kumulationseffekts überproportional steigt. Wie ➢ Tab. 12.2 zeigt, haben auch in Massen verordnete Präparategruppen nephrotoxische Effekte.

12.2.5 Pathophysiologie von Proteinurien

Unter physiologischen Umständen werden Proteine > 67.000 D (Albumin) durch die glomeruläre Basalmembran zurückgehalten und nur zu einem geringen Anteil glomerulär filtriert. Proteine mit einem Molekulargewicht < 40.000 D können die Basalmembran nahezu frei passieren. Unter pathologischer Proteinurie wird eine Eiweißausscheidung über 150 mg/24 h verstanden. Hierbei werden folgende Formen unterschieden:

- **Prärenale Proteinurie:** Die erhöhte Ausscheidung von Proteinen ist durch eine Zunahme kleinmolekularer Proteine im Blut bedingt (Bence-Jones-Proteinurie bei Plasmozytom, Myoglobinurie, z. B. nach Infarkt, Crush-Syndrom, nach schwerer körperlicher Arbeit).
- **Glomeruläre Proteinurie:** Veränderungen der elektrostatischen Filterfunktion bzw. strukturelle Änderungen der Basalmembran (etwa im Rahmen einer Entzündung) führen zum vermehrten Durchtritt von Proteinen > 67.000 D. Beim Überschreiten der Proteinrückresorptionskapazität kommt es zu einer glomerulären Proteinurie (→ Albumin, IgG).
- **Tubuläre Proteinurie:** Sie entsteht durch Störungen der tubulären Rückresorptionsmechanismen bzgl. Harnproteinen mit einem Molekulargewicht < 50 kD (kleinmolekulare Proteine → α_1-Mikroglobulin).
- **Postrenale Proteinurie:** Hier werden Serumproteine > 250.000 D vermehrt mit dem Urin ausgeschieden. Diese Form der Proteinurie wird bei postglomerulären Blutungen und Entzündungen der ableitenden Harnwege gefunden (→ α_2-Mikroglobulin).

12.3 Symptomatik

Problematisch ist die Tatsache, dass eine beginnende Nierenstörung über lange Zeit weitgehend stumm verlaufen kann. Erschwerend kommt hinzu, dass unspezifische Warnzeichen ungewöhnlich häufig missachtet und vernachlässigt werden. Oft werden Nierensymptome wie Kopf-, Rücken- oder Bauchschmerzen, Erschöpfung oder Infektanfälligkeit anderen Ursachen zugeschrieben oder als Befindlichkeitsstörungen abgetan. Weitere urämische Symptome sind Übelkeit, Erbrechen, anämische Veränderungen.

Cave

Selbst grenzwertige oder tatsächlich auffällige Laborparameter (z. B. leicht erhöhtes Serum-Kreatinin oder Eiweiß im Urin) werden im Rahmen der hausärztlichen Betreuung nicht selten jahrelang ignoriert.

Chronische renale Azidosen führen zur Mobilisation von Kalzium, Magnesium und Phosphat aus dem Knochen, was letztlich zu einer renalen Osteodystrophie führt. Die aus dem Knochen freigesetzten Salze dienen der Pufferung nicht ausgeschiedener Wasserstoffionen. Darüber hinaus ist im Rahmen der renalen Störung auch die Ausscheidung von Citrat vermindert, das in der Niere durch Komplexierung mit Kalziumionen die Steinbildung verhindert. Somit kommt es gehäuft zur Ausbildung von Nierensteinen.

Es gilt zu berücksichtigen, dass bereits im Rahmen einer milden chronisch kompensierten Azidose äußerst komplexe Störungen zu erwarten sind, die in der medizinischen Routine i. d. R. nicht rechtzeitig wahrgenommen werden.

Zu den Auswirkungen einer Azidose gehören:

- **Aminosäuren und Proteinstoffwechsel:**
  - Aktivierung der muskulären Proteolyse
  - Erhöhung der Aminosäurenoxidation
  - Hemmung der hepatogenen Albuminsynthese
- **Knochenstoffwechsel:**
  - Steigerung der Knochenresorption
  - Hemmung der Osteoblasten
- **Zelluläre Mikroumgebung:**
  - Abnahme von Enzymaktivitäten
  - Verformung von Zellen und Geweben
  - Osmotische Quellung der Zelle
  - Diffusionsstörungen
  - Verschlechterung der O_2-Utilisation
  - Initiierung degenerativer Prozesse
- **Immunfunktionen:**
  - Reduzierung der zytotoxischen Aktivität der NK-Zellen
  - Zytotoxische T-Zellen töten bei einem pH-Wert < 7 keine Tumorzellen mehr ab
  - Unter azidotischen Bedingungen starke Reduktion der ATP-vermittelten Lyse von Tumorzellen
  - Hemmung der IL-2-abhängigen Lymphozytenproliferation
- **Endokrine Effekte:**
  - Verminderung der Wirkung von Erythropoetin
  - Behinderung der Vitamin-D-Aktivierung
  - Hemmung der Sekretion von Wachstumshormon
  - Steigerung der GC-Sekretion

12.4 Diagnostik

Zur Erfassung renal bedingter Störungen empfehlen sich zusätzlich zu den beschriebenen Parametern verschiedene ergänzende Analysen:

- Blutbild → renale Anämie?
- Ferritin → Eisenmangel?
- Kalzium/Kalium/Phosphat/Chlorid/Natrium
- Anionenlücke im 12-h-Urin → Hinweis auf metabolische Azidose
- fT_3 + fT_4/Testosteron/Somatomedin C (IGF-1 = Wachstumshormon) → renal bedingte Erniedrigung der Hormonspiegel
- Vitamin B_1, D/Zink/Selen/Eisen (besser Ferritin) → renal und diabetesbedingte Defizite
- Coenzym Q10 → erhöhter Bedarf in den mitochondrienreichen Zellsystemen der Niere
- Homocystein → renal bedingter Anstieg
- Oxidatives Stressprofil → erhöhter oxidativer Stress bei Niereninsuffizienz und Diabetes mellitus
- Serum-Elektrophorese
- Triglyzeride, Gesamt-, HDL-, LDL-Cholesterin
- CRP/BSG

12.4.1 Cystatin C: endogener Marker der glomerulären Filtrationsleistung (GFR)

Cystatin C gehört mit den Cystatinen A, B, S, SD und SU zur sog. Cystatin-Superfamilie, einer Gruppe von Proteaseinhibitoren.

Das in allen kernhaltigen Zellen gebildete Cystatin C wird in den Extrazellularraum abgegeben und gelangt so in den Blutkreislauf, wo letztlich konstante Serumspiegel vorliegen. Es hat die Aufgabe, Zellen vor der proteolytischen Wirkung extrazellulär wirkender Cysteinproteinasen zu schützen, die z. B. aus zerstörten Körperzellen oder Tumorzellen freigesetzt werden. Daneben nimmt Cystatin C aber noch weitere bedeutende Funktionen wahr: Hemmung von Tumorwachstum und Metastasierung durch Antagonisierung tumorstimulierender Faktoren („transforming growth factors"), Hemmung der Virusreplikation, Schutz der Spermien vor Proteolyse.

Cystatin C gilt als sensitiver endogener Marker der GFR, mit dem sich auch schon leichte Einschränkungen der Nierenfunktion erfassen lassen.

Präanalytik

Probenmaterial:	Serum
Besonderheiten:	Keine
Lagerung & Transport:	Lagerung bei RT Bei Lagerung über Nacht wird die Kühlung der Probe empfohlen (2–8 °C) Versand im mitgelieferten Umröhrchen auf dem Postweg möglich

Befundinterpretation

Erhöhte Werte Die geringe Molekularmasse von Cystatin C und seine positive Ladung machen eine einfache Diffusion durch die Glomeruli möglich. Anschließend wird es von den proximalen Tubuluszellen katabolisiert, wodurch es nicht mehr in intakter Form rückresorbiert wird bzw. in den Kreislauf gelangt. **Bei Veränderungen der Niere ist die Filtration entsprechend der glomerulären Schädigung eingeschränkt, sodass der Cystatin-C-Serumspiegel ansteigt.** Die Serumkonzentration hängt deshalb ausschließlich von der GFR ab.

Bei Tubulusdysfunktionen ist die Absorption bzw. der Abbau von Cystatin C beeinträchtigt, sodass es mit dem Urin ausgeschieden wird. Deshalb gilt die Cystatin-C-Bestimmung im Urin als **Maß für die Tubulusdysfunktion.** Der proximale Tubulus ist der Hauptort der aktiven Rückresorptionsvorgänge in der Niere; schon hier werden unter physiologischen Bedingungen die gesamte Glukose und zwischen 10 und 30 g Eiweiß täglich aus dem Ultrafiltrat zurückgewonnen.

Cystatin C als Prädiktor für kardiovaskuläre Ereignisse In Neben der GFR haben jedoch auch einer im *New England Journal of Medicine* veröffentlichten prospektiven Beobachtungsstudie haben sich erhöhte Cystatin-C-Werte als zuverlässiger Prädiktor für kardiovaskuläre Ereignisse und das Sterberisiko älterer Menschen erwiesen. Die Untersuchung ergab eine unerwartete Assoziation zwischen dem **Abfall der GFR und dem kardiovaskulären Erkrankungs- bzw. allgemeinen Sterberisiko. Auch das Schlaganfallrisiko war erhöht.** Die genannten Risiken waren bei hohen Cystatin-C-Spiegeln nachweislich verdoppelt.

Folgende Faktoren nehmen Einfluss auf die Cystatin-C-Konzentration:

- Geschlecht
- Muskelmasse
- Alter (Kinder > 1 Jahr haben Erwachsenenwerte)
- Proteinaufnahme
- Die Kreatininbestimmung störende Metaboliten (z. B. Bilirubin, Ketone, erhöhte Glukosewerte)
- Akute-Phase-Reaktionen
- Mit der Kreatininbestimmung interferierende Medikamente (z. B. Ciclosporin A, Cephalosporine, ASS)

Veränderungen des Cystatin-C-Spiegels werden nur durch wenige extrarenale Faktoren hervorgerufen: So lassen sich erhöhte Cystatin-C-Werte auch bei hoch dosierter GC-Gabe, manifester Hyperthyreose und Autoimmunerkrankungen finden. Bei unbehandelter hypothyreoter Stoffwechsellage hingegen kann Cystatin C erniedrigt sein.

12.4.2 Urin-Eiweißelektrophorese: Nachweis und Differenzierung von Proteinurien

Die Proteinurie ist neben der Hämaturie der häufigste Befund bei Nierenerkrankungen. Der Nachweis einer Proteinurie erfolgt zunächst üblicherweise qualitativ (= ja ↔ nein?) mithilfe des Teststreifens. Bei positivem Ergebnis muss sich eine quantitative Gesamteiweißbestimmung anschließen. Allerdings weisen beide Methoden bzgl. ihrer Empfindlichkeit Mängel auf, d. h., geringe, aber dennoch alarmierende Proteinerhöhungen werden damit nicht angezeigt. Daher wurden Techniken entwickelt, mit denen Einzelproteine auch bei entsprechend niedrigen Konzentrationen erfasst und differenziert werden können. Die klassische, 1972 eingeführte elektrophoretische Trennung mittels SDS-Page (SDS-Urin-Eiweißelektrophorese) erlaubt aber keine quantitative Auswertung und ist angesichts der fehlenden Automatisierbarkeit für das Labor relativ aufwendig. Inzwischen existieren aber Methoden zur immunchemischen Bestimmung einzelner Leitproteine im Harn, die mithilfe monospezifischer Antikörper erfasst und quantifiziert werden können.

Die Proteine, die sich mittels SDS-Page nachweisen lassen, können entsprechend ihrer Molekulargröße den unterschiedlichen Nierenkompartimenten zugeordnet werden: Somit öffnet sich ein weiteres diagnostisches Fenster in der Nierendiagnostik (➤ Abb. 12.1).

Präanalytik

Probenmaterial:	Zweiter Morgenurin
Besonderheiten:	Für die Probennahme sollte der Patient nüchtern sein und auf Frühsport verzichten (belastungsinduzierte Proteinurie möglich)
Lagerung & Transport:	Lagerung bei RT Versand im mitgelieferten Umröhrchen auf dem Postweg möglich

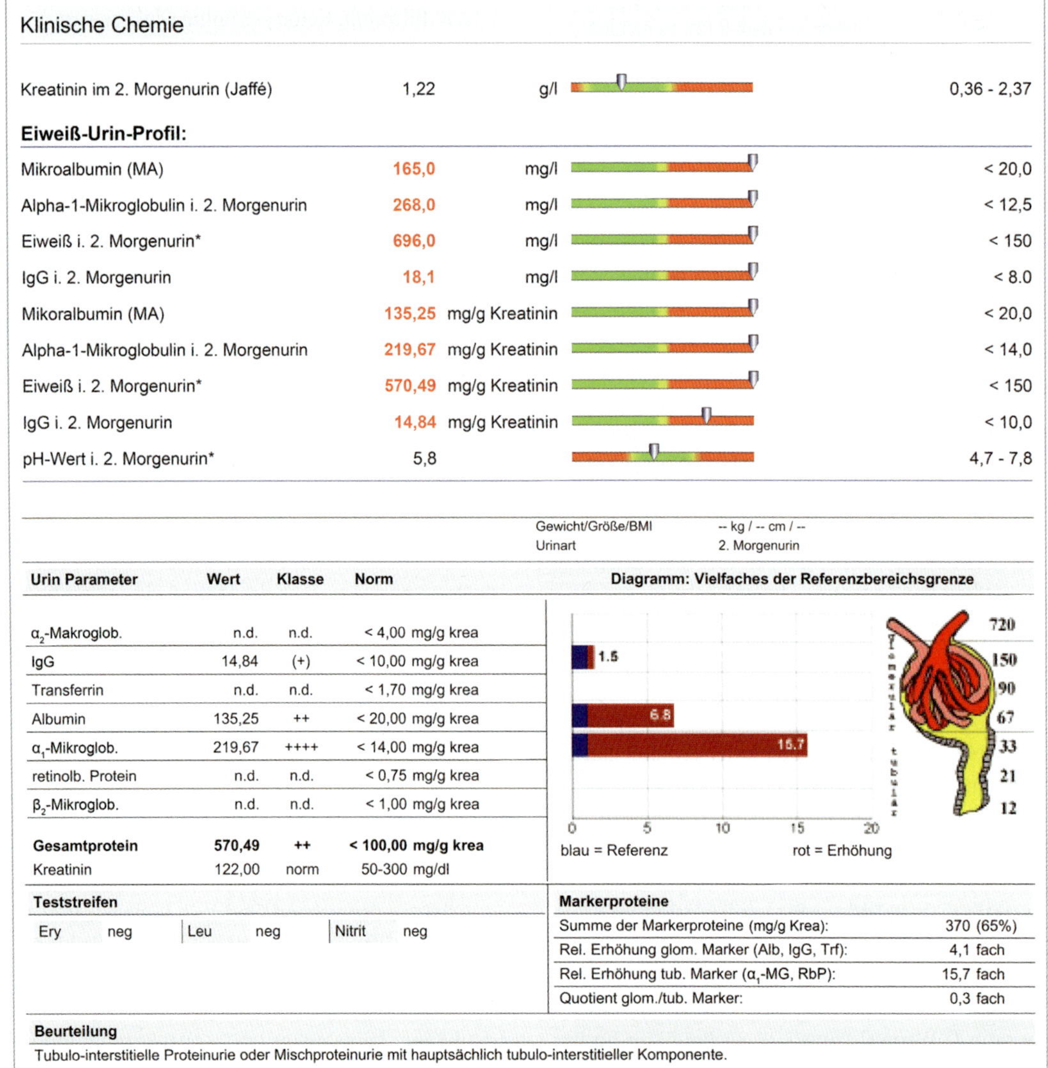

Klinische Chemie

Kreatinin im 2. Morgenurin (Jaffé)	1,22	g/l	0,36 - 2,37

Eiweiß-Urin-Profil:

Mikroalbumin (MA)	165,0	mg/l	< 20,0
Alpha-1-Mikroglobulin i. 2. Morgenurin	268,0	mg/l	< 12,5
Eiweiß i. 2. Morgenurin*	696,0	mg/l	< 150
IgG i. 2. Morgenurin	18,1	mg/l	< 8.0
Mikoralbumin (MA)	135,25	mg/g Kreatinin	< 20,0
Alpha-1-Mikroglobulin i. 2. Morgenurin	219,67	mg/g Kreatinin	< 14,0
Eiweiß i. 2. Morgenurin*	570,49	mg/g Kreatinin	< 150
IgG i. 2. Morgenurin	14,84	mg/g Kreatinin	< 10,0
pH-Wert i. 2. Morgenurin*	5,8		4,7 - 7,8

Gewicht/Größe/BMI -- kg / -- cm / --
Urinart 2. Morgenurin

Urin Parameter	Wert	Klasse	Norm
α_2-Makroglob.	n.d.	n.d.	< 4,00 mg/g krea
IgG	14,84	(+)	< 10,00 mg/g krea
Transferrin	n.d.	n.d.	< 1,70 mg/g krea
Albumin	135,25	++	< 20,00 mg/g krea
α_1-Mikroglob.	219,67	++++	< 14,00 mg/g krea
retinolb. Protein	n.d.	n.d.	< 0,75 mg/g krea
β_2-Mikroglob.	n.d.	n.d.	< 1,00 mg/g krea
Gesamtprotein	**570,49**	**++**	**< 100,00 mg/g krea**
Kreatinin	122,00	norm	50-300 mg/dl

Teststreifen

Ery	neg	Leu	neg	Nitrit	neg

Markerproteine

Summe der Markerproteine (mg/g Krea):	370 (65%)
Rel. Erhöhung glom. Marker (Alb, IgG, Trf):	4,1 fach
Rel. Erhöhung tub. Marker (α_1-MG, RbP):	15,7 fach
Quotient glom./tub. Marker:	0,3 fach

Beurteilung

Tubulo-interstitielle Proteinurie oder Mischproteinurie mit hauptsächlich tubulo-interstitieller Komponente.

Abb. 12.1 Befund: Urin-Eiweißelektrophorese [V573]

Befundinterpretation

Die anteilmäßige Differenzierung der Proteine in klein-, mittel- und hochmolekular ermöglicht also eine Aussage über Art bzw. Ort der Erkrankung, womit sich anhand des spezifischen Ausscheidungsmusters prärenale, renale und postrenale Proteinurien präzise unterscheiden lassen. Hinsichtlich der renalen Störungen können sogar glomeruläre, tubuläre und Mischformen unterschieden werden (➤ Tab. 12.3). Im Wesentlichen sollten drei Leitproteine zur Nierendiagnostik herangezogen werden (➤ Tab. 12.4).

Tab. 12.4 Leitproteine zur Nierendiagnostik

Albumin	gehört zu den mittelgroßen Proteinen, zeigt relativ früh **Störungen der glomerulären Anionenfilterfunktion** an
α_1**-Mikroglobulin**	gehört zu den niedermolekularen Proteinen, zeigt **Störungen der tubulären Rückresorption** an
IgG	gehört zu den hochmolekularen Proteinen, zeigt erhebliche **Störungen der glomerulären Molekularsiebfunktion** an
α_2**-Mikroglobulin**	gehört zu den hochmolekularen Proteinen. Es wird dem Harn in der Blase bzw. dem Harnleiter zugeführt, da es physiologisch außerstande ist, die glomeruläre Basalmembran zu passieren. Auf den Ursprung der Hämaturie kann man aus dem Verhältnis von α_2-M, IgG und α_1-M zur Menge des ausgeschiedenen Albumins schließen.

12.5 Medikation/Therapie

Die Zusammenstellung der nachstehend aufgeführten Präparate zur naturheilkundlichen Therapie von Nierenfunktionsstörungen ist als Anregung zu verstehen und stellt kein aufeinander abgestimmtes Therapiekonzept dar. Bei der individuellen Auswahl der Präparate für den Patienten sind ggf. vorhandene Kontraindikationen zu berücksichtigen (s. Beipackzettel des jeweiligen Herstellers).

Indikationen, Zusammensetzung, Dosierungs- und Anwendungsempfehlungen: ➤ Anhang (Tab. A–Z).

THERAPIEEMPFEHLUNGEN

- Pascorbin® 7,5 g (Pascoe)
- Vitamin B complex (Pascoe)
- Vitapas® D (Pascoe)
- Aronia vital® (Pascoe)
- L-Carnipur 500 (nur über Biogena beziehbar)
- Omega 3 forte 700 (nur über Biogena beziehbar)
- Neurosagena® B-Komplex active (nur über Biogena beziehbar)

Komplementäre Mikronährstofftherapie

Nierendurchblutung steigern **Omega-3-Fettsäuren** wirken nephroprotektiv und steigern die Nierendurchblutung.

Mikronährstoffdefizite ausgleichen

- Eine kaliumarme Ernährung, wie sie bei Niereninsuffizienz empfohlen wird, führt zu einer schlechteren Aufnahme wasserlöslicher Vitamine (**B-Vitamine**), **Mineralstoffe** und Spurenelemente (**Zink, Selen, Eisen**).
- **L-Carnitin** kann nur in Gehirn, Niere und Leber gebildet werden. Eine eingeschränkte Eigensynthese, wie sie bei Leberzirrhose und Nieren-

Tab. 12.3 Differenzierung einer renalen, interstitiellen oder prärenalen Hämaturie aufgrund des Verhältnisses von α_1-M, α_2-M und IgG

Verhältnis	Glomeruläre Hämaturie	Interstitielle Hämaturie	Postrenale Hämaturie
α_2-M/Alb	≤ 0,02	≤ 0,02	> 0,02
IgG/Alb	≤ 0,2	> 0,2	> 0,2
α_1-M/Alb	< 1,0	≥ 1,0	< 0,1
Alb = Albumin; M = Mikroglobulin			

insuffizienz anzutreffen ist, kann zu einer Unterversorgung mit verminderter Leistungsfähigkeit, rascher Ermüdung, Fetteinlagerungen im Gewebe und erhöhten Blutfettwerten führen. Zudem kann L-Carnitin den Erythropoetinbedarf bei renaler Anämie senken und dialysebedingte Carnitinverluste ausgleichen.

- **Taurin** schützt die Membranen des Tubulusepithels und der Glomeruli vor der Lipidoxidation. Bei chronischer Niereninsuffizienz sind deutlich reduzierte Spiegel des antioxidativ wirksamen Taurins im Gewebe und Plasma zu beobachten, die oxidative Prozesse und weitere Schädigungen begünstigen.

LITERATUR

Babaei-Jadidi R, et al. Prevention of incipient diabetic nephropathy by high-dose thiamine and benfotiamine. Diabetes 2003; 52(8): 2110–2120.

Deutscher Gesundheitsbericht Diabetes 2022. Eine Bestandsaufnahme. Factsheet der Deutschen Diabetes Gesellschaft (DDG); www.deutsche-diabetes-gesellschaft.de/fileadmin/user_upload/Gesundheitsbericht_2022_final.pdf (letzter Zugriff: 6.5.2022).

Goffrier B et al. Administrative Prävalenzen und Inzidenzen des Diabetes mellitus von 2009 bis 2015. Zentralinstitut für die kassenärztliche Versorgung in Deutschland (Zi). Versorgungsatlas-Bericht Nr.17/03 vom 23.2.2017; www.versorgungsatlas.de/fileadmin/ziva_docs/79/VA-79-Bericht_Final.pdf (letzter Zugriff: 6.5.2022).

Heidemann C, Scheidt-Nave C. Prävalenz, Inzidenz und Mortalität von Diabetes mellitus bei Erwachsenen in Deutschland – Bestandsaufnahme zur Diabetes-Surveillance. Journal of Health Monitoring 2017; 2(3): 105–128; https://edoc.rki.de/handle/176904/2781 (letzter Zugriff: 6.5.2022).

Schaeffner ES, et al. Cholesterol and the risk of renal dysfunction in apparently healthy men. J Am Soc Nephrol 2003; 14(8): 2084–2091.

Tönnies T, et al. Projected number of people with diagnosed Type 2 diabetes in Germany in 2040. Diabet Med 2019; 36(19): 1217–1225.

KAPITEL

13 Säure-Basen-Haushalt

INFO

Der Säure-Basen-Haushalt spielt in der Hochschulmedizin eine andere Rolle als in der Naturheilkunde. Für die rein hochschulmedizinisch orientierte Medizin sind die Diagnostik und die Therapie der Säure-Basen-Verhältnisse der klinischen Medizin und hier üblicherweise der Intensivmedizin vorbehalten – mithin an schwerwiegende und lebensbedrohliche Erkrankungen gekoppelt. Der Begriff „chronisch latente Azidose" oder „Gewebsazidose" existiert hier praktisch nicht, und dementsprechend finden sich keinerlei „zitierfähige" Veröffentlichungen in der schulmedizinischen Literatur. Die in der klinischen Medizin genutzte Methode der Blut-pH-Messung ist zur Beurteilung der Gewebsazidose ungeeignet, da letztlich die Messsonde des Arztes keinen Einblick in die intrazelluläre Situation zulässt. Die praktischen Erfahrungen bei vielen unterschiedlichen Krankheitsbildern bestätigen die Bedeutung der intrazellulären Übersäuerung, und so stehen den naturheilkundlich orientierten Therapeuten bewährte diagnostische und therapeutische Optionen zur Verfügung.

13.1 Definition: Die Grundsubstanz

Die aus dem Mesenchym entstandene Grundsubstanz ist ein lockeres, hochkomplex zusammengesetztes System aus Eiweiß- und Zuckerstoffen. Es ist sehr flüssigkeitsreich (Extrazellularflüssigkeit) und stellt die entscheidende Verbindung zwischen Blutgefäßen und Organzellen her. Bei einem Erwachsenen finden wir ca. 18 kg dieses Stütz- und Transitgebildes.

Die funktionelle Bedeutung der Grundsubstanz ist im Wesentlichen darin zu sehen, dass durch sie hindurch der gesamte Stofftransport in beiderlei Richtungen zwischen Blutgefäß einerseits und den Organzellen andererseits erfolgt. Durch viele Regulationsvorgänge über Nerven, Hormone, Organ- und Bindegewebszellen wird pausenlos die physikalisch-chemische Zustandsform verändert und dem Bedarf angepasst. So wird der Stofftransport hemmend oder fördernd beeinflusst. Ein großer Teil der immunologischen Vorgänge findet hier statt. Im sog. **Zelle-Milieu-System** spielen sich letztlich alle Regulationen ab, die Leben erst ermöglichen. Die Grundsubstanz „ernährt" somit jede einzelne Organzelle und hält das lebensnotwendige Milieu aufrecht – ganz so, wie das Meerwasser das Regulationssystem des Einzellers darstellt.

Die Grundsubstanz ist also ubiquitär und wird von einem Geflecht an vegetativen Nervenfasern durchzogen. Diese Nervenfasern geben steuernde Substanzen ab (Hormone wie Noradrenalin und Acetylcholin), die z. B. das im Bindegewebe eingelagerte Mikroblutgefäßsystem (Kapillarnetz) regulieren, wodurch wiederum Einfluss auf einen gleichmäßigen Wassergehalt und den osmotischen Druck im gesamten Extrazellularraum genommen wird. Aber auch die hier eingelagerten Zellen haben einen steuernden Einfluss auf das Milieu. So können sich bestimmte Zellen auflösen (Leukolyse), um mit den freiwerdenden Zellinhaltsstoffen regulierend in das Mesenchym einzugreifen. Auch die Immunleistung wird auf diesem Wege aktiviert. Alles ist so aufeinander abgestimmt, dass stets ein Gleichgewicht, genau genommen ein **Fließgleichgewicht,** gewährleistet ist. Viele Vorgänge, die im Krankheitsfall als Symptome imponieren, sind lediglich Ausdruck einer intensiven Gegenregulation im Bereich der Grundsubstanz mit dem Ziel, Ordnung und Gleichgewicht wiederherzustellen.

Da weder die Endigungen des vegetativen Nervensystems noch die feinsten Haargefäße (Kapillaren) oder die Lymphgefäße eine direkte Verbindung zu den Organzellen haben, liegt eine weitere Besonderheit des Grundsystems darin, dass es als Vermittler Transport und Kommunikation gewährleistet. Somit hängt der Verlauf notwendiger Regulationsvorgänge (z. B. akute Reaktionen, chronische Veränderungen) immer vom Zustand des weichen Bindegewebes ab.

13

INFO

Das System der **Grundregulation** nach Pischinger definiert sich als Funktionseinheit der Gefäßendstrombahn, der Bindegewebszellen und der vegetativ-nervalen Endformation. Das gemeinsame Wirk- und Informationsfeld dieser Trias ist die extrazelluläre Flüssigkeit. Es reguliert unentwegt das „Zelle-Milieu-System" und ist prinzipiell in sämtliche Abwehr- und Entzündungsvorgänge involviert. Damit ist es zuständig für alle Lebensgrundfunktionen.

Es ist verständlich, dass Störungen in diesem komplexen System zu Problemen führen müssen. Bei fast allen chronischen Erkrankungen kommt es damit auch zu Reaktionen und Veränderungen der Bindegewebsfunktion. Mehr noch: Viele Erkrankungen entstehen primär durch eine Dysfunktion des „Mutterorgans" Mesenchym. Die im Volksmund als Verschlackungsprozesse beschriebenen Phänomene beeinträchtigen die Transitfähigkeit des Mesenchyms für Stoffwechselrückstände, sodass diese zunehmend kumulieren. Bis zur endgültigen Entsorgung bleiben die Rückstände und Toxine ähnlich einem Depot zunächst liegen und nehmen in dieser Zeit Einfluss auf die Grundregulation, was zu mannigfachen Folgestörungen führen kann. Als Stoffwechselschlacken wären hier z. B. Immunglobuline, Lipoproteine, Fibrinogen-Komplement, Albumin, Aminosäuren, Defekt- und Fremdantigenproteine, Harnsäure, Cholesterin, Xenobiotika oder Carboxyhämoglobin (CO-Hb) zu nennen. Durch eine zunehmende Verlegung der Transitstrecken entwickeln sich Störungen der Mikrozirkulation, die letztlich auch zu einer Absenkung des Gewebe-pH-Wertes führen. Eine Gewebsazidose verschlechtert wiederum auf vielfältige Weise die Regulationsfähigkeit, z. B. die lokale Immunkompetenz (Auswirkungen einer Azidose ➤ Kap. 12.3).

INFO

Als Maladaption bzw. Maladaptionsphase bezeichnet man die Funktionseinschränkung (Blockierung) der Grundregulation, wie sie sich häufig bei zivilisationsgeschädigten Patienten jenseits des 50. Lj. als Multimorbidität oder chronische Erkrankung manifestiert.

Eine auf diesem Wege initiierte Entzündung (z. B. im Sinne eines Zahnherdes) wirkt nun auf dem Boden einer zementierten Funktionseinschränkung als Dauerbelastung, die zunehmend das gesamte Grundsystem zur Reaktion zwingt. Fernwirkungen (Zahnherd verursacht Schmerzen im Knie) lassen sich so erklären. Da Herdgeschehen „stumm" verlaufen können, müssen am eigentlichen Ausgangspunkt des Geschehens, dem Zahnherd, keine Beschwerden auftreten. Stattdessen stellen sich zunehmend andere Erkrankungen und Symptome ein: Schmerzen, Herzrhythmusstörungen, Allergien usw. Wird ein solchermaßen belastetes Grundregulationssystem nun mit einer zusätzlichen Einwirkung konfrontiert, kann es im Sinne des sog. Zweitschlags zu einem vollständigen Zusammenbruch der Regulationen und damit der Selbstheilungskräfte kommen. Ein solcher Zweitschlag kann durch einen akuten Infekt, plötzlichen Stress oder eine toxische Belastung charakterisiert sein.

13.2 Störungen der Grundregulation

Ein permanentes Überangebot an Stoffwechsel-, Ernährungs- und Umweltgiften sowie sog. Defektproteine (z. B. CO-Hb bei Rauchern) führt zu einer „Erstarrung" des Bindegewebes (Gelzustand). Diese Strukturveränderung zieht eine zunehmende Funktions- und Regulationseinbuße mit den gleichen Auswirkungen wie oben beschrieben nach sich. Die Halbwertszeit der Schlackstoffe wird dadurch von ca. 14 Tagen auf ggf. Jahre verlängert. Der Stoffaustausch der Organzellen wird zunehmend gefährdet und verlangsamt, sodass Parenchymschäden entstehen. Das Immunsystem wird zunehmend in seiner Funktion behindert, es kommt zu immunologischen Fehl- oder Minderleistungen: Infektanfälligkeit, rezidivierende Pilzinfektionen, allergische Reaktionen, Kontrollverlust der Zellteilung (Entartungen).

Wird dieser Zustand nicht durch geeignete Maßnahmen verändert, beginnt ein Teufelskreis. Mit zunehmender Verschlackung des Grundsystems entwickelt sich ein hypoxischer Zustand mit nachfolgender Gewebsazidose. Zustand und Funktion der Mikrogefäße und der Transitstrecke verschlechtern sich abermals. Von besonderem Interesse sind in diesem Zusammenhang toxische Schwermetalle (➤ Kap. 10). Bilanzstudien zeigen im Basenüberschuss eine signifikante Mehrausscheidung toxischer Elemente wie Blei, Cadmium und Zinn im Urin, sodass eine Basentherapie auch interessante Möglichkeiten hinsichtlich einer Schwermetallentgiftung eröffnet.

13.2.1 Latente Azidose

Der als latente Azidose bezeichnete Zustand bezieht sich nicht auf den Blut-pH-Wert, dessen Veränderung bzw. Entgleisung prinzipiell ernsthafte Komplikationen nach sich zieht bzw. sich aus ernsthaften Störungen heraus entwickelt. Somit würden im Rahmen der latenten Azidose entsprechende Blut-pH-Messungen immer unauffällig ausfallen, da die Pufferkapazitäten des Organismus in diesem Zustand noch lange ausreichen, um physiologische Verhältnisse im strömenden Blut aufrechtzuerhalten. In diesem Zusammenhang sei erwähnt, dass die von manchen Instituten angebotenen Blut-pH-Messungen aus venösem Blut, das auf dem Postweg versandt wurde, als grober Unfug bezeichnet werden muss! Die latente Azidose ist vielmehr dadurch charakterisiert, dass eine Verringerung der Gesamtpufferkapazität durch vermehrte Inanspruchnahme der Pufferbasen vorliegt. Da eine leicht erhöhte Säurebelastung durch kompensatorische Alkalifreisetzung aus den Knochen neutralisiert werden kann, haben Alpern und Sakhaee die Hypothese der „eubicarbonatämischen metabolischen Azidose" entwickelt. Die Autoren postulieren, dass die Mechanismen zur Kompensation der latenten Übersäuerung zu klinisch relevanten Störungen und signifikanter Morbidität führen. Hier zählt also nicht der im Blut nur unter fortgeschrittenen azidotischen Verhältnissen nachweisbare Bikarbonatmangel, sondern die vermehrte Säurebildung als solche in Verbindung mit den Folgeproblemen, die durch Kompensationsmechanismen verursacht werden.

Besonders gefährdet sind ältere Menschen, die unter einer latenten Nierenschwäche leiden. Ohnehin gilt zu beachten, dass die Säure-Basen-Regulation eines 75-Jährigen nur noch 25 % der Kapazität eines 30-Jährigen erreicht! Folglich ist der latenten Azidose bei älteren Patienten besondere Aufmerksamkeit zu schenken, da der Entsäuerung auch eine bedeutende Rolle im Rahmen von Antiaging-Strategien zu kommt.

Der wünschenswerte Einblick in diese Gesamtbasenreserve bzw. deren Beurteilung ist ein nicht ganz einfaches Unterfangen, und so werden die heute diesbezüglich zur Verfügung stehenden Methoden kontrovers diskutiert. Die praktische Erfahrung zeigt jedoch den hohen Nutzen z. B. der Säure-Basen-Titration nach Sander zur Einschätzung der Pufferreserven bei chronisch belasteten Patienten auf.

13.2.2 Ursachen einer Übersäuerung

Die Erhaltung einer suffizienten Pufferkapazität bzw. ausgeglichenen Säure-Basen-Situation ist einerseits von einer bedarfsgerechten Basenzufuhr und andererseits von einer limitierten Säureproduktion bei ausreichender Eliminierungskapazität abhängig. Es lässt sich rasch erkennen, dass es in unterschiedlichen Bereichen zu Störungen des Gleichgewichts kommen kann (➤ Abb. 13.1):

- Unzureichende Basenzufuhr
- Übermäßige Säurezufuhr
- Unzureichendes Basenrecycling
- Übermäßige Säureproduktion
- Unzureichende Säureausscheidung
- Latenter Basenverlust

Unzureichende Basenzufuhr/übermäßige Säurezufuhr Die heute übliche Zivilisationskost ist verarmt an basischen Valenzen und besteht zu einem hohen Prozentsatz aus Nahrungsmitteln, die einen erhöhten Säureinput mit sich bringen. Überwiegend raffinierte Kohlenhydrate, deren Basenlieferanten einerseits entfernt wurden (Mineralien), die andererseits aber auch aufgrund der qualitativ unbefriedigenden Agrarwirtschaft gar keinen nennenswerten Beitrag mehr zur Mineralstoffversorgung leisten könnten, wären hier zu nennen. Aber auch tierisches Eiweiß, Zucker und Alkohol gehören zu den Säurebildnern. Demgegenüber steht ein unzureichender Konsum an Obst und Gemüse. In diesem Zusammenhang sei erwähnt, dass organische Säuren in gesunden Lebensmitteln keine negative Auswirkung auf den Säure-Basen-Haushalt haben. So wird z. B. die rechtsdrehende Milchsäure in der Leber zu Basen verstoffwechselt, mithin zu den physiologischen Basenlieferanten gezählt.

Unzureichendes Basenrecycling Organische Säuren aus der Nahrung werden – eine optimale Sauerstoffversorgung vorausgesetzt – in der Leber umgesetzt, zu Kohlendioxid abgebaut und ausgeatmet (anorganische Säuren, die aus Proteinen und

13

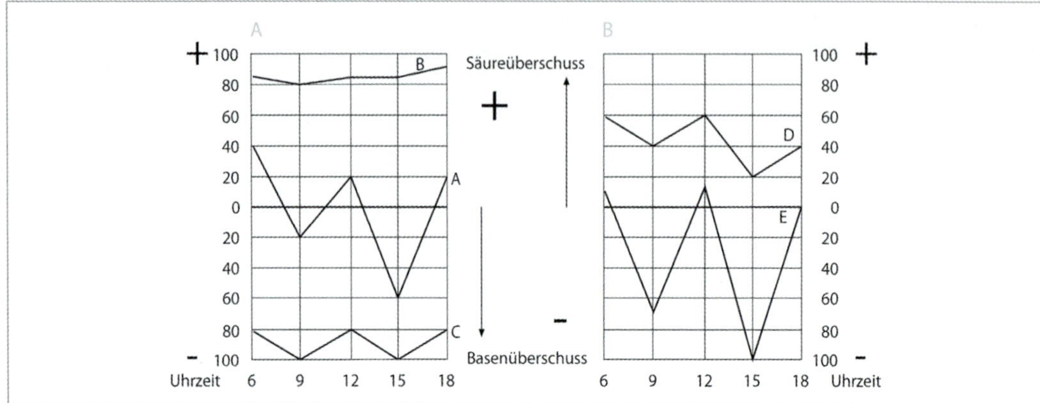

Abb. 13.1 Ergebnisse einer Urinuntersuchung nach Sander:
A) Kurve eines Gesunden
B) Kurve eines in einer Regulationsstarre befindlichen, hochgradig übersäuerten Patienten
C) Kurve bei – ebenfalls ungünstiger – Basenstarre (sehr selten und nur unter hoch dosierter Basentherapie zu beobachten)
D) Kurve eines säurebelasteten Patienten mit noch angedeuteter Regulationsfähigkeit
E) Kurve eines Patienten unter Basentherapie [V573]

Zellkernen stammen, können nur über die Nieren ausgeschieden werden). Durch eine unzureichende Leberfunktion und/oder durch einen latenten O_2-Mangel sowie eine übermäßige Säurebelastung wird vermehrt pufferndes Bikarbonat gebunden. Eine erhöhte intestinale Toxinaufnahme (z. B. Ammoniak und Fuselalkohol aus dem mikrobiellen Stoffwechsel) belastet die Leber, sodass nicht nur der Bikarbonatverbrauch in der Leber erhöht wird, sondern Bikarbonat vermehrt gebunden bleibt.

Übermäßige Säureproduktion Echte Azidosen sind üblicherweise mit entsprechend ausgeprägten Symptomen assoziiert und sollen hier nicht näher besprochen werden. Ein schlecht eingestellter Diabetes, Leberfunktionsstörungen, Sauerstoffmangel sowie eine übermäßige intestinale Säureproduktion im Rahmen von Gärungsprozessen führen zu einem erhöhten Säureanfall. Bedeutsam sind aber auch die eher latenten Störungen wie z. B. sympathikotone Reaktionslagen, die u. a. anaerobe Tendenzen fördern. So kann auch ein als negativ empfundener Stress bei dauerhafter Einwirkung eine latente Übersäuerung fördern. Das Gleiche gilt für körperliche Stresssituationen, welche die Reserven des aeroben Stoffwechsels überfordern. Unprofessionelles Sport- bzw. Fitnesstraining zwingt den Organismus zur anaeroben Energiegewinnung mit der Folge einer Laktatazidose. Dieser Umstand kann bei regelmäßigem Falschtraining zu entsprechenden Stoffwechselbelastungen führen. Die Situation wird oftmals durch einen nicht korrigierten Mehrbedarf an Mikronährstoffen und eine stark erhöhte Generierung von freien Radikalen verschärft.

GUT ZU WISSEN

Eine **latente Azidose geht einher mit …**
- einem Verbrauch der basischen Puffersubstanzen im Blut, aber noch keiner pH-Veränderung,
- einer zunehmenden Entmineralisierung und damit einem erhöhten Osteoporoserisiko sowie
- einer Vielzahl an unspezifischen Beschwerden.

Unzureichende Säureausscheidung Der Gesunderhaltung ist regelmäßige und intensive Bewegung sowie intensives Schwitzen dienlich. Durch die weit verbreitete Bewegungsarmut und der daraus resultierenden oberflächlichen Atmungsintensität bleiben wichtige Entsäuerungsmechanismen ungenutzt. Gewebsschlacken und saure Valenzen werden im Rahmen einer der Situation angepassten (reduzierten) Mikrozirkulation angehäuft. Viele orthopädische Beschwerden wie Versulzungen des Bindegewebes, Myogelosen, Muskelschmerzen und Tendopathien lassen sich auf eine Gewebsazidose zurückführen. Da alle nichtflüchtigen Säuren [H^+] renal eliminiert werden, muss als wichtigste Quelle einer Azidose immer eine eingeschränkte Nierenfunktion abgeklärt werden. Die exakte Bestimmung der glomerulären Filtrationsrate (GFR) ist hierfür erforderlich, weil Kreatinin in Serum und Harn (24 h) eine normale Nierenfunktion noch anzeigen, obwohl die Niere nur noch zu 50 % arbeitet. Die nichtflüchtigen Säuren werden unmittelbar von Bikarbonat gepuffert.

Latenter Basenverlust Mit dem Stuhl werden täglich ca. 3 mmol Natriumbikarbonat abgegeben. Darüber hinaus kommt es durch die Aktivität der fettsäurebildenden Darmflora im Kolon zu einem weiteren Verlust von HCO_3^-. Somit werden dem Organismus in 24 h ca. 11–12 mmol Bikarbonat entzogen. Dieser Verlust kann bei Durchfällen drastisch ansteigen; ebenso kann durch ein Aufwuchern der Fäulnisflora der Bikarbonatverbrauch ansteigen. Patienten mit chronischen Durchfällen oder aufgewucherter Fäulnisflora sind somit besonders belastet. Kommt es z. B. im Rahmen eines Magen-Darm-Infekts gleichzeitig zum Erbrechen, kann der HCO_3^--Verlust durch eine metabolische Alkalose überlagert werden, bedingt durch den Verlust von Magensäure (kombinierte Säure-Basen-Störung).

13.2.3 Symptome einer latenten Azidose

Die in der Literatur beschriebenen Beschwerden, die in Verbindung mit einer latenten Übersäuerung aufgezählt werden, entsprechen weitgehend dem heute als **chronische Befindlichkeitsstörungen** bezeichneten Symptomkatalog. Aber auch immunologische Störungen wie eine **erhöhte Allergiebereitschaft** werden mit einer latenten Azidose in Verbindung gebracht. Beachtenswert ist das Phänomen der **kompensatorischen Entmineralisierung des Knochens:** Da der Organismus bei einer Erschöpfung der Pufferreserven auf basische Mineralsalze zurückgreifen muss, werden diese vermehrt aus dem Knochen mobilisiert, was letztlich eine Osteoporose fördert. Abelow et al. haben aufgrund epidemiologischer Studien die Hypothese entwickelt, dass in den industrialisierten Ländern die hohe Schenkelhalsfrakturrate älterer Menschen durch eine subklinische Azidose verursacht ist. Die Autoren zeigen auf, dass bei Menschen mit geringer Proteinzufuhr und damit stabileren Säure-Basen-Verhältnissen die Frakturrate signifikant niedriger ist. Auch der bei älteren Menschen zu beobachtende **Muskelschwund** findet so eine Erklärung.

Eine Gewebsübersäuerung erhöht die **Schmerzempfindlichkeit** bzw. -bereitschaft. Die sog. Procain-Baseninfusion erfreut sich in der Schmerztherapie denn auch zunehmender Beliebtheit. Von klinischer Bedeutung sind darüber hinaus die negativen Auswirkungen einer latenten Azidose auf multiple Enzymreaktionen, die allesamt auf einen stabilen Säure-Basen-Haushalt angewiesen sind. Unter azidotischen Verhältnissen lassen sich **reduzierte Enzymaktivitäten** nachweisen. Auch **endokrine Störungen,** die unter ungünstigen Säure-Basen-Verhältnissen entstehen, sind beachtenswert. Besonders betroffen sind in diesem Zusammenhang das Wachstumshormon, die Schilddrüsenfunktion, die Insulinsekretion und -wirkung, das Parathormon sowie die Plasma-Katecholamine. Ein wesentlicher Mechanismus für hormonelle Störungen durch Azidose ist in einer Veränderung der Hormonbindung an ihre Rezeptoren zu sehen.

Allgemeine Symptome:

- Müdigkeit, Erschöpfung, Antriebsschwäche, Konzentrationsstörungen, Schlafstörungen
- Unspezifische Beschwerden oder sog. Befindlichkeitsstörungen
- Erhöhte Schmerzbereitschaft, Neuralgien, Muskel- und Gelenkschmerzen
- Erhöhte Allergiebereitschaft
- Entzündliche Reaktionen bzw. erhöhte Infektbereitschaft im Bereich der Schleimhäute sowie der Konjunktiven
- Karies
- Verminderte Bildung von Vitamin D_3 (1,25 (OH_2) D_3)
- Brüchige Haare und Nägel, Osteoporose
- Ekzembereitschaft, Juckreiz
- Sodbrennen
- Saurer Schweiß
- Niedrige Erythropoietin-Response
- Neigung zur Anämie
- Hypokaliämie → Tachykardie

13.3 Diagnostik

13.3.1 Säure-Basen-Test nach Sander

Am Tag der Testdurchführung sammelt der Patient zu festgelegten Uhrzeiten fünf Harnproben: um 6, 9, 12, 15 und 18 Uhr. Die Mahlzeiten sollen jeweils nach der 6-, 12- und 18-Uhr-Urinabnahme eingenommen werden. Der Versand dieser Urinproben an das Labor erfolgt zusammen mit einem Einsendeformular, in dem auch Ernährungsgewohnheiten erhoben werden.

Im Labor wird die Pufferkapazität in den fünf Harnproben bestimmt. Dazu werden mit einer pH-Elektrode in den Proben zunächst die pH-Werte gemessen. Nach Zugabe von Salzsäure zum Ansäuern der Harnproben und zum Austreiben von Kohlendioxid werden durch nacheinander geschaltete Titrationen mit 0,1 N NaOH und 0,1 N HCl die von Sander beschriebenen A- und B-Zahlen als Maß für die Pufferkapazität der Harnproben im sauren und im basischen Bereich bestimmt. Die Untersuchung erfolgt mithilfe einer automatisierten Titrationsanlage, was eine Standardisierung der Messung erleichtert. Mithilfe einer Formel wird der von Sander beschriebene Aziditätskoeffizient ermittelt, der ein Maß für die Gesamtpufferkapazität des Harns darstellt.

Mittlerer Aziditätsquotient als globaler Richtwert

Aus den einzelnen Aziditätsquotienten lässt sich dann auch der mittlere Aziditätsquotient (mAQ) errechnen, der als Tagesmittelwert anzusehen ist. Dieser kann wie in ➤ Tab. 13.1 bewertet werden.

Tab. 13.1 Mittlerer Aziditätsquotient: Interpretation

Mittlerer Aziditätsquotient (mAQ)	Beurteilung
+10 % bis −10 % d.h., der Gesamtdurchschnitt der fünf Proben kann sich etwas im alkalischen oder im sauren Milieu befinden	optimal
+10 % bis +30 %	leichte, noch tolerable Übersäuerung
+30 % bis +50 %	mittelschwere Übersäuerung
+50 % bis +70 %	schwere Übersäuerung
+70 % bis +100 %	sehr schwere Übersäuerung
−10 % bis −60 % (eher selten)	leichte Alkalose
−60 % bis −100 % (extrem selten)	schwere Alkalose

Interpretation

Mithilfe des mAQ lassen sich die verschiedenen Kurven in ➤ Abb. 13.2 charakterisieren:

- Bei **Stoffwechselgesunden** sind folgende Phänomene zu beobachten: Im 6-Uhr-Urin (Morgenurin) lässt sich eine *physiologische Säureflut* nachweisen. Bei ausgeglichener Ernährung gibt es nun etwa 2–3 h nach jeder Mahlzeit zur Einleitung der normalen Verdauung eine sog. *Basenflut* im Organismus. Dieses Phänomen ist im 9-Uhr-Urin zu beobachten. Die später wieder im Gesamtstoffwechsel des Körpers anfallenden Säuren scheidet der Körper zur Mittagszeit aus, während gegen 15 Uhr das Gleiche geschieht wie etwa gegen 9 Uhr: Es zeigt sich eine durch das Mittagessen erzeugte Basenflut. Abends dann ist wieder der physiologische, durch Stoffwechselprozesse bedingte *Säureüberschuss* vorhanden.
- Bei **Patienten mit einer gestörten Säure-Basen-Regulation** fehlt nun, wie die Kurven B und C zeigen, die Kompensationsfähigkeit des Organismus, wobei der rhythmische Wechsel der Säure- und Basenfluten kaum mehr angedeutet ist. Durch richtige Behandlung, vor allem durch Umstellung der Ernährung, lässt sich die normale Ausgleichsfähigkeit wiederherstellen, wie ➤ Abb. 13.2 zeigt (D vor, E nach Therapie).
  Bei der überwiegenden Zahl der Patienten ist die Kurve in Richtung „zu sauer" gestört und dabei meist auch noch in der Regulation blockiert, d. h., ein Wechsel von Säure- und Basenfluten ist nicht möglich. Dies ist ein deutlicher Hinweis für eine latente bis manifeste Azidose, die nicht selten alleinige Krankheitsursache sein kann bzw. die Begleiterscheinung vieler Krankheiten darstellt, z. B. von Stoffwechselstörungen, rheumatischen Erkrankungen, Magen-Darm-Leiden, Herz-Kreislauf-Erkrankungen.

13.3.2 Mineralstoffdiagnostik im Vollblut

Da die Regulation des Säure-Basen-Stoffwechsels und die Grundregulation von einer optimalen Versorgung mit zahlreichen Mikronährstoffen abhängen, kann ein entsprechendes Untersuchungsscreening zur

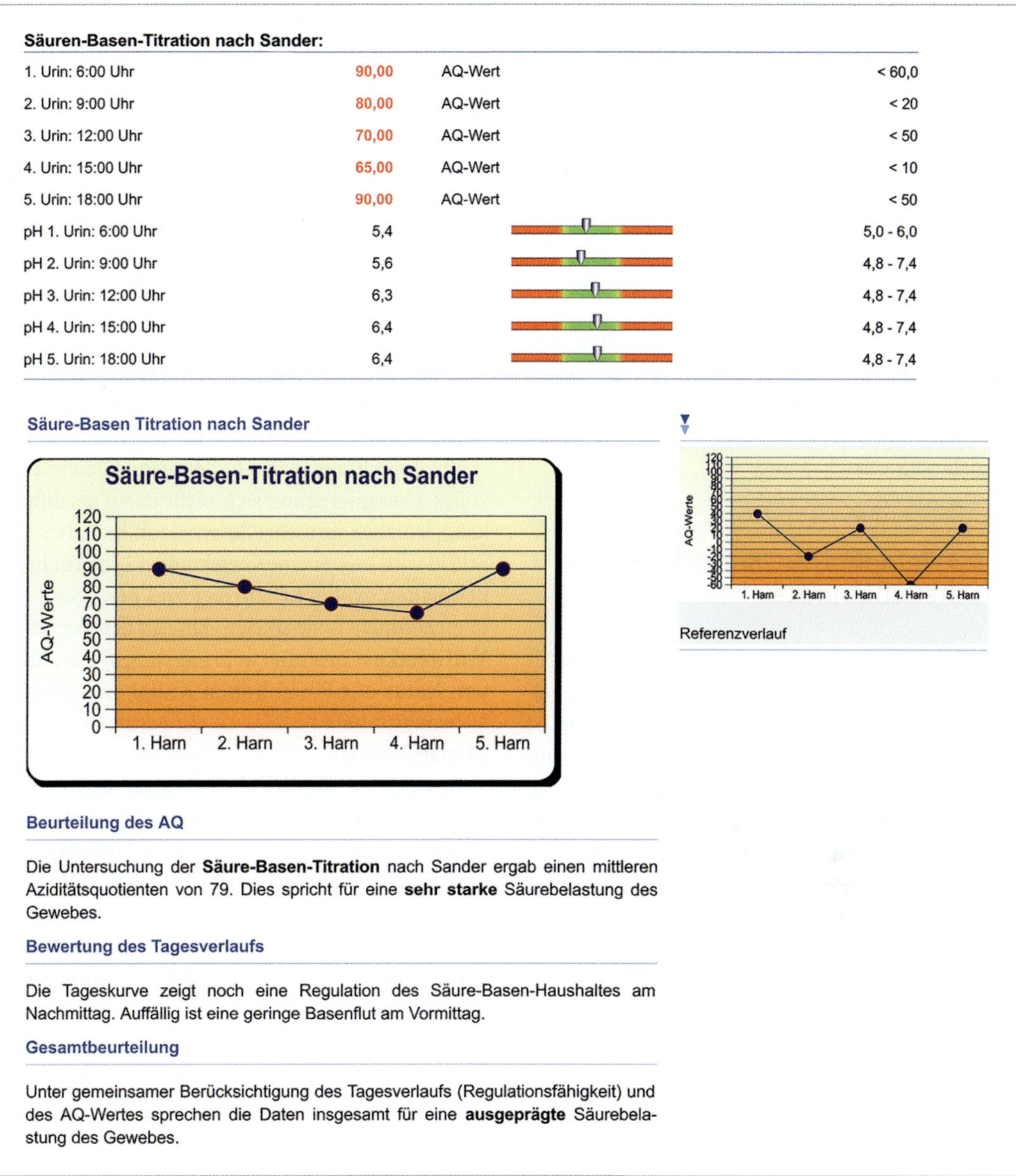

Säuren-Basen-Titration nach Sander:

1. Urin: 6:00 Uhr	90,00	AQ-Wert		< 60,0
2. Urin: 9:00 Uhr	80,00	AQ-Wert		< 20
3. Urin: 12:00 Uhr	70,00	AQ-Wert		< 50
4. Urin: 15:00 Uhr	65,00	AQ-Wert		< 10
5. Urin: 18:00 Uhr	90,00	AQ-Wert		< 50
pH 1. Urin: 6:00 Uhr	5,4			5,0 - 6,0
pH 2. Urin: 9:00 Uhr	5,6			4,8 - 7,4
pH 3. Urin: 12:00 Uhr	6,3			4,8 - 7,4
pH 4. Urin: 15:00 Uhr	6,4			4,8 - 7,4
pH 5. Urin: 18:00 Uhr	6,4			4,8 - 7,4

Säure-Basen Titration nach Sander

Beurteilung des AQ

Die Untersuchung der **Säure-Basen-Titration** nach Sander ergab einen mittleren Aziditätsquotienten von 79. Dies spricht für eine **sehr starke** Säurebelastung des Gewebes.

Bewertung des Tagesverlaufs

Die Tageskurve zeigt noch eine Regulation des Säure-Basen-Haushaltes am Nachmittag. Auffällig ist eine geringe Basenflut am Vormittag.

Gesamtbeurteilung

Unter gemeinsamer Berücksichtigung des Tagesverlaufs (Regulationsfähigkeit) und des AQ-Wertes sprechen die Daten insgesamt für eine **ausgeprägte** Säurebelastung des Gewebes.

Abb. 13.2 Befund: Säure-Basen-Test nach Sander [V573]

Beurteilung der Mikronährstoffversorgung empfohlen werden, wobei die sog. Vollblutdiagnostik den Serumbestimmungen vorzuziehen ist. Da viele der bedeutsamen Elemente überwiegend erythrozytär gebunden sind, erlaubt die alleinige Serumbestimmung nur unzureichende Einblicke in den Versorgungszustand. Von besonderem Interesse sind die Elemente Magnesium, Kalium, Kalzium und Zink, wobei Kalium und Zink hier im Vordergrund stehen.

Bei einem **Kaliummangel** strömen zur Aufrechterhaltung der Zellfunktion statt der K^+-Ionen (saure) H^+-Ionen in die Zellen ein, woraus eine intrazelluläre Übersäuerung resultiert. Ein Kaliummangel fördert also eine Gewebsazidose. Dieser Prozess geht allerdings mit einer Blut-Alkalose einher (aufgrund der Säureverschiebung ins Zellinnere), was folglich auch einen neutralen bis basischen Urin-pH nach sich zieht. Damit hat auch die Niere keine Möglichkeit, die intrazellulär fixierten H^+ zu eliminieren. Der Zustand der Gewebsazidose ist also mit den üblichen Blut-/Urin-pH-Messungen nicht direkt zu erfassen, sodass es hier häufig zu entsprechenden Irrtümern kommt und das schwerwiegende Probleme der Gewebsübersäuerung verkannt wird. Wird nun Kalium substituiert, kommt es zu einem intensiven Austausch der intrazellulären H^+-Ionen gegen die K^+-Ionen: Der Urin-pH fällt rapide in den sauren Bereich als Ausdruck einer in Gang gekommenen Gewebsentsäuerung.

Zur Säureeliminierung benötigt die Niere das zinkhaltige Enzym Carboanhydrase. Ein **Zinkmangel** zieht dementsprechend eine Beeinträchtigung der Carboanhydrase nach sich, mithin eine eingeschränkte renale Säureausscheidung.

13.3.3 Telopeptide: Beurteilung der Knochenabbaurate

Die chronische Azidose erzwingt eine kontinuierliche Pufferung auf Kosten ossärer Kalziumkarbonatspeicher. Die osteoklastäre Knochenresorption ist gesteigert bei gleichzeitig gehemmter Osteoblastenfunktion. Eine Alkalisierung führt nachweisbar zu entgegengesetzten Effekten: Sebastian et al. haben bei postmenopausalen Frauen, bei denen die endogene Säureproduktion gepuffert wurde, eine Verbesserung der negativen Kalziumbilanz und der Knochenmineralisation festgestellt. Darüber hinaus zeigte sich ein direkter Zusammenhang zwischen proteinreicher Kost, Übersäuerung und erhöhter Knochenabbaurate.

Die organische Knochensubstanz besteht zu 90 % aus Typ-I-Kollagen. Das aminoterminale Telopeptid dieses Typ-I-Kollagens wird als NTx-Molekül bezeichnet. **NTx** wird im Körper nicht abgebaut, sondern renal ausgeschieden. Die NTx-Konzentration im Urin ist direkt proportional zum Knochenabbau und unterliegt keinen tageszeitlichen Schwankungen (➤ Kap. 14).

GUT ZU WISSEN

Die quantitative **Bestimmung von NTx im Urin** stellt den derzeit sensitivsten biochemischen Marker zur Erkennung von knochendegenerativen Prozessen dar. So ist ein frühzeitiges Erkennen von Osteoporose-Risikopatienten möglich.

13.4 Medikation/Therapie

INFO

Die Optimierung des Säure-Basen-Haushalts gehört unbestritten zu den Maßnahmen, die das System der Grundregulation wesentlich beeinflusst und durchaus imstande ist, Krankheitstendenzen im Sinne präventiver Maßnahmen zu korrigieren. Daneben ist diese Maßnahme aber auch der komplementären Behandlung zahlreicher chronischer Erkrankungen äußerst dienlich.

Der therapeutische Eingriff in die Säure-Basen-Verhältnisse gehört inzwischen zu den fest verankerten Strategien in der Naturheilkunde. Die bisherige Darstellung des Themas macht deutlich, dass ein sinnvolles Therapieregime sich nicht darin erschöpfen kann, lediglich vermehrt Basen zuzuführen. Der erste Schritt wird immer eine Korrektur der Lebensführung beinhalten, wobei Ernährung und Bewegung eine übergeordnete Rolle spielen. Eine an den Regeln der **Vollwertkost** orientierte Ernährungsform enthält von Natur aus einen hohen Anteil an basischen Nahrungsmitteln bei einem sehr geringen Anteil an Säurelieferanten.

Bewegung, am besten im Sinne eines regelmäßigen, moderaten Ausdauersports, garantieren eine gute Sauerstoffversorgung der Gewebe durch eine Intensivierung der Mikrozirkulation und der Atmung. Auch regelmäßiges **Saunieren** entlastet den Stoffwechsel, da hier ein intensives Kreislauftraining, gepaart mit starker Schweißbildung, provoziert wird. Allerdings ist zu beachten, dass die beliebten Trockensaunen (Finnische Sauna), insbesondere in Verbindung mit Aufgüssen, zu bedenklichen Stressspitzen führen, der vom Organismus im Rahmen einer schockartigen Gegenregulation beantwortet werden muss. Hier kommt es ganz ähnlich wie im Sport zu Übertreibungen. Durch einen übermäßigen Thermostress wird genau das Gegenteil dessen erzeugt, was eigentlich gewollt war. Die Not, in die der Organismus gerät, lässt sich gut an den oftmals schmerzverzerrten Gesichtern der „Hardliner" ablesen, die bei enormen Temperaturspitzen 30 min und länger in der Aufgusssauna verharren. Durch die massive Freisetzung von Stresshormonen sowie einen ausgeprägten oxidativen Stress (freie Radikale ↑) ist mit nicht unerheblichen Langzeitschäden zu rechnen, wenn sich die Patienten über Jahre hinweg einer solchermaßen übertriebenen

Strapaze aussetzen. Optimal hingegen sind die zunehmend zur Verfügung stehenden Biosaunen, die bei Temperaturen um 60 °C und einer hohen Luftfeuchtigkeit ein gesundes Training garantieren.

13.4.1 Orale Basensubstitution

Um a) eine gute Bioverfügbarkeit und b) eine gute Verträglichkeit ohne Störung der Magenverdauung durch Natriumhydrogenkarbonat ($NaHCO_3$)[1] zu gewährleisten, sollte eine magensaftresistente Galenik gewählt werden, wie sie mit dem Präparat bicanorm® (Fresenius) als dünndarmlösliche Filmtabletten zur Verfügung steht. Auf diese Weise ist gewährleistet, dass $NaHCO_3$) erst im Dünndarm freigesetzt wird, wo es dann vollständig aufgenommen werden kann. Bei einer Tagesdosis von ca. 3–5 g $NaHCO_3$ ist der Anteil an frei werdendem Kochsalz nicht relevant. Ein weiterer entscheidender Vorteil der magensaftresistenten Zufuhr an $NaHCO_3$ ist die gezielte Alkalisierung des Dünndarmmilieus. Bikarbonat aktiviert die Verdauungsenzyme (exokriner Pankreas). Bei einer Azidose ist die normale Bikarbonatausschüttung des Pankreas vermindert und daher die Aktivität der Verdauungsenzyme suboptimal. Diesen Effekt macht man sich sinnvollerweise auch bei der Therapie der exkretorischen Pankreasinsuffizienz zunutze, da neben der unzureichenden Abgabe von Verdauungsenzymen auch zu wenig $NaHCO_3$ mit dem Pankreassaft in den Dünndarm gelangt.

GUT ZU WISSEN

Eine Enzymsubstitution kann nur dann den gewünschten Effekt bringen, wenn zur Aktivierung der Verdauungsenzyme ausreichend Bikarbonat im Dünndarm angeboten wird. Andernfalls zeigt der im Grunde richtige Therapieansatz zur Behandlung der exkretorischen Pankreasinsuffizienz nicht die gewünschte Wirkung. Diese Situation ist vor allem bei azidotischer Stoffwechsellage gegeben.

In die Säure-Basen-Regulation sind diverse **Mikronährstoffe** involviert. Deshalb ist die Therapie orthomolekular zu ergänzen (Mineralstoff-Formula [Biogena]). Da eine chronische Übersäuerung einen renalen Kaliumverlust nach sich zieht, sehen wir in der Vollblutdiagnostik bei chronisch kranken Patienten vermehrt ein Kaliumdefizit im Vollblut. Da Kalium überwiegend erythrozytär gebunden ist und der Serum-Kaliumgehalt intensiv homöostatisch geregelt wird, lassen sich meist keine erniedrigten Serum-Kaliumwerte nachweisen. Wie bereits erwähnt, ist aus diesem Grund die Vollblutdiagnostik aufschlussreicher, da sie ein entsprechendes Defizit sehr viel früher anzeigt. Serum- und Vollblutergebnisse können somit erheblich voneinander abweichen.

13.4.2 Baseninfusionen

Baseninfusionen sind seit Jahrzehnten Bestandteil der Intensivmedizin und dienen der Korrektur akuter Azidosen. Dabei werden je nach Dringlichkeit und in Abhängigkeit von arteriellen Blutgasanalysen bis zu mehrere hundert Milliliter 8,4-prozentige Lösung infundiert. Zur Therapie chronisch-latenter Gewebsazidosen kommen weitaus niedrigere Dosierungen zum Einsatz. Bewährt hat sich die intravenöse Verabreichung von 20–120 ml 8,4-prozentiger Natriumbikarbonatlösung in 450 ml physiologischer Kochsalzlösung, was ca. 1–10 g HCO_3^- entspricht. Solche Dosierungen bzw. Mischungsverhältnisse garantieren eine gute Venenverträglichkeit und bergen keine unvorhersehbaren Risiken für das Säure-Basen-Gleichgewicht (akute Alkalose, siehe Info-Kasten). Auch wenn das so hergestellte $NaCl-HCO_3^-$-Gemisch keine lokalen Reizungen an der Venenwand hervorrufen wird, sollte darauf geachtet werden, dass der venöse Zugang nicht über kleinkalibrige Venen gelegt wird.

INFO

Störungen durch Alkalosen

Eine Alkalose entsteht durch eine pathologische Anhäufung von Basen bzw. dem Verlust von Säuren. Der arterielle pH-Wert steigt dabei über 7,44. Auf einen unphysiologischen pH-Anstieg reagiert der Organismus u. a. mit vermehrter Glykogenolyse und Laktatbildung. Darüber hinaus induziert eine Alkalose ein Absinken des Kalziumspiegels, was zu entsprechenden Symptomen führt: erhöhter Muskeltonus, gesteigerte Reflexe, Tetanie, Parästhesien und evtl. Verwirrtheitszustände. Die Symptomatik entspricht der einer Hyperventilationstetanie, die durch ein forciertes Abatmen von Kohlensäure eine respiratorische Alkalose nach sich zieht.

[1] Syn. Natrium bicarbonicum, doppeltkohlensaures Natron; entwickelt bei saurem pH-Wert CO_2-Gas.

13

Patienten, deren anamnestische Daten auf einen gestörten Säure-Basen-Haushalt schließen lassen und/oder bei denen der Sander-Test Hinweise auf eine notwendige Entsäuerung gibt, sprechen hervorragend auf eine Kur mit Baseninfusionen an. Gute Erfolge wird man bei Patienten mit den nachfolgend aufgezählten Beschwerdebildern erzielen:

- Chronische Müdigkeit
- Chronisch-degenerative Erkrankungen
- Immunstörungen/Allergien
- Schmerzen (z. B. Fibromyalgie, Rheuma)
- Schwermetallbelastungen
- Osteoporose
- Mineralstoffwechselstörungen

Die Wirkung der Baseninfusion tritt bei entsprechender Indikation meist sehr rasch ein, und die Patienten berichten, dass sie sich nach der Infusion „leichter" und entspannter fühlen. Patienten mit Juckreiz empfinden oftmals bereits unmittelbar nach der Infusion eine deutliche Erleichterung. Auch Kopfschmerzen oder unspezifische Schmerzen am Bewegungsapparat reagieren sehr rasch auf die Infusionstherapie.

Besonders geeignet ist die Therapie zudem für ältere, multimorbide Patienten, die über Antriebsverlust und allgemeine Erschöpfung klagen. Wie schon erwähnt, ist die Säure-Basen-Regulation bei älteren Menschen zunehmend eingeschränkt. Darüber hinaus spielt hier die Frakturprophylaxe im Zusammenhang mit der Osteoporose eine bedeutende Rolle.

Die Zusammenstellung der nachstehend aufgeführten Präparate zur Regulation des Säure-Basen-Gleichgewichts ist als Anregung zu verstehen und stellt kein aufeinander abgestimmtes Therapiekonzept dar. Bei der individuellen Auswahl der Präparate für den Patienten sind ggf. vorhandene Kontraindikationen zu berücksichtigen (s. Beipackzettel des jeweiligen Herstellers).

Indikationen, Zusammensetzung, Dosierungs- und Anwendungsempfehlungen: ➤ Anhang (Tab. A–Z).

THERAPIEEMPFEHLUNGEN

- MeineBase® (Jentschura International GmbH)
- Basentabs pH-balance Pascoe® (Pascoe)
- Basenpulver pH-balance Pascoe® (Pascoe)
- Acidum Oxalicum Similiaplex® (Pascoe)
- Mineralstoff Formula (nur über Biogena beziehbar)
  - Basogena® 5e Basenpulver (Biogena)
  - bicaNorm® (Fresenius Medical Care)
- **Bei nachgewiesenem Kaliummangel:**
  - Dreiblatt Kalium Granulat (Naturprodukte Dr. Pandalis)
- **Bei nachgewiesenem Zinkmangel:**
  - Zinkorot® 25 (WÖRWAG Pharma)

LITERATUR

Adeva-Andany MM, et al. Sodium bicarbonate therapy in patients with metabolic acidosis. ScientificWorldJournal 2014; 2014: 627673.

Ehrhardt W et al. Säure-Basen-Gleichgewicht des Menschen: Grundlagen, Bestimmung und Interpretation in Diagnostik und Therapie. Berlin, Heidelberg: Springer 2013.

Emmett M. Metabolic alkalosis: a brief pathophysiologic review. Clin J Am Soc Nephrol 2020; 15(12): 1848–1856.

Engwa GA, et al. Mechanism and health effects of heavy metal toxicity in humans. In: Karcioglu O, Arslan B (eds.): Poisoning in the Modern World. New Tricks for an Old Dog? [Internet]. London: IntechOpen 2019.

Erra Díaz F, et al. Unravelling the interplay between extracellular acidosis and immune cells. Mediators Inflamm 2018; 2018: 1218297.

Hamm LL, et al. Acid-base homeostasis. Clin J Am Soc Nephrol 2015; 10(12): 2232–2242.

Kraut JA, Madias NE. Treatment of acute metabolic acidosis: a pathophysiologic approach. Nat Rev Nephrol 2012; 8(10): 589–601.

Martin NK, et al. Predicting the safety and efficacy of buffer therapy to raise tumour pH: an integrative modelling study. Br J Cancer 2012; 106(7): 1280–1287.

Ostrea Jr EM, Odell GB. The influence of bicarbonate administration on blood pH in a "closed system": clinical implications. J Pediatr 1972; 80(4): 671–680.

Rosen HN, et al. Specificity of urinary excretion of cross-linked N-telopeptides of type I collagen as a marker of bone turnover. Calcif Tissue Int 1994; 54(1): 26–29.

Sander F. Der Säure-Basen-Haushalt des menschlichen Organismus. Stuttgart: Hippokrates 1985.

Shaila M, et al. Salivary protein concentration, flow rate, buffer capacity and pH estimation: a comparative study among young and elderly subjects, both normal and with gingivitis and periodontitis. J Indian Soc Periodontol 2013; 17(1): 42.

van Staden SR, et al. Carboxyhaemoglobin levels, health and lifestyle perceptions in smokers converting from tobacco cigarettes to electronic cigarettes. S Afr Med J 2013; 103(11): 865–868.

Vasey C. Das Säure-Basen-Gleichgewicht. München: Midena 2003.

KAPITEL

14 Osteoporose

14.1 Definition

Die Osteoporose ist eine systemische Skeletterkrankung, die durch eine verminderte Knochenmasse und eine Verschlechterung der Mikroarchitektur des Knochengewebes gekennzeichnet ist. Ein zunehmender Abbau von Knochensubstanz führt zu einem konsekutiven Anstieg der Knochenfragilität und der Neigung zu Frakturen. Eine Osteoporose liegt gemäß der Definition der Weltgesundheitsorganisation (WHO) von 1994 dann vor, wenn die mithilfe der Dual-Röntgen-Absorptiometrie (DXA) ermittelte Knochenmineraldichte an der Lendenwirbelsäule und/oder am proximalen Femur um ≥ 2,5 Standardabweichungen (T-Wert) unter dem statistischen Mittelwert gesunder prämenopausaler Frauen liegt. Diese Definition kann auf Männer ab dem 50. Lj. übertragen werden.

14.2 Ursachen

Die Osteoporose wird in die primäre und die sekundäre Osteoporose unterteilt. Bei der **primären Osteoporose** werden überdies die postmenopausale Osteoporose (Typ I) und die senile Osteoporose (Typ II) unterschieden:

- Ursächlich für die *postmenopausale Osteoporose* ist ein Estrogenmangel infolge des Ausfalls der Ovarfunktion, wodurch es zu einer prädominanten Abnahme der spongiösen Knochensubstanz kommt. Somit sind postmenopausale Frauen anfälliger für osteoporotisch bedingte Frakturen als gleichaltrige Männer. Jedoch kann auch ein Mangel an Testosteron bei Männern zu einem hormonbedingten Verlust von Knochensubstanz führen.
- Die *senile Osteoporose* dagegen betrifft beide Geschlechter gleich; sie geht mit einem altersbedingten Abbau sowohl der Spongiosa als auch der Kompakta einher.

Da die postmenopausale Osteoporose stufenlos in die senile Osteoporose übergeht, sind Frauen mehr als doppelt so häufig von einer Osteoporose betroffen. So beträgt die Prävalenz der Osteoporose bei Männern im Alter zwischen 50 und 64 Jahre 4 %, bei Frauen im selben Alter 17 %. Bei Frauen > 75 Jahre wird sie auf 48 % und bei Männern auf 15 % geschätzt.

Die Ursachen für eine **sekundäre Osteoporose** können multifaktoriell sein und sind meist Begleiterscheinung einer Grunderkrankung bzw. einer medikamentösen Behandlung. Es wird geschätzt, dass eine Osteoporose bei 30 % der postmenopausalen Frauen und bei > 50 % der Männer auf sekundäre Ursachen zurückzuführen ist. Endokrinologische, gastroenterologische, nephrologische und rheumatologische Erkrankungen, Medikamente wie auch die allgemeinen Lebensumstände können eine sekundäre Osteoporose induzieren (➤ Tab. 14.1). Zudem kann eine genetische Determinierung die Knochendichte und die spätere Knochenverlustrate beeinflussen. Jedoch sind genetische Untersuchungen zur Bestimmung eines Osteoporoserisikos zurzeit nicht ausreichend evaluiert. Eine positive Anamnese für eine proximale Femurfraktur bei der Mutter oder beim Vater gilt bei Frauen und Männern immer noch als verlässliche Angabe einer genetischen Prädisposition für eine osteoporotische Fraktur.

14.3 Symptomatik

Osteoporose wird auch als „stiller Dieb" bezeichnet, da sie lange Zeit symptomlos verläuft. Bislang sind Symptome, die einer osteoporotischen Fraktur vorausgehen, nicht hinreichend evaluiert. Ein deutlicher Indikator einer manifesten Osteoporose ist eine Spontanfraktur

Tab. 14.1 Ursachen einer sekundären Osteoporose

Ursachen für eine sekundäre Osteoporose	
Endokrinologisch	• Hypo-/Hyperthyreose • Primärer Hyperparathyreoidismus • Diabetes mellitus Typ 1 und Typ 2 • Hypogonadismus (Amenorrhö, Anorexia nervosa) • Cushing-Syndrom und subklinischer Hyperkortisolismus
Gastroenterologisch	• Chronisch-entzündliche Darmerkrankungen (Morbus Crohn, Colitis ulcerosa) • Malabsorptionssyndrome • Gastrektomie • Pankreasinsuffizienz • Primäre biliäre Zirrhose • Zöliakie
Nephrologisch	• Chronische Niereninsuffizienz
Rheumatologisch	• Rheumatoide Arthritis • Systemischer Lupus erythematodes • Spondylitis ankylosans • Andere rheumatologische und Autoimmunerkrankungen
Medikamente	• Glukokortikoide • Protonenpumpenhemmer • Schleifendiuretika • Blutverdünner • Antidepressiva • Aromatasehemmer
Lebensumstände	• Mangelernährung (z. B. Kalziummangel) • Vitamin-D-Mangel • Immobilität • Übermäßige sportliche Aktivität (athletische Triade) • Untergewicht • Rauchen • Alkoholkonsum

nach relativ harmlosen Anlässen. Ein typisches Symptom dabei ist der spontane Bruch von Wirbelkörpern, des Oberschenkelhalses oder auch eine Radiusfraktur. Osteoporotisch bedingte Frakturen führen zu einer erheblichen Einschränkung der Lebensqualität. Dazu gehören u. a. funktionelle Beeinträchtigungen, akute und chronische Schmerzen, Zunahme von Refluxbeschwerden und ein erhöhtes kardiovaskuläres Risiko. Zudem weisen Frauen und Männer mit osteoporotischen Frakturen eine erhöhte Mortalität im ersten Jahr nach der Fraktur auf. Weitere Anzeichen einer Osteoporose sind u. a. chronische Rückenschmerzen, eine Größenabnahme um ≥ 4 cm, ein Rundrücken („Witwenbuckel“), charakteristische Hautfalten vom Rücken zu den Flanken („Tannenbaumphänomen“) und die Vorwölbung des Bauches („Osteoporosebäuchlein“).

14.4 Diagnostik

14.4.1 Basisdiagnostik

Eine Basisdiagnostik wird empfohlen, wenn das 10-Jahres-Frakturrisiko für Wirbelkörperfrakturen und proximale Frakturen > 20 % beträgt. Basis dieser Abschätzung ist das Risikomodell des Dachverbandes für Osteoporose (DVO). Zudem solle eine Basisdiagnostik bei allen Fragilitätsfrakturen ab dem Alter von 50 Jahren oder bei Einnahme von Glukokortikoiden von > 7,5 mg/d über 3 Monate erfolgen. Eine Basisdiagnostik bei Frauen und Männern ab dem 70. Lj. wird empfohlen, da das Frakturrisiko generell bei über 20 % liegt.

Die empfohlene Basisdiagnostik besteht aus Anamnese, klinischem Befund, DXA-Knochendichtemessung und Basislabor. Zur **Anamnese** gehören u. a. die Erfragung von Schmerzen im Bewegungsapparat, vorausgegangene Stürze, bereits stattgehabte Wirbelkörperfrakturen, funktionelle Beeinträchtigungen, Ernährungsgewohnheiten, körperliche Aktivität und Sonnenlichtexposition sowie die Erfassung sturz- und/oder osteoporosefördernder Medikamente (z. B. sedierend wirkende Medikamente oder Glukokortikoide). Teil der **klinischen Untersuchung** ist die Erfassung der Körpergröße und des Sturzrisikos, z. B. mittels Timed „Up-and-Go“-Test oder Chair-Rising- Test. Die radiologische Untersuchung mittels **DXA** ist der Goldstandard der Osteodensiometrie. Dafür wird der T-Wert an der Lendenwirbelsäule (LWS 1–4), am Gesamtfemur und am Femurhals ermittelt. Maßgebend für die Diagnose einer Osteoporose ist der niedrigste Messwert von Lendenwirbelsäule, Gesamtfemur und Femurhals. Ab einem T-Wert von –1 wird von einer Osteopenie gesprochen, ab einem T-Wert von –2,5 von einer Osteoporose.

Die **Analyse biochemischer Labormarker** ist wertvoll für die Abklärung einer primären oder sekundären Osteoporose, zur Differenzialdiagnose anderer Osteopathien und zur Überprüfung von Kontraindikationen für eine medikamentöse Therapie. Die wichtigsten Laborparameter und damit zu klärende Fragestellungen sind in ➤ Tab. 14.2 aufgeführt.

14.4.2 Bestimmung von Knochenumbauparametern

Sogenannte Knochenumbauparameter können als zusätzliche Indikatoren genutzt werden, um den Verlauf einer Osteoporosetherapie oder die Dynamik des aktuellen Knochenumbaus anzuzeigen. Der Umbauprozess des Knochens wird durch spezialisierte Zellen (Osteoblasten und Osteoklasten) reguliert. **Osteoblasten** sind knochenaufbauende Zellen und dienen überwiegend der Synthese von Knochenmatrix, dem Osteoid. Das Osteoid besteht überwiegend aus Typ-1-Kollagen und dient der Zugfestigkeit des Knochens und als Kalzifizierungsmatrix. **Osteoklasten** sind knochenabbauende Zellen, welche die Knochensubstanz durch die Ausschüttung proteolytischer Enzyme und durch lokale Ansäuerung auflösen. Die Biomarker für den Knochenumbau sind meist beim Knochenstoffwechsel anfallende Abbauprodukte, die in Blut und/oder Urin nachweisbar sind. Dabei werden die Parameter i. d. R. zwei Kategorien zugeordnet, den Markern für Knochenneubildung und den Markern für Knochenresorption (➤ Tab. 14.3).

Die Biomarker werden durch endogene und exogene Faktoren beeinflusst, die kritisch bei der Interpretation der Ergebnisse zu berücksichtigen sind. Endogene Faktoren, welche die Biomarker beeinflussen, sind u. a. Alter, Geschlecht, Menstruation oder Schwangerschaft. Zudem können die Konzentrationen der Biomarker nach einer stattgefundenen Fraktur stark ansteigen, wobei sie um bis zu 50 % von ihrem Basiswert abweichen können. Dieser Zustand kann bis zu 6 Monate anhalten. Exogene Faktoren, die Einfluss auf die Konzentration der Biomarker haben, sind u. a. der zirkadiane Rhythmus, die Ernährung oder die körperliche Aktivität. Zudem ist die Stabilität dieser Parameter sehr gering: Bei 20 °C ist P1NP im

Tab. 14.2 Allgemeine Parameter für das Basislabor

Basisparameter	Fragestellung	Material
Kalzium	↑: primärer Hyperparathyreoidismus oder andere Ursachen einer Hyperkalzämie ↓: sekundärer Hyperparathyreoidismus, Malabsorption, Hypokalzämie als Kontraindikation für mehrere Osteoporosemedikamente	Serum
Phosphat	↑: Niereninsuffizienz, sekundärer renaler Hyperparathyreoidismus	Serum
	↓: Malabsorption	
Alkalische Phosphatase (AP)	↑: z. B. Osteomalazie	
	↓: möglicher Hinweis auf das Vorliegen einer Hypophosphatasie	Serum
GGT	Zur DD einer hepatisch bedingten AP-Erhöhung, Hinweis auf Zöliakie oder Alkoholabusus	Serum
Kreatinin	↑: renale Osteopathie	Serum
BSG/CRP	↑: DD entzündlicher Ursachen von Wirbelkörperdeformitäten, entzündlich-rheumatische Erkrankungen	Serum
Blutbild	Zöliakie Hinweise auf entzündliche Erkrankungen	Serum
T_3, T_4 und TSH	Endogen oder durch L-Thyroxin-Medikation bedingt, als Risikofaktor für Frakturen	Serum
Estrogen/ Testosteron	Estrogen- bzw. Testosteronmangel	Serum
25-OH-Hydroxy-Vitamin D_3	Vitamin-D_3-Mangel	Serum
Eiweißelektrophorese	Hinweis für multiples Myelom oder auf eine systemisch inflammatorische Erkrankung	Serum

14

Tab. 14.3 Knochenumbauparameter

Kategorie	Knochenumbauparameter		Material
Knochen-bildung	OC	Osteocalcin	Serum, EDTA-Plasma
	B-ALP	Knochenspezifische alkalische Phosphatase	Serum
	P1CP	Prokollagen Typ-1 carboxyterminales Propeptid	Serum, EDTA-Plasma
	P1NP	Prokollagen Typ-1 aminoterminales Propeptid	Serum, EDTA-Plasma
Knochenre-sorption	DPD	Desoxypyridinolin	Urin/Serum
	PYD	Pyridinolin	Urin/Serum
	NTX	Aminoterminales Cross-link-Telopeptid des Typ-1-Kollagens	Urin/Serum/Plasma
	CTX	Carboxyterminales Cross-link-Telopeptid des Typ-1-Kollagens	Urin/Serum/Plasma
	Cathepsin K	Cathepsin K	Serum
	OPG	Osteoprotegerin	Serum/EDTA-Plasma
	TRAP	Tartratresistente saure Phosphatase	Serum

Serum 24 h und CTX 6 h stabil. Aufgrund ihrer geringen diagnostischen Sensitivität sind sie zur Primärdiagnostik oder Früherkennung einer Osteoporose nicht geeignet. Somit empfiehlt die DVO keinen der in ➤ Tab. 14.3 aufgeführten Knochenumbaumarker zur Routinediagnostik.

14.4.3 Bestimmung der Kalzium-Isotopie

Kalzium (Ca) ist essenziell für die Mineralisierung des Knochens – 99 % des gesamten Kalziums im Körper sind im Knochen gespeichert. Es gibt sechs natürlich vorkommende stabile Ca-Isotope: ^{40}Ca, ^{42}Ca, ^{43}Ca, ^{44}Ca, ^{46}Ca und ^{48}Ca. Diese Ca-Isotope besitzen unterschiedliche Massen, die sich auf physikalisch-chemische Prozess auswirken. Die natürlich vorkommenden Ca-Isotope werden mit der Nahrung und dem Trinkwasser aufgenommen. Leichte Ca-Isotope (^{42}Ca) durchlaufen chemische Reaktionen schneller und werden somit beim Knochenaufbau präferiert eingebaut. Wenn vermehrt leichte Ca-Isotope im Knochen eingebaut werden, bleiben im Blut und Urin mehr schwere Ca-Isotope (^{44}Ca) zurück. Beim Abbau von Knochensubstanz geschieht das Umgekehrte: Es gelangen vermehrt leichte Ca-Isotope aus dem Knochen in Blut und Urin.

Aus dem Verhältnis ^{44}Ca/^{42}Ca kann nun geschlossen werden, ob Knochen auf- oder abgebaut werden (➤ Abb. 14.1). Ein neu entwickeltes Laborverfahren ermittelt das Verhältnis der stabilen Ca-Isotope ^{44}Ca und ^{42}Ca in Serum und/oder Urin. Die Verhältnisse dieser beiden Ca-Isotope geben somit Aufschluss über den osteoporotischen Zustand des Patienten. Überschreitet der Einbau von Kalzium in den Knochen die Resorption von Kalzium aus dem Knochen, ist der ^{44}Ca/^{42}Ca-Wert im Urin und/oder Serum höher im Vergleich zu einem pathophysiologischen Zustand, in dem der Knochenabbau dominiert (➤ Abb. 14.1). Zusätzlich erhält man Aufschluss darüber, ob der ermittelte ^{44}Ca/^{42}Ca-Wert altersgerecht ist (➤ Abb. 14.2).

Dieser neuartige Kalziumbiomarker besitzt dieselben Vorteile wie andere Biomarker für den Knochenumbau. Er ist nichtinvasiv, strahlenfrei, kann zur Verlaufskontrolle einer Osteoporosetherapie genutzt werden und reflektiert das gesamte Skelettsystem. Im Gegensatz zu enzymatischen oder Peptidbiomarkern hat Kalzium eine höhere Stabilität in Urin und Serum (Serum/Urin: bei 20 °C jeweils 2 Tage). Zudem ist er ein direkter und sehr schneller Indikator für den Kalziumeinbau in den Knochen bzw. den Kalziumabbau aus dem Knochen. Ein wesentlicher Vorteil des Kalziumbiomarkers gegenüber anderen Biomarkern oder dem DXA-Verfahren ist die sehr hohe diagnostische Sensitivität (Sensitivität^{44}Ca/^{42}Ca in Blut = 100).

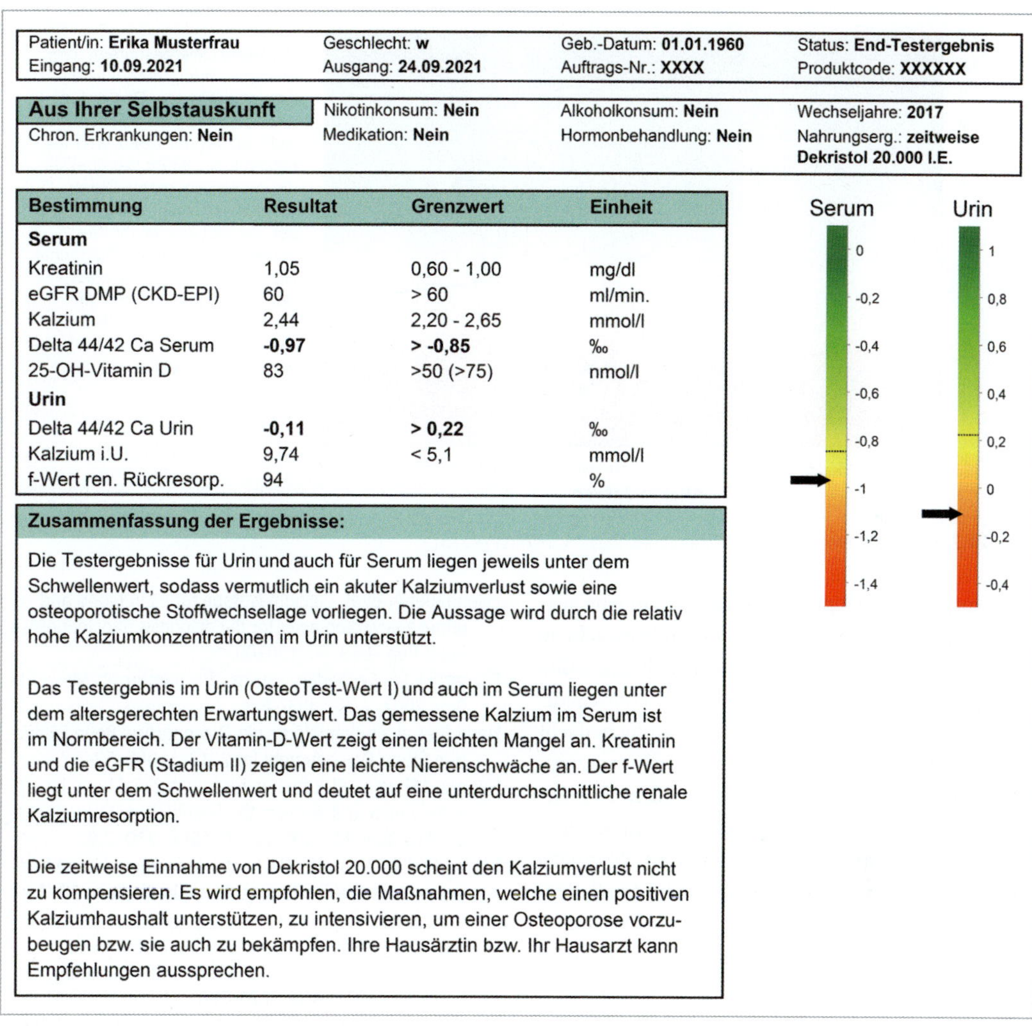

Patient/in: **Erika Musterfrau**	Geschlecht: **w**	Geb.-Datum: **01.01.1960**	Status: **End-Testergebnis**
Eingang: **10.09.2021**	Ausgang: **24.09.2021**	Auftrags-Nr.: **XXXX**	Produktcode: **XXXXXX**

Aus Ihrer Selbstauskunft	Nikotinkonsum: **Nein**	Alkoholkonsum: **Nein**	Wechseljahre: **2017**
Chron. Erkrankungen: **Nein**	Medikation: **Nein**	Hormonbehandlung: **Nein**	Nahrungserg.: **zeitweise Dekristol 20.000 I.E.**

Bestimmung	Resultat	Grenzwert	Einheit
Serum			
Kreatinin	1,05	0,60 - 1,00	mg/dl
eGFR DMP (CKD-EPI)	60	> 60	ml/min.
Kalzium	2,44	2,20 - 2,65	mmol/l
Delta 44/42 Ca Serum	**-0,97**	**> -0,85**	‰
25-OH-Vitamin D	83	>50 (>75)	nmol/l
Urin			
Delta 44/42 Ca Urin	**-0,11**	**> 0,22**	‰
Kalzium i.U.	9,74	< 5,1	mmol/l
f-Wert ren. Rückresorp.	94		%

Zusammenfassung der Ergebnisse:

Die Testergebnisse für Urin und auch für Serum liegen jeweils unter dem Schwellenwert, sodass vermutlich ein akuter Kalziumverlust sowie eine osteoporotische Stoffwechsellage vorliegen. Die Aussage wird durch die relativ hohe Kalziumkonzentrationen im Urin unterstützt.

Das Testergebnis im Urin (OsteoTest-Wert I) und auch im Serum liegen unter dem altersgerechten Erwartungswert. Das gemessene Kalzium im Serum ist im Normbereich. Der Vitamin-D-Wert zeigt einen leichten Mangel an. Kreatinin und die eGFR (Stadium II) zeigen eine leichte Nierenschwäche an. Der f-Wert liegt unter dem Schwellenwert und deutet auf eine unterdurchschnittliche renale Kalziumresorption.

Die zeitweise Einnahme von Dekristol 20.000 scheint den Kalziumverlust nicht zu kompensieren. Es wird empfohlen, die Maßnahmen, welche einen positiven Kalziumhaushalt unterstützen, zu intensivieren, um einer Osteoporose vorzubeugen bzw. sie auch zu bekämpfen. Ihre Hausärztin bzw. Ihr Hausarzt kann Empfehlungen aussprechen.

Abb. 14.1 Befund: ^{44}Ca/^{42}Ca-Wert [V573]

14.5 Medikation/Therapie

Bei allen Personen mit einem erhöhten Risiko wird die Umsetzung von generellen Maßnahmen zur Prophylaxe osteoporotischer Frakturen empfohlen.

Es gibt Evidenz für die Effekte einer ausreichenden Einnahme von Kalzium und Vitamin D_3 hinsichtlich der Reduktion des Risikos für Hüft- und andere Frakturen. Die Einnahme von Kalzium und Vitamin D_3 bzw. die Sicherstellung einer ausreichenden Zufuhr wird daher empfohlen. Als Basistherapie sollte eine tägliche Kalziumaufnahme von 1000 mg/Tag mit der Nahrung sichergestellt werden. Eine Supplementierung mit Kalziumpräparaten sollte nur erfolgen, wenn die empfohlene Menge nicht mit der Nahrung aufgenommen werden kann. Eine Serumkonzentration von < 50 nmol/l ist mit einem erhöhten Frakturrisiko assoziiert. Die Zufuhr von Vitamin D über die Nahrung reicht oft nicht aus, um die gewünschte Serumkonzentration von mindestens 50 nmol/l sicherzustellen. Bei häufiger Sonnenbestrahlung kann die gewünschte Serumkonzentration erreicht werden. Sollte die endogene Vitamin-D-Synthese jedoch unzureichend sein oder fehlen, wird eine Supplementierung von 800 IE/Tag empfohlen. Insbesondere bei Patienten mit einer

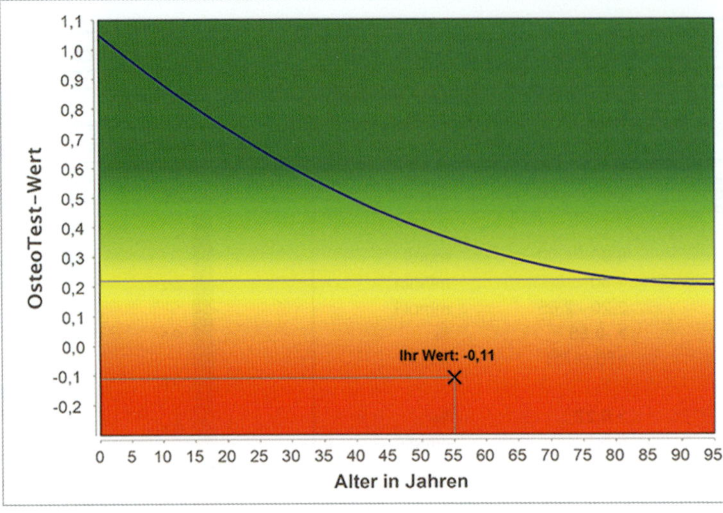

Abb. 14.2 Befund: Altersgerechte Darstellung des ^{44}Ca/^{42}Ca-Werts [V573]

antiresorptiven Osteoporosetherapie ist auf eine ausreichende Kalzium- und Vitamin-D-Zufuhr zu achten. Bei der zusätzlichen Einnahme von Kalzium sollte jedoch auch das gesteigerte Risiko für Nierenschädigung, Arteriosklerose oder Herzerkrankung bedacht werden. Eine tägliche Zufuhr von Vitamin K_2, vorzugsweise über die Ernährung, wird empfohlen. Der tägliche Bedarf von Vitamin K_2 beträgt bei Frauen über 51 Jahren schätzungsweise 65 µg und bei Männern 80 µg. Neben der Supplementierung sollte den Patienten die Angst vor Stürzen und Frakturen durch psychosoziale Betreuung genommen werden, um einer durch Angst ausgelösten Immobilität entgegenzuwirken.

THERAPIEEMPFEHLUNGEN

- Osteo Caldebor® vegan (nur über Biogena beziehbar)
- Osteo Calbon Komplex® (nur über Biogena beziehbar)

LITERATUR

Cockerill W, et al. Health-related quality of life and radiographic vertebral fracture. Osteoporos Int 2004; 15(2): 113–119.

Consensus development conference: diagnosis, prophylaxis, and treatment of osteoporosis. Am J Med 1993; 94(6): 646–650.

Deutsche Gesellschaft für Ernährung (DGE), Österreichische Gesellschaft für Ernährung (ÖGE), Schweizerische Gesellschaft für Ernährung (SGE) (Hrsg). Da-A-CH. Referenzwerte für die Nährstoffzufuhr 2. A. 7. akt. Ausgabe. Bonn 2021.

Eastell R, et al. Postmenopausal osteoporosis. Nat Rev Dis Primers 2016; 21: 16069.

Eisenhauer A, et al. Calcium isotope ratios in blood and urine: a new biomarker for the diagnosis of osteoporosis. Bone Rep 2019; 10: 100200.

Fitzpatrick LA. Secondary causes of osteoporosis. Mayo Clin Proc 2002; 77(5): 453–468.

Hadji P, et al. Epidemiologie der Osteoporose: Bone Evaluation Study. Dtsch Arztebl Int 2013; 110(4): 52–57.

Hannan MT, et al. Risk factors for longitudinal bone loss in elderly men and women: the Framingham Osteoporosis Study. J Bone Miner Res 2000; 15(4): 710–720.

Hlaing TT, Compston JE. Biochemical markers of bone turnover – uses and limitations. Ann Clin Biochem 2014; 51Pt 2: 189–202.

Hu J, et al. Health-related quality of life in men with osteoporosis: a systematic review and meta-analysis. Endocrine 2021; 74(2): 270–280.

Ismail AA, et al. Mortality associated with vertebral deformity in men and women: results from the European Prospective Osteoporosis Study (EPOS). Osteoporos Int 1998; 8(3): 291–297.

Jain S, Camacho P. Use of bone turnover markers in the management of osteoporosis. Curr Opin Endocrinol Diabetes Obes 2018; 25(6): 366–372.

Kanis JA. Assessment of fracture risk and its application to screening for postmenopausal osteoporosis: synopsis of a WHO report. WHO Study Group. Osteoporos 1994; Int 4(6): 368–381.

Lee J, et al. Analytical review: focus on fall screening assessments. PM R 2013; 5(7): 609–621.

Miyakoshi N, et al. Impact of spinal kyphosis on gastroesophageal reflux disease symptoms in patients with osteoporosis. Osteoporos Int 2009; 20(7): 1193–1198.

Morgan JLL, et al. Rapidly assessing changes in bone mineral balance using natural stable calcium isotopes. Proc Natl Acad Sci U S A 2012; 109(25): 9989–9994.

Naylor KE, et al. Response of bone turnover markers to three oral bisphosphonate therapies in postmenopausal osteoporosis: the TRIO study. Osteoporos Int 2016; 271: 21–31.

Oremek GM, et al. Die Knochenmarker BSP, CTX und NTX und deren Publikationscharakteristika im Rahmen einer bibliometrischen Analyse. Zbl Arbeitsmed 2021; 71(6): 288–295.

Pfeil A, et al. Update DVO-Leitlinie 2017 „Prophylaxe, Diagnostik und Therapie der Osteoporose bei postmenopausalen Frauen und Männern". Z Rheumatol 2018; 77(9): 759–763.

Shroff R, et al. Naturally occurring stable calcium isotope ratios in body compartments provide a novel biomarker of bone mineral balance in children and young adults. J Bone Miner Res 2021; 361: 133–142.

Sözen T, et al. An overview and management of osteoporosis. Eur J Rheumatol 2017; 4(1): 46–56.

Tran BNH, et al. Genetic profiling and individualized prognosis of fracture. J Bone Miner Res 2011; 26(2): 414–419.

Wheater G, et al. The clinical utility of bone marker measurements in osteoporosis. J Transl Med 2013; 111: 201.

Wilson S, et al. Health-related quality of life in patients with osteoporosis in the absence of vertebral fracture: a systematic review. Osteoporos Int 2012; 23(12): 2749–2768.

Zhu K, et al. 'Timed up and go' test and bone mineral density measurement for fracture prediction. Arch Intern Med 2011; 171(18): 1655–1661.

KAPITEL

15 Mitochondriale Leistungsfähigkeit

15.1 Definition

Das Energiemolekül ATP

Adenosintriphosphat (ATP) ist das aus Ribose und Adenin bestehende Triphosphat des Adenosins, eines Bausteins der RNA. ATP ist jedoch auch die universale Form unmittelbar verfügbarer Energie in jeder Zelle und gleichzeitig ein wichtiger Regulator energieliefernder Prozesse. Somit kommt ATP die Rolle eines allgemeinen Energieträgers zu. Die drei organischen Phosphate im ATP-Molekül sind über sehr energiereiche chemische Bindungen an Adenosin geknüpft.

Werden diese Bindungen durch Enzyme hydrolytisch gespalten, entstehen **Adenosindiphosphat** (ADP) und **Phosphat.** Die dabei frei werdende Energie ermöglicht die Arbeitsleistungen in den Zellen. Als Energiequelle wird ATP für die grundlegenden energieverbrauchenden Prozesse aller Lebewesen genutzt: Synthese von organischen Molekülen, aktiver Stofftransport durch Biomembranen in die oder aus der Zelle sowie Bewegungen (z. B. Muskelkontraktion).

Bei einem durchschnittlichen Erwachsenen entspricht die Menge an ATP, die täglich im Körper auf- und wieder abgebaut wird, in etwa seinem Körpergewicht. Bei intensiver körperlicher Betätigung kann der Umsatz kurzfristig auf ca. 0,5 kg/min ansteigen.

15.2 Ursachen

Verminderung des intrazellulären ATP

Als Kraftwerke der Zellen sind die **Mitochondrien** die wichtigste Bildungsstätte für ATP. Eine mitochondriale Funktionsstörung geht daher i. d. R. mit einer Reduktion des intrazellulären ATP einher. ATP-Verminderungen wurden z. B. bei zellulärer Hypoxie, aktiver EBV-Infektion, Fibromyalgien, nitrosativem Stress und chronischen, degenerativ-entzündlichen Prozessen beobachtet.

15.3 Symptome

Große Bedeutung hat die intrazelluläre ATP-Konzentration bei Patienten mit **Chronic-Fatigue-Syndrom** (CFS). Eine Studie der Universität Oxford belegt, dass CFS häufig mit einer Verminderung des granulozytären ATP korreliert. Die Bestimmung des intrazellulären ATP stellt somit einen wichtigen diagnostischen Parameter für die aktuelle Mitochondrienfunktion dar. Allerdings kann hierbei keine genaue Aussage getroffen werden, ob eine verminderte ATP-Konzentration primärer Natur oder das Resultat veränderter biochemischer Prozesse ist.

15.4 Diagnostik

15.4.1 Die labordiagnostische Messung von intrazellulärem ATP

Die **Granulozyten des peripheren Blutes** eignen sich gut für die Bestimmung der intrazellulären ATP-Konzentration. Vorteile sind die leichte Verfügbarkeit des Zellmaterials ohne aufwendige Gewebebiopsie sowie der hohe Anteil an Mitochondrien in den Granulozyten.

Die Zellen werden aus heparinisiertem Blut des Patienten aufgereinigt und anschließend lysiert. Dabei wird das intrazelluläre ATP in das Umgebungsmilieu freigesetzt, wo es mithilfe eines Chemolumineszenz-

15

verfahrens nachgewiesen wird. Dies geschieht durch Zugabe von Luciferin, das durch die Luciferase unter ATP-Verbrauch oxidiert wird. Dabei wird Licht produziert, das mit einem Luminometer detektiert werden kann. Das emittierte Licht ist zur ATP-Konzentration direkt proportional.

15.4.2 Regeneration von ATP

Neben dem in den Zellen nachweisbaren ATP gibt auch die Fähigkeit zur Regeneration von ATP nach einem Energieverbrauch wichtige Hinweise auf die Funktionalität der Mitochondrien. Aus dem bei der Abspaltung eines Phosphats vom ATP entstandenen ADP regeneriert die Zelle durch die Anbindung eines Phosphatrestes neues ATP. Dieser Vorgang spielt sich an der inneren Membran der Mitochondrien ab.

Bei dieser oxidativen Phosphorylierung werden Elektronen innerhalb der Mitochondrienmembran entlang mehrerer Redoxsysteme transportiert, wobei sie jeweils auf ein niedrigeres Energieniveau fallen. Die frei werdende Energie wird genutzt, um die durch die Oxidation von Coenzymen entstehenden Protonen (H^+) durch die innere Mitochondrienmembran zu pumpen, wodurch ein Protonengradient über die Membran entsteht. Der Rückfluss der Protonen durch das Transmembranprotein ATP-Synthase treibt die von diesem Enzym katalysierte Bindung anorganischer Phosphatreste an ADP an. Somit entsteht neues ATP in der Mitochondrienmatrix, das der Zelle erneut zur Verfügung steht.

Präanalytik und Probenentnahme

Probenmaterial:	Heparin-Vollblut
Probenversand:	Versand der Proben binnen 24 h

Befundinterpretation

Normwertbereiche In Granulozyten 0,4–1,0 nmol/l $\times 10^6$ Zellen.

Intrazelluläres ATP in den Granulozyten Bestimmung des intrazellulären ATP. Abklärung der verfügbaren mitochondrialen Energieversorgung und Erkennung einer verminderten ATP-Bildung. Es wird das intrazellulär verfügbare ATP in 1×10^6 Granulozyten bestimmt.

Intrazelluläres ATP-Profil, Regeneration von ATP nach Blockade der Neubildung Zusätzlich zur ATP-Bestimmung aus nativen Granulozyten des peripheren Blutes wird im „Intrazellulären ATP-Profil" die ATP-Konzentration nach einer Blockade der Mitochondrien durch ein Zellgift (z. B. Thiomersal, eine toxische Quecksilberverbindung) ermittelt. Durch Unterbindung der Neubildung sinkt die ATP-Konzentration deutlich ab. Als weiterer Messwert wird im ATP-Profil die Regeneration des ATP nach Aufhebung der Thiomersalblockade bestimmt. Intakte Zellen sind in der Lage, genügend ATP nachzubilden. Man erhält mit dem ATP-Profil somit **drei Messgrößen für die ATP-Konzentration in Granulozyten:**

- Intrazelluläres ATP in Granulozyten
- Intrazelluläres ATP unter Blockade der Mitochondrien mit Thiomersal
- Intrazelluläres ATP durch Regeneration

GUT ZU WISSEN

Generell sollte die ATP-Konzentration unter einer Thiomersalblockade deutlich abnehmen. Bei der folgenden Regeneration können zwei Ergebnismuster unterschieden werden:

- Bei guter Regeneration steigt die ATP-Konzentration nach Beendigung der Blockade wieder auf ein moderates Niveau.
- Bei unzureichender Regeneration zeigt sich ein weiteres Zusammenbrechen der intrazellulären ATP-Konzentration. Dies deutet stark auf eine mitochondriale Dysfunktion.

15.5 Medikation/Therapie

Medikation

Die Zusammenstellung der nachstehend aufgeführten Präparate zur naturheilkundlichen Behandlung bei vermindertem intrazellulärem ATP ist als Anregung zu verstehen und stellt kein aufeinander abgestimmtes Therapiekonzept dar. Bei der individuellen Auswahl der Präparate für den Patienten sind ggf. vorhandene

Kontraindikationen zu berücksichtigen (s. Beipackzettel des jeweiligen Herstellers).

Indikationen, Zusammensetzung, Dosierungs- und Anwendungsempfehlungen: ➤ Anhang (Tab. A–Z).

THERAPIEEMPFEHLUNGEN

- Ubiquinol CoQ10 100 mg vegan (nur über Biogena beziehbar)
- L-Carnipur 500 (nur über Biogena beziehbar)
- Pascorbin® 7,5 g (Pascoe)
- Vitamin B complex (Pascoe)
- Vitapas® D (Pascoe)
- Aronia vital® (Pascoe)

Komplementäre Mikronährstofftherapie

Atmungskette unterstützen

- **Coenzym Q10** spielt eine Schlüsselrolle bei der zellulären Energieproduktion und ist ein zentrales Antioxidans in den Zellen. Als Redoxpartner ist Ubiquinol bei antioxidativen Vorgängen in Zytosol, Golgi-Apparat, Lysosomen und Plasmamembran beteiligt und regeneriert dort vor allem Vitamin-E-Radikale. Durch die Aufgaben beim antioxidativen Schutz biologischer Membranen trägt Coenzym Q10 zur Stärkung der Immunabwehr bei, fördert die Integrität und Stabilisierung von Zellmembranen und beugt radikalinduzierten Alterungsprozessen der Zellorgane vor.
- **L-Carnitin** wird vor allem in der Skelettmuskulatur und im Herzmuskel benötigt, wo es am oxidativen Abbau langkettiger Fettsäuren und der daraus resultierenden Energiefreisetzung beteiligt ist. Hierbei fungiert es als Transportmolekül, das die aktivierten Fettsäuren in die Mitochondrien schleust, wo die Beta-Oxidation stattfindet. L-Carnitin ist damit ein entscheidender Faktor für die Energieversorgung und die körperliche Leistungsfähigkeit.

LITERATUR

Al-Zarqy NAHA, Al-Thanoon ZA. The role of co-enzyme Q10 in the respiratory chain and some of its clinical indications: a review. Iraqi J Pharmacy 2021; 18(1): 54–64.

Bell DS. Cellular Hypoxia and Neuro-immune Fatigue. Livermore: WingSpan Press 1995.

Bell CJ, et al. Luciferase expression for ATP imaging: application to cardiac myocytes. Methods Cell Biol 2007; 80: 341–352.

Fielding R, et al. L-carnitine supplementation in recovery after exercise. Nutrients 2018; 10(3): 349.

Freye E, Strobel HP. New coenzyme Q10 formulations increase mental concentration and focused attention related to ATP production. Nat Prod Chem Res 2018; 6(327): 2.

Hidalgo-Gutiérrez A, et al. Metabolic targets of coenzyme Q10 in mitochondria. Antioxidants 2021; 10(4): 520.

Lundin A. Use of firefly luciferase in ATP-related assays of biomass, enzymes, and metabolites. Methods Enzymol 2000; 305: 346–370.

Myhill S, et al. Chronic fatigue syndrome and mitochondrial dysfunction. Int J Clin Exp Med 2009; 2: 1–16.

Raam BJ, et al. Mitochondrial membrane potential in human neutrophils is maintained by complex III activity in the absence of supercomplex organisation. PLoS One 2008; 23: e2013.

Tomas C, Newton J. Metabolic abnormalities in chronic fatigue syndrome/myalgic encephalomyelitis: a minireview. Biochem Soc Transact 2018; 46(3): 547–553.

Vernon SD, et al. Preliminary evidence of mitochondrial dysfunction associated with post-infective fatigue after acute infection with Epstein Barr Virus. BMC Infect Dis 2006; 6: 15.

KAPITEL

16 Haarausfall

16.1 Definition

Der Begriff **Haarausfall** (Effluvium capillorum) beschreibt das gesteigerte, krankhafte Ausfallen von Haaren, während der daraus resultierende **Endzustand als verminderte Haardichte oder Alopezie** bezeichnet wird. Somit kann eine Alopezie auch ohne ein nennenswertes, das normale Maß überschreitendes Effluvium auftreten, nämlich dann, wenn das Nachwachsen der Haare reduziert oder eingestellt ist.

INFO

Haare erneuern sich unter gewöhnlichen Umständen regelmäßig, sodass ein täglicher Haarausfall von 80–100 Haaren normal ist. Ein relevanter Haarausfall liegt vor, wenn über einen längeren Zeitraum täglich mehr als 100 Haare verloren gehen.

16.1.1 Das Haar und sein Aufbau

Etwa 5 Millionen Haarwurzeln produzieren je nach genetischen Vorgaben das kräftige Terminalhaar (Kopf-, Bart-, Augenbrauen-, Wimpern-, Achsel- und Schamhaar) oder das feine, oftmals kaum sichtbare Flaumhaar (Velushaar) am restlichen Körper. Nur die Hautareale im Bereich von Lippen, Handflächen und Fußsohlen weisen keine Haarfollikel auf, die in den übrigen Hautarealen als schlauchartige Einstülpungen der Oberhaut imponieren.

Das Haar setzt sich aus zwei Abschnitten zusammen: dem sichtbaren Haarschaft und der Haarwurzel unter der Kopfhaut. Das untere verdickte Ende der Haarwurzel, die Haarzwiebel (Bulbus), enthält die aus Bindegewebe, feinsten Blutgefäßen und Nervenfasern aufgebaute Haarpapille, die wichtige Aufgaben bei der Ernährung des Haares wahrnimmt. Die unmittelbar an die Papille grenzende kappenförmig aufsitzende Zellschicht wird als Haarmatrix bezeichnet. Sie stellt die eigentliche zellbildende Schicht dar, welche die neue Haarsubstanz produziert. Wie durch ein Rohr wird diese Haarsubstanz von unten nach oben geschoben, um dann als Haarschaft aus der Kopfhaut herauszutreten.

INFO

Medizinisch gesehen sind aus der Haut herausgewachsene Haare tote Hornfäden, die aus verhornten Zellschichten der Haut bestehen. Ebenso wie die Nägel gehören sie zu den Hautanhangsgebilden.

Unter dem Elektronenmikroskop zeigt der Haarschaft verschiedene Schichten, die jeweils aus unterschiedlichen Zelltypen aufgebaut sind: In seinem Innern befinden sich die oft schwammig wirkenden Markzellen (Medulla). Um die Medulla herum liegt spindelförmig eine Schicht verhornter Faserzellen, die Rindenzone (Kortex). Der Kortex ist der Hauptbestandteil des Haares und für seine Stärke, Elastizität und Reißfestigkeit verantwortlich. Die hier eingelagerten Pigmente bestimmen die individuelle Haarfarbe.

Die Faserschicht wiederum wird durch die umhüllende Schuppenschicht (Cuticula) geschützt, die mit der inneren Wurzelscheide eng verzahnt ist und zu hoher mechanischer Belastbarkeit beiträgt, da sie dem Haar eine feste Struktur verleiht und es vor äußeren Einflüssen schützt.

Haare sind hydrophil, können also Wasser aufnehmen und speichern, was einen großen Einfluss auf die Elastizität, Frisierbarkeit und Schönheit des Haares nimmt. Anders als beim Schwamm werden Wassermoleküle nach der Aufnahme nicht nur physikalisch gespeichert, sondern auch chemisch über schwache Bindungen im Haar festgehalten. Durch den spezifischen Aufbau des Haares wird eine beeindruckende Dehnbarkeit erreicht. Selbst trockenes Haar, das eine Restfeuchte von nur noch 15 % enthält, lässt sich bis zu 50 % dehnen, bevor es bricht.

GUT ZU WISSEN

Haarausfall im Rhythmus der Jahreszeiten

Im Gegensatz zu vielen Säugetieren durchläuft der Mensch keinen wirklichen „Fellwechsel", obwohl sich von der Jahreszeit abhängig stärkere und schwächere Tendenzen im Haarwachstum feststellen lassen.
Im Herbst jedoch weist auch der Mensch eine dem Fellwechsel ähnliche Phase auf, in der die Haare langsamer wachsen und zahlreicher ausfallen. Ein Verlust der doppelten Haarmenge wie im Sommer kann im Herbst normal sein. Dieser Zustand dauert i. d. R. nur einige Wochen an und kann als Umstellung des Körpers auf die Winterzeit verstanden werden.

16

16.1.2 Das Haar und seine Wachstumsphasen

Der dreiphasige Wachstumszyklus des menschlichen Kopfhaars ist asynchron: Jeder Haarfollikel folgt einem eigenen Rhythmus. Teilungsaktivität und Dauer der Wachstumszyklen sind hormonell beeinflusst. Ein Haarfollikel kann etwa 10- bis 12-mal ein Haar bilden, wobei die einzelnen Wachstumsphasen des Haares bis zu 6 Jahre andauern können (➤ Tab. 16.1).

Wachstumsphase (anagene Phase) Die für die Produktion von Haarfasern zuständigen Papillen steuern das Haarwachstum. Sie liegen ca. 3–4 mm tief in der Kopfhaut und versorgen den gesamten Haarfollikel mit Blut und allen Nährstoffen, die für das Haarwachstum benötigt werden. Die Zellen der Haarmatrix teilen sich etwa 5-mal so schnell wie normale Hautzellen. Das durchschnittliche Wachstum eines Anagenhaares beträgt im Durchschnitt etwa 1 cm/Monat. Wie alle proliferierenden Zellen sind auch die Zellen der Haarmatrix sehr empfindlich gegenüber Stoffwechselstörungen aller Art (z. B. durch suboptimale Ernährung, Medikamente o. Ä.) und reagieren hierauf mit verminderter Zellteilungsgeschwindigkeit und somit verlangsamtem Wachstum.

Übergangsphase (katagene Phase) Nach der Wachstumsphase schließt sich eine mehrwöchige Übergangsphase an, in der die Nährstoffversorgung durch die Gefäße der Haarpapillen allmählich eingestellt wird. Hierdurch verlangsamt sich die Zellteilung, bevor sie gänzlich stoppt. Die Haarwurzel beginnt zu verhornen.

Ruhephase (telogene Phase) Die Ruhephase beginnt mit der Verdickung der Haarzwiebel; so entsteht das Kolbenhaar, das noch im Haarbalg steckt. Nach ca. 2–4 Monaten bildet sich die Haarpapille auf ihr normales Maß zurück und nimmt ihre Funktion wieder auf: Es bildet sich ein neuer Haarkeim. Beim natürlichen Haarwechsel wird das nur noch locker in der Kopfhaut sitzende Kolbenhaar durch mechanische Einflüsse wie Kämmen oder Waschen, aber auch durch den Schub des nachwachsenden Haars von der Haarpapille gelöst. Das nachwachsende neue Haar durchläuft wieder alle drei Wachstumsphasen.

INFO

Das **Trichogramm,** der klassische Haarwurzelstatus, ist eine standardisierte lichtmikroskopische Untersuchung der Wurzeln epilierter (ausgezupfter) Haare. Es gibt Auskunft über das zahlenmäßige Verhältnis von Anagen-, Telogen- und Katagenhaaren. Damit lässt sich die Stärke des Haarausfalls zum Zeitpunkt der Untersuchung feststellen. Darüber hinaus können dystrophische Haare identifiziert werden, die durch eine Beeinträchtigung der Wachstumsphase entstehen (z. B. infolge von Infekten, Organerkrankungen oder durch Einnahme bestimmter Medikamente).

16.2 Ursachen

Ein gestörter Haarwuchs und der dadurch bedingte Haarausfall können unterschiedliche Gründe haben. Eine suboptimale Versorgung mit Mikronährstof-

Tab. 16.1 Wachstumsphasen des Haares

Phasenfolge	Nomenklatur	Phasenzustand	Phasendauer	Anteil am Gesamthaar
1. Phase	anagen	Wachstumsphase	2–6 Jahre	bis 90 %
2. Phase	katagen	Übergangsphase	2 Wochen	bis 3 %
3. Phase	telogen	Ruhephase	2–4 Monate	bis 18 %

fen kann ebenso Ursache des Haarausfalls sein wie hormonelle Veränderungen, akute Stresssituationen, die Einnahme bestimmter Medikamente oder eine Intoxikation mit Schwermetallen.

16.2.1 Suboptimale Mikronährstoff-versorgung

Wie jedes Körpergewebe benötigt auch das Haar für ein gesundes Haarwachstum spezifische Aminosäuren und Mikronährstoffe. Die Anagenphase, die sich durch eine hohe proliferative und metabolische Aktivität auszeichnet, reagiert äußerst sensibel auf eine Reduktion des Angebots von Nährstoffen, die für die Keratinsynthese notwendig sind. Ein unzureichender Versorgungsstatus ist gerade bei Frauen häufig die Ursache für ein diffuses Effluvium. Für gesundes Haarwachstum sind insbesondere **Eisen, Kupfer, Zink und Jod** wichtig. Darüber hinaus werden weitere Mikronährstoffe für das Haarwachstum benötigt, die z. B. als Bestandteil von Enzymen die Zellteilung und den Strukturaufbau gewährleisten. Bei den Aminosäuren spielt **Cystin** (Disulfid aus L-Cystein) eine besonders wichtige Rolle.

INFO

Aminosäuren sind in besonderer Weise am Aufbau der Haare beteiligt. Die von ihnen ausgebildeten Tertiärstrukturen sorgen dafür, dass das Haar hart und gleichzeitig elastisch – also fest und dennoch formbar – bleibt.

Die Beurteilung der Mikronährstoffversorgung bzw. der Ausschluss von spezifischen Defiziten sollte deshalb der erste diagnostische Schritt zur Abklärung von Haarausfall sein.

16.2.2 Latente Azidose

Der als latente Azidose oder chronische Gewebsübersäuerung bezeichnete Zustand bezieht sich nicht auf den pH-Wert des Blutes, dessen Veränderung prinzipiell ernsthafte Komplikationen nach sich zieht, sondern vielmehr auf die Verminderung der Gesamtpufferkapazität durch vermehrte Inanspruchnahme der Basenreserven. Auch eine latente Azidose kann Ursache von Haarausfall sein und sollte deshalb labordiagnostisch ausgeschlossen werden.

16.2.3 Hormonelle Störungen

Der Behaarungstyp eines jeden Menschen ist genetisch festgelegt und kommt erst im Laufe des Lebens durch hormonellen Einfluss (insbesondere durch Geschlechtshormone) zum Ausdruck. Unphysiologische Veränderungen des Hormonspiegels, z. B. durch eine beeinträchtigte Schilddrüsenfunktion, können daher Störungen des Haarwachstums bzw. einen vermehrten Haarausfall nach sich ziehen. Aber auch physiologische Veränderungen des Hormonspiegels (z. B. in Schwangerschaft und Stillzeit) können zu vermehrtem Haarausfall führen.

Alopecia androgenetica

Die Alopecia androgenetica ist ein weit verbreitetes Phänomen ohne Krankheitsaspekt. Sie beruht auf einer polygen verursachten erhöhten Empfindlichkeit der Haarfollikel auf Androgene bzw. auf einer **erhöhten Menge** an freiem **Testosteron** im Blut.

Interessanterweise kommt es bei Patienten mit **Hormonmangel nicht zu einer Glatzenbildung**. Diese Beobachtung wurde schon in der Antike bei Eunuchen gemacht.

Hormonell bedingter Haarausfall bei Männern Der Grund für den charakteristischen kranzförmigen Haarausfall ist bisher ungeklärt. Vermutlich reagieren die Haarfollikel in den Seitenbereichen des Schädels weniger empfindlich auf das männliche Sexualhormon **Dihydrotestosteron (DHT)**. Die Alopecia androgenetica wird polygen vererbt. Deshalb ist es nahezu unmöglich, den Verlauf des vererbten Haarausfalls vorherzusagen.

Zur Symptomlinderung hat sich die operative Haarverpflanzung bewährt. Hierbei werden Haarfollikel von einer behaarten Körperstelle in die Kopfhaut transplantiert.

Hormonell bedingter Haarausfall bei Frauen Generell verringert sich die Haarmenge bei Frauen zwischen dem 50. und 70. Lj. um ca. 20 %. Der Vorgang ist vollkommen normal und kein Grund zur Beunruhigung. Bei Frauen, die zu viel **Testosteron** bilden, führt dessen Abbauprodukt zu einem hormonell bedingten Haarausfall. Die Überproduktion kann erblich bedingt sein, tritt aber auch während der Wechseljahre auf, in denen der Anteil weiblicher Hormone als Gegenspieler des Testosterons rückläufig ist (Alopecia climacteria).

GUT ZU WISSEN

Beruflich erfolgreiche Frauen produzieren aufgrund von Stress vermehrt Testosteron. Bewusste Entspannung und Ruhephasen sind sinnvolle Strategien, die dem so bedingten Haarausfall gut entgegenwirken können.

Alopecia postpartualis

Nach einer Schwangerschaft und während der Stillzeit kann es zu vermehrtem Haarverlust (postpartales Effluvium) kommen, der zunächst nicht besorgniserregend ist. Die während der Schwangerschaft auftretenden hormonellen Veränderungen werden maßgeblich durch die erhöhten Mengen an Estrogenen bestimmt. Estrogen stimuliert 9 Monate lang hauptsächlich die Wachstumsphase des Haares, sodass dessen Lebenszyklus verlängert wird. Somit sind die verschiedenen Phasen, die beim normalen Haarwachstum ablaufen, in der Schwangerschaft durch den Einfluss des Estrogens deutlich länger. Die Haare fallen deshalb trotz Erreichen ihres eigentlichen Lebensalters nicht aus, sondern wachsen weiter. In dieser Zeit, insbesondere kurz vor der Entbindung, haben Frauen meist volles und schönes Haar. Mit der Geburt sinkt der Estrogenspiegel stark ab, und das Haar geht nach der Ruhephase in die Telogenphase über. Sie kann zu verschiedenen Zeitpunkten einsetzen und individuell unterschiedlich lange andauern. Oft wird das Haar erst 2–3, manchmal auch erst 6 Monate nach der Entbindung lichter.

INFO

Da jede Schwangerschaft und die Stillzeit mit einem erheblichen Anstieg des Mikronährstoffbedarfs einhergehen, empfiehlt es sich auch im Rahmen der Schwangerschaftsprävention, die Mikronährstoffversorgung der werdenden Mutter zu überwachen. So kann der Schwangerschaftsverlauf nicht nur optimal begleitet, sondern einem nutritiven Haarausfall auch rechtzeitig vorgebeugt werden.

Schilddrüsenstörungen

Haarausfall kann sowohl Folge einer Hypo- oder Hyperthyreose sein. Die Intensität entsprechender Beschwerden korreliert jedoch nicht mit dem Grad der Schilddrüsenstörung. Es können sowohl schwere Schilddrüsenfunktionsstörungen ohne nennenswerte Veränderungen im Bereich der Haare auftreten als auch leichte Funktionsstörungen, die bereits zu deutlichen Veränderungen des Haarkleides führen.

16.2.4 Fibrosierende (narbige) Alopezie

Wenn durch Entzündungen, Autoimmunerkrankungen, tiefe Infektionen oder Traumata wie z. B. Verbrennungen die Haarfollikel vollständig zerstört wurden, kommt es zu einem irreversiblen Haarausfall. Eine therapeutische Beeinflussung ist hier nicht mehr möglich.

16.2.5 Alopecia areata

Bis heute sind die Ursachen der Alopecia areata ungeklärt. Aktuelle Forschungsergebnisse lassen einen Autoimmunprozess vermuten, bei dem Autoantikörper gegen Haarwurzeln gebildet werden. Bioptische Untersuchungen oder Trichogramme zeigen meist eine kolbenförmig verformte Haarwurzel (Kolbenhaar) und einen deutlich verdünnten Haarschaft.

Auch wenn die Ätiologie noch weitgehend unklar ist, hat sich die Optimierung der haarspezifischen Mikronährstoffversorgung bewährt. Zu ihrer Beurteilung empfiehlt sich eine Analyse der haarrelevanten Mikronährstoffe.

16.2.6 Toxisch bedingter Haarausfall

Alopecia medicamentosa

Als typisches Beispiel des medikamentenbedingten Haarausfalls ist die Chemotherapie zu nennen. Zytostatika führen zu einer Hemmung der Zellteilung auch in der Haarwurzel, woraus sich ein symptomatisches diffuses Effluvium vom dystrophischen Typ entwickelt.

INFO

Auch Medikamente können eine diffuse Alopezie auslösen, wobei das Kopfhaar häufiger betroffen ist als Achsel- und Schambehaarung. Neben den bekannten Nebenwirkungen von Zytostatika können gängige Medikamente wie Antikoagulanzien, Betablocker, Lipidsenker, Retinoide, Thyreostatika und orale Kontrazeptiva mit androgener Partialwirkung zu Haarausfall führen. Es kann medikationsbedingt z. B. zu Störungen des Verhornungsprozesses kommen, zur Beeinflussung des Blutflusses im Papillarlager, zu Komplexbildungen zwischen essenziellen Spurenelementen und Medikament, sodass diese dann dem Haar nicht mehr zur Verfügung stehen.
Unter dem Stichwort Haarausfall ist in der arznei-telegramm-Publikation „Vom Verdacht zur Diagnose" eine Vielzahl von Medikamenten aus fast allen Bereichen der Medizin aufgeführt. In unklaren Situationen sollte stets die Medikation des Patienten auf ein entsprechendes Nebenwirkungspotenzial überprüft werden: Unter www.arzneitelegramm.de kann auf einfachem und schnellem Wege eine Recherche durchgeführt werden.

Schwermetallvergiftung

Auch die Vergiftung mit Thallium, Blei, Cadmium oder Quecksilber zieht eine Störung des Haarzyklus in der Anagenphase nach sich. Schwermetalle zirkulieren nur relativ kurzfristig im Blut und entziehen sich somit insbesondere bei chronischer Exposition der Diagnostik. Eine ausschließliche Bestimmung der Metalle im Vollblut oder Urin ist nur bei akuten Vergiftungen sinnvoll. Zur Beurteilung einer etwaigen Schwermetallbelastung sind daher eine Urin-Porphyrindiagnostik oder ein sog. Mobilisationstest heranzuziehen, der durch eine medikamentöse Mobilisation der Schwermetalldepots zu einer messbar erhöhten Ausscheidung diverser Metalle führt (z. B. DMPS-Mobilisationstest; Näheres zur Diagnostik von Schwermetallbelastungen ➤ Kap. 10.4).

Haarausfall durch Umwelteinflüsse?

Die Bedeutung umwelttoxikologischer Einflüsse ist seit Jahrzehnten Gegenstand intensiver, nicht selten sehr emotional geführter Diskussionen. Allerdings ist eine Objektivierung des Themas trotz der erheblich verbesserten analytischen Möglichkeiten nach wie vor äußerst schwierig. Häufig bringen Patienten, die über vermehrten Haarausfall klagen, ihr Leiden mit Umweltbelastungen in Verbindung. Die derzeitige Datenlage lässt es allerdings als unwahrscheinlich erscheinen, dass die xenobiotischen Belastungen, die durch allgemeine Umwelteinflüsse zu erwarten sind, explizit zu vermehrtem Haarverlust führen. Hier wären i. d. R. Giftkonzentrationen zu erwarten, wie sie bei „toxischen Verletzungen" (z. B. industrielle Exposition) üblich sind. Allerdings ist zu bedenken, dass die korrekte Einschätzung der klinischen Relevanz einer nachgewiesenen Xenobiotikabelastung ohne Berücksichtigung der biochemischen Individualität des Patienten unzureichend ist.

GUT ZU WISSEN

Die Fähigkeit des Organismus, Toxine zu metabolisieren, hängt maßgeblich von seiner genetischen Ausstattung ab. So können zwei Menschen, die in gleicher Art und Weise toxisch belastet wurden, völlig unterschiedlich auf dieses Ereignis reagieren: Der eine erleidet toxische Schäden, der andere bleibt gesund. Damit stellt sich natürlich die Frage nach der Sinnhaftigkeit der Grenzwertdiskussion, ist es doch nicht allein das toxische Substrat, das es zu beurteilen gilt. Mindestens genauso bedeutsam sind die individuellen biochemischen Reaktionsmuster, die in die Beurteilung einbezogen werden müssen.

Hinsichtlich der Giftwirkung kommt es somit nicht nur darauf an, in welcher Konzentration und wie lange ein Gift einwirkt. Ebenso große Bedeutung kommt der Fähigkeit des Organismus zu, toxische Stoffe zu metabolisieren und ausscheidungsfähig zu machen sowie körpereigene Strukturen vor Giften und ihren Metaboliten zu schützen.

INFO

Um die individuelle biochemische Entgiftungsleistung zu beurteilen und ggf. ein gezieltes Therapieregime einzuleiten, kann mithilfe moderner Laborparameter ein aussagekräftiges Screening durchgeführt werden (➤ Kap. 9).

16.2.7 Stress

Stress kann eine Kaskade von lokalen molekularen Ereignissen auslösen, die Entzündungen am Haarfollikel nach sich ziehen und so zu Haarausfall führen. Dank der Erkenntnisse aus der Psychoneuroendokrinologie konnten die Auswirkungen von negativem Stress am

16

Haarfollikel inzwischen am Tiermodell nachgewiesen werden.

Jeder Haarfollikel wird von einem dichten Nervenfasernetzwerk umgeben, das hohe Konzentrationen neuronaler Botenstoffe enthält. Anzahl und Aktivität dieser Nervenfasernetzwerke werden durch Disstress verändert. Tritt eine Veränderung der Aktivität während des Übergangs der Haarfollikel von der anagenen in die katagene Phase auf, so kommt es zur Aktivierung ortsansässiger Mastzellen, lokaler neurogener Entzündung, Apoptose im Haarfollikelepithel und letztlich zum vorzeitigen Stopp des Haarwachstums.

Über die Bestimmung von Adrenalin, Noradrenalin, Dopamin und Serotonin lassen sich dekompensierte Stress- und Belastungssituationen objektivieren.

Die gleichzeitige Bestimmung von Kortisol und DHEA ermöglicht die Beurteilung des Kortisol/DHEA-Quotienten als aussagekräftigem Stressindikator: Unter Stresszuständen fällt der DHEA-Spiegel ab, während der Kortisolspiegel ansteigt.

Der Neurotransmitterstoffwechsel ist empfindlicher von der Nährstoffversorgung abhängig, wobei hier interessanterweise auch diejenigen Nährstoffe involviert sind, die ebenfalls für ein gesundes Haarwachstum essenziell sind (B-Vitamine, die Vitamine C und D, Eisen, Zink, aber auch Magnesium sowie die Aminosäuren Phenylalanin, Tyrosin und Tryptophan).

16.2.8 Anderweitige körperliche Veränderungen oder Einflüsse

Unabhängig von den hier dargestellten nutritiven oder hormonellen Gründen gibt es weitere Ursachen, die zu einem meist vorübergehenden Haarausfall führen können. Dabei handelt es sich um Einflüsse, welche die telogene Phase des Haarwachstums verlängern oder auch eine Veränderung der Anagenphase nach sich ziehen können. Auslösend wirken hohes Fieber, Lebererkrankungen, konsumierende Erkrankungen, plötzliche Hungerphasen (auch sehr restriktive Diäten), Unfall- oder Operationstraumata oder schwerer emotionaler Stress.

Besteht der Haarverlust weniger als 6 Monate, ist von „akutem diffusem Haarausfall" auszugehen, dessen Ursachen entsprechend den eben aufgeführten Ereignissen ca. 3–4 Monate zurückliegen. Bei länger bestehendem Haarausfall sind allgemeinmedizinische Störungen, wie oben aufgeführt, zu vermuten. Zur ersten Orientierung empfehlen sich die gängigen klinisch-chemischen Parameter.

16.3 Symptomatik

Aus biologischer Sicht stellen Haare für den Menschen nur noch eine rudimentäre Struktur dar, da das Haarkleid z. B. als Wärmeisolierung oder Schutz vor Sonneneinstrahlung heute eine untergeordnete Rolle spielt. Doch in fast allen Kulturen kommt den Haaren eine große ästhetische Bedeutung zu. „Schöne" Haare zu haben bedeutet gesund, gepflegt und attraktiv zu sein. So hat der für den Organismus an sich harmlose Haarausfall für Selbstwahrnehmung und emotionale Stabilität einen überproportionalen Stellenwert, was nicht selten zu psychischen Störungen führen kann.

Vor diesem Hintergrund scheuen viele Patienten im Kampf gegen den vermehrten Haarausfall weder Kosten noch Mühen. Überwiegend wird in hochpreisige Produkte für äußerliche Anwendungen und Kosmetika investiert, obwohl der Haarausfall vielfach durch nutritive Dysbalancen und hormonelle Störungen verursacht wird, die sich labordiagnostisch einfach nachweisen lassen.

Je nach zugrunde liegender Ursache kann der Haarausfall unterschiedliche Erscheinungsformen annehmen:

- Mikronährstoffmangel und Medikamenteneinnahme können zu **diffuser Alopezie** führen.
- Als Ausdruck einer gesellschaftlichen Normvariante sind 60–80 % der europäischen **Männer** von der Alopecia androgenetica betroffen:
  - 80 % weisen „**Geheimratsecken**", **Tonsuren** (das Haar am Hinterkopf lichtet sich kranzförmig) bis hin zur **Glatze** auf.
  - 20 % zeigen ein **Mittelscheitellichtungsmuster** bei sonst normaler Haardichte im Schläfen- und Hinterkopfbereich.
- Bei **Frauen** ist ein Mittelscheitellichtungsmuster durchaus typisch. Der Haarausfall beginnt als Ausdünnung von der Scheitellinie aus, die sich in den Stirn- und Seitenbereich erstrecken kann. Im Extremfall kann es sogar zur Glatzenbildung kommen.

- Sowohl Hyper- als auch Hypothyreosen können ein beschleunigtes Haarwachstum provozieren. Dies führt dazu, dass das Haar **dünn und brüchig, oft auch matt und stumpf** wird. Die Haare erreichen nur eine geringe Länge, da sie früher in die Ruhephase eintreten. Hierdurch kann es zu verstärktem Haarausfall kommen, der sich nicht nur auf das **Kopfhaar** beschränkt, sondern **auch Augenbrauen und Körperbehaarung** betrifft.
- Der **kreisrunde Haarausfall** (Alopecia areata) ist mit einem gesellschaftlichen Gesamtvorkommen von 1 % eine häufige Erscheinung. Der Haarverlust ist nicht altersspezifisch, tritt aber mit einer relativen Häufung zwischen dem 20. und 30. Lj. auf. Die Alopecia areata zeigt sich mit **münzgroßen, typischerweise kreisrunden kahlen Stellen.** Bei genauerer Betrachtung der betroffenen Hautstelle sind die Haarwurzelkanäle als winzige Pünktchen sichtbar. Im Randgebiet sind abgebrochene Haarstümpfe („Ausrufezeichen"-Haare) zu erkennen.

16.4 Diagnostik

16.4.1 Mikronährstoffe Haar

Um einen durch Mikronährstoffmangel bedingten Haarausfallauszuschließen, sollten verschiedene haarrelevante Mineralstoffe, Spurenelemente und Vitamine überprüft werden. Eine hämatokritkorrelierte Vollblutdiagnostik der zumeist intrazellulär vorliegenden Mineralstoffe und Spurenelemente ist einer Serumanalyse vorzuziehen. Optimal ist eine Ergänzung der Diagnostik durch Erhebung des Aminosäure-Status, um die ausreichende Versorgung insbesondere mit schwefelhaltigen Aminosäuren zu überprüfen.

Präanalytik

Probenmaterial:	• Mikronährstoff-Profil inkl. B_6, Folsäure, Glutathion: 1 × Heparin, 2 × EDTA • Vitamin B_{12}, Vitamin E, Biotin: 1 × Serum • Aminosäuren im Serum: 1 × Aminosäuren-Spezialröhrchen
Besonderheiten:	Die Blutabnahme sollte nüchtern erfolgen. • **Zentrifuge in der Praxis vorhanden:** Monovetten oder Vacutainer-System: 1 × Serum mit Stabilisator oder gefroren – Gewinnung des Serums durch Zentrifugation. – 1, 6 ml Serum aspirieren und in das dem Testset beigelegte Röhrchen mit Stabilisator umfüllen. – Deckel schließen und die Probe durch kräftiges Schütteln sorgfältig mischen. – Alternativ kann das abpipettierte Serum auch in ein neutrales Serum-Röhrchen umgefüllt und eingefroren (mind. 4–5 h bei –20 °C) und mit Kühlbox per Express versandt werden. • **Keine Zentrifuge in der Praxis vorhanden:** Vacutainer: 3 × Heparin-Plasma mit Stabilisator-Monovetten: nicht möglich, alternativ 3 × Vacutainer-Heparin mithilfe eines Adapters gewinnen – Damit sich die zellulären Bestandteile absetzen können, Heparin-Röhrchen 1 h senkrecht aufstellen – Aus bis zu 3 Heparin-Röhrchen insgesamt 1,6 ml Serum aspirieren und in das dem Testset beigelegte Röhrchen mit Stabilisator umfüllen – Deckel schließen und die Probe durch kräftiges Schütteln sorgfältig mischen
Lagerung & Transport:	• Lagerung aller Proben bei RT. • Bei Lagerung über Nacht wird die Kühlung des Serums empfohlen (2–8 °C). • Versand aller Blutröhrchen in den mitgelieferten Umröhrchen auf dem Postweg möglich. • **Ausnahme:** Tiefgefrorene Serumproben (Aminosäuren) sollten in einer Kühlbox per **Express** versandt werden. • Zentrifugiertes Serum mit Stabilisator kann bei RT aufbewahrt und über den Postweg versandt werden.

Befundinterpretation

Die Bedeutung eines Defizits der verschiedenen haarrelevanten Nährstoffe ➤ Tab. 16.2 zu entnehmen.

16

Tab. 16.2 Relevanz verschiedener Mikronährstoffe für die Haargesundheit

	Wirkungen
Mineralstoffe, Spurenelemente	
Kalzium	Trockene Haut, brüchige Haare, brüchige Fingernägel und Haarausfall können die Folge eines erniedrigten Ca-Spiegels sein.
Magnesium	Ein Magnesiummangel kann die Durchblutung im Bereich der Haarwurzel beeinträchtigen und somit zu vermindertem Haarwachstum und Haarausfall führen.
Zink	Dieses Spurenelement ist an der Bildung des Eiweißstoffs Keratin, dem Hauptbestandteil von Haaren, Haut und Nägeln, sowie von Kollagen beteiligt. Zink fördert das Haarwachstum, schützt die Haarwurzel vor Entzündungen und sorgt für eine gesunde Kopfhaut. Vor allem bei kreisrundem Haarausfall ist eine Anregung des Haarwachstums durch eine orale Zinkgabe zu beobachten.
Kupfer	Reguliert Stoffwechselprozesse im Organismus, insbesondere in den Haarzellen. Ein Kupfermangel äußert sich in Haarstrukturstörungen (dünnes, brüchiges Haar), Haarausfall und Pigmentierungsstörungen von Haut und Haaren.
Jod	Jodmangel führt zu Funktionsstörungen der Schilddrüse, in deren Folge neben Vitalitätsverlust, Konzentrations- und Gedächtnisschwäche eine raue Haut, sprödes und trockenes Haar sowie Haarausfall auftreten.
Eisen	Eisenmangel führt zu spröder und trockener Haut, brüchigen Haaren und Nägeln und ist häufige Ursache von diffusem Haarausfall bei Frauen. **Hinweis:** Der üblicherweise zur Beurteilung der Eisenversorgung herangezogene Ferritinwert sollte nicht nur aus hämatologischer Sicht interpretiert werden. Ferritinwerte > 40 ng/ml sind bereits von einem telogenen Effluvium begleitet. Selbst bei Ferritinspiegeln zwischen 40 und 70 ng/ml sind deutliche Haarverluste zu beobachten. Erst bei einem Serum-Ferritin > 70 ng/ml ist gesundes Haarwachstum zu erwarten. Somit sind Ferritinspiegel, die aus hämatologischer Sicht als unauffällig eingestuft werden, für ein volles Haarwachstum nicht ausreichend.
Vitamine	
Vitamin-B-Komplex	Darunter werden Thiamin (B_1), Riboflavin (B_2), Nicotinamid (B_3), Pyridoxin-Komplex (B_6), Pantothensäure (B_5), Biotin und Cyanocobalamin (B_{12}) verstanden. Alle Vitamine des B-Komplexes stärken Haut und Haare, regulieren die Talgproduktion und aktivieren wichtige Stoffwechselvorgänge in den Haarwurzeln. Sie beugen Entzündungen vor und sorgen für eine gesunde Kopfhaut.
Biotin	**Hinweis:** Von besonderer Bedeutung für das Haarwachstum; notwendiger Cofaktor von Enzymen, die für das Zell- und somit auch für das Haarwachstum benötigt werden. Es bewirkt einen engen Zusammenschluss der Schüppchen am Haarschaft, wodurch das Haar stark wird und glänzt. Biotin hält die Haut geschmeidig und verhindert Entzündungen, u. a. der Haarwurzeln. Ein Biotinmangel (meist durch Reduktionsdiäten, chronische Krankheiten und Antibiotika) kann somit zu trockener, schuppiger Haut, brüchigen Nägeln sowie Haarausfall und Glatzenbildung führen.
Vitamin E	Das fettlösliche Vitamin schützt vor vorzeitigem Alterungsprozess der Haut. Es sorgt zudem für ausreichende Feuchtigkeit der Haut und unterstützt die Wundheilung.
Aminosäuren	
Cystein	Wie Methionin und Taurin eine schwefelhaltige Aminosäure, die im Körper aus Methionin synthetisiert werden kann; ist für das Wachstum von Haut und Haaren notwendig. Wichtigster Eiweißbestandteil des Keratins, aus dem die Hornschicht der Haut und die Fasern im Kern der Haare bestehen.

Tab. 16.2 Relevanz verschiedener Mikronährstoffe für die Haargesundheit *(Forts.)*

	Wirkungen
Methionin	Diese essenzielle Aminosäure ist Substrat für die Synthese von Cystein, das beim Haaraufbau für die Keratinbildung benötigt wird. Da Methionin für die Synthese zahlreicher körpereigener Stoffe als Schwefel- und Methylgruppenlieferant fungiert, kann eine unzureichende Versorgung zu diversen Stoffwechselstörungen, insbesondere auch zu Haut- und Haarwuchsstörungen führen.
Tyrosin	Diese Aminosäure ist am Aufbau von Melanin, dem farbgebenden Pigment von Haut und Haaren, beteiligt. Tyrosin wird im Körper auch für die Funktion von Nebennieren, Schilddrüse und Hirnanhangdrüse sowie zur Erythropoese und zur Leukopoese benötigt. Es entsteht beim Umbau der essenziellen Aminosäure Phenylalanin. Ein Tyrosinmangel kann durch die Gabe von Phenylalanin gedeckt werden.
Glutathion	Wird intrazellulär aus den Aminosäuren Glycin, Cystein und Glutamat synthetisiert. Seine Funktionen im Körper sind äußerst vielfältig. Der Glutathionstoffwechsel spielt bei den biochemischen Prozessen der körpereigenen Entgiftung eine herausragende Rolle und ist entscheidend an der Aufnahme von Aminosäuren in die Zellen beteiligt.
Thiole	Antioxidatives Schutzsystem des Körpers gegen freie Radikale und reaktive Sauerstoffspezies. Da Thiole durch schwefelhaltige Aminosäuren charakterisiert sind, kann hinsichtlich der Versorgung mit entsprechenden Aminosäuren die Thiolbestimmung im Sinne eines „Summenparameters" eingesetzt werden.

16.4.2 Hormone Haar

Zum Ausschluss eines hormonell bedingten Haarausfalls wird die Überprüfung der Schilddrüsen-, Sexual- und Stresshormone empfohlen.

Präanalytik

Probenmaterial:	Serum
Besonderheiten:	Keine
Lagerung & Transport:	• Lagerung bei RT • Bei Lagerung über Nacht wird die Kühlung des Serums empfohlen (2–8 °C) • Versand im mitgelieferten Umröhrchen auf dem Postweg möglich

Befundinterpretation

Ein Überschuss an den männlichen Sexualhormonen Dihydrotestosteron und Testosteron weist auf eine Alopecia androgenetica hin (➤ Abb. 16.1), die typischerweise mit einem charakteristischen kranzförmigen Haarausfall einhergeht. Diese Art des Haarausfalls wird i. d. R. polygen vererbt. Therapeutisch hat sich eine operative Haartransplantation bewährt.

16.5 Medikation/Therapie

Die Zusammenstellung der nachstehend aufgeführten Präparate zur naturheilkundlichen Prävention und Therapie von Haarausfall ist als Anregung zu verstehen und stellt kein aufeinander abgestimmtes Therapiekonzept dar. Bei der individuellen Auswahl der Präparate für den Patienten sind ggf. vorhandene Kontraindikationen zu berücksichtigen (s. Beipackzettel des jeweiligen Herstellers).

Indikationen, Zusammensetzung, Dosierungs- und Anwendungsempfehlungen: ➤ Anhang Tab. A–Z.

THERAPIEEMPFEHLUNGEN

- Panto-H-Gena® (nur über Biogena beziehbar)
- D-Biotin Formula (nur über Biogena beziehbar)
- L-Methionin 375 (nur über Biogena beziehbar)
- Zinkcitrat 30 (nur über Biogena beziehbar)
- MUCOZINK® (nutrimmun)
- MyBIOTIK®LIFE+ (nutrimmun)

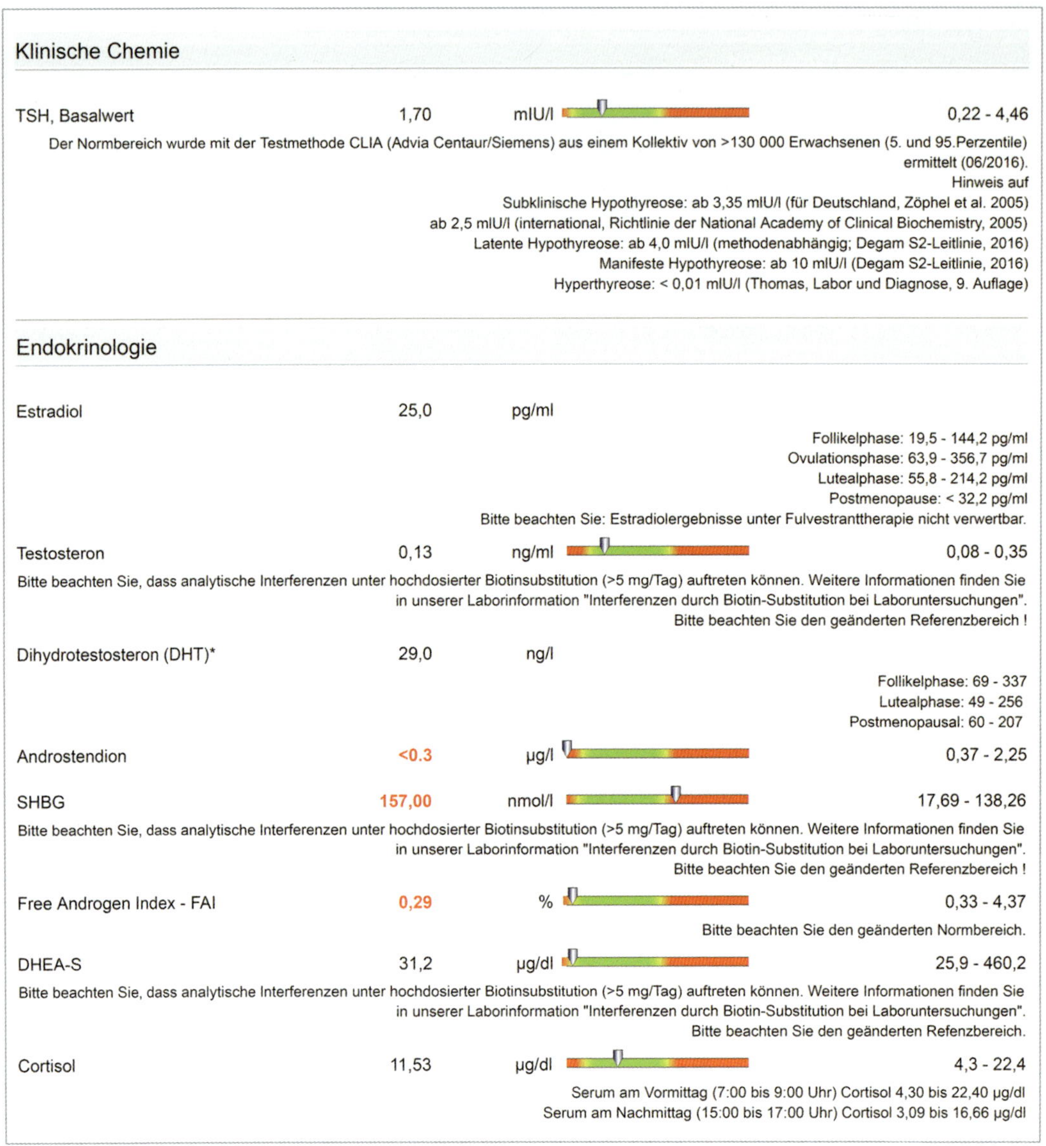

Klinische Chemie

Parameter	Wert	Einheit	Referenzbereich
TSH, Basalwert	1,70	mIU/l	0,22 - 4,46

Der Normbereich wurde mit der Testmethode CLIA (Advia Centaur/Siemens) aus einem Kollektiv von >130 000 Erwachsenen (5. und 95.Perzentile) ermittelt (06/2016).
Hinweis auf
Subklinische Hypothyreose: ab 3,35 mIU/l (für Deutschland, Zöphel et al. 2005)
ab 2,5 mIU/l (international, Richtlinie der National Academy of Clinical Biochemistry, 2005)
Latente Hypothyreose: ab 4,0 mIU/l (methodenabhängig; Degam S2-Leitlinie, 2016)
Manifeste Hypothyreose: ab 10 mIU/l (Degam S2-Leitlinie, 2016)
Hyperthyreose: < 0,01 mIU/l (Thomas, Labor und Diagnose, 9. Auflage)

Endokrinologie

Parameter	Wert	Einheit	Referenzbereich
Estradiol	25,0	pg/ml	

Follikelphase: 19,5 - 144,2 pg/ml
Ovulationsphase: 63,9 - 356,7 pg/ml
Lutealphase: 55,8 - 214,2 pg/ml
Postmenopause: < 32,2 pg/ml
Bitte beachten Sie: Estradiolergebnisse unter Fulvestranttherapie nicht verwertbar.

Parameter	Wert	Einheit	Referenzbereich
Testosteron	0,13	ng/ml	0,08 - 0,35

Bitte beachten Sie, dass analytische Interferenzen unter hochdosierter Biotinsubstitution (>5 mg/Tag) auftreten können. Weitere Informationen finden Sie in unserer Laborinformation "Interferenzen durch Biotin-Substitution bei Laboruntersuchungen".
Bitte beachten Sie den geänderten Referenzbereich !

Parameter	Wert	Einheit	Referenzbereich
Dihydrotestosteron (DHT)*	29,0	ng/l	

Follikelphase: 69 - 337
Lutealphase: 49 - 256
Postmenopausal: 60 - 207

Parameter	Wert	Einheit	Referenzbereich
Androstendion	<0.3	µg/l	0,37 - 2,25
SHBG	157,00	nmol/l	17,69 - 138,26

Bitte beachten Sie, dass analytische Interferenzen unter hochdosierter Biotinsubstitution (>5 mg/Tag) auftreten können. Weitere Informationen finden Sie in unserer Laborinformation "Interferenzen durch Biotin-Substitution bei Laboruntersuchungen".
Bitte beachten Sie den geänderten Referenzbereich !

Parameter	Wert	Einheit	Referenzbereich
Free Androgen Index - FAI	0,29	%	0,33 - 4,37

Bitte beachten Sie den geänderten Normbereich.

Parameter	Wert	Einheit	Referenzbereich
DHEA-S	31,2	µg/dl	25,9 - 460,2

Bitte beachten Sie, dass analytische Interferenzen unter hochdosierter Biotinsubstitution (>5 mg/Tag) auftreten können. Weitere Informationen finden Sie in unserer Laborinformation "Interferenzen durch Biotin-Substitution bei Laboruntersuchungen".
Bitte beachten Sie den geänderten Refenzbereich.

Parameter	Wert	Einheit	Referenzbereich
Cortisol	11,53	µg/dl	4,3 - 22,4

Serum am Vormittag (7:00 bis 9:00 Uhr) Cortisol 4,30 bis 22,40 µg/dl
Serum am Nachmittag (15:00 bis 17:00 Uhr) Cortisol 3,09 bis 16,66 µg/dl

Abb. 16.1 Befund: Hormondiagnostik bei Haarausfall [V573]

LITERATUR

Alessandrini A, et al. Alopecia areata incognita and diffuse alopecia areata: clinical, trichoscopic, histopathological, and therapeutic features of a 5-year study. Dermatol Pract Concept 2019; 9(4): 272–277.

Egger A, Tosti A. Psychological aspects of hair loss. In: Alves R, Grimalt R (eds.): Techniques in the Evaluation and Management of Hair Diseases. Boca Raton, FL: CRC Press 2021, pp. 150–155.

Grymowicz M, et al. Hormonal effects on hair follicles. Int J Mol Sci 2020; 21(15): 5342.

Guo EL, Katta R. Diet and hair loss: effects of nutrient deficiency and supplement use. Dermatol Pract Concept 2017; 7(1): 1–10.

Houschyar KS, et al. Molecular mechanisms of hair growth and regeneration: current understanding and novel paradigms. Dermatology 2020, 236(4): 271–280.

Harfmann KL, Bechtel MA. Hair loss in women. Clin Obstet Gynecol 2015, 58(1): 185–199.

Lin RL, et al. Systemic causes of hair loss. Ann Med 2016; 48(6): 393–402.

Pratt CH, et al. Alopecia areata. Nat Rev Dis Primers 2017; 3(1): 1–17.

Rajput R. A scientific hypothesis on the role of nutritional supplements for effective management of hair loss and promoting hair regrowth. J Nutr Health Food Sci 2018, 6(3), 1–11.

Ramos PM, Miot HA. Female pattern hair loss: a clinical and pathophysiological review. An Bras Dermatol 2015; 90: 529–543.

Reiche D (Hrsg.). Roche Lexikon Medizin. München: Elsevier Urban & Fischer 2003.

Westgate GE, et al. The biology of hair diversity. Int J Cosmet Sci 2013; 35(4): 329–336.

Williams NM, et al. Hormonal contraceptives and dermatology. Am J Clin Dermatol 2021; 22(1): 69–80.

KAPITEL

17 Metabolisches Syndrom: Adipositas und Prädiabetes

17.1 Adipositas und metabolisches Syndrom

17.1.1 Definition

Laut WHO-Definition wird ab einem **Body-Mass-Index (BMI)** ≥ 25 von Übergewicht gesprochen und ab 30 von Adipositas (Fettleibigkeit). Übergewicht allein sagt jedoch wenig über das Gesundheitsrisiko aus. Für die Entwicklung von Folgeerkrankungen ist das Fettverteilungsmuster entscheidend. Ein erhöhter **Taillenumfang** mit abdominaler Adipositas stellt den wichtigsten Risikofaktor für das metabolische Syndrom dar, erhöht die Gefahr für die Entwicklung von Herz-Kreislauf-Erkrankungen, Diabetes mellitus und Hypertonie und führt zu einer subklinischen Entzündung mit einem erhöhten Risiko für Demenz (inkl. Alzheimer-Krankheit).

Der Fettverteilungstyp lässt sich laut der Deutschen Gesellschaft für Ernährung (DGE) genauer bestimmen, indem der **Taillen- durch den Hüftumfang** geteilt wird.

INFO

Berechnung des Taillen-Hüft-Umfangs

Beispiel: 90 cm (Taille) geteilt durch 107 cm (Hüfte) ergibt ein T/H-Verhältnis von 0,84.
Frauen sind bis zu einem Verhältnis von 0,85 ein Birnentyp, darüber eher ein Apfeltyp. Bei Männern liegt diese Marke bei 1,0. Frauen müssen daher laut DGE ab einem T/H-Verhältnis von 0,85 mit erhöhten Gesundheitsrisiken rechnen, Männer ab 1,0. Starkes Übergewicht ist allerdings in jedem Fall bedenklich – egal, in welcher Form.

Darüber hinaus sind folgende Kriterien zu berücksichtigen:

- **Erhöhte Triglyzeridwerte** (mindestens 150 mg/dl bzw. bereits eingeleitete Therapie zur Senkung erhöhter Triglyzeride)
- **Zu niedriges HDL-Cholesterin** (Männer < 40 mg/dl; Frauen < 50 mg/dl bzw. bereits eingeleitete Therapie zur Anhebung des HDL-Cholesterins)
- **Bluthochdruck** (RR_{syst} > 130 mmHg oder RR_{diast} > 85 mmHg bzw. bereits behandelte Hypertonie)
- **Erhöhte Nüchtern-Blutglukosespiegel** (> 100 mg/dl oder ein bereits diagnostizierter Typ-2-Diabetes)

17.1.2 Ursachen

Eine Gewichtszunahme und eine ggf. daraus resultierende Adipositas werden i. d. R. durch eine unausgeglichene Energiebilanz verursacht (d. h. Energiezufuhr aus der Nahrung höher als der Energieverbrauch). Eine stärker oder schwächer ausgeprägte Tendenz zur Gewichtszunahme kann darüber hinaus durch weitere Faktoren beeinflusst werden: z. B. Steuerung des Appetits, Sättigung und Verwertung im Stoffwechsel.

Warum wiederum Folgeerkrankungen wie Diabetes und Herzkrankheiten weniger durch Übergewicht selbst als durch das Fettverteilungsmuster gefördert werden, war lange Zeit unklar. Auch wenn Menschen mit Birnenfigur die gleichen Pfunde – nur eben um Hüften und Gesäß statt um die Taille – mit sich herumtragen, sind sie weniger gefährdet als der Apfeltyp.

INFO

Die **Appetitregulation** ist ein komplexer Vorgang, der von zahlreichen Faktoren beeinflusst wird: Gastrointestinale Peptide, diverse Neuropeptide, Leptin und Adiponektin sind hieran ebenso beteiligt wie zahlreiche Hormone: Neben Insulin, hGH („human growth hormone", Wachstumshormon), Schilddrüsen- und Sexualhormonen spielen insbesondere auch Kortisol, Noradrenalin, Dopamin und Serotonin eine Rolle.

Typisch bei Übergewichtigen sind erhöhte Kortisolspiegel sowie absolut oder relativ erniedrigte Noradrenalin- und Serotoninspiegel. Der Energieumsatz ist aufgrund verringerter katecholaminerger Aktivität vermindert. Kortisol hemmt einerseits appetithemmende Botenstoffe wie Leptin, mobilisiert Reservesubstrate zur Energiegewinnung und weckt das Hungergefühl. Weiterhin stimuliert es die Insulinsekretion und damit die Aufnahme von Glukose, Aminosäuren und Fetten ins Fettgewebe. Das Fett wird aufgrund der höheren abdominalen Rezeptordichte vermehrt viszeral eingelagert. Die höchsten Kortisolspiegel finden sich bei abdominaler Adipositas.

Außerdem ist Übergewicht stets mit einem erhöhten inflammatorischen und oxidativen Status verbunden. So sind die Konzentrationen der inflammatorischen Zytokine wie TNF-α und IL-6 bei Adipositas erhöht. Die Adipositas ist somit durch neuroendokrine Veränderungen und deren Folgeerscheinungen wie z. B. einen Serotoninmangel gekennzeichnet, die sich auch bei chronischem Stress und Depression finden.

Stress, Hyperkortisolismus und Übergewicht

Ein stressbedingt dauerhaft erhöhter Kortisolspiegel (Hyperkortisolismus) bewirkt eine Steigerung der Nahrungsaufnahme und kann zusammen mit der mineralokortikoiden Wasserretention sowie einer abdominalen Fettverteilung zu einer deutlichen Gewichtszunahme führen.

GUT ZU WISSEN

Studien zeigen einen Zusammenhang zwischen abdominaler Adipositas (auch Stammfettsucht) mit vermehrter viszeraler Fettansammlung und einem erhöhten Kortisolspiegel. In einer Studie wurden 59 gesunde prämenopausale Frauen untersucht: 30 zeigten eine abdominale Fettverteilung, 29 hatten keine abdominale Adipositas. Bei den adipösen Frauen waren deutlich erhöhte Kortisolspiegel nachweisbar. Laut Studie war die zentrale abdominale Fettverteilung mit einer erhöhten psychologischen Vulnerabilität gegenüber Stress, erhöhter Sekretion von und Ansprechbarkeit auf Kortisol und stressbedingten Erkrankungen assoziiert.

In einer weiteren Studie wurde ein Zusammenhang zwischen Stresslevel, Kortisolsekretion und abdominaler Adipositas nachgewiesen. Die stressbedingt hyperaktive HHN-Achse führte bei den adipösen Patienten (11 von 22) zu einer Erhöhung des Kortisols, wodurch Essattacken ausgelöst wurden, die schließlich die charakteristische Fettverteilung bedingten.

Die Normalisierung des Kortisolspiegels ist somit für ein gesundes Gewichtsmanagement und die Prävention von Erkrankungen wie z. B. metabolischem Syndrom und Typ-2-Diabetes, die mit einer zentralen Adipositas assoziiert sind, von essenzieller Bedeutung.

11β-Hydroxy-Steroiddehydrogenase (11β-HSD)

Metabolisches Syndrom und 11β-HSD

Das Enzym 11β-HSD ist das Schlüsselenzym des Glukokortikoidmetabolismus und des metabolischen Syndroms. Es existieren zwei Isoformen: 11β-HSD-1 und 11β-HSD-2. Typ 1 ist bidirektional, d. h., er besitzt Dehydrogenase- (Kortisol in Kortison) und Reduktaseaktivität (Kortison in Kortisol). Die 11β-HSD-1 wird in hohen Konzentrationen im Fettgewebe exprimiert, kommt aber auch in Gonaden, Knochen, Augen und Gehirn (insbesondere im Hippokampus) vor.

Während **11β-HSD-1** in der Leber und im viszeralen Fettgewebe überwiegend als Reduktase **aktivierend auf Glukokortikoide** (GC) wirkt, beschleunigt die **11β-HSD-2,** die überwiegend in Niere, Plazenta, Lunge, Darm und Speicheldrüsen vorkommt, die **Inaktivierung der Glukokortikoide.** Die Herabsetzung der Kortisolaktivität verhindert eine Mineralokortikoidüberproduktion, da Kortisol ebenso wie Aldosteron an den Mineralokortikoidrezeptor bindet und diesen aktivieren kann.

Coenzym der 11β-HSD-1 ist $NADP^+/NADPH + H^+$ ($NADP^+$ = oxidierte Form, $NADPH + H^+$ = reduzierte Form). Einen weiteren Regulationsmechanismus stellt der pH-Wert dar. Für die Dehydrogenase-Reaktion liegt das pH-Optimum im leicht alkalischen Bereich mit einem Plateau zwischen pH 7 und 8, während die Reduktionsreaktion optimale Umsätze bei pH-Werten zwischen 5,5 und 6,5 erreicht. Der lokale Bedarf an GC wird über die Isoenzymverteilung der 11β-HSD in den unterschiedlichen Geweben reguliert und modifiziert. Die Besetzung der GC-Rezeptoren hängt von der verfügbaren Menge an GC ab.

GC spielen im Fettmetabolismus und in der Fettverteilung eine herausragende Rolle. Die im Plasma befindlichen GC sind bei der Mehrzahl der adipösen Menschen nicht erhöht. Die Wirkung der GC auf die Zielzellen ist aber nicht nur von der zirkulierenden

Menge an GC abhängig, sondern auch von der intrazellulär (in der Zielzelle) gebildeten Konzentration an GC.

Bei adipösen Patienten konnte ein gestörter Kortisolmetabolismus nachgewiesen werden, der auf eine deutlich erhöhte 11β-HSD-1-Aktivität in der Leber und im viszeralen Fettgewebe zurückzuführen ist. **In den Adipozyten (Fettzellen) ist die Expression der 11β-HSD-1 erheblich gesteigert.** Die dadurch bedingte höhere Konzentration an aktivem Kortisol führt zu einer Vergrößerung der abdominalen Adipozyten durch Erhöhung der Lipoproteinlipase (spaltet Nahrungslipide im Blut). Für das Fettgewebe bedeutet dies: Reifung der Adipozyten und Lipidakkumulation. Zahlreiche Studien haben die bedeutende Rolle von GC für die Adipozytendifferenzierung belegt. Eine erhöhte 11β-HSD-1-Aktivität führte zu einer vermehrten Fetteinlagerung im Bauchraum (Apfelfigur) mit den typischen Folgen des metabolischen Syndroms mit Veränderung des Blutzucker- und Triglyzeridspiegels bis hin zu Diabetes und Bluthochdruck.

INFO

Lindsay et al. (2003) konnten zeigen, dass die **11β-HSD-1-Aktivität und die mRNA-Level mit einem höheren BMI, Körperfettgehalt, Taillenumfang, Glukose- und Insulingehalt im Plasma assoziiert sind.** Zur genaueren Bestimmung der 11β-HSD-1-Aktivität führten sie und andere Kollegen Real-Time-PCR-Versuche mit RNA aus abdominalem Fettgewebe (Biopsiematerial) durch.
Schwedische Wissenschaftler haben nachgewiesen, dass übergewichtige Männer in ihren Fettpolstern ebenfalls größere Mengen der menschlichen Variante des HSD-1-Enzyms herstellen.
Nach Paterson et al. (2004) kann die **Überexpression der 11β-HSD-1 ein metabolisches Syndrom ohne Adipositas auslösen.** Dabei handelt es sich um einen intrakrinen Mechanismus, bei dem die systemische Kortisolkonzentration nicht ansteigt und die Adrenokortikotropinsekretion nicht tangiert wird.
US-Forscher konnten in Mäusen die beim Menschen typische Kombination aus stammbetontem Übergewicht und metabolischem Syndrom induzieren: Die transgene Induktion des Enzyms 11β-HSD-1 führte bei den Mäusen zu einer gesteigerten Kortisolbildung. Die erhöhte lokale Hormonproduktion genügte, um in männlichen Tieren die für das metabolische Syndrom typischen Stoffwechselveränderungen zu induzieren. Der Appetit der Nager nahm zu, sie lagerten fast viermal so viel Fett im Bauchraum ab, und die Blutzucker- und Triglyzeridspiegel im Serum stiegen um fast 50 %; auch der Leptinspiegel stieg deutlich an.

In Präadipozyten sind GC essenziell für die Adipogenese (Differenzierung der Präadipozyten, mehr Fettspeicherung) und die Zellproliferation (mehr Vorläuferzellen). Kortisol hat dabei gegenläufige Effekte: Ein niedriger Kortisolspiegel führt zur Proliferation der Präadipozyten; ein hoher Kortisolspiegel führt zur Differenzierung der Adipozyten. Kortisol wirkt somit autokrin.

Ausgereifte Adipozyten exprimieren späte Differenzierungsgene, die in den Lipidmetabolismus und den Lipidtransport involviert sind, wie die Glycerol-3-Phosphat-Dehydrogenase und das Fettsäurebindungsprotein. Viele dieser Gene werden durch GC gesteuert. Eine übermäßige Aktivität der 11β-HSD-1 in der Leber und die dadurch bedingte Erhöhung der lokalen GC-Konzentration stimulieren die Schlüsselenzyme der Glukoneogenese: Phosphoenolpyruvat-Carboxykinase (PEPCK) und Glukose-6-Phosphatase. Da die vermehrt gebildete Glukose nicht in den Adipozyten gespeichert, sondern ins Blut abgegeben wird, trägt dieser Mechanismus zur Entwicklung einer Hyperglykämie bei. Eine solche Induktion der 11β-HSD-1 ist beim Typ-2-Diabetes an der Entstehung der hepatischen Insulinresistenz kausal beteiligt.

INFO

Das Fettgewebe dient also nicht nur der Thermoregulation (als Energiereservoir und mechanischer Puffer), sondern ist auch ein endokrin hoch aktives Gewebe, das den Fett- und Kohlenhydratstoffwechsel beeinflusst. Erhöhte kutane Kortisolkonzentrationen können sich auch im Erscheinungsbild der Cellulite äußern, da das Fettgewebe der Subkutis die Körperfläche modelliert. 11β-HSD-1 reguliert auch die GC-Aktivität im Gehirn. Die Hemmung der 11β-HSD-1 verbessert die kognitiven Fähigkeiten älterer Menschen und hat antidepressive Effekte.

Entzündungsvorgänge und 11β-HSD

Adipositas ist mit einer systemischen Entzündung im Fettgewebe assoziiert. Es kommt zur vermehrten Sekretion proinflammatorischer Zytokine wie TNF-α und IL-6. Sie stimulieren ebenso wie die Transkriptionsfaktoren AP1, C/EBPs und PPARγ die Transkription der 11β-HSD-1, wirken also induzierend auf die Adipositas. Gleichzeitig hemmen dieselben Faktoren die Transkription der 11β-HSD-2.

Nimmt das Fettgewebe weiter zu, erhöht sich die Freisetzung an proinflammatorischen Zytokinen, woraufhin wiederum die 11β-HSD-1-Aktivität zunimmt. Es kommt zu einer Zunahme des Kortisols, das den Prozess der Adipozytendifferenzierung fördert. Ist die Adipositas einmal etabliert, wird die Krankheit durch Kortisol beständig bestärkt.

Eine durch Entzündungsprozesse und das Absinken der verschiedenen Hormone bedingte Induktion der 11β-HSD-1-Aktivität führt zum Anstieg des Kortisolspiegels. Das vermehrt gebildete Kortisol regt wiederum die Lipoproteinlipase an. Außerdem kommt es durch Kortisol zur Zunahme der β-adrenergen Rezeptoren. Durch die Kortisoleinwirkung vergrößern sich die Adipozyten vor allem im inneren abdominalen Bereich, in dem die größte Anzahl von GC-Rezeptoren vorhanden ist. Der GC-Spiegel im Blut wird durch die Prozesse nicht verändert.

Hormone und 11β-HSD

Estrogen, Progesteron, Androgene (DHEA, Testosteron) und Wachstumshormone nehmen altersbedingt ab. Postmenopausal findet sich häufig ein Estrogenmangel, der zu einer androiden Fettverteilung mit Akkumulation von viszeralem Fett führt. Hier kommt die 11β-HSD-1 ins Spiel. Da Estrogene als negative Regulatoren die Transkriptionsrate der 11β-HSD-1 und damit die 11β-HSD-1-Expression beeinflussen, kommt es im Alter zu einer Zunahme der 11β-HSD-1-Aktivität mit entsprechend höheren Kortisolspiegeln im viszeralen Fettgewebe.

Auch Progesteron und seine Metaboliten sind Hemmstoffe der 11β-HSD. Da bei Frauen ab der 3. Lebensdekade neben Estrogen auch Progesteron abnimmt, wird der aktivierende Effekt auf die 11β-HSD-1-Aktivität im Fettgewebe verstärkt. Die durch Progesteron ausgeübte kortisolantagonisierende Wirkung, die normalerweise modulierenden Einfluss auf das abdominale bzw. viszerale Fett ausübt, entfällt.

GUT ZU WISSEN

Kortisol fördert die Lipidakkumulation im Fettgewebe, die Ausbildung der viszeralen Adipositas, des insulinresistenten Diabetes und der Hyperlipidämie, während die Hormone Estrogen, Progesteron und Testosteron dieser Entwicklung entgegenwirken.

Eine Änderung der Körpersilhouette ist auch durch den altersbedingten gewebsspezifischen Androgenmangel vor allem im Binde- und Fettgewebe bedingt. Neueren Erkenntnissen zufolge werden die Adipozytendifferenzierung und Fettspeicherung durch Androgene gehemmt.

Die Bedeutung der intestinalen Mikrobiota bei Adipositas

Eine wachsende Anzahl von Studien belegt die Korrelation zwischen Körpergewicht und individueller Mikrobiota, insbesondere dem Verhältnis von Firmicutes zu Bacteroidetes. (➤ Kap. 1.5). Der wissenschaftliche Fortschritt der letzten Jahre zeigt: Es gibt tatsächlich bessere und schlechtere Kostverwerter. Je höher das Körpergewicht, desto mehr Firmicutes bevölkern den Darm, die durch den Abbau langkettiger Kohlenhydrate (Ballaststoffe) und weiterer noch unverdauter Nahrungsbestandteile dem Menschen kurzkettige Kohlenhydrate und Fettsäuren und somit zusätzliche Kalorien zur Verfügung stellen.

Untersuchungen am Tiermodell konnten in diesem Zusammenhang zeigen, dass Tiere mit höherem Firmicutes-Anteil eine um 8–10 % höhere Energiemenge aus der Nahrung resorbieren. Übertragen auf den Menschen bedeutet dies eine zusätzliche Kalorienzufuhr von ca. 200–250 kcal und somit eine mögliche jährliche Gewichtszunahme von bis zu 10 kg.

INFO

Der menschliche Körper beherbergt ungefähr 100 Billionen (10^{14}) Mikroorganismen und somit 10-mal mehr Einzeller als menschliche Körperzellen. Ein Großteil der Bakterien ist dabei im Darm zu finden, mit insgesamt mehr als 1000 verschiedenen, zu einem großen Teil anaeroben Arten. Gut ein Drittel der gesamten Stuhlmasse besteht aus Darmbakterien, die sich im Darm durch ständiges Wachstum regenerieren.

Durch Freisetzung bakteriostatischer oder mikrobizid wirkender Substanzen und durch die Konkurrenz um Nährstoffe fungiert die Gemeinschaft der Darmbakterien (Mikrobiota) als Barriere gegenüber pathogenen Keimen. Eine weitere wichtige Aufgabe der Darmbakterien besteht in der Immunmodulation des menschlichen Körpers.

Aktuellste wissenschaftliche Studien stützen die Sichtweise, dass die Mikrobiota über das Immunsystem zur Ausbildung und Entwicklung des metabolischen Syndroms, also zu Übergewicht, Insulinresistenz/Typ-2-Diabetes, Bluthochdruck, erhöhten Cholesterin-/Triglyzeridwerten und einem damit verbundenen KHK-Risiko beiträgt.

Darüber hinaus spalten Darmbakterien Teile der menschlichen Nahrung in kurzkettige Fettsäuren und Kohlenhydrate, die für den Menschen verwertbar sind.

Veränderungen der intestinalen Mikrobiota bei Adipositas

Die beiden dominierenden Bakteriengruppen im menschlichen Darm sind – mit > 90 % – die Bacteroidetes und die Firmicutes. In zahlreichen Studien der letzten Jahre konnte gezeigt werden, dass das Firmicutes/Bacteroidetes-Verhältnis im Stuhl mit dem Körpergewicht des Menschen korreliert. Dabei gilt: je geringer der Anteil an Firmicutes oder je höher der Anteil an Bacteroidetes, desto geringer das Körpergewicht. Es hat sich gezeigt, dass sich der Bacteroidetes-Anteil mit zunehmendem Gewichtsverlust erhöht, und zwar bei sowohl fett- als auch kohlenhydratreduzierter Ernährung.

INFO

Stammbaum der intestinalen Mikrobiota (mit Beispielen)

- **Bacteroidetes:**
  - *Bacteroides* spp.
    - *B. thetaiotaomicron*
    - *B. ruminicola*
    - *B. amylophilus*
    - *B. ovatus*
  - *Prevotella* spp.
    - *P. bryantii*
- **Firmicutes:**
  - Clostridien:
    - *Clostridium* spp.
    - *Ruminococcus* spp.
    - *Roseburia* spp.
    - *Butyrivibrio fibrisolvens*
    - *Lachnospira multiparus*
    - *Eubacterium rectale*
    - *Peptostreptococcus* spp.
    - *Heliobacterium* spp.
    - *Veilonella* spp.
  - Bacilli:
    - *Lactobacillus* spp.
    - *Enterococcus* spp.
    - *Staphylococcus* spp.
  - Mollicutes
- **Proteobacteria:**
  - Enterobacteriaceae:
    - *Escherichia coli*
    - *Proteus* spp.
    - *Klebsiella* spp.
    - *Enterobacter* spp.
    - *Citrobacter* spp.
    - *Hafnia alveii*
    - *Serratia* spp.
    - *Providencia* spp.
    - *Pseudomonas* spp.
- **Actinobacteria:** *Bifidobacterium* spp.
- **Fusobacteria**
- **Arachaebacteria:** Methanobacteria (*Methanobrevibacter smithii*)

17

Einen Ansatz zur Erklärung des höheren Firmicutes-Anteils bei übergewichtigen Menschen liefert die Menge an kurzkettigen Fettsäuren im Darm. Bei adipösen Mäusen fand sich eine deutlich höhere Konzentration der kurzkettigen Fettsäuren Acetat und Butyrat. Diese Beobachtung lässt sich darauf zurückführen, dass zu den Firmicutes verschiedenste Butyratbildner zählen (z. B. *Roseburia* spp., *Eubacterium rectale*). Hierdurch erklärt sich auch der geringere Restenergiegehalt im Stuhl adipöser Mäuse, da kurzkettige Fettsäuren im Darm besonders gut resorbiert werden können.

Darüber hinaus konnte mittels Genomanalyse gezeigt werden, dass adipöse Mäuse eine höhere Anzahl an bakteriellen Genen aufweisen, die Proteine für den Abbau und Transport von langkettigen Polysacchariden kodieren (z. B. Glykosidhydrolasen oder Galaktosidasen). Durch einen derartigen bakteriellen Abbau der vom Menschen allein nicht verdaulichen Ballaststoffe wird eine höhere Anzahl an resorbierbaren Monosacchariden zur Verfügung gestellt (➤ Tab. 17.1).

Tab. 17.1 Abbau von Ballaststoffen durch Firmicutes und Bacteroidetes

Ausgangssubstrat	Bakterien
Zellulose, Hemizellulose Xylan (β-1,4)	• **Firmicutes:** *Ruminococcus flavefaciens, Ruminococcus albus, Roseburia intestinalis, Butyrivibrio fibrisolvens, Lachnospira multiparus, Clostridium lochheadii*, Eubakterien • **Bacteroidetes:** *B. ovatus, Prevotella bryantii*
Pektin (α-1,4)	• **Firmicutes:** Clostridien, Milchsäurebakterien
Stärke, Amylose (α-1,4)	• **Firmicutes:** *Butyrivibrio fibrisolvens, Roseburia inulinivorans, Roseburia intestinalis, Streptococcus bovis*, Clostridien, *Eubacterium rectale* • **Bacteroidetes:** *B. thetaiotaomicron, B. ruminicola, B. amylophilus* • ***Bifidobacterium*** spp.
Inulin und Fruktooligosaccharide (FOS)	• **Firmicutes:** oligosaccharide (FOS) Laktobazillen, *Roseburia inulinivorans* • ***Bifidobacteria***

17

17.1.3 Diagnostik

11β-HSD-1: Schlüsselenzym des metabolischen Syndroms

Das Enzym 11β-HSD ist das Schlüsselenzym des GC-Metabolismus, speziell in der Regulation der intrazellulären GC-Konzentration.

Ist die 11β-HSD-1 überaktiv, so führt dies zur Ausbildung der viszeralen Adipositas mit Dyslipidämien, insulinresistentem Diabetes und Bluthochdruck. Ein klinisches Beispiel ist die Cushing-Krankheit, die mit ausgeprägter Stammfettsucht verbunden sein kann. Auch hier ist der zirkulierende GC-Spiegel im Krankheitsverlauf normal.

Für die Beurteilung der Enzymaktivitäten wird aus 24-h-Urin mittels Flüssigchromatografie-Tandem-Massenspektrometrie die Ratio der 5α- und 5β-reduzierten Kortisolmetaboliten Tetrahydrokortisol und Allo-Tetrahydrokortisol und des Kortisonmetaboliten Tetrahydrokortison bestimmt (➤ Abb. 17.1). Der daraus ermittelte 11β-HSD-Index reflektiert die gesamte 11β-HSD-Aktivität des Organismus, von dem die 11β-HSD-1 in der Leber einen großen Teil ausmacht.

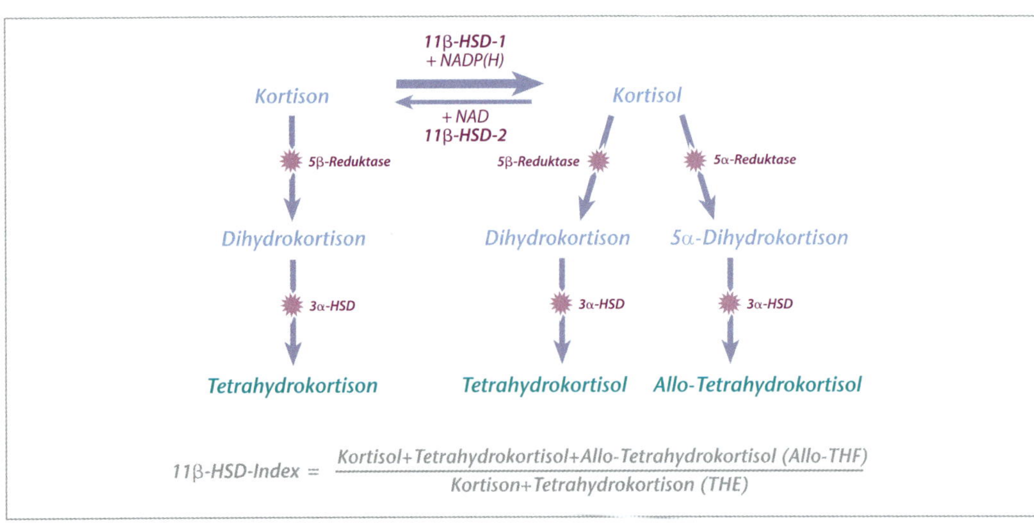

Abb. 17.1 Katalyseschritte der 11β-HSD [V574]

Präanalytik

Probenmaterial:	24-h-Sammelurin oder Serum • Das Sammeln zu einer definierten Uhrzeit (z. B. 8 Uhr morgens) beginnen, wobei der erste Morgenurin zunächst verworfen wird. Alle weiteren Urinportionen der nächsten 24 h (inkl. des ersten Morgenurins [8 Uhr] des Folgetages) müssen gesammelt werden. • Urin zunächst in einem Urinbecher auffangen und anschließend in den Sammelbehälter geben. • Den Sammelbehälter während der Sammelperiode im Kühlschrank lagern (2–8 °C). • Nach Abschluss der Sammelperiode den Sammelbehälter 3- bis 4-mal über Kopf schwenken und anschließend einen Teil des Urins in ein auslaufsicheres Urinröhrchen geben. • Urinröhrchen mit Namen, Datum und der Gesamtmenge des gesammelten Urins beschriften. • Restlicher Inhalt des Sammelbehälters kann verworfen und der leere Behälter in der Restmülltonne entsorgt werden.
Besonderheiten:	• Serum: keine Besonderheiten. • 24-h-Sammelurin: Während der Sammelperiode auf übermäßigen Konsum von Kaffee, Tee oder colahaltigen Getränken verzichten. Frauen sollten während der Menstruation keinen Urin sammeln.
Lagerung & Transport:	• Serum: Lagerung bei RT; bei Lagerung über Nacht wird die Kühlung der Probe empfohlen (2–8 °C) • Sammelurin: Lagerung während der Sammelperiode gekühlt (2–8 °C), Versand im mitgelieferten Umröhrchen auf dem Postweg möglich

Befundinterpretation

Formel zur Bestimmung des 11β-HSD-Index:

$$11\beta\text{-HSD-Index} = \frac{\text{Kortisol} + \text{Tetrahydrokortisol} + \text{Allo-Tetrahydrokortisol (Allo-THF)}}{\text{Kortison} + \text{Tetrahydrokortison (THE)}}$$

Normwerte **11β-HSD-Index < 2,00**

Hoher Index Spricht für eine hohe Aktivität der 11β-HSD und damit für eine Kortisolaktivierung.

Niedriger Index Spricht für eine niedrige 11β-HSD-Aktivität und eine geringe Kortisolaktivierung.

Kortisol und Übergewicht: Kortisol-Tagesprofil

Da Konzentration und Aktivität zahlreicher Steroidhormone zumindest indirekt an die Hypophysenaktivität gekoppelt sind, unterliegen sie ähnlichen tageszeitlichen Schwankungen. Einzelne Messwerte können somit keine zuverlässige Aussage über pathologische Veränderungen von Hormonkonzentrationen liefern. Optimalen Einblick in etwaige Abweichungen von Normwerten erlaubt deshalb die Erstellung von **Hormon-Tagesprofilen.** Gerade hierbei zeigt das Probenmaterial Saliva deutliche Vorteile: Blutproben sind meist nur unter zeitlicher und oft auch psychischer Belastung des Patienten – insbesondere bei Kindern – zu gewinnen. So kann z. B. das Stresshormon Kortisol vermehrt ausgeschüttet werden und somit das Analyseergebnis verfälschen.

Hormondiagnostik aus Speichel

Hormondiagnostik aus Speichel bietet gegenüber der Bestimmung aus Blut zahlreiche Vorteile: Die Probennahme ist nichtinvasiv, schmerzlos und kann zu jedem beliebigen Zeitpunkt und an jedem Ort erfolgen. Die Hormonbestimmung aus Saliva ist besonders aussagekräftig, da gezielt der freie, biologisch aktive Anteil der Hormone ermittelt wird.

Saliva wird hauptsächlich von drei Paaren großer Speicheldrüsen gebildet: Glandula (Gl.) parotidea, Gl. sublingualis und Gl. submandibularis. Das Gewebe der Speicheldrüsen besteht aus einem System blind endender Gänge, die von einem Netz aus Kapillargefäßen umgeben und in Bindegewebe eingebunden sind. In den Endstücken dieser Gänge wird Primärspeichel produziert, indem das Blut aus den Kapillaren durch die Membranen der Azinuszellen filtriert wird. Die lipophilen Steroidhormone können die Membran der Azinuszellen passieren und in den Speichel übertreten.

INFO

Vorteile der Diagnostik aus Saliva:

- Spezifische Bestimmung der biologisch aktiven Hormonkonzentration
- Nichtinvasive, schmerzlose Probenentnahme
- Selbstständige Probenentnahme durch den Patienten zu jeder Zeit an jedem Ort möglich

Vorteile der Messung von Steroidhormonen im Speichel

Etwa 95–99 % der Steroidhormone im Blut sind an Proteine gebunden, z. B. kortikosteroidbindendes Globulin (CBG), sexualhormonbindendes Globulin (SHBG) oder Albumin. In gebundener Form sind Hormone jedoch biologisch inaktiv. Zur Ermittlung spezifischer Hormonaktivitäten ist es deshalb wichtig, die Konzentration an freien Hormonen zu bestimmen. Hier bietet die Hormondiagnostik aus Saliva deutliche Vorteile gegenüber der herkömmlichen Analyse aus Blut, da die Hormone in der Saliva ausschließlich in ihrer freien, biologisch aktiven Form vorliegen. Nur etwa 1–5 % der gesamten Steroidhormonmenge liegt ungebunden vor. Zahlreiche wissenschaftliche Studien konnten zeigen, dass Änderungen der Steroidhormonkonzentrationen im Speichel mit denen der bioverfügbaren (also freien) Steroidhormonen im Blut korrelieren und jeweils übertragbar sind.

Da die Konzentration und Aktivität zahlreicher Steroidhormone zumindest indirekt an die Hypophysenaktivität gekoppelt sind, unterliegen sie auch ähnlichen tageszeitlichen Schwankungen. Einzelne Messwerte können somit keine zuverlässige Aussage über pathologische Veränderungen von Hormonkonzentrationen liefern. Optimalen Einblick in etwaige Abweichungen von Normwerten erlaubt deshalb die Erstellung von Hormon-Tagesprofilen. Gerade hierbei zeigt das Probenmaterial Saliva deutliche Vorteile: Blutproben sind meist nur unter zeitlicher und oft auch psychischer Belastung des Patienten – besonders bei Kindern – zu gewinnen. So kann z. B. das Stresshormon Kortisol vermehrt ausgeschüttet werden und so das Analyseergebnis verfälschen.

Darüber hinaus eignet sich das Probenmaterial Saliva auch zur Konzentrationsbestimmung von Hormonen, die zirkadianen Schwankungen unterliegen. Ein Beispiel hierfür ist Kortisol. Da die Kortisolwerte nach dem Aufwachen ihr Maximum erreichen, muss zu diesem Zeitpunkt die erste Probenentnahme erfolgen. Um den Tagesverlauf des Kortisolspiegels abzubilden, werden auch 4, 6, 9 und 12 h nach dem Aufstehen entnommene Speichelproben analysiert.

INFO

Um zuverlässige Werte bei der Hormonbestimmung aus Saliva zu erhalten, sollten ausschließlich die zur Verfügung gestellten Probengefäße verwendet werden!

Da die Steroidhormonkonzentrationen im Blut bis zu 100-mal höher sein können als in der Saliva, sind Blutspuren in Speichelproben unbedingt zu vermeiden. Deshalb sollte ausschließlich Saliva ohne „Rotfärbung“ zur Analyse eingeschickt werden. Zur einfachen Beurteilung einer Probenkontamination mit Blut wird das gefüllte Probengefäß vor einen weißen Hintergrund gehalten. Bei Verdacht auf eine Rotfärbung muss das Probengefäß entleert und mit Leitungswasser ausgespült werden. Nach ca. 15 min kann eine neue Speichelabgabe in das gleiche Probengefäß erfolgen.

Die Konzentrationsbestimmung aus Saliva ist nicht nur für die NNR-Hormone Kortisol und DHEA, sondern auch für die Bestimmung der Sexualhormone Estradiol, Progesteron und Testosteron sinnvoll.

Präanalytik

Probenmaterial:	Testset mit Anleitung: 7 Speichelproben, zu gewinnen nach folgendem Zeitschema: • Probe 1: Direkt nach dem Aufstehen • Probe 2: ½ h nach dem Aufstehen • Probe 3: 1 h nach dem Aufstehen • Probe 4: 2 h nach dem Aufstehen • Probe 5: 5 h nach dem Aufstehen • Probe 6: 8 h nach dem Aufstehen • Probe 7: 12 h nach dem Aufstehen Das entsprechende Speichelröhrchen z. B. mithilfe eines Strohhalms bis zur Hälfte mit Speichel füllen (Schaum nicht mitgemessen), gut verschließen und beschriften.

Besonderheiten:	Da die Steroidhormonkonzentration im Blut bis zu 100-mal höher sein kann als in der Saliva, sind **Blutspuren in Speichelproben unbedingt zu vermeiden.** Deshalb ausschließlich Saliva ohne „Rotfärbung" zur Analyse einschicken. Zur einfachen Beurteilung einer Probenkontamination mit Blut das gefüllte Probengefäß vor einen weißen Hintergrund halten. Bei Verdacht auf eine Rotfärbung das Probengefäß entleeren und mit Leitungswasser ausspülen. Nach ca. 15 min kann eine neue Speichelabgabe in dasselbe Probengefäß erfolgen. Die Speichelproben an einem für den Patienten möglichst durchschnittlichen (Arbeits-)Tag abnehmen, um ein repräsentatives Ergebnis seines täglichen Stresslevels bzw. Kortisolspiegels zu erhalten. Am Tag der Probennahme sollte Folgendes beachtet werden: • Speichel nicht mit Blut vermischen, z. B. bei Zahnfleischbluten • Kein Mundwasser/keine Mundspülung verwenden • Direkt vor den Speichelproben den Mund mit klarem Wasser spülen und mit der Probengewinnung erst beginnen, wenn sich der Speichelfluss wieder normalisiert hat • Vor der ersten Speichelprobe weder essen noch trinken • Speichelprobe vor dem Zähneputzen oder frühestens 30 min danach nehmen • Speichelproben im Tagesverlauf 30 min nach dem Essen oder Trinken nehmen
Lagerung & Transport:	• Lagerung bis zum Versand im Kühlschrank (2–8 °C) • Versand im mitgelieferten Umröhrchen auf dem Postweg möglich

Befundinterpretation

Eine physiologische Sekretion von Kortisol zeigt eine natürliche zirkadiane Rhythmik mit einem Maximum am Morgen und einem Minimum um Mitternacht (➤ Abb. 17.2).

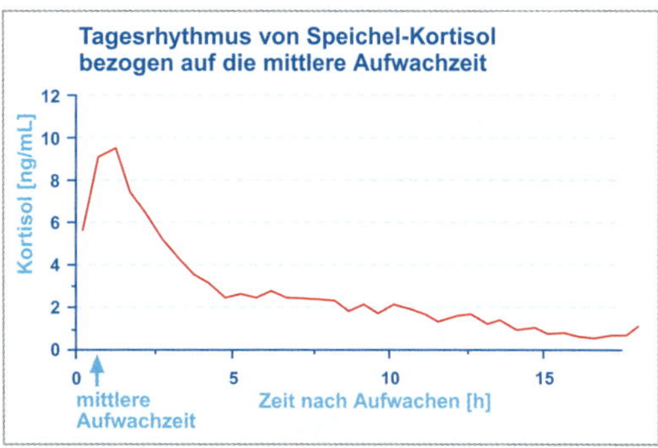

Abb. 17.2 Tagesrhythmus von Speichel-Kortisol, bezogen auf die mittlere Aufwachzeit [V573]

Wirkung von Kortisol:

- Induziert die Sekretion der Katecholamine
- Ist Gegenspieler von hGH, T_3/T_4 und Sexualhormonen
- Besitzt antiinflammatorische Wirkung, u. a. durch Hemmung der Synthese des proinflammatorischen Transkriptionsfaktors NF-κB
- Hemmt die Synthese und Freisetzung von Prostaglandinen und Leukotrienen
- Wirkt aufgrund der katabolen Wirkung, der Immunsuppression und des Hyperinsulinismus proinflammatorisch
- Fördert die Glukoneogenese durch Glykogen und Proteinabbau
- Hemmt die Glykogen- und Proteinbiosynthese
- Fördert die Lipolyse
- Steigert den Appetit
- Supprimiert die zelluläre Immunantwort

Allgemeine Stoffwechseleffekte hoher Kortisol-Werte (➤ Abb. 17.3):

- Ansammlung viszeralen Bauchfetts
- Hyperinsulinämie mit folgender Insulinresistenz
- Kohlenhydratintoleranz
- Erhöhung von Cholesterin, LDL-Cholesterin und Triglyzeriden bei Hemmung des HDL-Cholesterins

Wirkung von Kortisol im Fettgewebe:

- Stimuliert die abdominale Lipoproteinlipase und führt zur Volumenzunahme der Adipozyten
- Fördert die Lipolyse

17

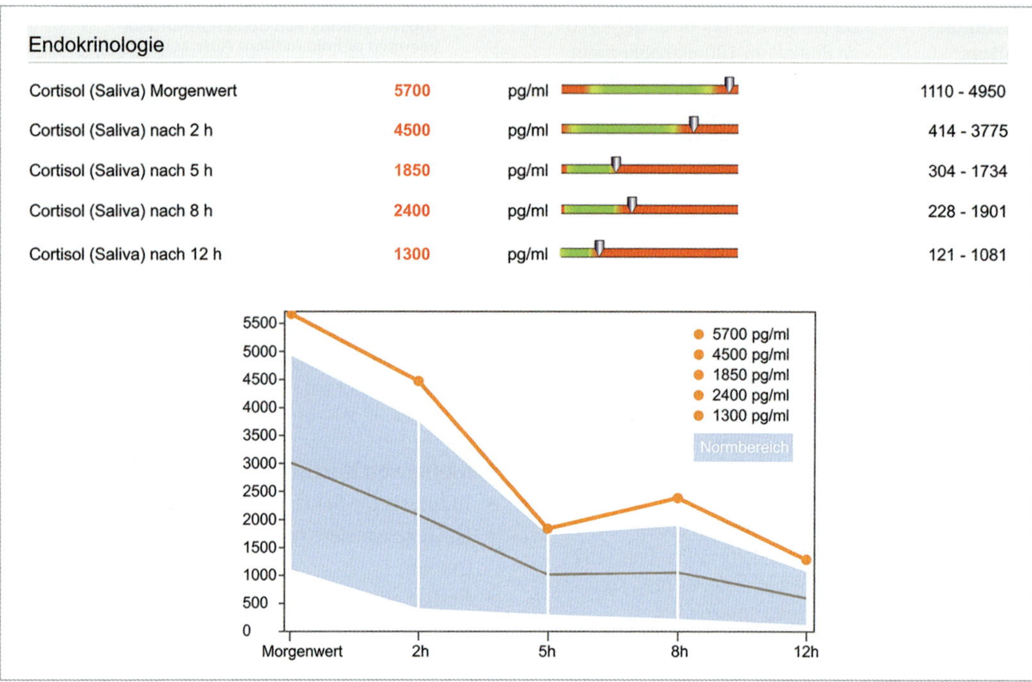

Abb. 17.3 Befund: Kortisol-Tagesprofil [V573]

Firmicutes/Bacteroidetes-Ratio: Einfluss von Darmbakterien auf Nahrungsverwertung und Körpergewicht

Dieser Stuhltest umfasst die molekularbiologische und damit höchst valide und sensitive Untersuchung des Stuhls auf spezifische Firmicutes- und Bacteroidetes-Arten. Er liefert nicht nur das Firmicutes/Bacteroidetes-Verhältnis, sondern darüber hinaus die absolute Anzahl an Bakterien je Gramm Stuhl.

Präanalytik

Probenmaterial:	5 g Stuhl
Besonderheiten:	Keine
Lagerung & Transport:	Lagerung bei RT Versand des Stuhlröhrchens im mitgelieferten Umröhrchen auf dem Postweg möglich

Befundinterpretation

Ein hohes Firmicutes/Bacteroidetes-Verhältnis, also ein hoher Anteil an Firmicutes, wird mit einer effizienteren Nahrungsverwertung und somit einer erhöhten Kalorienaufnahme in Verbindung gebracht:

- **Ratio < 0,9:** Der Anteil an Firmicutes ist geringer als der Anteil an Bacteroidetes und somit im gewünschten Bereich. Eine durch Darmbakterien bedingte erhöhte Kalorienaufnahme ist unwahrscheinlich.
- **Ratio > 0,9:** Der Anteil an Firmicutes liegt über dem der Bacteroidetes und ist somit erhöht (➤ Abb. 17.4). Eine durch Darmbakterien hervorgerufene erhöhte Kalorienaufnahme ist möglich.

17.1.4 Medikation/Therapie

Die Normalisierung des Kortisolspiegels ist für ein gesundes Gewichtsmanagement und die Prävention von Folgeerkrankungen von essenzieller Bedeutung. Bei stressbedingter Ursache sind eine Entschleunigung des Lebensstils und Stressabbau unerlässlich. Bei

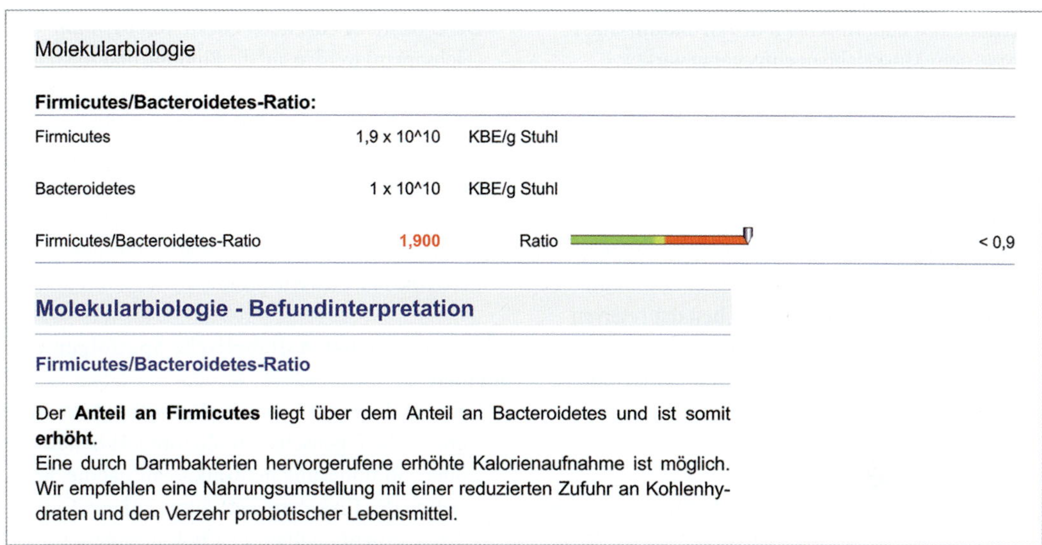

Molekularbiologie

Firmicutes/Bacteroidetes-Ratio:

Firmicutes	1,9 x 10^10	KBE/g Stuhl	
Bacteroidetes	1 x 10^10	KBE/g Stuhl	
Firmicutes/Bacteroidetes-Ratio	1,900	Ratio	< 0,9

Molekularbiologie - Befundinterpretation

Firmicutes/Bacteroidetes-Ratio

Der **Anteil an Firmicutes** liegt über dem Anteil an Bacteroidetes und ist somit **erhöht**.
Eine durch Darmbakterien hervorgerufene erhöhte Kalorienaufnahme ist möglich. Wir empfehlen eine Nahrungsumstellung mit einer reduzierten Zufuhr an Kohlenhydraten und den Verzehr probiotischer Lebensmittel.

Abb. 17.4 Befund: Viscera®-Stuhltest [V573]

erhöhten 11β-HSD-Spiegeln stellt die Hemmung des Enzyms einen therapeutischen Ansatz dar.

Steht die Adipositas mit einer erhöhten Firmicutes/Bacteroidetes-Ratio im Zusammenhang, werden eine Nahrungsumstellung mit reduzierter Zufuhr von Kohlenhydraten und der Verzehr probiotischer Lebensmittel empfohlen.

Die Zusammenstellung der nachstehend aufgeführten Präparate, die neben einer Reduktionsdiät und Sport zur unterstützenden Therapie bei Adipositas und metabolischem Syndrom eingesetzt werden können, ist als Anregung zu verstehen und stellt kein aufeinander abgestimmtes Therapiekonzept dar. Bei der individuellen Auswahl der Präparate für den Patienten sind ggf. vorhandene Kontraindikationen zu berücksichtigen (s. Beipackzettel des jeweiligen Herstellers).

Indikationen, Zusammensetzung, Dosierungs- und Anwendungsempfehlungen: ➤ Anhang (Tab. A–Z).

THERAPIEEMPFEHLUNGEN

- Grüner Tee EpiVerde® 222 (nur über Biogena beziehbar)
- Protein CS 156/18 (nur über Biogena beziehbar)
- DiaPhyt® Formula (nur über Biogena beziehbar)
- DiaAntioxidans® Formula (nur über Biogena beziehbar)
- MyBIOTIK®PROTECT (nutrimmun)
- MyBIOTIK®LIFE+ (nutrimmun)
- Aronia vital® (Pascoe)
- Pascorbin® 7,5 g Pascoe)

Komplementäre Mikronährstofftherapie

Stoffwechsel anregen

- **Süßholzwurzel** *(Glycyrrhiza glabra)* enthält Glyzyrrhizinsäure, die regulierende Effekte auf die Aktivität der 11β-HSD hat. 11β-HSD spielt sowohl bei der Entstehung von Viszeralfett als auch beim metabolischen Syndrom eine zentrale Rolle.
- **Koffein** und grüner Tee tragen zur gesteigerten Thermogenese und zu einer generellen Anregung des Stoffwechsels bei. **Grüntee** enthält Katechine (Epigallokatechingallat, EGCG), die den Stoffwechsel aktivieren, indem sie den Abbau des anregenden Noradrenalins hemmen. Sie erhöhen den Energieverbrauch durch Stimulierung der Thermogenese und der Oxidation von Fettsäuren. Katechine spielen außerdem eine wichtige Rolle bei der Erhaltung des Körpergewichts nach Reduktionsdiäten (Anti-Jo-Jo-Effekt). Insbesondere EGCG kann auf Zellebene die verstärkte Adipogenese im Gewebe hemmen, die i. d. R. nach einer Gewichtsreduktion auftritt.

Kalorienaufnahme reduzieren Ein zentraler Faktor für die Gewichtssteuerung ist die Energiebilanz.

- Eine **kalorienreduzierte Diät** in Kombination mit begleitenden **Bewegungseinheiten** sollte einen integralen Bestandteil der Adipositas-Therapie bilden. Dadurch wird der Kalorienverbrauch erhöht und dem Absenken des Grundumsatzes bzw. dem Muskelabbau entgegengewirkt.

- Zur Regulation der Appetitkontrolle ist die Supplementierung der essenziellen Aminosäure **L-Tryptophan** sinnvoll. Diese wird im Organismus über die Zwischenstufe 5-Hydroxy-Tryptophan in den Neurotransmitter Serotonin umgewandelt. Ein Tryptophanmangel und ein daraus resultierender verminderter Serotoningehalt im Blutserum scheint neben depressiven Verstimmungen und Stimmungsschwankungen auch Schmerzsyndrome, PMS und mangelnde Appetitkontrolle zu verursachen.

Blutzuckerspiegel senken

- Die in ***Gymnema sylvestris*** (indische Kletterrebe) enthaltenen Gymnemasäuren hemmen die Aufnahme von Glukosemolekülen aus dem Darmlumen, wodurch der Blutzuckerspiegel sinkt. Außerdem modulieren sie den Geschmackssinn und unterdrücken die Wahrnehmung süßer Geschmacksrichtungen, wodurch das Einhalten von diätetischen Vorgaben beim Patienten erleichtert wird.
- ***Momordica charantia*** (Bittermelone, Balsambirne) enthält Saponine, die die Aktivität der Disaccharidase hemmen und dadurch den Blutglukosespiegel kontrollieren. Gleichzeitig wird der Wirkungsgrad der Lipase aus dem Pankreas beeinflusst, wodurch sich die Blutfettwerte ebenfalls stabilisieren. Zudem konnte gezeigt werden, dass wasserlösliche Komponenten des *Mormodica*-Extrakts die Aufnahme von Glukose in Fettzellen unter suboptimaler Insulinkonzentration erhöhen können.
- **Roter Ginsengwurzel-Extrakt** hat ebenfalls gut dokumentierte antidiabetische Effekte durch die Verbesserung der Glukose- und Insulinregulation im Plasma. Die verschiedenen Ginsenoside können zudem eine zytokininduzierte Apoptose von Beta-Zellen des Pankreas verhindern, wodurch sich Ginseng besonders auch als begleitendes Therapeutikum bei Typ-1-Diabetes eignet.

Verdauung anregen

- **Ballaststoffe** können den Anstieg des Blutzuckerspiegels verlangsamen und so eine gleichmäßigere Insulinausschüttung bewirken.
- Die cholesterinsenkenden Effekte von ***Psyllium*** (Flohsamen) werden auf die Bindung und Ausscheidung von Gallensäuren im Darm zurückgeführt. Dadurch müssen neue Gallensäuren synthetisiert werden, wofür Cholesterin als Ausgangsstoff benötigt wird → die Cholesterinwerte im Serum sinken. Zudem binden Ballaststoffe Triglyzeride, Fettsäuren und Cholesterin aus der Nahrung und regulieren dadurch die Blutfettwerte positiv.

Mit Antioxidanzien diabetische Spätfolgen vermeiden

- **Selen** und **Chrom** haben nachgewiesene insulinmimetische Eigenschaften. Zu ihren Aktivitäten zählen: Stimulierung der Glukoseaufnahme, Regulation der Glykolyse, Fettsäuresynthese. Chrom scheint außerdem über die Cholesterinhomöostase in den Zellmembranen auf die Glukoseverwertung regulierend einzuwirken.
- Die Substitution von **Zink** kann einen erniedrigten Zinkspiegel beim Diabetiker normalisieren, zu einer verbesserten glykämischen Kontrolle führen und vor diabetesinduzierten Kardiomyopathien schützen.
- **Vitamin E, Vitamin C, Alpha-Liponsäure** und **Coenzym Q10** agieren als synergistisches Netzwerk auf molekularer Ebene zur Verhinderung von Peroxidationen insb. im Auge. **Vitamin D** scheint für die Aufrechterhaltung der Glomerulifunktionen und bei der Verhinderung von Nierenschäden im diabetischen Stoffwechsel eine Rolle zu spielen.
- **Heidelbeer-Extrakt** beeinflusst sowohl den Blutzuckerspiegel als auch die Werte für CRP, einen Indikator für entzündliche Prozesse.
- **Quercetin,** ein antioxidativ wirksames Flavonoid, schützt Nerven- und Lebergewebe vor hyperglykämischem Stress durch Verminderung der Lipidperoxidation und Erhöhung der antioxidativen Parameter.
- **Lutein,** ein Carotinoid aus der Tagetesblüte, findet sich in hohen Konzentrationen in den Sehzellen des gelben Flecks der Retina und schützt die Sehzellen vor oxidativem Stress unter hyperglykämischen Bedingungen.
- **Vitamin B_6, Vitamin B_{12}** und **Folsäure** tragen zur Normalisierung des Homocysteinstoffwechsels bei und reduzieren das Risiko für Herz-Kreislauf-Erkrankungen infolge eines Diabetes.

17.2 Erweiterte Prädiabetes-Diagnostik

17.2.1 Definition

Stadien des Prädiabetes

Mit beginnender Insulinresistenz steigt der Insulinbedarf eines Patienten bei zunächst normaler β-Zell-Tätigkeit der Bauchspeicheldrüse an. Die β-Zellen des Pankreas müssen dabei immer mehr Insulin produzieren. In fortgeschrittenen Stadien ist dies durch eine zunehmend erhöhte Sekretion des Insulinvorläufermoleküls Proinsulin gekennzeichnet. Da die blutzuckersenkende Wirkung von Proinsulin nur 10–20 % der entsprechenden Insulinwirkung ausmacht, wird der Sekretionsbedarf von Insulin daher nochmals gesteigert, um Normoglykämie herzustellen. Präadipozyten reagieren auf die Ausschüttung von Proinsulin mit einer Ausdifferenzierung zu adulten Fettzellen. Dieser Prozess wird von einer erhöhten Bildung freier Fettsäuren in der Blutzirkulation und einer erhöhten Ausschüttung von Adipokinen, z. B. inflammatorisch wirkenden Zytokinen, begleitet. Während das protektiv wirkende Adiponektin reduziert wird, steigen weitere antiinsulinämisch wirkende Hormone (z. B. Glukagon) an. Dies führt zu einem zusätzlich erhöhten Insulinbedarf und zum Fortschreiten der Insulinresistenz.

Stadium 1: Frühe Phase einer Insulinresistenz

Die frühe Phase einer Insulinresistenz ist i. d. R. durch eine adäquate, kompensatorisch wirkende β-Zell-Tätigkeit des Pankreas charakterisiert. Die Nüchtern-Glukosewerte sind in diesem Stadium normal; die Nüchtern-Insulinspiegel i. d. R. ebenfalls normwertig. Erhöhte Triglyzerid- und LDL- sowie erniedrigte HDL-Spiegel können eine Dyslipidämie anzeigen. Adiponektinwerte (die Biomarker der Insulinresistenz) fallen hingegen in diesem Stadium schon ab und stellen die ersten Anzeichen einer beginnenden Insulinresistenz dar. In diesem Stadium kann durch alleinige diätetische Maßnahmen und Lifestyle-Änderungen die Insulinsensitivität verbessert und so eine Progression in Stadium 2 verhindert werden.

Stadium 2: Phase der steigenden Insulinwerte

Stadium 2 ist durch eine gestörte Glukosetoleranz charakterisiert. In den meisten Fällen kann die kompensatorisch erhöhte Insulinsekretion eine Hyperglykämie verhindern. Bestehen jedoch schon erste Anzeichen einer beeinträchtigten β-Zell-Funktion, wird ohne therapeutische Intervention eine Hyperglykämie folgen. Adiponektinwerte sind in dieser Phase i. d. R. erniedrigt, Glukose- und HbA_{1c}-Spiegel leicht erhöht, das Nüchtern-Insulin steigt ebenfalls an. Auch in diesem Stadium kann eine Dyslipidämie auftreten (erhöhte Triglyzerid- und LDL- sowie erniedrigte HDL-Spiegel). Im Stadium 2 können diätetische Maßnahmen und Lebensstiländerungen in Kombination mit Mikronährstoffsupplementierung, aber auch der Einsatz eines Insulin-Sensitizers (Glitazone) die Insulinsensitivität verbessern, eine angemessene Glukoseregulation wiederherstellen und eine Progression in Stadium 3 verhindern.

Stadium 3: β-Zell-Dysfunktion

Im Stadium 3 kommt es zur Entwicklung eines Diabetes mellitus durch eine fortschreitende pankreatische β-Zell-Funktionsstörung. Diese kann u. a. durch inflammatorische Zytokine und oxidativen Stress in Gegenwart exzessiv erhöhter Glukosewerte getriggert werden. Glukose- und HbA_{1c}-Werte sind signifikant erhöht, Nüchtern-Insulinspiegel können je nach β-Zell-Funktion der Bauchspeicheldrüse normal oder erhöht sein. Sequenzielle Analysen können den Grad der β-Zell-Dysfunktion anzeigen: Abnehmende Insulinwerte und ansteigende Proinsulinspiegel deuten auf eine späte Phase dieses Stadiums hin. In diesem Stadium ist neben diätetischen Maßnahmen, Lifestyle-Änderungen sowie Mikronährstoffsubstitutionen auch eine gezielte pharmakologische Therapie notwendig.

INFO

Die prädiabetische Phase wird in 3 Stadien mit fließendem Übergang eingeteilt:

Stadium 1:	Frühe Phase einer Insulinresistenz
Stadium 2:	Phase der steigenden Insulinwerte
Stadium 3:	β-Zell-Dysfunktion

17.2.2 Ursachen

Seit Jahrzehnten wird in den Industrieländern eine stetige Zunahme des Diabetes mellitus beobachtet. Derzeit sind in Deutschland mehr als 8 % aller Bundesbürger wegen eines Diabetes mellitus in ärztlicher Behandlung.

Die Ursachen einer Diabetesprogression sind in einer fortschreitenden Insulinresistenz, einer zusätzlichen Fehlfunktion der β-Zellen des Pankreas und in chronisch-inflammatorischen Prozessen an den Gefäßwänden zu sehen. Dabei stellt die Insulinresistenz ein entscheidendes Bindeglied zwischen einem Typ-2-Diabetes und kardiovaskulären Komplikationen dar. Erstdiagnostizierte Diabetespatienten weisen i. d. R. viele begleitende Risikofaktoren des metabolischen Syndroms auf, z. B. Adipositas, arterielle Hypertonie und Dyslipidämie.

Dabei tragen neben einer genetischen Disposition vor allem Veränderungen der Ernährung und des Lebensstils, wie z. B. erhöhter Zuckerkonsum (Süßigkeiten, Lebensmittel, Getränke), Rauchen, Alkohol, Bewegungsmangel und Über- und/oder Fehlernährung entscheidend zum Fortschreiten der Insulinresistenz und der Entstehung des Typ-2-Diabetes bei.

17.2.3 Diagnostik

Wissenschaftliche Studien haben in den letzten Jahren neue Laborparameter evaluiert und validiert, zum einen um frühzeitig prädiabetische Stadien zu erkennen, zum anderen um den Erfolg stadiengerechter therapeutischer Interventionen im Verlauf beurteilen zu können. Neben den Parametern Blutglukose und HbA_{1c} werden in zunehmendem Maße zusätzlich die Biomarker Adiponektin, Insulin, Proinsulin und Leptin sowie inflammatorische Marker (hochsensitives CRP, PAI-1, TNF-α, IL-6 und IL-8) zur Diagnostik der Insulinresistenz und β-Zell-Funktion der Bauchspeicheldrüse eingesetzt.

Metabolische Marker

Adiponektin

Adiponektin ist ein Peptidhormon, das ausschließlich in Fettzellen gebildet wird und zusammen mit Leptin, Insulin und anderen Hormonen das Hungergefühl reguliert. Es erhöht die Insulinempfindlichkeit in Fettzellen, Leber und Skelettmuskeln und ist somit an der Regulation des Glukosestoffwechsels beteiligt. In vielen klinischen Studien wurde bereits die Rolle von Adiponektin beschrieben: Niedrige Adiponektinwerte treten bei Adipositas, Insulinresistenz und Typ-2-Diabetes auf. Dabei korreliert das Hormon invers mit dem Auftreten kardiovaskulärer Risikofaktoren wie Hypertonie, Hypertriglyzeridämie und niedrigen HDL-Cholesterin-Konzentrationen sowie Inflammationsmarkern wie CRP und dem Fibrinolysemarker PAI-1. Adiponektin wirkt antiatherogen und antiinflammatorisch, indem es an geschädigten Gefäßwänden akkumuliert und dosisabhängig die TNF-α-induzierte Zelladhäsion an Endothelzellen hemmt. Es reduziert die freien Fettsäuren im Blut und regt die Fettsäureoxidation an. Studien belegen, dass eine konsequente Kalorienreduktion, Gewichtsabnahme und regelmäßige Bewegung niedrige Adiponektinspiegel anheben kann.

Niedrige Adiponektinwerte sind mit folgenden Parametern assoziiert:

- Viszerale Adipositas und hoher BMI (viszerale Adipositas unterdrückt die Sekretion von Adiponektin)
- Insulinresistenz und Hyperinsulinämie
- Dyslipidämie (hohe Triglyzeridwerte und hohes LDL, niedriges HDL)
- Inflammation und erhöhtes Risiko bzgl. Diabetes mellitus und KHK (TNF-α hemmt Adiponektin)
- Stress (Stimulation des Sympathikus reduziert Adiponektin)

Normale Adiponektinwerte sind mit folgenden Parametern assoziiert:

- Optimale Insulinsensitivität und Schutz vor Diabetes und KHK
- Hinweis: Bei sehr schlanken Personen kann ein normaler Adiponektinwert mit einer Glukoseintoleranz einhergehen.

Insulin

Insulin ist ein Hormon, das nach Stimulation durch Glukose in den β-Zellen der Bauchspeicheldrüse produziert wird. Infolge der Insulinausschüttung nehmen Leber-, Fett- und Muskelzellen Glukose aus dem Blut auf. Weiterhin ist Insulin bei der Speicherung von Glukose als Glykogen in der Leber behilflich, unterdrückt die hepatische Glukosesynthese und verhindert den Fettabbau. Die Insulinsekretion besteht aus zwei Phasen: der raschen initialen Ausschüttung von Insulin als Antwort auf die Glukoseaufnahme, gefolgt von einer über mehrere Stunden anhaltenden geringeren Insulinsekretion bis zur Normalisierung des Glukosespiegels.

Obwohl sich eine Insulinresistenz häufig in Form eines erhöhten Nüchtern-Insulinwerts widerspiegelt, ist dies bei manchen Patienten offensichtlich nur bei einer Messung nach Glukosezufuhr festzustellen.
Hohe Insulinwerte sind mit folgenden Parametern assoziiert:

- Kompensatorische Insulinfreisetzung der β-Zellen als Response auf die Insulinrezeptor-Resistenz
- Erhöhtes Diabetesrisiko
- Erhöhtes Risiko für abdominale Adipositas, Dyslipidämie (niedriges HDL-Cholesterin und hohe Triglyzeridwerte), Hypertension, Hyperkoagulabilität, kognitive Beeinträchtigungen und KHK

Proinsulin

Proinsulin als Vorläufersubstanz des Insulins wird in den β-Zellen der Bauchspeicheldrüse produziert und gespeichert. Hier wird es bei Bedarf durch enzymvermittelte Abspaltung des C-Peptids in Insulin überführt. Aktives Insulin wird nachfolgend ins Blut freigegeben. Bei Gesunden finden sich nur geringe Mengen an intaktem Proinsulin im Blut. Bei Vorliegen einer ausgeprägten Insulinresistenz und Funktionsstörung der pankreatischen β-Zellen kommt es infolge des gesteigerten Insulinbedarfs zu einer erhöhten Ausschüttung von intaktem Proinsulin in die Zirkulation. Bei fortschreitender Progression der β-Zell-Dysfunktion und bis zum Erlöschen der β-Zell-Funktion nimmt der Insulinspiegel bei gleichzeitig weiterbestehenden erhöhten Proinsulinwerten ab.
Hohe Proinsulinwerte sind mit folgenden Parametern assoziiert:

- Fortgeschrittene Dysfunktion der pankreatischen β-Zellen
- Zukünftige Entwicklung eines Diabetes (signifikante Erhöhungen deuten auf spätere Diabetesstadien hin)
- Erhöhtes kardiovaskuläres Risiko (Proinsulin stimuliert PAI-1-Sekretion und blockiert die Fibrinolyse)
- Erhöhtes Risiko für mikro- und makrovaskuläre Komplikationen bei Diabetes

Leptin

Leptin ist ein Proteohormon, das hauptsächlich in Adipozyten, in geringeren Konzentrationen jedoch auch im Magenfundus, in Skelettmuskeln, Leber und Plazenta gebildet wird. Es besitzt eine Schlüsselrolle in der Regulation des Körpergewichts: Im Hypothalamus unterdrückt Leptin den Appetit und folglich eine Gewichtszunahme. Es existieren Leptinrezeptoren, hauptsächlich im Hypothalamus gelegen, die nach „Andocken" des Leptins das Signal für den sog. „Körperfettstatus" an das ZNS weitergeben. Daher wurde Leptin auch als therapeutische Maßnahme bei Übergewicht in Erwägung gezogen. Viele übergewichtige Patienten haben jedoch erhöhte Leptinwerte aufgrund einer „Leptinresistenz", bei der die normale Funktion des Leptins versagt. Amerikanische Studien an Ratten weisen darauf hin, dass regelmäßige sportliche Aktivität die Leptinresistenz aufheben und die Funktion des Leptins wiederherstellen könnte. Leptin steuert u. a. vielfältige Körperfunktionen wie Fruchtbarkeit, Immunsystem, Knochenstoffwechsel und Angiogenese. Der Verlust der Leptinwirkung, möglicherweise durch eine Leptintransportstörung, führt zu einer Insulinresistenz.
Hohe Leptinwerte sind mit folgenden Parametern assoziiert:

- Leptinresistenz (Störung des Leptintransports)
- Hoher BMI, abdominale Adipositas, Hyperinsulinämie, hohe Triglyzeridwerte und niedriges HDL-Cholesterin
- Entzündungsvorgänge
- Pankreatische β-Zell-Dysfunktion und erhöhtes Risiko für Typ-2-Diabetes
- Erhöhtes Risiko für KHK und verminderte Knochendichte

Hämoglobin A_{1c} (HbA_{1c})

Hämoglobin A_{1c} beschreibt den prozentualen Anteil glykosylierter Hämoglobine am gesamten Hämoglobin. Es ist ein Maß für den durchschnittlichen Blutzuckerspiegel der vergangenen 6–12 Wochen. Dies entspricht etwa der Lebensdauer eines roten Blutkörperchens. Es sollte berücksichtigt werden, dass starke Schwankungen der Blutzuckerwerte durchaus einen normalen HbA_{1c}-Wert vortäuschen können. Das Risiko kardiovaskulärer Erkrankungen ist eng mit der Höhe des HbA_{1c}-Wertes assoziiert: Ein Anstieg des HbA_{1c}-Wertes um 1 % erhöht das Risiko kardiovaskulärer Ereignisse oder die Sterblichkeitsrate um 20–30 %.

Bedeutung **hoher HbA_{1c}**-Werte:

- **6,0–6,9 %:** Hinweis auf Diabetes mellitus, sollte jedoch durch Glukosebestimmung im Plasma bestätigt werden (nüchtern oder 2 h postprandial). Denn auch geringe HbA_{1c}-Erhöhungen sprechen bei Patienten mit eingeschränkter Glukosetoleranz für einen Prädiabetes.
- **> 7 %:** Diabetes mellitus. Um den Einfluss der nonglykämischen Faktoren auszuschließen, wird zur Bestätigung eine zweite HbA_{1c}-Messung (> 6,5 %) oder eine Glukosebestimmung im Plasma (nüchtern oder 2 h postprandial) empfohlen.

17

Cave

Erkrankungen, die das Alter der roten Blutkörperchen erhöhen (z. B. Splenektomie oder aplastische Anämie), können unabhängig vom Zuckerstoffwechsel zu einer falsch positiven Erhöhung des HbA_{1c}-Wertes führen, während bei Diabetikern mit Hämoglobinopathien (z. B. hämolytische Anämie) oder aktiver Blutung normale HbA_{1c}-Werte vorgetäuscht werden können.

HOMA-IR (Insulinresistenz)

HOMA-IR bedeutet „homeostatic model assessment-insulin resistance" und dient dem Nachweis einer Insulinresistenz. Zur Berechnung des Index ist die Bestimmung von Nüchtern-Glukose und Nüchtern-Insulin notwendig:

$$\text{Nüchtern-Insulin (mU/l)} \times \text{Nüchtern-Glukose (mmol/l)}/22$$

Der HOMA-Index setzt eine funktionierende Rückkopplungsschleife zwischen der hepatischen Glukoseproduktion und der Insulinausschüttung aus den pankreatischen β-Zellen voraus.

Hohe HOMA-IR-Werte sind mit folgenden Parametern assoziiert:

- Hepatische Insulinresistenz – eine Folge der wirkungslosen Unterdrückung der hepatischen Glukoseproduktion durch Insulin und/oder eine rückläufige β-Zell-Funktion
- Erhöhtes Risiko für KHK oder Diabetes (ein hoher HOMA-IR-Index kann einem Diabetes mellitus mehrere Jahre vorausgehen)
- Erhöhtes Risiko für Hypertonie, Dyslipidämie und vaskuläre endotheliale Dysfunktion

Normale HOMA-IR-Werte sind mit folgenden Parametern assoziiert:

- Optimale Insulinsensitivität
- Niedrige Nüchtern-Glukose- oder Insulinspiegel, da der HOMA-IR-Index eng mit beiden assoziiert ist
- **Hinweis:** Bei Diabetes mellitus kann ein falsch normaler HOMA-IR-Index berechnet werden, wenn eine beeinträchtigte β-Zell-Funktion eine stärkere Sekretion von Proinsulin im Nüchternzustand verursacht (siehe Abschnitt „Proinsulin").

Dyslipidämiemarker

Moderne Lipidbiomarker legen neben den Standardmesswerten von Cholesterin (z. B. LDL-Cholesterin und Triglyzeriden) ein zusätzliches Augenmerk auf die LDL-Partikel-Konzentrationen (vornehmlich der kleinen LDL-Partikel). Laut American Diabetic Association (ADA) und American College of Cardiology (ACC) ist die Konzentrationshöhe der kleinen LDL-Partikel enger mit Adipositas, Diabetes mellitus, Insulinresistenz und anderen Markern des kardiometabolischen Risikos verknüpft als das LDL-Cholesterin. Therapiekonzepte zur Senkung der LDL-Partikel, vor allem bei Insulinresistenz, unterscheiden sich von den Behandlungsansätzen hinsichtlich erhöhter LDL-Cholesterin-Spiegel.

Inflammation: Trigger der Insulinresistenz

Eine große Anzahl von Studien weist darauf hin, dass die Inflammation eine signifikante Rolle bei der Entwicklung von Insulinresistenz, Diabetes und kardiovaskulären Erkrankungen, insbesondere bei übergewichtigen und adipösen Patienten, spielt. Das Fettgewebe, vor allem das viszerale, ist ein aktives endokrines Organ, das eine Vielzahl an Adipokinen produziert, darunter auch inflammatorische Zytokine. Erhöhungen dieser inflammatorischen Mediatoren begünstigen die Entstehung der Insulinresistenz in Leber-, Skelettmuskel- und Gefäßendothelzellen und führen damit zu einem erhöhten Risiko eines Diabetes mellitus vom Typ 2.

Fünf verschiedene Biomarker liefern eine Einschätzung der Inflammationsprozesse:

- Hochsensitives C-reaktives Protein (hs-CRP)
- Interleukin 8 (IL-8)
- Plasminogenaktivator-Inhibitor Typ 1 (PAI-1)
- Interleukin 6 (IL-6)
- Tumornekrosefaktor alpha (TNF-α)

Hochsensitives C-reaktives Protein (hs-CRP)

Das hochsensitive C-reaktive Protein (hs-CRP) ist ein Akute-Phase-Protein, das hauptsächlich in der Leber, aber auch in den glatten Gefäßmuskelzellen der Koronararterien produziert wird. Es spiegelt den aktuellen Grad der Entzündung in der Gefäßwand wider und sagt aufgrund seines hohen prädiktiven Wertes zukünftige kardiovaskuläre Ereignisse voraus. Studien haben gezeigt, dass hs-CRP bzgl. des kardiovaskulären Risikos eine höhere Aussagekraft hatte als das LDL-Cholesterin. hs-CRP ist ein unabhängiger Risikomarker für koronare Ereignisse auch bei Patienten ohne offenkundige Hyperlipidämie. Andere Daten zeigen, dass erhöhte hs-CRP-Werte gehäuft mit einer Insulinresistenz bzw. einem metabolischen Syndrom einhergehen. Somit stellen erhöhte hs-CRP-Spiegel einen prädiktiven Marker für die Entwicklung eines Typ-2-Diabetes dar.

Hohe hs-CRP-Werte sind mit folgenden Parametern assoziiert:

- Chronischer Inflammationsstatus
- Insulinresistenz (unabhängig von Adipositas) und erhöhtes Risiko für Typ-2-Diabetes
- Hypertension, metabolisches Syndrom
- Erhöhtes Risiko für KHK, pAVK und erhöhtes Herztodrisiko bei Patienten mit vorangegangenem Herzinfarkt

Plasminogenaktivierender Inhibitor-1 (PAI-1)

Plasminogen ist die inaktive Vorstufe von Plasmin, das Fibrin spaltet und so die Auflösung eines Thrombus herbeiführt. Plasminogenaktivierender Inhibitor 1 (PAI-1) ist der primäre Inhibitor der Plasminogenaktivierung. Erhöhte PAI-1-Werte prädisponieren somit für eine Gerinnselbildung, indem sie die fibrinolytische Aktivität hemmen. Einige Forschungsgruppen haben die Assoziation erhöhter PAI-1-Werte mit dem Vorhandensein viszeraler Fettleibigkeit näher untersucht. So wurde bei adipösen Patienten festgestellt, dass PAI-1 im viszeralen Fettgewebe etwa 5-fach höhere Konzentrationen als im subkutanen Gewebe aufwies. Auch die positive Assoziation zwischen erhöhten PAI-1-Werten und der Entwicklung eines Diabetes mellitus konnte in mehreren Studien belegt werden. 17

Ein **hohes PAI-1** ist mit folgenden Parametern assoziiert:

- Adipositas (besonders viszeral), möglicherweise Fettleber
- Inflammation und oxidativer Stress; PAI-1-Synthese wird von erhöhten inflammatorischen Zytokinen und CRP induziert
- Erhöhtes Risiko für Atherothrombose, rezidivierenden Herzinfarkt und KHK
- Insulinresistenz, Glukoseintoleranz, metabolisches Syndrom und erhöhtes Risiko für Typ-2-Diabetes

Inflammatorische Zytokine (IL-6, IL-8, TNF-α)

Die chronische subklinische Inflammation wird durch immunregulatorische Zytokine vermittelt, die den Entzündungsprozess stimulieren. Zu diesen proinflammatorischen Zytokinen zählen der Tumornekrosefaktor α (TNF-α) und die Interleukine IL-6 und IL-8. Der wichtigste Produzent dieser Zytokine ist das (vor allem viszerale) Fettgewebe, das die Botenstoffe in großen Mengen sezerniert. Adipositas ist somit eng mit dem Status einer chronischen subklinischen Inflammation verknüpft. Das hs-CRP wird dabei weitgehend durch zirkulierendes IL-6 reguliert.

IL-6, IL-8 und/oder TNF-α sind i. d. R. bei übergewichtigen und adipösen Patienten erhöht und dafür bekannt, eine Insulinresistenz zu induzieren, obwohl dies auch unabhängig von einer Adipositas auftreten kann. Erhöhte Werte von IL-6, IL-8 und/oder TNF-α sind unabhängige Prädiktoren einer Entwicklung vom Typ-2-Diabetes.

Hohe IL-6-, IL-8- und/oder TNF-α-Werte sind mit folgenden Parametern assoziiert:

- Chronische subklinische Inflammation
- Adipositas (besonders abdominal)
- Gestörte Insulinwirkung, Insulinresistenz und Glukoseintoleranz
- Erhöhtes Risiko für Typ-2-Diabetes, unabhängig von anderen Diabetesrisikomarkern
- (Bei hohem IL-8) erhöhtes Risiko für kardiovaskuläre Ereignisse bei Patienten mit KHK

Analyse	Probenmaterial	Probenversand
Metabolische Marker		
Adiponektin	EDTA	Keine Besonderheiten
Insulin	Serum gefroren	Expressversand
Proinsulin	EDTA	Keine Besonderheiten
Profil: Adiponektin, Insulin, Proinsulin	EDTA, Serum gefroren	Expressversand
Leptin	Serum	Keine Besonderheiten
Hämoglobin A_{1c}	EDTA	Keine Besonderheiten
HOMA-IR	NaF-Blut, Serum gefroren	Expressversand
Dyslipidämiemarker		
LipoMun®: Triglyzeride, Gesamt-HDL-, LDL-, IDL-, VLDL-, LDL-1- bis LDL-7-Cholesterin, LDL-/HDL-Quotient	Serum	Keine Besonderheiten
Inflammationsmarker		
hs-CRP	Serum	Keine Besonderheiten
IL-6	Serum gefroren	Expressversand
IL-8	Serum gefroren	Expressversand
PAI-1	Citrat-Plasma gefroren	Expressversand
TNF-α	Serum gefroren	Expressversand

17.2.4 Medikation/Therapie

Die Therapieempfehlungen für die einzelnen Stadien des Prädiabetes sind in ➤ Tab. 17.2 zusammengefasst.

THERAPIEEMPFEHLUNGEN

- Phaseolus Similiaplex® (Pascoe)
- Pancreatinum Similiaplex® (Pascoe)

Tab. 17.2 Therapieempfehlungen für die verschiedenen Stadien des Prädiabetes

Lebensführung	Ernährung	Nahrungsergänzung	Medikamente
Stadium 1			
• Übergewicht reduzieren • Mehr körperliche Bewegung • Stress reduzieren • Entzündliche Erkrankungen behandeln (TNF-α blockiert Adiponektin)	• Zuckerkonsum, raffinierte Kohlenhydrate, Fruktose, Softgetränke reduzieren • Fette Speisen meiden • Verzehr von frischem Obst und Gemüse, Nüssen und anderen einfach ungesättigten Fettsäuren sowie Lebensmitteln, die reich sind an Omega- 3-Fettsäuren, z. B. Kaltwasserfische	• **Nährstoffe:** Vitamin D, Biotin, Magnesium, Zink, Chrom, Alpha-Liponsäure und andere Antioxidanzien, Fischöl • **Pflanzliche Mittel:** grüner Tee • **Hormone:** DHEA (falls ↓)	Keine

Tab. 17.2 Therapieempfehlungen für die verschiedenen Stadien des Prädiabetes *(Forts.)*

Lebensführung	Ernährung	Nahrungsergänzung	Medikamente
Stadium 2			
• Übergewicht reduzieren • Mehr körperliche Bewegung (insbesondere aerob) • Stress reduzieren • Entzündliche Erkrankungen behandeln	• Zuckerkonsum, raffinierte Kohlenhydrate, Fruktose, Softgetränke reduzieren • Fette Speisen meiden • Verzehr von frischem Obst und Gemüse, Nüssen und anderen einfach ungesättigten Fettsäuren sowie Lebensmitteln, die reich sind an Omega-3-Fettsäuren, z. B. Kaltwasserfische	• **Nährstoffe:** B-Vitamine, Vitamin D, Biotin, Magnesium, Zink, Chrom, Alpha-Liponsäure und andere Antioxidanzien, Flavonoide (z. B. Traubenkernextrakt), Fischöl • **Pflanzliche Mittel:** *Gymnema sylvestre*, Ginseng, Kurkumin • **Hormone:** DHEA (falls ↓)	• **Insulin-Sensibilisatoren:** Biguanide (z. B. Metformin), duale PPAR-Agonisten (z. B. Aleglitazar) • **Stärkeaufschluss-Inhibitoren:** α-Glucosidase-Inhibitoren (z. B. Acarbose) • **Verbesserung von HbA_{1c}:** DPP-4-Inhibitoren (z. B. Sitagliptin) oder Pramlintide
Stadium 3			
• Übergewicht reduzieren • Mehr körperliche Bewegung (insbesondere aerob) • Stress reduzieren • Entzündliche Erkrankungen behandeln	• Zuckerkonsum, raffinierte Kohlenhydrate, Fruktose, Softgetränke reduzieren • Fette Speisen meiden • Verzehr von frischem Obst und Gemüse, Nüssen und anderen einfach ungesättigten Fettsäuren sowie Lebensmitteln, die reich sind an Omega-3-Fettsäuren, z. B. Kaltwasserfische	• **Nährstoffe:** Vitamin D, Biotin, Magnesium, Zink, Chrom, Antioxidanzien (z. B. NAC, Vitamine C und E, Alpha-Liponsäure, Selen), Flavonoide (z. B. Traubenkern-Extrakt, Blaubeeren), Fischöl, L-Carnosin • **Pflanzliche Mittel:** Gymnema, Maitake, Ginseng	• **Insulin-Sensibilisatoren:** Thiazolidinedione (z. B. Pioglitazone), Biguanide (z. B. Metformin), duale PPAR-Agonisten (z. B. Aleglitazar) • **Stärkeaufschluss-Inhibitoren:** α-Glucosidase-Inhibitoren (z. B. Acarbose) • **Verbesserung von HbA_{1c}:** DPP-4-Inhibitoren (z. B. Sitagliptin) oder Pramlintide, Aminoguanidine • **Insulin-Sekretionsförderung:** – Sulfonylharnstoffe (z. B. Glipizide), Meglitinide, Exanatide – Insulin und Kalziumkanalöffner (z. B. Diazoxide)

17

LITERATUR

Anagnostis P, et al. 11beta-Hydroxysteroid dehydrogenase type 1 inhibitors: novel agents for the treatment of metabolic syndrome and obesity-related disorders? Metabolism 2013; 62(1): 21–33.

Arunagiri A, et al. Proinsulin misfolding is an early event in the progression to type 2 diabetes. Elife 2019; 8: e44532.

Bansal N. Prediabetes diagnosis and treatment: a review. World J Diabetes 2015; 6(2): 296.

Brum J, et al. Meta-analysis of usefulness of psyllium fiber as adjuvant antilipid therapy to enhance cholesterol lowering efficacy of statins. Am J Cardiol 2018; 122(7): 1169–1174.

Chapman KE, et al. Changing glucocorticoid action: 11β-hydroxysteroid dehydrogenase type 1 in acute and chronic inflammation. J Steroid Biochem Mol Biol 2013; 137: 82–92.

Das DR, et al. *Momordica charantia* as a potential medicinal herb: an overview. J Med Plants Stud 2015; 3(5): 23–26.

Dube S, et al. Glucocorticoid excess increases hepatic 11β-HSD-1 activity in humans: implications in steroid-induced diabetes. J Clin Endocrinol Metab 2015; 100(11): 4155–4162.

Ebrahimi M, et al. Association of serum hs-CRP levels with the presence of obesity, diabetes mellitus, and other cardiovascular risk factors. J Clin Lab Anal 2016; 30(5): 672–676.
Fischer-Posovszky P, Möller P. Das Fettgewebe im Fokus des Immunsystems: adipositasassoziierte Inflammation. Pathologe 2020; 41(3): 224–229.
Gomes-Santos E, et al. Increased visceral adiposity and cortisol to cortisone ratio in adults with congenital lifetime isolated GH deficiency. J Clin Endocrinol Metab 2014; 99(9): 3285–3289.
Hasan MK, et al. Phytochemistry, pharmacological activity, and potential health benefits of Glycyrrhiza glabra. Heliyon 2021; 7(6): e07240.
Herrmann K. Adipositas und Ernährungsmedizin aus ärztlicher Sicht. In: Deutsche Rentenversicherung Bund (Hrsg.): Ernährungsmedizin in der Rehabilitation. Handbuch. Berlin: DRV Bund 2013, S. 73–85.
Jayawardena R, et al. Effects of zinc supplementation on diabetes mellitus: a systematic review and meta-analysis. Diabetol Metab Syndr 2012; 4(1): 1–12.
Jeon JY, et al. Prevalence of diabetes and prediabetes according to fasting plasma glucose and HbA1c. Diabetes Metab J 2013; 37(5): 349–357.
Jiang Y, et al. Adiponectin levels predict prediabetes risk: the Pathobiology of Prediabetes in A Biracial Cohort (POP-ABC) study. BMJ Open Diabetes Res Care 2016; 4(1): e000194.
Jung FU, et al. Chronischer Stress und seine Bedeutung für Adipositas. Adipositas–Ursachen, Folgeerkrankungen, Therapie 2017; 11(04): 198–202.
Kallus SJ, Brandt LJ. The intestinal microbiota and obesity. J Clin Gastroenterol 2012; 46(1): 16–24.
Katsiki N, et al. Leptin, cardiovascular diseases and type 2 diabetes mellitus. Acta Pharmacol Sin 2018; 39(7): 1176–1188.
Laursen TL, et al. Leptin, adiponectin, and ghrelin responses to endurance exercise in different ambient conditions. Temperature 2017; 4(2): 166–175.
Lee MJ, et al. Deconstructing the roles of glucocorticoids in adipose tissue biology and the development of central obesity. Biochim Biophys Acta 2014; 1842(3): 473–481.
Lindsay RS, et al. Subcutaneous adipose 11β-hydroxysteroid dehydrogenase type 1 activity and messenger ribonucleic acid levels are associated with adiposity and insulinemia in Pima Indians and Caucasians. J Clin Endocrinol Metab 2003; 88(6): 2738–2744.
Liu C, et al. Adiponectin, TNF-α and inflammatory cytokines and risk of type 2 diabetes: a systematic review and meta-analysis. Cytokine 2016; 86, 100–109.
Máčová L, et al. Steroid hormones related to 11β-hydroxysteroid dehydrogenase type 1 in treated obesity. Physiol Res 2015; 64 (Suppl 2): S121–S133.
Martin S. Nichtmedikamentöse Therapie bei Prädiabetes und Typ-2-Diabetes. Diabetologe 2017; 13(5): 322–330.
McCracken E, et al. Pathophysiology of the metabolic syndrome. Clin Dermatol 2018; 36(1): 14–20.
Mensink GB, et al. Übergewicht und Adipositas in Deutschland. Bundesgesundheitsblatt – Gesundheitsforschung – Gesundheitsschutz 2013; 56(5): 786–794.
Merkel M. Dyslipidämie bei Diabetes. Dtsch Med Wochenschr 2021; 146(02): 85–91.
Moseti D, et al. Molecular regulation of adipogenesis and potential anti-adipogenic bioactive molecules. Int J Mol Sci 2016; 17(1): 124.
Padgett LE, et al. The role of reactive oxygen species and proinflammatory cytokines in type 1 diabetes pathogenesis. Ann N Y Acad Sci 2013; 1281(1): 16–35.
Paredes S, Ribeiro L. Cortisol: the villain in metabolic syndrome? Rev Assoc Med Bras 2014; 60: 84–92.
Paterson JM, et al. Metabolic syndrome without obesity: hepatic overexpression of 11β-hydroxysteroid dehydrogenase type 1 in transgenic mice. Proc Natl Acad Sci U S A 2004; 101(18): 7088–7093.
Peters A. Regulation der Nahrungsaufnahme. Ernährungsmedizin – Nach dem Curriculum Ernährungsmedizin der Bundesärztekammer. Stuttgart, New York: Thieme 2018.
Petersen MC, Shulman GI. Mechanisms of insulin action and insulin resistance. Physiol Rev 2018; 98(4): 2133–2223.
Rayman MP, Stranges S. Epidemiology of selenium and type 2 diabetes: Can we make sense of it? Free Radic Biol Med 2013; 65: 1557–1564.
Rivera-Piza A, Lee SJ. Effects of dietary fibers and prebiotics in adiposity regulation via modulation of gut microbiota. Appl Biol Chem 2020; 63(1): 1–12.
Schneider DJ, Sobel BE. PAI-1 and diabetes: a journey from the bench to the bedside. Diabetes Care 2012; 35(10): 1961–1967.
Schorr M, et al. Cortisol measures across the weight spectrum. J Clin Endocrinol Metab 2015; 100(9): 3313–3321.
Shukla R, et al. 11β Hydroxysteroid dehydrogenase-1 activity in type 2 diabetes mellitus: a comparative study. BMC Endocr Disord 2019; 19(1): 1–9.
Sofer S, et al. Changes in daily leptin, ghrelin and adiponectin profiles following a diet with carbohydrates eaten at dinner in obese subjects. Nutr Metab Cardiovasc Dis 2013; 23(8): 744–750.
Tang Q, et al. Optimal cut-off values for the homeostasis model assessment of insulin resistance (HOMA-IR) and pre-diabetes screening: developments in research and prospects for the future. Drug Discov Ther 2015; 9(6): 380–385.
Tankova T, et al. Assessment of HbA1c as a diagnostic tool in diabetes and prediabetes. Acta Diabetol 2012; 49(5): 371–378.
Tirabassi G, et al. Harmful effects of functional hypercortisolism: a working hypothesis. Endocrine 2014; 46(3): 370–386.
Tiwari P, et al. Phytochemical and pharmacological properties of *Gymnema sylvestre*: an important medicinal plant. BioMed Res Int 2014; 2014: 830285.
Yang Y, et al. Impaired glucose-stimulated proinsulin secretion is an early marker of β-cell impairment before prediabetes stage. J Clin Endocrinol Metab 2019; 104(10): 4341–4346.
Zhou P, et al. Ginsenoside Rb1 as an anti-diabetic agent and its underlying mechanism analysis. Cells 2019; 8(3): 204.

KAPITEL

18 Neuroendokrine Dysbalance

18.1 Stress und Stresserkrankungen

18.1.1 Definition

Als **Stress** wird die psychophysische Reaktion auf einen äußeren Reiz definiert, der letztlich eine Bewältigung bzw. Anpassung an körperliche und seelische Belastungen ermöglicht. Diese Anpassungsfähigkeit ermöglicht es dem Individuum, adäquat auf veränderte Umweltbedingungen zu reagieren und sein Überleben zu sichern.

Sowohl physischer als auch psychischer Stress können allerdings nachhaltige Auswirkungen auf das körperliche und seelische Wohlbefinden des Menschen haben. Die zentralnervöse Abstimmung und Feinkoordination einer Stressantwort erfolgen im Zusammenspiel von Kortisol mit den ebenfalls exzitatorischen Katecholaminen Noradrenalin und Adrenalin und in enger Wechselwirkung mit dem eher inhibitorischen Serotonin.

INFO

Bei **Eustress** zeigt sich überwiegend eine katecholaminerge Aktivierung, bei **Disstress** überwiegen die Mobilisierung und Immunsuppression durch Kortisol.

Die Vermittlung der Stressreaktion vollzieht sich innerhalb eines komplexen Netzwerks aus Hormonen und Neurotransmittern. Auf einen akuten Stressreiz hin beginnt die Transmitter- und Hormonkaskade mit der Ausschüttung von Noradrenalin im Locus coeruleus und von Corticotropin-Releasing-Hormon (CRH) aus dem Hypothalamus. Durch diese beiden Substanzen werden die Hormone der HHN-Achse (sog. Stressachse) und des Nebennierenmarks sowie die Neurotransmitter im Rahmen der Stressantwort gesteuert. Sympathikus, Adrenalin und Kortisol vermitteln die Stoffwechselanpassung zur Energiebereitstellung, die Aktivierung der stressrelevanten Herz-Kreislauf-Funktionen sowie die Modulation des Immunsystems und weiterer Hormonsysteme. Die koordinierte Aktivierung von anregenden und dämpfenden Prozessen ist für das Gleichgewicht in diesen Regelkreisen und die schnelle Wiederherstellung des Normalzustands entscheidend.

Akuter Stress

Der Organismus reagiert auf einen Stressreiz mit der Mobilisierung von Energiereserven, einem erhöhten Grundumsatz, der Beschleunigung von Kreislauf und Atmung, einer verbesserten Durchblutung der Muskulatur sowie erhöhter Aufmerksamkeit. Gleichzeitig werden nicht flucht- oder angriffsrelevante Körperfunktionen wie Verdauung, Immunsystem und Sexualorgane sowie das Schmerzempfinden gehemmt. Im Gehirn wird die relativ langsame Verarbeitung des Großhirns in seinem Einfluss zurückgedrängt, und schematische Entscheidungsmuster des Stammhirns erhalten Vorrang. Eine Reaktion kann dann rascher erfolgen, wenngleich mit einer höheren Fehlerquote. Dies sind normale physiologische Vorgänge, die bei entsprechender Erholung keine negativen Auswirkungen haben. Sie werden aber krankheitsfördernd, wenn Anzahl und Stärke der Stressreize nicht weiterverarbeitet werden können und sie die physiologischen Kompensationsmechanismen überfordern (➢ Abb. 18.1).

Chronischer Stress

GUT ZU WISSEN

Übersteigen Anzahl, Dauer und Intensität der Stressoren die Kompensationskapazität der Stressregelkreise, wird der Organismus in eine Art „Daueralarmzustand" versetzt, der mit der Zeit die Gesundheit stark beeinträchtigen kann. Zudem ist es ein sich selbst verstärkender Prozess: Stress erzeugt Stress, und es genügen zunehmend kleinere Reize, um eine Stressreaktion auszulösen und sie schließlich chronisch werden zu lassen.

Bei chronischem Stress ist die HHN-Achse dauerhaft aktiviert, wodurch die nächtliche und frühmorgendliche Kortisolproduktion gegenüber dem Normalzustand wesentlich erhöht ist. Der normale Tagesrhythmus des Kortisolspiegels bleibt hierbei allerdings erhalten. Bei länger anhaltender Stressbelastung und somit andauerndem Kortisolüberschuss kann der typische Kortisol-Tagesrhythmus jedoch aufgehoben werden: Hierbei können starke Tagesschwankungen mit teils chaotischen Kurvenverläufen auftreten (➤ Abb. 18.2).

Ein andauernder Kortisolüberschuss kann in einer verminderten Empfindlichkeit auf Glukokortikoide (GC) resultieren: Es wird vermutet, dass dies zum Teil auf eine beeinträchtigte Funktion des GC-Rezeptors zurückzuführen ist, die nicht nur durch z. B. entzündungsfördernde Zytokine, sondern z. B. auch durch chronischen Stress ausgelöst wird. Der Mechanismus dieser GC-Resistenz ist bisher kaum verstanden. Als besonders gravierend wurde die anhaltende Kortisolausschüttung betrachtet: nämlich als neurotoxisch. Hiervon besonders betroffen sollte der für die Gedächtniskonsolidierung und räumliche Orientierung eminent wichtige Hippokampus im limbischen System sein.

Auch das Verhältnis der anderen Neurotransmitter und Hormone zueinander ist bei chronischem Stress

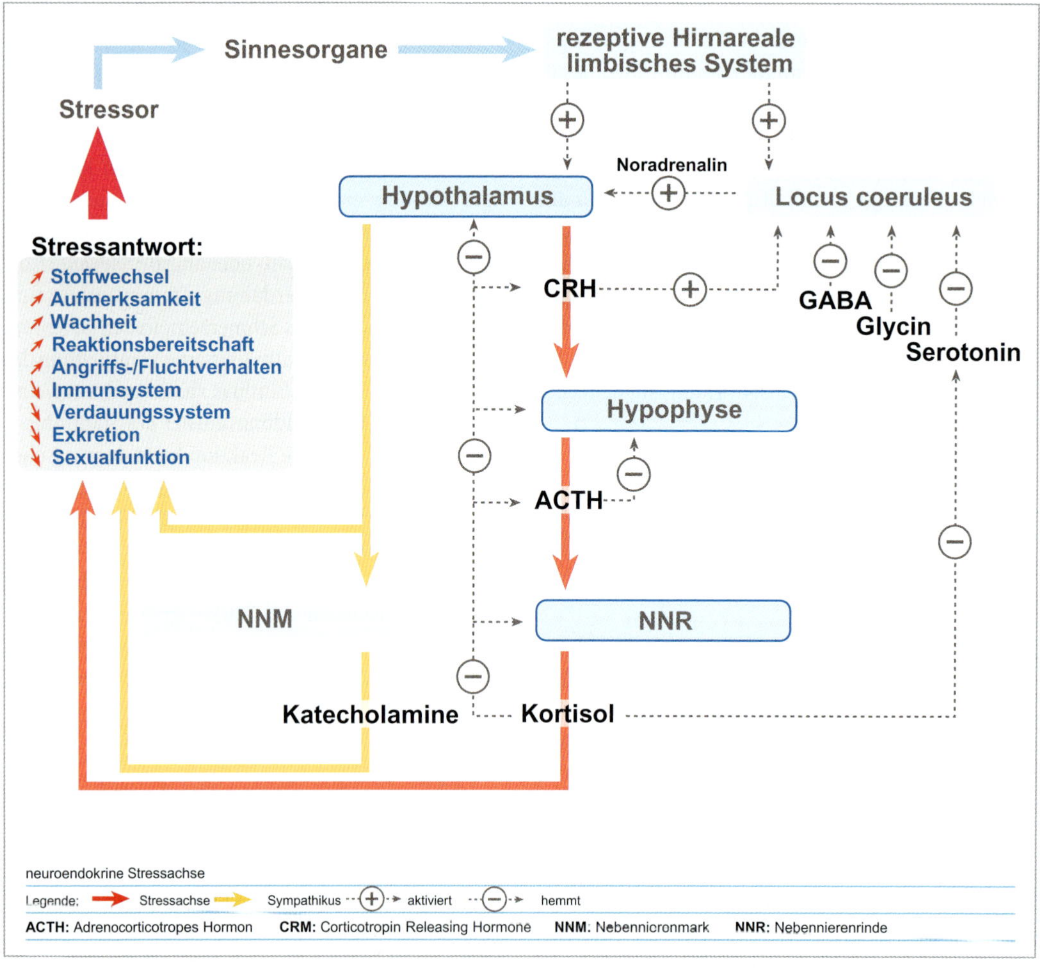

Abb. 18.1 Neuroendokrine Stressachse [V573]

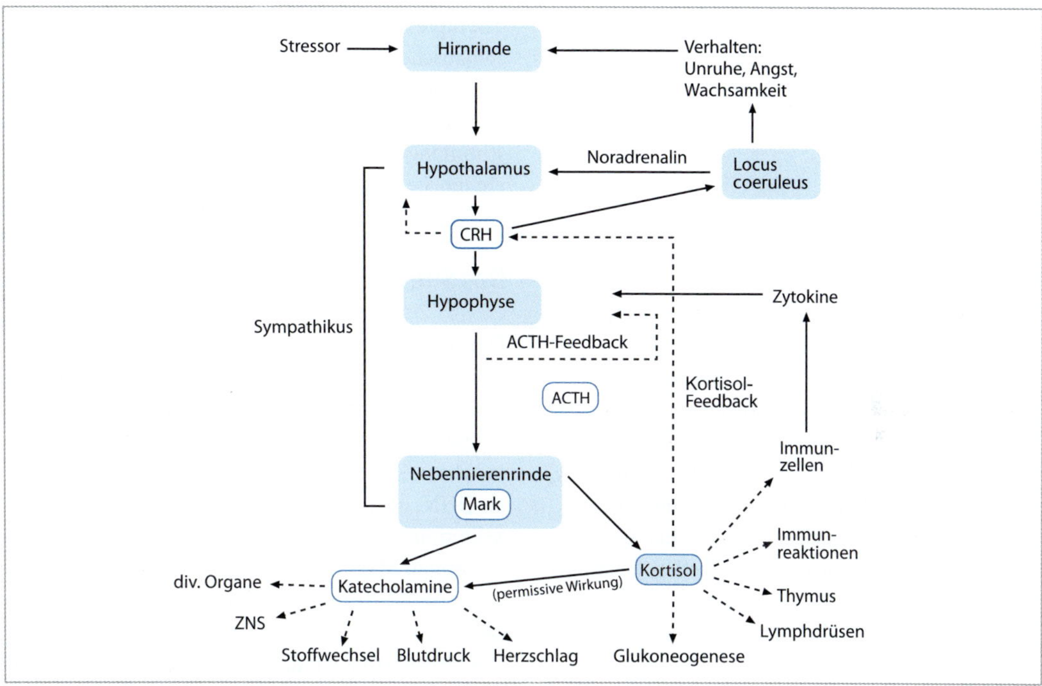

Abb. 18.2 Kortisolachse: Adaptation des Organismus in Stresssituationen [V573]

gestört. Chronischer Stress stört das Verhältnis von Noradrenalin und Adrenalin. Zunächst steigt der Noradrenalinspiegel deutlich an, während die medulläre Aktivität abnimmt und zu einer drastischen Abnahme des Adrenalins führt. Bei weiter anhaltendem Stress sinkt Noradrenalin zusammen mit Dopamin ab, und es entsteht ein Mangel an den genannten Botenstoffen. Serotonin wird unter Stressbelastung stärker verbraucht, gleichzeitig sinkt hierbei jedoch auch die Produktionsmenge ab, sodass ein Serotoninmangel entstehen kann, der in einer veränderten Aktivität von Hypophyse, Hypothalamus und Nebennierenrinde (NNR) resultiert. Das Ungleichgewicht im Neurotransmittersystem führt somit zum Auftreten zahlreicher Gesundheitsstörungen, von denen besonders Müdigkeit, Antriebslosigkeit, Migräne, Schlafstörungen oder Angstzustände augenfällig werden.

Der **immunsupprimierende Effekt von Kortisol** – es blockiert die spezifische und die unspezifische Immunabwehr – lässt durch Hemmung der Aktivität der NK-Zellen die Infektionsgefahr ansteigen und verringert die Fähigkeit zur frühzeitigen Elimination entstehender Tumoren. Daher wird ein Zusammenhang zwischen Stress, erhöhten Kortisolspiegeln und Tumorerkrankungen gesehen. Beispielsweise wurden bei Frauen mit Mammakarzinom signifikant erhöhte Kortisolspiegel festgestellt, und Frauen mit metastasierendem Mammakarzinom hatten deutlich höhere Kortisolspiegel als Frauen mit einem Brusttumor in einem frühen Stadium.

Ebenso wird ein Zusammenhang zwischen **chronischem Stress und neurogenerativen Erkrankungen** wie der Alzheimer-Krankheit angenommen. Hohe Kortisolspiegel scheinen die Degeneration und den Untergang von Neuronen zu fördern. Damit assoziiert ist eine verminderte Gedächtnisfunktion bei sonst gesunden älteren Frauen und Männern.

Schon früh konnte eine Verbindung zwischen chronischem Stress und dem Risiko für das Auftreten einer Alzheimer-Erkrankung gezeigt werden. Personen, die großem Stress ausgesetzt waren, wiesen im Vergleich zu Patienten ohne Stresssituationen ein doppelt so hohes Risiko für die Entwicklung einer Alzheimer-Erkrankung auf.

Eine enge Assoziation besteht zwischen **Kortisolspiegel und Essverhalten.** Ein stressbedingt dauerhaft erhöhter Kortisolspiegel (Hyperkortisolismus) bewirkt eine Steigerung der Nahrungsaufnahme und kann, zusammen mit der mineralokortikoiden Wasserretention sowie einer abdominalen Fettverteilung, zu einer deutlichen Gewichtszunahme führen (➤ Kap. 17.1.2).

18.1.2 Ursachen

Stressoren:

- Physikalische Faktoren (Hitze, Kälte, Lärm, UV- und andere Strahlung, Reizüberflutung)
- Chemische Faktoren (toxische Bestandteile von Zigarettenrauch, Alkohol, Auto-/Industrieabgase)
- Beruflicher Stress (Mobbing, Arbeitssituation, Arbeitsplatzunsicherheit, Über- bzw. Unterforderung)
- Sozialer Stress (Beziehungskrisen, Tod nahestehender Personen, eigene/fremde Erwartungshaltungen, Angst vor sozialem Abstieg, Isolation)

18.1.3 Symptomatik

- Schlafstörungen, Erschöpfung
- Burnout-Syndrom
- Fatigue und CFS
- Psychische Störungen (Angst, Panikattacken, Depression)
- Konzentrationsmangel
- ADS/ADHS
- Gastrointestinale Erkrankungen (Colitis ulcerosa, Colon irritabile, Ulkus)
- Schmerz (Abdominalbeschwerden, Rückenschmerzen, Fibromyalgie)
- Kopfschmerzen, Migräne
- Kardiovaskuläre Erkrankungen, Bluthochdruck
- Allergien
- Adipositas und metabolisches Syndrom
- Infertilität
- Prämenstruelles Syndrom (PMS)

18.1.4 Diagnostik

Adrenaler Stressindex: Kortisol im Tagesprofil, DHEA

Die Analyse der Stresshormone und Neurotransmitter aus Speichel und Urin ist für die Diagnostik und Therapie stressbedingter somatischer und psychosomatischer Erkrankungen von immenser Bedeutung. Die Stressdiagnostik ist psychobiologisch fundiert. Für Therapeuten und Patienten wird durch die Bestimmung des stressabhängigen Kortisolspiegels auch ein biochemischer Parameter greifbar.

Das Stresshormon Kortisol

Das Steroidhormon Kortisol ist das wichtigste GC beim Menschen. Es leitet sich ebenso wie die anderen Steroidhormone vom Cholesterin ab. Synthese und Sekretion in der Nebenniere unterliegen einer feinjustierten Regulation über eine Hormonkaskade, die als HHN- oder Kortisolachse) bezeichnet wird. Diese Sekretion zeigt eine natürliche zirkadiane Rhythmik mit einem Maximum am Morgen und einem Minimum um Mitternacht (siehe dazu ➤ Kap. 17.1.3, ➤ Abb. 17.2).

Kortisol ist neben den Katecholaminen das wichtigste Stresshormon, das in Stresssituationen auf das 5- bis 10-Fache des Ausgangswerts ansteigt. Ein Kortisolexzess kann zum Cushing-Syndrom führen.

Im Stoffwechsel hat Kortisol Effekte auf den Kohlenhydrathaushalt (Förderung der Glukoneogenese, d. h. Erhöhung des Blutzuckerspiegels), den Proteinabbau (vermehrte Stickstoffausscheidung) und den Fettstoffwechsel (Steigerung der Lipolyse bzw. der lipolytischen Wirkung von Adrenalin und Noradrenalin). Es wirkt außerdem antientzündlich und immunsuppressiv. Unter dem Einfluss des hypothalamischen CRH wird ACTH aus der Hypophyse freigesetzt, das wiederum die Kortisolsynthese in der Nebennierenrinde (NNR) und die Sekretion des Hormons induziert. CRH bewirkt ferner eine Aktivierung des sympathischen Nervensystems über die Freisetzung von Adrenalin und Noradrenalin. Die Freisetzung von CRH und ACTH wird über einen negativen Feedbackmechanismus durch Kortisol gehemmt und von Adrenalin durch positives Feedback stimuliert. Ebenso aktivieren Zytokine (Entzündungsmediatoren) wie TNF-α, IL-1 und IL-6 über hypothalamische Neurone die Kortisolachse.

Kortisol hemmt die Bildung und Freisetzung von Prostaglandinen und Leukotrienen, von Entzündungs- und Schmerzmediatoren und Freisetzung von Arachidonsäure.

INFO

Kortisol = Hydrokortison

- Steroidhormon aus der Gruppe der Glukokortikoide
- Breites Wirkspektrum zur schnellen Energielieferung:
  - steigert die Glukoneogenese
  - erhöht die Lipolyse
  - fördert den Proteinabbau aus Muskulatur, Knochen und Bindegewebe
  - wirkt antiinflammatorisch und immunsuppressiv

DHEA (Dehydroepiandrosteron)

Im Gegensatz zu anderen Hormonen wie dem männlichen Sexualhormon Testosteron und dem wichtigen Vitalitätshormon DHEA (Dehydroepiandrosteron), einem Vorläufer der Sexualhormone, nimmt die Kortisolsekretion mit zunehmendem Lebensalter nicht ab. Es konnte gezeigt werden, dass die HHN-Achse altersbedingten Veränderungen unterliegt und das Kortisol/DHEA-Verhältnis während des Alterungsprozesses signifikant ansteigt. Im Alter an Demenz erkrankte Patienten weisen eine signifikant höhere Ratio auf als kognitiv nicht beeinträchtigte ältere Vergleichspersonen.

Zahlreiche Untersuchungen zeigen, dass die Ursache vieler mit dem Alter assoziierter Erkrankungen durch das Absinken der DHEA-Spiegel bedingt ist. Das Verhältnis von Kortisol zu DHEA wird als Maß für den Alterungsprozess angesehen: je weiter dieser fortgeschritten ist, desto höher der Kortisol/DHEA-Quotient. Die Einnahme von DHEA-Präparaten scheint die individuelle **Stressresistenz** zu erhöhen und gegenüber einer ganzen Reihe von altersassoziierten Erkrankungen zu schützen.

Präanalytik und Probenentnahme

Probenmaterial:	5 Speichelproben über den Tag verteilt
Probenversand:	Keine Besonderheiten

Befundinterpretation

➢ Abb. 18.3.

Niedrige DHEA-Spiegel Können zu Einschränkungen der Leistungsfähigkeit und des Hormonstoffwechsels führen.

Mögliche Folgen:

- Funktionsstörungen des Hormonstoffwechsels
- Verminderte Stresstoleranz
- Erhöhtes kardiovaskuläres Risiko
- Reduzierte Immunabwehr
- Einschränkung des Allgemeinbefindens

Verminderte Kortisolspiegel Zeigen eine unphysiologische Kortisol-Tagesrhythmik, die in vielen Fällen eine Lifestyle-Korrektur unabdingbar macht.

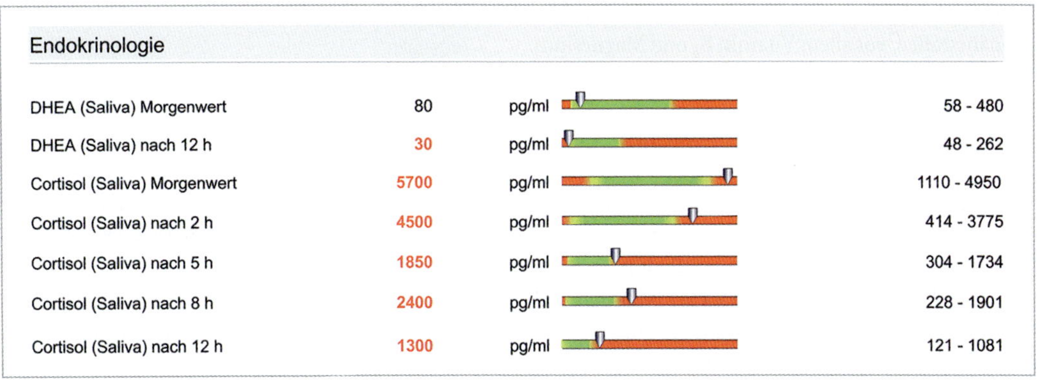

Endokrinologie

Parameter	Wert	Einheit	Referenz
DHEA (Saliva) Morgenwert	80	pg/ml	58 - 480
DHEA (Saliva) nach 12 h	30	pg/ml	48 - 262
Cortisol (Saliva) Morgenwert	5700	pg/ml	1110 - 4950
Cortisol (Saliva) nach 2 h	4500	pg/ml	414 - 3775
Cortisol (Saliva) nach 5 h	1850	pg/ml	304 - 1734
Cortisol (Saliva) nach 8 h	2400	pg/ml	228 - 1901
Cortisol (Saliva) nach 12 h	1300	pg/ml	121 - 1081

Abb. 18.3 Befund: Adrenaler Stressindex [V573]

Durch körperliche Bewegung einerseits und Entspannungstechniken andererseits lässt sich die HHN-Achse und damit die Kortisolausschüttung regulieren.

- **Mögliche Folgen:**
  - Leistungsverlust, Müdigkeit
  - Gesteigerte Reizbarkeit
  - Hyperakusis
  - Hyperalgesie (Schmerzempfindlichkeit)
  - Hypotonie
  - Nausea, Emesis
  - Obstipation, Diarrhö
  - (Schleim-)Hautpigmentierung
- **Stoffwechselwirkungen von Kortisol:**
  - Hemmung von Entzündungsprozessen
  - Stabilisierung des Blutzuckerspiegels während Hungerperioden (z. B. Fasten)
  - Unterdrückung immunologischer Vorgänge (z. B. Autoimmunprozesse)

Neurotransmitter: Katecholamine und Serotonin

18

Katecholamine

Die Synthese der **Katecholamine Dopamin, Noradrenalin und Adrenalin** erfolgt in den chromaffinen Zellen des Nebennierenmarks, im sympathischen peripheren sowie zentralen Nervensystem.

Grundbaustein für die Synthese der Katecholamine sind die Aminosäuren Phenylalanin bzw. Tyrosin. Für die einzelnen Syntheseschritte sind eine Reihe von Mikronährstoffen, vor allem Vitamin B_6 und Magnesium sowie Folsäure bzw. Tetrahydrobiopterin, Vitamin C und Kupfer essenziell.

Mangelt es an einem oder mehreren dieser Cofaktoren, resultiert dies einerseits in einer Vitamin-B_6-, -B_{12}- und folsäureabhängigen Hyperhomocysteinämie mit einem erhöhten Arterioskleroserisiko. Andererseits führt das Defizit an aktiven Methylgruppen zu einem S-Adenonylmethionin(SAM)-Mangel, der wiederum vor allem ein Adrenalindefizit bedingt.

INFO

Katecholamine

- Steigerung von:
  - Glukoneogenese und Lipolyse
  - Herzfrequenz
  - Durchblutung
  - Atemfrequenz
  - metabolische Aktivität
  - Reaktionsbereitschaft
- Wirkung: stimmungsaufhellend

Dopamin ist einer der bedeutendsten exzitatorischen Neurotransmitter im ZNS. Es wird aus Phenylalanin bzw. Tyrosin über die inaktive Vorstufe L-Dopa gebildet und ist selbst Ausgangssubstanz für die Bildung von Noradrenalin und Adrenalin. Seine Ausschüttung wird über noradrenerge und CRH-Neurone stimuliert. Zusammen mit Serotonin ist Dopamin an der Vermittlung des Sättigungsgefühls und der Appetitkontrolle beteiligt. Es sorgt (zusammen mit Adrenalin) für ein Gefühl der Zufriedenheit („Glücksgefühl") und wirkt damit einer „Esssucht" entgegen. Dopamin beeinflusst zudem Wahrnehmung und Gefühle und wirkt stimmungsaufhellend. Ein hoher Dopaminspiegel führt zu verstärktem Empfinden von Glück, Freude und Zuversicht. Ausgelöst wird dies durch das sog. Belohnungssystem im Gehirn. Der Genuss von Alkohol führt i. d. R. zu einer verstärkten Dopaminfreisetzung im ZNS, woraus die stimulierende und stimmungsaufhellende Wirkung des Alkohols resultiert und gleichsam ein Suchtpotenzial erwächst.

INFO

Faktoren des Belohnungssystems

- Dopamin
- Adrenalin
- Körpereigene Endorphine
- Nikotin, Kaffee
- Alkohol

Dopamin hemmt zudem die Ausschüttung des Hormons Prolaktin. Auch außerhalb des ZNS hat Dopamin wichtige Funktionen als Neurotransmitter und ist an der Regulation der Darm- und Nierenfunktion beteiligt. Über D1-Rezeptoren bewirken dopaminerge Neurone eine Dilatation der Nieren- und Mesenterialgefäße und damit eine vermehrte Durchblutung von Niere und Darm.

Ein Überschuss an Dopamin hat ebenso wie ein Mangel ungünstige Folgen für den Organismus:

- Chronischer **Dopaminüberschuss** bei gleichzeitigem Serotoninmangel führt zu zentraler Erschöpfung und schneller Ermüdbarkeit (zentrale Fatigue). Da Dopamin die Bildung freier Sauerstoffradikale fördert, wirkt es neurotoxisch.
- Auch ein **Dopaminmangel** führt zu Muskelschwäche, Tagesmüdigkeit und Motivationsverlust. Hinzu treten kognitive Einbußen mit Konzentrations- und Aufmerksamkeitsstörungen (ADS) und Vergesslichkeit sowie psychovegetative und affektive Symptome wie Libidoverlust, Selbstzweifel und Depression. Dopaminproduktion und -rezeptordichte sind altersabhängig. Die Parkinson-Krankheit stellt mit dem verfrühten Verlust an Dopaminrezeptoren und der verminderten Synthese die stärkste pathologische Ausprägung des Dopaminmangels dar.

Die zentralnervöse Abstimmung und die Feinkoordination der Antwort auf akuten Stress erfolgen im Zusammenspiel von Kortisol mit den ebenfalls exzitatorischen Katecholaminen Noradrenalin und Adrenalin und in enger Wechselwirkung mit dem eher inhibitorischen, beruhigenden Serotonin.

INFO

Dopamin

- Zentral exzitatorische Neurotransmitter
- Koordiniert Motorik, Konzentration, Motivation, Wahrnehmungsfähigkeit, Vigilanz und geistige Leistungsfähigkeit
- Zentraler Botenstoff des Belohnungssystems: stimmungsaufhellend

Noradrenalin (auch Norepinephrin) wird in den noradrenergen Neuronen insbesondere des Locus coeruleus im ZNS, sowie peripher im Sympathikus gebildet. Die Noradrenalinsynthese wird, ausgehend von Dopamin, durch das Enzym L-Dopamin-β-Hydroxylase mit Sauerstoff, Kupfer und Vitamin C als Cofaktoren katalysiert. Im ZNS liegt das Verhältnis von Noradrenalin zu Adrenalin bei etwa 10 : 1. Noradrenalin ist maßgeblich an der Steuerung der Reaktionen auf akuten Stress und der Anpassung des Organismus an körperliche und geistige Belastungen beteiligt und fördert Aufmerksamkeit und Konzentration. Das noradrenerge System spielt eine wesentliche Rolle bei der Vermittlung von Erregung und Aufmerksamkeit sowie beim Erwachen und bei der zeitlichen und räumlichen Orientierung. Es steigert den Blutdruck bei Senkung der Herzfrequenz unter Beibehaltung des Herzminutenvolumens und Konstriktion arterieller Blutgefäße. Über Alpha-2-Rezeptoren des Hypothalamus steigert es den Appetit. Kurzfristig erhöht Noradrenalin die Entzündungsneigung, hemmt aber langfristig ähnlich wie Kortisol die Aktivität der Immunzellen. Ebenso wie Adrenalin erhöht Noradrenalin die exzitatorische Glutamataktivität im ZNS. Bei akutem Stress steht Noradrenalin über die Förderung der Freisetzung von CRH und die Aktivierung der Stressachse in direkter Wechselwirkung mit Kortisol, das die Bereitstellung der dafür erforderlichen Energie vermittelt. Ebenso aktiviert Noradrenalin über den Sympathikus das Nebennierenmark und wird wiederum durch CRH verstärkt. Umgekehrt hemmt Kortisol die noradrenerge Aktivität. Eine Dauerbelastung führt zunächst zu erhöhten Noradrenalinwerten mit gleichzeitiger Hemmung von CRH und Serotonin über zentrale Betarezeptoren. Analog zum Kortisol kommt es danach zu einem starken Mangel, wie er auch beim Burnout-Syndrom zu beobachten ist.

Adrenalin (auch Epinephrin) ist ein Hormon, das im Nebennierenmark unter dem Einfluss von SAM und der Cofaktoren Vitamin B_6, Vitamin B_{12} und Folsäure aus Noradrenalin gebildet wird. Im ZNS wird Adrenalin als Neurotransmitter in adrenergen Neuronen produziert. Als exzitatorischer Neurotransmitter steigert es Aufmerksamkeit und Konzentrationsvermögen und erhöht die exzitatorische Glutamataktivität im ZNS. Seine Wirkung wird über membranständige Adrenorezeptoren vermittelt. In Stresssituationen wird Adrenalin als Reaktion auf Gefühle wie Angst oder Wut ins Blut sezerniert und vermittelt u. a. eine rasche Mobilisierung von Energiereserven.

INFO

Adrenalin

- Adrenalin steigert:
  - Aufmerksamkeit und Konzentrationsvermögen,
  - Herzfrequenz,
  - Blutdruck,
  - Atemfrequenz,
  - Mobilisierung von Energie aus Lipolyse und Glykolyse,
  - Durchblutung zentraler Organe.
- Adrenalin hemmt die Magen-Darm-Peristaltik.

Serotonin

Während Noradrenalin und Dopamin die anregende, stimulierende Komponente bei der neuroendokrinen Regulation des Organismus darstellen, ist Serotonin einer ihrer wesentlichen inhibitorischen Modulatoren.

Serotonin wird im ZNS, in den enterochromaffinen Zellen der Darmschleimhaut, in der Leber und in der Milz gebildet. Die Aminosäure Tryptophan wird hierbei unter Einfluss der Cofaktoren Vitamin B_6 und Magnesium zu 5-Hydroxytryptophan (5-HT) hydroxyliert und dieses unter dem Einfluss von Vitamin B_6 zu Serotonin decarboxyliert.

Die Serotoninspeicherung erfolgt hauptsächlich in den serotonergen Neuronen des ZNS, in den enterochromaffinen Zellen der Darmschleimhaut und in Thrombozyten. Allerdings wird nur etwa 1 % des bioverfügbaren Tryptophans zur Serotoninsynthese verwendet. Der Hauptanteil wird durch die Indolamin-2,3-Dioxygenase (IDO) zu Kynureninen bzw. die Tryptophan-2,3-Dioxygenase (TDO) über Kynureninsäuren zu Acetyl-CoA katabolisiert.

18

GUT ZU WISSEN

Störungen des Serotoninstoffwechsels haben für die Pathogenese von Depressionen eine besondere Bedeutung: Analog wurde z. B. ein Zusammenhang zwischen dem verstärkten Tryptophanabbau und einer verminderten Lebensqualität bei Patienten mit malignen Erkrankungen nachgewiesen.

Serotonin hat auch wichtige Funktionen außerhalb des Gehirns: Es ist wesentlich für die Regulation der Darmmotorik und Resorption sowie die Appetitkontrolle und die Erzeugung und Wahrnehmung des Sättigungsgefühls. In Verbindung mit Dopamin und Noradrenalin wirkt Serotonin positiv auf die Stimmungslage und steigert Motivation und körperliche Leistung, wirkt entspannend und antidepressiv, schlaffördernd und erhöht die Schmerzschwelle. Bei Stressreaktionen wird die Bildung von Serotonin anfänglich verstärkt, bei lang anhaltenden Stressbelastungen vermindert sich die Serotoninkonzentration dagegen erheblich (analog zu Kortisol und Noradrenalin). Ein hieraus resultierender **Serotoninmangel** kann zu Konzentrationsproblemen, Schlaflosigkeit, Essstörungen, Gewichtszunahme, unspezifischen Bindegewebsschmerzen (Fibromyalgie), Empfindungsstörungen, chronischer Erschöpfung (CFS, Fatigue), Angstzuständen, Migräne, Aufmerksamkeitsstörungen (ADS) und Depression führen.

Präanalytik und Probenentnahme

Probenmaterial:	Zweiter Morgenurin, stabilisiert
Probenversand:	keine Besonderheiten

Befundinterpretation

INFO

Bedeutung der Noradrenalin/Adrenalin-Ratio

Das Verhältnis der beiden exzitatorischen Neurotransmitter Noradrenalin und Adrenalin gibt u. a. Auskunft über die Fähigkeit zum Umgang mit Stresssituationen (➤ Abb. 18.4).

Erniedrigte Noradrenalin- und Adrenalinspiegel Können mit beeinträchtigter Leistungsfähigkeit und Müdigkeit assoziiert sein.

Mögliche Ursachen niedriger Katecholaminspiegel:

- Nebennierenschwäche
- Medikamente (z. B. ACE-Hemmer, Clonidin)
- Bluthochdruck
- Chronischer Stress

Mögliche Folgen niedriger (Nor-)Adrenalinspiegel:

- Antriebsschwäche
- Beeinträchtigte Leistungsfähigkeit
- Konzentrationsschwäche

Stark erhöhte Noradrenalin/Adrenalin-Ratio Zeigt ein (relatives) Überwiegen von Noradrenalin im Verhältnis zu Adrenalin an. Dies kann mit andauerndem Stress assoziiert sein und zieht oft eine Burnout-Symptomatik mit deutlich verminderter Leistungsfähigkeit nach sich.

Mögliche Folgen:

- Müdigkeit
- Abgeschlagenheit
- Unruhe

Niedrige Dopaminspiegel Können zu Antriebsschwäche, kognitiven Einschränkungen, Stimmungsschwankungen und Muskelschwäche führen.

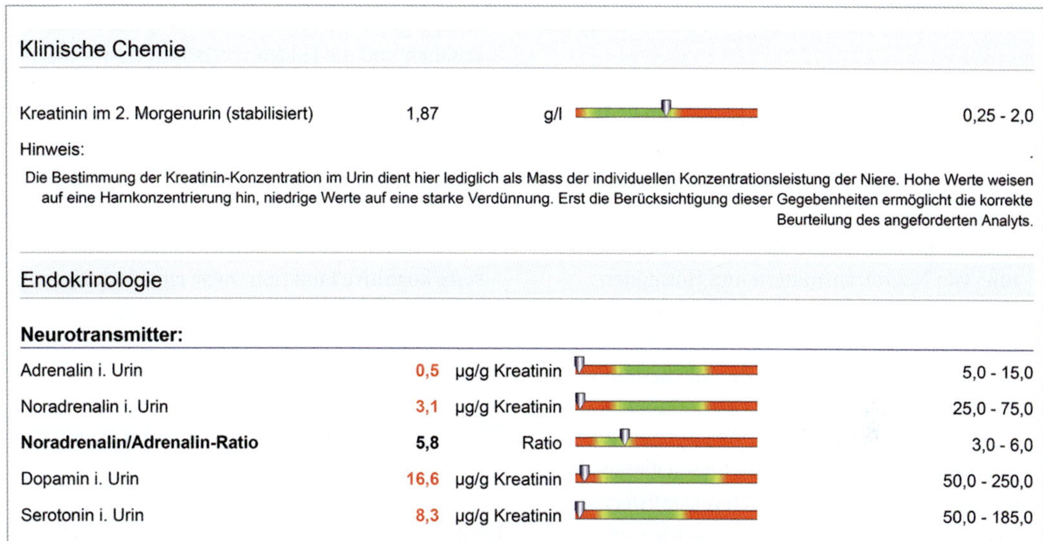

Klinische Chemie

Kreatinin im 2. Morgenurin (stabilisiert)	1,87	g/l		0,25 - 2,0

Hinweis:

Die Bestimmung der Kreatinin-Konzentration im Urin dient hier lediglich als Mass der individuellen Konzentrationsleistung der Niere. Hohe Werte weisen auf eine Harnkonzentrierung hin, niedrige Werte auf eine starke Verdünnung. Erst die Berücksichtigung dieser Gegebenheiten ermöglicht die korrekte Beurteilung des angeforderten Analyts.

Endokrinologie

Neurotransmitter:

Adrenalin i. Urin	0,5	µg/g Kreatinin		5,0 - 15,0
Noradrenalin i. Urin	3,1	µg/g Kreatinin		25,0 - 75,0
Noradrenalin/Adrenalin-Ratio	**5,8**	Ratio		3,0 - 6,0
Dopamin i. Urin	16,6	µg/g Kreatinin		50,0 - 250,0
Serotonin i. Urin	8,3	µg/g Kreatinin		50,0 - 185,0

Abb. 18.4 Stresshormone: Noradrenalin, Adrenalin, Serotonin, Noradrenalin/Adrenalin-Ratio [V573]

Mögliche Folgen:

- Depressive Neigung
- Störungen des Schlaf-Wach-Rhythmus
- Störungen des allgemeinen Wohlbefindens
- Infektanfälligkeit

Eine harmonische Lebensführung mit regelmäßiger Bewegung kann den Dopaminspiegel steigern.

Zu hohe Serotoninwerte Können auch mit Stress- und Angstreaktionen assoziiert sein.

Erniedrigte Serotoninwerte Können mit kognitiven Beeinträchtigungen und Stimmungsschwankungen assoziiert sein. Auch Empfindungsstörungen, Essstörungen, Gewichtszunahme und Schlaflosigkeit sind mögliche Symptome.

Ursachen verminderter Serotoninspiegel:

- Vitamin-B_6-Mangel (Vitamin B_6 ist Cofaktor für die Serotoninsynthese)
- Einnahme von Kontrazeptiva
- Beeinträchtigung der Serotoninsynthese durch reduzierten Vitamin-B_6-Status und/oder verminderte intestinale Tryptophanaufnahme (z. B. bei Fruktoseintoleranz ➤ Kap. 2.3)

18.1.5 Medikation/Therapie

Medikation

Die Zusammenstellung der nachstehend aufgeführten Präparate zur naturheilkundlichen Behandlung von Stresserkrankungen ist als Anregung zu verstehen und stellt kein aufeinander abgestimmtes Therapiekonzept dar. Bei der individuellen Auswahl der Präparate für den Patienten sind ggf. vorhandene Kontraindikationen zu berücksichtigen (s. Beipackzettel des jeweiligen Herstellers).

Indikationen, Zusammensetzung, Dosierungs- und Anwendungsempfehlungen: ➤ Anhang (Tab. A–Z).

THERAPIEEMPFEHLUNGEN

- Magnesiumcitrat 120 (NICApur)
- Antistress Formula (nur über Biogena beziehbar)
- Rhodiola rosea (nur über Biogena beziehbar)
- GABA 500 (nur über Biogena beziehbar)
- MyBIOTIK®LIFE+ (nutrimmun)
- Passidon® (Ardeypharm)
- Ardeysedon® Nacht (Ardeypharm)
- Tai Ginseng® Pastillen bzw. Orgaplasma® (Ardeypharm)
- Pascoflair® (Pascoe)
- Pasconal® Nerventropfen (Pascoe)
- Pascorbin® 7,5 g (Pascoe)
- Folsäure-Injektopas® 5 mg (Pascoe)
- Vitamin B1-Injektopas® 100 mg (Pascoe)
- Vitamin B6-Injektopas® 25 mg (Pascoe)
- Vitamin B12-Depot-Injektopas® (Pascoe)

Komplementäre Mikronährstofftherapie

Das Stressgeschehen beeinflussende Mikronährstoffe

- **Magnesium** kommt bei Stressreaktionen eine besondere Bedeutung zu, da dieser Mineralstoff eine wichtige Rolle bei der Erregungsleitung im Nervensystem sowie bei der Speicherung und Freisetzung von Neurotransmittern und Hormonen spielt. Die Freisetzung von Stresshormonen lässt sich einerseits durch eine hohe Magnesiumzufuhr vermindern, andererseits ist der Magnesiumbedarf bei physischem oder psychischem Stress erhöht.
- **B-Vitamine** spielen sowohl in Energiebereitstellungsprozessen als auch im Nervenstoffwechsel eine entscheidende Rolle. Daher werden sie auch als „Antistress-Vitamine" bezeichnet. Eine erhöhte Zufuhr aller Vitamin des B-Komplexes kann zudem bei stressbedingter Symptomatik therapeutisch wirken, da sie das kardiovaskuläre System beeinflussen, das Nervensystem stabilisieren und sich bei beeinträchtigten Magen-Darm-Funktionen positiv auswirken. Zudem ist ihr Bedarf bei körperlichen und psychischen Belastungen erhöht.
- **Gamma-Aminobuttersäure (GABA)** ist der wichtigste zentral hemmende Neurotransmitter im Gehirn. GABA wird durch die GABA-Transaminase zu Glutamin umgewandelt, das bei Bedarf wieder in die präsynaptische Zelle gebracht und in Glutamat rückgeführt werden kann (Glutaminzyklus). Dadurch zeigt GABA eine beruhigende und besänftigende Wirkung auf die Nervenbahnen. Pharmakologisch aktive Substanzen wie Valium und andere benzodiazepinhaltige Medikamente üben ihre beruhigende Wirkung aus, indem sie die Bildung von GABA im Gehirn stimulieren.

Adaptagene Pflanzenextrakte

- Extrakte aus der **Ginsengwurzel** *(Panax ginseng)* enthalten Ginsenoide, die durch kortikomimetische und adaptogene Wirkungen die Toleranz des Organismus gegenüber psychischem und physischem Stress erhöhen. Ginsenoide können in Stresssituationen die Homöostase der metabolischen Regulationen, die Kortisol- und Testosteronspiegel sowie die Lymphozytenproliferation erhalten und die Folgen von belastungsinduziertem oxidativem Stress abmildern.
- **Rosenwurz** *(Rhodiola rosea)* hat aufgrund adaptogener und ergogener Effekte positive Wirkungen auf das Nervensystem, die Konzentrationsfähigkeit und die Stressresistenz. So wurden insbesondere bei emotionalem Stress eine verbesserte kognitive Funktion sowie eine Reduzierung der mentalen Erschöpfung nachgewiesen.

18.2 Biochemie der Depression

18.2.1 Definition

Tryptophan ist eine essenzielle Aminosäure, die unter physiologischen Bedingungen zu den Neurohormonen Serotonin und Melatonin verstoffwechselt wird. Im Blut wird Tryptophan zu 80–90 % an Albumin gebunden und nur ein geringer Teil liegt frei im Plasma vor. Nur etwa 1 % des aufgenommenen Tryptophans wird in Serotonin umgewandelt. Dabei erfolgt der größte Anteil der Serotoninsynthese in den enterochromaffinen Zellen des Gastrointestinaltrakts, nur ein sehr geringer Teil im ZNS.

Serotonin ist für die gastrointestinale Schmerzempfindung und für die Motilität essenziell. Es aktiviert die intestinale glatte Muskulatur. Verminderte serotonerge Aktivität führt zur Obstipation.

Induktion des Kynurenin-/Tryptophanmetabolismus

Verschiedene immunologische und endokrinologische Mechanismen können zur oxidativen Induktion des Tryptophanstoffwechsels führen (➤ Abb. 18.5). Die Umwandlung von Tryptophan zu Kynurenin wird durch zwei Enzyme katalysiert: durch die in der Leber lokalisierte Tryptophan-2,3-Dioxygenase (TDO) und durch die vor allem in Makrophagen, Astrozyten und in der Mikroglia vorkommende Indolamin-2,3-Dioxygenase (IDO). IDO wird durch proinflammatorische Zytokine wie IFN-γ induziert. Proinflammatorische Mechanismen wie die Aktivierung nukleärer Kernfak-

18

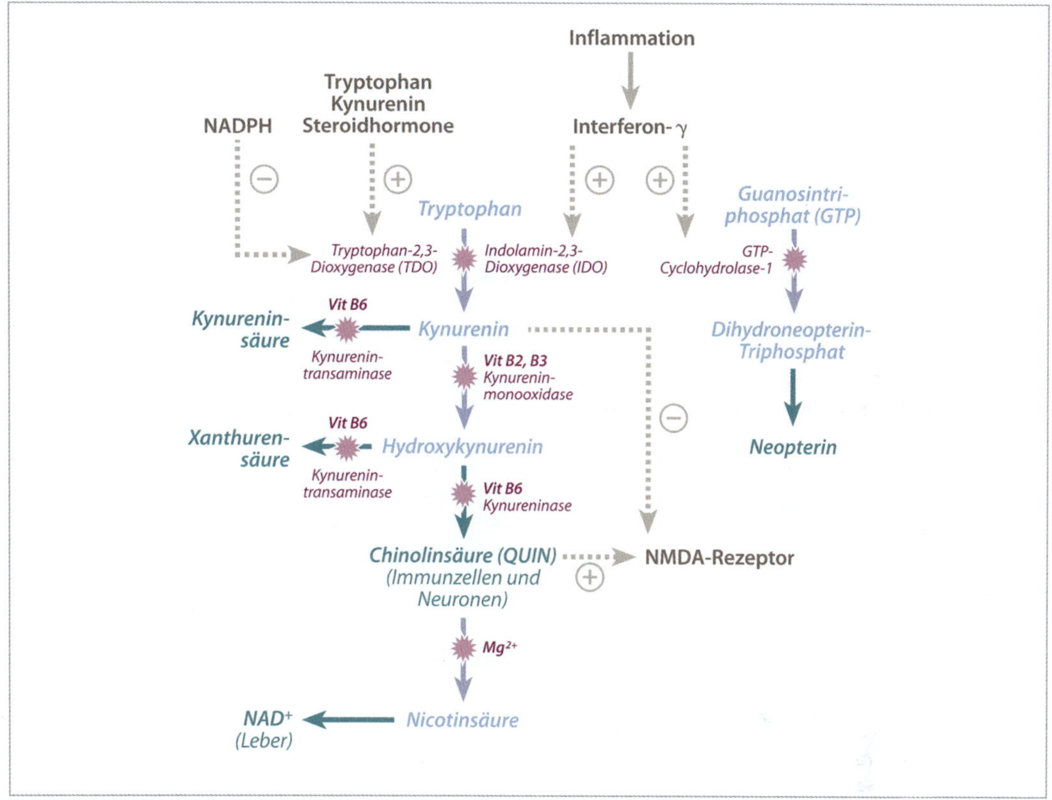

Abb. 18.5 Tryptophanabbau:
- Unter physiologischen Umständen wird Tryptophan durch die Tryptophan-2,3-Dioxygenase (TDO) oxidativ abgebaut. Je nach Gewebe entsteht dabei als Endprodukt NAD^+ (Leber) oder Chinolinsäure (Immunzellen und Neurone)
- Unter pathologischen Umständen wie z. B. einer Inflammation wird die Indolamin-2,3-Dioxygenase (IDO) induziert, was zu einer vermehrten Bildung von Chinolinsäure führt. Wird die Aktivität der Enzyme durch einen Mangel an Cofaktoren (Vitamin B_2, B_3, B_6) herabgesetzt oder die TDO durch Steroidhormone oder einen erhöhten Tryptophanstoffwechsel in ihrer Aktivität verstärkt, kommt es zu einer erhöhten Synthese von Kynurenin- und Xanthurensäure [V573]

toren (NF-kB) und nitrosativer Stress stellen hierbei ebenfalls relevante Pathomechanismen dar.

Andere Zytokine wie TNF-α und IFN-α greifen regulierend in den Aktivierungsgrad und die Dauer der Aktivierung des Kynureninweges ein.

Durch die Enzyminduktion wird ein verstärkter Tryptophankatabolismus in Richtung Kynureninstoffwechsel in Gang gesetzt. Die Folge ist eine Abnahme der Tryptophankonzentration im Plasma mit einer verminderten Serotonin-Biosyntheseleistung, die sich im Gastrointestinaltrakt mit Motilitätsstörungen sowie Schmerzen und zentralnervös mit Depressionen und Angstzuständen manifestieren kann. Darüber hinaus führt die Aktivierung der IDO zu einer vermehrten Produktion der Chinolinsäure (QUIN) – einem starken Agonisten des NMDA-Rezeptors.

Neurotoxizität der Kynureninmetaboliten

In Makrophagen und in den Mikroglia (Makrophagen des ZNS) entsteht durch die Induktion des Kynureninstoffwechsels eine ganze Reihe neuroaktiver Substanzen wie z. B. QUIN und Hydroxykynurenin. QUIN stellt einen kritischen Link zwischen dem Immunsystem und dem ZNS dar. Es ist Agonist am Glutamatrezeptor vom NMDA-Typ. Die Aktivierung führt zum Schmerzempfinden und ist ein klassischer biochemischer Mechanismus der typischen Schmerzsymptomatik bei viralen Infektionen. Erfolgt am NMDA-Rezeptor eine Überstimulation, so führt dies zum intrazellulären Kalziumeinstrom in die glutamatergen Neurone mit Neurodegeneration und der bekannten Glutamatexzitotoxizität. Aus diesem Pathomechanismus leitet sich die Bedeutung der QUIN bei verschiedenen neuroinflammatorischen Erkrankungen wie z. B. der Alzheimer-Erkrankung ab. Es wurde gezeigt, dass QUIN die IL-1-Expression in Astrozyten induziert. IL-1 ist ein Schlüsselmediator in der Pathogenese der Alzheimer-Erkrankung.

Während QUIN Agonist am Glutamatrezeptor vom NMDA-Typ ist, wirkt Kynurenin selbst als Antagonist am NMDA-Rezeptor. Dies bedeutet, dass QUIN als Neurotoxin wirkt, während Kynurenin selbst neuroprotektiv wirksam ist. Der dritte Metabolit – Hydroxykynurenin – kann bereits in geringen Dosen zur Induktion von freien Radikalen und damit zum oxidativen und nitrosativen Stress mit nachfolgender Neurodegeneration führen.

Die Neurotoxizität dieser Kynureninmetaboliten konnte in Tierversuchen und in vitro demonstriert werden. Ergebnisse aus Humanstudien zeigen die vermehrte Bildung von neurotoxischen Metaboliten wie Hydroxykynurenin und QUIN bei zahlreichen neurodegenerativen Erkrankungen, z. B. bei Chorea Huntington, Parkinson-Krankheit und AIDS-assoziierter Demenz. Bei Letzterer fanden sich 20-fach erhöhte QUIN-Spiegel im Liquor, die mit der Schwere kognitiver und motorischer Dysfunktionen assoziiert waren.

Die verstärkte Synthese von Hydroxykynurenin und QUIN führt auch bei der Altersdemenz und bei ZNS-Infektionen zu Neurotoxizität. Zusätzlich spielen diese Metaboliten bei der bereits erwähnten Entstehung psychiatrischer Erkrankungen wie Angststörungen, Depressionen und Schizophrenien eine Rolle.

Während inflammatorischer Prozesse im ZNS wird die IDO hauptsächlich in den Mikroglia gebildet, die vorrangig den NMDA-Agonisten QUIN metabolisieren. Bei Personen mit einer Major Depression wurde eine verringerte Anzahl an Astrozyten gefunden. Astrozyten wirken der Metabolisierung von QUIN in den Mikroglia entgegen.

Toxine wie Methylquecksilber können die Aktivität der QUIN am NMDA-Rezeptor erhöhen. In Tierversuchen (Ratten) konnte gezeigt werden, dass die Exposition mit Methylquecksilber zu einer signifikanten Aktivierung des Kynureninpfads führt und die Hirnentwicklung beeinträchtigt. Die weltweit verwendeten Phthalate in Plastikprodukten haben ebenfalls das Potenzial, die QUIN-Bildung durch Blockade des physiologischen Tryptophanmetabolismus zu erhöhen.

INFO

QUIN wirkt als NMDA-Agonist neurotoxisch, während Kynurenin als NMDA-Antagonist neuroprotektiv wirkt. Hydroxykynurenin wirkt über die Induktion von oxidativem und nitrosativem Stress neurodegenerativ.
Diese Metaboliten spielen bei der Entstehung neurodegenerativer Erkrankungen (u. a. Alzheimer-Krankheit, Parkinson-Krankheit, Chorea Huntington) und psychiatrischen Erkrankungen (z. B. Depressionen, Angststörungen, Schizophrenien) sowie bei der AIDS- und altersassoziierten Demenz eine wichtige Rolle.

18.2.2 Ursachen

Zusätzlich ist unter einer Therapie mit oralen Kontrazeptiva die aromatische L-Aminosäuredecarboxylase unzureichend mit ihrem Cofaktor Vitamin B_6 gesättigt, was zu einer verminderten Serotoninsynthese führt. Die unter Einnahme der „Pille" häufig berichteten Nebenwirkungen wie depressive Verstimmungen, Reizbarkeit und emotionale Instabilität führen die Autoren auf ein Zusammenspiel von Estrogenen und Vitamin-B_6-Mangel zurück.

18.2.3 Symptomatik

Die Verfügbarkeit von Tryptophan stellt den limitierenden Faktor der Syntheseleistung dar, d. h., Faktoren wie die Aufnahme von Tryptophan über die Blut-Hirn-Schranke, die unzureichende gastrointestinale Resorption als Folge einer Fruktoseintoleranz, eine Malabsorption im Rahmen einer Zöliakie, eine intestinale Inflammation im Rahmen einer chronisch-entzündlichen Darmerkrankung oder ein Reizdarmsyndrom beeinträchtigen die Verfügbarkeit und führen in der Folge zu den bereits genannten psychischen Symptomen.

18.2.4 Diagnostik

Organix®-Neuro

Vanillinmandelsäure, Homovanillinsäure, 5-Hydroxyindolessigsäure, Tryptophan, Xanthurensäure, L-Kynurenin, Kynureninsäure, Chinolinsäure, L-Kynurenin/Tryptophan-Ratio, Kynureninsäure/L-Kynurenin-Ratio

Mit **Organix®-Neuro** steht ein sensitives massenspektrometrisches Verfahren zur Verfügung, das sinnvoll bei allen somatischen Erkrankungen mit begleitenden psychischen Symptomen eingesetzt werden kann. Dazu gehören:

Gastrointestinale Erkrankungen:
- Reizdarm
- Fruktoseintoleranz
- Zöliakie
- Chronisch-entzündliche Darmerkrankungen
- Obstipation

Psychische Erkrankungen:
- Depressionen
- Angststörungen
- Konzentrationsstörungen
- Therapie mit Serotonin-Wiederaufnahmehemmern
- Schlafstörungen
- Schizophrenie

Hormonelle Störungen:
- Störungen des Glukosestoffwechsels (Hyperinsulinämie, Insulinresistenz)
- Therapie mit oralen Kontrazeptiva

(Psycho-)motorische Erkrankungen:
- Dystonie
- Psychomotorische Retardierung
- Stress
- Hyperkortisolismus
- Nitrostress

Neurodegenerative Erkrankungen:
- Alzheimer-Erkrankung
- Parkinson-Erkrankung
- Chorea Huntington

Virale und bakterielle Infektionen:
- HIV-Krankheit
- EBV-Infektion
- AIDS-/altersassoziierte Demenz

Tryptophan im Stuhl

Ein Mangel an Tryptophan ist auch im Stuhl detektierbar und erlaubt eine laboranalytische Bestimmung ohne invasive Probennahme. Niedrige fäkale Tryptophanspiegel korrelieren mit verstärkter Entzündungssymptomatik und erhöhtem Schmerzempfinden sowie einer reduzierten intestinalen Motilität. Darüber hinaus können erniedrigte Tryptophanspiegel im Stuhl mit depressiven Krankheitsbildern korrelieren.

Serotonin

Während Noradrenalin und Dopamin die anregende, stimulierende Komponente bei der neuroendokrinen Regulation des Organismus darstellen, ist Serotonin einer ihrer wesentlichen inhibitorischen Modulatoren. In Verbindung mit Dopamin und Noradrenalin wirkt Serotonin positiv auf die Stimmungslage und steigert Motivation und körperliche Leistung, wirkt entspannend und antidepressiv, schlaffördernd und erhöht die Schmerzschwelle. Bei Stressreaktionen wird die Bildung von Serotonin anfänglich verstärkt, bei lang anhaltenden Stressbelastungen vermindert sich die Serotoninkonzentration dagegen erheblich (analog Kortisol und Noradrenalin). Ein hieraus resultierender Serotoninmangel kann zu Konzentrationsproblemen, Schlaflosigkeit, Essstörungen, Gewichtszunahme, unspezifischen Bindegewebsschmerzen (Fibromyalgie), Empfindungsstörungen, chronischer Erschöpfung (CFS, Fatigue), Angstzuständen, Migräne, Aufmerksamkeitsstörungen (ADS/ADHS) und Depressionen führen.

Melatonin

Serotonin selbst ist Vorstufe des für die Schlafregulation wichtigen Hormons Melatonin. Somit resultiert ein Serotoninmangel häufig in einer verminderten Synthese von Melatonin, was erhebliche Auswirkungen auf das Schlafverhalten haben kann.

Fruktosemalabsorption

Einem **Tryptophanmangel** kann auch eine Fruktosemalabsorption zugrunde liegen, da Fruktose und

Tryptophan im Darmlumen einen Komplex bilden, der zu einem Verlust der Bioverfügbarkeit von Tryptophan führt.

Leitsymptome der Fruktosemalabsorption:

- Meteorismus und Flatulenz
- Ungeformte Stühle
- Abdominalspasmen

Weitere Untersuchungen Im Falle **erhöhter Tryptophankonzentrationen** empfiehlt sich neben der **Mikrobiomanalyse** die **Beurteilung der Vitamin-B_6- und der Niacinversorgung** im Blut.

18.2.5 Medikation/Therapie

Einem Tryptophanmangel kann mit einer Supplementierung entgegengewirkt werden. Dabei sollte allerdings geklärt werden, welche Umstände zu dem Defizit geführt haben. Neben diätetischen Ursachen sollte an die bereits angesprochenen Störungen im Bereich des intestinalen Mikrobioms gedacht und entsprechend ergänzende Diagnostik (Mikrobiomanalyse) eingesetzt werden.

THERAPIEEMPFEHLUNGEN

- Neurapas® balance (Pascoe)
- Pascorbin® 7,5 g (Pascoe)
- Folsäure-Injektopas® 5 mg (Pascoe)
- Vitamin B1-Injektopas® 100 mg (Pascoe)
- Vitamin B6-Injektopas® 25 mg (Pascoe)
- Vitamin B12-Depot-Injektopas® (Pascoe)

18.3 Schlafstörungen

18.3.1 Definition

Schlafstörungen, d. h. subjektiv empfundene oder objektiv beobachtete Abweichungen vom normalen Schlafverhalten, gehören zu den häufigsten gesundheitlichen Beschwerden. Es werden unterschieden:

- Insomnie (Schlaflosigkeit)
- Hypersomnie (erhöhtes Schlafbedürfnis)
- Parasomnie (Verhaltensauffälligkeit im Schlaf)
- Schlafbezogene Atmungsstörungen (z. B. Schlafapnoe)
- Schlafbezogene Bewegungsstörungen (z. B. Restless-Legs-Syndrom)
- Zirkadiane Rhythmusstörungen (Störungen des Schlaf-Wach-Rhythmus)

Länger andauernde Schlafstörungen ziehen bei vielen Patienten eine deutliche Abflachung der Melatoninrhythmik nach sich. Da dem körpereigenen Hormon die Bedeutung eines „Synchronisators" zukommt, der einen empfindlichen Einfluss auf zirkadiane Rhythmen nimmt, wurde die Wirkung von Melatonin auf den Schlaf-Wach-Rhythmus seit den 1980er-Jahren intensiv untersucht. Es konnte gezeigt werden, dass Melatonin den Schlaf-Wach-Rhythmus und umgekehrt der Schlaf-Wach-Rhythmus den Melatoninspiegel beeinflusst.

Das Neurohormon **Melatonin** (MT) wurde im Jahre 1958 entdeckt. Es entsteht aus Tryptophan, einer Aminosäure, die reichlich in Sonnenblumenkernen, Kürbiskernen und Bananen vorhanden ist. Der Syntheseweg ist Vitamin-B_6-abhängig, sodass ein verminderter MT-Spiegel auch durch einen Vitamin-B_6-Mangel verursacht sein kann. Das Hormon wird in der Zirbeldrüse (Epiphyse) in Abhängigkeit vom Hell-Dunkel-Rhythmus gebildet: Unter dem Einfluss von Licht wird die Produktion von MT herunterreguliert, in der Dämmerung bzw. bei Dunkelheit angehoben. Nach Einsetzen der Dunkelheit steigt die Sekretion an, erreicht ihren Höhepunkt zwischen 2 und 4 Uhr nachts und fällt dann bis zum Morgen wieder ab. Da das Auge die entscheidende Verbindung zur Zirbeldrüse garantiert und die jeweiligen Lichtverhältnisse weitergibt, sind total erblindete Personen bezüglich ihrer inneren Synchronisation erheblich beeinträchtigt. Die Epiphyse „erfährt" nicht, ob gerade Nacht oder Tag ist. Die MT-Substitution bei Menschen mit einer Sehbehinderung/Blindheit gehört deshalb zu den bewährten Indikationen. Melatonin weist auch bedeutende Wirkungen hinsichtlich immunologischer und antioxidativer Vorgänge auf.

INFO

Epiphyse

Die Epiphyse (Zirbeldrüse) reagiert empfindlich auf die heute vermehrt auftretenden Umwelteinflüsse, sodass die MT-Sekretion desynchronisiert oder insgesamt vermindert ist. An erster Stelle wären hier anhaltender Stress, Zeitverschiebungen durch Flugreisen, Schichtarbeit, unnatürliche elektromagnetische Felder oder das Fehlen natürlicher Felder (z. B. durch Isolation in Betonbauten und durch flächendeckenden Straßenbelag) zu nennen.

Auch die Regulation anderer Hormone – hierbei stehen die Sexualhormone im Vordergrund – wird wesentlich durch MT gesteuert. In der Tierwelt wird z. B. die Fortpflanzungsfähigkeit durch MT geregelt, indem in den Wintermonaten ein hoher Spiegel die Gonadenfunktion hemmt, während ein absinkender MT-Spiegel im Frühjahr die Reproduktion ermöglicht. Der Versuch, dieses Prinzip auf den Menschen zu übertragen und für die Kontrazeption zu nutzen, ist allerdings gescheitert. Als gesichert gilt auch der Einfluss von MT auf das Einsetzen der Pubertät. Demgegenüber finden sich bei fortschreitendem Alter zunehmend geringere MT-Konzentrationen im Blut. Verschiedene Arbeiten konnten zeigen, dass die nächtliche MT-Produktion bei älteren Menschen deutlich niedriger ist als bei jüngeren.

18.3.2 Diagnostik

Melatonin

Aufgrund des zirkadianen Rhythmus der MT-Konzentration muss zwischen Tag- und Nachtwerten unterschieden werden. Das Hormon wird in der Leber abgebaut und zum größten Teil als Sulfat oder Glucuronid im Urin ausgeschieden.

Die Halbwertszeit im Plasma beträgt nur 0,8 h. Melatonin wird zu 6-Hydroxymelatoninsulfat metabolisiert, das mit dem Urin ausgeschieden wird. Das nächtliche Serummaximum von MT lässt sich somit über die Bestimmung der Konzentration an 6-Hydroxymelatoninsulfat im Morgenurin beurteilen.

Eine Reduzierung des nächtlichen MT-Spiegels bzw. der **6-Hydroxymelatoninsulfat-Konzentration** im Morgenurin ist in folgenden Fällen nachweisbar:

- Ältere Menschen
- Gestresste Patienten (Elektrosmog, Jetlag, chronisch Übernächtigung, Nachtarbeit)
- Estrogenrezeptorpositives Mammakarzinom
- Prostatahypertrophie und Prostatakarzinom
- Depression und Schizophrenie
- Nikotin-/Alkoholabusus
- Einnahme von Betablockern
- Tryptophan-/Vitamin-B_6-Defizite

Die Aufzählung verdeutlicht gleichsam die Indikationen für eine MT-Bestimmung. Zur Beurteilung der nächtlichen MT-Produktion bei Schlafstörungen wird die 6-Hydroxymelatoninsulfat-Konzentration in ca. 5 ml des ersten Morgenurins untersucht. Der Patient ist diesbezüglich genau aufzuklären, da die Untersuchung späterer Urinproben hinsichtlich der Fragestellung unbrauchbare Ergebnisse liefert.

Die Indikation für eine MT-Bestimmung im Tagesurin ergibt sich aus der Fragestellung nach einem Melatonin-Overhang am Tage (Müdigkeit, Depression).

Präanalytik

Probenmaterial:	Morgenurin
Probenversand:	Keine Besonderheiten

Befundinterpretation

Normbereiche	ng/ml
Morgenurin	13–50
Tagesurin • bis 11 Uhr • bis 14 Uhr	 4,6–2,5 < 10,0
Nachturin	60–70

Verminderte Melatoninspiegel Ursachen für erniedrigte MT-Spiegel sind oben aufgeführt. Darüber hinaus sollten etwaige Lichtquellen in der Nacht beseitigt werden. Nur bei vollständiger Dunkelheit ist eine optimale MT-Synthese zu erwarten. Ebenso empfiehlt es sich, auf Elektrosmog zu achten und entsprechende Geräte ggf. aus dem Schlafzimmer zu entfernen.

Da MT überwiegend nachts synthetisiert wird, ist eine fehlerhafte Bewertung dann möglich, wenn nicht der erste Morgenurin, sondern eine später ausgeschiedene Urinprobe zur Untersuchung eingesandt wird.

Erhöhte Melatoninspiegel Erhöhte MT-Spiegel können durch einen gestörten Biorhythmus bedingt sein, sodass eine Korrektur der „Lebensordnung" im Hinblick auf die Schlafgewohnheiten empfehlenswert ist. Darüber hinaus kann eine abendliche MT-Substitution zu erhöhten Morgenwerten führen. In diesem Fall sollte die Dosis reduziert werden, zumal erhöhte MT-Spiegel negative Effekte auf die Libido ausüben. Eine Kontrolluntersuchung in 4 Wochen ist anzuraten.

18

18.3.3 Medikation/Therapie

Therapeutische Konsequenzen

Zur Beeinflussung von Schlafstörungen, Tagesmüdigkeit und Depressionen kann eine Korrektur des MT-Stoffwechsels zu einer erheblichen Verbesserung der Symptomatik führen. Grundsätzlich gilt zu beachten, dass die Lichtverhältnisse je nach Notwendigkeit zu optimieren sind: Zur Anhebung des MT-Spiegels in der Nacht ist es unerlässlich, eine möglichst optimale Abdunkelung des Schlafzimmers herbeizuführen; ggf. ist eine Schlafbrille anzuraten. Bei melatoninbedingter Tagesmüdigkeit bzw. depressiven Tendenzen ist auf einen ausreichenden Aufenthalt im Freien zu achten. Eventuell ist der Einsatz künstlicher Lichtquellen sinnvoll (besonders empfehlenswert: Sanolux-Lampen). Dies ist z. B. am Arbeitsplatz zu berücksichtigen.

Zur Stimulation der körpereigenen MT-Produktion können darüber hinaus auch Johanniskrautpräparate in einer ausreichend hohen Dosierung (ca. 500–750 mg) eingesetzt werden. In vielen Obst- und Gemüsesorten ist Melatonin in unterschiedlichen Mengen enthalten. Besonders hervorzuheben sind Äpfel, Apfelsinen, Ananas, Bananen, Kiwi, Erdbeeren und Nüsse bzw. Paprika, Spinat und Tomaten. Aber auch Getreide wie Reis, Mais und Hafer sind melatoninreich.

18

Medikation

Die Zusammenstellung der nachstehend aufgeführten Präparate zur naturheilkundlichen Behandlung von Schlafstörungen ist als Anregung zu verstehen und stellt kein aufeinander abgestimmtes Therapiekonzept dar. Bei der individuellen Auswahl der Präparate für den Patienten sind ggf. vorhandene Kontraindikationen zu berücksichtigen (s. Beipackzettel des jeweiligen Herstellers).

Indikationen, Zusammensetzung, Dosierungs- und Anwendungsempfehlungen: ➢ Anhang (Tab. A–Z).

THERAPIEEMPFEHLUNGEN

- Ardeydorm® (Ardeypharm)
- Griffonia 50 Serolution® (nur über Biogena beziehbar)
- 5-Hydroxytryptophan 100 (nur über Biogena beziehbar)
- Passidon® (Ardeypharm)
- Ardeysedon® Nacht (Ardeypharm)
- Pascoflair® Night (Pascoe)
- Pasconal® Nerventropfen (Pascoe)

Komplementäre Mikronährstofftherapie

Serotoninstoffwechsel unterstützen

- **5-Hydroxytryptophan (5-HTP)** ist eine Zwischenstufe bei der endogenen Umwandlung von Tryptophan in Serotonin, das wiederum in das „Schlafhormon" Melatonin umgewandelt wird. Ein reduzierter Serotoninspiegel führt zu reduzierten MT-Werten während der Nachtstunden. Eine exogene Substitution mit 5-HTP kann ein gestörtes Schlafverhalten und Schlaflosigkeit durch Erhöhung der MT-Werte normalisieren.
- Auch **Niacin, Vitamin B_1** und **Vitamin B_6** sind für den erfolgreichen Ablauf der Serotoninsynthese unabdingbar. Für Vitamin B_6 gibt es Hinweise, dass sich die Intensität des Träumens und die Traumerinnerung durch eine Substitution erhöhen.
- **Johanniskraut** *(Hypericum perforatum)* hemmt die synaptosomale Aufnahme von Serotonin, Dopamin und Noradrenalin und führt damit zur Steigerung der nächtlichen Melatoninsekretion und zur Verbesserung des Schlafverhaltens.

LITERATUR

Abdallah CG, Geha P. Chronic pain and chronic stress: two sides of the same coin? Chronic Stress 2017; 1: 2470547017704763.

Aschbacher K, Mason AE. Eustress, distress, and oxidative stress: Promising pathways for mind-body medicine. In: Sies H (ed.): Oxidative Stress: Eustress and Distress. London: Academic Press 2020, pp. 583–617.

Banerjee E, Nandagopal K. Does serotonin deficit mediate susceptibility to ADHD? Neurochem Int 2015; 82: 52–68.

Beehr T. Psychological Stress in the Workplace (Psychology Revivals). London: Routledge 2014.

Bienertova-Vasku J, et al. Eustress and distress: neither good nor bad, but rather the same? BioEssays 2020; 42(7): 1900238.

Cacioppo JT, et al. The neuroendocrinology of social isolation. Annu Rev Psychol 2015; 66: 733–767.

Combs MA, et al. Perceived stress and ADHD symptoms in adults. J Atten Disord 2015; 19(5): 425–434.

Dobryakova E, et al. The dopamine imbalance hypothesis of fatigue in multiple sclerosis and other neurological disorders. Front Neurol 2015; 6: 52.
Emet M, et al. A review of melatonin, its receptors and drugs. Eurasian J Med 2016; 48(2): 135–141.
Gupta NK, et al. Serum analysis of tryptophan catabolism pathway: correlation with Crohn's disease activity. Inflamm Bowel Dis 2012; 18(7): 1214–1220.
Herman JP, Tasker JG. Paraventricular hypothalamic mechanisms of chronic stress adaptation. Front Endocrinol 2016; 7: 137.
Juster RP, McEwen BS. Sleep and chronic stress: new directions for allostatic load research. Sleep Med 2015; 16(1): 7–8.
Kakiashvili T, et al. The medical perspective on burnout. Int J Occup Med Environ Health 2013; 26(3): 401–412.
Keszthelyi D, et al. Decreased levels of kynurenic acid in the intestinal mucosa of IBS patients: relation to serotonin and psychological state. J Psychosom Res 2013; 74(6): 501–504.
Lamas B, et al. CARD9 impacts colitis by altering gut microbiota metabolism of tryptophan into aryl hydrocarbon receptor ligands. Nat Med 2016; 22(6): 598–605.
Lee Y, Im EO. Stress and premenstrual symptoms in reproductive-aged women. Health Care Women Int 2016; 37(6): 646–670.
Leff-Gelman P, et al. Cortisol and DHEA-S levels in pregnant women with severe anxiety. BMC Psychiatry 2020; 20(1): 1–14.
Machado A, et al. Chronic stress as a risk factor for Alzheimer's disease. Rev Neurosci 2014; 25(6): 785–804.
Maggio M, et al. DHEA and cognitive function in the elderly. J Steroid Biochem Mol Biol 2015; 145: 281–292.
Marin IA, et al. Microbiota alteration is associated with the development of stress-induced despair behavior. Sci Rep 2017 Mar 7; 7: 43859.
Oxenkrug G. Serotonin-kynurenine hypothesis of depression: historical overview and recent developments. Curr Drug Targets 2013; 14(5): 514–521.
Petraglia F, et al. The changing prevalence of infertility. Int J Gynecol Obstet 2013; 123: S4–S8.
Qin HY, et al. Impact of psychological stress on irritable bowel syndrome. World J Gastroenterol 2014; 20(39): 14126.
Roberts CJ, et al. Increases in weight during chronic stress are partially associated with a switch in food choice towards increased carbohydrate and saturated fat intake. Eur Eat Disord Rev 2014; 22(1): 77–82.
Seldenrijk A, et al. Psychological distress, cortisol stress response and subclinical coronary calcification. Psychoneuroendocrinology 2012; 37(1): 48–55.
Turpeinen U, Hämäläinen E. Determination of cortisol in serum, saliva and urine. Best Pract Res Clin Endocrinol Metab 2013; 27(6): 795–801.
Vitlic A, et al. Stress, ageing and their influence on functional, cellular and molecular aspects of the immune system. Age 2014; 36(3): 1169–1185.
Vyas S, et al. Chronic stress and glucocorticoids: from neuronal plasticity to neurodegeneration. Neural Plast 2016; 2016: 6391686.
Xie Z, et al. A review of sleep disorders and melatonin. Neurol Res 2017; 39(6): 559–565.
Yang L, et al. The effects of psychological stress on depression. Curr Neuropharmacol 2015; 13(4): 494–504.
Yonas MA, et al. Psychosocial stress and asthma morbidity. Curr Opin Allergy Clin Immunol 2012; 12(2): 202.

Medikamente

Tab. A Zusammensetzung, Dosierung und Anwendungsempfehlungen

Präparat und Zusammensetzung	Indikationen	Wirkungen	Dosierungs- und Anwendungsempfehlung
5-Hydroxytryptophan 100 (nur über Biogena beziehbar)			
Monopräparat mit der Aminosäure 5-Hydroxytryptophan aus der afrikanischen Schwarzbohne *Griffonia somplicifolia*	Bei depressiven Verstimmungen, Stimmungsschwankungen und Angstzuständen, prämenstrueller und menopausaler Dysphorie, Schlafstörungen und Einschlafproblemen, zur Unterstützung der Appetitkontrolle bei Adipositas, bei spezifischen und unspezifischen Schmerzzuständen	Direkte Vorstufe von Serotonin	1 × tgl. 1 Kps. *Hinweis:* nicht bei gleichzeitiger Einnahme von Antidepressiva
AC7 Komplex (nur über Biogena beziehbar)			
Pflanzliches Kombinationsprodukt mit sieben ausgewählten antibakteriellen und antimykotischen Extrakten aus Grapefruitsamen, Berberitze, Granatapfel, Lavendel, Thymian, Rosmarin und Oregano zur phytotherapeutischen Anwendung bei Störungen des mikroökologischen Gleichgewichts	Bei Beschwerden des Gastrointestinaltrakts, Gastritiden und Reizmagen aufgrund von bakterieller Fehlbesiedelung, Störungen des mikroökologischen Gleichgewichts durch bakteriellen, Pilz- oder parasitären Befall, Stärkung der Abwehrkräfte gegenüber unerwünschten Mikroorganismen und Verbesserung des Gesundheitszustands	Antimikrobiell, antibakteriell, antifungal, antiviral, antiseptisch	• Präventiv: 1 × tgl. 1–2 Kps. • Therapeutisch: 3 × tgl. 1–2 Kps.
Acidum Oxalicum Similiaplex® (Pascoe)			
In 10 g (= 10,3 ml) enthalten: • Wirkstoffe: *Acidum oxalicum* Dil. D4 1 g, *Natrium phosphoricum* Dil. D4 1 g, *Arsenicum album* Dil. D6 3 g, *Lycopodium* Dil. D4 1 g, *Natrium carbonicum* Dil. D4 2 g, *Lithium carbonicum* Dil. D4 1 g, *Oleum terebinthinae* Dil. D4 1 g • 22 Vol.-% Alkohol			• Akut: bis zu 6 × tgl. 5–10 Tr. • Chronisch: 1–3 × tgl. je 5–10 Tr.

Tab. A Zusammensetzung, Dosierung und Anwendungsempfehlungen *(Forts.)*

Präparat und Zusammensetzung	Indikationen	Wirkungen	Dosierungs- und Anwendungsempfehlung
Adiclair® Filmtabletten (Ardeypharm)			
1 Filmtablette zum Einnehmen enthält 500.000 IE Nystatin	• Zur topischen Therapie von nachgewiesenen nystatinempfindlichen intestinalen Hefemykosen, insbesondere nach oder während einer Therapie mit Zytostatika, Kortikosteroiden oder Antibiotika • Zur Beseitigung bzw. Verminderung des gastrointestinalen Hefereservoirs als Ergänzung einer Lokaltherapie bestehender oraler oder vaginaler Hefeinfektionen	• Fungizid • Lokale Wirkung durch fehlende Resorption • Keine Wechselwirkungen mit anderen Arzneimitteln bekannt • Für Kinder, Jugendliche und Erwachsene • Auch für Schwangere geeignet	Zur Anwendung bei Erwachsenen, Jugendlichen und Kindern • Zur Behandlung von Hefemykosen: 3 × tgl. 2 Filmtbl. • Während einer Therapie mit hefewachstumfördernden Medikamenten: 3 × tgl. 1 Filmtbl. • Zur Verminderung bzw. Beseitigung des Hefevorkommens im GIT als Ergänzung einer Lokaltherapie bestehender oraler oder vaginaler Hefeinfektionen 3 × tgl. 1–2 Filmtbl.
Adiclair® Nystatin Mundgel (Ardeypharm)			
1 g Mundgel enthält 100.000 IE Nystatin	Bei nystatinempfindlichen Hefepilzinfektionen der Mundhöhle (Mundsoor)	• Fungizid • Lokale Wirkung durch fehlende Resorption • Keine Wechselwirkungen mit anderen Arzneimitteln bekannt • Für Kinder, Säuglinge und Erwachsene	Zur Anwendung bei Erwachsenen, Kindern und Säuglingen: 3–6 × tgl., in schweren Fällen alle 2 h, jeweils 1 g (1 Messlöffel) Mundgel einnehmen
Adiclair® Suspension (Ardeypharm)			
1 ml Suspension zum Einnehmen enthält 100.000 IE Nystatin	Zur topischen Behandlung nystatinempfindlicher Pilzinfektionen des Mund- und Rachenraums, der Speiseröhre und GIT (*Candida*-Infektion)	• Fungizid • Lokale Wirkung durch fehlende Resorption • Keine Wechselwirkungen mit anderen Arzneimitteln bekannt • Für Kinder, Säuglinge und Erwachsene • Auch für Schwangere geeignet	Zur Anwendung bei Erwachsenen, Kindern und Säuglingen Bei Befall von Mund, Rachen und Speiseröhre: • Säuglinge: 3–6 × tgl. 0,5–1 ml • Kinder und Erwachsene: 3–6 × tgl. 1 ml Bei Befall des GIT: • Säuglinge: 3–6 × tgl. 1–2 ml • Vor Gebrauch Suspension kräftig schütteln. Die Suspension möglichst lange im Mund bewegen, bevor sie geschluckt wird. Die Einnahmesollte nach den Mahlzeiten erfolgen.

Tab. A Zusammensetzung, Dosierung und Anwendungsempfehlungen *(Forts.)*

Präparat und Zusammensetzung	Indikationen	Wirkungen	Dosierungs- und Anwendungsempfehlung
AH & Glutamin Formula (nur über Biogena beziehbar)			
Wirkkomplex mit ausgewählten Mikronährstoffen und der Aminosäure L-Glutamin zur Unterstützung der Enzymsynthese bei Histaminintoleranz	• Bei histaminbedingten Beschwerden wie Lebensmittelunverträglichkeiten und pseudoallergischen Reaktionen • Bei labordiagnostisch nachgewiesener verminderter DAO-Aktivität im Serum (Reduzierung auf < 50 %) • Bei passagerem DAO-Mangel aufgrund einer intestinalen Entzündung	Cofaktoren der Diaminoxidase (DAO); Unterstützung des enzymatischen Histaminabbaus	Morgens und abends jeweils 1 Kps.
Allergie-Injektopas® (Pascoe)			
1 Ampulle 2 ml enthält: • Wirkstoffe: *Acidum formicicum* Dil. D6 14 mg, *Arsenicum album* Dil. D8 2 mg, *Cuprum* Dil. D6 2 mg • Sonstige Bestandteile: Natriumchlorid, Wasser für Injektionszwecke	Besserung der Beschwerden bei krampfartigem Husten, auch allergischen Ursprungs		• Akut: mit 0,3 ml beginnen; wenn keine stärkere Reaktion auftritt nach 2–3 Tagen 0,6 ml, nach weiteren 2–3 Tagen 1 ml i. m. oder s. c.; je nach Reaktionslage evtl. nur um 0,1–0,2 ml steigern • Chronisch: 2 ×/Woche, dann 1 ×/Woche 2 ml i. m. oder s. c.
Amara-Pascoe® (Pascoe)			
1 g (= 1,09 ml) enthält: • Wirkstoffe: Tinktur (1 : 5) aus Chinarinde 0,10 g Enzianwurzel 0,04 g Pomeranzenschale 0,04 g Zimtrinde 0,02 g (Auszugsmittel: Ethanol 70 % V/V) • 65 Vol.-% Alkohol	• Magenbeschwerden wie z. B. durch mangelnde Magensaftbildung; zur Appetitanregung		15–20 Tr. ½ h vor einer Mahlzeit
aminoplus® Glycin (Kyberg Vital)			
1 Kapsel enthält: • Wirkstoff: 500 mg Glycin • Sonstige Bestandteile: Hydroxypropylmethylcellulose, mikrokristalline Cellulose	Kann unterstützend bei der Gallensäuresynthese wirken		1 × tgl. 1 Kps. mit etwas Flüssigkeit einnehmen
aminoplus® Taurin (Kyberg Vital)			
1 Kapsel enthält: • Wirkstoff: 500 mg Taurin • Sonstige Bestandteile: Hydroxypropylmethylcellulose, mikrokristalline Cellulose	Kann unterstützend bei der Gallensäuresynthese wirken		1 × tgl. 1 Kps. mit etwas Flüssigkeit einnehmen

Tab. A Zusammensetzung, Dosierung und Anwendungsempfehlungen *(Forts.)*

Präparat und Zusammensetzung	Indikationen	Wirkungen	Dosierungs- und Anwendungsempfehlung
Antioxidans Formula (nur über Biogena beziehbar)			
Pflanzliches Kombinationsprodukt mit poloyphenol- und anthocyanreichen Pflanzenextrakten, Vitamin E, Vitamin C und Carotinoiden zur Verbesserung des antioxidativen Status	Zur Erhaltung eines ausgewogenen antioxidativen Status bei erhöhter oxidativer Belastung durch UV-Strahlen, körperlicher Aktivität, physischem und psychischem Stress, bei erhöhtem oxidativem Stress durch chronische Medikamenteneinnahme, Tabak- und/oder Alkoholkonsum sowie durch Umweltbelastung, bei akuten und chronischen Erkrankungen zur Stärkung der antioxidativen Systeme	Antioxidativ	• Zur Prävention: 1 × tgl. 1–2 Kps. • Therapiebegleitend: 3 × tgl. 1–2 Kps.
Antistress Formula (nur über Biogena beziehbar)			
Kombinationspräparat mit Ginseng-Extrakt und ausgewählten Mikronährstoffen, die in Stresssituationen eine hohe Relevanz für das Adaptationsgeschehen und für die Toleranz gegenüber Stressoren aufweisen	• Präventiv zur Verbesserung der Stresstoleranz und der Adaptation an Stressoren und zur Stärkung der physiologischen Widerstandskraft gegen physischen und psychischen Stress • Präventiv und therapeutisch bei stressinduzierten Symptomen wie Nervosität, chronische Erschöpfung, Schlafstörungen, Verdauungsbeschwerden und bei psychosomatischer Symptomatik • Therapeutisch und adjuvant bei Burnout-Syndrom, Bluthochdruck, Herz-Kreislauf-Erkrankungen und geschwächter Immunantwort	Adaptogen, immunmodulierend, kortikomimetisch	• Präventiv: 1 × tgl. 1 Kps. • In akuten Stresssituationen: 3 × 1 Kps. über den Tag verteilt

Tab. A Zusammensetzung, Dosierung und Anwendungsempfehlungen *(Forts.)*

Präparat und Zusammensetzung	Indikationen	Wirkungen	Dosierungs- und Anwendungsempfehlung
AP Komplex (nur über Biogena beziehbar)			
Pflanzliches Kombinationsprodukt mit ausgewählten Extrakten von Ingwer, Enzian, Quassia (Bitterholz), Knoblauch und Süßholz	Basistherapie zur Stärkung der Abwehrkräfte, zur Verbesserung des Gesundheitszustands des Verdauungssystems und der Reproduktionsorgane sowie zur Förderung des antioxidativen Status auf pflanzlicher Basis Bei Störungen des mikroökologischen Gleichgewichts durch bakteriellen, fungalen oder parasitären Befall des Organismus, insbesondere des GIT sowie der Reproduktionsorgane Zur Verbesserung der antimykotischen Pharmakotherapie durch antioxidative und synergistische Effekte Zur Stärkung der Leber- und Gallenfunktion	Antibakteriell, antimykotisch, antiparasitär, cholagog, antioxidativ	• Präventiv: 2 × tgl. 1 Kps. • Therapiebegleitend: 3 × tgl. 1–2 Kps.
Ardeycholan® (Ardeypharm)			
1 Hartkapsel enthält 400 mg Trockenextrakt aus Artischockenblättern (4–6 : 1) Auszugsmittel: Wasser	Bei Verdauungsbeschwerden (dyspeptische Beschwerden), insbesondere bei funktionellen Störungen des ableitenden Gallensystems	• Lindert dyspeptische Beschwerden • Lipidspiegelsenkende Wirkung • Choleretische Wirkung • Gut verträglich	Erwachsene und Jugendliche ab 12 J.: 3 × tgl. 1 Hartkapsel Hartkapseln unzerkaut zu den Mahlzeiten mit ausreichend Flüssigkeit einnehmen
Ardeycordal® (Ardeypharm)			
Trockenextrakt aus Weißdornblättern mit Blüten		• Steigert die Kontraktionskraft des Herzens • Verbessert die Durchblutung und damit die Sauerstoffaufnahme • Wirkt regulierend auf das kardiale Reizleitungssystem	Falls vom Arzt nicht anders verordnet: Erwachsene und Jugendliche ab 12 J.: 2–3 × tgl. 1 Tbl.
Ardeydorm® (Ardeypharm)			
1 Tablette enthält 500 mg Tryptophan	Fördert die Schlafbereitschaft und erleichtert das Einschlafen bei Schlafstörungen	• Tryptophan ist eine essenzielle Aminosäure, kein Hormon; es entfaltet vielseitige Wirkungen und ist als Vorläufer von Serotonin und Melatonin bekannt • Keine Gewöhnungsgefahr, sorgt für bessere Schlafqualität	Erwachsene: 1 × tgl. 2 Tbl. Nach Rücksprache mit dem Arzt Steigerung auf bis zu 4 Tbl. möglich 20–30 min vor dem Schlafengehen mit etwas Flüssigkeit einnehmen

Tab. A Zusammensetzung, Dosierung und Anwendungsempfehlungen *(Forts.)*

Präparat und Zusammensetzung	Indikationen	Wirkungen	Dosierungs- und Anwendungsempfehlung
Ardeyhepan® (Ardeypharm)			
1 Tablette enthält 162,5–250 mg Trockenextrakt aus Mariendistelfrüchten (20–35 : 1) entsprechend 105 mg Silymarin (berechnet als Silibinin, HPLC) Auszugsmittel: Ethylacetat	Zur unterstützenden Behandlung bei chronisch-entzündlichen Lebererkrankungen, Leberzirrhose und toxischen (durch Lebergifte verursachte) Leberschäden	• Unterstützt die Entgiftungsfunktion der Leber • Gut verträglich • Auch zur Langzeittherapie geeignet	Erwachsene und Heranwachsende ab 12 J.: 2 × tgl. 1–2 überzogene Tbl.
Ardeysedon® Nacht (Ardeypharm)			
Trockenextrakt aus Baldrianwurzel und Hopfenzapfen	Bei nervös bedingten Einschlafstörungen	Höher dosiert für die Nacht	Erwachsene und Jugendliche ab 12 J.: 1 überzogene Tbl. ½–1 h vor dem Schlafengehen
Aronia vital® (Pascoe)			
1 Kapsel enthält 64,7 % Aroniabeerenfruchtextrakt Überzugsmittel: Hydroxypropylmethylcellulose; 11,9 % Acerolafruchtextrakt Trennmittel: Kalziumkarbonat	Nahrungsergänzungsmittel mit natürlichem Vitamin C zur Unterstützung des Immunsystems und zum Schutz vor oxidativem Stress		2 × tgl. 1 Kps.
Astaxanthin 4 mg (nur über Biogena beziehbar)			
Monopräparat mit natürlichem Astaxanthin aus der Grünalge *Haematococcus pluvialis*	Zur Unterstützung der oxidativen Balance, Erhaltung eines jungen Hautbildes (Faltenreduktion, Erhöhung von Hautelastizität und -feuchtigkeit, Schutz vor UV-induzierten Hautschädigungen), Schutz vor Lipidperoxidation, Schutz vor altersbedingten Augenschädigungen und generellen Veränderungen des Sehverhaltens (z. B. Presbyopie oder Computer Vision Syndrome [CVS]); potenziell unterstützend bei der Prävention und Therapie von Herz-Kreislauf-Erkrankungen als nutritive Ergänzung im leistungsorientierten Breitensport	Antioxidativ	1 × tgl. 1 Kps.
Asthma-Injektopas® SL (Pascoe)			
1 Ampulle 2 ml enthält: • Wirkstoffe: *Cuprum aceticum* Dil. D6 4 mg, *Drosera* Dil. D1 4 mg, *Hyoscyamus* Dil. D2 4 mg, *Eriodictyon californicum* Dil. D2 4 mg • Sonstige Bestandteile: Natriumchlorid, Wasser für Injektionszwecke	Besserung krampfartiger Beschwerden bei Atemwegsinfekten		• Akut: 1–2 ml bis zu 3 × tgl. i. v., i. m. oder s. c. • Chronisch: 1–2 ml 1–2 ×/Woche i. v., i. m. oder s. c.

Tab. A Zusammensetzung, Dosierung und Anwendungsempfehlungen *(Forts.)*

Präparat und Zusammensetzung	Indikationen	Wirkungen	Dosierungs- und Anwendungsempfehlung
Astragalus 300/12 (nur über Biogena beziehbar)			
Extrakt aus der Tragangwurzel *Astragalus membranaceus* mit 12 mg Astragalosid IV pro Kapsel	Zur Aktivierung und Regulation des Immunsystems, Milderung der Symptome saisonaler allergischer Rhinitiden (Heuschnupfen), bei Asthma, Verbesserung des Fatigue-Syndroms, Ergänzung zur Verbesserung der Chemotherapie-Effizienz, Milderung der chemotherapeutischen Nebenwirkungen	Antioxidativ, immunmodulierend, entzündungshemmend, antidiabetisch, antiasthmatisch, antikanzerogen	1 × tgl. 1 Kps.

Tab. B Zusammensetzung, Dosierung und Anwendungsempfehlungen

Präparat und Zusammensetzung	Indikationen	Wirkungen	Dosierungs- und Anwendungsempfehlung
B12/Folsäure Kapseln (nur über Biogena beziehbar)			
Vitaminpräparat zur Stabilisierung des Neurotransmitterstoffwechsels	Zum präventiven Einsatz gegen kardiovaskuläre Erkrankungen, die mit einem erhöhten Homocysteinspiegel in Zusammenhang stehen		1 × tgl. 1 Kps.
Basenpulver pH-balance Pascoe® (Pascoe)			
Zutaten: Kalziumkarbonat (38,33 %), Natriumbikarbonat (30,8 %), Magnesiumkarbonat (23,1 %), Dinatriumphosphat (3,8 %), Kaliumbikarbonat (3,8 %), Zinksulfat (0,17 %)	Nahrungsergänzungsmittel mit Zink zur Unterstützung des Säure-Basen-Haushalts		1 × tgl. 1 TL Pulver (4 g) bzw. 1 Portionsbeutel (4 g) in ein Glas Wasser einrühren und zu oder nach den Mahlzeiten trinken
Basentabs pH-balance Pascoe® (Pascoe)			
Zutaten: Kalziumkarbonat (36 %), Natriumbikarbonat (28,6 %), Magnesiumkarbonat (21,4 %) Stabilisator: Polyvinylpyrrolidon (5,2 %), Dinatriumphosphat (3,6 %), Kaliumbikarbonat (3,6 %), Zinksulfat (0,2 %) Trennmittel: Siliciumdioxid (0,8 %); Magnesiumsalze von Speisefettsäuren (0,7 %) Füllstoff: vernetzte Natriumcarboxymethylcellulose (0,4 %)	Nahrungsergänzungsmittel mit Zink zur Unterstützung des Säure-Basen-Haushalts		3 × tgl. 2–3 Tbl. zu oder nach den Mahlzeiten mit ausreichend Flüssigkeit einnehmen

Tab. B Zusammensetzung, Dosierung und Anwendungsempfehlungen *(Forts.)*

Präparat und Zusammensetzung	Indikationen	Wirkungen	Dosierungs- und Anwendungsempfehlung
Basogena® 5e Basenpulver (nur über Biogena beziehbar)			
Basenpulver mit ausgewählten basenbildenden Mineralstoffverbindungen zur gezielten kurzfristigen Anwendung oder zur regelmäßigen Ergänzung Eine Portion (4 g) enthält: 560 mg Kalzium, 505 mg Natrium	Zur Unterstützung des Säure-Basen-Haushalts bei erhöhter Säurebelastung, z. B. durch Sport, körperliche Belastung, unausgewogene Ernährung oder Medikamenteneinnahme Begleitend bei Osteoporose und Osteopenie	Basenbildend	1 × tgl. einen gehäuften TL Pulver (4 g) in Wasser auflösen und sofort trinken. In zeitlichem Abstand zu einer Mahlzeit anwenden
BCAA 500 (nur über Biogena beziehbar)			
Kombinationspräparat der verzweigtkettigen Aminosäuren L-Leucin, L-Valin, L-Isoleucin	Zur Verbesserung der Energiebereitstellung in der quergestreiften Muskulatur, Erhaltung des Muskelproteinstatus bei intensiver Belastung, als diätetische Begleitmaßnahme bei Lebererkrankungen	Essenzielle Aminosäuren	• Zur Erhaltung und Förderung von Muskelprotein: 2 × tgl. 2 Kps. zu den Mahlzeiten oder 1 h vor intensiver Muskelanstrengung 1 × 4 Kps. • Zur Reduzierung von Muskelschäden durch Muskelbelastung: 4–8 Kps. 1 h vor der Belastung • Zur Förderung der Muskelregeneration: 4–8 Kps. nach der Belastung
Betaglucan Formula (nur über Biogena beziehbar)			
Kombinationspräparat mit Beta-Glukanen, Vitamin C und Zink	Zur generellen Steigerung der Immunabwehr Therapeutisch bei Immunsuppression durch Erkrankungen, Leistungssport oder Stress, Senkung des Risikos postoperativer Infektionen Begleitend therapeutisch zur Erhöhung des Impfschutzes, zum Schutz vor Nebenwirkungen von Methotrexat	Immunmodulierend, antioxidativ	• Präventiv: 1 × tgl. 1 Kps. • Therapeutisch: 3 × tgl. 2 Kps.

Tab. B Zusammensetzung, Dosierung und Anwendungsempfehlungen *(Forts.)*

Präparat und Zusammensetzung	Indikationen	Wirkungen	Dosierungs- und Anwendungsempfehlung
bicaNorm® Tabletten (Fresenius Medical Care)			
Magensaftresistentes Natriumhydrogenkarbonat 1 Tablette enthält: • Wirkstoffe: • Natriumhydrogenkarbonat 1000 mg (Na^+ 11,9 mmol, HCO_3^- 11,9 mmol) • Sonstige Bestandteile: Poly-(O-carboxymethyl)stärke, Natriumsalz, mikrokristalline Cellulose, Copovidon, Kartoffelstärke, hochdisperses Siliciumdioxid, Kalziumicosanoat, Hypromellose, Titandioxid, Macrogol 6000, Talkum, Methacrylsäure-Ethylacrylat-Copolymer (1 : 1) (Ph.Eur.), Natriumhydroxid	Metabolische Azidose Unterstützt die Wirksamkeit von Verdauungsenzymen bei exokriner Pankreasinsuffizienz und bei der Anwendung von Pankreasenzymen, da diese ihre volle Aktivität nur in basischem Milieu entfalten können Zur Regulation des Säure-Basen-Haushalts bei stoffwechselbedingter Übersäuerung	Alkalisierend	Die empfohlene Dosis hängt vom Schweregrad der Beschwerden ab und wird nach Wirkung angepasst. Die übliche Dosierung bei Erwachsenen beträgt: Anfangsdosis: 2–3 Tbl. tgl., über den Tag verteilt Tabletten unzerkaut mit etwas Flüssigkeit zu den Mahlzeiten einnehmen. Zwischen der Einnahme von bicaNorm® und anderen Medikamenten einen Abstand von 1–2 h einhalten Bei längerem Gebrauch Nierenfunktion, Harn-pH und evtl. Blutgase überprüfen
Bio-Schwarzkümmelöl 1000 (nur über Biogena beziehbar)			
Pflanzliches Therapeutikum mit Öl des Schwarzkümmels *(Nigella sativa)* in Kapselform	Therapiebegleitend bei Asthma, Heuschnupfen, Staub- und Kontaktallergien, bei Bluthochdruck, Diabetes und metabolischem Syndrom, zur Verminderung der Risikofaktoren bei nichtalkoholischer Fettlebererkrankung, bei Autoimmunerkrankungen wie rheumatoider Arthritis, Übergewicht, Begleitung der medikamentösen Eradikation von *Helicobacter pylori*, ergänzend bei Unfruchtbarkeit	Hypoglykämisch, hypocholesterinämisch, immununterstützend, antiadipös, hepatoprotektiv, hypertensiv, bronchodilatatorisch, analgetisch, antiinflammatorisch, antioxidativ	1 × tgl. 3 Kps.

Tab. B Zusammensetzung, Dosierung und Anwendungsempfehlungen *(Forts.)*

Präparat und Zusammensetzung	Indikationen	Wirkungen	Dosierungs- und Anwendungsempfehlung
Broncho Injektopas® (Pascoe)			
1 Ampulle 2 ml enthält: • Wirkstoffe: *Drosera* Dil. D1 1,8 mg, *Antimonium arsenicosum* Dil. D8 1,8 mg, *Antimonium sulfuratum aurantiacum* Dil. D10 1,8 mg, *Cuprum* Dil. D10 1,8 mg, *Eupatorium perfoliatum* Dil. D2 1,8 mg, *Ipecacuanha* Dil. D2 1,8 mg, *Lobelia inflata* Dil. D2 1,8 mg, *Silicea* Dil. D10 1,8 mg, *Eriodictyon californicum* Dil. D2 1,8 mg • Sonstige Bestandteile: Natriumchlorid, Wasser für Injektionszwecke	Besserung der Beschwerden bei krampfartigem Husten		• Akut: 1–2 ml 1 × tgl. i.v., i.m. oder i.c. • Chronisch: 1–2 ml 1 ×/ Woche i.v., i.m. oder i.c.
Bronchopas® Tropfen (Pascoe)			
10 g (= 10,7 ml) enthalten: • Wirkstoffe: *Antimonium arsenicosum* Dil D8 2 g, *Ipecacuanha* Dil. D4 2 g, *Lobelia inflata* Dil. D4 2 g, *Eriodictyon californicum* Dil. D2 2 g, *Grindelia robusta* Dil. D2 2 g • 48 Vol.-% Alkohol	Besserung der Beschwerden bei krampfartigem Husten		• Akut: bis zu 6 × tgl. 5–10 Tr. • Chronisch: 1–3 × tgl. je 5–10 Tr.
Bryonia Similiaplex® (Pascoe)			
10 g (= 10,8 ml) enthalten: • Wirkstoffe: *Bryonia* Ø 0,8 g, *Echinacea* Dil. D1 1,0 g, *Aconitum* Dil. D3 0,8 g, *Arnica* Dil. D3 0,8 g, *Belladonna* Dil. D4 0,8 g, *China* Dil. D3 0,8 g, *Ipecacuanha* Dil. D4 0,8 g, *Mercurius sublimatus corrosivus* Dil. D8 0,8 g, *Nux vomica* Dil. D4 0,8 g, *Rhus toxicodendron* Dil. D4 0,8 g, *Veratrum* Dil. D3 1,0 g, *Secale cornutum* Dil. D4 0,8 g • 53 Vol.-% Alkohol			• Akut: bis zu 6 × tgl. 5–10 Tr. • Chronisch: 1–3 × tgl. je 5–10 Tr.

Tab. C Zusammensetzung, Dosierung und Anwendungsempfehlungen

Präparat und Zusammensetzung	Indikationen	Wirkungen	Dosierungs- und Anwendungsempfehlung
Chlorella Pur C plus (nur über Biogena beziehbar)			
Chlorella, Vitamin C	Zur Ausleitung und Entgiftung von Schwermetallen Bei oxidativem Stress		3 × tgl. 2 Kps. Mit viel Flüssigkeit vor den Mahlzeiten einnehmen. Eine schrittweise Erhöhung der täglichen Einnahmedosis ist empfehlenswert. Hinweise: • Nicht mit anderen Mineralstoffpräparaten gleichzeitig einnehmen • Durch den Chlorophyllanteil der Alge kann sich der Stuhl grün färben
Cistus Similiaplex® (Pascoe)			
10 g (= 10,3 ml) enthalten: • Wirkstoffe: *Cistus canadensis* Dil. D3 2 g, *Stibium sulfuratum nigrum* Dil. D10 2 g, *Arsenicum album* Dil. D6 1 g, *Graphites* Dil. D10 2 g, *Hydrocotyle asiatica* Dil. D4 2 g, *Petroleum rectificatum* Dil. D7 1 g • 23 Vol.-% Alkohol			• Akut: bis zu 6 × tgl. 5–10 Tr. • Chronisch: 1–3 × tgl. je 5–10 Tr.
Coenzym Q10 active Spray Ubiquinol (nur über Biogena beziehbar)			
Q10-Suspension in der aktiven Ubiquinol-Form	Präventiv zur Gesunderhaltung, zum Schutz und zur Pflege des Zahnfleischs, therapiebegleitend bei Parodontopathien wie Gingivitis, akuter und chronischer Parodontitis und zur Verbesserung des Coenzym Q10-Status aller Organsysteme	Antioxidativ, antiinflammatorisch, kardioprotektiv, hepatoprotektiv	2 × tgl. nach dem Zähneputzen mit 3 Pump-Sprühvorgängen auf das Zahnfleisch auftragen und mit der Zunge verteilen. Einwirken lassen, dann schlucken

Tab. C Zusammensetzung, Dosierung und Anwendungsempfehlungen *(Forts.)*

Präparat und Zusammensetzung	Indikationen	Wirkungen	Dosierungs- und Anwendungsempfehlung
Colestyramin-ratiopharm® (ratiopharm)			
Pro Dosisbeutel: • Wirkstoff: 4,0 g Colestyramin 20 (als Colestyramin 20 mit 12 % H_2O) • Sonstige Bestandteile: Carmellose-Natrium, Hypromellose, hochdisperses Siliciumdioxid, Citronensäure-Monohydrat, Riboflavinphosphat-Natrium, Sucrose, Vanillin, Orangenaroma (enthält Laktose und Glukose)	Für die Behandlung von Durchfall, der durch Gallensalze verursacht wird (chologene Diarrhö) Juckreiz und Gelbsucht, die durch einen teilweisen Verschluss der Gallenwege bedingt sind (Pruritus und Ikterus bei partiellem Gallengangsverschluss) Zur Senkung des Cholesterinspiegels im Blut	Bindet Gallensäuren	4,0 g Pulver zur Herstellung einer Suspension mit 200 ml Flüssigkeit zum Einnehmen Colestyramin-ratiopharm® muss mit einer Mahlzeit eingenommen werden. • Bei chologener Diarrhö: Anfangsdosis von 3 × tgl. 1 Dosisbeutel (entsprechend 12 g Colestyramin), nachfolgende Dosisanpassung, falls erforderlich • Bei Juckreiz und Gelbsucht durch teilweisen Verschluss der Gallenwege: 1–2 Dosisbeutel tgl. (entsprechend 4–8 g Colestyramin-Tagesdosis) Bitte Packungsbeilage beachten. Bei gleichzeitiger Anwendung von Colestyramin mit einem Statin sollte die Packungsbeilage für das jeweilige Statin bezüglich der Gegenanzeigen beachtet werden. Bei gleichzeitiger Einnahme von anderen Arzneimitteln wegen der stark bindenden Eigenschaft von Colestyramin-ratiopharm® einen zeitlichen Abstand von 1 h vor und 4 h nach Einnahme von Colestyramin-ratiopharm® einhalten
Colibiogen® oral (Laves)			
Fermentationsfiltrat aus 2,7 × 10^8 lysierten *E. coli*, Stamm Laves	Lebensmittel für besondere medizinische Zwecke (bilanzierte Diät) zum Diätmanagement bei Reizdarmsyndrom mit Stoffwechselprodukten des speziellen Bakterienstamms	Schleimhaut- und Immuntherapeutikum ohne Laktose	1–3 × tgl. 5 ml auf nüchternen Magen (30 min vor dem Essen) einnehmen (ggf. mit Wasser verdünnt)
Colibiogen® Kinder (Laves)			
Fermentationsfiltrat aus 1,3 × 10^8 lysierten *E. coli*, Stamm Laves	Lebensmittel für besondere medizinische Zwecke (bilanzierte Diät) zum Diätmanagement beim Reizdarmsyndrom	Schleimhaut- und Immuntherapeutikum	1–3 × tgl. 5 ml auf nüchternen Magen (30 min vor dem Essen) einnehmen (ggf. mit Wasser verdünnt)

Tab. C Zusammensetzung, Dosierung und Anwendungsempfehlungen *(Forts.)*

Präparat und Zusammensetzung	Indikationen	Wirkungen	Dosierungs- und Anwendungsempfehlung
ColonBalance® (nur über Biogena beziehbar)			
Geschmacksneutrales Pulver mit hohem Gehalt an löslichen Ballaststoffarten (Akazienfaser, Amylopektin, Zitruspektin und resistentes Dextrin)	Zur gezielten Zufuhr von verschiedenen Ballaststoffarten, zur Erhöhung der generellen Ballaststoffzufuhr, Erhöhung der Stuhlfrequenz (höheres Stuhlvolumen, geringere Transitzeit), Unterstützung der Bildung von SCFA (Butyrate), Förderung des Wachstums gesundheitsfördernder Bakterien		10 g Pulver in ca. 100 ml Wasser einrühren und sofort trinken
Colostrum 300 (nur über Biogena beziehbar)			
Modulationspräparat aus boviner Kolostralmilch mit einem standardisierten Immunglobulingehalt von > 18 % (IgG), Glykoproteinen und Polypeptiden zur Unterstützung des Immunsystems	Zur generellen Steigerung der Immunabwehr und zur Immunmodulierung, bei Tumorerkrankungen, zur Prävention von grippalen Infekten und Influenzaerkrankungen, bei Durchfallerkrankungen, zur Immun- und Leistungssteigerung im Sport	Immunmodulierend, antioxidativ, NK-Zellen aktivierend	• Präventiv: 1 × tgl. 3 Kps. • Therapeutisch: 3 × tgl. 2–3 Kps.
Confizym® (nur über Biogena beziehbar)			
Kombinationspräparat aus fett-, eiweiß- und kohlenhydratspaltenden Enzymen sowie alkalisierendem Natriumbikarbonat, das zur Verbesserung von Verdauungsprozessen dient	Bei Oberbauchsyndromen und dyspeptischen Beschwerden, bedingt durch Verdauungsschwäche, insbesondere bei älteren Patienten; bei laboranalytisch diagnostizierten Stuhlbefunden, die auf eine durch eine exkretorische Pankreasinsuffizienz bedingte unzureichende Verdauungsleistung hinweisen; begleitend therapeutisch bei Diabetikern mit endogener und exogener Pankreasinsuffizienz; als Substitutionstherapie bei chronischer Pankreatitis	Enzymkomplex Pankreatin (Protease, Lipase, Amylase), Bromelain, Papain, Lactase	3 × tgl. 1 Kps. unmittelbar vor einer Mahlzeit Abhängig von der Nahrungsquantität und vom Grad der Pankreasschwäche kann die substituierte Enzymmenge individuell angepasst werden
CoQ10 120 mg (NICApur)			
Mit hoch dosiertem Qualitäts-Coenzym Q10 (Kaneka™)	Zur diätetischen Behandlung von Herzinsuffizienz und Bluthochdruck		1 × tgl. 1 Kps.

Tab. C Zusammensetzung, Dosierung und Anwendungsempfehlungen *(Forts.)*

Präparat und Zusammensetzung	Indikationen	Wirkungen	Dosierungs- und Anwendungsempfehlung
Cor Plus Injektopas® (Pascoe)			
1 Ampulle 2 ml enthält: • Wirkstoffe: *Apocynum* Dil. D3 200 mg, *Cactus* Dil. D2 200 mg, *Convallaria majalis* Dil. D3 200 mg, *Laurocerasus* Dil. D3 200 mg, *Strophanthus* Dil. D3 200 mg • Sonstige Bestandteile: Natriumchlorid, Wasser für Injektionszwecke	Zur unterstützenden Behandlung bei Herzschwäche mit Flüssigkeitsansammlung in Geweben		• Akut: 2 ml tgl. i.m., s.c. oder i.v. • Chronisch: 1 ×/Woche 2 ml i.m., s.c. oder i.v.
Curabiom® Baby (Dr. Wolz, Zell)			
Kombination aus Milchsäurebakterienstämmen *(Lactobacillus acidophilus* La-14®, *Lactobacillus rhamnosus* HN001, *Bifidobacterium infantis* Bi-26) und Galactooligosacchariden (GOS)	Speziell für Babys, die nicht gestillt werden und/oder per Kaiserschnitt zur Welt kamen. Die Bakterienstämme wurden ursprünglich aus Muttermilch gewonnen, und die Ballaststoffe ähneln denen der Muttermilch.	Unterstützt als Synbiotikum die Ausbildung der Säuerungsflora durch Zufuhr spezieller Milchsäurebakterienstämme und Ballaststoffe, die der gesunden, physiologischen Flora als Substrat dienen.	• Babys bis 6 Monate: 1 × tgl. 1 ml • Babys ab 6 Monate: 2 × tgl. 1 ml Pulver in Flüssigkeit einrühren und baldmöglichst verabreichen. Nicht mit heißen Getränken mischen.

Tab. D Zusammensetzung, Dosierung und Anwendungsempfehlungen

Präparat und Zusammensetzung	Indikationen	Wirkungen	Dosierungs- und Anwendungsempfehlung
Darmsanierung nach Dr. Herget			
Woche 1:	**Ozovit® MP** (Pascoe)		2 × tgl. 1–3 Messlöffel 1 h nach einer Mahlzeit
Woche 2–4:	**Marcofrukt®** (Pascoe), Instant-Teegetränk mit Oligofruktose und Kamille + **Quassia Similiaplex® R** (Pascoe)		1–2 Portionsbeutel in ausreichend heißes Wasser einrühren und trinken 2 × 20 Tr. vor den Mahlzeiten
Woche 5–12:	**Dasym-Pascoe®** (Pascoe) oder **Pascoflorin®** (Pascoe)		1 × tgl. 1 Portionsbeutel oder 1 × tgl. 2 Kps.
Dasym-Pascoe® (Pascoe)			
1 Portionsbeutel (2 g) enthält: Milchzucker (Laktose), Kulturen milchsäurebildender Bakterien (*Lactobacillus* 1 × 107 KBE, *Bifidobacterium bifidum* 1 × 107 KBE)	Nahrungsergänzungsmittel mit lebenden Milchsäurebakterienkulturen		1 × tgl. 1 Portionsbeutel (in Milch oder Wasser)

Tab. D Zusammensetzung, Dosierung und Anwendungsempfehlungen *(Forts.)*

Präparat und Zusammensetzung	Indikationen	Wirkungen	Dosierungs- und Anwendungsempfehlung
DAOZym® (nur über Biogena beziehbar)			
Kombinationspräparat mit D-Biotin, Mineralstoffen und Vitaminen zur Verbesserung des Wachstums und der Struktur geschwächter Haare und Nägel sowie zur Verbesserung des Hautbildes	Therapeutisch bei brüchigen, splitternden Nägeln und bei Beau-Reil-Querfurchen, bei Störungen des Haarwachstums und bei Haarausfall; bei trockener, schuppiger Haut; bei seborrhoischer Dermatitis, zur nutritiven Unterstützung bei Nährstoffmängeln, die sich durch unspezifische Symptome an Haut, Haaren und Nägeln zeigen	Biotinabhängige Carboxylasen wirken auf Kohlenhydrat-, Eiweiß- und Fettstoffwechsel	1 × tgl. 1 Kps.
D-Biotin Formula (nur über Biogena beziehbar)			
Kombinationspräparat mit der semiessenziellen Aminosäure L-Glutamin und dem histaminabbauenden Enzym Diaminoxidase (DAO)	Bei Lebensmittelunverträglichkeiten aufgrund von Histaminintoleranz	Histaminabbauend, die Darmmukosa stärkend	• Zu Beginn wird eine kurmäßige Anwendung (1 Packung) empfohlen: unmittelbar vor einer Mahlzeit 1 Kps. unzerkaut mit etwas Flüssigkeit einnehmen, bis zu 3 Kps. am Tag • Danach: unmittelbar vor einer histaminreichen Mahlzeit ungefähr 1 Kps. pro ca. 25 kg KG unzerkaut mit etwas Flüssigkeit einnehmen
DiaAntioxidans® Formula (nur über Biogena beziehbar)			
Ein Kombinationspräparat aus bioaktiven Mikronährstoffen und ausgewählten Pflanzenextrakten, die durch ihre antioxidativen Fähigkeiten am Zielgewebe sowie durch insulinmimetische Eigenschaften dazu beitragen, das Fortschreiten diabetischer Folgeerkrankungen zu reduzieren	Zur Prävention von radikalassoziierten diabetischen Spätfolgen wie Neuropathien, Retinopathien, Nephropathien oder diabetischem Fuß bei Diabetes-mellitus-Erkrankungen	Antioxidativ, neuroprotektiv	1 × tgl. 1 Kps.
DiaPhyt® Formula (nur über Biogena beziehbar)			
Ein Kombinationspräparat aus zweckoptimierten ausgewählten Pflanzenextrakten, die dazu beitragen, den erhöhten Blutzuckerspiegel bei Diabetikern zu regulieren und die Glykosylierung von Transportmolekülen und Gewebsstrukturen zu reduzieren	Zur Senkung und Regulierung eines erhöhten Blutzuckerspiegels bei Diabetes-mellitus-Erkrankungen, zur Verhinderung von Glykosylierungsprozessen im diabetischen Metabolismus	Antidiabetisch, insulinmimetisch, antioxidativ	1 × tgl. 1 Kps.

Tab. D Zusammensetzung, Dosierung und Anwendungsempfehlungen *(Forts.)*

Präparat und Zusammensetzung	Indikationen	Wirkungen	Dosierungs- und Anwendungsempfehlung
DigestioCym® 200 vegan (nur über Biogena beziehbar)			
Enzymkomplex mit α-Amylase, neutraler Protease, Laktase, Lipase und Cellulase nichttierischen Ursprungs sowie alkalisierendem Natriumbikarbonat, zur Verbesserung von Verdauungsprozessen	Bei Oberbauchsyndromen und dyspeptischen Beschwerden, bedingt durch Verdauungsschwäche, insbesondere bei älteren Patienten; begleitend therapeutisch bei exogener Pankreasinsuffizienz, als Substitutionstherapie bei chronischer Pankreatitis, bei laboranalytisch diagnostizierten Stuhlbefunden, die auf eine durch eine exkretorische Pankreasinsuffizienz bedingte unzureichende Verdauungsleistung, hinweisen	Kohlenhydrat-, fett- und eiweißspaltend	3 × tgl. 1 Kps. unmittelbar vor einer Mahlzeit Abhängig von der Nahrungsquantität und vom Grad der Pankreasschwäche kann die substituierte Enzymmenge individuell angepasst werden
DoloZym® fortenur über Biogena beziehbar)			
Proteolytisches Enzympräparat aus pflanzlichen und tierischen Quellen zur Behandlung von akuten und chronischen entzündlichen Erkrankungen, insbesondere der Muskeln und Gelenke, bei Verletzungen sowie zur Reduzierung der Nebenwirkungen von Strahlen- und Chemotherapien. Unterstützt durch Quercetin und Zitrusbioflavonoide, die antiödemisch wirksam sind	Zur Enzymtherapie bei Verletzungen in der Akutphase wie Verstauchungen, Zerrungen, Prellungen, Verbrennungen und nach operativen Eingriffen; bei akuten Entzündungen z. B. der Venen, Atmungsorgane, Stirn- und Kieferhöhlen, Sehnen, Muskeln; zur Therapiebegleitung bei hartnäckigen und schmerzhaften chronischen Entzündungen; begleitend therapeutisch bei Tumorerkrankungen und bei Strahlen- und Chemotherapie	Proteolytisch, antithrombotisch, antiinflammatorisch, antiödemisch	1 × tgl. 3 Kps. nüchtern oder frühestens 2 h nach einer Mahlzeit • Akut: über 2–3 Tage 3 × tgl. 3 Kps., danach 1 × tgl. 3 Kps. bis zum Abklingen der Symptome • Während und nach einer Chemo- oder Strahlentherapie: bis zu einem Vierteljahr nach Beendigung der Therapie 3 × tgl. 3 Kps., dann 2 × tgl. 2 Kps. bis zum Ende des 3. Therapiejahres Nach einer Operation sollte die Enzymtherapie erst beginnen, wenn die Blutstillung gesichert ist. Mindestens 4 Tage vor einer geplanten Operation absetzen
Dreiblatt Kalium Granulat (Naturprodukte Dr. Pandalis GmbH & Co. KG)			
Dreiblatt (Spinat-, Giersch- und weißes Gänsefußpulver)	Bei Kaliummangel zur Regulation des Säure-Basen-Gleichgewichts. Kalium wirkt z. B. einer Gewebsazidose entgegen Zur Unterstützung der Herzfunktion und des Blutdrucks		1–2 × tgl. 1 gehäufter TL Zusammen mit einem Glas Wasser, Naturjoghurt oder Gemüsesaft einnehmen

Tab. E Zusammensetzung, Dosierung und Anwendungsempfehlungen

Präparat und Zusammensetzung	Indikationen	Wirkungen	Dosierungs- und Anwendungsempfehlung
Ester-C® (nur über Biogena beziehbar)			
Patentierter Vitamin-C-Komplex mit magenfreundlichem Vitamin C und dem Vitamin-C-Stoffwechselprodukt L-Threonat, ergänzt durch die Bioflavonoide Rutin und Quercetin, sowie Traubenkern-Extrakt	Bei unzureichender Vitamin-C-Versorgung und Vitamin-C-Mangelerscheinungen; bei gesteigertem Bedarf wie etwa beim Konsum von Tabakprodukten, bei Medikamenteneinnahme oder intensiver sportlicher Belastung; bei erhöhter oxidativer Belastung; Immununterstützung, Unterstützung der Kollagen-, Knochen- und Knorpelfunktion; Schutz vor Hautalterung; Förderung der Wundheilung, nach Operationen und bei Bindegewebsschwäche; bei Herz-Kreislauf-Erkrankungen, Arteriosklerose und Diabetes mellitus	Antioxidativ, immunmodulierend	• Präventiv: 1 × tgl. 1 Kps. • Therapiebegleitend: 1 × tgl. 2–3 Kps.
Ester-C® 240 (NICApur)			
Nahrungsergänzung mit Vitamin C in einer speziellen nichtsauren magenfreundlichen Verbindung (Ester-C®), die länger im Körper verweilt als gewöhnliche Ascorbinsäure. Mit Bioflavonoiden und Traubenkern-OPC	• Bei Kontaktallergien • Bei Immundefekten und Infektanfälligkeit		3 × tgl.1 Kps. 1 × tgl. 1 Kps.
Eupatorium Similiaplex® (Pascoe)			
10 g (= 11,1 ml) enthalten: • Wirkstoffe: *Eupatorium perfoliatum* Dil. D3 2 g, *Aconitum* Dil. D3 1 g, *Bryonia* Dil. D3 1 g, *Echinacea* Ø 1 g, *Tartarus stibiatus* Dil. D4 1 g, *Galanga* Ø 1 g, *Sticta* Dil. D3 2 g, *Veratrum viride* Dil. D4 1 g • 65 Vol.-% Alkohol			• Akut: bis zu 6 × tgl. 5–10 Tr. • Chronisch: 1–3 × tgl. je 5–10 Tr.

Tab. F Zusammensetzung, Dosierung und Anwendungsempfehlungen

Präparat und Zusammensetzung	Indikationen	Wirkungen	Dosierungs- und Anwendungsempfehlung
fit@work Stressbiotic (nur über Biogena beziehbar)			
Kombinationspräparat mit dem Markenrohstoff ProbiostressTM, der die Bakterienstämme *Lactobacillus helveticus* R0052 und *Bifidobacterium longum* R0175 mit einem speziellen Safran-Extrakt (Saffr'Activ®) vereint, kombiniert mit Vitamin B_2 und C	Zur Verringerung von Stress- und Angstsymptomen, zur Verringerung stressbedingter physischer und psychischer Störungen, zur Verbesserung des Schlafs	Antidepressiv, neuroprotektiv, antioxidativ, immunmodulierend, antiinflammatorisch	1 × tgl. 1 Kps. ca. 30 min vor einer Mahlzeit
Folsäure-Injektopas® 5 mg (Pascoe)® (Pascoe)			
1 Ampulle 1 ml enthält: • Wirkstoff: Folsäure 5 mg • Sonstige Bestandteile: Natriumhydrogenkarbonat, Natriumhydroxid, Natriumchlorid, Wasser für Injektionszwecke	Prophylaxe und Therapie von Folsäuremangelzuständen, wenn eine orale Folsäuresubstitution nicht möglich oder die rasche Behebung eines ausgeprägten Mangelzustands dringend erforderlich ist		• Folsäuremangelzustände: 0,2–1 ml tgl i. m. oder i. v. • Prophylaxe: 0,2–1 ml tgl. i. m. oder i. v.

Tab. G Zusammensetzung, Dosierung und Anwendungsempfehlungen

Präparat und Zusammensetzung	Indikationen	Wirkungen	Dosierungs- und Anwendungsempfehlung
GABA 500 (nur über Biogena beziehbar)			
Monopräparat mit hoch dosierter γ-Aminobuttersäure (GABA), die als Neuromodulator und endogener Neurotransmitter eine zentrale Rolle im autonomen Nervensystem spielt. GABA ist zudem ein stimulierender Faktor im nichtneuralen Gewebe endokriner Drüsen, vor allem in den Langerhans-Inselzellen	Bei Erregungszuständen, Gereiztheit, Angstzuständen; begleitend bei neurologischen und neuropsychiatrischen Erkrankungen sowie bei Diabetes mellitus zur Verbesserung der Insulinsekretion und zur Behandlung diabetischer Neuropathien	Inhibitorisch	1 × tgl. 1 Kps.

Tab. G Zusammensetzung, Dosierung und Anwendungsempfehlungen *(Forts.)*

Präparat und Zusammensetzung	Indikationen	Wirkungen	Dosierungs- und Anwendungsempfehlung
Griffonia 50 Serolution® (nur über Biogena beziehbar)			
Orthomolekulares Kombinationspräparat mit 5-Hydroxytryptophan aus *Griffonia simplicifolia,* Phenylalanin, Phospholipiden des Phophatidylcholins und Vitaminen des B-Komplexes zur Förderung der Serotoninsynthese und dem therapeutischen Einsatz bei Verstimmungszuständen nichtpsychotischer Genese und deren Folgen	Bei depressiven Verstimmungen, Stimmungsschwankungen und Angstzuständen, prämenstrueller und menopausaler Dysphorie, Schlafstörungen und Einschlafproblemen, zur Unterstützung der Appetitkontrolle bei Adipositas, bei spezifischen und unspezifischen Schmerzzuständen	Serotoninsynthese, Optimierung des Nervenstoffwechsels	2 × tgl. 1 Kps.
Gripps® SL Tropfen (Pascoe)			
10 g (= 10,6 ml) enthalten: • Wirkstoffe: *Eucalyptus* Ø 200 mg, *Kalium bichromicum* Dil. D2 100 mg, *Eupatorium perfoliatum* Ø 25 mg, *Gelsemium* Dil. D1 10 mg, *Arsenicum album* Dil. D3 10 mg, *Nux vomica* Ø 10 mg, *Phosphorus* Dil. D3 10 mg, *Sabadilla* Ø 10 mg, *Bryonia* Dil. D1 10 mg, *Aconitum* Dil. D1 10 mg, *Sanguinaria* Dil. D6 5 mg • Sonstige Bestandteile: Ethanol 86 % (m/m), gereinigtes Wasser • 43 Vol.-% Alkohol	Bei Erkältungskrankheiten		• Akut: bis zu 6 × tgl. 5–10 Tr. • Chronisch: 1–3 × tgl. je 5–10 Tr.
Grüner Tee EpiVerde® 222 (nur über Biogena beziehbar)			
Entkoffeinierter Grünteeblatt-Extrakt standardisiert auf den Aktivwirkstoff Epigallocatechingallat (EGCG) und Catechinen, ergänzt mit Vitamin-C-reichem Amla-Extrakt	Begleitend zur Gewichtskontrolle, in der Adipositastherapie und zur Abschwächung des Jo-Jo-Effekts; Anregung des Stoffwechsels bei metabolischen Imbalancen; Verbesserung des antioxidativen Status und zur Behandlung von oxidativem Stress, insbesondere bei Rauchern; Senkung von Gesamt- und LDL-Cholesterin; in der Krebsprävention und Vorbeugung von *Helicobacter-pylori*-induziertem Magenkarzinom; Verbesserung des Hautbildes, zum Schutz vor UV-bedingter Hautalterung	Antiinflammatorisch, thermogen, antidiabetisch, antiangiogen, antimutagen, antibakteriell, hypocholesterinämisch	1 × tgl. 1 Kps.

Tab. H Zusammensetzung, Dosierung und Anwendungsempfehlungen

Präparat und Zusammensetzung	Indikationen	Wirkungen	Dosierungs- und Anwendungsempfehlung
HDL Plus (nur über Biogena beziehbar)			
Orthomolekulare Substanzen mit hoher Dosierung von Non-Flushing-Niacin	• Zur gezielten Erhöhung der gefäßschützenden HDL-Fraktionen und zur Optimierung des Lipid-Profils • Bei erhöhten LDL-Cholesterin- und Lipidwerten, kardiovaskulären Erkrankungen und Diabetes mellitus		3 × tgl. 2 Kps. therapiebegleitend
Hepar-Pasc® (Pascoe)			
1 Filmtablette enthält: • Wirkstoff: Trockenextrakt (20–35 : 1) aus Mariendistelfrüchten 135–152 mg entsprechend 83 mg Silymarin (berechnet als Silibinin, HPLC) • Auszugsmittel: Aceton • Sonstige Bestandteile: Crospovidon, Laktosemonohydrat, Cellulose, hochdisperses Siliciumdioxid, Talkum, Magnesiumstearat, Poly[butylmethacrylat-co-(2-dimethylaminoethyl)methacrylat-co-methylmethacrylat] (1 : 2 : 1), Titandioxid E171, Indigocarmin, Aluminiumsalz E132, Eisenoxidhydrat E 172, Eisenoxide und -hydroxide E172	Zur unterstützenden Behandlung bei chronisch-entzündlichen Lebererkrankungen, Leberzirrhose und toxischen Leberschäden		3–4 × tgl. 1 Filmtbl.
Hepaverde® (NICApur)			
Mit leber- und gallewirksamen Extrakten aus Mariendistel und Artischocke sowie Lecithin	Bei Maldigestion		1 × tgl. 1 Kps.
Homocystein Formula (nur über Biogena beziehbar)			
Kombinationsprodukt mit hoher Dosierung der am Homocysteinstoffwechsel beteiligten Vitamine B_6, B_{12} und Folsäure	Zur Senkung eines erhöhten Homocysteinspiegels		Dosierung abhängig vom Schweregrad (Therapieziel 10–12 µmol/l): • < 10 µmol/l: 1 × tgl. 1 Kps. • 12–30 µmol/l: 2 × tgl. 1 Kps. • > 30 µmol/l: 3 × tgl. 1 Kps.

Tab. H Zusammensetzung, Dosierung und Anwendungsempfehlungen *(Forts.)*

Präparat und Zusammensetzung	Indikationen	Wirkungen	Dosierungs- und Anwendungsempfehlung
Hyoscyamus Similiaplex® (Pascoe)			
10 g (= 10,8 ml) enthalten: • Wirkstoffe: *Hyoscyamus* Dil. D4 1,6 g, *Arsenum jodatum* Dil. D6 2,0 g, *Rumex* Dil. D1 1,6 g, *Urtica* Dil. D3 1,6 g, *Abrotanum* Dil. D3 1,6 g, *China* Dil. D3 1,6 g • 51 Vol.-% Alkohol			• Akut: bis zu 6 × tgl. 5–10 Tr. • Chronisch: 1–3 × tgl. je 5–10 Tr.
Hypercoran®Pascoe)			
10 g (= 10,5 ml) enthalten: • Wirkstoffe: *Crataegus Ø* 2,5 g, *Viscum album* Dil. D1 2,5 g, *Glonoinum* Dil. D4 2,5 g, *Barium carbonicum* Dil. D8 2,5 g • 44 Vol.-% Alkohol	Unterstützende Therapie bei Bluthochdruck		1–3 × tgl. 5–10 Tr.

Tab. I Zusammensetzung, Dosierung und Anwendungsempfehlungen

Präparat und Zusammensetzung	Indikationen	Wirkungen	Dosierungs- und Anwendungsempfehlung
ImmunoMyk® (nur über Biogena beziehbar)			
Pilzextrakte aus Reishi *(Ganoderma lucidum)* und Shiitake *(Lentinula edodes)* kombiniert mit pflanzlichem Vitamin C aus Acerola- und Camu-Camu-Fruchtextrakten, Vitamin E sowie Zink zur präventiven oder therapiebegleitenden Unterstützung des Immunsystems, insbesondere in Zeiten einer erhöhten Belastung und bei einer geschwächten körpereigenen Immunabwehr	Zum präventiven Einsatz in Zeiten eines erhöhten Erkrankungsrisikos, therapeutisch zur Stärkung einer geschwächten Immunantwort und bei Immundysfunktionen; therapiebegleitend bei bakteriellen und viralen Infektionen	Immunmodulierend, antioxidativ	• Präventiv und begleitend therapeutisch: 3 × 1 Kps. über den Tag verteilt • Bei Langzeitanwendung: 1 × tgl. 1–2 Kps.
Infekt 1-Injektopas® (Pascoe)			
1 Ampulle 2 ml enthält: • Wirkstoffe: *Echinacea Ø* 12 mg, *Aconitum* Dil. D2 4 mg, *Bryonia* Dil. D2 4 mg, *Lachesis* Dil. D6 4 mg, *Aurum metallicum* Dil. D6 4 mg • Sonstige Bestandteile: Natriumchlorid, Wasser für Injektionszwecke	Bei grippalen Infekten		1 × tgl. 2 ml bis zur Entfieberung i.m., s.c. oder i.v.

Tab. I Zusammensetzung, Dosierung und Anwendungsempfehlungen *(Forts.)*

Präparat und Zusammensetzung	Indikationen	Wirkungen	Dosierungs- und Anwendungsempfehlung
IntraDoxx® 255 (nur über Biogena beziehbar)			
Vitamin B_2, Alpha-Liponsäure, N-Acetyl-Cystein, Glycin, L-Cystein, L-Glutamin, L-Methionin	• Bei Schwermetallbelastungen im Urin • Zur Anregung der körpereigenen Glutathionsynthese • Zur Behandlung eines erniedrigten zellulären Glutathionspiegels und daraus resultierender verminderter zellulärer Entgiftungsleistung wie z. B. im Rahmen von entzündlichen Erkrankungen, Leber-, Tumor- oder Stoffwechselerkrankungen sowie intensivem Arzneimittelgebrauch		3 × tgl. 1 Kps. zu den Mahlzeiten einnehmen

Tab. J Zusammensetzung, Dosierung und Anwendungsempfehlungen

Präparat und Zusammensetzung	Indikationen	Wirkungen	Dosierungs- und Anwendungsempfehlung
Juniperus Similiaplex® (Pascoe)			
10 g (= 10,9 ml) enthalten: • Wirkstoffe: *Apocynum* Dil. D1 1 g, *Petroselinum* Ø 1 g, *Juniperus communis* Dil. D2 1 g, *Oleum terebinthinae* Dil. D4 1 g, *Helleborus* Dil. D3 1 g, *Berberis* Dil. D3 1 g, *Sarsaparilla* Dil. D4 1 g, *Balsamum copaivae* Dil. D4 3 g • 56 Vol.-% Alkohol			• Akut: bis zu 6 × tgl. 5–10 Tr. • Chronisch: 1–3 × tgl. je 5–10 Tr.

Tab. L Zusammensetzung, Dosierung und Anwendungsempfehlungen

Präparat und Zusammensetzung	Indikationen	Wirkungen	Dosierungs- und Anwendungsempfehlung
Lactobiogen® (Laves)			
Kombination von *Bifidobacterium*, BB-12®, *Lactobacillus acidophilus*, LA-5®, *Lactobacillus delbrueckii* spp. *bulgaricus*, LBY-27™ und *Streptococcus thermophilus*, STY-31™	Probiotikum	Förderung der physiologischen Darmflora	1 × tgl. 1–2 Kps. zum Essen mit etwas Flüssigkeit einnehmen

Tab. L Zusammensetzung, Dosierung und Anwendungsempfehlungen *(Forts.)*

Präparat und Zusammensetzung	Indikationen	Wirkungen	Dosierungs- und Anwendungsempfehlung
Lactobiogen® femin plus (Laves)			
Kombination aus Cranberry-Zimt-Kapseln (ocker) mit einem probiotischen Bakterienstamm in hoher Konzentration (2,5 × 10^9 probiotische Bakterien)	Urogenitalinfektionen	Zur Unterstützung der gesunden Harnblasenfunktion und natürlichen Vaginalflora	Zur Prophylaxe 1 × tgl. beide Kapseln mit etwas Flüssigkeit einnehmen
Lactobiogen® Kinder (Laves)			
Bifidobacterium, BB-12® und *Streptococcus thermophilus*, TH-4®	Probiotikum für Kinder	Förderung der physiologischen Darmflora	1–2 Beutel mit etwas Flüssigkeit (z. B. 100 ml Wasser) 15 min vor dem Essen einnehmen
LactroZym® (nur über Biogena beziehbar)			
Kombinationspräparat mit gereinigter und standardisierter Laktase (Validase®) aus *Aspergillus oryzae* sowie probiotischen Laktobakterien (10 Stämme) und präbiotischem Inulin	• Zur Enzymsubstitution bei Laktasemangel • Bei Laktoseintoleranz, dyspeptischen Beschwerden (z. B. erhöhte Peristaltik, Diarrhö, Flatulenz, Spasmen), enteritisbedingtem sekundärem Laktasemangel, bakteriellen Darminfektionen		1–2 Kps. mit viel Flüssigkeit jeweils vor dem Verzehr von Milchprodukten Die Tagesmenge kann individuell an den Milchverzehr angepasst werden: 1 Kps. pro 5 g Milchzucker
L-Carnipur 500 (nur über Biogena beziehbar)			
Monopräparat zur therapeutischen Zufuhr von L-Carnitin bei verminderter Eigensynthese und/oder bei erhöhtem Bedarf sowie zum adjuvanten Einsatz bei bestimmten Indikationen	Begleitend therapeutisch bei kardiologischen Erkrankungen zur Stärkung der Herzfunktion; bei Diabetes mellitus; zur Deckung eines gesteigerten Bedarfs in Schwangerschaft und Stillzeit sowie bei Ausdauer- und Kraftsportlern; bei altersbedingtem Leistungsabfall	Am oxidativen Abbau langkettiger Fettsäuren und der daraus resultierenden Energiefreisetzung beteiligt	3 × tgl. 1 Kps.
Leber Galle Formula (nur über Biogena beziehbar)			
Kombinationspräparat mit leber- und gallewirksamen Pflanzenextrakten, die in der Phytotherapie aufgrund ihres breiten Wirkspektrums traditionell bei verschiedenen Störungen und Erkrankungen adjuvant und therapeutisch einsetzt werden	Bei chronisch-entzündlichen Lebererkrankungen, Leberparenchymveränderungen, Unterstützung des Leberstoffwechsels und zur Verbesserung der Leberregeneration, Anregung des Galleflusses bei dyspeptischen Beschwerden und der Pankreassekretion; bei Gallenwegsbeschwerden im Rahmen eines dyspeptischen Symptomkomplexes	Antioxidativ, antiinflammatorisch, hepatoprotektiv, choleretisch, cholagog, andtidyspeptisch	1 × tgl. 1–2 Kps. zu einer Mahlzeit Zur Anregung des Gallenflusses: 1 Kps. 1 h vor der Mahlzeit

Tab. L Zusammensetzung, Dosierung und Anwendungsempfehlungen *(Forts.)*

Präparat und Zusammensetzung	Indikationen	Wirkungen	Dosierungs- und Anwendungsempfehlung
L-Glutamin 3000 (nur über Biogena beziehbar)			
Monopräparat mit L-Glutamin, der häufigsten Aminosäure im Muskel und Haupttransporter von Stickstoff in die Muskelzellen	Therapiebegleitend bei entzündlichen Erkrankungen des GIT, insbesondere der Darmschleimhaut, sowie bei *Helicobacter-pylori*-Infektionen; zur Verbesserung der Verträglichkeit von Antirheumatika/Antiphlogistika (NSAR); zur Verbesserung der Kraftregeneration und Milderung von Muskelkater bei Sportlern; zur Verbesserung der Immunkompetenz, zur Reduktion der Infektionshäufigkeit bei Ausdauersportlern und bei körperlicher Belastung; bei Verletzungen und chirurgischen Eingriffen zur Aufrechterhaltung der Immunfunktion; bei Strahlen- und Chemotherapie zur Verringerung von therapieinduzierten Durchfällen	Aminosäure mit Schlüsselfunktionen im Muskelstoffwechsel und primäre Energiequelle für Dünndarm- und Immunzellen	1 × tgl. 3 g (1 Sachet) oder mehr nach Bedarf in Wasser auflösen und trinken
L-Glutathion reduziert (nur über Biogena beziehbar)			
Monoprodukt mit der schwefelhaltigen Verbindung reduziertes L-Glutathion, die als körpereigene Substanz in einem weiten Indikationsrahmen therapeutisch eingesetzt werden kann	Begleitend therapeutisch bei Tumorerkrankungen und tumorbedingter Unterernährung; zur Vermeidung von oxidativen Zellschädigungen bei Chemo- und Bestrahlungstherapien; Unterstützung der Leberfunktionen, zur Stärkung der Entgiftungsleistung, vor allem bei Schwermetallbelastung; zur generellen Stärkung antioxidativer Schutzsysteme, insbesondere bei altersbedingter Makuladegeneration und degenerativen Erkrankungen; bei entzündlichen Magen-Darm-Erkrankungen; bei Melasma	Antioxidativ, entgiftend und immununterstützend	1 × tgl. 1 Kps. Begleitend therapeutisch: 2 × tgl. 1–2 Kps.

Tab. L Zusammensetzung, Dosierung und Anwendungsempfehlungen *(Forts.)*

Präparat und Zusammensetzung	Indikationen	Wirkungen	Dosierungs- und Anwendungsempfehlung
L-Methionin 375 (nur über Biogena beziehbar)			
Monopräparat zur Erhöhung der Zufuhr der schwefelhaltigen Substanz L-Methionin. Diese essenzielle Aminosäure wird als Proteinbaustein benötigt und ist als Methylgruppendonor zentral am Stoffwechselgeschehen und an Entgiftungsfunktionen beteiligt. Als Quelle für Wasserstoffionen stellt sie einen wichtigen Säurebildner dar und kann bei entsprechenden Indikationen insbesondere im Harnwegsbereich begleitend therapeutisch eingesetzt werden	Zur Erhöhung der biologischen Wertigkeit von pflanzlichem Protein aus Hülsenfrüchten in Zeiten eines erhöhten Eiweißbedarfs; begleitend therapeutisch zur Harnansäuerung bei rezidivierenden Infektionen der ableitenden Harnwege; zur Optimierung der Wirkung von Antibiotika (optimaler pH-Bereich 4–6), zur Vermeidung von Steinbildung (Phosphatsteine); zur Quecksilber- und Arsenausleitung; bei Haarausfall, brüchigen Nägeln zur Optimierung der Schwefelzufuhr	Essenzielle Aminosäure; proteinogen; entgiftend	3 × tgl. 1 Kps. Zusätzliche Supplementierung der Vitamine B_6, B_{12} und Folsäure ist empfehlenswert
L-Tryptophan 250 (nur über Biogena beziehbar)			
Orthomolekulares Kombinationsprodukt, dessen Inhaltsstoffe sich einzeln, vor allem aber im synergistischen Verbund, zum therapiebegleitenden Einsatz bei Störungen im Serotoninstoffwechsel eignen	Bei Schlafstörungen und Einschlafproblemen, bei psychischen Störungen wie depressiver Verstimmung oder gesteigerter Aggressivität; zur Kontrolle des Appetits; bei Schmerzsyndromen und PMS	Vorstufe und Cofaktoren im Serotonin-/Melatoninstoffwechsel	1 × tgl. 2 Kps. 30 min vor dem Schlafengehen
Luvos®-Heilerde mikrofein (Heilerde-Gesellschaft Luvos Just)			
Heilerde	Zur Bindung von Fetten und Cholesterin aus der Nahrung sowie Gallensäuren im Darm	Bindet Fette, Cholesterin und Gallensäuren	Jugendliche ab 12 Jahren und Erwachsene: 3 Kps. zu jeder Mahlzeit unzerkaut mit etwas Flüssigkeit einnehmen. Bei gleichzeitiger Einnahme von anderen Arzneimitteln wegen der stark bindenden Eigenschaft von Heilerde einen zeitlichen Abstand von 1–2 h einhalten. Bei längerfristiger Einnahme: nach 3 Wochen eine mehrtägige Einnahmepause einhalten. Die Behandlung kann anschließend fortgesetzt werden.

Tab. L Zusammensetzung, Dosierung und Anwendungsempfehlungen *(Forts.)*

Präparat und Zusammensetzung	Indikationen	Wirkungen	Dosierungs- und Anwendungsempfehlung
Lymphdiaral® Basistabletten (Pascoe)			
In einer Tablette sind enthalten: • Wirkstoffe: *Taraxacum* Ø 25,0 mg, *Calendula* Ø 25,0 mg, *Arsenicum album* Dil. D8 2,5 mg, *Chelidonium* Dil. D2 2,5 mg, *Leptandra* Ø 0,75 mg, *Echinacea* Ø 0,75 mg, *Phytolacca* Dil. D2 2,5 mg, *Carduus marianus* Dil. D1 2,5 mg, *Condurango* Dil. D2 0,25 mg, *Hydrastis* Ø 0,25 mg, *Lycopodium* Dil. D2 0,25 mg, *Sanguinaria* Ø 0,25 mg • Sonstige Bestandteile: Lactose-Monohydrat, Maisstärke, Magnesiumstearat (pflanzlich)			1–3 × tgl. 1 Tbl.
Lymphdiaral® Basistropfen SL (Pascoe)			
10 g (= 10,5 ml) enthalten: • Wirkstoffe: *Taraxacum* Ø 0,80 g, *Calendula* Ø 0,45 g, *Arsenicum album* Dil. D8 0,10 g, *Chelidonium* Dil. D8 0,05 g, *Echinacea* Dil. D3 0,03 g, *Phytolacca* Dil. D2 0,05 g, *Hydrastis* Ø 0,10 g, *Lycopodium* Dil. D2 0,10 g, *Sanguinaria* Dil. D8 0,01 g • Sonstiger Bestandteil: Ethanol 86 % (m/m), gereinigtes Wasser • 39 Vol.-% Alkohol	Unterstützende Behandlung von Infekten der oberen Atemwege, insbesondere mit Beteiligung des lokalen Lymphsystems		• Akut: bis zu 6 × tgl. 5–10 Tr. • Chronisch: 1–3 × tgl. je 5–10 Tr.
Lymphdiaral® sensitiv Salbe N (Pascoe)			
10 g enthalten: • Wirkstoffe: *Conium* Dil. D2 0,40 g, *Calendula* Ø 0,20 g, *Mercurius bijodatus* Trit. D5 0,01 g, *Stibium sulfuratum nigrum* Trit. D2 0,01 g • Sonstige Bestandteile: gereinigtes Wasser, emulgierender Cetylstearylalkohol (Typ A), Ethanol 86 % (m/m), [(Z)-Octadec-9-en-1-yl]oleat, Sorbitollösung 70 %	Unterstützende Behandlung des lokalen Lymphsystems bei Infekten des Hals-Nasen-Rachen-Raums		1–3 × tgl. 2–3 cm Salbenstrang im Lymphknoten- und Lymphabflussbereich, dann im Bereich der Beschwerden äußerlich anwenden

Tab. M Zusammensetzung, Dosierung und Anwendungsempfehlungen

Präparat und Zusammensetzung	Indikationen	Wirkungen	Dosierungs- und Anwendungsempfehlung
Magnesiumcitrat 120 (NICApur)			
Magnesium in organischer Citratverbindung, die sich durch eine gute Bioverfügbarkeit auszeichnet	• Bei erhöhtem Magnesiumbedarf • Bei Magnesiummangel		1 × tgl. 2 Kps.
Markofruct® (Pascoe)			
Ballaststoffreiches Instant-Teegetränk mit Inulin/Oligofruktose und Kamille Zutaten: Inulin/Oligofruktose, Kamillenblütenauszug mit Maltodextrin	Teegetränk (präbiotisch)	Präbiotisch	2 × tgl. 1–2 Portionsbeutel in heißes Wasser einrühren und trinken
MeineBase® (Jentschura International GmbH)			
Natriumhydrogenkarbonat, Meersalz, Natriumkarbonat, natürliche Mineralien und Edelsteine (Achat, Karneol, Citrin, Chrysopras, Chalcedon, Saphir, Bergkristall und Onyx)	Unterstützt die Ausscheidungsfunktion	Wirkt entsäuernd	Für ein Vollbad: 3 Deckel bzw. 3 EL Pulver Mindestens 30 min bei 37–38 °C baden, idealerweise 1–2 ×/Woche
Mineralstoff Formula (nur über Biogena beziehbar)			
Kalzium, Magnesium, Eisen, Zink, Mangan, Kupfer, Molybdän, Jod, Chrom, Selen	Führt Mineralstoffe zu, die u. a. bei der Säure-Basen-Regulation eine Rolle spielen		2 × tgl. 1 Kps.
MoFerrin®liquid (nur über Biogena beziehbar)			
Pflanzliches Eisen	Bei Eisenmangel		1 × tgl. 1 Portion Nüchtern einnehmen, vor Gebrauch schütteln
Mucosa Formula® (nur über Biogena beziehbar)			
Kombinationspräparat zur begleitenden Anwendung bei entzündlichen Darmerkrankungen und deren Folgen. Mit ausgewählten Mikronährstoffen und Pflanzenextrakten, die mukosaprotektive und antientzündliche Wirkung aufweisen und einen erkrankungsbedingt ungenügenden Mikronährstoffstatus ausgleichen	Bei geschädigter Darmmukosa mit entzündlichen Prozessen und Permeabilitätsstörungen; Colitis ulcerosa, Morbus Crohn, gastrointestinale Störungen, Kurzdarmsyndrom; Allergien (insbesondere nahrungsmittelinduziert) und erhöhte Infektanfälligkeit aufgrund einer geschädigten Darmmukosa	Antiinflammatorisch, mukosaprotektiv, immununterstützend	1 × tgl. 2 Kps.

Tab. M Zusammensetzung, Dosierung und Anwendungsempfehlungen *(Forts.)*

Präparat und Zusammensetzung	Indikationen	Wirkungen	Dosierungs- und Anwendungsempfehlung
MucosaPlex® (NICApur)			
Kombinationspräparat mit ausgewählten Mikronährstoffen und Pflanzenextrakten	Bei geschädigter Darmmukosa mit entzündlichen Prozessen und Permeabilitätsstörungen, Colitis ulcerosa, Morbus Crohn, gastrointestinalen Störungen, Kurzdarmsyndrom und nahrungsmittelinduzierten Allergien	• Mukosaprotektiv und antiphlogistisch • Gleicht erkrankungsbedingten ungenügenden Mikronährstoffstatus aus	• Erwachsene: 2 × tgl. 1 Kps. • Kinder: 1–2 × tgl. 1 Kps. Kapselinhalt kann auch in lauwarmen Kamillentee eingerührt werden (sofort trinken) **Tipp:** Als weiteres Mikronährstoffpräparat steht MUCOZINK® in Pulverform zur Verfügung (s. u.)
MUCOZINK® (nutrimmun)			
Inhaltsstoffe: L-Glutamin (2 g), Taurin, Vitamin C, Niacin, natürliches Vitamin E, Pantothensäure, Vitamin B_6, Vitamin B_1, Vitamin B_2, Folsäure, Vitamin A, D-Biotin, Vitamin B_{12}, Vitamin D, Magnesium, Zink, Kupfer, Chrom, Selen Glutenfrei, laktosefrei, vegetarisch, ohne Farb- und Süßstoffe; mit natürlichem Aroma	• Für Haut und Darmschleimhaut • Leaky-Gut-Syndrom • Bei erhöhter Permeabilität der intestinalen Mukosa	• Fördert die Mukosaintegrität • Ernährt und regeneriert die Epithelzellen • Verbessert die Nährstoffresorption • Immunstabilisierend	• Erwachsene: 1 × tgl. 2 gestrichene Messlöffel oder 1 Beutelinhalt (20 g) in ca. 200 ml stilles Wasser einrühren und zu oder nach einer Mahlzeit einnehmen • Kinder: – 11–14 J.: 1 × tgl. 2 gehäufte TL (13 g) – 4–10 J.: 1 × tgl. 1 gehäufter TL (6,7 g) Anwendungsdauer: 3–6 Monate; langfristige Einnahme möglich
Mutaflor® (Ardeypharm)			
E. coli, Stamm Nissle 1917; 2,5–25 × 10^9 KBE	Zur probiotischen Behandlung vor allem der Obstipation bei Reizdarm, gerade bei bereits länger andauernden funktionellen Beschwerden sowie bei nichtakuten Dickdarmentzündungen	• Stabilisiert die Darmbarriere • Unterstützt die Darmflora • Positiv für die Darmmotilität • Wirksam bei Darmentzündungen	Falls vom Arzt nicht anders verordnet: Erwachsene und Jugendliche ab 12 J.: • Tag 1–4: 1 × tgl. 1 Kps. • Ab Tag 5: 1 × tgl. 2 Kps., in hartnäckigen Fällen der Obstipation bis zu 4 Kps./Tag
Mutaflor® mite (Ardeypharm)			
E. coli, Stamm Nissle 1917; 0,5–5 × 10^9 KBE	Probiotisches Arzneimittel bei funktionellen Darmerkrankungen wie chronischer Verstopfung, auch für ältere Kinder geeignet	• Stabilisiert die Darmbarriere • Unterstützt die Darmflora • Positiv für die Darmmotilität	Falls vom Arzt nicht anders verordnet: Kinder: • Tag 1–4: 1 Kps./Tag • Ab Tag 5: 2 Kps./Tag

Tab. M Zusammensetzung, Dosierung und Anwendungsempfehlungen *(Forts.)*

Präparat und Zusammensetzung	Indikationen	Wirkungen	Dosierungs- und Anwendungsempfehlung
Mutaflor® Suspension (Ardeypharm)			
E. coli, Stamm Nissle 1917; 10^8 KBE	Neugeborene sind kurz nach der Geburt besonders empfindlich für Hospitalkeime. Eine Dysbiose und erhöhte Infektanfälligkeit können die Folge sein. Ein funktionierendes Immunsystem wirkt dem entgegen		Falls vom Arzt nicht anders verordnet: • Prophylaxe gegen die Ansiedelung schädlicher Keime im Darm (Infektionsprophylaxe Früh- und Reifgeborene): 1 × tgl. 1 ml • Stärkung der Abwehrkräfte (Früh- und Reifgeborene): – 1. Lebenswoche: 1 × tgl. 1 ml – 2.–3. Lebenswoche: 3 ×/Woche 1 × tgl. 1 ml
MyBIOTIK®BALANCE RDS (nutrimmun)			
Lebensmittel für besondere medizinische Zwecke Mit dem studiengeprüften Bakterienstamm *Lactobacillus plantarum* 299v sowie Vitamin D, Kalzium und B-Vitaminen Inhaltsstoffe: • Pulver: Lactobacillus plantarum 299v 10 × 10^9 KBE • Kapsel: Vitamin D, Kalzium, Vitamin B_{12}, Vitamin B_6, Folsäure und Niacin Glutenfrei, laktosefrei, vegetarisch, ohne Farb- und Süßstoffe, ohne Aromen	Zum Diätmanagement bei Reizdarmsyndrom	• Reduziert Abdominalschmerzen • Reduziert Blähungen • Normalisiert die Stuhlfrequenz	• Dosierung: Erwachsene und Kinder ab 7 J.: 1 × tgl. 1 Sachet sowie 1 Kps. Anwendung: Pulver in ca. 100 ml stilles Wasser einrühren und auf leeren Magen mindestens 15 min vor einer Mahlzeit trinken. Die Kapsel zu einer Mahlzeit mit Flüssigkeit, z. B. einem Glas Wasser, einnehmen Anwendungsdauer: mindestens 1 Monat. Langfristige Einnahme ist möglich

Tab. M Zusammensetzung, Dosierung und Anwendungsempfehlungen *(Forts.)*

Präparat und Zusammensetzung	Indikationen	Wirkungen	Dosierungs- und Anwendungsempfehlung
MyBIOTIK®IMMUGY (nutrimmun)			
Kombination aus Probiotika und spezifischen Mikronährstoffen + Beta-Glukane aus Hefe Inhaltsstoffe: Das Pulver enthält die Bakterienkulturen *Bifidobacterium animalis* spp. *lactis* (BB-12®) und *Lactobacillus rhamnosus* (LGG®). Die Kapsel enthält Vitamin B_1, Vitamin B_2, Niacin, Pantothensäure, Vitamin B_6, Biotin, Folsäure, Vitamin B_{12}, Vitamin C, Vitamin D, Vitamin E, Selen und Zink sowie Beta-Glukane aus Hefe *(Saccharomyces cerevisiae)* BB-12® und LGG®: eingetragene Marken von Chr. Hansen A/S Glutenfrei, laktosefrei, vegan, ohne Farb- und Süßstoffe, ohne Aromen	Bei akuten Infektionen der oberen Atemwege + Infektanfälligkeit	• Signifikante Reduktion der Infektdauer • Signifikante Reduktion der Symptomschwere • Signifikante Reduktion der Infektanzahl	• Dosierung: – Erwachsene und Kinder ab 11 J.: – 1 × tgl. 1 Portionsbeutel + 2 Kps. • Kinder 4–10 J.: 1 × tgl. ½ Beutelinhalt (1 g) und 1 Kps. • Anwendung: Das Pulver (1 Portionsbeutel) in ca. 100 ml stilles Wasser einrühren und auf leeren Magen mindestens 15 min vor einer Mahlzeit trinken. Die zwei Kapseln zu einer Mahlzeit mit etwas Flüssigkeit, z. B. einem Glas Wasser, einnehmen • Anwendungsdauer: – 15 Tage bei akuter Infektion der oberen Atemwege – 1–3 Monate bei rezidivierenden Infekten und zur langfristigen Unterstützung des Immunsystems
MyBIOTIK®LIFE+ (nutrimmun)			
Kombination aus Probiotika und spezifischen Mikronährstoffen: Das Pulver enthält die Bakterienkulturen *Bifidobacterium longum* R0175 und *Lactobacillus helveticus* R0052. Die Kapsel enthält Vitamin B_1, Vitamin B_2, Niacin, Pantothensäure, Vitamin B_6, Biotin, Folsäure, Vitamin B_{12}, Vitamin D, Magnesium und Zink. Glutenfrei, laktosefrei, vegetarisch, ohne Farb- und Süßstoffe, ohne Aromen	Zur Unterstützung bei verschiedenen psychischen Erkrankungen, z. B. depressive Verstimmungen oder CFS	• Reduktion eines erhöhten Kortisolspiegels infolge chronischer Stressbelastung • Reduktion von Müdigkeit und Erschöpfung • Reduktion der Stresswahrnehmung • Verbesserung des Allgemeinbefindens • Verbesserung somatischer Beschwerden	• Dosierung: Erwachsene und Kinder ab 11 J.: 1 × tgl. 1 Portionsbeutel und 2 Kps. Anwendung: Das Pulver (1 Portionsbeutel) in ein leeres Glas füllen und unter Rühren in ca. 100 ml stillem Wasser auflösen. Auf leeren Magen mindestens 15 min vor einer Mahlzeit trinken. Die zwei Kapseln zu einer Mahlzeit mit etwas Flüssigkeit, z. B. einem Glas Wasser, einnehmen. Anwendungsdauer: mindestens 30 Tage; eine kurmäßige Einnahme ist empfehlenswert, eine langfristige Einnahme ist möglich

Tab. M Zusammensetzung, Dosierung und Anwendungsempfehlungen *(Forts.)*

Präparat und Zusammensetzung	Indikationen	Wirkungen	Dosierungs- und Anwendungsempfehlung
MyBIOTIK®PROTECT (nutrimmun)			
Komplex aus 11 Bakterienkulturen: *Bifidobacterium animalis* W53, *Bifidobakterium bifidum* W23, *Bifidobakterium lactis* W51, *Bifidobakterium lactis* W52, *Enterococcus faecium* W54, *Lactobacillus acidophilus* W55, *Lactobacillus casei* W56, *Lactobacillus plantarum* W21, *Lactobacillus rhamnosus* W71, *Lactobacillus salivarius* W24, *Lactococcus lactis* W58 sowie Vitamin B_2 Glutenfrei, laktosefrei; vegan; ohne Farb- und Süßstoffe; ohne Aromen	Aktiver Mikrobiota-Komplex mit ausgewogener Diversität und Zellschutz Ergänzend zu einer Antibiotikatherapie	• Regeneration der mikrobiellen Artenvielfalt im Darm (Diversität) • Verbesserung der Pathogenabwehr • Clostridientoxin-Hemmung • Reduktion des AAD- und CDI-Risikos	• Dosierung: – Erwachsene sowie Kinder ab 6 J.: 1 × tgl. 1 Beutel – Kinder 1–5 J.: in der 1. Woche 1 × tgl. ½ Beutel (1 g), ab der 2. Woche 1 × tgl. 1 Beutel (2 g) • Anwendung: Tagesportion Pulver in ca. 100 ml stilles Wasser einrühren und auf leeren Magen trinken, z. B. vor dem Schlafengehen oder im Abstand von 15 min vor einer Mahlzeit • Anwendungsdauer: – 15 Tage: parallel zur Antibiose und bei akuter Diarrhö – 1–3 Monate: bei mehrmaliger oder längerer Antibiose und zum Ausgleich von Dysbiosen
MyBIOTIK®PUR (nutrimmun)			
Komplex aus Bakterienkulturen *Bifidobacterium bifidum* W23, *Bifidobacterium lactis* W51, *Lactobacillus acidophilus* W55, *Lactobacillus casei* W56, *Lactococcus lactis* W58, *Lactobacillus salivarius* W57 sowie Biotin und Vitamin B_2 Glutenfrei, laktosefrei; vegan, ohne Farb- und Süßstoffe; ohne Aromen	• Für Haut und Schleimhäute • Bei allergischer Rhinitis und atopischer Dermatitis • Bei Nahrungsmittelunverträglichkeiten	• Aufbau von körpereigenen, epithelialen Schutzbarrieren • Unterstützt die Mukosafunktion • Immunregulierend (TH1/TH2-Balance)	• Dosierung: – Erwachsene sowie Kinder ab 6 J.: 1 × tgl. 1 Beutel – Kinder 1–5 J.: in der 1. Woche 1 × tgl. ½ Beutelinhalt (1 g), danach 1 × tgl. 1 Beutel • Anwendung: Tagesportion Pulver in ca. 100 ml stilles Wasser einrühren und auf leeren Magen mindestens 15 min vor einer Mahlzeit trinken • Anwendungsdauer: je nach Indikation ca. 3–6 Monate, eine langfristige Einnahme ist möglich

Tab. N Zusammensetzung, Dosierung und Anwendungsempfehlungen

Präparat und Zusammensetzung	Indikationen	Wirkungen	Dosierungs- und Anwendungsempfehlung
Neurapas® balance (Pascoe)			
1 Filmtablette enthält: • Wirkstoffe: Trockenextrakt aus Johanniskraut (4,6–6,5 : 1) 60 mg (Auszugsmittel: Ethanol 38 % m/m), Trockenextrakt aus Baldrianwurzeln (3,8–5,6 : 1) 28 mg (Auszugsmittel: Ethanol 40 % m/m), Trockenextrakt aus Passionsblumenkraut (6,25–7,1 : 1) 32 mg (Auszugsmittel: Ethanol 60 % m/m) • Sonstige Bestandteile: Povidon K 30, Laktosemonohydrat, Glycerol 85 %, sprühgetrockneter Glukosesirup, hochdisperses Siliciumdioxid, Maltodextrin, Talkum, Magnesiumstearat, Croscarmellose-Natriumsalz, basisches Butylmethacrylat Copolymer (Eudragit E), Macrogol 6000, Indigocarmin (E132)	Bei leichten depressiven Episoden mit nervöser Unruhe		3 × tgl. 2 Filmtbl. (unabhängig von den Mahlzeiten)
Neurosagena® B-Komplex active (nur über Biogena beziehbar)			
Hoch dosiertes orthomolekulares Kombinationsprodukt zur Behandlung von neurologischen und neuropsychiatrischen Erkrankungen. Es enthält die acht neurotropen Vitamine der B-Gruppe sowie Phosphatidylserin aus Sonnenblumenlecithin	Zur therapeutischen Behandlung von Vitamin-B-Mangel-Zuständen; bei neurologischen und neuropsychiatrischen Erkrankungen; bei Polyneuropathien, Neuralgien, Neuritis, Radikulopathien und Migräne zur Verbesserung des Schmerzgeschehens; bei Verletzungen des Nervensystems; bei Alkoholerkrankungen und Diabetes mellitus	Cofaktoren verschiedener anaboler und kataboler zellulärer Reaktionen, Cofaktoren im Nervenstoffwechsel/Synthese von Neurotransmittern	1 × tgl. 1 Kps

Tab. N Zusammensetzung, Dosierung und Anwendungsempfehlungen *(Forts.)*

Präparat und Zusammensetzung	Indikationen	Wirkungen	Dosierungs- und Anwendungsempfehlung
Nutrident Paro Pro® (nur über Biogena beziehbar)			
Kombinationspräparat mit hocheffizienten, antioxidativ wirksamen Mikronährstoffen und antibakteriellem Cranberry-Konzentrat zur Therapiebegleitung bei entzündlichen Zahnfleischerkrankungen	Zur Verbesserung des Therapieerfolgs durch eine Normalisierung des antioxidativen Status im Zahnfleischgewebe bei Gingivitis und Parodontitis, zur Verbesserung des systemischen antioxidativen Status bei entzündlichen Zahnfleischerkrankungen sowie bei diabetesbedingten Parodontopathien, bei Rauchern und in der Schwangerschaft, bei Parodontopathien zur Prävention von systemischen Folgeerkrankungen; zur Prävention von Zahnfleischerkrankungen bei Risikopatienten	Antioxidativ, antibakteriell	• Zum präventiven Einsatz: 1 × tgl. 1 Kps. • Bei Parodontopathien: 2 × tgl. 1 Kps.
NUTRIGLUCAN® (nutrimmun)			
Kombinationspräparat aus Beta-D-Glucan, Vitamin C, Vitamin B_6 und Zink Glutenfrei, laktosefrei	Modulation des darmassoziierten Immunsystems	Stimuliert das unspezifische Immunsystem zur Abwehr von Viren, Bakterien und Pilzen und trägt so zur Stabilisierung der immunologischen Schleimhautbarriere bei Zur Immunmodulation, auch bei vermindertem sIgA Schützt die Zellen vor oxidativem Stress	• Dosierung: – Erwachsene: 1 × tgl. 3 Tbl. – Kinder von 4–7 J.: 1 × tgl. 1 Tbl. – Kinder von 8–14 J.: 1 × tgl. 2 Tbl. • Anwendung: Die Tbl. zu einer Mahlzeit mit Flüssigkeit, z. B. einem Glas Wasser, einnehmen. Alternativ kann die Tagesportion auch auf mehrere Mahlzeiten verteilt werden. Die Tbl. können außerdem gemörsert und in kalte Speisen (z. B. Joghurt, Fruchtmus) eingerührt werden. • Anwendungsdauer: Eine längerfristige Einnahme ist möglich.

Tab. O Zusammensetzung, Dosierung und Anwendungsempfehlungen

Präparat und Zusammensetzung	Indikationen	Wirkungen	Dosierungs- und Anwendungsempfehlung
Omega 3 forte 700 (nur über Biogena beziehbar)			
Hochdosiertes Fischölkonzentrat mit 400 mg EPA und 300 mg DHA pro Kapsel. Aufgrund ihrer antiinflammatorischen Eigenschaften können Omega-3-Fettsäuren Entzündungen lindern.	Präventiv und therapiebegleitend bei kardiovaskulären Erkrankungen, arteriosklerotischen Veränderungen, bei erhöhten LDL-Cholesterin- und Triglyzeridwerten sowie bei Diabetes mellitus; bei Erkrankungen des rheumatischen Formenkreises; bei Allergien, Psoriasis und entzündlichen Darmerkrankungen; präventiv bei erhöhtem Risiko für neurodegenerative Erkrankungen; in der Schwangerschaft und Stillzeit zur Förderung der Entwicklung des kindlichen Gehirns	Antiinflammatorisch, antithrombotisch, neuroprotektiv	• Präventiv: 1 × tgl. 2 Kps. mit viel Flüssigkeit zu einer Mahlzeit einnehmen • Therapiebegleitend: 3 × tgl. 2–3 Kps. mit viel Flüssigkeit zu einer Mahlzeit einnehmen
Omega 3 pur (NICApur)			
Nahrungsergänzungsmittel mit standardisiertem Gehalt an den mehrfach ungesättigten essenziellen Omega-3-Fettsäuren EPA und DHA aus qualitätsgeprüftem, gereinigtem und hochkonzentriertem Fischöl	• Bei niedrigen Omega-3-Spiegeln • Bei Herz-Kreislauf-Erkrankungen		1 × tgl. 1 Kps.
Omega 3 vegan DHA & EPA 450 (nur über Biogena beziehbar)			
DHA- und EPA-reiches Öl aus der Mikroalge *Schizochytrium* sp. in Kapselform zur Omega-3-Versorgung bei veganer und vegetarischer Ernährung und bei vorherrschender Fischallergie oder -aversion mit breitem Indikationsspektrum	Präventiv und therapiebegleitend bei kardiovaskulären Erkrankungen, atherosklerotischen Veränderungen, bei erhöhten LDL-Cholesterin- und Triglyzeridwerten sowie bei Diabetes mellitus; bei Erkrankungen des rheumatischen Formenkreises; bei Allergien, Psoriasis und entzündlichen Darmerkrankungen; präventiv bei erhöhtem Risiko für neurodegenerative Erkrankungen; in der Schwangerschaft und Stillzeit zur Förderung der Entwicklung des kindlichen Gehirns, zur Erhaltung und Verbesserung der kognitiven Leistungsfähigkeit und Lernfähigkeit bei Erwachsenen und Kindern. Therapiebegleitend bei psychischen Erkrankungen, insbesondere bei depressiver Symptomatik und bipolaren Störungen	Antiinflammatorisch, antithrombotisch, neuroprotektiv	1 × tgl. 3 Kps. zu einer Mahlzeit einnehmen

Tab. O Zusammensetzung, Dosierung und Anwendungsempfehlungen *(Forts.)*

Präparat und Zusammensetzung	Indikationen	Wirkungen	Dosierungs- und Anwendungsempfehlung
OPC Resveratrol Formula (nur über Biogena beziehbar)			
Rein pflanzliches Breitband-Protektivpräparat mit Trauben- und Traubenkern-Extrakten sowie Resveratrol, die das volle Spektrum monomerer und oligomerer Polyphenole liefern und dadurch eine besonders hohe antioxidative Kapazität aufweisen	Präventiv und begleitend therapeutisch zur Verbesserung des antioxidativen Status bei Herz-Kreislauf-Erkrankungen und zur Senkung des kardiovaskulären Risikos; begleitend bei erhöhten Lipid- und Cholesterinwerten zur Verbesserung der Effizienz einer Statintherapie; zur Tumorprophylaxe und begleitend zur Erhöhung der Wirksamkeit von Strahlentherapien; präventiv und begleitend therapeutisch bei diabetischen Neuropathien	Antioxidativ, antikanzerogen, antimikrobiell, antiödematös; antiphlogistisch, immunmodulierend, zytoprotektiv	• Präventiv: 1 × tgl. 1 Kps. • Therapeutisch: 3 × tgl. 1 Kps.
Orgaplasma® (Ardeypharm)			
1 überzogene Tablette enthält: • 125 mg Trockenextrakt aus Ginsengwurzel (3–4,5 : 1) • Auszugsmittel: Ethanol 30 % (m/m)	Tonikum zur Stärkung und Kräftigung bei Müdigkeits- und Schwächegefühl, nachlassender Leistungs- und Konzentrationsfähigkeit sowie in der Rekonvaleszenz	• Unspezifische Erhöhung der körpereigenen Abwehr gegenüber exogenen Stressoren und Noxen • Verbesserung des körperlichen und geistigen Leistungsvermögens • Hilft, schädliche Einflüsse auf den Organismus oder Reize von außen besser zu kompensieren und schneller und adäquater darauf zu reagieren	Erwachsene und Heranwachsende > 12 J.: 2 × tgl. 2 Tbl.
OrtoDoxx® (nur über Biogena beziehbar)			
Kurkuma-Extrakt, Acerola-Fruchtsaftpulver, *trans*-Resveratrol, Beta-Carotin, Schwarzer-Pfeffer-Extrakt, Vitamin C, Vitamin B_6, Riboflavin, Zink, Kupfer, Selen	• Regt die körpereigenen Entgiftungsprozesse an, z. B. durch Bildung und Aktivierung der Enzyme der Entgiftungsphase I und II • Bei Schwermetallbelastungen • Bei erhöhtem oxidativem Stress		1 × tgl. 1 Kps.

Tab. O Zusammensetzung, Dosierung und Anwendungsempfehlungen *(Forts.)*

Präparat und Zusammensetzung	Indikationen	Wirkungen	Dosierungs- und Anwendungsempfehlung
Osteo Calbon Komplex® (nur über Biogena beziehbar)			
Kombinationspräparat zur nutritiven Begleittherapie bei Osteoporose und Osteopenie. Mit Kalzium und Phosphor aus natürlichem, mikrokristallinem Hydroxyapatit (Calbon-N®), Vitamin K_2 (MenaQ7®), siliziumhaltiger Kieselsäure aus Bambus-Extrakt sowie Bor und Vitamin D_3 zur Erhaltung der Knochendichte	Therapiebegleitend bei Osteoporose und Osteopenie; zur Reduzierung der Knochenabbaurate insbesondere bei älteren Menschen und zur Stabilisierung der Knochendichte bei Osteopenie		3 × tgl. 1 Kps. oder 1 × tgl. 3 Kps. mit viel Flüssigkeit außerhalb der Mahlzeiten einnehmen
Osteo Caldebor® vegan (nur über Biogena beziehbar)			
Veganes Kombinationspräparat zur Zufuhr knochenrelevanter Mikronährstoffe, um Osteopenie und Osteoporose vorzubeugen oder um die Therapie orthomolekularmedizinisch zu unterstützen	Zur Reduzierung der Knochenabbauraten bei insbesondere älteren Menschen und zur Stabilisierung der Knochendichte bei Osteopenie; Präventiv bei erhöhtem Osteoporose- oder Osteopenierisiko		3 × tgl. 1 Kps. zu einer Mahlzeit einnehmen
Ozovit® MP (Pascoe)			
Wirkstoff: Magnesiumperoxid; 100 g enthalten Magnesiumperoxid 100,0 g	Spezifisches Mittel bei Stuhlverstopfung und Blähungen		2 × tgl. 1–3 Messlöffel Pulver in Wasser oder Saft ca. 1 h nach den Mahlzeiten einnehmen. Bei Auftreten stärkerer Durchfälle (wässrig-schleimig mit krampfartigen Schmerzen) Dosis verringern bzw. das Präparat einige Tage absetzen, sodann mit geringerer Dosis beginnen

Tab. P Zusammensetzung, Dosierung und Anwendungsempfehlungen

Präparat und Zusammensetzung	Indikationen	Wirkungen	Dosierungs- und Anwendungsempfehlung
Pancreatinum Similiaplex® (Pascoe)			
10 g (= 11,0 ml) enthalten: • Wirkstoffe: *Condurango* Ø 2 g, *Sarsaparilla* Ø 2 g, *Carduus marianus* Ø 2 g, *Syzygium jambolanum* Ø 2 g, *Pancreatinum suis* Dil. D1 2 g • 59 Vol.-% Alkohol			• Akut: bis zu 6 × tgl. 5–10 Tr. • Chronisch: 1–3 × tgl. je 5–10 Tr.

Tab. P Zusammensetzung, Dosierung und Anwendungsempfehlungen *(Forts.)*

Präparat und Zusammensetzung	Indikationen	Wirkungen	Dosierungs- und Anwendungsempfehlung
Pankreatin 10.000 Laves® Mikro (Laves)			
Pro Kps.: 104,7–132,8 mg Pankreaspulver vom Schwein: • Lipaseaktivität: 10.000 Ph.Eur.-Einheiten/Kps. • Amylaseaktivität: mindestens 7.250 Ph.Eur.-Einheiten/Kps. • Proteaseaktivität: mindestens 425 Ph.Eur.-Einheiten/Kps.	Bei Pankreasschwäche		• Bei leichter Pankreasinsuffizienz: 2–4 Kps. zur Hauptmahlzeit • Bei schwerer Pankreasinsuffizienz: 2 Kps. auf 10 g Fett zu jeder Mahlzeit
Pankreatin 20.000 Laves® Mikro (Laves)			
Pro Kps.: 195,2 mg Pankreaspulver vom Schwein (Pankreatin) • Lipaseaktivität: 20.000 Ph.Eur.-Einheiten/Kps. • Amylaseaktivität: mindestens 15.000 Ph.Eur.-Einheiten/Kps. • Proteaseaktivität: mindestens 900 Ph.Eur.-Einheiten/Kps.	Bei Pankreasschwäche		• Bei leichter Pankreasinsuffizienz: 1–2 Kps. zur Hauptmahlzeit • Bei schwerer Pankreasinsuffizienz: 1 Kps. auf 10 g Fett zu jeder Mahlzeit • Ggf. zusätzlich Bikarbonat substituieren
Panto-H-Gena (nur über Biogena beziehbar)			
Nutritives Haartherapeutikum zur diätetischen Behandlung von Haarwachstumsstörungen und diffusem Haarausfall mit L-Cystin, Pantothensäure und Biotin, die ein gesundes Wachstum und eine kräftige Struktur unterstützen	Therapeutisch bei Störungen des Haarwachstums; adjuvant zur Behandlung bei diffusem Haarausfall		1 × tgl. 1 Kps.
Pascallerg® (Pascoe)			
1 Tablette enthält: • Wirkstoffe: *Alumen chromicum* Trit. D1 25,0 mg, *Acidum formicicum* Trit. D2 2,5 mg, *Gelsemium* Trit. D2 2,5 mg • Sonstige Bestandteile: Laktosemonohydrat, Maisstärke, Kalziumbehenat	Bei Heuschnupfen		• Akut: alle ½–1 h, max. 12 × tgl. 1 Tbl. • Chronisch: 1–3 × tgl. 1 Tbl.

Tab. P Zusammensetzung, Dosierung und Anwendungsempfehlungen *(Forts.)*

Präparat und Zusammensetzung	Indikationen	Wirkungen	Dosierungs- und Anwendungsempfehlung
Pascodem® Tropfen (Pascoe)			
10 g (= 11,06 ml) enthalten: • Wirkstoffe: *Ononis spinosa* Ø 9,0 g, *Apis mellifica* Dil. D3 0,9 g, *Kalium carbonicum* Dil. D3 0,1 g • 62 Vol.-% Alkohol	Bei Wasseransammlung im Gewebe (Ödeme)		• Akut: bis zu 6 × tgl. 5–10 Tr. • Chronisch: 1–3 × tgl. je 5–10 Tr.
Pascoflair® (Pascoe)			
1 überzogene Tablette enthält: • Wirkstoff: Trockenextrakt aus Passionsblumenkraut (5–7 : 1) • Auszugsmittel Ethanol 50 % (V/V) 425 mg	Bei nervösen Unruhezuständen		2–3 × tgl. 1 Tbl.
Pascoflair® Night (Pascoe)			
Eine überzogene Tablette enthält: • 112,5 mg Trockenextrakt aus *Melissa officinalis* L., Folium (Melissenblätter) (4 6:1) (Auszugsmittel: Methanol 30 % V/V), 125,0 mg Trockenextrakt aus *Valeriana officinalis* L., *Radix* (Baldrianwurzel) (3–6:1) (Auszugsmittel: Ethanol 70 % V/V) und 80,0 mg Trockenextrakt aus *Passiflora incarnata* L., Herba (Passionsblumenkraut) (5–7:1) (Auszugsmittel: Ethanol 50 % V/V) • Sonstige Bestandteile: sprühgetrockneter Glukosesirup, Siliciumdioxid, hochdisperses hydrophobes, Maltodextrin, Cellulosepulver, Stearinsäure, Croscarmellose-Natrium, Talkum, Kalziumkarbonat E170, Sucrose, sprühgetrocknetes arabisches Gummi, Tragant, Wachs, gebleichtes, Carnaubawachs, Schellack (gebleicht, wachsfrei)	Zur Besserung des Befindens bei nervlicher Belastung und zur Förderung des Schlafs		• Bei Unruhe: 1–3 × 1–2 Tbl. • Zur Unterstützung des Schlafs: 2 Tbl. ½–1 h vor dem Schlafengehen • Bei Bedarf können zusätzlich 2 Tbl. bereits früher im Verlauf des Abends eingenommen werden.

Tab. P Zusammensetzung, Dosierung und Anwendungsempfehlungen *(Forts.)*

Präparat und Zusammensetzung	Indikationen	Wirkungen	Dosierungs- und Anwendungsempfehlung
Pascoflorin® (Pascoe)			
Zutaten: Inulin, Überzugsmittel: Hydroxypropylmethylcellulose und Geliermittel: Gellan (Kapselhülle), Biotin und 9 Milchsäurekulturen (Zusammensetzung: *Bifidobacterium bifidum, Bifidobacterium lactis, Lactobacillus acidophilus, Lactobacillus casei, Lactobacillus fermentum, Lactobacillus plantarum, Lactobacillus reuteri, Streptococcus thermophilus, Enterococcus faecium)*	Nahrungsergänzungsmittel mit 9 milchsäurebildenden Bakterienkulturen und Biotin zur Aufrechterhaltung einer normalen Darmschleimhaut		Mit 1 Kps. tgl. beginnen, danach bis zu 2 × tgl. 1 Kps. über den Tag verteilt *Hinweis:* Sollten zeitgleich Antibiotika eingenommen werden, Abstand von 2 h einhalten.
Pascoleucyn® SL Tropfen (Pascoe)			
10 g (= 11 ml) enthalten: • Wirkstoffe: *Echinacea* Ø 4,00 g, *Baptisia* Ø 2,35 g, *Eupatorium perfoliatum* D3 2,50 g, *Thuja* Dil. D1 1,00 g, *Lachesis* Dil. D8 0,15 g • 66 Vol.-% Alkohol	Bei Erkältungskrankheiten		• Akut: bis zu 6 × tgl. 5–10 Tr. • Chronisch: 1–3 × tgl. je 5–10 Tr.
Pasconal® Nerventropfen (Pascoe)			
10 g (= 10,6 ml) enthalten: • Wirkstoffe: *Avena sativa* Ø 2,50 g, *Valeriana* Ø 2,50 g, *Ignatia* Dil. D4 2,50 g, *Tarantula* Dil. D5 0,25 g • Sonstiger Bestandteil: Ethanol 15 % (m/m) • 48 Vol.-% Alkohol	Schlafstörungen bei Nervosität		• Akut: bis zu 12 × tgl. 5–10 Tr. • Chronisch: 1–3 × tgl. je 5–10 Tr.
Pascorbin® 7,5 g (Pascoe)			
Injektionsflasche mit 50 ml Injektionslösung • Wirkstoff: Ascorbinsäure 7,5 g • Sonstige Bestandteile: Natriumhydrogenkarbonat, Wasser für Injektionszwecke	Therapie von klinischen Vitamin-C-Mangelzuständen, die sich durch die Ernährung nicht beheben lassen oder oral nicht substituiert werden können		50 ml Pascorbin® mit 100 ml isotoner Kochsalzlösung verdünnen und langsam infundieren

Tab. P Zusammensetzung, Dosierung und Anwendungsempfehlungen *(Forts.)*

Präparat und Zusammensetzung	Indikationen	Wirkungen	Dosierungs- und Anwendungsempfehlung
Pascorenal® N (Pascoe)			
10 g (= 11,1 ml) enthalten: • Wirkstoffe: *Apis mellifica* Dil. D4 1,5 g, *Balsamum copaivae* Dil. D3 1,5 g, *Apocynum* Dil. D1 1,0 g, *Equisetum hiemale* Ø 2,0 g, *Helleborus* Dil. D2 1,0 g, *Petroselinum* Ø 1,5 g, *Sarsaparilla* Ø 1,5 g • 67 Vol.-% Alkohol	Unterstützende Behandlung bei Nierenfunktionsstörungen		• Akut: bis zu 6 × tgl. 5–10 Tr. • Chronisch: 1–3 × tgl. je 5–10 Tr.
Pascovasan® SL (Pascoe)			
L-Arginin-Hydrochlorid (73 %) Säuerungsmittel: Zitronensäure; Süßungsmittel: Neohesperidin DC; natürliches Kirscharoma	Bei erhöhten ADMA-Werten		2 × tgl. 1 Beutel in Wasser oder Saft (mindestens 300 ml) zu oder nach den Mahlzeiten trinken
Pascovenol® homöopathische Tropfen (Pascoe)			
10 g (= 10,6 ml) enthalten: • Wirkstoffe: *Hamamelis* Dil. D1 2,5 g, *Aesculus* Dil. D2 2,5 g, *Millefolium* Dil. D2 2,5 g, *Ruta* Dil. D2 2,5 g • 47 Vol.-% Alkohol	Bei Krampfaderleiden und Hämorrhoiden		1–3 × tgl. 5–10 Tr. einnehmen
Passidon® (Ardeypharm)			
1 Hartkapsel enthält: • 260 mg Trockenextrakt aus Passionsblumenkraut (5–7 : 1) • Auszugsmittel: Methanol 60 % (V/V)	Traditionelles pflanzliches Arzneimittel zur Besserung des Befindens bei nervlicher Belastung und zur Unterstützung des Schlafs	• Wirkt entspannend und entlastend am Tag und beruhigt, ohne müden zu machen • Mild sedative Wirkung • Wirkt anxiolytisch	Erwachsene und Jugendliche ab 12 J.: 2 × tgl. 2 Hartkapseln
Phaseolus Similiaplex® (Pascoe)			
10 g (= 10,8 ml) enthalten: • Wirkstoffe: *Phaseolus nanus* Dil. D2 1,25 g, *Taraxacum* Dil. D3 1,25 g, *Chimaphila umbellata* Dil. D2 1,25 g, *Juglans* Dil. D3 1,25 g, Scilla Dil. D2 1,25 g, *Kreosotum* Dil. D4 1,25 g, *Sarsaparilla* Dil. D4 1,25 g, *Carduus marianus* Ø 1,25 • 53 Vol.-% Alkohol			• Akut: bis zu 6 × tgl. 5–10 Tr. • Chronisch: 1–3 × tgl. je 5–10 Tr.

Tab. P Zusammensetzung, Dosierung und Anwendungsempfehlungen *(Forts.)*

Präparat und Zusammensetzung	Indikationen	Wirkungen	Dosierungs- und Anwendungsempfehlung
PhytoBiotika® (nur über Biogena beziehbar)			
Pflanzliches Kombinationspräparat aus hochwertigen Pflanzenextrakten, die wegen ihrer antibiotischen, antiviralen und immunstärkenden Eigenschaften traditionell zur Prävention und begleitenden Therapie bei Infektionserkrankungen eingesetzt werden	Therapiebegleitend bei geschwächter Immunabwehr und Erkältungskrankheiten; präventiv in Zeiten eines erhöhten Infektionsrisikos; unterstützend bei Tumorerkrankungen und Chemotherapien	Immunmodulierend, antimikrobiell	2 × tgl. 1 Kps.
PhytoDoxx® (nur über Biogena beziehbar)			
Pflanzliches Kombinationspräparat zur Intensivierung der Entgiftungsprozesse durch Anregung der Glutathion-S-Transferasen. Zur gleichzeitigen Stärkung der Entgiftungsleistung der Leber insbesondere bei chronischer Belastung	Kurmäßiges Entgiftungsregime bei hoher Xenobiotikaexposition (z. B. Arzneimittel, Chemikalien, Schwermetalle), niedriger Aktivität der Phase I- und/oder Phase II-Enzyme; bei labordiagnostisch festgestellten erniedrigten Selenwerten im Zusammenhang mit einer verminderten Entgiftungsleistung; bei geschwächter Leberfunktion	Antioxidativ, entgiftungsunterstützend	3 × tgl. 1 Kps.
PRAELASAN® (nutrimmun)			
Ballaststoffmix aus gemahlenen Flohsamenschalen, Maisdextrin und Baobab-Fruchtpulver sowie Kalzium	• Zur Regulation der Verdauung bei Obstipation und Diarrhö • Bei Reizdarm	• Reguliert die Verdauungsfunktion • Fördert die Verdauungsenzyme	• Dosierung: – Erwachsene: 1 × tgl. 3 gestrichene Messlöffel – Kinder 6–14 J.: 1 × tgl. 1,5 gestrichene Messlöffel • Anwendung: 3 gestrichene Messlöffel in ein leeres Glas füllen und unter Rühren in ca. 200 ml stillem Wasser auflösen. Vor einer Mahlzeit trinken. Alternativ kann das Pulver in Speisen (z. B. Joghurt, Quark) eingerührt werden. • Anwendungsdauer: üblicherweise 1–3 Monate; längerfristige Einnahme ist möglich. • Auf erhöhte Flüssigkeitszufuhr achten, damit die enthaltenen Ballaststoffe im Darm aufquellen können.

Tab. P Zusammensetzung, Dosierung und Anwendungsempfehlungen *(Forts.)*

Präparat und Zusammensetzung	Indikationen	Wirkungen	Dosierungs- und Anwendungsempfehlung
Protein CS 156/18 (nur über Biogena beziehbar)			
Hochwertiges Eiweißkonzentrat mit Vanillegeschmack. Das enthaltene Eiweiß ist durch das günstige Aminosäureprofil (Chemical Score: 156) eine den Harnstoffstoffwechsel wenig belastende Proteinquelle. Durch die ausgewählte, rein pflanzliche Zusammensetzung können auch Veganer und Sojaallergiker Protein CS 156/18 bei einer Reihe von Indikationen einsetzen.	Bei Sarkopenie, sarkopenischer Adipositas, Frailty sowie Unter- und Mangelernährung; als wenig belastende Eiweißquelle bei Nieren- und Leberstörungen sowie im Zuge anderer Erkrankungen mit empfohlener Eiweißkontrolle; bei Übergewicht oder Adipositas als hochwertiger kalorienreduzierter Mahlzeitenersatz zur Gewichtskontrolle; bei unerwünschtem Untergewicht zur Erhöhung der Nährstoffdichte und der biologischen Wertigkeit einer Mahlzeit; für Sporttreibende, Heranwachsende, während Krankheiten und Rekonvaleszenzphasen zur Deckung des erhöhten Nährstoffbedarfs		1 × tgl. 30–60 g Pulver
PycnoCardio® Q10 (nur über Biogena beziehbar)			
Mit Coenzym Q10 (Kaneka Q10™), Proanthocyanidinen aus Pinienrinden-Extrakt (Pycnogenol®) und Traubenkern-Extrakt sowie Vitamine C, E und B_1	Zur präventiven und therapeutischen Behandlung von Herz-Kreislauf-Erkrankungen und Diabetes mellitus		1 × tgl. 1 Kps.
Pycnogenol® 100 (nur über Biogena beziehbar)			
Pflanzliches Kombinationsprodukt mit 100 mg patentiertem Pinienrinden-Extrakt (Pycnogenol®) und 100 mg Traubenkern-Extrakt Durch den hohen Anteil an oligomeren Proanthocyanidinen (OPCs) eignet es sich u. a. zur Verbesserung des antioxidativen Status und für eine Verbesserung der Mikrozirkulation sowie zum Schutz von Blutgefäßen.	Zur Verbesserung des antioxidativen Status und zur Behandlung von oxidativem Stress; zur Prävention und Behandlung von Beinvenenstörungen, bei Hämorrhoiden, Bindegewebsschwäche sowie Couperose; zur Thromboseprophylaxe; zur Verbesserung der kapillaren Mikrozirkulation bei Wundheilungsstörung und Tinnitus; zur Schmerzreduktion bei Arthrosen, Menstruationsschmerzen und Endometriose; zur Verbesserung des Hautbildes, insbesondere bei hormonell bedingter Hyperpigmentierung (Melasma)	Antioxidativ, antithrombotisch, antiphlogistisch	1 × tgl. 1 Kps.

Tab. P Zusammensetzung, Dosierung und Anwendungsempfehlungen *(Forts.)*

Präparat und Zusammensetzung	Indikationen	Wirkungen	Dosierungs- und Anwendungsempfehlung
Pylosan® (Laves)			
Inaktivierte Bakterien des *Lactobacillus reuteri* DSM 17648 in hoher Konzentration (10^{10} Bakterien), Zink und Vitamin B_{12}	Diätmanagement bei *H.-pylori*-assoziierter Gastritis	*H.-pylori*-Reduktion durch Koaggregation	2 × tgl. 1 Kps. nach dem Essen mit etwas Wasser einnehmen

Tab. Q Zusammensetzung, Dosierung und Anwendungsempfehlungen

Präparat und Zusammensetzung	Indikationen	Wirkungen	Dosierungs- und Anwendungsempfehlung
Quassia Similiaplex® (Pascoe)			
10 g (= 11,1 ml) enthalten: • Wirkstoffe: *Quassia amara* Ø 1,5 g, *Carduus marianus* Ø 1,5 g, *Taraxacum* Dil. D3 1,5 g, *Juglans cinerea* Dil. D3 1,0 g, *Leptandra* Dil. D3 1,5 g, *Myrica cerifera* Dil. D3 1,0 g, *Dolichos pruriens* Dil. D3 1,0 g, *Vipera berus* Dil. D8 1,0 g • 54 Vol.-% Alkohol	Zur Unterstützung der Leberfunktion		• Akut: bis zu 6 × tgl. 5–10 Tr. • Chronisch: 1–3 × tgl. je 5–10 Tr.
QuattroFerrin® 21 (nur über Biogena beziehbar)			
Mehrkomponentenpräparat zur optimalen Versorgung mit Eisen. Enthält pflanzliches Eisen aus dem Curryblatt und aus dem Koji-Pilz sowie organisches Eisenbisglycinat und hochwertiges Eisenpyrophosphat	Bei Eisenmangel und Eisenmangelanämie; gesteigertem Eisenbedarf in Schwangerschaft und Stillzeit, im Wachstum sowie bei Breiten- und Leistungssport; bei hohen postoperativen Blutverlusten, bei gastrointestinalen Blutungen oder starken Regelblutungen; bei Digestions- und Absorptionsstörungen wie Durchfällen, Magen- oder Darmerkrankungen, zur Sicherstellung einer ausreichenden Zufuhr		1 × tgl. 1 Kps. oder je nach Bedarf

Tab. R Zusammensetzung, Dosierung und Anwendungsempfehlungen

Präparat und Zusammensetzung	Indikationen	Wirkungen	Dosierungs- und Anwendungsempfehlung
Rhodiola rosea (nur über Biogena beziehbar)			
Pflanzliches Monopräparat mit standardisiertem Rosenwurz-Extrakt, der durch seine adaptogene Wirkung bei stressinduzierten Symptomen und neuropsychiatrischen Erkrankungen eingesetzt wird	• Zur Erhaltung und Steigerung der Stressresistenz • Zur Förderung der kognitiven und physischen Leistungsfähigkeit, insbesondere in Stresssituationen • Therapiebegleitend bei Angststörungen, Anorexia nervosa, Depressionen	Adaptogen, ergogen	• Präventiv und zur Steigerung der kognitiven Leistung: 1 × tgl. 1 Kps. • Zur Therapiebegleitung bei psychischen Symptomen: 2 × tgl. 1–2 Kps.
Rytmopasc® (Pascoe)			
10 g (= 10,7 ml) enthalten: • Wirkstoffe: *Crataegus* Ø 3,865 g, *Spartium scoparium* Ø 0,950 g, *Lilium tigrinum* Ø 2,415 g, *Apocynum* Ø 0,950 g, *Veratrum viride* Dil. D2 0,100 g, *Gelsemium* Dil. D2 0,100 g, *Glonoinum* Dil. D3 0,050 g, *Cheiranthus cheiri* Ø 0,050 g • Sonstige Bestandteile: Ethanol 86 % (m/m), gereinigtes Wasser • 54 Vol.-% Alkohol	Leichte bis mittlere Herzrhythmusstörungen mit Herzklopfen, Herzstolpern, Herzjagen und Herzstechen sowie Druck- und Beklemmungsgefühl in der Herzgegend (pektanginöse Beschwerden)		3 × tgl. 5–20 Tr.

Tab. S Zusammensetzung, Dosierung und Anwendungsempfehlungen

Präparat und Zusammensetzung	Indikationen	Wirkungen	Dosierungs- und Anwendungsempfehlung
SAMe 200 (nur über Biogena beziehbar)			
Monopräparat mit hohem Anteil an S-Adenosyl-Methionin (SAM), dem wichtigsten Methylgruppendonor im Zellstoffwechsel	Begleitend bei depressiven Verstimmungen, Depressionen und Burnout-Syndrom, zur Schmerzlinderung bei degenerativen und/oder entzündlichen Gelenkerkrankungen wie Osteoarthritis oder Osteochondritis, bei alkoholbedingten Schädigungen der Leber	Physiologisch aktive Form von L-Methionin, beteiligt an Zellentgiftung, Bildung von Neurotransmittern und Hormonen, Phospholipidsynthese, Knorpelaufbau	• 1 × tgl. 1 Kps. • Therapeutisch: 1–3 × tgl. 1–2 Kps.
Sanaglu® (Laves)			
Glutenabbauende Enzymmischung (Endopeptidase und Exopeptidase) aus natürlich vorkommenden Mikroorganismen *(Aspergillus niger, Bacillus subtilis)*	Glutensensitivität	Enzyme zur Unterstützung der Verdauung von glutenhaltigen Speisen	1–2 Kps. unmi ttelbar zum Essen mit etwas Flüssigkeit einnehmen Cave: nicht zur Behandlung der Zöliakie!

Tab. S Zusammensetzung, Dosierung und Anwendungsempfehlungen *(Forts.)*

Präparat und Zusammensetzung	Indikationen	Wirkungen	Dosierungs- und Anwendungsempfehlung
Sanalact® pro (Laves)			
Laktase (4.500 FCC-Einheiten) und hochaktive Protease (50.000 HUT) sorgt für einen schnellen Abbau von Laktose und Milcheiweiß (Kasein und Molkeneiweiß)	Milch-/Laktoseunverträglichkeit	Enzyme zur Unterstützung der Verdauung von laktose -und/oder milchhaltigen Speisen	1–2 Kps. unmittelbar zum Essen mit etwas Flüssigkeit einnehmen
Selenit 200 (nur über Biogena beziehbar)			
Monopräparat mit Selen in Form von schnell aufnehmbarem anorganischem Natriumselenit	Zur Verbesserung des antioxidativen Status; zur Stimulierung der zellulären und humoralen Immunabwehr, insbesondere bei einem geschwächten Immunsystem; bei Diabetes mellitus und Herz-Kreislauf-Erkrankungen; bei Schilddrüsenerkrankungen (Thyreoiditis, Hashimoto); Therapiebegleitung bei Krebserkrankungen	Antioxidativ, immununterstützend	• Präventiv: 1 × tgl. 1 Kps. • Therapeutisch: 1 × tgl. 1–2 Kps. unter labordiagnostischer Überwachung
Sibosan® (Laves)			
Bacillus subtilis DE111™ (1 × 10^9 KBE) (2,5 mg), Lysozym (110 mg), etherische Öle (Eugenol, Carvacrol, Thymol) (35 mg)	Dünndarmfehlbesiedelung	Wiederherstellung der normalen Darmflora	1–3 × tgl. 1 Kps. nüchtern (30 min vor dem Essen) mit Wasser einnehmen
Synerga® (Laves)			
Fermentationsfiltrat aus 2,7 × 10^8 lysierten *E. coli*, Stamm Laves Ohne Aroma-, Konservierungszusatz	Lebensmittel für besondere medizinische Zwecke (bilanzierte Diät) zum Diätmanagement beim Reizdarmsyndrom	Schleimhaut- und Immuntherapeutikum	1–3 × tgl. 5 ml auf nüchternen Magen (30 min vor dem Essen) einnehmen (ggf. mit Wasser verdünnt)

Tab. T Zusammensetzung, Dosierung und Anwendungsempfehlungen

Präparat und Zusammensetzung	Indikationen	Wirkungen	Dosierungs- und Anwendungsempfehlung
Tai Ginseng® Pastillen (Ardeypharm)			
1 Pastille enthält: • 100 mg Trockenextrakt aus Ginsengwurzel (3–4,5 : 1) • Auszugsmittel: Ethanol 30 % (m/m)	Tonikum zur Stärkung und Kräftigung bei Müdigkeits- und Schwächegefühl, nachlassender Leistungs- und Konzentrationsfähigkeit	• Stärkt die Leistungsfähigkeit von Körper und Geist • Hilft bei übermäßiger Beanspruchung	Erwachsene und Heranwachsende > 12 J.: 3 × tgl. 1 Pastille Bei besonderer Belastung Erwachsene und Heranwachsende über 12 J.: bis zu 4 Pastillen tgl. Pastillen über den Tag verteilt einnehmen

Tab. T Zusammensetzung, Dosierung und Anwendungsempfehlungen *(Forts.)*

Präparat und Zusammensetzung	Indikationen	Wirkungen	Dosierungs- und Anwendungsempfehlung
ThromBalance® 150/50 (NICApur)			
Nahrungsergänzung zur Erhaltung der Blutplättchenfunktionen und der gesunden Fließfähigkeit des Blutes mit Fruitflow®, dem wissenschaftlich dokumentierten, standardisierten und patentierten Tomaten-Spezialextrakt, Traubenkern- und Aronia-Extrakt	Zur Prävention und therapiebegleitend bei Herz-Kreislauf-Erkrankungen		1 × tgl. 1 Kps.

Tab. U Zusammensetzung, Dosierung und Anwendungsempfehlungen

Präparat und Zusammensetzung	Indikationen	Wirkungen	Dosierungs- und Anwendungsempfehlung
Ubiquinol CoQ10 100 mg vegan (nur über Biogena beziehbar)			
Hoch dosiertes Ubiquinolpräparat mit patentiertem Kaneka Ubiquinol™ in einer veganen Flüssigkapsel ideal kombiniert mit Vitamin B_2 und Lecithin	Zur Medikationsbegleitung bei Statinen, Vermeidung von statininduzierten Nebenwirkungen, insbesondere von Myopathien; zur Förderung verschiedener Aspekte männlicher und weiblicher Fertilität; therapiebegleitend bei kardiologischen Erkrankungen wie Herzinsuffizienz, Angina pectoris oder nach Myokardinfarkt, zur Verbesserung des antioxidativen Status bei Diabetes mellitus und zur Reduzierung des Risikos atherosklerotischer und neurodegenerativer Erkrankungen; zur Erhaltung der Leistungsfähigkeit mit zunehmendem Alter sowie beim Leistungssport; bei Diabetes mellitus und Tumorerkrankungen	Antioxidativ	1 × tgl. 1 Kps. oder je nach Bedarf

Tab. U Zusammensetzung, Dosierung und Anwendungsempfehlungen *(Forts.)*

Präparat und Zusammensetzung	Indikationen	Wirkungen	Dosierungs- und Anwendungsempfehlung
Ursofalk® 500 mg Filmtabletten (Dr. Falk Pharma)			
1 Filmtablette enthält: • Wirkstoff: 500 mg Ursodesoxycholsäure • Sonstige Bestandteile: Magnesiumstearat (Ph.Eur.) (pflanzlich), Polysorbat 80, Povidon K 25, mikrokristalline Cellulose, hochdisperses Siliciumdioxid, Crospovidon (Typ A), Talkum, Hypromellose, Macrogol 6000	Auflösung von kleinen Gallensteinen aus Cholesterin		Das Arzneimittel wird entsprechend dem Körpergewicht dosiert. Hierzu bitte Packungsbeilage beachten. Filmtabletten unzerkaut mit etwas Flüssigkeit einnehmen. Keine Einnahme bei Gallenwegsverschluss
Uro Caps PAC40 (nur über Biogena beziehbar)			
Pflanzliches Kombinationspräparat zur Stärkung der Harnorgane von Frauen und Männern bei Störungen und Erkrankungen des Urogenitaltrakts. Mit bioaktiven standardisierten Proanthocyanidinen (PAC) aus Cranberry-Extrakt sowie Extrakten aus Kürbiskern, Brennnessel und Rosmarin und natürlichem Vitamin C aus der Acerola-Frucht	Zur Prävention bei wiederkehrenden bakteriellen und entzündlichen Erkrankungen der ableitenden Harnwege und Blase; bei Blasen- und Nierenbeckenkatarrhen; zur nutritiven Begleittherapie einer Reizblase bei Frauen und Männern; bei Miktionsstörungen verschiedener Genese wie Harndrang oder Harninkontinenz; bei Miktionsbeschwerden in den Anfangsstadien der benignen Prostatahyperplasie; zur vorbeugenden Behandlung von Harnsteinen und Nierengrieß	Antimikrobiell, antioxidativ, antiphlogistisch, aquaretisch, antiadhäsiv	2 × tgl. 1 Kps.

Tab. V Zusammensetzung, Dosierung und Anwendungsempfehlungen

Präparat und Zusammensetzung	Indikationen	Wirkungen	Dosierungs- und Anwendungsempfehlung
Vitamin B1-Injektopas® 100 mg (Pascoe)			
1 Ampulle (2 ml) enthält: • Wirkstoff: Thiaminchloridhydrochlorid 100 mg • Sonstige Bestandteile: Natriumphosphat 12 H_2O, Wasser für Injektionszwecke. Zusätzlich in 25 mg: Natriumchlorid	Therapie klinischer Vitamin-B_1-Mangelzustände		1 × tgl. ½–1 Ampulle vorsichtig und langsam i.m. oder i.v.

Tab. V Zusammensetzung, Dosierung und Anwendungsempfehlungen *(Forts.)*

Präparat und Zusammensetzung	Indikationen	Wirkungen	Dosierungs- und Anwendungsempfehlung
Vitamin B6-Injektopas® 25 mg (Pascoe)			
1 Ampulle (2 ml) enthält: • Wirkstoff: Pyridoxinhydrochlorid 25 mg • Sonstige Bestandteile: Natriumchlorid, Wasser für Injektionszwecke	Therapie eines Vitamin-B_6-Mangels, sofern eine orale Substitution nicht möglich ist		1 × tgl. 1 Ampulle i. m. oder i. v.
Vitamin B12-Depot-Injektopas® (Pascoe)			
1 Ampulle 1 ml enthält: • Wirkstoff: Hydroxocobalaminacetat 1500 µg • Sonstige Bestandteile: Natriumchlorid, Wasser für Injektionszwecke	Vitamin-B_{12}-Mangel, der nicht im Rahmen der Ernährung behoben werden kann		Bis zu 2 ×/Woche 1 ml s. c., i. m. oder i. v. Vitamin-B_{12}-Aufnahmestörung im Darm: anschließend 1 ×/Monat
Vitamin D3 Tropfen (nur über Biogena beziehbar)			
Vitamin D3 (1000 IE/Tr.)	• Vitamin-D-Mangel • Zur Unterstützung des Immunsystems • Zum Erhalt der Knochen • Adjuvant zur Unterstützung der Gallensäuresynthese, bei Herz-Kreislauf-Erkrankungen sowie Diabetes mellitus und MS		1 × tgl. mindestens 1 Tr. zu einer Mahlzeit einnehmen
Vitamin DEKA Öl (Dr. Jacob's)			
1 Tropfen enthält: • Wirkstoffe: 20 µg Vitamin D_3, 20 µg Vitamin K_2, 240 µg RE Vitamin A, 4 mg α-TE[3] • Sonstige Bestandteile: MCT-Öl (Kokos), Bergamottöl	Nahrungsergänzungsmittel bei verminderter Fettresorption und damit einhergehender Mangelversorgung mit fettlöslichen Vitaminen		1 × tgl. 1 Tr. allein oder zusammen mit einer Mahlzeit einnehmen
Vitamin K2 100 (nur über Biogena beziehbar)			
Vitamin K_2 (Menaquinon-7)	• Vitamin-K-Mangel • Unterstützt den Knochenstoffwechsel und die Blutgerinnung		1 × tgl. 1 Kps. mit viel Flüssigkeit zu einer Mahlzeit einnehmen
Vitamin K2 Tropfen (nur über Biogena beziehbar)			
Vitamin K2 (Menachinon-7)	• Vitamin-K-Mangel • Trägt zur Mineralisierung des Knochens bei • Unterstützt die Blutgerinnung		1 × tgl. 2 Tr. Vor Gebrauch schütteln. Zu einer Mahlzeit einnehmen

Tab. V Zusammensetzung, Dosierung und Anwendungsempfehlungen *(Forts.)*

Präparat und Zusammensetzung	Indikationen	Wirkungen	Dosierungs- und Anwendungsempfehlung
Vitapas® D (Pascoe)			
Vitapas® D (Pascoe) Zutaten: Olivenöl (97,1 %) (kaltgepresst); Kapselhülle: Feuchthaltemittel Glycerin, modifizierte Maisstärke, Geliermittel Carrageen; Vitamin D_3 (Cholecalciferol)	Nahrungsergänzungsmittel mit Vitamin D zum Erhalt normaler Knochen, normaler Funktion der Muskeln und des Immunsystems		1 ×/Woche 1 Kps.

Tab. W Zusammensetzung, Dosierung und Anwendungsempfehlungen

Präparat und Zusammensetzung	Indikationen	Wirkungen	Dosierungs- und Anwendungsempfehlung
Weihrauch 400 (nur über Biogena beziehbar)			
Pflanzliches Monopräparat mit einem hochwertigen *Boswellia-serrata*-Extrakt (Boswellin® HBD DC) zum begleitenden Einsatz bei entzündlichen Vorgängen und Schmerzzuständen	Therapiebegleitend bei entzündlichen Erkrankungen des rheumatischen Formenkreises wie Osteoarthritis oder rheumatoider Arthritis; bei Muskelschmerzen, Schmerzen der Wirbelsäule, Gelenk- oder Muskelsteifheit, bei geschwollenen Gelenken; bei Entzündungen der Sehnen, Sehnenscheiden und Schleimbeutel; bei entzündlichen Erkrankungen wie Morbus Crohn oder chronischer Kolitis; unterstützend in der Asthmabehandlung; zur Verbesserung allgemeiner altersbedingter physischer und kognitiver Leistungseinschränkungen	Antiinflammatorisch, antioxidativ, antiphlogistisch, kortikomimetisch, immunmodulierend	1 × tgl. 1 Kps.

Tab. Y Zusammensetzung, Dosierung und Anwendungsempfehlungen

Präparat und Zusammensetzung	Indikationen	Wirkungen	Dosierungs- und Anwendungsempfehlung
Yerba Santa Similiaplex® (Pascoe)			
10 g (= 10,3 ml) enthalten: • Wirkstoffe: *Eriodictyon californicum* Dil. D3 1,25 g, *Cactus* Dil. D3 1,25 g, *Aralia racemosa* Dil. D3 1,25 g, *Lobelia inflata* Dil. D4 1,25 g, *Stramonium* Dil. D4 1,25 g, *Cuprum aceticum* Dil. D12 1,25 g, *Ephedra vulgaris* Dil. D4 1,25 g • Sonstiger Bestandteil: Ethanol 15 % (m/m) • 23 Vol.-% Alkohol			• Akut: bis zu 6 × tgl. 5–10 Tr. • Chronisch: 1–3 × tgl. je 5–10 Tr.

Tab. Z Zusammensetzung, Dosierung und Anwendungsempfehlungen

Präparat und Zusammensetzung	Indikationen	Wirkungen	Dosierungs- und Anwendungsempfehlung
Zeolith ultrafein (nur über Biogena beziehbar)			
Natürliches Medizinprodukt, das der Entgiftung und Stärkung der Darmwandbarriere dient und die Ammonium- und Schwermetallbelastung des Körpers reduziert. Das Pulver besteht aus ultrafein vermahlenem, reinem Klinoptilolith-Zeolith, einem Naturmineral vulkanischen Ursprungs	Zur gezielten Reduktion erhöhter Ammoniumkonzentrationen im Darm; zur Senkung erhöhter Konzentrationen von Mykotoxinen; Minderung von Veisalgia (Kater-Symptomatik) infolge zu hohen Alkoholkonsums; Unterstützung des Lipidstoffwechsels bzw. bei Dyslipidämien; bei Leaky-Gut-Syndrom zur Reduktion erhöhter Zonulinkonzentrationen; gezielt therapeutisch bei Durchfallerkrankungen; zur Linderung von Sodbrennen/Refluxsymptomatik sowie zum Schutz vor NSAR-bedingten Schleimhautschädigungen; zur Ausleitung von Schwermetallen; möglicherweise zur Bindung von Histamin	Adsorptiv	1 × tgl. 7 g (1 gehäufter Messlöffel)

Tab. Z Zusammensetzung, Dosierung und Anwendungsempfehlungen *(Forts.)*

Präparat und Zusammensetzung	Indikationen	Wirkungen	Dosierungs- und Anwendungsempfehlung
Zinkcitrat 30 (nur über Biogena beziehbar)			
Monopräparat mit 30 mg Zink in Form der organischen Citratverbindung. Das Produkt eignet sich hervorragend zur gezielten Substitution des Spurenelements Zink bei erhöhtem Bedarf, zur diätetischen Behandlung von Zinkmangel sowie zum Einsatz in der orthomolekularen Behandlung.	Zur gezielten Zinkzufuhr und zur Sicherstellung der Zinkzufuhr bei Vegetariern und Veganern, im Alter und bei Leistungssport; bei labordiagnostisch festgestelltem Zinkmangel; unterstützend bei Erkältungen und grippalen Infekten; bei Wundheilungsstörungen, Hauterkrankungen, Nagelerkrankungen und Haarausfall; zur Unterstützung der Prostatagesundheit und zur Erhaltung des Zinkstatus beim Mann	Immununterstützend; antibakteriell, Cofaktor der Spermatogenese und Testosteronsynthese	Je nach Bedarf oder jeden 2. Tag 1 Kps.
Zinkcitrat 30 (NICApur)			
Monopräparat mit einem hohen Anteil von Zink (30 mg) in Form der organischen Citratverbindung zur gezielten Substitution des Spurenelements Zink	Bei anstrengungsinduziertem Asthma		1 × tgl. 1 Kps.
	Zur Unterstützung der Immunabwehr bei beginnenden grippalen Infekten		2–3 Kps. abends
	• Zur diätetischen Behandlung von Zinkmangel, bei Haarausfall und Nagelerkrankungen • Bei Abwehrschwäche		1 Kps. abends
Zinkorot® 25 (WÖRWAG Pharma GmbH & Co. KG)			
Orotsäure, Zinksalz-2-Wasser 157,32 mg pro 1 Tablette = Zinkion (25 mg pro 1 Tbl.)	• Zinkmangel • Unterstützt als Bestandteil des Enzyms Carboanhydrase die Säureeliminierung		1 × tgl. ½–1 Tbl.

Register

U

V

W

X

Y

Z